Oncological Surgical Pathology

肿瘤外科病理学

（上册）

原　著　[美]西泽·阿莫兰
　　　　[美]内达·卡霍尔
　　　　[美]安妮卡·韦斯费尔德
主　审　刘东戈
副主审　石怀银　王　哲
主　译　张金库　钟定荣

陕西新华出版
陕西科学技术出版社
Shaanxi Science and Technology Press
西安

图书在版编目（CIP）数据

肿瘤外科病理学：上下册 /（美）西泽·阿莫兰，
（美）内达·卡霍尔，（美）安妮卡·韦斯费尔德著；张
金库，钟定荣主译 . — 西安：陕西科学技术出版社，
2023.6

书名原文：Oncological Surgical Pathology

ISBN 978-7-5369-8353-3

Ⅰ . ①肿… Ⅱ . ①西… ②内… ③安… ④张… ⑤钟
… Ⅲ . ①肿瘤学—病理学 Ⅳ . ① R730.2

中国版本图书馆 CIP 数据核字（2022）第 035645 号

著作权合同登记号：25-2022-192

First published in English under the title

Oncological Surgical Pathology

edited by Cesar A. Moran, Neda Kalhor and Annikka Weissferdt

Copyright © Springer Nature Switzerland AG, 2020

This edition has been translated and published under licence from

Springer Nature Switzerland AG.

ZHONGLIU WAIKE BINGLIXUE

肿瘤外科病理学

张金库　钟定荣　主译

策　　划	曹高腾
责任编辑	高　曼　刘亚梅
封面设计	段成凤

出 版 者	陕西科学技术出版社
	西安市曲江新区登高路 1388 号陕西新华出版传媒产业大厦 B 座
	电话（029）81205187　传真（029）81205155　邮编 710061
	http://www.snstp.com
发 行 者	陕西科学技术出版社
	电话（029）81205180　81206809
印　　刷	运河（唐山）印务有限公司
规　　格	889 mm × 1194 mm　16 开本
印　　张	90.25
字　　数	2670 千字
版　　次	2023 年 6 月第 1 版
	2023 年 6 月第 1 次印刷
书　　号	ISBN 978–7–5369–8353–3
定　　价	698.00 元

译者名单

主　译　张金库　保定市第一中心医院
　　　　钟定荣　中日友好医院

副主译　周炳娟　保定市第一中心医院
　　　　孙吉瑞　保定市第一中心医院
　　　　王娅南　河北大学附属医院

译　者　马秋双　保定市第一中心医院　　　　王　旭　保定市第一中心医院
　　　　王　琼　解放军总医院第一医学中心　王　强　武汉市黄陂区中医医院
　　　　申　青　保定市第一中心医院　　　　乔海芝　保定市第一中心医院
　　　　李　杰　解放军总医院第一医学中心　李金梅　保定市第一中心医院
　　　　杨壹羚　天津医科大学肿瘤医院　　　张丙信　保定市第一中心医院
　　　　张燕林　北京友谊医院　　　　　　　陈　红　保定市第一中心医院
　　　　陈　皇　中日友好医院　　　　　　　陈　浩　中国医学科学院皮肤病研究所
　　　　陈　雪　保定市第一中心医院　　　　陈新玉　重庆大学附属肿瘤医院
　　　　周　星　保定市第一中心医院　　　　赵文明　保定市第一中心医院
　　　　姜青明　重庆大学附属肿瘤医院　　　徐　红　空军军医大学西京医院
　　　　徐欣华　浙江省肿瘤医院台州院区　　殷　玲　保定市第一中心医院
　　　　郭晓静　天津医科大学肿瘤医院　　　常　颖　保定市第一中心医院
　　　　韩　铭　空军军医大学西京医院　　　韩　璐　保定市第一中心医院
　　　　冀雅铭　保定市第一中心医院
　　　　刘　倩　山东省第二人民医院（山东省耳鼻喉医院）
　　　　李　海　江苏省人民医院/南京医科大学第一附属医院
　　　　张　静　空军军医大学西京医院/基础医学院病理学教研室
　　　　范林妮　空军军医大学西京医院/基础医学院病理学教研室

主审简介

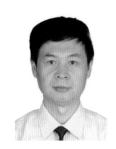

刘东戈，北京医院、国家老年医学中心病理科主任，主任医师。

目前主要学术任职：中华医学会病理学分会候任主任委员，中国研究型医院协会超微与分子病理专业委员会执行主委，北京市病理学会主任委员，中国医师协会病理科医师分会常委，北京医师协会病理科医师专科分会副主任委员，北京市病理质量控制与改进中心副主任委员，《中华病理学杂志》编委，《诊断病理学杂志》常务编委，*Am J Surg Pathol* 常委编委等。

学术成就：先后在国内外专业杂志发表学术论文 90 余篇；主编、主译或参编专著 10 余部；承担省部级以上科研课题 5 项；获省部级科技进步奖 2 项，获 2019 年国际细胞病理学会 George L Wied 成就奖。

专业擅长：从事病理专业工作 38 年，临床经验丰富、全面，擅长头颈、呼吸和消化等多系统疾病的临床病理诊断。研究工作的重点是神经病理和细胞病理。

副主审简介

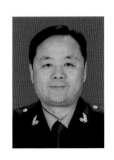

石怀银，解放军总医院第一医学中心病理科主任，主任医师，教授，博士生导师。

学术兼职：中华医学会病理学分会副主任委员，中国医师协会病理医师分会常委兼总干事，北京市医学会病理学分会候任主任委员，全军科委会病理专业委员会副主任委员，《中华病理学杂志》编委，《诊断病理学杂志》主编，中央保健委员会会诊专家。

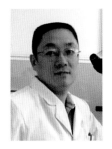

王哲，空军军医大学（第四军医大学）基础医学院病理学教研室暨西京医院病理科教授、主任，博士生导师。获评陕西省"三秦人才"。主要擅长淋巴造血、软组织和泌尿系统病理诊断。现任中华医学会病理学分会副主任委员，中国医师协会病理学分会副会长，中国抗癌协会肿瘤病理专业委员会副主任委员，全军病理学会副主任委员，中华医学会病理学分会淋巴造血病理学组组长，美国加拿大病理学会会员，国际泌尿病理学会会员，《诊断病理学杂志》副主编，肿瘤生物学国家重点实验室病理单元负责人。主持国家自然科学基金 6 项；发表 SCI 论文 100 余篇，其中第一作者和通讯作者 40 余篇；主编、主译专著 4 部。

主译简介

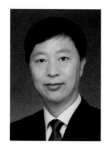

张金库，保定市第一中心医院病理科主任，主任医师，教授，承德医学院及河北医科大学硕士研究生导师。"河北省医学重点专科"学术带头人，"河北省分子病理与肿瘤早期诊断重点实验室"主任，中国医师奖、全国五一劳动奖章获得者，河北省先进工作者，河北省"三三三人才"，英文期刊 *Journal of Clinical and Translational Research*、*Cancer+* 杂志编委。曾获 15 项省、市科研奖励，以第一作者或通讯作者发表核心或 SCI 论文 50 余篇，主编、主译专著 5 部。

学术兼职：国际妇产科病理学家协会委员，中国医师协会妇产病理专业委员会副主委，中国妇幼保健协会病理学分会常委，中国老年医学学会病理学分会常委，中国抗癌协会肿瘤病理专业委员会委员，中华医学会病理学分会女性生殖学组委员，北京肿瘤病理精准诊断研究会副会长，河北省妇幼保健协会病理专业委员会主任委员，河北省预防医学会妇科及乳腺肿瘤 MDT 专业委员会主委，河北省预防医学会医学产学研协同发展促进分会会长，河北省医师协会病理医师分会副主委，河北省医学会病理学分会常委。

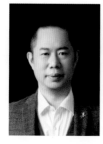

钟定荣，中日友好医院病理科主任、主任医师，北京协和医学院教授、博士研究生导师。

北京市住院医生规范化培训专业委员临床病理专业委员兼中日友好医院病理培训基地主任，《中华病理学杂志》《诊断病理学杂志》编委，《现代医学与健康研究电子杂志》《大医生》杂志副主编，发表病理相关文章 100 余篇，参编各类病理相关书籍 12 部。擅长各系统肿瘤病理诊断，在淋巴造血、骨与软组织、中枢神经系统、肺和甲状腺病理方面有独到见解。从事临床病理诊断工作近 30 年，特别推崇有病理参与的多学科讨论，并力推病理医师走向医疗前台。

学术兼职：北京肿瘤病理精准诊断研究会理事长，国家远程医疗与互联网医学中心病理诊断专家委员会主任委员，中国研究型医院学会超微与分子病理专业委员会常委，中国研究型医院学会病理学专业委员会常委，中国生物医学工程学会医学影像工程与技术分会常委，北京医学会病理学分会常委兼淋巴造血组组长。

译者前言

近日，世界卫生组织国际癌症研究机构（IARC）发布了全球最新癌症统计数据：在刚刚过去的 2020 年，全球新发癌症病例 1929 万例（男性 1006 万，女性 923 万），全球癌症死亡病例 996 万例（男性 553 万，女性 443 万）。

随着医学技术的迅猛发展，越来越多的癌症诊疗难题被攻克，同时，也有越来越多难题出现，医学依然是在不断挑战中进步。

"病理为医之本"，一切有效的治疗均来自正确的诊断，肿瘤治疗更是如此。目前的病理诊断，已经不再是简单的形态学诊断，也不是"辅以免疫组化"就能解决问题了，分子病理诊断逐渐被推到病理诊断的前沿，分子病理诊断不但能为一些疑难肿瘤的分型提供重要的分子遗传学依据，还能提供治疗靶点，为肿瘤靶向治疗提供可靠的保证。

总之，病理学水平日益提高，这就需要我们紧跟世界学术前沿，不断努力探索。

Oncological Surgical Pathology（《肿瘤外科病理学》）一书，由美国安德森癌症中心西泽·阿莫兰教授和美国得克萨斯大学研究团队著作完成，由施普林格出版社于 2020 年 3 月正式出版。

本书共分为 6 大章节，18 个小章节，包含 3000 多幅精美高清肿瘤病理图片。本书不但提供了病理形态学基本病理知识，还提供了免疫组织化学、分子生物学等辅助技术在恶性肿瘤诊疗中的最新应用信息。本书按专业领域划分，以便读者可以轻松获得所需的重要信息。

《肿瘤外科病理学》不仅适用于病理学工作者（包括病理医生和研究员），还适用于肿瘤外科医生，肿瘤内科医生以及肿瘤介入放射学医生，是一部非常难得的病理专业参考巨著。

本书非常荣幸邀请到刘东戈教授担任主审，石怀银教授、王哲教授等国内病理学大家指导并审校，我们既忠实表达了原著者的诊断思路，又使用了通俗易懂的汉语翻译方式，以使广大读者易学易记，为日常病理诊断工作提供一定的帮助和参考。

由于时间仓促和译者翻译水平有限，书中难免存在翻译上的漏洞和不足，真诚希望广大读者多提宝贵意见，不吝赐教，我们将虚心学习，认真改进，争取再版时更加完善。

保定市第一中心医院病理科　张金库

2023 年 1 月

原著前言

　　《肿瘤外科病理学》是一本为日常遇到难题的执业病理学家设计的著作。本书的编排方式易于查询。当然，正如本书标题所示，我们也花费了较多精力来探讨和阐述各种类型的肿瘤疾病。我们试图提供重要的背景资料以供研究参考，同时提供更多关于这些特定领域当前的信息。尽管我们试图在当前的信息和专家个人经验之间保持一种平衡，但由于在每一章节中都对相关领域的专家进行了介绍，无可避免地可能会出现一些意料之外的情况。但是，这代表着对某些情况多年来讨论所形成的观点与目前以不同方式进行解释所得的结论在学术上可能存在一定的差异。但是，我们完全意识到，本书所提供的信息代表了每一章节作者当前所积累的知识、个人经验及观点。尽管如此，我们希望这本书能够为执业病理学家每天病例注销提供力所能及的帮助。尽管我们最初希望涵盖所有肿瘤学情况，但我们也充分意识到有些情况无法描述。但是，本书的第一版将有助于纠正当前存在的遗漏，并将其与将来的发展相结合。医学，特别是病理学的迅速发展，无疑将会促进这本书的内容不断更新。

　　另一方面，我们要感谢得克萨斯州休斯敦安德森癌症中心工作的每位作者和同事，以及其他相关的人员，他们在本书的编辑、出版中都发挥了重要作用。

　　我们也确信，在这本书倾注的所有辛勤汗水之后，还有许多其他支持人员也付出了努力，以确保每一个章节都顺利完成。此外，我们要特别感谢一个人——金武夫人（Mrs. Kim Vu），她在相关图片的拍摄方面提供了重要的帮助。

　　最后，我们还要衷心地感谢理查德·赫鲁斯卡（Richard Hruska）和埃莱克特拉·麦克德莫特（Elektra McDermott）先生。感谢他们对我们的理解，并在《肿瘤外科病理学》一书中为我们提供了必要的支持。

西泽·阿莫兰（Cesar A. Moran）

内达·卡霍尔（Neda Kalhor）

安妮卡·韦斯费尔德（Annikka Weissferdt）

目　录

第二部分　头颈部及胸部

第三部分　胃肠道系统、胰腺、肝脏

第四部分　乳腺

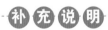

本书所有的参考文献条目已上传至网络，有需要的读者可自行扫码查阅。

1

第一部分
皮肤、软组织和骨骼

Skin, Soft Tissue, and Bone

第一章　皮肤 (SKIN)

Carlos A.Torres-Cabala　MichaelT.Tetzlaff　Priyadharsini Nagarajan　Doina Ivan　JonathanL.Curry
Phyu P.Aung　VictorG.Prieto　Phyu P.Aung　VictorG.Prieto
译者　陈　浩　张　莹　张聪聪　缪秋菊　石浩泽　徐聪聪
审校　王娅南　韩　璐

介　绍

皮肤病理的诊断需要丰富的技巧，无论是反应性还是肿瘤性病变，诊断都需要将皮肤临床检查和系统组织病理学相结合。

本章反映了皮肤复杂的细胞组分。肿瘤根据细胞起源可分为来源于表皮、附属器、黑素细胞、神经（包括默克尔细胞癌）和软组织的肿瘤，以及淋巴造血系统增殖性疾病。本章着重介绍常见的恶性肿瘤，也会在鉴别诊断中详细描述其他较少见和罕见的病变。本章还讨论了良性皮肤肿瘤和反应性病变，尤其是与皮肤或其他系统恶性肿瘤治疗相关的炎症性病变。

应该认识到临床表现对诊断皮肤炎症性疾病至关重要，同时，仔细选择并解读免疫组化和分子病理结果则有利于皮肤肿瘤的准确诊断。

第一节　标本处理加工

皮肤病理标本包括通过刀切法、芯针法、削切法和环钻法获得的小标本以及手术切除得到的形状大小各异的椭圆形或圆形标本。处理这些标本的目的是更好地显示病变区域及边缘情况，以利于诊断；同时显示病变组织与周围正常组织的解剖学关系，以便准确测量肿瘤的直径和距离切缘的最短距离；也使组织能适用于一些辅助技术，以及能长期保存。除脱发患者的标本外，几乎所有的皮肤病理标本的组织应将切面靠边包埋，使得切片垂直于表皮。理想情况下，每个组织盒中不超过 2~3 个组织块，厚度约为 3~4 mm。这样能确保组织包埋在同一个平面上，并且都能得到适宜的固定和处理，以便很好地连续展示表皮、真皮、附属器和皮下纤维脂肪组织，

也有利于测量肿瘤的厚度。

大多数标本用中性福尔马林缓冲液固定。然而，免疫荧光等特殊技术需要将组织保存在生理盐水或 Michel 培养基中以维持抗原活性，并需尽快送至实验室。戊二醛是电子显微镜镜检标本首选固定剂。在进行术中冰冻时，通常将组织嵌入水凝胶中，快速冷冻成块，然后在冰冻切片机中切片，做即时 HE 染色并镜检。

每个标本应该记录以下参数：保存 / 固定剂（如果有），样本大小（长、宽、厚），皮肤颜色，病灶的数目、颜色、性质（斑疹、丘疹、结节还是肿瘤）、硬度、大小及与切缘的关系。如果有多个病灶，应记录它们彼此之间的关系以及和病灶距离最近的切缘的距离。所有需要评估边缘情况的标本，都应在处理前用墨水标记。

小样本如削片组织，可以对剖、三分或连续切

开。直径小于或等于 3 mm 的环钻标本，应整块包埋；直径大于 4 mm 的标本，应在保留病灶中心位置的基础上，不对称地一分为二，或者将组织三分，每份 2~3 mm 厚；直径为 4 mm 的环钻标本，整块包埋或不对称地分为两份均可。组织应靠底面包埋，以便切组织块时，能首先切出包含切面的切片。

切除标本较大时，通常由外科医生用缝线或墨水确定方向。对于椭圆形的皮肤标本，应将标本外围和平行于长轴的底边分别涂墨，然后垂直于长轴连续切割，并用切面包埋（图 1.1）。这样才能产生垂直切面，以便测量肿瘤到切缘的距离。对于边缘的三角形组织，应将涂墨面朝上进行包埋，从而能从较宽的组织一边开始切片：如果这些切片中有肿瘤，应对组织进行深切以充分评估边缘状态。最大直径小于 5cm 的椭圆形皮肤组织通常全部送检，而直径更大的标本则适合选择性采样（图 1.2）。如果病灶距离边缘很远，

可以平行于标本边缘切割，以获得正前切缘；应将正前切缘组织块的平整面按照涂墨面朝下的方向进行包埋，以便首先切到病灶的实际边缘。若病灶距边缘 1~2 cm，应垂直于标本边缘切片，以便测量病灶与边缘的距离。

冰冻切片的处理

一般来说，许多头颈部的角质形成细胞源性恶性肿瘤（鳞状细胞癌和基底细胞癌）都需要在术中进行冰冻切片以评估切缘状况。距离病灶最近的切缘应垂直或者平行取材，以确保病灶切除完整。连续取材后，冰冻 1~2 个包含肿瘤最厚区域的组织块，继而评估切除深度是否足够。

侵袭性角质形成细胞恶性肿瘤，尤其是头颈部肿瘤，有围绕或侵犯神经的潜在可能。偶尔，需要术中行冰冻切片以评估肿瘤是否有侵犯神经（图 1.3）。

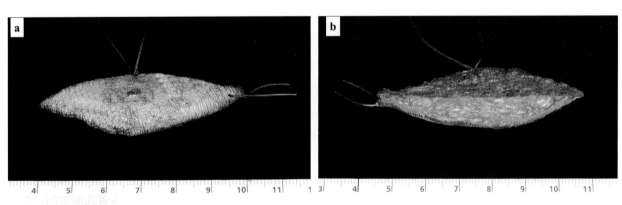

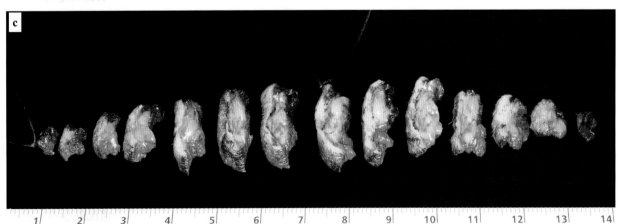

图 1.1 局部切除的小的椭圆形皮肤组织的处理。（a）标本由外科医生使用缝线确定方向；（b）用两种对比色的油墨以长轴为分界线分别上墨；（c）然后沿长轴的垂直方向对标本进行连续切片，以获得垂直切面，并整块包埋（在本例中）

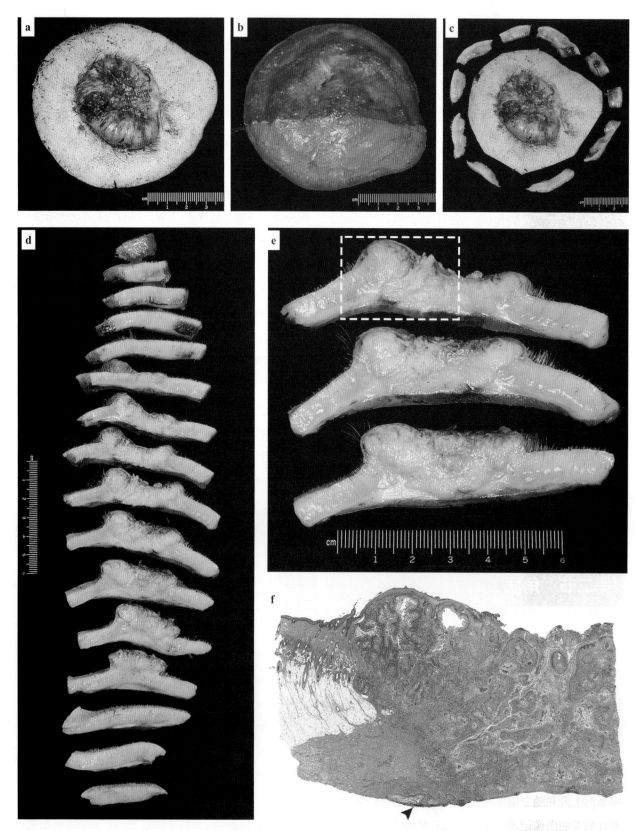

图1.2 局部扩大切除皮肤标本的处理。（a）标本由外科医生使用缝线确定方向；（b）沿长轴用两种对比性油墨，也可以基于定向缝线，对标本进行差异上墨；（c）将涂墨面朝下，顺边缘取一圈带正前切面的组织；（d）连续取材并使每个组织都染有两种油墨；（e）显示肿瘤的典型组织块，包括含有肿瘤组织最深处的组织块；（f）HE染色切片对应图e中框中区域，显示蓝墨水标记的最深处切缘阳性（20×）

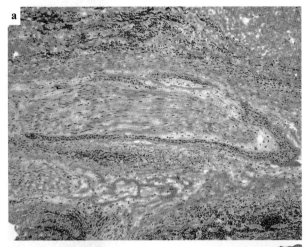

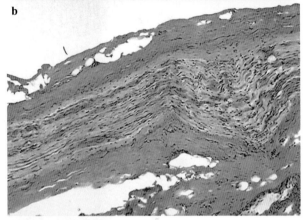

图 1.3 通过术中冰冻切片分析肿瘤侵犯神经情况。（a）肿瘤和淋巴细胞围粗神经纤维浸润（100×）；（b）未受累的粗神经（100×）

第二节　角质形成细胞来源的病变

良性角质形成细胞性病变

大多数常见表皮来源的角质形成细胞性病变是良性的，其中许多具有特征性的临床表现。然而，有些病变的表现并不常见，这可能是疾病本身的表现或者是创伤和炎症等造成的，使医师考虑其是恶性病变的可能性增高，故行活检。此外，随着皮肤恶性肿瘤发病率的上升和随之增加的疾病监测，如全身检查和色素性病变的图像记录，使得这些良性病变的活检和诊断也增多。

脂溢性角化病

本病是成年和老年人群最常见的皮肤病变。尽管有报道称其在白种人中更为常见，且两性发病率相当，但人群发病率和患病率尚未完全研究清楚。本病通常在 30 岁后出现，并且常随年龄的增长，皮损数目增多和 / 或体积增大。皮损最常见于躯干、面部，四肢相对少见，但可发生在除手足掌以外的所有皮肤表面。累及指甲和结膜罕见。同时且快速出现的多发性脂溢性角化病，也被称为"Leser-Trélat 征"，是一种与恶性肿瘤相关的副肿瘤性疾病，最常见于胃癌、结直肠癌和乳腺癌患者。另一方面，没有内脏恶性肿瘤和使用生物制剂的人群也可出现类似表现。

虽然本病的发病机理尚未明确，但慢性日光暴露可能是一种致病因素。最近的研究表明，很多病例具有单克隆性，即符合肿瘤特征。超过一半的患者检出成纤维细胞生长因子受体 3（fibroblast growth factor receptor 3，FGFR3）的体细胞突变，尤其是腺样型的脂溢性角化病。另一个基因，PIK3CA，也被认为与家族脂溢性角化病的发生有关。尽管致病作用没有得到确认，但人乳头瘤病毒（human papilloma virus，HPV）的 DNA 已被证实存在于非生殖器部位的脂溢性角化病中。另外还有 P16 和 ΔNp63α 在皮损中表达增加的报道。

本病临床表现为单发或多发、色素含量不等、界限清晰的卵圆形丘疹和斑块，表面疣状或鹅卵石状，偶尔也可出现光滑、蜡状或油腻性的改变。皮损从 0.5cm 到 2~3 cm 不等，个别体积更大。伴发炎症时，可出现红晕。组织学表现为表皮内小的基底样角质形成细胞增生，典型细胞具有卵圆形核，高核浆比，没有明显异型，伴有少量嗜酸性的鳞状细胞。有丝分裂象罕见，且通常局限于基底层。病变基底部常平齐，没有浸润性生长，但也可有轻度不规则增生，尤其是伴发炎症时。虽然本病有一些组织学亚型，但都具有本病典型表现：多少不等的（基底）角质形成细胞伴色素沉着、棘层肥厚、角化过度（包括假性角囊肿，即表皮从表面向内凹陷）和低平的乳头状瘤样增生。真皮乳头常纤维化，伴散在的毛细血管和稀疏的淋巴组织细胞。可见由角蛋白衍生的淀粉样物质形成的斑状淀粉样变性。

棘层肥厚型是最常见的亚型，其特征是表面相对光滑，轻度角化过度和乳头瘤样增生（图1.4）。显著的基底样细胞增生使得表皮明显增厚，病变深处可有假性角囊肿。色素很常见，当特别明显时，也被称为皮肤黑素棘皮瘤（图1.5）；黑素细胞的密度较邻近表皮增加。疾病早期，可表现为薄的斑丘疹，被称为斑疹或扁平型脂溢性角化病（图1.6）。

角化过度型或乳头瘤样型的特征是显著的乳头瘤样增生、角化过度、假性角囊肿伴棘层肥厚（图1.7）。在本亚型中，鳞状细胞较基底样细胞更为多见。尽管有乳头瘤样增生，但通常缺乏HPV相关的病毒感染细胞（挖空细胞）和柱状的角化不全。腺样或网状脂溢性角化病的显著特征是基底部细胞条索（通常为两层细胞厚）的吻合性增生（图1.8），可伴有显著的色素，

同时也可能出现不同程度的棘层肥厚和假性角囊肿。

形态单一的、无异型的小基底样细胞巢状增生，即Borst-Jadassohn现象，是克隆型脂溢性角化病的特征性表现（图1.9）。基底样细胞巢周围是鳞状细胞，伴不同程度的角化过度和轻微乳头瘤样增生。这与激惹型脂溢性角化病不同，后者为鳞状细胞成巢分布，形成鳞状涡，周围环绕基底样细胞，通常伴有炎症细胞（图1.10）。炎性浸润可为斑片状、苔藓样或者以浅层血管周围炎为主（图1.11）。

显著的真皮乳头毛细血管扩张、颗粒层增生伴粗大的透明角质颗粒提示慢性疣的可能性更大。肛门-生殖器部位的脂溢性角化病样病变伴波浪状表皮和稀疏透明角质颗粒，可见于尖锐湿疣。若表皮增生伴真皮内纺锤形的成纤维细胞增生，应考虑皮肤纤维瘤的

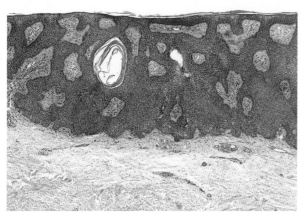

图1.4 棘层肥厚型脂溢性角化病：主要特征为基底样细胞增生，伴角化过度，乳头瘤样增生不明显（40×）

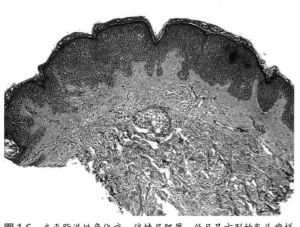

图1.6 扁平脂溢性角化病：伴棘层肥厚、低且呈方形的乳头瘤样增生和轻微角化过度（100×），增生部分几乎没有高出表面

a

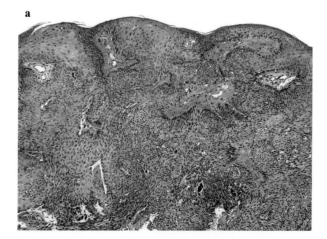

b

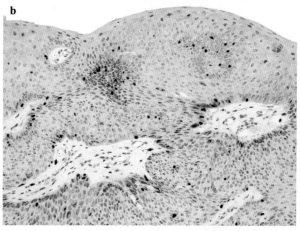

图1.5 （a）脂溢性角化病伴显著色素，即黑素棘皮瘤，典型表现为棘层明显肥厚，伴角化过度，乳头瘤样增生不明显，可见角质形成细胞伴重度色素沉着，主要位于基底层（200×）；（b）SOX10显示整个病变基底层均匀分布的黑素细胞（200×）

可能。细胞浆内空泡和导管的存在则提示小汗腺汗孔瘤的可能，而细胞异型和基底细胞层上出现有丝分裂象可见于原位鳞状细胞癌。

本病大多数不需要治疗，当出现红肿和症状时，可行切除活检、冷冻、激光、电干燥或刮除术去除。色素性病变可进行活检以排除黑色毒瘤，而一些伴炎症的皮损临床可能会考虑原位鳞状细胞癌的可能。

黑色丘疹性皮病

本病好发于面部，表现多发带蒂的色素性丘疹，大小从 1 mm 到 5 mm 不等，颈部和躯干上部较少见。最常见于深色人种的成年女性，男性发病较少，极少见于儿童。肤色浅的人种较少见，高加索人种有个别报道。组织学上常为带蒂的、色素深的脂溢性角化病样改变，假性角囊肿较少见。本病目前已经证实存在PIK3CA 的突变。治疗主要是出于美容目的，可行刮除术、表面电干燥和剪除术等。

表皮痣

表皮痣是一种错构瘤样增生，累及表皮和真皮乳头，主要发生于婴儿期或儿童期，起源于胚胎外胚层的多能干细胞。发病率无性别差异，成人罕见；可有常染色体显性遗传。目前已证实本病存在 FGFR3、PIK3CA、HRAS 和 KRAS 的活化突变。根据分布范围不同，本病分为三种临床类型：疣状痣（局限）、单侧痣（单侧多发斑块）、豪猪状鱼鳞病（双侧多发病灶）。本病有时可伴发其他系统性疾病，称为表皮痣综合征。

典型皮损表现为群集的疣状丘疹或斑块，伴不同程度的色素沉着，并可沿 Blaschko 线分布。组织学特征包括角化过度、棘层肥厚、乳头瘤样增生和皮突不规则延长，常类似脂溢性角化病（图 1.12）。伴有的组织学模式还包括银屑病样或疣状表皮增生、表皮松解性角化过度、疣状肢端角化症、汗孔角化症、局灶性棘层松解性角化不良和黑头粉刺痣样改变。本病恶

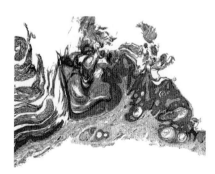

图 1.7 角化过度/乳头瘤样增生型脂溢性角化病：主要由大量角化过度的鳞状细胞构成，伴有厚度、高度不等的乳头瘤样增生（40×）

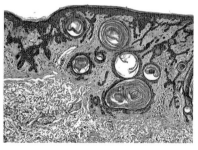

图 1.8 网状脂溢性角化病：特征是细的基底样细胞条索交错增生，常伴色素性的角质形成细胞（100×）

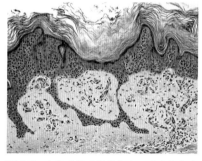

图 1.9 克隆型脂溢性角化病：嗜酸性表皮角质形成细胞中散在单一形态的、小的基底样细胞巢（100×）

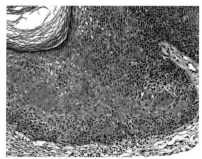

图 1.10 激惹型脂溢性角化病：典型表现为鳞状细胞成巢分布于基底样细胞间，形成鳞状涡（400×）

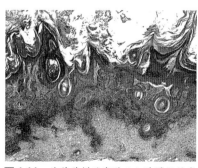

图 1.11 伴苔藓样致密淋巴细胞浸润的炎症型脂溢性角化病（40×）

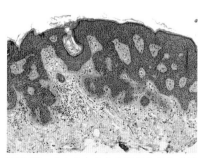

图 1.12 表皮痣中表皮呈脂溢性角化病样增生（20×）

变少见，且多发生在青春期以后。有鳞状细胞癌、基底细胞癌和附属器肿瘤（包括汗孔癌）发生在表皮痣基础上的报道。

鉴别诊断包括其他器官样痣如皮脂腺痣、线状苔藓和脂溢性角化病。诊断本病需充分评估病情，并排查相关的系统性疾病。为了防止复发，皮损完整切除至少需要达到真皮浅层，激光治疗也需达到真皮层，但可能会留下面积较大且难处理的瘢痕。较厚的皮损，口服维 A 酸类药物可有一定程度改善。

灰泥角化病

本病特征性表现为灰白色疣状丘疹和斑块，分布于老年人双侧下肢，包括足部，偶可累及前臂伸侧和手背。男性多见。尽管本病与持续的日光暴露相关，但致病因素尚不清楚。患者常伴有干皮症，使得本病在冬季更明显。一般认为本病是脂溢性角化病的一种亚型，因为本病也存在 PIK3CA 突变。

皮损小且多发，通常平均直径小于 5 mm，较大的、散在的皮损少见。皮损黏附于皮肤，刮擦后可有微量出血。组织学特征为高耸的教堂塔尖状乳头瘤样增生、轻度棘层肥厚和正角化过度。无 HPV 相关的空泡细胞、细胞异型或假性角囊肿。类似的组织学特征也见于疣状肢端角化症和早期角化过度型/乳头瘤样的脂溢性角化病。治疗主要是出于美容目的，局部应用乳酸、α-羟基酸和尿素、维甲酸制剂可有所改善。

良性苔藓样角化病

良性苔藓样角化病（别名：扁平苔藓样角化病，孤立型扁平苔藓），通常好发于女性躯干上部、四肢和头颈部。典型皮损表现为单发红色丘疹，直径小于 2 cm；通常无症状，也可有轻度瘙痒，临床上可能会诊断为 BCC 或原位鳞状细胞癌。本病发病机制尚不清楚，有学者认为本病是炎性雀斑或脂溢性角化病，因为许多病灶中可检测出 FGFR3、PIK3CA 和 RAS 突变，提示本病来源于先前存在的良性表皮病变。浸润的炎症细胞主要为 CD8+T 细胞和 B 淋巴细胞。

本病组织学特征与扁平苔藓类似，包括角化过度、片状角化不全、颗粒层楔形增厚、不同程度棘层肥厚、基底层细胞变性并形成胶样小体和皮突增宽，以及基

底层细胞有时出现鳞化（图 1.13）。真皮有不等量的苔藓样淋巴组织细胞浸润，可造成真表皮交界模糊不清，偶有浆细胞和嗜酸性粒细胞浸润。病变早期，真皮乳头高度水肿，可形成明显的表皮下水疱，表皮内水疱也可偶见。病变晚期，真皮浅层有稀疏炎症细胞浸润伴不同程度的色素失禁。文献中报道了本病多种不同的表现模式：早期/界面改变、典型/苔藓样（如上所述）、大疱性、晚期/退化或萎缩样改变，以及伴散在 CD3 和 CD30 阳性的非典型淋巴细胞浸润的不典型类型。

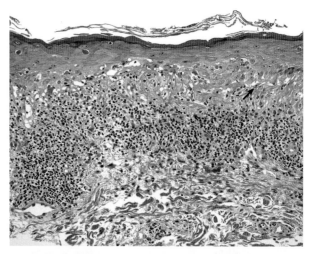

图 1.13 良性苔藓样角化病：淋巴组织细胞苔藓样浸润，偶见真皮噬色素细胞（箭头标记）；表皮上部有数个角化不良细胞，伴基底层细胞鳞化（200×）

多种表现为苔藓样浸润的炎症性疾病与本病特征相似：扁平苔藓中颗粒层增厚往往更加明显，角化不全缺乏或很少，而红斑狼疮的典型表现是真皮间质中黏蛋白沉积、血管和附属器周围淋巴细胞浸润以及界面改变。表皮增生性疾病如黑子、脂溢性角化病、基底细胞癌和原位鳞状细胞癌的临床表现也可类似本病。本病还需要与部分消退的黑素细胞病变鉴别，因为在部分后者中，苔藓样浸润的炎症细胞和表皮的改变可能会掩盖非典型黑素细胞。组织学如表现为真皮浅层致密带状分布的噬色素细胞，且其上方表皮内黑素细胞几乎完全消失，则倾向考虑退行性黑素细胞病变。若出现上皮样细胞巢，可能是真性黑素细胞增殖，也可能是假的细胞巢（包含 MART1/Melan-A 阳性细胞、炎症细胞和角质形成细胞）。细胞核标记 MITF

和 SOX10 有助于鉴别两者，如仅使用 MART1 则难以明确鉴别。

汗孔角化症

本病病因尚不清楚，表现为离心性扩张的角化过度性环状或不规则的斑块，边缘白色，轻微脊状隆起。本病有几种不同的亚型，是常染色体显性遗传。播散性浅表性光线性汗孔角化症（Disseminated superficial actinic porokeratosis, DSAP）是本病最常见的亚型，好发于成年女性的下肢，与慢性日光暴露有关。随着皮损的扩大，中央可出现萎缩。DSAP 常伴有甲羟戊酸激酶基因突变，也有甲羟戊酸代谢途径中其他基因突变的报道。

Mibelli 汗孔角化症是首先被描述的亚型，可在婴儿期或儿童期发生，累及皮肤及黏膜，男孩比女孩更常见。典型皮损起初表现为单发小丘疹，数年间逐渐扩展，通常局限于一个解剖部位，且单侧发生。EMILIN2 的过表达与疾病的发展有关。线性汗孔角化症于儿童期发病，其特征是沿 Blaschko 线分布的多发 DSAP 样斑块。点状汗孔角化症表现为多发、直径 1~2 mm 的丘疹，累及手足无毛皮肤；而播散性掌跖汗孔角化症除累及掌跖外，还可见于身体其他部位。另外，近期报道的亚型尚有外阴臀部汗孔角化症、色素型和毛囊型汗孔角化症。

组织学上，角质样板的存在具有诊断意义，其由细的柱状角化不全构成，在经典 Mibelli 型汗孔角化症中明显，凸出于表皮表面，而在其他亚型中相对不易辨识（图 1.14）。柱状角化不全下方常有局灶性颗粒层减少、细胞固缩和角化不良。病变中央的表皮可正常、萎缩或增生，而 DSAP 中基底层细胞可有明显异型。

本病可能与其他环形皮肤病混淆，特别是皮损周边隆起不明显时。线性汗孔角化症应与线性扁平苔藓和炎性线状表皮痣鉴别。组织学上，任何具有角化不全柱的病变如疣和日光性角化病等，都需与本病鉴别。因此，与临床表现相结合是正确诊断的必要条件。

本病可发展为肿瘤，特别是病程较长的患者。由于病变难以根除，故需要密切随访。治疗包括局部应用 5- 氟尿嘧啶、维 A 酸衍生物、咪喹莫特、冷冻、光动力和激光，疗效各异。

透明细胞棘皮瘤

透明细胞棘皮瘤，又称苍白细胞棘皮瘤和 Degos 棘皮瘤，罕见，通常表现为成年人腿部的孤立皮损，发病无性别或种族倾向。尽管大多数学者认为本病是肿瘤，但也有人认为可能是局部反应性病变。最近的研究表明，本病可能与炎性疾病有关，如银屑病。虽然细胞来源尚不清楚，但多数学者认为来源于表皮角质形成细胞。

本病典型表现为孤立、黏着性的红色丘疹、结节，偶呈斑块，直径 1~2 cm，生长缓慢，边界清楚，表面潮湿，覆有薄层鳞屑。下肢是最常见的部位，其次是躯干、面部、手臂和乳房。极少数皮损可以非

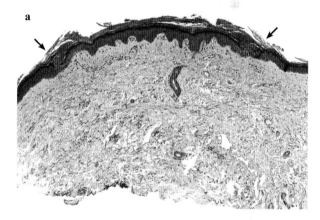

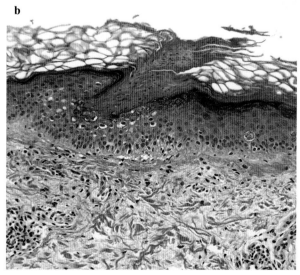

图 1.14 浅表播散性光线性汗孔角化症。（a）可见两个角质样板（箭头指示），中间的表皮轻度棘层增厚，基底细胞轻度异型（40×）；（b）角质样板表现为柱状角化不全，其下方颗粒层减少（200×）

常大或呈息肉样，也有多发性、发疹性以及色素性皮损的报道。典型组织学为表皮规则的银屑病样增生伴颗粒层减少，增生的细胞为大的角质形成细胞，胞浆淡染，富于糖原，病变与周围表皮界限清楚（图1.15a）。真皮乳头可见中性粒细胞外渗和扩张的毛细血管（图1.15b）。偶可见基底层上有丝分裂象和细胞异型，即所谓的"非典型性"或"恶性"透明细胞棘皮瘤。这类皮损通常位于前额或太阳穴，与周围的皮肤界限不清。需要与化脓性肉芽肿、原位鳞状细胞癌和无色素性黑色毒瘤鉴别。

颗粒状角化不全 / 角化不全性棘皮瘤

颗粒状角化不全是由于丝聚合蛋白原加工缺陷造成的获得性角化异常性疾病。丝聚合蛋白原是透明角质颗粒和丝聚合蛋白的主要成分。本病可因成年人使用止汗剂和除臭剂、婴儿使用氧化锌糊剂引起。除暴露于这些化学物质以外，机械刺激也可能在发病中发

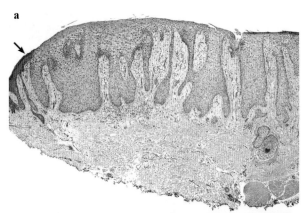

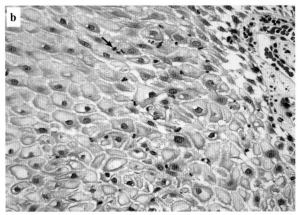

图1.15　透明细胞棘皮瘤。（a）边界清晰的表皮棘皮瘤样改变（箭头指示），可见大而胞浆淡染的角质形成细胞，颗粒层减少，伴薄层鳞屑（40×）；（b）显示嗜中性粒细胞外渗（箭头指示）和真皮乳头毛细血管扩张，类似银屑病（右上，400×）

挥作用。部分病例没有明确的致病因素。丝聚合蛋白原降解不足导致丝聚合蛋白水平下降、角蛋白丝聚集，阻碍无核的角质细胞正常脱落，从而造成角质层变厚。

典型临床表现为多发角化性红褐色丘疹，可融合形成斑块，伴瘙痒。女性较男性更好发。成人最常受累的部位是皱褶部位，尤其是腋窝，其次是腹股沟和乳房下；单侧或双侧发病。婴儿皮损通常是双侧的，表现为尿布区皮肤出现红斑、斑块。组织学特征是角质层增厚，伴致密的角化过度，以及显著的细小、嗜碱性透明角质颗粒和残留的细胞核形成的角化不全（图1.16）。棘层不同程度增生肥厚，真皮浅层血管周围淋巴组织细胞浸润。这些组织学特征偶可见于孤立的丘疹结节性皮损，后者被称为颗粒状角化不全棘皮瘤。颗粒状角化不全也可以偶见于其他疾病，如肿瘤。

表皮松解性棘皮瘤

表皮松解性角化过度（Epidermolytic hyperkeratosis, EHK）最常见于诊断多种其他疾病时偶然发现的一种伴发组织学表现。组织学类似EHK，临床为获得性孤立的丘疹时，称为孤立性表皮松解性棘皮瘤。常表现为单发或多发的肤色或稍深颜色的疣状丘疹或斑块，直径小于10 mm，多见于中年男性躯干和四肢，其次是面部，也有生殖器部位病变的报道。

组织学上，乳头瘤样增生、棘层肥厚和表皮凹陷可以同时或以不同的组合出现。表皮的改变包括正角化过度、棘层肥厚和基底层上（棘层和颗粒层）角质形成细胞胞浆空泡化变性，以及棘层细胞核周由致密角质形成嗜酸性小体和浓集的透明角质颗粒（图1.17）。生殖器部位的病变也有类似组织学特征，但表皮增生显著（图1.18）。发生于外阴和阴囊的表皮松解性棘皮瘤外观上非常类似尖锐湿疣。然而，最近的研究表明其与HPV感染没有关系。免疫组化显示基底层上表皮中角蛋白1和10表达下降或缺乏。但没有角蛋白1和10的基因胚系和体细胞突变，提示转录后改变可能是本病发病机制，而小创伤可能是促进因素。

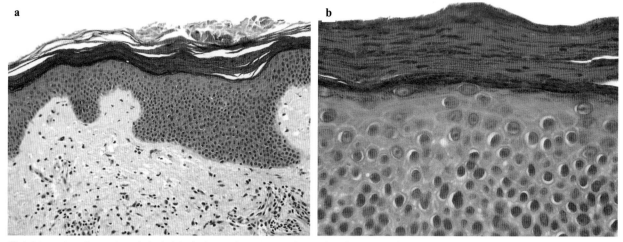

图1.16 颗粒状角化不全。（a）表皮轻度棘层肥厚，颗粒层减少，致密的角化不全。真皮浅层混合炎症细胞浸润，包括淋巴细胞、组织细胞和散在的嗜酸性粒细胞（200×）；（b）高倍镜下显示细小的嗜碱性透明角质颗粒和角化不全的细胞核遍布整个角质层（600×）

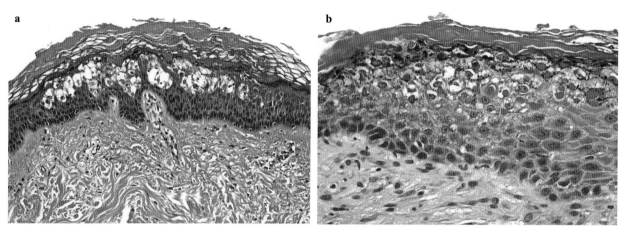

图1.17 表皮松解性棘皮瘤。（a）病变呈丘疹状，典型表现为棘层肥厚、正角化过度和基底层上角质形成细胞胞浆空泡变性（100×）；（b）胞浆内致密的角蛋白形成嗜酸性小体和浓集的透明角质颗粒（400×）

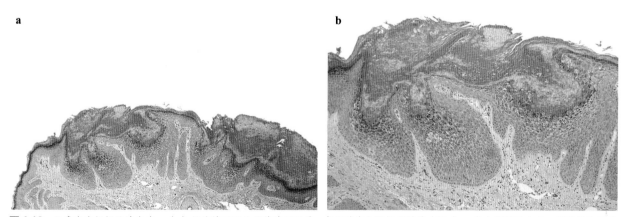

图1.18 阴囊表皮松解性棘皮瘤。（a）低倍镜下可见显著棘层肥厚、角化过度和颗粒层增厚（40×）；（b）模糊的火山口样结构和轻度角质形成细胞空泡变性（100×）；（c）高倍镜下可见胞浆内致密的角蛋白形成嗜酸性小体和透明角质颗粒浓集（400×）

慢性结节性耳轮软骨皮炎

本病为单发的疼痛性小丘疹、结节，伴中央溃疡或凹陷，附痂壳，周围常绕以红斑。最常见于老年男性耳轮，而女性好发部位为耳蜗。双侧病变少见。儿童也可发生类似的病变，但极为罕见，可能与结缔组织病有关。本病病因虽尚不清楚，但诸如光损伤、低温、长期低度物理创伤、微血管损害和供血不足等因素可能导致慢性缺血性改变，使真皮胶原（囊性）变性，并最终经皮排出。

充分发展的病变组织学特征包括火山口样的溃疡伴真皮胶原纤维素样坏死，淋巴细胞、组织细胞和浆细胞在内的混合炎症细胞浸润，病变深达耳软骨（图1.19）。溃疡周围表皮增生。早期病变可以没有溃疡，晚期病变中可有显著的肉芽组织和瘢痕。

临床鉴别诊断包括光线性角化病、原位或侵袭性鳞状细胞癌、激惹型或炎症型脂溢性角化病、寻常疣和BCC。治疗包括减压敷料、局部应用或皮损内注射类固醇、激光治疗和手术切除。

慢性单纯性苔藓

又称局限性神经性皮炎，是身体可触及部位对慢性摩擦或搔抓的反应，无诱发的基础皮肤病。皮损表现为搔抓部位的融合性斑块，皮纹加深，伴不等量的鳞屑，可有红斑或色素沉着。女性比男性更常见。好发于颈部、大腿、小腿、前臂、脚踝、手足背以及外

阴和阴囊。发病诱因可能是非特异性因素，如干燥和瘀积性皮炎等。皮肤外的因素包括焦虑、强迫性神经官能症和其他系统性疾病。

典型的组织学特征包括棘层肥厚、皮突不规则延长、轻度海绵形成、颗粒层轻度楔形增厚，以及致密的正角化过度伴轻度角化不全（图1.20）。真皮乳头纤维化，胶原纤维增生且垂直于表皮。其他特征包括多角的小多核巨细胞和真皮浅层以不等量的淋巴、组织细胞为主的微血管浸润，伴少量嗜酸性粒细胞。

痒疹结节

本病典型表现为多发的圆顶状丘疹和结节，表面剥脱，角化过度，伴剧烈瘙痒且常有色素沉着，又称为picker结节或结节性痒疹。与慢性单纯性苔藓不同，患者常有原发皮肤病如特应性皮炎或其他皮肤外的疾病以及精神疾病。成人发病无性别差异，罕有儿童患病。

皮损对称分布于身体容易搔抓的部位，如四肢伸侧、躯干和臀部，而上背部、四肢屈侧和皱褶部位通常不受累。本病的组织学与慢性单纯性苔藓有所重叠，包括表皮局限性不规则增生（类似假上皮瘤样增生）、致密的角化过度、颗粒层增厚，角质形成细胞无或轻微异型（图1.21）。部分患者毛囊周围的上皮可以出现这些改变。可有表皮剥脱和局灶性表皮下纤维蛋白渗出。真皮改变包括不等量淋巴组织细胞和嗜酸性粒

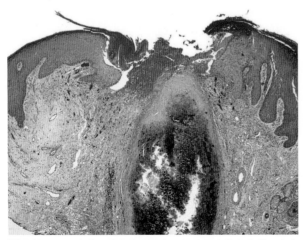

图1.19 慢性结节性耳轮软骨皮炎：慢性日光损伤背景下见火山口样的溃疡形成，伴真皮胶原纤维素样坏死和混合炎症细胞浸润、肉芽组织和表皮假上皮瘤样增生，病变深达耳软骨（40×）

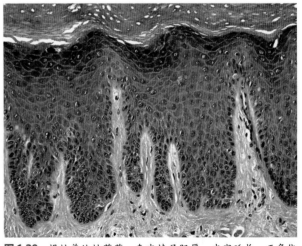

图1.20 慢性单纯性苔藓：表皮棘层肥厚、皮突延长、正角化过度、楔形颗粒层增厚以及真皮乳头胶原纤维增粗（200×）

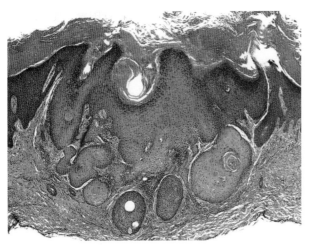

图 1.21　结节性痒疹：表皮假上皮瘤性增生，可见正角化过度和颗粒层增厚，真皮内纤维化以及淋巴组织细胞浸润（100×）

细胞浸润、真皮纤维化、血管增生，部分患者可伴有神经增生。

尖锐湿疣

又称生殖器疣，是由 α-HPV 引起的黏膜和皮肤鳞状增生，可通过直接接触或污染物间接感染。常见于年龄较大的青少年和年轻成人。在获得性免疫抑制状态，如怀孕和艾滋病患者中，病毒容易复制，因此可能使基础疾病显露。低危型 HPV，如 6 型和 11 亚型感染分别占本病的 60% 和 30%，然而，偶尔也可检出高危 HPV 亚型如 16 型和 18 型。

本病好发于女性小阴唇、唇间沟和外阴前庭，男性则多见于龟头、包皮和阴茎；会阴和肛周皮肤也可受累。典型的皮损为多发小而柔软的丝状丘疹或大小不一的斑块，表面呈颗粒状、光滑或乳头状。皮损颜色从苍白到黑色不等。通常生长缓慢，当皮损增大、向内和局部破坏性生长时，称为 Buschke-Lowenstein 肿瘤。

组织学上，病变以外生模式为主，棘层肥厚，表面呈乳头状或波浪状，基部相对平坦；向真皮内生长缺乏或很轻微。常见角化过度伴片状角化不全和局灶性颗粒层增厚（图 1.22a）。有时，基底层上细胞可见 HPV 相关的细胞学改变，如深染、似葡萄干样的细胞核，核周空泡化（图 1.22b）。有时，尤其是黏膜部位病变，上述改变可能很轻微且局灶，且主要见于皮突间的区域，也可完全缺乏。典型的尖锐湿疣很

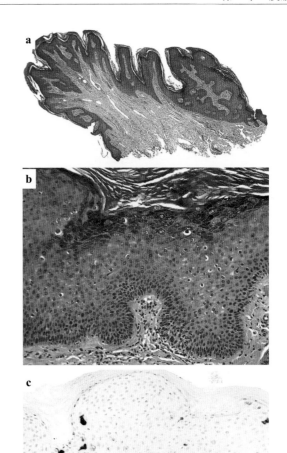

图 1.22　尖锐湿疣。（a）表皮棘层肥厚，以外生模式为主，表面呈乳头状或波浪状，基部相对平坦（40×）；（b）乳头间区颗粒层增厚伴粗大的透明角质颗粒以及 HPV 相关的细胞病变（200×）；（c）原位杂交显示低危型 HPV 阳性（200×）

少有细胞异型，有丝分裂仅见于基底层细胞。检测低风险或高风险 HPV 亚型，原位杂交比免疫组化更敏感（图 1.22c）。基底层上出现细胞异型和有丝分裂，可能与恶变有关，需仔细分析。

寻常疣

也称普通疣，主要由非 α 型 HPV 感染引起的皮肤鳞状增生，这些病毒通常没有黏膜感染倾向。HPV 各种亚型中，1 型、2 型、4 型、7 型、26 型、27 型、28 型和 29 型在本病中检出率最高。β 型 HPV（6 型、11 型和 16 型）也偶可发现。本病常见，多见于儿童。成人患者中，肉类加工者似乎格外易感。任何部位均

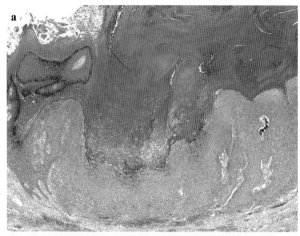

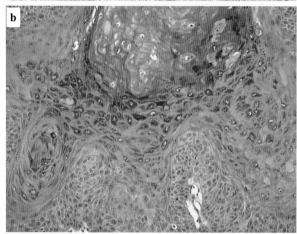

图1.23　寻常疣。（a）典型表现为棘层肥厚、角化过度、柱状角化不全和两侧皮突呈抱球状内翻（40×）；（b）透明角质颗粒粗大，真皮乳头毛细血管扩张（200×）

可发生，包括耳道、口腔和舌，而手背是最常见的部位。由于直接接种，在紧密相对的表面可能会出现皮损和Koebner现象。

皮损为单发或多发的肤色坚实丘疹，表面呈角化、丝状或波状改变。在长期免疫抑制的患者如实体器官移植和艾滋病患者中，皮损常多发。本病组织学特征是程度不同的外生性鳞状细胞增生、棘层肥厚、颗粒层增厚、角化过度和柱状角化不全（图1.23）。基底层细胞可有轻度异型，而基底层上细胞可能出现空泡化、透明角质颗粒粗大或凝集。病变基底部呈轻微的内陷生长，两侧皮突呈抱球状内翻。表皮突下的真皮乳头顶端无纤维化，毛细血管不同程度扩张充血。出现细胞异型或明显的内生生长可能提示恶变，常见于长期免疫抑制的患者。

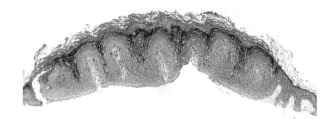

图1.24　扁平疣：皮损为小丘疹，表皮角化过度，颗粒层增厚，棘层肥厚，基底层上有空泡细胞（100×）

扁平疣

典型表现为表面光滑的多发棕褐色或棕色丘疹。常见于儿童及成人女性。曝光部位如面颈部、手部、肘前和小腿好发。据报道，剃须甚至激光换肤都会因自身接种而引起多发皮损。HPV 2型、3型和10型是本病最常见的致病因素。

病变特征是小而薄的丘疹伴表皮棘层肥厚、棘层上部细胞空泡化、颗粒层增厚伴均质的透明角质颗粒，以及角化过度。缺乏乳头瘤样增生或向真皮内生性生长（图1.24）。自发消退很常见，表现为浅表血管周和/或苔藓样淋巴组织细胞浸润，淋巴细胞外渗、角化不良、细胞凋亡和角化不全。

跖疣

本病发生于足底，尤其是承重的跖骨表面，也可累及手掌和甲皱襞。儿童好发，成年人也可发生。皮损可单发（大小不等）或多发且互相融合，即镶嵌疣。HPV1型和4型最常见，其次为2型、57型和60型。HPV 1型引起的皮损可伴疼痛，其余类型引起的皮损疼痛相对不明显。

组织学上，跖疣往往表现出复杂的内生性鳞状上皮增生，因此也被称为"蚁冢状疣"（图1.25a）。病变周边表现为特征性的丝状生长模式，而中央形成角栓。HPV相关的细胞病变显著，可见明显的挖空细胞。在HPV1型和较少的60型感染的疣中，透明角质颗粒呈深嗜伊红性，体积中到大，几乎遍布基底层上细胞；而在HPV 4型中则缺乏这种现象（图1.25b）。可见核内嗜酸性包涵体。治疗方式包括通过多次冷冻，逐步剥离增厚的角质层，激光或手术切除。

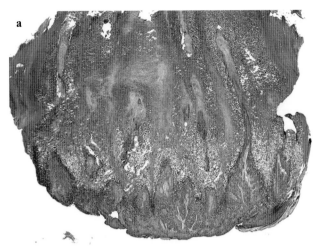
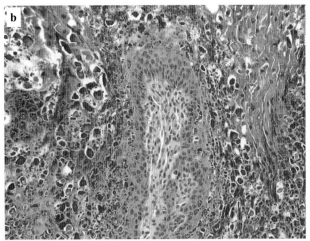

图 1.25 跖疣。（a）病变呈外生 - 内陷生长模式，表皮乳头瘤样增生，皮突错综延长（20×）；（b）细胞质内有明显大小不一、深染的嗜酸性包涵体，核内少见（200×）

假上皮瘤样增生

本病表皮可在多种刺激下显著增生，类似 SCC。组织学特征包括显著棘层肥厚、不规则鳞状上皮增生以及轻到中度的细胞异型。当诱因不明时，很难或几乎不能与 SCC 鉴别。刺激因素可能来源于体外，如文身和节肢动物叮咬，也可能是自身疾病引起，如原发性皮肤淋巴瘤、颗粒细胞瘤、纤维组织细胞增生、梅毒、真菌感染、增殖型疱疹和皮肤结核等。多种分子标志物，如 C15orf48、KRT9、S100A7 和 HOXC10，在本病中的相对表达量可能与 SCC 不同，然而这些分子标记的临床应用尚未得到验证。

第三节 癌前及恶性病变

基底细胞癌

基底细胞癌（Basal cell carcinoma, BCC）是人类最常见的恶性肿瘤，尤其是浅肤色人群；然而，由于大多数肿瘤研究机构不收集此类数据，因而确切的发病率尚不清楚。据估计，2006 年仅在美国就有 200 万例基底细胞癌，患者可出现单发或多发的皮损。本病的发生率在全球范围内以惊人的速度增长，在过去 20 年中，美国的发病率近乎翻倍。男性多见，

男女总体发病比约为（1.5~2.1）∶1，60 岁以上的男性发病率陡增。此外，因绝经相关症状而接受激素治疗的老年妇女是患 BCC 的高风险人群。年轻女性的发病率也在攀升。儿童很少发生 BCC，其中的发病机制尚未确定。

在白种人中，Fitzpatrick 1 型和 2 型皮肤、蓝或绿眼睛、金色或红色头发的人群最容易患散发性角质形成细胞肿瘤，其中包括 BCC。日晒、日光浴、20 岁前因严重晒伤出现水疱，甚至高剂量的 PUVA 光疗，都是公认的 BCC 发生的危险因素。此外，电离辐射和砷暴露（慢性）也会增加发病风险。免疫功能低下的人群，如因实体器官移植而采用免疫抑制疗法的患者、自身免疫性疾病、艾滋病和饮酒者中散发性 BCC 的发病率较高。而吸烟或是保护因素。另外，BCC 患者发生第二种皮肤肿瘤的风险增高。在外阴、阴茎和阴囊等非曝光部位，慢性炎症是重要的致病因素。创伤、瘢痕和慢性难愈合性溃疡也可促进 BCC 发生。本病还常见于皮脂腺痣的部位。

部分遗传综合征会增加 BCC 患病风险。Gorlin-Goltz 综合征或基底细胞痣样综合征（basal cell nevus syndrome, BCNS）为常染色体显性遗传，其特征是存在 PTCH1（9q22）、PTCH2（1p32）或 SUFU（10q24-q25）胚系功能性缺失突变，导致 Sonic Hedgehog，SHH 信号通路激活。患者在青春期出现

牙源性角囊肿、皮肤囊肿、肋骨分叉、掌跖小凹陷、颅面部异常和颅内钙化，以及多发性基底细胞癌。此外，在散发性 BCC 中检出了 SHH 通路中其他基因（如 SMOH）的体细胞突变。虽然 GLI1 和 GLI2 可在 BCC 中过表达，但不同 GLI1 基因型对 BCC 发生的易感性尚未被证实。

遗传性多发性漏斗部囊肿性基底细胞癌综合征是 BCNS 相对温和的表现形式，为常染色体显性遗传，典型表现为面部和生殖器部位皮肤多发 BCC。其他易发生 BCC 的常染色体显性遗传病包括显性营养不良性大疱性表皮松解症、Dowling-Meara 型单纯性大疱性表皮松解、Rombo 综合征和 Oley 综合征。其他容易发生 BCC 的疾病包括着色性干皮病和 Bazex-Dupre - Christol 综合征。

在高达 65% 的散发病例中，发现多个 UV 信号通路基因突变和 TP53 基因胚系改变，导致在其他基因位点修复紫外线诱导的 DNA 损伤的能力下降。全基因组关联研究（Genome-wide association studies, GWAS）显示，多种基因低外显率突变后易发生散发的 BCC。其中包括参与黑素合成的基因，如 MC1R、TYR、OCA2、IRF4 和 SLC45A2 等。事实上，常染色体隐性遗传的白化病患者发生皮肤 BCC 的风险也很高。其他对维持角质形成细胞内稳态发挥重要作用的基因如 KRT5、KLF14、TGM3、TERT 和 CD-KN2A/B 也参与 BCC 的发展。最近，通过基因测序发现 MYCN、CASP8、GATA3 和 ZFHX4 可能促进 BCC 发生。

尽管绝大多数 BCC 发生在曝光部位，但偶尔可发生在乳头乳晕、手掌和脚底等部位。BCC 最常起源于毛囊干细胞已经得到公认；然而，尽管发生率低，BCC 也可来源于毛囊间表皮的干细胞。尽管本病有很多亚型，按照发生率而言，以下四种更有临床意义：结节/溃疡型、浅表扩散型、浸润/硬斑病型和 Pinkus 纤维上皮瘤型。这些亚型的临床和组织学特征各不相同，然而，同一病变出现多种组织学模式很常见。

典型的组织学特征为单一形态的小到中等大小的上皮样细胞增生，细胞核浆比增高，核呈卵圆形且深染，几乎没有细胞质（图 1.26a）。细胞间桥不可见。大多数亚型中可见瘤团边缘的基底细胞呈栅栏状排列。凋亡小体和有丝分裂象常可见于同一细胞巢内。老年患者病灶中有丝分裂活性往往较低。角蛋白衍生的淀粉样物质常见，可能反映了角质形成细胞仍在进行的凋亡。大多数瘤团与表皮相连，或者起源于毛囊。瘤团周围间质是肿瘤不可分割的一部分，间质疏松、细胞少且富含黏蛋白，肿瘤巢内或周围可出现大量黏蛋白（图 1.26b），在固定和处理过程中常收缩，肿瘤周围收缩间隙很常见，是黏蛋白收缩、肿瘤缺乏半桥粒和基底黏附分子的共

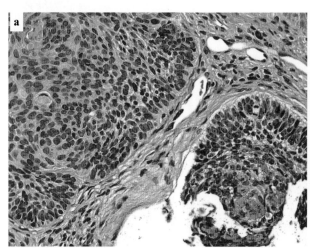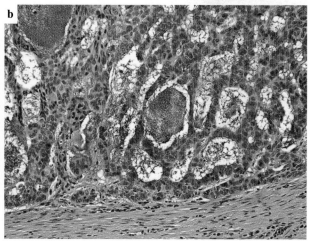

图1.26 基底细胞癌典型的组织学特点。（a）外周肿瘤细胞栅栏状排列，轻度收缩裂隙，明显的凋亡小体（400×）；横切肿瘤时，瘤团可能破碎，留下空白区域（a图右下），有时瘤团可完全消失；（b）肿瘤细胞巢内可见明显的黏蛋白沉积（200×）

同作用。在泛发型 BCC 中，栅栏状排列和收缩间隙可能很轻微。鳞状分化很常见，局灶或广泛分布（图1.27a）。个别病例肿瘤细胞很大，核明显多形，即所谓的"怪物细胞"（图1.27b）。色素见于所有亚型，但在亚洲或有色人种患者中较为常见。

大部分病例诊断不需要免疫组化。然而，当活检组织表浅、肿瘤分化差或广泛鳞化时，EpCAM（Ber-EP4）、雄激素受体、BCL2 和 CD10 阳性可能有助于诊断。

浅表型基底细胞癌

浅表型基底细胞癌（Superficial basal cell carcinoma, sBCC）表现为小基底样细胞巢，多灶状从表皮基部延伸至真皮乳头（图1.28）。本病好发于年轻女性的躯干和四肢，发生于头颈部时，通常伴有其他组织学生长模式。由于肿瘤细胞可跳跃性分布，故病变的范围很难评估。因此，局部治疗是本病可选用的有效替代治疗。然而，尚不清楚肿瘤厚度超过 0.4 mm 是否为局部咪喹莫特治疗后易复发的预测因素。

结节型 / 结节囊性基底细胞癌

结节型基底细胞癌（Nodular basal cell carcinoma,

nBCC）是最常见的 BCC 亚型，表现为活动性病变的卷曲性边缘，由光滑的珍珠状丘疹，伴增生分支状血管组成（图1.29a）。溃疡很常见，形成"侵蚀性溃疡"，可以是病变的主要表现。本病好发于头颈部，也可累及其他部位。肿瘤由增生的基底样细胞巢构成，大小不等，形状不规则，且巢外周细胞呈栅栏状排列（图1.29b）。典型的病变边界清晰，由细胞成分少且疏松的黏液样间质包绕，可见收缩裂隙。肿瘤中局灶性的鳞状分化也不少见。有时可出现局灶或弥漫的透明细胞（图1.30）。但通常至少有部分肿瘤是由典型的基底样细胞构成的。虽然透明胞浆的来源尚有争议，但可能由细胞内糖原或溶酶体空泡的积聚而形成。

漏斗部囊性 / 错构瘤样基底细胞癌

漏斗部囊性或错构瘤样 BCC 表现为向毛囊分化的特点。皮损为小丘疹，好发于老年人头颈部。病变组织学对称、边界清晰，由相互连接的基底样细胞条索状构成，瘤团周围细胞呈栅栏状排列，伴局灶性裂隙以及少量间质（图1.31a）。存在毛囊漏斗部小囊肿提示肿瘤向毛囊分化（图1.31b）。鳞状分化很常见。

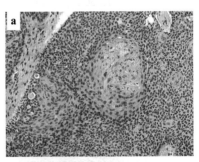

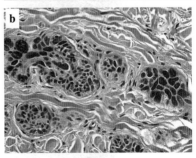

图 1.27 基底细胞癌。（a）鳞状细胞分化（200×）；（b）多形"怪物细胞"（400×）

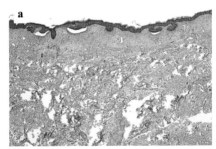

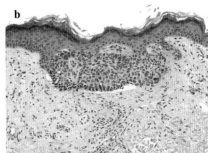

图 1.28 浅表型基底细胞癌。（a）与表皮基底部相连的小细胞巢（20×）；（b）外周细胞灶状栅栏状排列、黏液样间质和收缩间隙（200×）

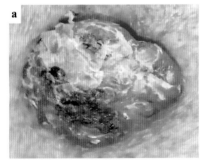

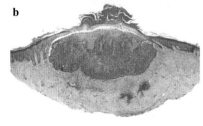

图 1.29 结节型基底细胞癌。（a）大的息肉样病变，表面有溃疡和浆痂；（b）界限清楚的基底样细胞团增生，周围包绕黏液样间质（20×）

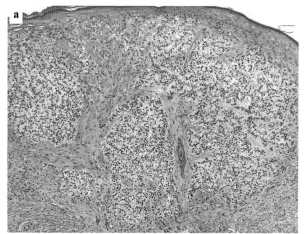

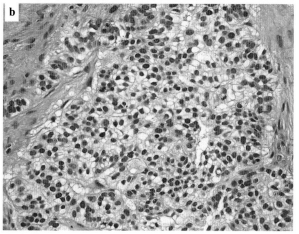

图 1.30 透明细胞基底细胞癌。（a）结节型基底细胞癌伴弥漫透明细胞变（100×）；（b）黏液样间质和周围细胞栅栏状排列通常可见，伴有少量凋亡小体和有丝分裂象（200×）

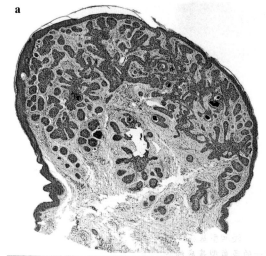

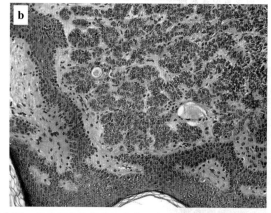

图 1.31 漏斗部囊性基底细胞癌。（a）病变呈小丘疹样，基底样细胞对称增生，呈相互连接的条索状，伴色素（20×）；（b）肿瘤外周细胞栅栏状排列，局部可见毛囊漏斗部小囊肿（200×）

浸润型基底细胞癌

浸润型基底细胞癌（infiltrative basal cell carcinoma, iBCC）呈粉红色斑块样，表面光滑或上覆鳞屑，可较周围皮肤凹陷。组织学表现为不规则、多角样的细胞巢和细条索状的基底样细胞增生（图 1.32）。仅局部可见明显的栅栏状排列和收缩间隙。瘤周间质为不等量的黏液样变，可见大量的成纤维细胞。肿瘤边界不清，广泛侵犯周围真皮。这种侵袭性生长模式也可见于部分 nBCC。本病鳞状分化少见，但可见于本病伴结节型成分的时候。与其他亚型相比，本病常累及周围神经。

微小结节型 BCC 是一种由小的、基底样细胞巢浸润性生长的亚型。这种生长模式可以单独出现，也可见于 iBCC（图 1.33）。由于肿瘤团块小，且缺乏典型特征如栅栏状排列和收缩间隙，故很难评估病变边缘。有时 nBCC 中肿瘤细胞也可呈小结节样生长。

硬斑病样型 BCC 是 iBCC 的亚型，其具有纤维化的间质（图 1.34），易累及周围神经。临床上，由于胶原纤维化和硬化，皮损类似硬斑病。组织学上可存在单个肿瘤细胞，特别是在肿瘤周边，故很难评估肿瘤边缘的情况，角蛋白和 / 或 p63 可辅助诊断。

Pinkus 纤维上皮瘤

Pinkus 纤维上皮瘤是 BCC 的一种亚型（fBCC），表现为肉质或坚实的、粉红色到褐色的结节或斑块，常见于下背部和大腿上部，皮损可黏附于正常皮肤。组织学特征为细的基底样上皮细胞条索向内生长（图 1.35），条索交互连接，间有黏液性岛或嗜伊红性的肿瘤间质。外周细胞栅栏状排列和收缩间隙很常见。

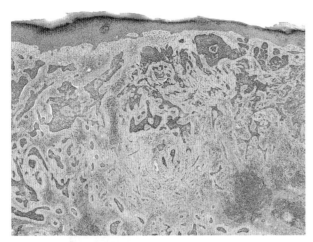

图 1.32　浸润型基底细胞癌：肿瘤细胞呈弥漫性增生，可见大小不一的多角型基底细胞巢和条索（20×）。在本例中，细胞巢和条索的大小宽度随真皮深度逐渐减小。瘤团周围可见明显的、苍白的黏液样间质

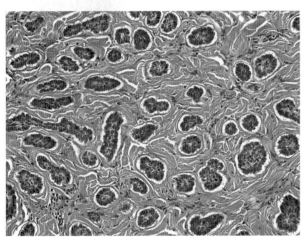

图 1.33　微小结节型基底细胞癌：小的、基底样细胞巢呈浸润生长模式（200×）

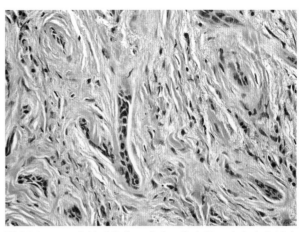

图 1.34　硬斑病样型基底细胞癌：基底样细胞条索状增生（400×）间质纤维化，轻微黏液样改变

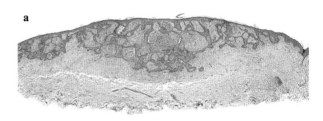

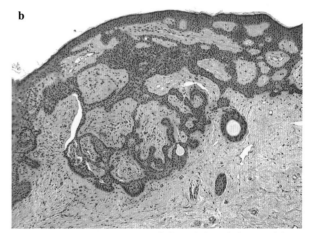

图 1.35　Pinkus 纤维上皮瘤型基底细胞癌。（a）相互连接的基底样细胞条索呈内生性生长（20×）；（b）外周细胞栅栏状排列伴收缩间隙和瘤周不同程度的黏液样间质（100×）

局灶性毛囊分化如原始毛乳头和囊肿形成是本病的特征性表现。

切除治疗后，BCC 复发率很低，约为 4%，且局部进展的患者不到 1%。总体来说，本病罕见转移，转移率约为 0.03%，以男性多见。这可能是由于阴囊 BCC 的转移率本来就高于其他部位的病变。免疫抑制状态可促进转移；肿瘤体积大、手术切除后出现局部复发、浸润性的生长模式伴周围神经受累都可能增加

转移风险。同时，转移性 BCC 中的平滑肌肌动蛋白表达减少。对 100 例转移性 BCC 患者的回顾性 meta 分析显示，发生引流淋巴结转移的患者稍多于远处转移的患者。老年患者多发生局部淋巴结转移（其生存期约为 87 个月），远处转移更常见于较年轻的患者，生存期（约为 24 个月）较短。而局限性 BCC 的总体死亡率较低，5 年生存率为 97%。

手术切除是多数 BCC 的标准治疗方法。大部分

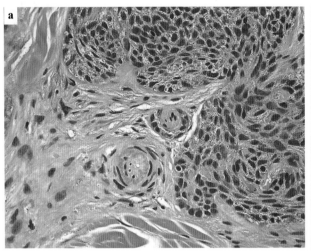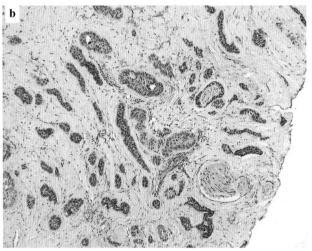

图1.36　（a）结节型基底细胞癌中，肿瘤侵犯外周小神经纤维很不明显（400×）；（b）浸润型基底细胞癌中可见靠近蓝墨水标记边缘的神经受累，是局部复发的危险因素（100×）

病例很容易判断切除范围是否足够。然而，在浸润型、小结节型和硬斑病型BCC中，由于肿瘤存在弥漫性生长和单个细胞，故很难评估。并且，与结节型相比，上述亚型中常见周围神经受累（图1.36），这也会增加复发风险。

头颈部位的基底细胞癌，无论其组织学上是否有浸润性生长，Mohs显微描记手术都较常规切除更好，复发率更低。然而，这也可能是基于Mohs手术切除的肿瘤较小，而Mohs手术不能完全清除的肿瘤会再行常规手术切除得出的结论。这些病例，可以通过术中评估以确定切除是否充分。

Hedgehog通路抑制剂如维莫德吉和索尼德吉已被批准用于晚期BCC患者的治疗。使用维莫德吉后，48.5%的转移性患者部分缓解，在局部进展的患者中完全和部分缓解率分别是31.7%和28.6%。靶向治疗面临的挑战有治疗期间出现耐药、停止治疗后复发以及多种药物毒性相关的副作用，其中主要是胆汁瘀滞引发的肝毒性损伤。

光线性角化病

光线性角化病（Actinic keratoses, AK）也称为老年性或日光性角化病，是慢性光损伤的表现，因此最常见于头颈部和上肢等曝光部位。患病率尚不清楚，任何有长期光暴露的人均可出现，但常好发于浅肤色人群。紫外线是一种明确的致癌因素，它以多种方式影响表皮内稳态，从而诱导恶变并维持肿瘤细胞增殖。紫外线的作用包括诱导TP53等关键基因发生UV信号突变，增加氧化应激和炎症以阻碍DNA修复，以及通过抑制细胞凋亡和免疫、刺激细胞增生和组织重构，从而促进肿瘤细胞增殖。通过GWAS分析与本病相关的易感基因，如MC1R、TYR和IRF4等，发现它们同时参与黑素合成和皮肤色素沉着。进一步分析也发现了与黑素生成无关的易感基因有KCNK5/KCNK17、PAQR8/GSTA2和KCNQ5/KHDC1。

仅在美国，就有超过12%的人至少出现过一个AK皮损。本病危险因素与BCC和SCC相似，好发于男性（男女比约为3:1）。大多数可自行缓解。本病是SCC的癌前病变，但进展为SCC的总体风险较低，从0.1%到10%不等。在有大于10个AK皮损的患者中，5年内新发侵袭性SCC的累积风险，女性约为10%，男性为17%。一些学者提出将本病重新划分为原位SCC。然而，尽管本病与SCC临床和组织病理在同一个病谱中，但由于其生物学行为相对低风险，故对其重新分类的观点并未被广泛认同。

本病在曝光部位往往多发且易复发，而周围"未受影响"的部位也存在与病灶同样的基因改变，这种现象被称为"场效应"。目前公认本病皮损数量越多，发生侵袭性SCC的风险越高。因此，一些评估患者光损伤严重程度的临床分级系统被相继提出；然而，

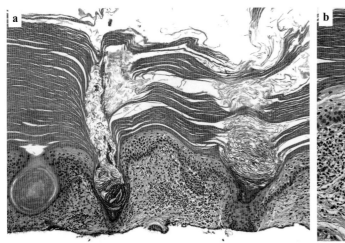
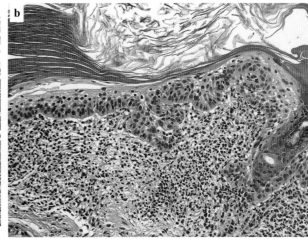

图 1.37 光线性角化病。（a）角质层增厚，发育不良表皮上的角质层角化不全和附属器开口处角化过度交替出现（100×）；（b）基底层角质形成细胞核浆比增加、皮突不规则延长伴附属器上皮受累（200×）

并未在实践中广泛应用。

临床表现为曝光部位粗糙的鳞屑性红斑或斑块。最常发生于面颈部、头皮、耳廓上部、唇部、小腿和前臂伸侧表面；但也可发生于其他曝光部位。皮损一般小于 0.6~1.0 cm，偶可较大。有时鳞屑较多，形成皮角。典型皮损无症状，存在压痛提示合并其他情况如创伤、炎症或恶变，需仔细分析。本病的临床分型包括经典型、肥厚型、萎缩型、苔藓样型、色素型和鲍恩病样型。

典型的组织学特征包括基底层角质形成细胞异型、核浆比增加和附属器开口不受累（图 1.37a）。角化不良的表皮上方角质层角化不全，而附属器开口部位的角质层正角化过度，导致角化不全和角化过度交替存在，是本病组织学特征性改变。经典型 AK 没有表皮增生或仅轻微。颗粒层和表皮角质形成细胞的整体极性无改变。

有时表皮出现不规则的棘层肥厚，导致真皮乳头增宽或明显，称为增殖型 AK（见图 1.37b）。还可出现附属器基底层 / 外层上皮细胞异型，称为"累及附属器上皮"。有时表皮规则增生，下三分之一的角质形成细胞有异型（图 1.38）。当伴有角质层增厚、鳞屑明显和皮角形成时，称为肥厚或角化过度型 AK，其中约 15% 的患者发生侵袭性 SCC 的风险增加。棘层松解可见于小部分患者。

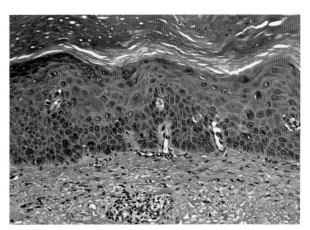

图 1.38 增生型光线性角化病：表皮棘层肥厚，表皮下 1/3 的角质形成细胞异常增生，偶见角化不良细胞和角化不全鳞屑。颗粒层和细胞极性存在（200×）

大多数 AK 有非特异性的浅表血管周围或真皮间质内稀疏炎细胞浸润。有时可见致密的淋巴组织细胞带状浸润（图 1.39），伴界面改变和基底层细胞变性，形成角化不良细胞或胶样小体。除与炎症浸润相关的反应性细胞异型（也可见于良性苔藓样角化病中）外，基底层细胞异型范围超出炎症范畴，后者也被称为苔藓样光线性角化病。

除了基底层细胞异型，有时还伴有不同程度的色素，临床上类似黑素细胞增生性疾病，称为色素性 AK（图 1.40），最常见于老年人面部。大多数表现为正角化过度，在形态上与日光性黑子和早期脂溢性角化病为连续病谱。一些学者提出，色素性 AK 可能

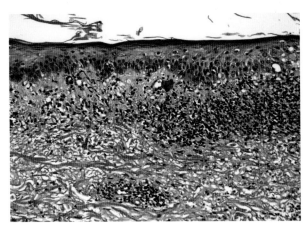

图1.39 苔藓样光线性角化病:光损伤皮肤中局灶性带状(苔藓样)淋巴组织细胞浸润,伴界面皮炎和角质形成细胞损伤,形成胶样小体,即角化不良细胞(右)。基底层角质形成细胞异型范围超出炎症浸润范畴(左,200×)

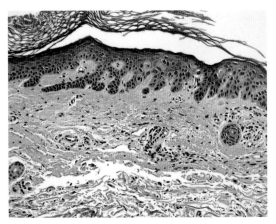

图1.40 色素性光线性角化病:基底层角质形成细胞异型伴色素沉着。角质层呈典型的正角化过度(200×)

是经典型 AK 和日光性黑子的交界状态。病变也可能邻近或与恶性雀斑样痣相连。因此,必须谨慎排除相关的非典型黑素细胞增生。

本病的治疗取决于患者的免疫状态、发病部位、皮损数量、光损伤背景和皮损厚度。大部分 AK 可使用消融治疗,可对单个皮损、病变及其周围区域或者根据实际情况来治疗。单个皮损可冷冻,但复发率高。较厚的皮损考虑到可能会发展为 SCC,建议手术切除。如果存在多个皮损且皮损所在部位癌变风险很高,特别是曝光部位,如头皮、面部和手背等,需对病变及病变周围区域进行治疗。方法包括使用 5- 氟尿嘧啶、咪喹莫特、巨大戟醇甲基丁烯酸酯和双氯芬酸凝胶。光动力也可以有效遏制躯干部位多发性 AK 出现局部癌变。免疫抑制的患者应常规监测和积极治疗,及时活检或早期切除可疑病灶;化学预防药物可能有助于遏制患者发生角质形成细胞源性肿瘤。

原位鳞状细胞癌

原位鳞状细胞癌(Squamous cell carcinoma in situ,SCCIS)表现为界限清晰的红色斑块,少量痂屑,增厚但无浸润,常为原发病变,好发于老年人的光损伤部位。头颈部最常受累,其次是四肢和躯干。生殖器部位病变可呈色素性和多发性。甲 SCCIS 并不常见,可表现为纵形红甲或黑甲。免疫抑制状态的患者发生 SCCIS 的风险很高,其中 HPV 可能是一种驱动因素。

自发消退少见。本病通常水平生长,约 16% 的病变可发生侵袭性生长。当病变直径大于 1.0 cm、持续时间超过 1 年,以及发生在唇、鼻、眼睑和耳朵等部位时,出现侵袭生长的风险更高。

本病的危险因素与 AK 相似。此外,HPV 感染可促进疾病的发展,肛门生殖器上皮易感,其他部位的皮肤也可受累。然而,表达 p16 并不意味着感染高危型 HPV。此外,砷暴露也可导致本病。

组织学特征是大的非典型角质形成细胞增生,核浆比增高,胞浆中等量,双染,病变累及整个表皮,也被称为"鲍恩病"(图 1.41a)。典型病变表现包括界限清楚的棘层肥厚性病变、不等量的角化不全和颗粒层减少。正常的表皮结构和极性被破坏,失去正常分化,顶端汗管和毛囊的表皮内部分可受累。常见单个角化不良细胞、基底层上细胞有丝分裂及异常核分裂象(图 1.41a)。肿瘤细胞可由于胞浆内糖原积聚而呈苍白色(图 1.41b)。可有轻度到大量不等的色素(更常见于生殖器部位的皮损)。偶见肿瘤细胞很小的病例,低倍镜下类似脂溢性角化病(图 1.41c);然而,高倍镜下发现细胞缺乏极性和分化,增生活跃,基底层上有丝分裂象增加。肿瘤弥漫表达 p63、p40 和 EMA(不等),而不表达黑素细胞标记、CEA、CAM5.2 和 CK7。

本病除了累及附属器的表皮内部分外,还可以累

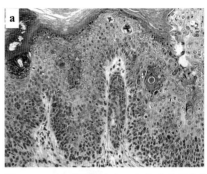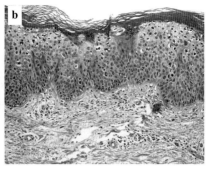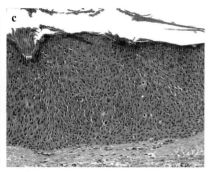

图1.41 原位鳞状细胞癌。（a）非典型上皮样角质形成细胞全层增生，胞浆双染，高核浆比，颗粒层减少，片状角化不全，基底层上异常的有丝分裂象（200×）；（b）苍白的细胞浆不常见（200×）；（c）病变细胞较小，有轻度色素沉着，低倍镜下类似脂溢性角化病。然而，散在角化不良细胞、缺乏成熟现象和活跃的有丝分裂，更支持色素型鲍恩病的诊断（200×）

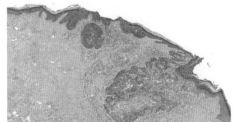

图1.42 原位鳞状细胞癌累及附属器：附属器明显受累，提示侵袭性SCC可能。然而，深切证实其与表皮和/或附属器结构相连（40×）

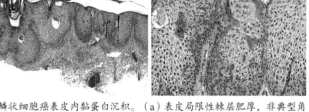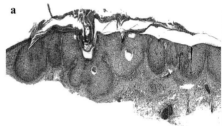

图1.43 原位鳞状细胞癌表皮内黏蛋白沉积。（a）表皮局限性棘层肥厚，非典型角质形成细胞全层增生，胞质淡染（40×）；（b）虽然未见明显的腺样分化，但表皮内可见小的黏液池（200×）

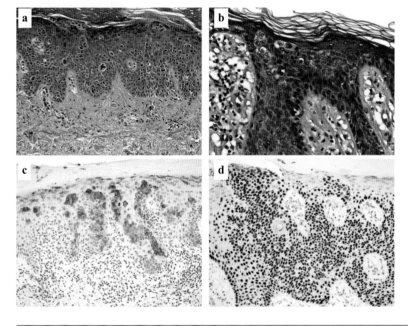

图1.44 Paget样原位鳞状细胞癌。（a）表皮全层非典型上皮样细胞不规则分布，单个或成簇分布（100×）；（b）高倍镜下显示肿瘤细胞核浆比高，胞浆双染，可见个别角化不良细胞，周围表皮细胞相对正常（400×）；（c）肿瘤细胞表达CK7（200×）；（d）但是p63的弥漫阳性支持Paget样原位鳞状细胞癌的诊断（200×）

及毛囊和小汗腺的真皮部分，可以完全取代正常的附属器上皮。这样的病变，在肿瘤边缘取材时，组织学上可能会表现为位于真皮的、由非典型性的鳞状细胞构成的不规则的小团块，这种情况下，需要鉴别侵袭性鳞状细胞癌。然而通过深切可发现其与附属器结构和/或表皮相连。若病变累及深部附属器，需在报告中予以记录（图1.42），因为手术切除可能是彻底清除病灶的最佳治疗方法。典型的SCCIS表皮内黏蛋白积聚少见，虽然黏液变性不明显（图1.43）。

本病偶见Paget样生长模式，即表皮全层不规则分布非典型上皮样细胞，细胞核浆比高，胞浆双染，有个别角化不良细胞单个或成群排列（图1.44a,b）。

周围表皮结构相对完好。病变细胞不同程度表达 CK7、CAM5.2 和 Ber-EP4，需与乳房外 Paget 病鉴别（图 1.44c），但弥漫表达 p63 和 p40 支持 Paget 样 SCCIS 的诊断（图 1.44d）。基底层角质形成细胞异型很常见，至少局部可见。有时异型细胞局限于基底层，但可见正常的结构、分化和极性被破坏。皮损通常位于曝光部位，并伴有棘层肥厚、颗粒层减少、角化不全以及不同程度的累及附属器。可有明显的棘层松解（图 1.45）。

鲍恩样丘疹病表现为肛门 - 生殖器部位小的色素性丘疹，表皮全层细胞异型。虽然一些学者认为本病是低级别 SCCIS，但和鲍恩病相比，其细胞异型往往均匀一致且并不显著（图 1.46）。本病常与 HPV 感染有关，通常可以完全自行缓解。因此，推荐保守治疗并密切临床随访。

SCCIS 最佳治疗是彻底切除病灶。然而，治疗尚缺乏共识。需要考虑的因素有皮损大小、数目和厚度，以及病变部位包括：特殊部位如甲周、手指、阴茎和面部；愈合能力差的部位，如老年患者的小腿；也应考虑患者的免疫状态。对于愈合良好部位的单发或多发的薄皮损、容易癌变部位，如头皮和免疫抑制患者的病变，非侵入性治疗如局部应用 5- 氟尿嘧啶、咪喹莫特、光动力或冷冻治疗有效。愈合良好的部位如头颈部皮损，切除是首选方法，可以在术中评估切缘

情况。愈合不良部位的病变，建议刮除或局部治疗。特殊患者也可以综合治疗。

角化棘皮瘤

角化棘皮瘤（Keratoacanthoma, KA）是来自毛囊漏斗部 / 峡部角质形成细胞的肿瘤，组织学上与 SCC 相似。皮损通常位于曝光部位，几周内迅速生长，随后的几个月内自行消退。然而，有的肿瘤会破坏周围组织，也可能不会自行消退，偶有脉管和周围神经受累的报道。极少数病变具有典型的临床表现，但出现转移，使得诊断复杂化。因此，本病的性质及生物学行为仍然存在争议。一些学者认为 KA 是鳞状细胞增生性疾病，与 SCC 的区别是，前者具有自限性。此外，相对 SCC 而言，KA 表现出不同的甲基化模式、染色体畸变、表达桥粒芯蛋白、较低的 Ki67 增殖指数以及活跃的新生血管形成，这也支持了上述观点。然而，这两个疾病之间存在明显的重叠，需要仔细分析组织病理以及临床随访，才能使患者得到最好的诊治。

典型临床表现是曝光部位孤立的、快速生长的皮损，中央有角栓。好发于浅肤色人群。皮损常发生于男性手背和女性小腿，也可见于黏膜部位，如结膜、龟头、外阴、肛管和舌头。皮损也可成簇、发疹或多发。大多数皮损直径为 1~2 cm，但边缘离心性（多结节性）和巨大型 KA 可以更大。

其他临床亚型包括家族性原发性自愈性 KA

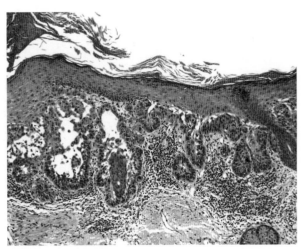

图 1.45 棘层松解型原位鳞状细胞癌：颗粒层减少和角化不全，日光损伤基础上可见基底层异型的角质形成细胞，伴附属器受累和棘层松解（200×）

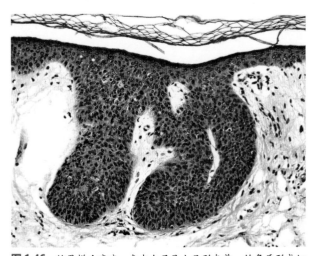

图 1.46 鲍恩样丘疹病：表皮全层见小且形态单一的角质形成细胞增生，伴不等的色素沉着，缺乏明显多形性（200×）

（Ferguson-Smith 综合征）、发疹型非自愈性 KA（Grzybowski 综合征）、混合综合征（Witten 和 Zak 综合征）以及 Muir-Torre 综合征相关的亚型。黑色毒瘤和其他实体瘤患者接受靶向治疗如索拉非尼、维罗非尼、来氟米特等之后可出现多种皮肤毒性反应，其中包括 KA。也有化学剥脱和光动力等治疗后出现发疹型 KA 的报道。文身、烧伤瘢痕和疫苗接种部位也可能发生包括 KA 在内的鳞状细胞增生，这表明创伤可能在本病的发病中起作用。虽然没有因果关系，但有时可检测出 HPV 的 DNA，特别是免疫缺陷的患者。

伴中央角栓的外生 - 内陷式火山口样结构是多数 KA 典型的组织学特点（图 1.47a）。病变由大的角质形成细胞构成，其胞质丰富淡染，呈嗜酸性玻璃样，有小的卵圆形核（图 1.47b）。角化和糖原沉积常见。中央角栓中可见中性粒细胞微脓肿。病变的周围常有密度不等的单一核细胞浸润。然而，本病的组织学改变取决于疾病的发展阶段，早期病变的特征是明显的毛囊漏斗部分化的鳞状上皮内陷性增生，其内有较多角蛋白聚集。充分发展的典型病变呈火山口样改变，几乎全部由峡部分化的角质形成细胞组成。消退期病变没有中央角栓，上皮相对萎缩且由峡部分化转为漏斗部分化（图 1.48），周围伴有淋巴组织细胞浸润和纤维化。随着病变发展，在致密的真皮纤维化背景下，上皮细胞变得更加萎缩和扁平。甲床的病变中往往有

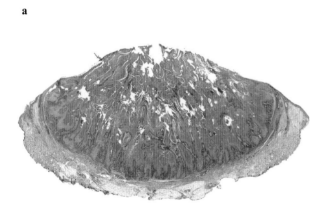
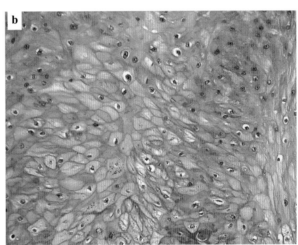

图 1.47 角化棘皮瘤。（a）充分发展的病变呈外生 - 内陷式火山口样结构，毛囊漏斗样结构内角蛋白聚集（20×）；（b）角质形成细胞分化良好，胞质丰富淡染，呈嗜酸性玻璃样，有小的卵圆形核（400×）

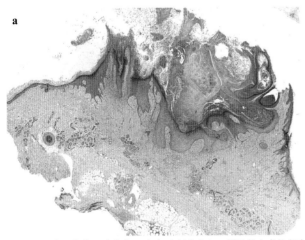
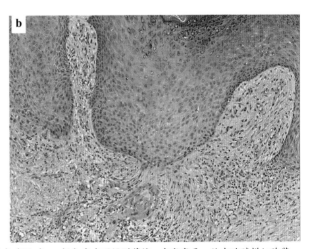

图 1.48 消退期角化棘皮瘤。（a）本例中火山口样结构和角栓部分存在（20×）；（b）表皮不规则萎缩，皮突变平，缺少玻璃样细胞浆。周围真皮萎缩伴淋巴组织细胞浸润（200×）

较多的凋亡小体。

大多数典型的 KA 会自愈，遗留萎缩性瘢痕，尤其是在活检后。这种情况下，手术切除不是必要的。然而，仅根据组织病理学，无法准确预测疾病的生物学行为，尤其是局部活检时。当体积大、浸润性生长、侵犯周围神经以及无法自愈 / 持续性生长时，完全切除是必要的。其他治疗包括皮损内注射甲氨蝶呤、冷冻、电化学、刮除术和口服。

鳞状细胞癌

皮肤鳞状细胞癌（Cutaneous squamous cell carcinomas, SCCs）占所有角质形成细胞肿瘤的 20%，是世界上第二大最常见的恶性肿瘤，仅次于 BCC。本病的发病率呈上升趋势；仅在美国，每年就有 70 万 ~100 万例，其中 20 万 ~40 万例为侵袭性。有 3%~7% 的患者发生引流淋巴结转移，这些患者中 70% 以上因疾病进展而死亡。在发病率攀升的同时，疾病管理成本也在不断增加。

本病常见于高加索人种、男性和慢性免疫抑制状态的患者。多发 SCC 患者通常会出现局部复发和转移。实体器官移植的受者罹患 SCC 的风险尤其高（是一般人群的 65~250 倍）。此外，这些患者可能会出现容易癌变的区域，肿瘤也往往多发，体积可能更大，更有侵袭性。

表 1.1 中总结了一些皮肤 SCC 发展中发挥协同作用的因素。虽然外源性因素是主要病因，但许多内源性因素使转化的角质形成细胞得以增殖，甚至促进肿瘤的发生和进展。直接的 DNA 损伤、DNA 修复机制的阻滞和免疫失调似乎是 SCC 发生的关键因素。

长期暴露在阳光特别是紫外线 B（UVL）下，是导致本病发生的最重要因素。UVL 可诱导 C → T 和 CC → TT 转化，产生有基因毒性的嘧啶二聚体，并改变真皮免疫反应，因而起全面的致癌作用。尽管对无保护暴露于 UVL 的有害影响的认识已经大大提高了，但在过去几十年里，光暴露仍然一直在增加。此外，基于 UVL 的长期治疗也容易导致本病发生。累积 UVL 暴露量与疾病发生风险之间存在明显的剂量依赖性。

免疫抑制药物如硫唑嘌呤和环孢霉素也可能导致 DNA 损伤和免疫反应降低，特别是在长期曝光部位。此外，免疫抑制的患者长期服用伏立康唑也增加发生 SCC 的风险；这主要是其代谢物和光产物的合成造成的。人们早就认识到慢性砷暴露，特别是通过水和木焦油衍生物（如杂酚油），也有可能导致肿瘤发生。

导致 DNA 修复缺陷的遗传因素可以使患者易患包括 SCC 在内的一系列皮肤肿瘤。编码结构蛋白的

表 1.1　皮肤鳞状细胞癌发生的因素

促进肿瘤发生的因素	促进肿瘤进展的因素	促进肿瘤发生和进展的因素
电离辐射	实体器官移植	紫外线
人乳头瘤病毒感染	慢性淋巴细胞白血病	辐射
伏立康唑	淋巴瘤	环孢素
砷	炎症性疾病免疫抑制治疗	硫唑嘌呤
杂酚油	造血干细胞移植	
	严重的联合免疫缺陷	
	人类免疫缺陷	
	病毒感染	
	不愈合伤口	
	烧伤	
	骨髓炎	
	化脓性汗腺炎	
	盘状红斑狼疮	
	着色性干皮病	
	Rothmund-Thomson 综合征	
	Bloom 综合征	
	Werner 综合征	
	隐性遗传营养不良型大疱表皮松解症；疣状表皮发育不良	
	先天性角化不良	
	Ferguson-Smith 综合征	
	眼 - 皮肤白化病	
	Huriez 综合征	

基因如 KRT5、KRT14、LAMB3、COL7A1 和跨膜通道（EVER/TMC）发生突变的患者，容易发生多发/复发性 SCC。此外，BAP1 胚系突变的患者除发生其他系统性肿瘤外，发生本病的风险似乎也更高。

烧伤基础上形成的慢性不愈合溃疡、慢性骨髓炎、化脓性汗腺炎、藏毛囊肿以及相关未得到控制的炎症均可促进本病的发展。此外还有自身免疫性疾病，如盘状红斑狼疮和皮肌炎也可加重本病。虽然吸烟似乎没有直接的致病作用，但其对伤口愈合的抑制作用可能会增强慢性炎症，从而间接导致易感患者发生 SCC。

先天和获得性免疫缺陷状态造成免疫监视缺陷，可形成适宜肿瘤细胞增殖的微环境。其中，实体器官移植受者发生 SCC 的风险最高，其次是通过免疫抑制治疗炎症性疾病如风湿性关节炎的患者，以及患有血液恶性肿瘤，如慢性淋巴细胞白血病和霍奇金淋巴瘤的患者。

免疫抑制的患者通常对 HPV 易感且病毒负荷高，这也容易导致 SCC 发生。其中 β 型 HPV 主要见于疣状表皮发育不良的患者。通过实时荧光定量聚合酶链式反应检测 AK、SCC 和转移灶中 HPV5 型、8 型、15 型、20 型、24 型或 36 型的病毒载量，结果显示三者的病毒拷贝数逐渐减少。此外，β 型 HPV 在 SCC 中似乎也没有转录活性。HPV 在 SCC 中的确切作用仍在研究中，其促进癌变的一种主要机制为减弱机体对 DNA 损伤的感知，继而衍生 E6 蛋白修复 DNA。HPV 产生的蛋白还可以通过作用于 p53、Notch 和 TGF-β 等破坏 DNA 的修复。

本病主要发生在光化背景下，典型表现为生长缓慢的无痛性皮损，可表现为结节、溃疡、疣状，或罕见的硬化性扁平斑块。有时还可以发生于其他皮肤病基础上，如上文提到的盘状红斑狼疮、瘢痕、慢性感染和汗孔角化症等。此外，极少数 SCC 也可继发于其他慢性病。

男性较女性常见，且肿瘤往往更大、更厚，更易侵犯周围神经，手术切除后局部复发的风险也更高。娱乐和职业性日晒的增加，以及两性在皮肤炎症模式和 DNA 修复机制的内在差异，可能在一定程度上导致男性发生 SCC 的固有风险增加。侵袭性 SCC 常见于 70 岁以上的患者，这可能是年龄、UVL、HPV 以及医源性因素（有时）的综合作用——UVL 暴露量累积增加、HPV 感染和多因素导致的免疫抑制。

尽管身体的任何部位都可发生，但本病通常发生于曝光区域，如头皮、手背、前臂和小腿。发生于特殊部位如唇部、外耳、面部特别是太阳穴、鼻部以及手背的肿瘤，可能具有侵袭性。头颈部 SCC 往往有较高的转移率，总体生存率和疾病相关生存率降低。位于耳、唇、太阳穴和脸颊的肿瘤有较高的转移风险；唇部、耳廓和太阳穴的肿瘤复发和疾病相关死亡风险增高。

本病由恶变的角质形成细胞构成，不同程度侵袭真皮，呈大小不等的巢状或片状，少数呈浸润性小梁样。虽然大多数 SCC 起源于表皮，但极少数可能来自皮肤附属器结构，如毛囊。侵袭范围可从网状真皮（多数）到骨（极少数）不等。侵犯骨组织在头颈部相对更常见，在躯干或四肢罕见（图 1.49）。

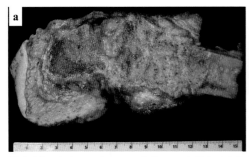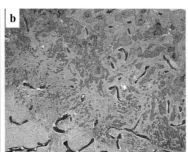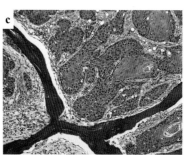

图 1.49 肿瘤侵犯骨组织。（a）慢性骨髓炎继发鳞状细胞癌的大体图像（图片由 Jeanne M. Meis MD 提供，骨骼和软组织病理学，MD Anderson 肿瘤中心，休斯敦，得克萨斯州，美国）；（b, c）胸部中等分化的鳞状细胞癌伴胸骨浸润（b 20×，c 200×）

肿瘤细胞可出现不同程度的分化。Broder's 组织学分级法最常应用于本病，根据角化的程度即分化良好的角质形成细胞所占百分比来对肿瘤进行分级：> 75% 为 1 级，50%~75% 为 2 级，25%~50% 为 3 级，< 25% 为 4 级。这些等级通常可与高分化、中分化、低分化和未分化交替使用。之后有其他的组织学分类系统，包含的参数有核多形性、炎症反应和有丝分裂率，但是并没有得到广泛的应用。

典型的高分化 SCC 中，超过 75% 的细胞有明显角化，卵圆形核，无明显的细胞异型（图 1.50）。有丝分裂主要局限于基底层，通常表现为分化良好的角质形成细胞大量侵入网状真皮。常见角珠或角化灶。

中分化 SCC 由片状侵袭性肿瘤和大小不一的角质形成细胞巢组成，角化不明显（图 1.51），细胞异型显著，有丝分裂象也较常见。散在的角化灶中可见小的角珠或单个角质形成细胞，胞浆呈致密的嗜伊红性染色。大多数典型皮肤 SCC 呈高分化到中等分化。

低分化的 SCC 在皮肤中相对少见，通常难以分辨其是否来源于角质形成细胞（图 1.52）。大多数肿瘤细胞呈单个、片状或小巢状浸润真皮。也可能出现局灶性角化，行角蛋白或其他表皮标志物（如 p63、p40 或 EMA）的免疫组化有助于诊断。

偶见肿瘤细胞完全未分化或呈梭形肉瘤样（图 1.53）；可有显著多形性。和表皮局灶性连接或缺如，这种情况通常需与其他纤维组织细胞、神经或黑素细胞起源的梭形细胞肿瘤相鉴别。因为角质形成细胞标志物的表达可能呈片状，所以必须做一组免疫组化标记来证实其为鳞状细胞来源。极少数病例可能存在间叶细胞去分化，导致本病与原发性皮肤癌肉瘤重叠。

各种罕见亚型

棘层松解是指单个角质形成细胞之间的连接缺失，在 SCC 中并不少见，大多数是局灶性的，且存在于小的肿瘤中（图 1.54a）。既往认为棘层松解是皮肤 SCC 的高危因素。然而，最近的研究表明局灶性棘层松解并不提示肿瘤侵袭性的生物学行为。罕有广泛浸润的肿瘤伴大范围的棘层松解，称为棘层松解性、假腺样或腺样 SCC（图 1.54b）。可仅有灶状鳞状分化，组织学上类似浸润性血管肿瘤。充分取材、

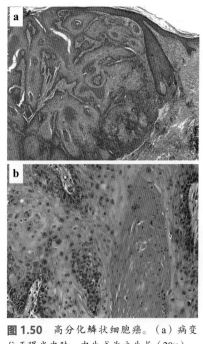

图 1.50 高分化鳞状细胞癌。（a）病变位于曝光皮肤，内生式为主生长（20×）；75% 以上的肿瘤细胞有胞质角化和卵圆形核；（b）细胞异型局限于基底部 / 侵入真皮的前沿部分（400×）

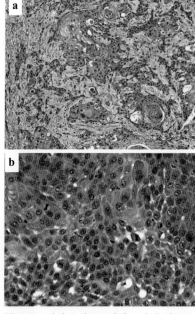

图 1.51 中分化鳞状细胞癌。（a）浸润性生长，约 50% 的肿瘤细胞角化（20×）；（b）明显的有丝分裂象和细胞异型（400×）

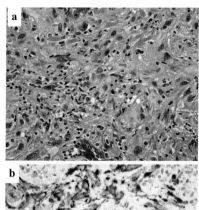
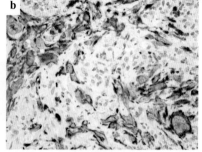

图 1.52 低分化鳞状细胞癌。（a）肿瘤细胞黏附性差，浸润瘤间质；鳞状分化不明显，细胞形态从上皮样到胖梭形不等，伴非典型有丝分裂象（右，400×）；（b）CK5/6 的免疫组化标记出肿瘤细胞，支持鳞状分化（400×）

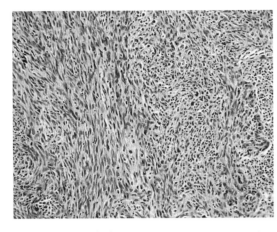

图 1.53 梭形细胞 / 肉瘤样鳞状细胞癌：不规则排列的梭形细胞，伴不等量的有丝分裂（200×）。细胞角蛋白混合抗体、p63 和 p40 的免疫组化阳性支持鳞状细胞来源，但有可能仅是片状阳性

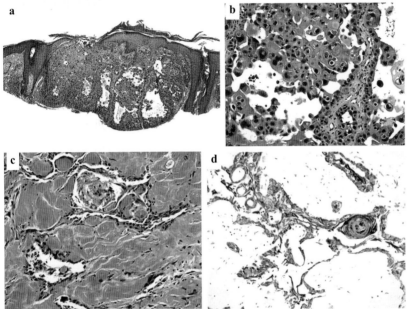

图 1.54 棘层松解型鳞状细胞癌。（a）浅表浸润性鳞状细胞癌，细胞胞质明显嗜酸性，提示鳞状分化（100×）；（b）肿瘤细胞由于棘层松解而分散，即缺乏桥粒介导的细胞间黏附，伴不等量的角化不良细胞（400×）；（c）肿瘤性癌巢广泛浸润较为罕有。棘层松解导致瘤团中央细胞丢失，类似血管肉瘤改变（200×）；角珠可提示鳞状分化，但较罕见；（d）高分子量细胞角蛋白免疫组化阳性（200×）

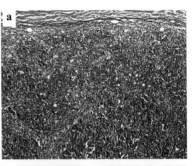

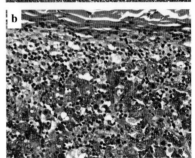

图 1.55 淋巴上皮瘤样癌。（a）低倍镜下，肿瘤分化差，似造血系统来源肿瘤，但界限清楚，有挤压式边界（40×）；大部分病变由浸润的单一核细胞构成，主要是淋巴细胞和组织细胞；（b）只有在高倍镜下才能看到上皮样的肿瘤细胞（400×）

多张切片镜检和免疫组化是正确的诊断所必需的。

淋巴上皮瘤样 SCC 在皮肤中罕见，通常位于头颈部。肿瘤往往呈界限相对清楚的分叶状团块，累及真皮和皮下脂肪。组织学上，大部分肿瘤主要由成熟的淋巴细胞、少数组织细胞、浆细胞和中到大的上皮样角质形成细胞混合构成（图 1.55）。肿瘤细胞胞浆嗜酸性，核卵圆形或多形性，核仁明显。可能需要免疫组化来标记这些排列不规则的条索状或巢状上皮细胞。EB 病毒应为阴性。本病虽然分化很差，但其实是一种相对低风险的肿瘤，复发罕见，致死更少见。

疣状癌，又称隧道型癌，是一种罕见的高分化 SCC。与之前的臆测不同，最近的研究证实本病与高危型 HPV 感染无关，但含有 HPV6 型基因组。皮损常位于肛门生殖器和足底，但任何皮肤黏膜部位都可能受累。常见于老年人，男性稍多见，表现为长期持续缓慢生长的疣状肿瘤。肿瘤呈外生 - 内陷式生长模式，由分化良好的角质形成细胞组成，细胞有丰富淡染的嗜酸性胞浆和卵圆形核，缺乏明显的细胞异型、HPV 相关的细胞改变和异常的有丝分裂象（图 1.56）。病变呈球形、乳头瘤状生长结构，向内推入真皮，前

缘较宽且向内挤压，伴有带状淋巴组织细胞浸润。可见炎症细胞移入肿瘤，肿瘤宽的浸润性前缘可能出现灶状侵袭性生长。

透明细胞型 SCC 极为罕见，可能与慢性光损伤有关。细胞质广泛透明是由于肿瘤细胞内水样变性或糖原积聚。由于罕见，尚未阐明其临床行为。

预后因素

皮肤 SCC 的复发、转移和存活与肿瘤的大小（最大直径）和厚度相关。直径大于 2.0 cm 的肿瘤转移风险几乎增加 3 倍，而大于 4.0 cm 则增加死亡风险。肿瘤厚度大于 2.0 mm 时，局部复发和转移的风险增加；大于 6.0 mm 时，局部复发和无转移生存期降低的风险明显增高。鉴于不同部位的真皮厚度不同，可以想

象，位于身体不同部位的、厚度相似的 SCC 可能会因浸润水平的不同而表现出不同的生物学行为。最近的研究支持这一观点，累及真皮网状层深部和皮下脂肪的 SCC 比浅表侵袭性 SCC 恶性程度更高（图 1.57）。头颈部 SCC，浸润超过皮下组织达下方肌肉和骨组织的病例发生转移的风险更高。

除整体的生长模式外，其他的组织学特征，如广泛的棘层松解、间质增生、分化差以及梭形/肉瘤样形态都与局部复发、引流淋巴结转移及疾病特异性死亡相关。脉管受累（图 1.58）在皮肤 SCC 中并不常见，但在伴有周围神经受累时相对常见，有较高的死亡风险。发生于头颈部的 SCC 常累及周围神经（图 1.59），并与局部复发、淋巴结转移和疾病特异性死

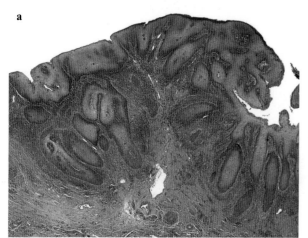
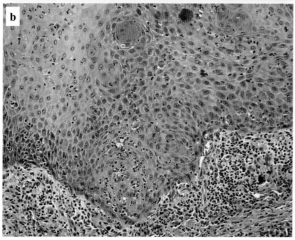

图 1.56　疣状癌。（a）明显棘层肥厚，可见球形鳞状上皮细胞巢，较宽的向内挤压式边缘；瘤周常见致密的淋巴细胞浸润（20×）；（b）高倍镜下显示大部分肿瘤细胞为分化良好的角质形成细胞，有散在的角化不良细胞，有炎症细胞移入（400×）

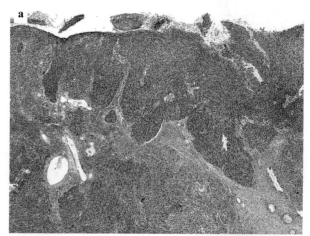
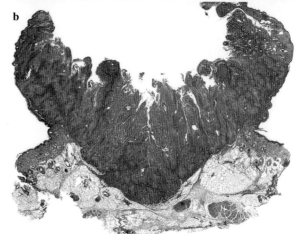

图 1.57　高危病变特征。（a）分化差，累及真皮网状层（40×）；（b）高分化鳞状细胞癌呈火山口样结构，浸润皮下脂肪组织（40×）

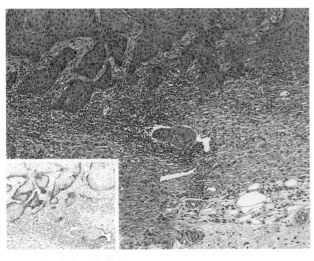

图 1.58 鳞状细胞癌侵犯脉管：高分化鳞状细胞癌，其基底部局灶性小淋巴管侵犯（200×）。插图：D2-40 标记显示淋巴管内皮细胞，证实淋巴管受累（200×）

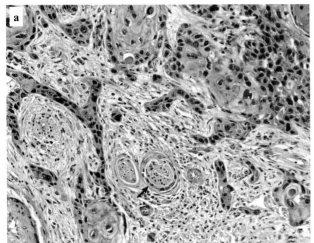

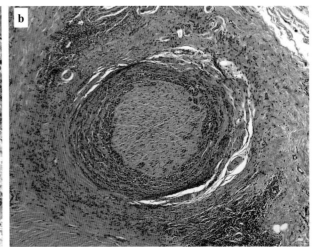

图 1.59 鳞状细胞癌侵犯周围神经。（a）中分化鳞状细胞癌几乎完全包绕细的神经（箭头所示，200×）；（b）上部枕神经（粗神经）被低分化的鳞状细胞癌呈同心圆式包绕。部分肿瘤细胞位于神经内（100×）

亡相关。此外，出现较细的神经受累（最大直径小于 0.1 mm），并不意味着预后不良。p53 调控和表达的改变更常见于周围神经受累的 SCC。

高风险皮肤鳞状细胞癌

大多数皮肤 SCC 很容易通过手术切除，但约 5%~10% 的患者由于各种临床和组织病理学特点而不能彻底切除，因此容易破坏局部组织，发生引流淋巴结转移，甚至远处转移，最终导致死亡。表 1.2 列举了一些与 SCC 侵袭相关的临床和组织学特征，其中部分收录于第七版美国癌症联合委员会（American Joint Committee on Cancer, AJCC）分期系统、美国国家综合癌症机构（National Comprehensive Cancer Network, NCCN）指南、欧洲皮肤病学论坛 European

Dermatology Forum, EDF）、欧洲皮肤病肿瘤学协会（European Association of Dermato-Oncology, EADO）和欧洲癌症治疗研究组织（European Organization of Research and Treatment of Cancer, EORTC）。发生淋巴结转移也提示预后不良。

分子改变

许多在皮肤 SCC 中发现的基因改变都是早期事件，已经在 AK 甚至慢性光损伤的皮肤中发现。而且，由于大多数 SCC 是在成年人长期暴露于阳光后形成的，往往有高突变负担，继发于累积 UVL 诱导的 DNA 损伤。因此，很难从大量旁观基因改变中区分出致癌驱动突变。

大多数 SCC，包括由长期日晒引起的 SCC，含

表 1.2　皮肤鳞癌的高危特征

临床	其他伴随的情况	药物	解剖部位	肿瘤病史
诊断时年龄大于 70 岁	实体器官转移	免疫抑制剂	外耳	肿瘤直径大于 20.0mm
男性	慢性淋巴细胞白血病	伏立康唑	耳前区域 / 颊部	肿瘤厚度大于 2.0mm
快速生长	霍奇金淋巴瘤		唇部皮肤	浸润真皮网状层和皮下组织
不愈合的伤口 / 慢性炎性病灶 / 先前被辐射部位			太阳穴	侵袭超过皮下组织
手术切除后局部复发			鼻部	界限不清
淋巴结转移			手背	3 级和 4 级
			肛周生殖器部位	促结缔组织增生性
				棘层松解
				梭形 / 肉瘤样形态
				直径大于 0.1mm 的神经纤维被侵犯
				侵犯脉管

有特定基因，如 NOTCH1、PIK3CA、CDKN2A、CCND1、SOX2 和 FBXW7 等的高频突变。分析显示两组不同分子改变类型的 SCC，分别具有影响 p53 和 cyclin 通路或 PIK3CA 信号级联反应的突变基因。对高危的或转移的头颈部 SCC 进行全外显子测序显示，涉及 TP53、CDKN2A、NOTCH1 和 NOTCH2 的突变最常见。通过遗传和表观遗传改变使 p53 等位基因和 CDKN2A 失活突变是 AK 向 SCC 转化的关键事件。超过 75% 的 SCC 存在 NOTCH1 或 NOTCH2 基因的功能缺失突变，这可能是由于 UVL 或 HPV 的直接作用。EGFR 活化是 SCC 常见的早期事件。

与 1 级和 2 级 SCC 相比，3 级和 4 级肿瘤中更常见单核苷酸多态性，累及许多参与黑素合成的常见基因。此外，染色体 3q、5q、7、8q、9q、11q、14、20 的拷贝数增加以及染色体 3p、4、5q、8p、9p、11、17p、18、19 和 21 的拷贝数减少是 SCC 中常见的遗传学改变。

SCC 中 MicroRNA 的表达也有显著改变，如 Let-7α、miR-9、miR-21、miR-365、miR-135b、miR-424 和 miR-766 过表达，而 miR-125b、miR-34α、miR-124、miR483-3p 和 miR-193b/miR-365α 则是下调。MicroRNA 在原发性和转移性 SCC 中的表达也不同。

治疗建议彻底手术切除，低危 SCC 切缘距离病灶为 4.0~5.0 mm，高危 SCC 切缘距离至少为 6.0~10.0 mm。局部用药对大的肿瘤无效。光动力疗法可用于浅表侵袭性 SCC。对于较大的 SCC，特别是头颈部的，可能需要 CT 和 / 或 MRI 等来评估肿瘤的局部侵袭程度和临床淋巴结受累情况。淋巴结超声也有所帮助。部分研究认为临床淋巴结阴性的患者行前哨淋巴结活检的意义尚不明确，虽然有的研究中发现其阳性率高达 14.6%。建议有巨大转移灶的患者进行区域淋巴结清扫。放疗可作为较小病灶的主要治疗方式，还可以辅助治疗伴周围神经和淋巴结受累的患者。多药化疗和靶向治疗（如 EGFR 抑制剂）通常只用于不能手术或发生转移的患者。

第四节　皮肤附属器肿瘤

介绍

皮肤附属器肿瘤相对罕见。因种类较多，且命名复杂混乱，其诊断对病理学家具有挑战性。本章将介绍一种实用的诊断方法，并特别强调对患者治疗和预后有重要影响的因素。

大多数皮肤附属器肿瘤是良性的，但对应的恶性肿瘤也有报道，后者局部复发率和／或转移率常较高。本章将描述可能有助于正确诊断的组织学和免疫组织化学特征。

皮肤附属器肿瘤可以散发，也可以与遗传综合征有关，部分情况下，是某种综合征的特征性表现。通常，与遗传性疾病或综合征相关的肿瘤病变多发，其组织病理学特征与对应的散发肿瘤相似。然而，一些组织学线索可提示肿瘤与综合征相关，这些特征将进一步讨论。大多数与综合征相关的皮肤附属器肿瘤是良性的，但也可以发生恶性肿瘤。就皮肤受累范围或恶性转化的可能性而言，大多数综合征的基因型与表型没有相关性。早期和正确的识别对患者的随访、预后和治疗选择至关重要。这些综合征发病机制中涉及的遗传学改变目前已得到很好的研究，将与目前对患者遗传检测的建议、潜在的靶向治疗策略一起在后面描述。

皮肤附属器肿瘤的大体特征、标本处理及病理报告总论

皮肤附属器肿瘤没有特征性的临床表现，只有通过活检或完全切除进行组织病理学检查才能确诊。皮损通常表现为真皮内小丘疹或结节，表皮改变较轻且无特征性。大多数肿瘤发生在头颈部，但有些肿瘤具有特定的解剖学部位，如汗孔瘤好发于四肢或掌跖，侵袭性乳头状汗腺癌好发于手指，毛发／毛鞘囊肿和乳头状汗管囊腺瘤好发于头皮。年龄、性别及皮损部位等临床信息，有助于正确诊断。肿瘤的生长速度、病程、皮损单发还是多发等临床资料则相对重要。恶性附属器肿瘤通常为原来生长缓慢、长期存在的丘疹或结节，但近期突然增大。存在多个类似的皮损可提示与遗传或系统性综合征相关。

活检和切除的标本应进行大体检查并连续切片，应注意病变的大小、颜色，有无溃疡，边界是否清楚，有无包膜，是结节、斑块还是浸润性病变。应记录手术切缘的情况，标本应完整送检，因为包括整个肿瘤组织及其周围正常组织的切片均对诊断有帮助，手术切缘的底部和周围也应送检，以确保肿瘤完全切除。

值得注意的是，不建议活检组织太小或表浅，因为会影响诊断的准确性。

皮肤附属器肿瘤的诊断，很少需要术中冷冻切片，如有需要，良好的取样很有必要，如果标本不是太大，最好全部送检。

病理报告应包括肿瘤的类型（如本章所述）、大小以及是否完全切除。

由于皮肤附属器肿瘤相对罕见，美国癌症联合委员会（AJCC）没有对其分期。

皮肤附属器肿瘤的分类

皮肤附属器肿瘤是一类异质性很强的肿瘤，其分类在不同的文献中常常是混乱和矛盾的。重要的是，多数情况下，附属器肿瘤可以向多方向分化，使诊断更加复杂。病理学家往往过于关注肿瘤的来源，如肿瘤是来源于外泌汗腺还是顶泌汗腺，实际上关注的重点应该是区分肿瘤是良性还是恶性，或是否与系统性综合征有关。

以往，分类是依据类似的正常附属器结构，如毛囊、外泌汗腺、顶泌汗腺和皮脂腺来进行的。向某一类型分化的良恶性肿瘤的鉴别将在以下章节讨论。

向毛囊分化的附属器肿瘤

毛囊是由上皮和间质成分组成的复杂结构，造成毛源性肿瘤组织学的多样性和复杂性。胞质透明、细胞核呈周边排列提示为外毛根鞘来源，而亮红色的毛透明蛋白颗粒则提示内毛根鞘来源。毛母质细胞或影（鬼影）细胞意味着为毛球起源。考虑到文献中描述的毛囊来源肿瘤的种类较多，我们将重点关注最常见的肿瘤，包括囊肿、良性和恶性肿瘤。

毛囊囊肿

毛囊囊肿较常见，根据与囊肿内衬上皮最相似的毛囊成分（如正常毛囊的漏斗部或峡部）来分类。

毛囊漏斗部囊肿

是最常见的皮肤囊肿，因其含软角蛋白，也称为表皮样囊肿、皮脂腺囊肿或表皮包涵体囊肿。多见于青年或中年，好发于面、颈和躯干，但也见于其他解剖部位。表现为光滑的、圆顶状的、生长缓慢的肤色丘疹，偶尔可见 1 个深色凹陷。粟丘疹为

小（1~2 mm）的毛囊漏斗部囊肿，常多发。毛囊漏斗部囊肿通常无症状，但创伤和破裂可引起炎症反应，皮损可能自觉疼痛。多发性毛囊漏斗部囊肿可能与某些综合征相关，如 Gardner 综合征（一种家族性腺瘤性息肉病的变异型）或 Gorlin-Goltz 综合征，在这些疾病中，囊肿通常见于四肢。

在组织学上，囊壁衬以类似于表皮的有颗粒层的鳞状上皮，囊内含有层状角蛋白（图 1.60）。囊肿破裂，会引起由巨细胞、淋巴细胞、浆细胞，偶见中性粒细胞组成的异物性炎症反应。

毛发囊肿（毛鞘囊肿或峡部 - 退行期囊肿）

好发于头皮，表现为缓慢生长的、光滑的、肤色的、边界清楚的、坚实的活动性结节。大多数囊肿约 1~2 cm，也可更大，有时其上表皮有溃疡，类似恶性肿瘤。女性多见。组织学上，囊肿通常位于真皮网状层，囊壁衬以无颗粒层的复层鳞状上皮，可见毛鞘角化。角质形成细胞胞质透明，提示为外毛根鞘来源，最内层细胞与腔内容物间常形成一条波状线。毛

发囊肿内含致密的、无定形的均质性角蛋白，常见钙化（图 1.61）。创伤和破裂可导致邻近真皮形成含胆固醇结晶的异物肉芽肿反应（图 1.62）。

皮样囊肿

本病相对少见，常发生于婴儿期或儿童早期。由于其表皮细胞的分离沿着胚胎闭合线，因此被认为是一种错构瘤。临床表现为皮下活动性结节，也可累及至骨并附着于骨膜。皮损最常见于上眼睑外侧、鼻和头皮，并可向颅内生长。囊壁衬以有颗粒层的鳞状上皮，伴毛囊、外泌汗腺和皮脂腺（图 1.63）。囊内容物为层状角蛋白，偶可见毛干。

毳毛囊肿

较为罕见，表现为小的（1~2 mm）单发丘疹，也可为多发皮损。发疹性毳毛囊肿直径为 1~5 cm，好发于儿童及青年胸骨旁区域。皮损可散发也可呈常染色体显性遗传。发病机制可能是由于毳毛漏斗部阻塞，导致囊性扩张及角蛋白和毳毛潴留。已报道发疹性毳毛囊肿与多发性脂囊瘤有关，两者临床

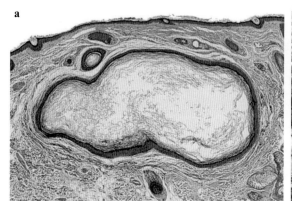
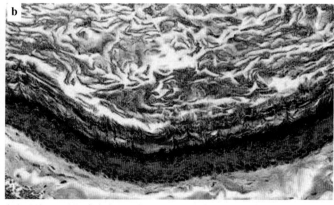

图 1.60 毛囊漏斗部囊肿。（a）位于真皮内，囊壁衬以类似于表皮的鳞状上皮，囊内含层状角蛋白；（b）高倍镜显示囊壁由含颗粒层的鳞状上皮组成

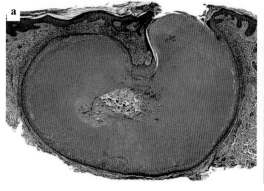
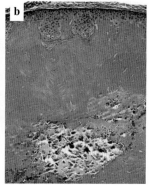

图 1.61 发（毛鞘）囊肿。（a）囊壁衬以无颗粒层的复层鳞状上皮，可见毛鞘角化，囊内含致密的角蛋白；（b）局灶性钙化

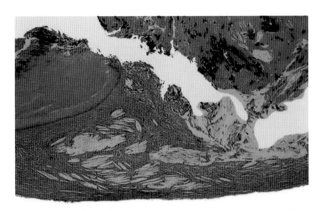

图1.62　毛囊囊肿：创伤或破裂可导致邻近真皮形成伴胆固醇结晶的异物肉芽肿反应

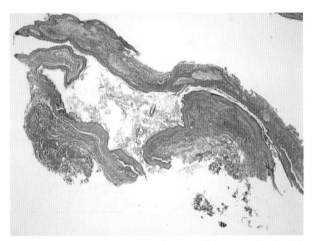

图1.63　皮样囊肿：囊壁衬以含颗粒层的鳞状上皮，囊内含层状角蛋白，伴有毛囊、外泌汗腺和皮脂腺

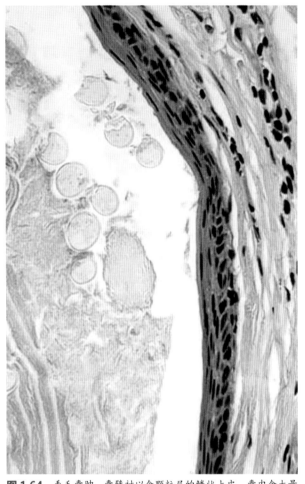

图1.64　毳毛囊肿：囊壁衬以含颗粒层的鳞状上皮，囊内含大量的毳毛毛干

表现存在重叠。

组织学表现为真皮内囊肿，内衬有颗粒层的鳞状上皮。囊腔内出现大量的毳毛毛干（在偏振光下呈双折光）是毳毛囊肿独特的组织病理学特征（图1.64）。与多发性脂囊瘤不同，后者囊壁与皮脂腺小叶相连，并衬以锯齿状嗜酸性护膜。但亦有两者组织学重叠的病例报道。免疫组化显示毳毛囊肿表达CK17，而脂囊瘤同时表达CK17和CK10。

阴囊钙质沉着

罕见，以阴囊多发钙化性丘疹、结节为特征。一般认为本病是钙化的漏斗部囊肿，也有部分学者认为是扩张并钙化的外泌汗腺。皮损好发于中老年患者，表现为多发、大小不一的坚实结节。典型的组织病理学特征是真皮内存在局灶性嗜碱性的钙质沉积，常被层状角质形成细胞包绕。

混合囊肿

顾名思义，本病具有任何两种或两种以上毛囊囊肿的特征，或一种毛囊囊肿，合并顶泌汗腺或皮脂腺分化。临床表现无特异性。组织学最常见的是漏斗部囊肿杂合毛鞘囊肿，部分囊壁有颗粒层，类似漏斗部囊肿；部分缺乏颗粒层，类于毛鞘囊肿（图1.65）。伴有毛母质细胞及影细胞的局灶性毛母质分化的囊肿可见于Gardner综合征，其为常染色体显性遗传，特征性地表现为存在混合囊肿在内的多发性毛囊囊肿、毛母质瘤、脂肪瘤、骨瘤、硬纤维瘤、肠息肉病和结肠腺癌。伴局灶性毛母质分化的混合囊肿可作为诊断该综合征的组织学线索。

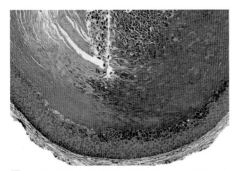

图 1.65　混合毛囊囊肿：部分囊壁有颗粒层，类似漏斗部囊肿；部分缺乏颗粒层，类似于毛鞘囊肿

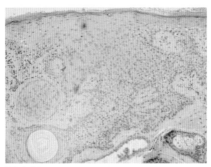

图 1.66　毛囊漏斗部肿瘤：透明的上皮细胞条索在真皮浅层呈水平方向交织，并与表皮相连

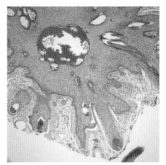

图 1.67　毛囊瘤是一种以毛囊为中心的囊性病变，次级毛囊呈放射状伸入周围真皮

伴毛囊分化的错构瘤

基底细胞样毛囊增生（毛囊微小瘤）

良性疾病，常表现为边界不清的单发皮损，组织发生学不详。组织学表现为以毛囊为中心性，由基底细胞样细胞和毛囊生发细胞组成交织的短条索。目前认为本病是毛囊中心性基底细胞样增生 / 曼套增生的一个亚型。

基底细胞样毛囊错构瘤

基底细胞样毛囊错构瘤是临床表现多样的良性毛囊病变，可以是常染色体显性遗传或后天获得性病变。后者常单发，好发于中老年患者头面部。泛发性获得性病变可能与重症肌无力、基底细胞癌、系统性红斑狼疮和脱发等病有关。遗传性家族性基底细胞样毛囊错构瘤成人期发病，表现为泛发的、小的肤色或褐色丘疹，可能与脱发和囊性纤维化有关。

组织学上，病变呈多灶性增生的小结节，以毳毛毛囊为中心，基底样细胞形成交织的分支状条索或小叶。肿瘤间质主要由致密的嗜酸性胶原束组成，伴少量成纤维细胞，偶见黏蛋白沉积。可见周围栅栏状排列的基底样细胞、灶状角化或角囊肿形成，使得本病难与毛发上皮瘤或者基底细胞癌鉴别，尤其是当活检标本表浅或不完整时。

良性毛囊性肿瘤

毛囊漏斗部肿瘤

一种主要向毛囊峡部分化的、罕见的附属器肿瘤。临床常表现为面部单发角化性丘疹或斑块，偶有发疹性病变的报道。组织学上，胞质透明的上皮细胞条索在真皮浅层呈水平方向交互吻合，常与表皮相连，并局限于真皮上部（图 1.66）。肿瘤细胞条索宽度各异，整体呈网孔样模式。肿瘤间质纤维化。

毛囊瘤

皮损常位于面部、鼻部或耳垂，表现为小的、中央凹陷的单发丘疹或扁平结节。有时类似于粉刺样结节，中央穿出小的白色或着色的毳毛（毛状物）。好发于成人，无性别差异。

组织学表现为以毛囊为中心的囊性病变，内衬为鳞状上皮，可见次级毛囊呈放射状伸入周围真皮内（图1.67）。毳毛较常见。皮脂腺毛囊瘤是毛囊瘤的一种亚型，可见皮脂腺小叶附着于毛囊单位。

Winer 扩张孔

1954 年由 Winer 首次描述，被认为是毛囊漏斗部囊肿的一种变异型，但也有学者认为是真正的肿瘤，并称为 "漏斗部瘤"。皮损单发，好发于面部、鼻部和颈部，类似于大的黑头粉刺。组织学表现为充满角蛋白的扩张开口的毛囊囊腔。囊壁由类似于正常毛囊漏斗部（包括基底层、棘层、颗粒层）的细胞组成，伴有较多类似于表皮突的不规则上皮突起。

毛鞘棘皮瘤

本病罕见，起源于毛囊漏斗部，周围围绕球状突起的峡部细胞。虽然有学者认为毛鞘棘皮瘤是 Winer 扩张孔的亚型，但更多学者认为本病是独立疾病。临床表现为无症状的、中央开口的单发丘疹，常见于成人的上唇部。

组织学病变位于真皮的中部或深部，表现为扩张的、充满角蛋白的毛囊漏斗部病变，绕以多个边界平滑的小叶状上皮突起，这些突起由胞质透明的外毛根鞘细胞组成。本病与 Winer 扩张孔不同，扩张孔的上皮芽突较小，由毛囊漏斗部的细胞组成；而本病的上皮突起较大，呈小叶状增生，由起源于外毛根鞘的胞质透明的细胞组成。

增生性毛鞘肿瘤

也被称为增生性毛鞘囊肿或增生性毛发肿瘤，较为少见，主要表现为外毛根鞘分化。最常见于头皮（高达 90% 的病例），表现为相对较大的（2~5 cm）单发结节。大多数患者 60~70 岁，有时病变缓慢生长，可长达 15~20 年。

组织学上，病变为边界相对清楚的实性和囊性肿瘤，表现为类似于普通的毛鞘囊肿的区域和其毗连的、相互增生交织的上皮小叶，后者由胞质嗜酸性细胞组成，可见毛鞘角化，细胞异型不明显，可见散在的角珠和鳞状涡（图 1.68a, b）。营养不良性钙化和胆固醇结晶是本病特点，而且可能较为明显（图 1.68c）。病变局部可见轻微的核不典型，除非病变呈浸润性生长模式，否则应认为是良性肿瘤。

毛发腺瘤

罕见的多囊状、主要向漏斗部分化的良性毛囊性肿瘤，单发、生长缓慢的、坚实肤色结节，直径可达 5 cm。好发于成人面部，男女发病率相当。

病变边界清楚，位于真皮，由大量漏斗部囊性结构和角囊肿组成，囊肿常彼此分离，可呈背对背的生长模式，偶可通过上皮条索相互连通。单个囊性结构由基底层呈栅栏状排列的柱状细胞、数层鳞状细胞及位于中央的层状角蛋白构成。周围间质呈纤维化，其周常可见异物肉芽肿反应。

本病需要与微囊肿附属器癌等病变鉴别，后者边界不清、不对称，可见深部浸润，除毛囊囊肿外，还伴有"蝌蚪"样小导管增生，神经侵犯较为明显。

毛鞘瘤

常见的良性肿瘤，组织发生学仍有争议。部分学者推测其为一种错构瘤或倒置性毛囊角化病，甚至是病毒疣（寻常疣），但其他学者认为它是一种真正的肿瘤，起源于毛囊外毛根鞘，主要是毛囊球部。

临床上，表现为单发的、圆顶状的、光滑的肤色丘疹或疣状皮损，体积较小（最大 1 cm）。好发于老年人面部和鼻部。也常继发于 Jadassohn 皮脂腺痣，多发性毛鞘瘤与 Cowden 综合征密切相关。

组织学上，毛鞘瘤表现为边界清楚的、内生性、以毛囊为中心的小叶状增生，与表皮相连（图 1.69a）。由形态一致的周围呈栅栏状排列的基底样细胞构成，细胞胞浆透明（由 PAS 阳性的糖原堆积），类似于毛囊外毛根鞘细胞。肿瘤小叶周围的基底样细胞嗜碱性，呈栅栏状排列。本病的一个显著特征是增生的小叶周围有一层明显增厚的、嗜酸性的基底膜，PAS 阳性或耐淀粉酶（图 1.69b）。病变上覆上皮可见角化过度、角化不全和局灶性鳞状涡形成。

促结缔组织增生性毛鞘瘤是本病一种独特的变异

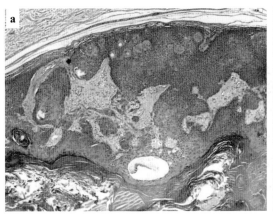
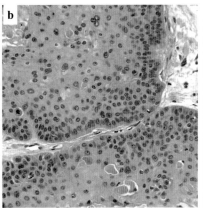
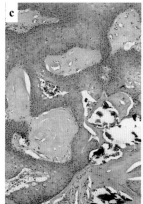

图1.68 增生性毛鞘囊肿。（a）显示类似于普通的毛鞘囊肿的区域和毗连的、相互交织的、有毛鞘角化的、胞质嗜酸性细胞组成的增生性小叶；（b）细胞异型不明显，显示鳞状涡；（c）灶状营养不良性钙化区

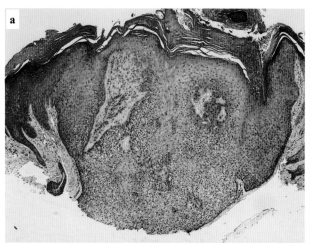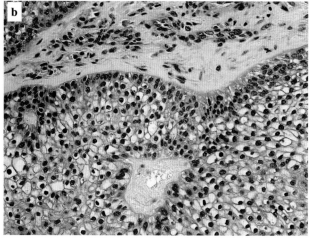

图 1.69　毛鞘瘤。（a）呈内生性小叶状增生，由形态一致的周围栅栏状排列的基底样细胞构成，细胞胞质透明；（b）肿瘤小叶周围的细胞嗜碱性较强，呈栅栏状排列，周围由一层增厚的嗜酸性基底膜包绕

型，其细胞形态学与毛鞘瘤相似，但局部呈浸润性生长模式，伴有结缔组织增生性的间质，类似侵袭性鳞状细胞癌或促结缔组织增生性/硬化性基底细胞癌。

毛鞘瘤需与倒置性毛囊角化症（缺乏透明细胞及周围的基底膜）和透明基底细胞癌（细胞异型更明显，有黏液样基质，肿瘤与周围间质间常见人工裂隙）鉴别。小叶周围细胞呈栅栏状并围绕以透明的基底膜，以及缺乏导管分化等特征均有助于本病与单纯性汗腺棘皮瘤（表皮内汗孔瘤）鉴别。

如前所述，虽然单发性毛鞘瘤相对多见，但多发性皮损几乎总是与 Cowden 综合征有关。有趣的是，尚无促结缔组织增生性毛鞘瘤与 Cowden 综合征相关的报道。

多发性毛鞘瘤和 Cowden 综合征：Cowden 综合征（多发性错构瘤综合征）最初由 Lloyd 和 Dennis 在 1963 年描述，是一种好发于女性的多系统性错构瘤性疾病。其皮肤黏膜表现包括好发于头颈部的多发性毛鞘瘤、掌跖点状角化、硬化性纤维瘤、皮赘、口腔乳头状瘤及疣状肢端角化病。

据报道，99% 的 Cowden 综合征患者有皮肤黏膜病变，并可能是首发表现。皮肤外表现包括胃肠道息肉（见于 60%~90% 的患者）、多达 75% 的患者有甲状腺良性病变（如腺瘤、错构瘤、多结节性甲状腺肿、桥本甲状腺炎）、乳腺良性病变、泌尿生殖系统畸形、

平滑肌瘤、脂肪瘤及血管畸形等。

最重要的是，患者发生内脏恶性肿瘤的风险增加，主要是乳腺癌、甲状腺癌（通常为滤泡型）、胃肠道和泌尿生殖系统肿瘤、黑色素瘤等。根据文献，Cowden 综合征乳腺癌发病风险为 85.2%（正常人群为 11%），发病年龄较早（平均 36~46 岁），且男性也可患乳腺癌。

Cowden 综合征是一种常染色体显性遗传性疾病，由位于 10q23.31 染色体的肿瘤抑制因子磷酸酶和张力蛋白同源基因（PTEN）发生胚系失活突变引起。PTEN 是一种抑癌基因，在人类多种恶性肿瘤的形成中起重要的抑制作用，可促进细胞凋亡和细胞周期阻滞，可通过其磷酸化活性负性调节细胞存活及 PI3K/Akt/mTOR 通路，也可负性影响丝裂原活化蛋白（MAP）通路。研究表明，80%~85% 的 Cowden 综合征患者存在 PTEN 失活突变，其中约 40%~60% 的病例是家族性的。移码突变、无义突变及点错义突变、缺失、插入，以及剪接位点突变也有报道。据报道，约 50% 的突变发生在编码负责磷脂结合的核心磷酸酶的第 5 号外显子。启动子突变通常与乳腺癌有关，而结直肠癌通常与 PTEN 无义突变有关。

最近，在部分缺乏 PTEN 突变的 Cowden 综合征中发现了 PI3KCA 和 Akt1 胚系突变。此外，在少数缺乏 PTEN 突变的 Cowden 或 Cowden 样综合征患者

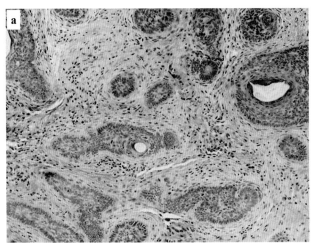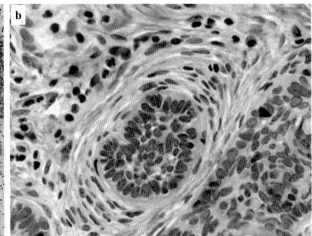

图 1.70 毛发上皮瘤。（a）由形态一致的基底样细胞组成，周围间质致密，无收缩间隙；（b）显示乳头间质体

中发现 KILLIN 表观遗传调控机制，发现存在 KILLIN 启动子高甲基化的患者与伴 PTEN 胚系突变的患者相比，乳腺癌发病率升高 3 倍，肾癌发病率升高 2 倍多。

对多发性毛鞘瘤患者来说，组织学检查是一种实用的诊断方法，近期使用免疫组化可发现 PTEN 在 Cowden 综合征及散发性毛鞘瘤患者中存在差异性表达，PTEN 表达完全缺失高度提示 Cowden 综合征，但存在 PTEN 表达并不能完全排除 Cowden 综合征。

考虑到 Cowden 综合征恶性肿瘤的发病率明显增加，对患者进行密切随访及肿瘤监测至关重要。一般来说，符合 Cowden 综合征诊断标准的患者需进行遗传咨询及 PTEN 测序，而对于 Cowden 样综合征的患者目前尚无明确的共识。建议 Cowden 综合征患者早期（30~35 岁）即开始行乳腺癌筛查，包括每年的乳房 X 线及磁共振（MRI）检查。

但有些作者认为这样会增加不必要的检查，并导致较高的假阳性率。由于甲状腺癌复发率较高，建议甲状腺癌患者行全甲状腺切除术。目前的指南还建议每年对绝经前女性进行子宫内膜活检及对绝经后女性进行子宫内膜超声检查。

PI3K/Akt/mTOR 通路在多种恶性肿瘤中可促进细胞存活及对化疗耐药，肿瘤学界对 PI3K/Akt/mTOR 抑制剂进行了广泛研究，mTOR 抑制剂较有希望用于治疗 Cowden 综合征患者。

毛发上皮瘤

表现为圆顶状肤色丘疹，好发于面部，尤其是鼻唇沟区域。组织学上，病变位于真皮内，约三分之一的病例可见肿瘤局部与表皮相连。肿瘤由形态一致的基底样细胞组成，形成大小不一的巢团或筛状结构，偶可见周围细胞栅栏状排列，周围有致密的间质和成纤维细胞（图 1.70a）。可见类似于毛乳头或早期毛囊的上皮结构（乳头间质体）和衬以复层鳞状上皮的小的角囊肿（图 1.70b）。

各种亚型：①促结缔组织增生性毛发上皮瘤：最常见于面部，特征性表现为致密的、少细胞的硬化性间质中存在细小的基底样细胞条索，伴钙化和角囊肿，类似硬化性基底细胞（图 1.71）；②孤立性巨大毛发上皮瘤：病变可累及真皮网状层和皮下组织；③毛母细胞瘤：来源于毛囊生发上皮细胞的良性肿瘤，与毛发上皮瘤关系密切。病变单发、边界清楚，常见于老年人，好发于头颈部、躯干及四肢。组织学病变位于真皮深部及皮下组织，由巢状和条索状的基底样生发细胞组成境界清楚的真皮内结节，周边细胞呈栅栏状，有时可见活跃的核分裂象。乳头间质体较为常见，有时可见小的角囊肿，但不像在毛发上皮瘤中那样明显。肿瘤结节被稀疏间质分割，人工裂隙缺如或不明显。

仅从组织学的角度区分基底细胞癌和毛发上皮瘤

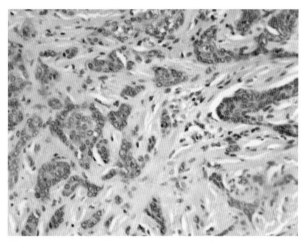

图 1.71　结缔组织增生性毛发上皮瘤显示致密的硬化性间质以及窄的基底样细胞条索

及其各种亚型较为困难。两者都来源于毛囊生发细胞，均表现为基底样细胞的增生。然而，某些临床、组织学和免疫组化的特征可能有助于鉴别诊断。基底细胞癌好发于老年人曝光部位，毛发上皮瘤常见于年轻人的非曝光部位。通常，发生于老年人且与日光弹力纤维变性相关的基底细胞样肿瘤，除非有其他证据，否则应该诊断为基底细胞癌。

毛发上皮瘤通常对称，边界相对清楚，且缺乏明显的细胞异型。基底细胞癌和毛发上皮瘤均可见肿瘤小叶周围基底样细胞呈栅栏状排列，但以下三个组织学特征有助于两者鉴别：①黏液样基质；②人工收缩间隙主要见于基底细胞癌；③乳头间质体可见于 80% 的毛发上皮瘤患者，仅偶尔见于基底细胞癌。角囊肿也很少见于基底细胞癌。

免疫组化有助于两者的鉴别诊断。毛发上皮瘤表达角蛋白（CK）5、6、7、14、17 和 15；研究发现 CK15 在大多数毛发上皮瘤（尤其是结缔组织增生性毛发上皮瘤）中表达，但在基底细胞癌中不表达。CK20 在文献中经常用作 Merkel 细胞的有用标记，毛发上皮瘤等良性毛囊肿瘤中常可见 Merkel 细胞，但有时需要连续切片，来识别少数散在的 Merkel 细胞。基底细胞癌弥漫表达 Bcl-2，而在毛发上皮瘤中，Bcl-2 仅在肿瘤小叶周围呈局灶性表达。Ber-EP4 被证明是基底细胞癌的有用标记物，在典型的毛发上皮瘤中通常是阴性的。然而，值得注意的是，文献中多

达 75% 的结缔组织增生性毛发上皮瘤中阳性表达 Ber-EP4。雄激素受体（AR）在 65%~78% 的基底细胞癌中表达，毛发上皮瘤通常为阴性，但多达 13% 的结缔组织增生性毛发上皮瘤可阳性表达 AR。也有文献报道 CD34 可标记毛发上皮瘤中基底样细胞巢周围的间质，而在基底细胞癌中呈阴性。基底细胞癌中肿瘤细胞表达 CD10，而毛发上皮瘤中，主要是间质细胞表达 CD10。毛发上皮瘤和基底细胞癌的 MIB-1（Ki-67）指数也不相同，但免疫组织化学检查并不能可靠的区分两者。最近研究发现毛发上皮瘤表达 PHLDA1（一种毛囊干细胞的标记），而基底细胞癌阴性。p75 在毛发上皮瘤中阳性表达（100%，17/17 例），但在 14 例基底细胞癌中仅有 2 例表达。

典型的毛发上皮瘤可以是散发的单发皮损，也可以是常染色体显性遗传性疾病，后者的特征是多发的小皮损，好发于头颈部和躯干上部，常青春期发病。与多发性家族性毛发上皮瘤（MFT）相关的基因位于 9 号染色体短臂，后者包含多种抑癌基因。近年来发现 CYLD 基因突变与 MFT 发病相关。

除圆柱瘤和螺旋腺瘤外，多发性毛发上皮瘤也被认为是 Brooke-Spiegler 综合征的一部分，且患者腮腺和小唾液腺基底细胞腺瘤和腺癌的风险增加。本章后面将进一步详细描述该综合征。

毛母质瘤（Malherbe 钙化上皮瘤）

一种相对常见的向毛母质分化的毛源性附肿瘤，其分化类似正常毛发的生长演变。好发于儿童和青年，半数以上在 20 岁前发病，男女比例为 1：3。皮损好发于头颈部和上肢，躯干和下肢相对少见。通常表现为位于真皮深部或皮下组织、生长缓慢的、边界清楚的、坚实性、单发无症状结节。直径可达 3 cm，表面皮肤正常。偶有毛母质瘤亚型的报道，包括穿通型（内容物被挤出，临床上常误诊为囊肿）、外生型、多结节型、巨大型和大疱型等。

组织学表现取决于其发展阶段。早期病变常呈囊性，类似于毛囊漏斗部囊肿，可见形状不规则的细胞岛，由类似于毛囊毛母质细胞（细胞核浓染，核质比高，有丝分裂象多见）的基底样细胞和胞质嗜酸性、

无细胞核结构的前母质细胞（称为影细胞或鬼影细胞）组成（图1.72）。随着皮损发展，病变以影细胞为主，而基底样细胞变得不明显，常伴有营养不良性钙化，甚至化生性骨化。晚期病变偶可模仿骨瘤。病变内常可见异物巨细胞和炎细胞浸润。

虽然单发皮损较常见，但本病也可多发。多发性毛母质瘤与多种疾病有关，包括强直性肌营养不良、Turner's综合征、9号染色体三体综合征、Gardner综合征、Sotos综合征和Rubinstein-Taybi综合征等。通常认为在毛囊漏斗部囊肿或混合囊肿中见到毛母质分化的区域高度提示与Gardner综合征有关。

目前研究发现，散发的毛母质瘤存在位于染色体3p22—p21.3区域负责编码细胞骨架和细胞信号蛋白β-catenin的CTNNB1基因的激活突变。β-Catenin为92 kDa大小的蛋白质，参与Wnt信号通路和细胞间黏附。研究表明，在正常毛囊毛母质中，Wnt/β-catenin/LEF（淋巴样增强因子）通路被激活，诱导其向毛干分化。激活的Wnt信号可抑制β-catenin磷酸化，累积的β-catenin转移至细胞核，并与LEF一起激活各种转录因子。免疫组化可证实β-catenin在细胞核累积，提示Wnt信号通路激活或基因突变均可减少β-catenin磷酸化。细胞核中的β-catenin可促进细胞增殖，这已在结直肠癌、黑色素瘤、子宫内膜癌、胰腺癌和肝细胞癌等其他肿瘤中被证实。CTNNB1突变位于3号外显子区域，该区域编码N端磷酸化位点。这些区域错义突变可通过减少β-catenin磷酸化和降解使之稳定。

在皮肤中，除毛母质瘤外，CTNNB1基因3号外显子突变也见于其他肿瘤，如毛发上皮瘤、基底细胞癌和毛母质癌，表明β-catenin基因突变也与这些肿瘤发生相关。通过免疫组化，在毛母质瘤和毛母质癌的基底样细胞中均可检测到细胞核β-catenin表达。

最近报道了bcl-2在毛母质瘤发生中的作用。Bcl基因位于18号染色体，编码肿瘤蛋白bcl-2，可以阻止多种细胞凋亡，如淋巴细胞和毛囊基质细胞。

黑素细胞基质瘤

罕见的毛源性附属器肿瘤。它最初由Carlson等人于1999年描述，认为其是一种具有上皮细胞-黑素细胞双重起源的肿瘤，类似生长期毛囊球部。到目前为止，仅有约20例报道。组织学上，病变显示类似于毛母质瘤的区域（有毛母质细胞和影细胞）和由树突状黑素细胞组成的黑素细胞成分。"影细胞"的存在表明本病与毛母质瘤有关，但黑素细胞的存在可将两者区分开。此外，与毛母质瘤相比，黑素细胞基质瘤更常见于老年人。

组织学显示病变为边界清楚的真皮结节，由两种细胞组成：一种是上皮样成分，为核浆比高的、多形性、伴大量有丝分裂象和凋亡细胞的基底样细胞，以及孤立或成簇的类似于影细胞的嗜酸性细胞（图1.73）。第二种细胞为树突状和色素性黑素细胞（均位于肿瘤结节周围，但也可与上皮样细胞混合）（图1.74）。

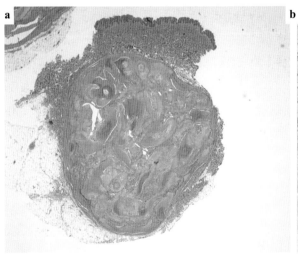
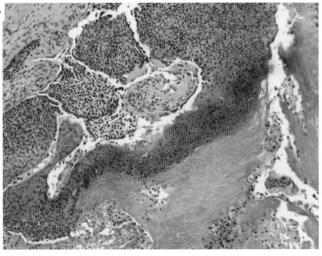

图1.72 毛母质瘤。（a）一种边界清楚的真皮内肿瘤；（b）由细胞核深染、核质比高的基底样细胞和影细胞组成

常见噬色素细胞的聚集。免疫组化显示上皮样细胞表达 pan-CK 和 EMA，而黑素细胞可表达 S100、Sox10 和 Melan-A 等黑素细胞标记（图 1.75）。基底样上皮细胞有较高的 Ki-67 增殖指数，但黑素细胞的增殖指数较低。

与黑素细胞基质瘤（文献中描述的罕见病例报告）的鉴别诊断主要依据肿瘤结构：边界清楚考虑黑素细胞基质瘤，浸润性生长支持黑素细胞基质癌。

纤维毛囊瘤和毛盘瘤

纤维毛囊瘤和毛盘瘤是毛源性良性附属器肿瘤，目前认为两者属于组织学谱系。它们表现为无症状、小的（1~4 mm）、多发、肤色、光滑性丘疹，常见于颈部、上胸部、上背部和面部。好发于 30~40 岁人群，无性别差异。皮损的数量和大小可能随着年龄的增长而增加；多发皮损有可能影响容貌，造成心理负担。组织学上，纤维毛囊瘤表现为毛囊及毛囊周围纤维组织增生。可见从毛囊漏斗部呈放射状伸出的上皮细胞条索（2~4 层细胞的厚度），周围为疏松结缔组织，伴增多的黏液及弹性纤维部分或完全丢失。上皮条索彼此相互交织，可见毛囊漏斗部扩张并充满角质物。毛盘瘤表现为上皮细胞条索呈水平增生，周围间质明显，可见梭形和星形的成纤维细胞，局部可见黏液，病变周围还可见到显著增生的、伴 PAS 阳性基底膜的小血管，以及少量神经纤维。

纤维毛囊瘤、毛盘瘤和 Birt-Hogg-Dubé 综合征（BHDS）

BHDS 是一种罕见的常染色体显性遗传的皮肤病，最初由 Birt、Hogg 和 Dube 在 1977 年报道，他们描述了多个家族成员表现为面部、前额、头皮和颈部的丘疹性皮损。高达 90% 的 BHDS 患者可伴有皮肤损害，表现为纤维毛囊瘤、毛盘瘤和软纤维瘤（在

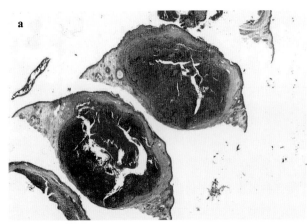

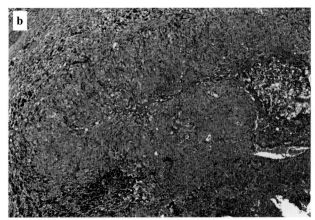

图 1.73 黑素细胞基质瘤。（a）表现为边界清楚的真皮结节；（b）其由两种细胞组成：一种是上皮样细胞，为核浆比高、伴散在有丝分裂象的基底样细胞和影细胞，另一种是黑素细胞

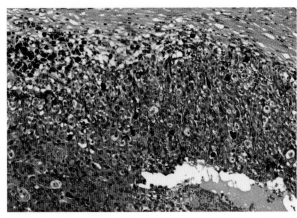

图 1.74 黑素细胞基质瘤显示与上皮细胞混合的树突状、色素性黑素细胞以及聚集的噬色素细胞

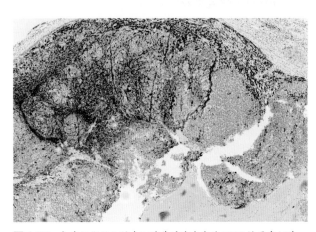

图 1.75 免疫组化显示黑素细胞基质瘤中表达 S100 的黑素细胞

普通人群中很常见的病变）。除皮损外，BHDS 患者发生肺囊肿的风险增加，发生肾癌和自发性气胸的风险分别增加了 7 倍和 50 倍。认识纤维毛囊瘤及毛盘瘤与 BHDS 之间的联系非常重要，因为皮肤病变的诊断往往早于内脏病变，并可能使危及生命的疾病被早期发现，如肾脏肿瘤和气胸。在一项研究中，在识别该综合征的皮肤表现后，高达 72%（18/25）的 BHDS 家族成员发现有肾脏肿瘤。

利用连锁分析发现 BHDS 相关基因位点定位于染色体 17p11.2。随后，在一个新的，即 FLCN（BHD）基因中发现了胚系截短突变。FLCN 基因有 14 个外显子，编码促卵泡激素，促卵泡激素是一种含有 579 个氨基酸的进化保守性蛋白，与其他人类蛋白都没有主要同源性。卵巢滤泡激素的功能尚不清楚。通过测序发现，高达 88% 的 BHD 家系中存在 FLCN 胚系突变。大多数已报道的致病性 FLCN 突变是移码突变（53%）或无义突变（14%），可导致蛋白截断，使剪接位点发生改变。大多数突变是基因缺失（45%）、替换（36%）和复制（15%）。已经在 BHD 基因的外显子（4—14，不包括 8 和 10）中发现多个独特的胚系突变。

在 BHD 相关的肾肿瘤中发现 FLCN 存在多种体细胞二次打击突变，与肿瘤抑制功能一致。据报道，在 BHD 患者肾肿瘤中发现 FLCN mRNA 表达缺失，然而 FLCN mRNA 在纤维毛囊瘤中为高表达。在纤维毛囊瘤中未检测到杂合丢失，表明肾和皮肤肿瘤发生机制可能不同。

mTOR（哺乳动物雷帕霉素靶蛋白复合体 1）通路是细胞生长、增殖和代谢的关键调控通路，参与包括 BHD 在内的多种遗传性错构瘤综合征的发病。因部分关于 FLCN 作用的研究相互矛盾，且 FLCN 可能有多种功能，因此 FLCN 在 mTOR 途径中的确切作用需要进一步阐明。此外，在临床试验中，局部使用 mTOR 抑制剂雷帕霉素治疗纤维毛囊瘤无效。阐明 FLCN 在 BHD 相关疾病发病的分子机制，将有助于靶向治疗的发展。

在 BHDS 家系中检出 FLCN 缺陷可使诊断更加准确。BHDS 既往的定义是存在多个纤维毛囊瘤（至少

5~10 个）。目前诊断标准基于临床表现和 DNA 检测的结果。患者应满足以下一个主要或两个次要标准，两个主要标准是：①成人发生的至少 5 个纤维毛囊瘤/毛盘瘤，至少一个皮损经组织学证实；② FLCN 胚系突变。三个次要标准是：①多发肺囊肿，双侧分布，排除其他原因，有或无自发性原发性气胸；②早发（< 50 岁）肾癌或多灶性病变或双侧肾癌，或肾癌组织学中混合有嫌色细胞和嗜酸性细胞成分；③与 BHD 患者为直系亲属关系。

疑似患者及无症状高危家属建议进行基因突变检测以明确诊断。由于 BHDS 的临床表现多样，基因检测在识别无皮损但有肾癌发病风险的家庭成员中具有重要作用。BHDS 患者的后代有 50% 的机会遗传致病性突变（常染色体显性遗传为主），如果患者的 FLCN 致病性突变已经确定，可进行产前诊断。根据 NCI 的建议，基因检测应该从第 11 号外显子开始，因为大多数患者在第 11 号外显子中存在两种致病性突变中的一种。如果没有发现致病性突变，应该考虑对 FLCN 的整个编码区进行测序检查。对于临床诊断考虑 BHDS 但没有发现 FLCN 致病性突变的患者，可以采用全外显子组测序。

全毛囊瘤

阿克曼认为全毛囊瘤是一个独特的疾病，它是存在向正常毛囊所有部位分化的良性毛源性肿瘤。皮损表现为单发无症状结节，好发于成人头颈部，无性别差异。大部分病变表现为局限于真皮内的、边界清楚的结节，偶可呈多结节状。顾名思义，全毛囊瘤存在向毛囊所有部位分化的特点，但大多数类似于毛母细胞瘤/毛发上皮瘤。透明毛质颗粒、毛母质细胞、起源于外毛根鞘的透明细胞及向漏斗部分化的大小不一的角囊肿均可见到。

向毛囊分化的恶性附属器肿瘤

毛鞘癌

最初由 Headington 于 1976 年报道，被描述为一种由毛囊外毛根鞘细胞来源的透明细胞组成的肿瘤，与毛鞘瘤有关。最近，部分学者认为真正的毛鞘癌十分罕见，即使存在，也可能是被过度诊断的透明细胞

鳞状细胞癌或结缔组织增生性毛发上皮瘤。所以，本病是否存在仍有争议。组织学上由胞浆透明的细胞组成，呈侵袭性生长；常可见到明显的细胞异型以及伴透明角质颗粒的毛鞘角化区域。

因毛鞘癌极少复发和转移，本病与透明细胞鳞状细胞癌的鉴别诊断非常重要。然而，组织学上很难区分，明显的透明毛质颗粒，支持毛鞘癌的诊断；病变周围存在原位鳞状细胞癌，则支持鳞状细胞癌的诊断。毛鞘癌不仅表达 CK5/6，还可表达 CK14、CK17 和 CD34（后者在鳞状细胞癌中通常为阴性）。

恶性增生性毛鞘肿瘤

如前所述，增生性毛鞘肿瘤来源于毛鞘（毛发）囊肿，大多是良性病变。然而，罕见情况下，肿瘤呈浸润性生长模式，同时伴明显细胞异型，偶尔可见肿瘤坏死。组织学上常见恶性区域和细胞学较温和的区域共存。一些低分化的肿瘤与鳞状细胞癌非常相似。

近年来，免疫组化发现 p53 过表达是肿瘤恶性的标志，并提示可能存在 TP53 基因突变。曾在一个恶性增生性毛鞘肿瘤中检测到 TP53 基因突变，且杂合性丢失（LOH）分析发现肿瘤的恶性部分存在 17p 的杂合性丢失，而良性区域未检测到。Ki67 增殖指数在恶性病变中升高，但这并不能作为良恶性增生性毛鞘瘤鉴别的可靠标准。据报道，恶性增生性毛鞘瘤局部复发风险高达 5%，局部淋巴结转移风险为 1%~2%。

毛母质癌

本病是罕见的向毛母质分化的恶性肿瘤。自 1927 年首次报道以来，已报道了大约 100 例。临床上表现为生长缓慢的结节或肿块，体积并不一定比毛母质瘤大。偶尔有快速生长及形成溃疡的报道。病变绝大多数发生在成年人面部和颈部，以男性为主。有些肿瘤是原发的，有些是由良性毛母质瘤恶性转化而来。

组织学显示病变位于真皮深部，呈浸润性生长模式，并累及皮下脂肪组织（图 1.76a）。病变不对称、边界不清，并常见大量坏死，偶尔可见表面溃疡以及神经或血管淋巴管侵犯。与毛母质瘤类似，毛母质癌由毛母质细胞和影细胞组成，但可见到明显的细胞异型，有时异型也不明显（图 1.76b）。由于在良性毛母质瘤的毛母质细胞中常可见到大量有丝分裂象，因此有丝分裂象并不是鉴别良恶性肿瘤的可靠依据。

与毛母质瘤一样，毛母质癌中也有 CTNNB1 基因（β-catenin 基因）突变的报道，同时也可用免疫组化检测细胞核 β-catenin 的表达。毛母质癌主要是一种局部侵袭性肿瘤，治疗可选择保守的完整切除。据报道，多达 15% 的病例有局部淋巴结转移，肺和骨转移罕见。向皮脂腺分化的附属器肿瘤，除掌跖部外，皮脂腺广泛分布于人体。大小和密度随解剖部位的不同而不同，皮脂腺丰富区域包括头颈部，尤其是鼻部、前额和头皮，以及背部中线、外耳道和肛门生殖器区域。通常，皮脂腺与毛囊相关，与毛囊漏斗部相连。

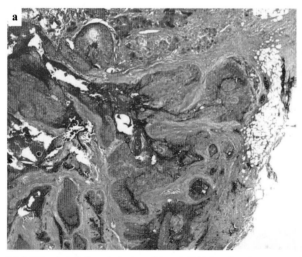
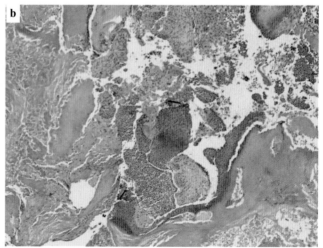

图 1.76 毛母质癌。（a）显示浸润性生长模式，累及皮下组织；（b）由基底样细胞和影细胞组成，与毛母质瘤相似

也有与毛囊结构无关的"游离皮脂腺"或"异位皮脂腺"，常位于唇红缘、乳晕、龟头及小阴唇，罕见于食道和舌。

成熟的皮脂腺由皮脂腺小叶组成，通过皮脂腺导管与毛囊漏斗部相连。在皮脂腺小叶的边缘，有一层具有生发能力的未成熟的皮脂腺细胞，呈基底细胞样外观，细胞质较少。位于中央的是成熟皮脂腺细胞，细胞质丰富，多空泡状，细胞核位于中央，扇贝状。皮脂腺导管衬以角化性复层鳞状上皮和致密的角质层。

皮脂腺肿瘤是由不同比例的生发细胞和不同成熟度的皮脂腺细胞组成。通常情况下，诊断皮肤附属器肿瘤向皮脂腺分化的依据是存在类似于成熟皮脂腺细胞的细胞（细胞质丰富，多空泡状，细胞核位于中央，扇贝状）（图 1.77）。然而，在一些皮脂腺肿瘤（如低分化的皮脂腺癌或皮脂腺瘤）中，主要的细胞成分是具有生发能力的皮脂腺细胞，有时很难甚至不可能识别它们的起源。组织化学和免疫组化可以用来帮助诊断和明确附属器肿瘤的皮脂腺分化。皮脂腺分化的免疫组化标记将进一步讨论。

异位和一些良性皮脂腺病变几乎都是散发的，如皮脂腺增生。然而，某些类型的皮脂肿瘤（尤其是皮脂腺腺瘤、皮脂腺瘤和罕见的皮脂腺癌）可能是一些综合征的皮肤表现，最常见的是 Muir-Torre 综合征（MTS）。MTS 是一种常染色体显性遗传病，

是遗传性非息肉病性结直肠癌（HNPCC）或 Lynch 综合征表型的变异型。

皮脂腺肿瘤的范围很广，包括来源于皮脂腺的错构瘤、良性肿瘤以及恶性肿瘤。皮脂腺肿瘤的分类和命名比较混乱，常具有争议。除皮脂腺肿瘤本身外，皮脂腺分化也可见于向多方向分化的皮肤附属器肿瘤以及其他上皮性病变中，如鳞状细胞癌、基底细胞癌、寻常疣和脂溢性角化病，尤其是发生在面部和头颈部的病变。常见的皮脂腺病变有如下几种。

异位皮脂腺

皮脂腺通常是"毛囊皮脂腺单位"的一部分，与毛囊有关。然而，特别是在黏膜部位，皮脂腺与毛囊无关，表现为小的黄色丘疹，通常称为 Fordyce 斑点。其发病率随年龄增长，在一般人群中发病率很高，被认为是一种正常的生理变异。异位皮脂腺通常出现在唇红缘、颊黏膜、大阴唇内侧、小阴唇和阴茎处（也称为 Tyson's 腺），偶尔出现在子宫颈、阴道、食管或胃食管交界处。也可见于乳晕部位，称为 Montgomery's 结节。组织学上，异位皮脂腺表现为皮脂腺小叶或小的皮脂腺细胞簇，直接开口于表面，与毛囊无关。

错构瘤性皮脂腺病变

错构瘤性病变，如 Jadassohn 皮脂腺痣，最早于 1895 年被描述，是一种复杂的错构瘤，不仅包括皮脂腺，还包括表皮和真皮。Jadassohn 皮脂腺痣也称为"器官样痣"，常见于头颈部，尤其是头皮，也可见于前额、面部和耳后，少见于躯干、四肢、口腔或肛周区域。通常从出生时即表现为黄色伴乳头状突起的秃发区，在青春期受激素的影响而增大。成年后，也可由于继发多种不同分化方向的肿瘤而发生变化，这些肿瘤大多数为良性，少数是恶性。据估计，约 10%~20% 的 Jadassohn 皮脂腺痣可继发其他多种病变，其中乳头状汗管囊腺瘤最常见。在 Jadassohn 皮脂腺痣的基础上发生皮脂腺癌较少见，一般发病较晚，多为 60~70 岁人群。

组织学上，Jadassohn 皮脂腺痣的特征是表皮棘层肥厚，乳头瘤样增生伴异常的毛乳头样增生，皮脂

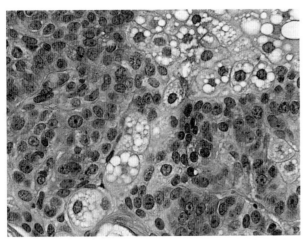

图 1.77 皮肤附属器肿瘤向皮脂腺分化的标志是存在成熟的皮脂腺细胞，细胞质丰富，多空泡状，细胞核位于中央，扇贝状

腺小叶直接开口于表皮或开口于毳毛毛囊的漏斗部。Jadassohn皮脂腺痣的皮脂腺数量不等，从增生肥大，到减少甚至缺如均可见到，皮脂腺的形态和分布也具有一定的差异（图1.78）。常见到成熟毛囊缺失或数量显著减少。可见毛囊诱导现象，特别是头皮皮损，表现为大量的毛囊生发细胞（基底样细胞）增生，并形成早期毛母细胞瘤样改变。约80%的Jadassohn皮脂腺痣伴有腺体改变，尤其是顶泌汗腺数量增加、体积变大。

大多数Jadassohn皮脂腺痣为散发病例。但家族性发病也有报道，有时Jadassohn皮脂腺痣是表皮痣综合征的一部分，特别是线状皮损，常伴有其他异常，尤其是神经系统症状，如精神发育迟缓和癫痫，也可伴有眼及肌肉骨骼的缺陷。伴有Jadassohn皮脂腺痣的表皮痣综合征包括Schimmelpenning-Feuerstein-Mims综合征、色素角化型斑痣性错构瘤病以及SCALP（皮脂腺痣、中枢神经系统畸形、先天性皮肤发育不全、再生障碍性皮炎，角膜皮样囊肿和色素痣）。

本病认为是由遗传嵌合现象引起的，但引起其临床表现的具体基因尚不清楚。Xin等曾发现PTCH1（Drosophila补丁）基因存在杂合性缺失，但并没有在后来的研究中被证实。根据全外显子测序，皮脂腺痣存在HRAS p.Gly13Arg和KRAS p.Gly12Asp激活突变。

囊性病变（多发性脂囊瘤）

多发性脂囊瘤表现为多发的、淡黄色圆顶状小丘疹或囊肿，好发于腋窝和胸部，也可见于面部、头皮、躯干及四肢等部位。

组织学表现为囊肿，囊壁为波浪状的薄层鳞状上皮，没有颗粒层，在囊壁内或囊壁附近存在扁平的皮脂腺小叶是其特征性表现（图1.79）。

单发性脂囊瘤多为散发病例。家族性多发性脂囊瘤呈常染色体显性遗传。研究发现，多发性脂囊瘤家族中存在17号染色体KRT17突变，这与2型先天性厚甲（Jackson-Lawer综合征）的改变相似。有少数多发性脂囊瘤与家族性汗管瘤、毛母细胞瘤、角化棘皮瘤、肥厚性扁平苔藓、少汗症及少毛症有关的报道。

良性皮脂腺病变

皮脂腺增生：最常见的皮脂腺肿瘤，表现为无症状、单发或多发的、脐凹状的黄色丘疹，好发于老年人前额和面部，偶见于年轻人。有家族性早发病例的报道。肾移植术后本病的发生率显著增加，可能与环孢素A治疗有关。组织学检查显示增大的、伴有大量小叶结构的皮脂腺围绕在中央导管周围（图1.80）。

众所周知，皮脂腺的发育受雄激素的影响。创伤也可能导致皮脂腺增生，认为与表皮生长因子受体（EGF-EGFR）上调和Hedgehog-PTCH信号通路激活有关。也有研究表明，转基因小鼠的皮脂腺增生可能是由某个肿瘤坏死因子（TNF）配体家族成员的过表达引起的。

皮脂腺腺瘤：皮脂腺来源的良性肿瘤，通常发生在老年人头颈部，表现为生长缓慢的、黄褐色或粉红色的小丘疹（小于5mm）。组织学表现为边界

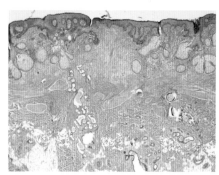

图1.78 Jadassohn皮脂腺痣：表皮棘层肥厚，大量皮脂腺小叶直接开口于表皮或开口于毳毛毛囊的漏斗部

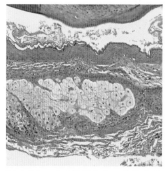

图1.79 多发性脂囊瘤：囊壁为波浪状的薄层鳞状上皮，可见与囊壁相邻的皮脂腺小叶

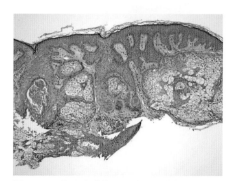

图1.80 皮脂腺增生显示增大的伴有大量小叶结构的皮脂腺，成簇地围绕在中央导管周围

清楚的皮脂腺小叶，呈器官样生长模式，常与表皮相连。小叶周边为大量未分化的基底样细胞，中央为稍成熟的皮脂腺细胞。这两类细胞之间的比例是可变的，但皮脂腺腺瘤包含至少 50% 的成熟皮脂腺细胞（图 1.81）。

多发性病变少见，皮损位于非头颈部，呈囊性外观时，与 Muir-Torre 综合征的关系已被广泛报道，后面将进一步讨论。

最近报道部分皮脂腺腺瘤可能存在 LEF1 基因失活突变，后者编码 Wnt/β-catenin 通路的转录因子。也有 Hedgehog 和 c-Myc 通路可能参与了皮脂腺腺瘤形成的报道。

皮脂腺瘤：本病的命名是较混乱和有争议的，曾被称为皮脂腺上皮瘤，但这主要是指基底细胞癌伴皮脂腺分化。皮脂腺瘤特指病变中基底样细胞的数量超过成熟皮脂腺细胞数量的皮脂腺肿瘤。

临床上，皮脂腺瘤常表现为较大的（5~30 mm）、肤色或黄色、生长缓慢、边界清楚的结节或斑块。好发于头颈部，主要是面部或头皮，也可位于耳道或眼睑。常见于老年人，女性稍多见。

组织学上，本病为小叶状生长模式，类似于皮脂腺腺瘤，不同的是，本病基底样生发细胞的数量增多（占病变的 50% 以上）（图 1.82）。皮脂腺瘤常位于真皮，有时与表皮相连。病变可表现为多种组织学模式，包括网状、筛状、囊样、波纹状等。重要的是，皮脂腺瘤的边界相对清楚，无明显的细胞异型和有丝分裂象。然而，由于其基底样生发细胞比例较高，成熟皮脂腺细胞有时不明显，皮脂腺瘤可能很难与基底细胞癌等其他疾病鉴别。缺乏收缩间隙和黏液样基质可能有助于本病与基底细胞癌的鉴别诊断。

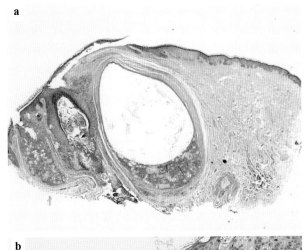

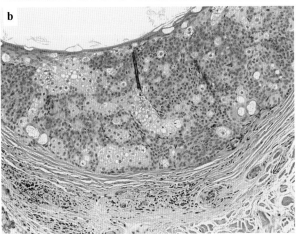

图 1.81 皮脂腺腺瘤。（a）皮脂腺小叶呈囊性结构，器官样生长模式；（b）由基底样细胞和成熟的皮脂腺细胞（至少占 50%）组成

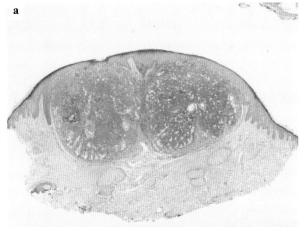

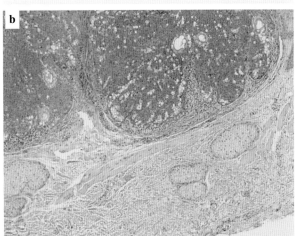

图 1.82 皮脂腺瘤。（a）呈小叶状生长模式，与皮脂腺腺瘤相似；（b）但与之不同的是基底样生发细胞数量增加（占病变的 50% 以上）

多发性皮脂腺瘤与 Muir-Torre 综合征的关系已被广泛描述，并将进一步讨论。

皮脂腺癌：相对少见，可由任何眼眶或眼眶外部位的皮脂腺发展而来。大约75%的病例发生在眼睑（最常见于上眼睑），主要来源于睑板的麦氏腺，较少来源于 Zeis 腺。眶外皮脂腺癌好发于头颈部，也可发生于躯干、四肢、外阴、阴茎等部位。最初认为，眶外的皮脂腺癌侵袭性较弱，但已有研究表明，其转移率和病死率与眼眶皮脂腺癌相似。最近美国国家癌症研究所针对 Surveillance、Epidemiology 和 End Results（SEER）数据库的大量病例进行回顾性研究，结果显示眼眶皮脂腺癌和眶外皮脂腺癌患者的总体生存率没有差异。有趣的是，眼眶皮脂腺癌与 Muir-Torre 综合征的关联性相对更小。

本病虽然罕见，但是具有潜在侵袭性。眼周皮脂腺癌局部复发率为 6%~29%。局部或远处转移率为 14%~25%，5 年死亡率从 30% 到 50%~67% 不等。通过早期发现和治疗，转移率和死亡率可以显著降低，但由于其临床表现的多样化，临床诊断往往延迟。

组织学上，皮脂腺癌的特征是小叶状或片状细胞浸润性生长，累及真皮、皮下组织甚至下方的骨骼肌（多为眼睑病例）。原位皮脂腺癌常表现为肿瘤细胞呈 Paget 样播散，也可累及附属器，与鳞状细胞癌难以鉴别。肿瘤细胞常有明显的细胞异型和有丝分裂象，偶尔可为非典型核分裂（图 1.83）。肿瘤分化程度差异较大：在分化良好的肿瘤中，皮脂腺分化较易识别，分化低的病例中，成熟皮脂腺细胞不明显，诊断具有挑战性。

肿瘤细胞在上皮内呈 Paget 样扩散是常见的特征表现，肿瘤坏死（有时呈粉刺样坏死）常见。有组织结构不一致的报道，即结构特征为良性病变，但细胞异型明显。由于这些病变的生物学行为不确定，作者建议完全切除，并密切随访。

预后不良的指标包括多中心性病变、直径大于 1 cm、广泛的浸润性生长模式和淋巴血管侵犯。皮脂腺肿瘤可以是原发的，但近年来越来越多地认识到其与内脏恶性肿瘤和 Muir-Torre 综合征的潜在联系，这

一区别具有重要的临床意义，并将进一步讨论。

应用免疫组织化学评估皮脂腺肿瘤：存在成熟皮脂腺细胞是皮脂腺肿瘤的标志。组织学上，成熟皮脂腺细胞表现为位于中央的圆锯齿状细胞核以及丰富的胞浆内脂滴（扇贝状的形态）。然而，这种特征可能不明显，并可能与组织学上表现为透明细胞的其他肿瘤相混淆。如来源于毛囊外毛根鞘细胞的透明细胞因含有大量糖原，通常会将细胞核推向一边。透明细胞也见于鳞状细胞癌和基底细胞癌，这时较难与低分化的皮脂腺癌鉴别。然而，由于这些病变预后不同，鉴别诊断至关重要。

传统上，油红 O 和苏丹黑 IV 染色常被用来识别皮脂腺细胞的胞浆内脂滴。然而，这些染色需要用新鲜的冰冻组织，且敏感性相对较低，约为 40%。

文献中有大量使用免疫组化在福尔马林固定、石蜡包埋的切片中识别皮脂腺分化的研究，但结果各不相同。研究中使用单一或一组抗体，包括 CK7、AR、CAM5.2、EMA、Ber-EP4 等，但存在诸多局限性，有时结论相互矛盾。

雄激素受体（AR）是一种核蛋白，在正常皮肤和皮脂腺中表达，由于在男性毛囊皮脂腺单位中比女性表达更多，这促进了关于 AR 对男性秃发的影响的研究。AR 在良性和恶性皮脂腺肿瘤中均表达，因此在皮肤肿瘤中，AR 被认为是皮脂腺分化的可靠、高敏感性标志。然而，随后多个研究表明，多达 60%

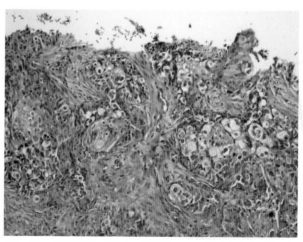

图 1.83 皮脂腺癌伴明显的细胞异型，Paget 样在上皮内播散，灶性坏死

的基底细胞癌可以表达 AR。

CK7 曾被用来区分眼眶皮脂腺癌与鳞状细胞癌和基底细胞癌。然而，后来的研究表明，三种肿瘤均可不同程度表达 CK7，CK7 在三种肿瘤的鉴别诊断中没有明确的诊断价值，尤其是用于鉴别皮脂腺癌与基底细胞癌时。

EMA（上皮膜抗原）是一种细胞膜相关糖蛋白，在许多腺瘤或分泌性肿瘤中呈阳性，包括皮脂腺肿瘤。由于大多数皮脂腺肿瘤表达 EMA，有文献研究了 EMA 在诊断皮脂腺癌中的作用。目前研究认为，EMA 有助于皮脂腺癌与基底细胞癌（很少表达EMA）的鉴别，但不能鉴别鳞状细胞癌。一项研究表明，所有的鳞状细胞癌和 80% 的皮脂腺癌均表达 EMA，而所有的基底细胞癌均不表达。然而，在低分化的皮脂腺癌中，EMA 可阴性或局灶阳性表达。

据报道，多达 80% 的皮脂腺癌中存在 Ber-EP4 表达。Fan 等认为使用 EMA 和 Ber-EP4 有助于鉴别诊断。皮脂腺癌表达 EMA 和 Ber-EP4，而基底细胞癌仅表达 Ber-EP4，而 EMA 阴性。作者还发现，鳞状细胞癌仅表达 EMA，而 Ber-EP4 阴性。

位于皮脂腺小叶周边的、未分化的基底样细胞或部分皮脂腺肿瘤可表达 CK15、D2-40 和 p63，其中CK15 是一种干细胞标记物。未分化的皮脂腺细胞表达 AR，且不同程度表达 CK8/18、CK19 和 SOX9，而成熟的皮脂腺细胞通常不表达以上标记物。

最近发现，脂滴相关蛋白抗体，包括 adipophilin和 perilipin，在识别皮脂腺分化以及皮脂腺肿瘤的鉴别诊断中具有重要作用。

Adipophilin 存在于多种类型细胞的乳脂球膜和脂滴表面，包括泌乳的乳腺上皮细胞和肾上腺皮质细胞，也可见于酒精性肝硬化的脂肪变性肝细胞、肾细胞癌、肝细胞癌、胰腺癌、前列腺癌和脂肪肉瘤中，因此认为脂滴积聚在肿瘤细胞中并不少见。perilipins 是一种磷蛋白质家族成员，存在于细胞内脂滴的表面、肾上腺、Leydig 细胞，以及棕色和白色脂肪中。

adipophilin 单抗有助于在石蜡包埋组织中识别胞浆内脂质，非常有助于识别皮脂腺分化，包括在低分化的肿瘤中（图 1.84）。Muthusamy 等发现 adipo-philin 和 perilipin 在皮脂腺癌中的阳性率分别为 88%（23/26）和 38%（10/26）。Ostler 等在 117 个皮脂腺肿瘤及组织学表现为透明细胞的其他皮肤肿瘤中发现，adipophilin 在 92% 的皮脂腺癌、所有的皮脂腺腺瘤及黄斑瘤，以及 65% 的转移性肾细胞癌中阳性。后续研究也显示 adipophilin 对皮脂腺癌仍是高敏感性（97%~100%），但特异性较最初的研究稍低（从35% 到 77% 不等）。这种差异部分是由于对阳性染色的解释不同。Ostler 等发现 adipophilin 在皮脂腺细胞中胞浆内脂质空泡呈现膜状和泡状（桑葚状）染色（图 1.85），在背景基质或其他细胞中则呈现"颗粒状的非特异性"表达（图 1.86）。这种非特异着色最

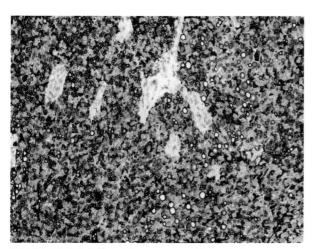

图 1.84 低分化皮脂腺癌中 adipophilin 呈弥漫性表达

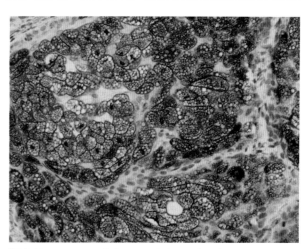

图 1.85 adipophilin 在皮脂腺细胞中显示胞浆内脂质空泡呈膜状和泡状染色

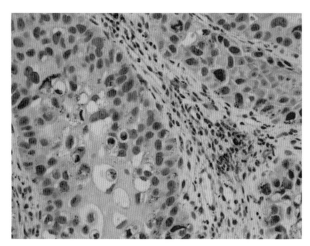

图1.86　adipophilin 在背景基质或其他细胞中呈现"颗粒状的非特异性"表达，不是皮脂腺分化

初认为是透明角质颗粒和 Odland 小体（层状小体，由与溶酶体膜相关的磷脂组成）之间可能存在交叉反应。然而，Boussahmain 及同事认为"颗粒状"染色并不是非特异性的，而是标记了小的胞浆内脂滴，这些脂滴以可再生的模式聚集在细胞外层核膜上。还发现在多种代谢正常的细胞以及因发生肿瘤而改变的细胞中也存在脂滴。Straub 和同事发现 adipophilin 在正常人体组织中的表达几乎无处不在，如在表皮基底层角质形成细胞中呈"点状"或"颗粒状"，并进一步用 adipophilin 在正常的皮脂腺细胞和皮脂腺肿瘤中显示出来的"泡状"脂滴，远远超过了光学显微镜的观察范围。最近，Milman 等也观察到在肿瘤细胞中由于脂肪形成，脂滴相关蛋白表达增加，认为 adipophilin 的表达模式可以用来区分皮脂腺癌与其他眶周肿瘤，这与 Ostler 等人的观点一致。他们发现，出现大于 5% 的泡状以及小于 95% 的颗粒状染色对鉴别皮脂腺癌与其他眶周及眼恶性肿瘤的敏感性和特异性均为 100%。Plaza 等最近研究发现，adipophilin 在所有的皮脂腺癌中呈现胞浆内脂质小球的膜型阳性表达，在 76% 的基底细胞癌以及 50% 的鳞状细胞癌中显示细胞质内颗粒状阳性，但没有胞浆内脂质小球的膜型阳性表达。

总之，当鉴别眼眶部透明细胞肿瘤时，尤其是鉴别皮脂腺癌与具有透明细胞的鳞状细胞癌或基底细胞

癌时，adipophilin 是有用的标记，需特别注意其阳性表达模式：即胞浆内膜状和泡状阳性。此外，建议使用包含 adipophilin、EMA 和 AR 在内的组套来鉴别以上肿瘤，可提高诊断敏感性和特异性。

最近研究表明，免疫组化检查包括 α/β 水解酶域包含蛋白 5（ABHD5）、孕激素受体膜成分 -1（PGRMC1）和角鲨烯合酶（SQS）在内的多种参与脂质合成和 / 或处理的蛋白质有助于皮脂腺肿瘤的鉴别诊断。Perilipin 通过与辅脂肪酶 ABHD5 物理结合调节脂解作用，从而减少 ABHD5 与脂肪甘油三酯脂酶的相互作用。ABHD5 的突变可导致脂质降解减少。PGRMC1 是多蛋白复合物的一部分，它与孕酮和其他类固醇结合，将胞外信号与 P450 激活联系起来。在调节胆固醇和激素的合成和代谢方面起重要作用。SQS 也称为法尼基二磷酸法尼基转移酶 1，催化皮脂的主要脂质成分 - 鲨烯和胆固醇的生物合成。Plaza 等发现这些标记物对皮脂腺癌的特异性较高，但敏感性稍差，如在皮脂腺癌中 PGRMC1 阳性率为81.4%、SQS 为 51.8%、ABHD5 为 70.3%，但在该研究中，基底细胞癌或鳞状细胞癌均不表达上述任何一种标记。

免疫组化除了用来确定皮脂腺分化外，对某些皮脂腺肿瘤也有预后或潜在的治疗指导意义，描述如下。

p53 是由 p53 抑癌基因编码的转录因子蛋白，在DNA 受损的细胞中诱导细胞凋亡或细胞周期阻滞。有报道在非黑色素瘤皮肤肿瘤中存在 p53 突变，也有皮脂腺癌 p53 表达的报道。p53 信号异常或缺失被认为是恶性皮脂腺肿瘤发生的另一种机制（不同于微卫星不稳定通路）的潜在因素。Cabral 等检测了 27 个良恶性皮脂腺病变，发现 p53 在皮脂腺癌中的阳性比例明显高于皮脂腺腺瘤，具有统计学意义，且染色强度在皮脂腺癌中强于良性病变。Shalin 等发现，近四分之一的皮脂腺癌显示 p53 染色，而所有皮脂腺腺瘤均为阴性，只有一例皮脂腺瘤阳性。

此外，该研究还发现 p53 失调与肿瘤位于眶周有强相关性。有趣的是，在皮脂腺病变中，当比较p53 与 DNA 错配修复蛋白的表达时，在 p53 过表达

的情况下，错配修复蛋白是完整的，显示了微卫星的稳定性，意味着存在另一种信号机制导致皮脂腺肿瘤的发生。

Kiyosaki 等近期发现少数眼睑皮脂腺癌中存在 p53 高突变率，但并不是由紫外线损伤引起的典型串联突变，意味着在皮脂腺肿瘤发病机制中，p53 失调可能是一种独立于紫外线损伤的发病机制。同一研究显示，p53 表达与临床病理表现之间没有显著相关性，但是 p21，一种由 p53 依赖和独立通路诱导的细胞周期蛋白依赖性激酶抑制剂，已被证明与皮脂腺癌的分期和淋巴结转移呈负相关。因此，p21 免疫组化可以作为预测眼睑皮脂腺癌淋巴结转移的工具。

细胞周期进程失调与肿瘤发生和进展密切相关。Kim 等发现，p21、p27、cyclin E 和 p16 在皮脂腺癌的大多数细胞中高表达，而在正常皮脂腺中很少表达。值得注意的是，有报道称 p27 表达降低与预后不良和肿瘤转移潜能增加有关。当使用 p53、Ki67、bcl-2 和 p21 在内的免疫组织化学组套鉴别皮脂腺癌和皮脂腺瘤，p21WAF1 在皮脂腺癌中呈分离缺失。

增殖标志物，包括 PCNA 和 Ki-67（MIB-1），在皮脂腺癌中通常升高，Hasebe 等发现 PCNA 指数大于 20% 的皮脂腺癌患者预后较差。Cabral 等发现，与皮脂腺腺瘤相比，在皮质腺癌中，p53（分别为 11% 和 50%）和 Ki-67（分别为 10% 和 30%）的表达水平显著升高，而 Bcl-2（56% 对 7%）和 p21（34% 对 16%）水平明显降低。表皮生长因子受体（EGFR）是一种酪氨酸激酶生长因子受体，通常在眼周上皮细胞、结膜杯状细胞和皮脂腺细胞中表达。Ivan 等发现，无论在分布还是强度上，EGFR 在眶外皮脂腺癌中的表达均高于眼眶皮脂腺癌，提示两者发病机制不同。有趣的是，与 Muir-Torre 综合征相关的皮脂腺癌有较低的 EGFR 表达趋势，与微卫星稳定的肿瘤相比，它们的侵袭性往往较弱，此研究中未发现肿瘤存在 EGFR 基因突变。

人表皮生长因子受体 2 蛋白（HER2）是一种具有酪氨酸激酶活性的跨膜受体蛋白，一旦被激活，有潜在抑制细胞凋亡，促进增殖，刺激肿瘤诱导的新生血管形成，并激活侵袭和转移的作用（http://www.sciencedirect.com/science/article/pii/S0344033814003045-bib0025）。最近对 42 例眼皮脂腺癌的研究表明，有 5 例（11.9%）的 HER2 基因拷贝数增加，其中 2 例有扩增。这个研究还发现，在 33 例皮脂腺癌中，有 2 例（6.1%）存在 EGFR 扩增、HER2 蛋白过表达和 HER2 基因扩增。这项研究重要性在于，针对 HER2 和 EGFR 的靶向治疗可能使部分皮脂腺癌患者有益。

皮脂腺肿瘤和 Muir-Torre 综合征

Muir-Torre 综合征（MTS）是一种罕见的常染色体显性遗传性皮肤病，外显率和变异性高，被认为是遗传性非息肉病性结直肠癌（HNPCC）或 Lynch 综合征的一种表型的亚型。本病最初由 Muir 和 Torre 分别在 1967 年和 1968 年报道，特征性表现为皮脂腺肿瘤，如皮脂腺腺瘤、皮脂腺瘤、皮脂腺癌和 / 或角化棘皮瘤，伴有内脏恶性肿瘤，包括胃肠道和泌尿生殖系统肿瘤。在近 40% 的 MTS 患者中，皮脂腺肿瘤是首发表现，在出现皮脂腺肿瘤的 MTS 患者中，63% 的患者同时存在或随后出现内脏恶性肿瘤。因此，MTS 的早期诊断不仅对患者至关重要，且可以提示患者家族进行遗传检测。结直肠癌和子宫癌是 MTS 最常见的恶性肿瘤，与散发病例相比，发病年龄更早（一般 < 50 岁）。肾盂和乳房的肿瘤也可见于 MTS。角化棘皮瘤是 MTS 的皮肤表现之一，在伴有或不伴有皮脂腺肿瘤的 MTS 患者中发病率高达 20%。角化棘皮瘤和皮脂腺腺瘤的混合病变称为"皮脂腺棘皮瘤"，很罕见，但高度提示 MTS。

脱氧核糖核酸（DNA）错配修复（MMR）基因是维持基因组完整性所必需的。这些基因能消除 DNA 复制过程中不匹配的碱基对。微卫星是长度为 1~6 个碱基对的 DNA 重复序列，通常对于每个个体是恒定的。某些肿瘤，如 MTS，与患者的正常细胞相比，肿瘤细胞的微卫星重复序列长度会出现变化。微卫星长度异常是由 DNA 修复过程缺陷导致微卫星失稳（MSI）的结果。

一个或多个 MMR 基因的胚系突变，加上剩余的功能性等位基因的第二次体细胞突变"打击"，常造成基因不稳定的肿瘤，MMR 基因由人类突变同源基因 hMLH1、hMSH2、hMSH6、hMSH3 和人类减数分裂后分离增强蛋白 hPMS2 等基因组成。正常情况下，hMSH2 和 hMSH6 复合体首先与错误的 DNA 片段结合，然后招募 hMLH1 和 hPMS2，切除错误的 DNA 片段。多数 HNPCC 患者存在编码 MMR 蛋白 MLH1 和 / 或 MSH2 基因的 DNA 的胚系突变，少数患者为 MSH6、MSH3、MLH3、PMS1 和 PMS2 基因突变。在 MTS 中，MHS2 突变（90%）比 MLH1 突变更常见。在 MTS 患者皮脂腺病变中缺乏 MSH6 表达，提示 MSH6 基因突变也很常见，考虑到 MSH6 与 MSH2 形成异源二聚体，可以认为 MSH2 突变导致了 MSH6 的缺失，而并不一定存在 MSH6 的胚系突变。MSH6 单一突变较少见。MSH3 或 PMS 的单独缺失与 MTS 的发生还没有明确联系。多种皮脂腺病变与 MTS 潜在相关，包括良性病变，如皮脂腺腺瘤和皮脂腺瘤，也包括恶性病变，如皮脂腺癌。由于皮脂腺增生在一般人群中较常见，研究认为其很少与 MTS 相关（0%~10%），因此，其与 MTS 的相关性无临床意义。相反，其余的皮脂腺肿瘤认为是 MTS 的重要标志物。其中皮脂腺腺瘤是最常见与 MTS 相关肿瘤，发生率为 25%~60%。而另一方面，MTS 与皮脂腺瘤和皮脂腺癌的相关性分别为 31%~86% 和 66%~100% 不等。

多个研究显示，头颈部外的、MMR 蛋白丢失的皮脂腺肿瘤、患者小于 50 岁、多发、伴角化棘皮瘤样和囊性改变和 / 或肿瘤内淋巴细胞增多可能高度提示 MTS。但也有不同意见，例如，有一篇研究未发现囊性改变的肿瘤与错配修复蛋白表达缺失之间存在统计学相关。

检测 MMR 基因缺陷引起的 MTS 肿瘤遗传不稳定性的首选检测方法是用聚合酶链反应（PCR）法检测微卫星不稳定性（MSI）。然而，在日常工作中，PCR 检测较昂贵，且不是所有机构都能检测。免疫组化已成为首选初步筛选方法，研究表明，它们在皮脂腺肿瘤中，可以反映 MMR 基因表达情况，尽管还没有像在结肠腺癌中那样得到很好的证实。使用 MMR 蛋白抗体，如 MLH1、MSH2、MSH6 和 PMS1，进行

免疫组化作为初筛相对容易操作，且由于核染色模式，结果较好解释。完全没有核染色表明 MMR 蛋白表达缺失。

在皮脂腺肿瘤中，每一种 MMR 蛋白表达缺失对于 MTS 的阳性预测值不同，MLH1 为 33%~88% 不等，MSH2 为 55%~66%，而 MSH6 约为 67%。联合使用可增加阳性预测值：MSH2 和 MSH6 双重丢失的阳性预测值为 55%，MLH1 和 MSH6 双重丢失或者 MLH1、MSH2 和 MSH6 同时丢失的阳性预测值均为 100%。正常情况下，MMR 蛋白形成多个异二聚体。MSH2 与 MSH6 二聚化，形成功能复合体 MutSα；MLH1 和 PMS2 二聚化形成 MutLα。研究表明，MSH2 和 MLH1 蛋白对各自异源二聚体来说是必需的。由于 MMR 蛋白的异二聚体特性，某个特定蛋白的表达缺失实际上可能是由于与其配对的伴侣蛋白的表达缺失。例如，PMS2 单独缺失表明 PMS2 的缺陷，而当 MLH1 和 PMS2 的表达同时缺失时，可能是由于 MLH1 的缺失导致了 PMS2 的不稳定。MSH6 和 MSH2 也是如此。因此，一些作者认为仅检测 MSH6 和 PMS2 就足够了，没必要分别检测 MSH2 和 MLH1。

尽管 MLH1 和 MSH2 的缺失可见于散发的、非胚系突变的皮脂腺肿瘤，但其缺失更多见于 Lynch 综合征和 MTS。对 MLH1 上游启动子的高甲基化（导致随后 MLH1 基因的沉默）或 BRAF（V600E）突变进行检测，可以用来区分散发和胚系性 MMR 丢失。存在 BRAF 突变或 MLH1 启动子的高甲基化强烈提示为散发性 MMR 丢失。

除 MSI 外，在 MTS 的发病机制中一定还有其他的机制，因为并不是所有的皮脂腺肿瘤和 / 或特征性的内脏恶性肿瘤的患者都表现出 MSI。一项研究报道，在 80% 内脏恶性肿瘤相关的皮脂腺肿瘤中，免疫组化显示 MSH-2 或 MLH-1 表达缺失。

小鼠模型表明，Wnt/β-catenin、Indian hedgehog 和 p53 信号通路，以及许多抑癌基因的突变，如 FHIT（脆性组氨酸三联体）、DNA 错配修复基因和 p53，可能参与了皮脂腺肿瘤的形成。Wnt 信号活化

后，β-catenin 转移至细胞核，与淋巴细胞增强因子 1（Lef-1）等蛋白结合，促进基因转录。Lef-1 蛋白与 β-catenin 结合位点的缺陷性转基因小鼠由于转录活性缺陷引起皮脂腺肿瘤。在 Lef-1 转基因小鼠中，Indian hedgehog 蛋白表达上调，后者增加皮脂腺前体细胞增殖。研究还发现 β-catenin 和 hedgehog 通路异常导致多种皮肤肿瘤。

此外，抑癌基因 FHIT 是组氨酸三联体蛋白的一员，研究表明，FHIT 杂合子转基因小鼠在暴露于致癌物时，可以发生胃肠道恶性肿瘤和皮脂腺病变。有趣的是，在这些肿瘤中没有检测到 MSI。FHIT 突变可导致程序性细胞死亡缺陷，以及抑制 β-catenin 的转录。无论 MSI 状态如何，在人眼眶周皮脂腺癌中均已发现 FHIT 突变。

在与紫外线照射相关的皮肤癌中，p53 基因 DNA 结合区的突变很常见。由于 p53 突变和 / 或信号失调，一些皮脂腺肿瘤表达 p53。相比之下，在 Lef-1 突变的转基因小鼠皮脂腺肿瘤中，由于其结合伴侣 ARF，一个抑癌基因的下调，肿瘤并不表达 p53。研究猜测 p53 信号改变可能是某些表达 p53 的皮脂腺恶性肿瘤的一个早期、主要事件。另一方面，存在 LEF1 突变的皮脂腺肿瘤中，LEF1 突变可能是继发的。

一些学者建议，对头颈部以外的、较年轻（小于 50 岁）的皮脂腺肿瘤患者应进行 MSI 检测。免疫组化是检测 MMR 蛋白（尤其是 MSH2、MLH1、MSH6 等常见的蛋白）表达情况的首选。任何一种蛋白的表达缺失都应进行 MSI 分析。如果检测到 MSI，随后则应进行胚系突变分析。对于上述所有检测均呈阳性的患者，需要对患者及其家属进行癌症监测。然而，并不是所有存在这些蛋白缺失的肿瘤都与 MTS 有关，除非考虑到临床表现，否则任何一种蛋白缺失的阳性预测值都很低。当对有至少一个亲属存在结肠癌的患者进行检测时，MMR 蛋白丢失的阳性预测值从 22% 上升到 92%。如果临床高度怀疑 MTS，即使免疫组化检测 MMR 蛋白和 / 或二线 MSI PCR 结果是正常的，也应进行胚系突变分析。然而，如果患者没有家族史，也没有检测到 MSI，则不需要进行额外的基因检测。

向导管分化的附属器肿瘤（外泌汗腺和顶泌汗腺）

皮肤附属器的腺体 / 导管分化一定指外泌汗腺或顶泌汗腺的分化。除腋窝和前额外，掌跖部位也有丰富的外泌汗腺，而顶泌汗腺在腋窝和肛门生殖器区数量最多，在乳晕、头皮、面部和躯干等部位数量较少。顶泌汗腺分化的共同特征包括顶浆分泌和胞浆内酶原颗粒，后者常见于正常顶泌汗腺分泌部的细胞中（图 1.87）。此外，在毛囊或皮脂腺肿瘤中的汗腺成分，即使没有断头分泌，也可确定为顶泌汗腺分化，这是由于毛囊皮脂腺和顶泌汗腺单位存在胚胎学关系。然而，断头分泌并不一定等同于起源于顶泌汗腺，因为顶泌汗腺样突起和断头分泌可偶见于外泌汗腺病变和一些发生于顶泌汗腺的病变。至于外泌汗腺分化，通常伴有嗜酸性护膜的导管结构是唯一的组织学线索，但在顶泌汗腺的肿瘤中也可以见到类似的导管，因为两者的真皮内部分非常类似。此外，免疫组化尚不能鉴别两者；导管成分（无论外泌汗腺还是顶泌汗腺）均表达癌胚抗原（CEA）或上皮膜抗原（EMA）。

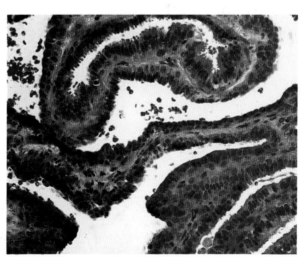

图 1.87 *顶泌汗腺分化的标志是存在大汗腺突起和断头分泌*

顶泌汗腺和外泌汗腺肿瘤的准确分类和明确分化在文献中非常有争议，且比较混乱。一些作者认为与做出正确的诊断以及确定肿瘤是良性还是具有复发或转移的可能性相比，判断肿瘤是否来源于汗腺或明确其分化并不重要。因此，在本章，我们将介绍最常见和重要的错构瘤，向导管分化的良性和恶性皮肤附属器肿瘤，无论他们是外泌汗腺还是顶泌汗腺起源。

伴有导管分化的错构瘤和囊性病变

顶泌汗腺 / 外泌汗腺痣

关于顶泌汗腺痣或外泌汗腺痣是错构瘤还是增生，在文献中没有明确的共识。顶泌汗腺痣最常表现为腋窝肿胀，可以是双侧，出现在青春期或青春期后。顶泌汗腺痣也可以是 Jadassohn 皮脂腺痣的一部分。外泌汗腺痣常累及下肢，表现为红斑、"肿胀"性斑片或斑块，表面呈乳头状。外泌汗腺痣在出生时或儿童早期即可出现。顶泌汗腺痣无多汗症，而外泌汗腺痣常伴有多汗症。组织学上，表现为外泌汗腺或顶泌汗腺数量增加，呈小叶状增生，管腔不同程度扩张，有时被覆的上皮出现基底样增生。

外泌汗腺血管瘤样错构瘤

良性病变，最常见于儿童或青壮年的四肢，有时伴有疼痛或局部多汗。组织学上，它是由数量增加的外泌汗腺腺体和周围的皮肤小血管组成，偶尔可见黏蛋白或脂肪。

汗囊瘤和囊腺瘤

病变的组织发生学，即它是顶泌汗腺或外泌汗腺单位的潴留性囊肿还是一个真正的肿瘤一直存在争议。这种不确定性也反映在该疾病的各种名称上，包括顶泌汗腺 / 外泌汗腺囊肿和囊腺瘤。汗囊瘤 / 囊腺瘤好发于面部，特别是眼眶周围，呈小的（0.5~1 cm）圆顶状丘疹，呈肤色或蓝色。偶尔可见于外阴、头皮、腋窝或四肢。常散发，但在 Schopf-Schulz-Passarge 综合征中也可多发。本病好发于中老年患者，温度升高可导致病变加重。

组织学上，汗囊瘤表现为单房或多房的囊性空腔，通常不与表皮或毛囊相连。囊肿内衬双层上皮，外层为肌上皮细胞，内层为立方形或柱状上皮细胞，有时可见大汗腺突起。腔内含数量不等的分泌物，有时可见钙化（图 1.88）。

除内衬双层上皮的单纯囊性病变外，尚可见结构更复杂的病变，如乳头状或微乳头状增生，分别称为囊腺瘤或伴增生特征的汗囊瘤。汗囊瘤和囊腺瘤是否具有形态学连续性尚不清楚，但已有文献支持这一观点。在某些病例中，除腔内 / 囊内有上皮增生外，还可见到囊壁外管状的导管成分增生。

向导管分化的良性皮肤附属器肿瘤

乳头状汗腺瘤

通常发生在大阴唇、会阴或肛周区域，也有发生于面部、头皮、眼睑和外耳道的异位皮损的报道。皮损常为单发、小的（小于 1 cm）结节，好发于中年女性，男性罕见。

组织学显示病变位于真皮，边界清楚，通常不与上方表皮相连，部分呈囊状（图 1.89 和 1.90）。组织化学显示，腔细胞含有许多 PAS 阳性、耐淀粉酶的颗粒，与正常顶泌汗腺腺体分泌细胞中见到颗粒一样。

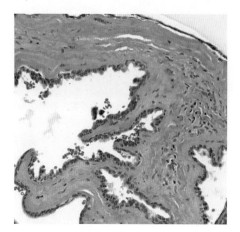

图 1.88 汗囊瘤 / 囊腺瘤：为内衬双层上皮的囊肿，由外层的肌上皮细胞和内层的立方形或柱状上皮细胞组成，有时具有大汗腺突起和小的乳头结构

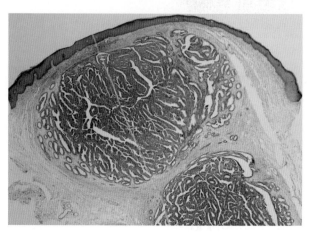

图 1.89 乳头状汗腺瘤：为真皮内边界清楚的病变，部分呈囊性，不与上方表皮相连

病变外层是细胞核嗜碱性的肌上皮细胞。有时，大量导管增生会考虑到恶性肿瘤的可能，尤其是受到创伤的皮损。然而，特征性的清晰轮廓是诊断乳头状汗腺瘤的可靠线索。治疗选择完全切除。

乳头状汗管囊腺瘤

少见的组织发生学不明确的肿瘤，常发生于头皮和前额，躯干、四肢、眼睑或阴囊受累少见。皮损常在出生时或儿童早期被发现，可为 1~3 cm 单发的疣状丘疹、呈线状排列的多发丘疹或斑块。皮损在青春期增大，形成乳头瘤状。在头皮，本病常与 Jadassohn 皮脂腺痣有关（5%~20%），常在青春期出现，伴有脱发。

组织学上，肿瘤由管状结构组成，从表皮向真皮呈内陷性延伸。表皮呈不同程度的乳头瘤样增生（图 1.91）。管状结构的表浅部分被覆角化性鳞状细胞，而深部被覆常由两层细胞组成的腺上皮，有大量的乳头状突出延伸至腔内，腔面由具有断头分泌的柱状细胞组成，外层由小的立方形细胞组成（图 1.92）。扩张和扭曲的导管也可形成带有乳头状突起的囊腔。乳头突的间质包含结缔组织、扩张的血管和特征性的大量浆细胞（表达 IgG 和 IgA）（图 1.93）。

在一些与皮脂腺痣相关病例中，可出现类似基底细胞癌的基底样上皮细胞增生。有少数乳头状汗管囊腺癌的报道，有些病例病程多年，提示可能是良性病变的恶性转化。

本病可同时出现顶泌汗腺分化和外泌汗腺分化，可能是来源于具有向顶泌汗腺和外泌汗腺分化潜能的未分化细胞。CEA 标记导管，巨囊病液体蛋白 15（GCDFP-15）在肿瘤中呈不同程度的阳性，管腔内柱状细胞表达 CK7，不同程度表达 CK19。治疗可选择完全切除。

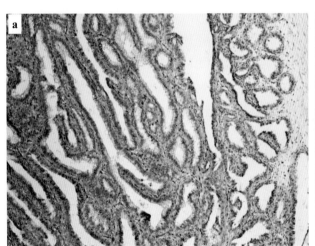
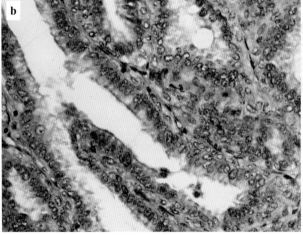

图 1.90 乳头状汗腺瘤。（a）具有乳头状和腺状区域；（b）内衬一层高柱状细胞，胞质淡嗜酸性，伴断头分泌

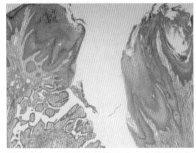

图 1.91 乳头状汗管囊腺瘤：由管状结构组成，从上方表皮向下方真皮呈内陷性延伸

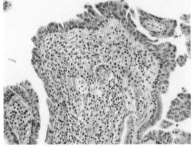

图 1.92 乳头状汗管囊腺瘤：伴管状乳头状突起，被覆由两层细胞组成的腺上皮，腔面细胞呈柱状，有断头分泌，外层为立方形细胞

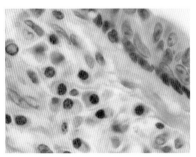

图 1.93 乳头状汗管囊腺瘤：乳头状突起的间质内特征性地含有大量浆细胞

管状腺瘤

本病罕见、生长缓慢、通常单发，主要累及腋窝，也可发生于面部和肛周。管状顶泌汗腺腺瘤，最初由 Landry 和 Winkelmann 于 1972 年报道，认为是管状腺瘤谱系中的一员，好发于头皮。

组织学上，肿瘤表现为真皮内或皮下边界清楚的结节，由形态良好的小管组成，内衬双层含丰富的嗜酸性细胞质的上皮细胞，腔面为有断头分泌的柱状细胞，外层为扁平或立方形的肌上皮细胞。可见向正常顶泌汗腺过渡的情况。可见表皮增生。与乳头状汗管囊腺瘤间质有较多炎症细胞，尤其是浆细胞不同，本病间质由纤维组织组成，仅有少量炎症细胞。顶泌汗腺囊腺瘤被认为是管状腺瘤谱的一部分，病变结构较简单，具有囊性外观和伸入腔内的真正乳头结构（具有纤维性核心）。

汗孔瘤

相对常见，可能起源于外泌汗腺的末端汗管部，表现为单发、无蒂、肤色或红色的结节，伴有轻度鳞屑，直径可达 2~3 cm。好发于中年人，男女发病率相当，最常见于跖部或足侧面，也可发生于手、头皮、颈部、躯干和眼睑。儿童发病和先天发病少见。有伴发淋巴增生性疾病和辐射暴露的环境中观察到多发性汗孔瘤的报道。外泌汗腺汗孔瘤增生，是本病一种不常见的临床亚型，可在掌跖出现多达数百个丘疹。

组织学显示，外泌汗腺汗孔瘤发生于表皮的下部，并向下延伸到真皮，由立方形或基底样上皮细胞交织形成实性团块。肿瘤细胞比角质形成细胞小，形态一致，有圆形嗜碱性细胞核和细胞间桥。肿瘤巢团内可见大量导管，偶可见囊性空腔。导管内衬一层嗜酸性、PAS 阳性、耐淀粉酶的护膜，类似于外泌汗腺导管，免疫组化显示 EMA 和 CEA 阳性。

汗孔瘤可以完全位于表皮，表现为与鳞状上皮形态不同的细胞克隆性聚集，称为单纯性汗腺棘皮瘤。这可能是 Borst-Jadassohn 现象的一个表现。肿瘤也可以大部分或全部位于真皮内，由基底样细胞组成不同形状的肿瘤团块，其内有导管，这些病变称为真皮内导管瘤。

具有基底样细胞和导管分化的良性皮肤附属器肿瘤，包括单纯性汗腺棘皮瘤、汗孔瘤、真皮内导管瘤和汗腺腺瘤，在大多数情况下呈现不同的组织学特点。然而，有时可见肿瘤重叠现象，即在一个病变内同时存在两种或两种以上疾病。因此，一些作者建议，所有这些病变都可以列入"外分泌腺末端汗腺瘤"名下。

汗孔瘤的主要鉴别诊断是脂溢性角化病，汗孔瘤中通常没有假性角囊肿，而脂溢性角化病很少有导管结构。完全切除是常规治疗方法。

汗腺瘤

也称为透明细胞汗腺瘤、实性和囊性汗腺瘤、透明细胞肌上皮瘤、外分泌腺末端汗腺瘤。表现为单发、生长缓慢、肤色、无痛的皮内结节。好发于中老年人头颈部或四肢，女性稍多于男性。

组织学上，肿瘤位于真皮内，边界清楚，无包膜，呈分叶状，有实性和囊性区域（图 1.94）。肿瘤由两种细胞构成：透明细胞及含嗜酸性胞质的多角形细胞，后者有时呈旋涡状排列。不同肿瘤中两种细胞比例有所不同。大多数肿瘤细胞中有糖原，但在透明细胞中更丰富。肿瘤内可见内衬嗜酸性护膜的导管，有些肿瘤可出现鳞状分化或角化。偶可见富含黏液的杯状细胞，也有伴皮脂腺分化的报道。肿瘤可包含大小不一的囊性区域。肿瘤小叶周围为致密的透明化间质（图 1.95）。

有时低倍镜下呈良性表现的肿瘤可出现局灶性非典型特征，包括核多形性和活跃的有丝分裂（每 10 个高倍视野中有 2 个或多个有丝分裂象），有研究认为这与肿瘤复发风险增加及恶性生物学潜能有关（非典型汗腺瘤）。然而，因为这些肿瘤缺乏浸润性生长模式，通常被认为是良性的，但建议完全切除。

最近研究表明，在某些唾液腺肿瘤（如黏液表皮样癌和 Warthin's 肿瘤）中，t（11;19）（q21;p13）易位可导致 TORC1 基因 N 端 creb 结合域与 Notch 共激活因子 MAML2 融合，约 50% 的结节性汗腺瘤中也存在这个融合基因。

特别是在具有透明细胞特征的肿瘤中。RT-PCR 显示，TORC1-MAML2 融合转录本由 TORC1 外显子 1 与 MAML2 外显子 2-5 融合而成。在其他的肿瘤中发现了涉及 EWS 和 POU5F1 基因的染色体易位 t（6;22）。

圆柱瘤和螺旋腺瘤

早在半个多世纪以前，圆柱状及螺旋状腺瘤就被报道过，它们最初被认为是独立的实体。然而，目前圆柱瘤和螺旋腺瘤被认为是具有外泌汗腺或顶泌汗腺分化的同一组织学谱系肿瘤。

两者临床难以区分，主要发生于头颈部，表现为单个或多个肤色小丘疹和结节。螺旋腺瘤可呈现独特的蓝色皮损，可有自觉疼痛。肿瘤在成人早期出现，随年龄增长，肿瘤体积和数量逐渐增大和增多，可能会造成严重毁容和不适。组织学上，两者也有许多重叠。

圆柱瘤发生在头皮和颈部，为肤色、坚实、有弹性、单发或多发的结节（头巾瘤），体积 1~3 cm。皮损可以散发，多发皮损也可能是 Brooke-Spiegler 综合征的一部分。组织学表现为真皮结节，不与表皮相连，结节由不规则排列的基底样细胞团构成，有时伴有小管状结构，瘤团周围有一层薄的嗜酸性透明带，排列为特征性的"拼图"样模式。大多数肿瘤团块由两种细胞构成：外周细胞栅栏状排列，具有深染的细胞核；中央为泡状核的大细胞。这两种细胞周围是含有大量成纤维细胞的疏松胶原的间质（图 1.96）。

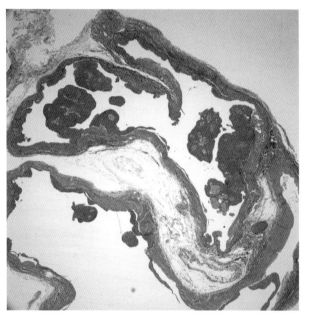

图 1.94 汗腺瘤：低倍镜显示边界清楚的真皮内肿瘤结节，有囊性和实性区域

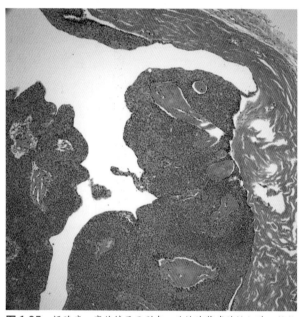

图 1.95 汗腺瘤：高倍镜显示形态一致的胞浆嗜酸性细胞，灶状导管分化，间质透明样变

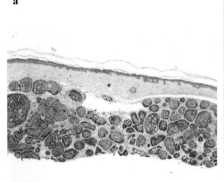
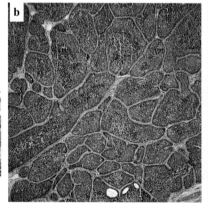
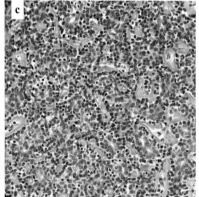

图 1.96 圆柱瘤。（a）低倍镜下显示为真皮内结节，不与表皮相连，由基底样细胞团组成；（b）瘤团周围有一层薄的嗜酸性透明带，排列为特征性的"拼图"样模式；（c）肿瘤细胞团块由两种细胞构成：外周细胞具有栅栏状深染的细胞核，中央是泡状核的大细胞

螺旋腺瘤是有痛感的皮内结节，单发或多发，直径可达 2~3 cm，发生于儿童和青年人头皮、颈部或上躯干部。肿瘤组织学显示为真皮内结节，由两种上皮细胞组成的细胞巢呈条索状排列，伴管状或肺泡状分化，间质水肿，富含血管。两种上皮细胞分别是细胞核染色质丰富的、小的、深染的基底样细胞，以及数量稍多的、细胞核浅染的大细胞（通常位于中心）。PAS 染色阴性，但某些区域可见到 PAS 阳性的透明小球。肿瘤小叶内常见到导管状结构、淋巴细胞以及含血管的不规则细的纤维带。

圆柱瘤、螺旋腺瘤和 Brooke-Spiegler 综合征：Brooke-Spiegler 综合征（BSS）是一种常染色体显性遗传性疾病，患者易患良性附属器肿瘤，包括圆柱瘤、毛发上皮瘤和螺旋腺瘤。Ancell-Spiegler 圆柱瘤（家族性圆柱瘤）和 Brooke-Fordyce 毛发上皮瘤（家族性毛发上皮瘤）作为独立的疾病分别于 19 世纪中期首次报道。随后有毛发上皮瘤和圆柱瘤发生于同一患者的报道，很明显这些肿瘤在遗传学上是相关联的，BSS 一词现在用于描述表现为多发性圆柱瘤、毛发上皮瘤和 / 或螺旋腺瘤的患者。

这些肿瘤中的任何一种或所有都可以发生在患者任何年龄，而且在患者家系中有不同的外显率。肿瘤发生恶性转化较罕见，但一些研究表明，在 BSS 患者发生的肿瘤可能比散发性肿瘤更具侵袭性。虽然 BSS 以常染色体显性方式遗传，但圆柱瘤和毛发上皮瘤在男性的外显率降低，而更常见于女性。

对多发圆柱瘤家系进行连锁分析，首先将易感基因定位于 16 号染色体 q12—q13 上一个位点。随后在一个家系中通过定位克隆技术发现了 CYLD 基因胚系突变。CYLD 基因由 20 个外显子组成，编码圆柱瘤病蛋白（CYLD）（基因库 NP_056062）。CYLD 与泛素特异性蛋白酶类蛋白具有中度同源性，有去泛素化酶活性。CYLD 通过对靶蛋白去泛素化来调节炎症和细胞增殖等功能。

文献共报道了 51 个不同的胚系 CYLD 突变。大多数是移码突变（41%）和无义突变，其次是错义突变和假定的剪接位点突变。据报道，最常见的 CYLD

突变位点是 c.2806C > T，BSS 中 CYLD 突变的总检出率为 84%（73/87）。CYLD 不同突变位点与特定表型之间未发现相关性。

研究表明 CYLD 的功能主要是 NF-kB 信号通路的负性调节因子，NF-kB 通路可在多种组织中刺激细胞增殖。NF-kB 通路可被多种刺激因素激发，包括肿瘤坏死因子 α（TNF-α）和 IL-1。抑制 NF-kB 可导致包括毛囊和汗腺在内的皮肤附属器发育的严重缺陷。然而，异常的 NF-kB 信号在皮肤肿瘤发生中的机制仍有待确定。CYLD 通过多个靶点去泛素化调控 NF-kB 通路，随后抑制下游的 IKK 与 NF-kB 的解离，导致 NF-kB 通路的抑制。CYLD 活性丧失导致对 NF-kB 通路的抑制消失，最终刺激细胞增殖。CYLD 也是 JNK 通路的负性调控因子，后者在细胞凋亡、存活和增殖中发挥作用。虽然多个研究提出 CYLD 是一种抑癌基因，但 CYLD 的功能仍需进一步研究。为了全面了解 CYLD 在肿瘤发生中的作用机制，以及研发新的治疗方法，有必要进一步确定 CYLD 的正性和负性调节因子。

BSS 中 CYLD 突变率高达 84%，CYLD 突变的基因检测，特别是 16~20 号外显子，有助于诊断，因为 75% 的 BSS 家系在这些区域存在突变。有明显表型家族史的家系中，如果父母或兄弟姐妹具有确定的 CYLD 突变时，应进行孕期产前检测。早期识别 CYLD 基因突变和切除皮肤肿瘤，可以最大限度地减轻毁容带来的心理负担，有助于恶性病变的早期发现。

汗管瘤

一种具有导管分化的良性附属器肿瘤，源于顶泌汗腺或外泌汗腺。临床表现为小而坚实的肤色丘疹，常见于青春期女性。可发生于任何部位，但常位于眶周，尤其是眼睑，偶可累及胸部或生殖器。皮损可单发、多发或呈发疹性（最累及躯干和四肢，包括掌跖）。亚洲人群中，汗管瘤的发病率增加，也与 Down、Marfan 和 Ehlers-Danlos 综合征有关。透明细胞汗管瘤与糖尿病有关。

组织学显示，病变较小，边界相对清楚，通常局限于真皮浅部。肿瘤由小导管和长尾的上皮细胞团形成蝌蚪状及其周围硬化的间质组成。导管通常衬以两层立方形上皮细胞，管腔内充满 PAS 阳性、嗜酸性、无定形的碎片（图 1.97）。有时导管细胞含有丰富的、透明的细胞浆（图 1.98）。通常，汗管瘤缺乏角化和毛囊分化。如果存在毛囊分化或角化，需要特别注意其他疾病的可能性。表浅的毛囊分化（角囊肿），病变边界不清，累及真皮网状层深部或皮下组织，支持微囊肿附属器癌而不是汗管瘤的诊断。病变表现为基底样细胞条索，局灶性表浅的毛囊角质囊肿，局灶性钙化，可能是结缔组织增生性毛发上皮瘤，而不是汗管瘤。本病是良性肿瘤，因此明确诊断后，不需要进一步的手术干预，除非临床病理还需要鉴别附属器癌。

软骨样汗管瘤（皮肤混合瘤）

也称为软骨样汗管瘤，是一种罕见但独特的附属器肿瘤。本病类似于唾液腺混合瘤（多形性腺瘤），但值得注意的是，与后者相比，本病通常惰性，局部复发率较低。由于部分软骨样汗管瘤中有较多的肌上皮细胞，所以有学者认为软骨样汗管瘤和皮肤肌上皮瘤代表了一个谱系疾病的两端。

本病临床无特异性，为单发、皮色、生长缓慢的坚实性结节，好发于中年人头颈部，以男性为主。皮损也可发生在躯干、腋窝或生殖器。

本病为真皮内分叶状的结节性病变，偶可累及皮下组织。本病形态学双相性，包括透明黏液样基质及镶嵌其内的上皮成分（图 1.99）。尽管本病称为软骨样汗管瘤，间质透明软骨仅见于不到一半的病例。混合瘤的上皮成分主要表现为两种模式。大多数病例表现为交织的伴分支的小管，内衬有断头分泌的柱状细胞（图 1.100）。少数病例可见内衬以嗜酸性护膜的导管。混合瘤的上皮成分也包括毛囊和皮脂腺。

伴导管分化的恶性皮肤附属器肿瘤

伴导管分化的附属器肿瘤（附属器腺癌）相当罕见，导致其诊断和分类更加混乱。恶性肿瘤可以是原

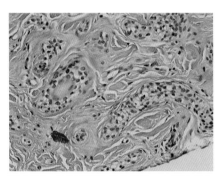

图 1.97 汗管瘤累及真皮浅层，由蝌蚪样外观的小导管和其周围硬化的间质组成。导管衬以两层立方形上皮细胞，管腔内充满嗜酸性无定形物质

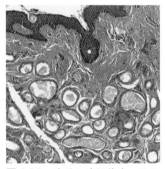

图 1.98 透明细胞汗管瘤：显示小导管结构，衬以淡染的、富含糖原的细胞

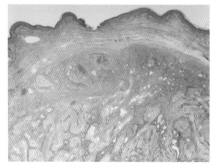

图 1.99 软骨样汗管瘤（皮肤混合瘤）：表现为真皮分叶状的结节性病变，形态学呈双相性，包括透明黏液样基质及镶嵌其内的上皮成分

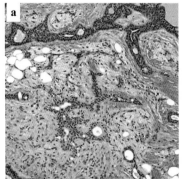
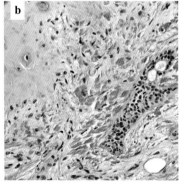

图 1.100 软骨样汗管瘤（皮肤混合瘤）。（a）显示上皮成分为交织的、伴分支的小管结构，小管内衬柱状细胞；（b）间质致密、透明，局部软骨样

发的，也可继发于相关的良性附属器肿瘤（肿瘤命名的原则是在良性肿瘤的名称中加入恶性一词）。

对于某些类型的附属器癌，如螺旋腺癌/圆柱癌，肿瘤往往缺乏明确的分化模式，只有通过识别残留的良性病变才能明确诊断。某些肿瘤，如汗孔癌，对于原发的肿瘤及在汗孔瘤基础上发生的癌变，都可表现出与良性病变不同的分化。所有的附属器腺癌都具有恶性肿瘤的结构特征，如不对称、边界不清以及呈浸润性生长模式，而细胞异型程度的变异性则较大，目前尚无这些肿瘤的分级标准。某些附属器癌可以表现出明显间变细胞形态，而某些肿瘤，如微囊肿附属器癌或汗管瘤样癌，细胞异型则非常轻微。

一般来说，附属器腺癌的表现无特征性，但对于从已存在的良性肿瘤发展来的恶性肿瘤，往往有先前长期稳定的病变最近快速增大的病史，溃疡和出血是常见的表现。附属器腺癌常表现为斑块或结节，诊断必须行活检和镜检。一般来说，大多数附属器腺癌呈局部侵袭性，可能复发，伴不同程度的转移风险。手术切除仍然是主要治疗方法。

仅从组织学来看，伴导管分化的皮肤附属器癌与转移性内脏腺癌的鉴别诊断对病理学家可能具有很大的挑战。识别皮肤转移癌至关重要，因为后者预后较差，并可能是内脏肿瘤的首发表现。临床、组织学和免疫组化特征，可能有助于鉴别，将在下文中讨论。

微囊肿附属器癌

微囊肿附属器癌（MAC）多见于青中年女性，偶见于儿童，最好发于上唇，其次是颏部、鼻唇沟和颊部。缓慢增大的坚实性斑块是本病特点。

MAC 具有双相分化的特点：由汗管瘤样/外泌汗腺癌或汗管瘤相同的导管成分以及小的角囊肿组成的毛囊成分构成，后者类似于结缔组织增生性毛发上皮瘤或毛发腺瘤中见到的表浅的毛囊角化。小导管衬以一层或两层立方形细胞，无明显异型（图 1.101）。肿瘤间质通常是促结缔组织增生性的。肿瘤广泛浸润真皮网状层和皮下组织，神经受累较为常见（图 1.102）。

鉴别诊断主要包括结缔组织增生性毛发上皮瘤和汗管瘤，鉴别很重要，因为 MAC 是局部侵袭性肿瘤，而其他两种是良性病变。实际工作中，对于取材表浅的、切除不完整的活检标本，鉴别以上肿瘤对病理学家来说比较困难。尽管结缔组织增生性毛发上皮瘤和MAC 表现有重叠，且均在病变的浅层有毛囊角化，但毛囊生发（基底细胞样）细胞是毛发上皮瘤的一个特征，但却很少在 MAC 中出现。存在导管结构、浸润性生长和神经侵犯支持 MAC 的诊断。临床上，结缔组织增生性毛发上皮瘤发生于年轻人，而 MAC 常见于老年患者。

MAC 同时有毛囊和外泌汗腺分化，而汗管瘤仅表现为蝌蚪样导管结构的增生。两个疾病有类似的导管成分，活检如较表浅，鉴别诊断非常具有挑战性。因此，如果取材表浅时，应建议完全切除，因为最终只能在完全切除的标本上进行准确鉴别。汗管瘤一

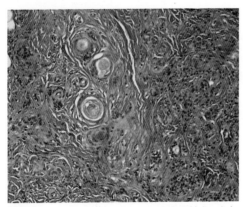

图 1.101 微囊肿附属器癌：呈双相分化模式，包括导管分化和浅表的角囊肿，由无明显异型的细胞组成

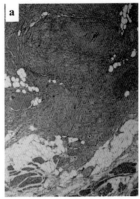
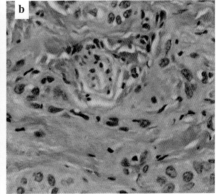

图 1.102 微囊肿附属器；（a）癌在真皮和皮下组织中浸润较深；常见神经受累

般病变较小，边界清楚，局限于真皮浅层。相反，MAC 病变较大、边界不清、向真皮深部或皮下组织浸润，以神经侵犯为特征，这也解释了其局部复发率高的原因，但转移不常见。

MAC 和硬化型基底细胞癌组织学也有重叠，但导管结构在后者并不常见，基底细胞癌常显示外周细胞栅栏状排列、黏液样基质和收缩间隙。MAC 表达 CK15 和 CEA，CEA 标记导管，而基底细胞癌两种标记均阴性。

汗孔癌

恶性外泌汗腺汗孔瘤，或称汗孔癌，可以是新生的，也可以发生在长期存在的汗孔瘤基础上。肿瘤好发于成人腿部和足部，男女比例相当。皮损表现为疣状斑块、息肉样结节或溃疡性肿块。

组织学上，肿瘤与上方增生的表皮相连，由形状不规则的肿瘤细胞岛和巢组成，边界呈浸润性（图 1.103）。病变通常界限清楚，具有明显的异型，有丝分裂明显。可见异型细胞呈 Paget 样扩散，坏死常见，导管分化常较明显。如果肿瘤是在汗孔瘤的基础上发生的，可见正常细胞与间变细胞区相邻。病变有时可见鳞状分化区域。间质可以是纤维化的、透明样变的或黏液样的。

治疗方法为手术切除，80% 的病例可治愈。引流淋巴结转移率高达 20%。尚没有足够证据证明前哨淋巴结活检可提高生存率。

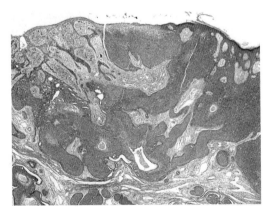

图 1.103 汗孔癌：通常与上方表皮相连，由形状不规则的细胞岛和巢组成，边界呈浸润性。细胞呈基底细胞样，导管结构明显

汗腺癌

汗腺癌（恶性汗腺瘤、恶性肢端汗腺瘤）是一种罕见的皮肤汗腺肿瘤。虽然大多数都是新发的，但也可以发生在汗腺瘤基础上。临床为单发、实性或囊性病变，多见于中年女性的头部、躯干和四肢。肿瘤累及真皮和皮下组织，呈浸润性生长，由富含糖原的、胞浆淡染的细胞成片分布，鳞状分化常见，内衬护膜的导管结构较明显，有时可见肿瘤坏死。可见有丝分裂象，但不一定表示恶性，浸润性生长模式对诊断最重要。

具有侵袭性的临床过程，可远处转移到淋巴结、骨和肺。治疗为广泛的局部切除，但常见局部复发。

螺旋腺癌和圆柱癌

恶性圆柱瘤和恶性螺旋腺瘤非常罕见，通常分化较差，可以新发，但更常见的是发生在螺旋腺瘤或圆柱瘤基础上，恶变的先兆是长期存在的皮肤结节迅速增大。多发肿瘤发生恶变概率较单发肿瘤中稍高。有在混合的螺旋腺瘤和圆柱瘤中，两种成分均发生恶变的报道，并命名为螺旋腺圆柱癌。组织学上，肿瘤由基底样细胞巢和条索组成，偶尔可见导管分化，或多或少的细胞异型，有丝分裂活性增加，灶状坏死，而 PAS 阳性透明膜则消失。肿瘤呈浸润性生长模式，侵犯真皮深部，并可累及皮下脂肪。

侵袭性肢端乳头状腺癌

1987 年首次报道，认为是发生于手，手指和脚趾的汗腺癌的一种独特亚型。最常见部位是甲床和远端指间关节之间的掌侧。临床表现为单发的、无症状的结节（直径 2~3 cm），常见于中年人，男性居多（7∶1）。

组织学上，肿瘤位于真皮内，边界不清、多结节状，常累及皮下脂肪，偶可侵犯骨骼肌、肌腱或骨。肿瘤由多个囊性和实性的上皮性结节组成，结节呈腺状和乳头状，被致密、透明的胶原间质分隔（图 1.104）。

坏死和有丝分裂象多见。鳞状上皮化生、透明细胞变和灶状梭形细胞常见，有时可见断头分泌。肿瘤弥漫表达 AE1/AE3、CK7、p63 和 vimentin，局灶表达 EMA、CEA 和 S-100（标记导管和乳头内缘）（图 1.105）。

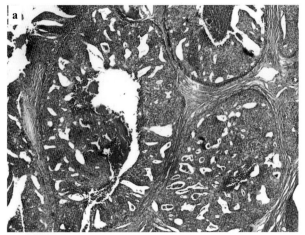

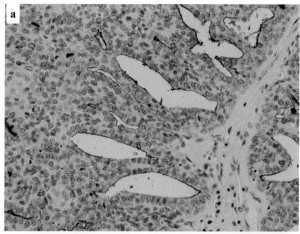

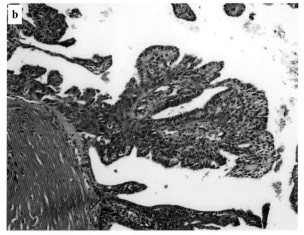

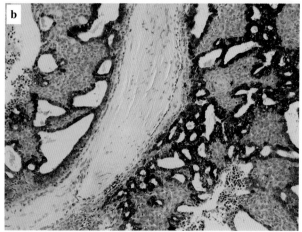

图1.104 侵袭性肢端乳头状腺癌是一种多结节状真皮内肿瘤，由多个囊性和实性的上皮结节组成。（a）显示腺状和乳头状形态，被致密、透明的胶原间质分隔；（b）乳头内含纤维血管轴心

图1.105 侵袭性肢端乳头状腺癌。（a）导管结构表达CEA，（b）管腔细胞表达S100

鉴别诊断包括具有乳头状结构的肿瘤（结肠、甲状腺、乳腺）的皮肤转移。免疫组化可以有效鉴别：表达CDX2和CK20支持胃肠道起源的腺癌，而甲状腺球蛋白和TTF-1阳性支持甲状腺乳头状癌，乳腺起源的癌表达mammaglobin。最终，完整的病史可能是排除其他疾病的所必需的。重要的是，肢端乳头状腺瘤这个名称已被废弃，因为所有的肢端乳头状肿瘤都具有侵袭性的生物学行为，而且没有可靠的组织学或临床表现来区分这两个疾病。本病总复发率约为30%~40%，再次扩大切除或截肢等治疗后，复发可显著降低（5%）。不管是否有局部复发，远端转移（肺、淋巴结）发生率约为14%。本病除局部治疗外，也可行前哨淋巴结活检。

外泌汗腺癌

外泌汗腺癌（汗管样癌、汗管瘤样癌、管状外泌汗腺癌）较为罕见，通常发生于头皮、四肢或躯干，表现为缓慢生长的浸润性斑块。本病最初被报道为具有导管分化的基底细胞肿瘤，后来被归类为汗管样癌（汗管瘤样癌）。汗管瘤样癌可以是顶泌汗腺或者外泌汗腺起源，但一般不能通过显微镜识别，通常认为是一种原发的恶性肿瘤。

汗管瘤样癌是累及真皮和皮下组织的浸润性肿瘤，边界不清，由条索状导管和小管组成，肿瘤细胞形态较小，核深染，异型不明显（图1.106）。可见灶状坏死，常见神经侵犯。有些肿瘤由分化良好的小导管组成，因此只有根据浸润性生长模式才能支持恶性肿瘤的诊断。

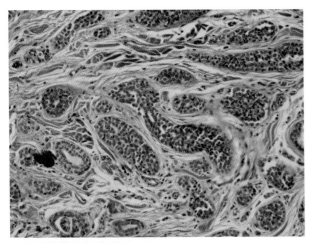

图 1.106 外泌汗腺或汗管瘤样癌：表现为真皮和皮下组织的浸润性肿瘤，由深染的细胞组成的导管和小管状条索组成，细胞异型不明显

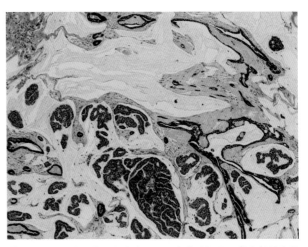

图 1.107 原发性皮肤黏液癌：显示由薄的纤维血管性间隔分隔开的黏液池和漂浮在黏液池中的上皮细胞岛

大多数肿瘤表达 CK7、CK8、CK18 和 CK19，少数表达复层上皮细胞角蛋白（CK5 和 CK14）。CEA、EMA 和 S100 显示导管。肿瘤有局部复发的可能，但转移相当罕见。治疗为手术广泛切除。

原发性黏液癌

相对罕见，表现为头颈部缓慢生长的、肤色或红色结节或斑块，好发于眼睑，多见于老年人，男性稍多见。组织学显示大的嗜碱性黏液池被薄的纤维血管性间隔分隔开，黏液池中漂浮着小的上皮细胞岛。肿瘤细胞体积小，呈立方形，有些胞浆呈空泡状（图 1.107）。偶尔，肿瘤可呈印戒细胞样，肿瘤细胞巢可灶状呈筛孔状，也可形成含有黏液的小腺体状或管状。有些病例呈原位肿瘤。黏液呈 PAS、卡红和胶体铁阳性。

肿瘤细胞表达低分子量的细胞角蛋白（CK7 和 CAM5.2）、CEA 和 EMA，有时表达 S100 蛋白。雌激素受体呈较强的核表达，但孕激素受体的表达不一。三分之一的病例腔内或细胞巢外灶状表达人乳脂肪球蛋白 1（HMFG）。原位病变中肌上皮细胞表达 p63、CK5/6、calponin 和 SMA。可有局灶性神经内分泌分化。

本病可类似于乳腺或胃肠道来源的黏液癌，但临床病史对诊断有决定性，因为这些病变除非有明显的播散，否则不会转移至皮肤。内脏来源的转移性黏液癌在组织学上可能与本病类似。肠道来源的黏液癌表现出特征性的"脏性坏死"，且表达 CK20 和 CDX2。

据报道，本病可晚期复发，约 15% 的病例可转移至局部淋巴结及广泛播散。推荐的治疗方法因人而异，从标准切除、广泛的局部切除、局部淋巴结的清扫均可采用。抗雌激素药物辅助治疗已用于雌激素受体阳性的患者。

原发性皮肤顶泌汗腺癌

原发性皮肤顶泌汗腺癌是通用名称，包含了多种存在顶泌汗腺分化的原发性皮肤汗腺癌，其中许多疾病是罕见的，但有明确定义的，如肢端乳头状腺癌、恶性顶泌汗腺混合瘤和肛门生殖器乳腺样腺癌。除了以上疾病，还有其他原发皮肤的肿瘤，存在明确的顶泌汗腺分泌的特点，如断头分泌和 / 或细胞浆中出现典型的酶原颗粒，而组织学形态与上述肿瘤不一致，并且不发生于良性肿瘤基础上的一组病变被称为顶泌汗腺癌。这些肿瘤通常发生在腋窝，也可出现在头皮、四肢和眼睑，表现为单发性或多结节性肿块，主要见于老年人。

组织学显示为不对称、无包膜、浸润到真皮或皮下组织的肿瘤，肿瘤呈管状、实性乳头状或混合模式。细胞有一定多形性，可见活跃的有丝分裂和灶状坏死，顶泌汗腺断头分泌可见。主要的鉴别诊断包括其他顶泌汗腺肿瘤，如乳腺癌，但通常极具挑战性。尚未证实免疫组化有助于两者鉴别。

腺样囊性癌

原发皮肤的腺样囊性癌较罕见，更常见于唾液腺、呼吸道、乳腺、泪腺、耵聍腺或巴氏腺，因此，当其出现在皮肤时，需要特别注意皮肤转移癌的可能，而不是首先考虑原发肿瘤。原发皮肤腺样囊性癌多见于中老年女性，表现为单发性结节（0.5~10 cm），通常在确诊前已存在多年。最常见的发病部位是头皮，其次是胸部和腹部。

与唾液腺腺样囊性癌相似，病变有筛孔状、管状和实性生长模式，本病呈现三种模式中的一种或多种的组合，其中筛孔状模式最常见，表现为形状不一的、伴管状和囊性结构的基底样细胞结节，其周围有一薄层透明结缔组织，肿瘤特征性富含 pH2.5 时阿新蓝阳性的嗜碱性黏液样物质和 / 或 PAS 染色阳性的透明嗜酸性物质。肌上皮细胞可见。在实性生长模式中，导管成分和囊性区域较少或缺失。核丝分裂较少，没有明显的细胞多形性。

免疫组化显示，皮肤腺样囊性癌阳性表达广谱角蛋白、低分子量角蛋白（CAM5.2）和肌上皮标记（actin, S100），管腔表达 EMA 和 CEA。此外，CD117 和 SOX-10 可以阳性。在一些病例中，RT-PCR 和 / 或荧光原位杂交发现包括 MYB-NFIB 融合基因在内的多种涉及 MYB 重排。研究显示，无论是否存在 MYB 重排，免疫组化均显示 MYB 蛋白呈弥漫阳性表达。最近有研究认为 vimentin 和 CK15 在原发皮肤和唾液腺腺样囊性癌的鉴别诊断中具有一定的价值，57% 的原发皮肤肿瘤阳性，唾液腺肿瘤中阴性或仅为局灶阳性。

本病发生远处转移的可能性较低，但有极强的浸润性生长模式，常侵犯外周神经，术后局部复发率较高。治疗取决于肿瘤大小和位置，应选择完全切除，由于局部复发率高，可以考虑术后放疗。

内分泌产黏液汗腺癌

本病少见，好发于眼睑，尤其是下眼睑，多见于老年女性，表现为缓慢生长的结节。组织学上，表现

为真皮内多结节状的实性和囊性病变，由基底样细胞组成，细胞染色质呈点彩模式，核仁不明显。常见灶状乳头状结构和顶泌汗腺分化。细胞外和细胞内有黏液是本病特征性表现，可用黏蛋白卡红染色显示。有丝分裂象较少，核轻度多形性。本病表达神经内分泌标记，如突触素和嗜铬蛋白，以及 CK7、CAM5.2、EMA、ER 和 PR。因为有本病与黏液癌相关的报道，因此完全切除并密切随访十分重要。

原发皮肤黏液表皮样癌

本病极其罕见，具有独特组织病理学特征。在大多数方面与唾液腺的黏液表皮样癌相似。黏液表皮样癌占原发性下颌下腺癌、腮腺癌和小唾液腺腺癌的 10% 到 30%，可以转移至肺、骨和皮肤（通常位于头颈部），其预后与病理分级相关。本病的组织学特征与唾液腺黏液表皮样癌非常相似，表现为瘤团在纤维化和黏液样的间质背景中呈浸润性生长模式。瘤团由伴灶状鳞状分化的基底样细胞、具有大量泡沫状嗜碱性胞质的大细胞以及杯状样细胞组成（图 1.108）。灶状导管结构可见，偶尔可见粉刺样坏死。由于本病较为罕见，在诊断之前始终应排除转移性病变。

向导管分化的皮肤附属器肿瘤与转移性内脏腺癌的鉴别诊断：多达 10% 的内脏恶性肿瘤患者可发生皮肤转移癌。由于其预后不良，并且可能是内脏恶性肿瘤的首发症状，因此认识它们非常重要。皮肤转移癌最常发生于原发肿瘤区域的皮肤，如肺癌和乳腺癌易转移至胸部皮肤，而胃肠道癌易转移至腹壁皮肤。大多数病变为无痛性结节，偶尔可表现为大疱、蜂窝织炎样、带状疱疹样、硬化性斑块和血管炎样。皮肤转移癌发生率因性别而异。女性常见的是乳腺癌（60%~70%）、胃肠道癌、肺癌和卵巢癌，而男性是肺癌、胃肠道癌、头颈部和泌尿生殖系统肿瘤。甲状腺癌、肾上腺癌、子宫内膜癌、前列腺癌和间皮瘤转移到皮肤较少见。

与常见的转移性病变类似的原发皮肤肿瘤是那些伴导管分化的肿瘤（特别是微囊肿附属器癌、汗腺癌、外泌汗腺 / 顶泌汗腺癌）和黏液性肿瘤。根据其形态学特征，这些原发皮肤的肿瘤可类似于来源于乳腺、

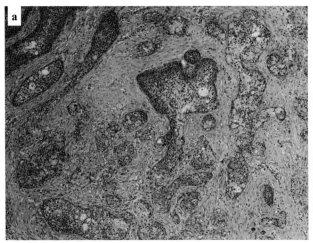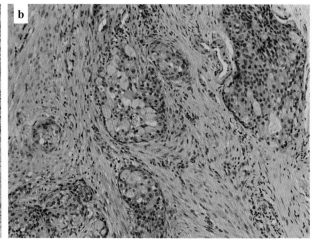

图 1.108 原发性皮肤黏液表皮样癌组织学特征与唾液腺黏液表皮样癌相似：肿瘤浸润性生长，瘤团由伴灶状鳞状分化的基底样细胞、具有大量泡沫状嗜碱性胞质的大细胞以及杯状样细胞组成，间质呈纤维化、黏液样

胃肠道、肺、肾或卵巢的恶性肿瘤。

仅就组织学，有些特点一直用于区分原发附属器肿瘤和内脏恶性肿瘤的皮肤转移。原发皮肤肿瘤的特征之一是与表皮相连或在皮肤附属器内生长（即原位肿瘤）。然而，需要注意的是汗腺癌等肿瘤可完全局限于真皮内，不与上覆的表皮相连，而且亲表皮的转移癌并不罕见。对于原发皮肤肿瘤，另一个有用的线索是在病灶内识别出良性病变（如在汗腺癌中存在良性汗腺瘤的区域）。文献中很少注意到的一个特点是，原发皮肤肿瘤中，常可见"旁观的"黑素细胞，而转移性肿瘤中较罕见。诊断皮肤转移癌最有用的组织学特征是肿瘤位于真皮深层或皮下组织、病变多灶性和常见的淋巴管血管侵犯。虽然这些组织学表现可能有助于诊断皮肤转移癌，但重要的是要知道，这些特点不完全可靠，还需要结合临床病史。此外，在大多数病例中，免疫组化可能有助于识别肿瘤来源。

值得注意的是，目前已有大量的抗体可供使用，其中很大一部分适用于常规的福尔马林固定、石蜡包埋的组织。然而，由于缺乏特异性或敏感性差，诊断常较困难。重要的是，医生需要明白，任何抗体都可能有很多类型的细胞表达，使用一组免疫组化指标比单一抗体对诊断更有帮助。

在正常皮肤中，汗腺分泌部细胞表达低分子量角蛋白（LMWK）、EMA、CEA 和 GCDFP15，可见散在 S100 阳性的基底细胞。外泌汗腺细胞通常表达 ER/PR，而顶泌汗腺细胞更常表达 AR。肌上皮细胞表达 S100、SMA、p63 和 calponin。

GCDFP-15、ER 和 PR 曾经被用作乳腺分化的标记。但需要注意的是，GCDFP-15、ER、PR 和 Her2/neu 都可以在皮肤附属器肿瘤中表达，这也可以理解，因为乳腺是一种改良的顶泌汗腺。因此，在鉴别原发肿瘤还是转移性乳腺肿瘤时，使用这些标记应格外谨慎。

研究发现 CK5/6 和 CK7 单独作为区分原发皮肤附属器瘤和皮肤转移癌的标记并不可靠，但两者作为组套来使用时对诊断仍有帮助。CK5/6 在大多数原发性肿瘤中表达，仅在少数转移性腺癌中表达。CK7 在原发皮肤肿瘤和皮肤转移癌（肺和乳腺）中均有表达。但在原发肿瘤中多为灶状表达，而在转移癌中为强的、弥漫表达。CEA 和 EMA 都可以标记导管，但由于肾细胞癌表达 EMA 而不表达 CEA，因此建议优先使用 CEA 来标记导管结构。

胃肠道转移癌（肠腺癌）通常出现腺腔内坏死（脏性坏死）。CK20 强阳性，CK7 阴性支持肿瘤来源于小肠而不是皮肤原发肿瘤（后者通常 CK7 阳性，CK20 阴性）。尽管 CDX-2 对胃肠道起源的肿瘤具有相当的特异性，但卵巢黏液性肿瘤以及极少数肺、膀胱和头颈部的肿瘤中也可表达。

原发皮肤附属器肿瘤和肺腺癌通常 CK7+/CK20-。大多原发肺腺癌和甲状腺肿瘤表达 TTF-1，而原发皮肤的肿瘤不表达。

细胞角蛋白 5/6 在大多数原发皮肤附属器肿瘤中表达，仅有少数转移性腺癌表达。CK7 的表达率在原发皮肤附属器肿瘤和皮肤转移瘤（肺和乳腺）相当。然而，它在原发肿瘤多局限表达，在转移病变中为弥漫强阳性表达。

鉴别原发皮肤附属器肿瘤和肺癌皮肤转移可能更困难，如前所述，这两者 CK7 均阳性，CK20 阴性。然而，正如前面讨论过的乳腺癌皮肤转移，CK7 阳性模式可能有助于鉴别，弥漫强阳性提示转移癌而不是原发肿瘤。此外，大约 75%~85% 的原发肺腺癌表达 TTF-1，但尚无 TTF-1 在肺腺癌皮肤转移中的研究。因此，仅使用该标记来鉴别时应谨慎，临床病史至关重要。

也许转移性腺癌最具挑战性的鉴别诊断之一是伴导管分化的原发皮肤附属器癌。起源于汗腺的外泌汗腺癌、微囊性附属器癌，特别是汗腺癌，常常模仿从各种部位转移到皮肤的腺癌，最常见的是乳腺、肺、胃肠道或卵巢。最近，我们和其他学者提出，p63 可以作为区分原发附属器肿瘤和转移性皮肤腺癌的一种标志物：p63 通常在皮肤附属器肿瘤中表达，而在转移性腺癌中不表达（乳腺、胃肠道、肺）。需要注意的是，p63 不能用来区分原发性和转移性鳞状细胞癌（肺或头颈部来源）或转移性尿道上皮癌，因为正常皮肤的基底细胞和其他复层上皮细胞，以及前列腺和呼吸道上皮细胞阳性表达 p63。p63 也可标记乳腺肌上皮细胞。在原发皮肤肿瘤中，外层增生的基底样细胞表达 p63，而腔面细胞阴性，在汗腺癌中，阳性细胞更多。

其他研究的结论也支持我们这一发现。Qureshi 等对 15 个皮肤转移癌的 p63 表达做了研究，其中包括 14 例腺癌和 1 例尿道上皮癌。只有 1 例腺癌部分表达，但正如作者提到的，本例实际上是一个低分化的食管癌。Sariya 等最近发现，单一使用时，p63 阳性对原发附属器肿瘤敏感性最高（96%），而 p63 阴

性对转移癌可能性有最高预测值。Kanitakis 等发现，绝大多数（88.5%）原发皮肤肿瘤表达 p63，89% 的转移性肿瘤 p63 阴性。Ivan 等也证明，在罕见的汗管起源的皮肤附属器肿瘤转移到其他部位皮肤或淋巴结的病例中，p63 仍然强阳性表达。因此，在使用包括 p63 在内的一组抗体可能有助于鉴别伴导管分化的原发皮肤肿瘤和转移性腺癌。

研究发现 Podoplanin（D2-40）在各种来源（肺、乳腺、胃肠道或泌尿生殖道）的皮肤转移性肿瘤中不表达，但在原发皮肤的肿瘤中阳性表达。Calretinin 是一种表达于间皮、上皮和间质细胞中的钙结合蛋白，在转移性肿瘤和一些原发皮肤肿瘤病例中均呈阳性。因此，除了罕见的皮肤转移性间皮瘤，任何表达 calretinin 的皮肤肿瘤都可能是原发皮肤的附属器肿瘤。

顶泌汗腺癌是一种特殊而罕见的肿瘤，其特征是包含小管和腺体的实性结节，在真皮深部呈浸润性生长，细胞具有丰富的嗜酸性细胞浆，至少局部出现顶浆分泌。本病在组织学和免疫组化上与转移性乳腺顶泌汗腺癌相同，只有密切联系临床才能鉴别两者。在我们的研究中，没有发现 p63 在原发或转移性皮肤顶泌汗腺癌中的表达。因此，p63 不能可靠地用于区分原发皮肤顶泌汗腺癌和内脏肿瘤皮肤转移。

原发性皮肤黏液癌不常见，但已被广泛认识，其可能来源于外泌汗腺。表现为单发、生长缓慢的结节，好发于老年人头颈部。诊断本病时尤其困难，因为其与转移性黏液癌在组织学表现相同，后者最常见的原发部位是胃肠道和乳房，偶见于卵巢。这些肿瘤的共同特征是由纤维条索形成的间隔，间隔内包含黏液和漂浮其中的肿瘤细胞巢。细胞通常有丰富的细胞质，泡状核位于中央，细胞异型轻微。由于靠形态学做出鉴别往往困难，这时，特殊检查就发挥重要作用。

转移到皮肤的胃肠道黏液性肿瘤通常表达 CK20，而原发皮肤黏液性汗腺癌不表达。已有研究发现胃肠道转移到其他内脏器官的转移癌中强阳性表达 CDX-2，笔者也在个别肠源性皮肤转移性黏液癌中观察到较强的 CDX-2 表达。目前对 CDX-2 在皮肤黏液性肿瘤中表达的研究较少。最近的一项研究发

现，CDX-2 在 4 例胃肠道来源的皮肤黏液性转移癌中 100% 表达，而 2 例原发性皮肤黏液癌中有 1 例表达。因此，由于在日常诊断工作中其作用尚未完全确定，我们还不能完全依赖该标记。我们建议寻找肠腺癌的特征性"脏性坏死"，同时使用 CK20 和 CK7。表达 CK20 基本上可排除原发性皮肤附属器肿瘤，而胃肠道来源的皮肤转移癌很少表达 CK7。

原发性皮肤黏液癌和转移性乳腺癌的鉴别可能是最困难的，因为两者免疫组化和生化特性类似。两者均表达 CK7、GCDFP-15、ER 和 PR。前文已经提到 p63 有助于皮肤非黏液性附属器肿瘤和转移性癌的鉴别，但 p63 对鉴别黏液性肿瘤没有帮助，因为它在原发皮肤黏液性附属器肿瘤、原发性结肠黏液癌、原发性乳腺黏液癌及乳腺或胃肠道癌的皮肤转移癌中均不表达。也有相反的研究结论，在原发皮肤黏液癌中，存在含有 p63 阳性的肌上皮的原位病变，对鉴别本病与转移至皮肤的黏液癌是一个可靠的特征。有的作者将原位病变定义为原发性皮肤黏液癌的特征性表现，但非必要性特征来支持这一观点。我们认为这些病例很难做出评估，可能仅仅需要密切的联系临床。诊断乳腺黏液癌累及皮肤的最佳线索可能是肿瘤的位置。在迄今为止关于皮肤的黏液癌的最大病例数的研究中，所有从乳房转移到皮肤的黏液癌都位于胸壁、乳房和腋窝。最后，来源于乳房的转移癌通常具有非黏液成分，这也有助于排除原发性皮肤黏液癌的诊断，结合形态学或免疫组化也能做出转移性肿瘤的诊断。虽然单纯的原发乳腺黏液癌与皮肤黏液癌类似，但乳腺黏液癌很少表现为侵袭性的临床过程，也不太可能转移到皮肤。因此，在诊断原发皮肤黏液癌时，最常见鉴别诊断是排除胃肠道来源的转移癌，而这很容易从形态学上进行鉴别。

最后，诊断这些病变最重要的是临床 - 放射学 - 病理的相互联系。如果意识到这些潜在的诊断陷阱，并结合形态学、免疫组化和充分的临床信息，就可以得到正确诊断，从而避免对患者预后和随后的治疗造成毁灭性的深远影响。

第五节　黑素细胞增生性疾病

良性黑素细胞增生性疾病

黑子（单纯性黑子，日光性黑子，黑色素斑）

临床特征

黑子表现为边界清楚的扁平色素斑，大小通常为 1~4 mm，多见于阳光暴晒部位。任何年龄均可发病，但多见于儿童。

组织病理学

文献中有很多单纯性黑子的描述，在某种程度上，黑子一词及其组织病理学含义仍然存在争议。一些作者认为，黑子作为一个独立疾病，仅指基底层黑素增多并伴有皮突的延长，而不伴黑素细胞密度的改变（图 1.109）。因此，虽然它属于黑素细胞病变，但将其归类为角质形成细胞相关疾病则更为合适，即色素增多可能是黑素细胞过度活跃而不是黑素细胞增生导致的。与此相反，关于黑子的最早定义包括上文中所描述的角质形成细胞特征性地改变（皮突延长及基底层黑素增多）以及真表皮交界处单个、小的、圆的黑素细胞数量增多。值得注意的是，根据这个定义，黑色素细胞成巢并不是黑子的特征。但是根据经验，如果我们对组织进行大量连续切片观察，这种单个黑素细胞会不可避免地形成细胞巢。而根据这种形态学，我们在实践中会将其归类于黑子交界痣。一些学者倾向于将这种形态学上的重叠性用术语"jentigo"进行描

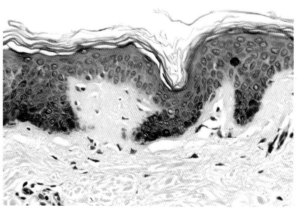

图 1.109 黑子：表皮突延长，基底层色素增加，黑素细胞数量正常（HE 染色，40×）

述。我们保留使用"单纯性黑子"这个术语来描述基底层黑素增多、皮突延长但不伴有黑素细胞数量增加的病变。因此，对于"单纯性黑子"，长久以来等同于雀斑。

日光性黑子

临床特征

与单纯性黑子相比，日光性黑子是一类较大的（4~10 mm）、不规则、边缘模糊的黑色斑片，多见于老年患者日光暴露部位。

组织病理学

普遍认为，日光性黑子的临床和组织学改变与单纯性黑子类似，只是本病在组织学上多可见到日光弹力纤维变性。因此，日光性黑子的特征是表皮突延长且基底层角质形成细胞色素增多，但没有异型性。如果有，则最好诊断为色素性日光性角化病。由于两者组织学差异不显著，如何明确区别仍然存在争议，日光性黑子中存在 FGFR3 和 PIK3CA 基因突变，说明两种疾病发病机制上存在差异。

黑色素斑

临床特征

（唇部）黑色素斑大多为边界不清的色素性皮损，见于鳞状黏膜上皮区域（如唇部、女性阴部及男性阴茎）。

组织病理学

黑色素斑见于黏膜鳞状上皮，范围较广，可表现出棘层肥厚，没有异型性。表皮突增宽，且基底层细胞胞浆内色素明显增加，但没有黑素细胞增生（图1.110），但真表皮交界处常有数量不等的树突状黑素细胞。与黑子类似，（唇部）黑色素斑更像反应性病变而非肿瘤性病变。

交界痣

临床特征

交界痣通常较小（1~5 mm），皮损对称，边界清晰，色泽均匀。多见于儿童，可见于全身各部位。

组织病理学

根据定义，交界痣是由对称的、边界清楚的、数量不等的、非连续性增生的、散在或成巢的黑素细胞组成。黑素细胞在表皮内沿真表皮交界处分布。皮损两侧的边界以黑素细胞巢结束（例如，边界为成巢的细胞而非单个黑素细胞的无序增生）。规则延长的表皮突存在于整个病变中，在大多数情况下，黑素细胞多局限于表皮突的侧边和顶端（图1.111）。向上的Paget样播散、连续性增生以及真表皮交界处的消失均不是典型交界痣的特点。根据定义，交界痣没有临近真皮的任何间质反应（纤维化、淋巴细胞及组织细胞浸润）或结构的异常（桥接现象），如以上特点存在，则支持发育不良痣的诊断（见下文）。此外，在交界痣中，黑素细胞异型性通常是轻到中度。普通交界痣中的黑素细胞体积较普通黑素细胞稍大，但没有核膜及染色质的不规则，核仁也不明显。

当单个黑素细胞多于成巢的细胞时，可以称为黑

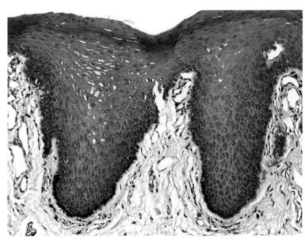

图1.110 黑色素斑：黏膜鳞状上皮棘层增厚，基底层色素沉着（HE染色，40×）

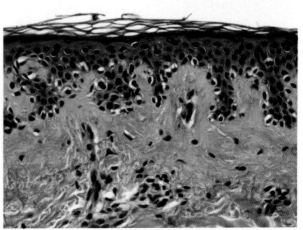

图1.111 黑子交界痣：皮突延长，在真表皮交界处，黑素细胞数量增加，以单个细胞分布为主，较少成巢（HE染色，40×）

子交界痣。我们认为黑子交界痣（定义如上）和经典单纯性黑子（缺乏黑素细胞成巢现象）之间的区别不是生物学意义上的，而与受检组织的数量有关。简而言之，如果分析的组织足够多，那么所有的黑子都会出现细胞巢。因此，在我们的临床实践中，这些病变都被归类于黑子交界痣。

皮内痣

临床特征

皮内痣为对称的、边界清楚的小丘疹（多数情况小于 5 mm）。颜色不一，肤色到棕色不等，取决于皮损内黑素细胞中色素的含量。

组织病理学

根据定义，皮内痣的黑素细胞全部位于真皮内，表皮内没有成巢或单个的黑素细胞。在低倍镜下，皮内痣形态对称，边界清晰，皮损可累及真皮不同深度。在病变浅层，轻度增大但形态学正常的黑素细胞成巢，均匀分布。随着皮损向真皮深处发展，出现成熟现象，即表现为细胞形态逐渐减小，色素减少以及成巢不明显。皮损浅层黑素细胞往往轻度增大，椭圆形，聚集成巢（细胞浆内可见到细颗粒状的黑色素）。病变基底部，单个黑素细胞排列成条索状分布在真皮网状层胶原束间，有时可为梭形细胞，胞浆缺乏明显的黑色素（图 1.112）。有一些线索提示黑色毒瘤而非皮内痣：①明显的细胞异型；②扩张且密集的细胞生长模式；

③缺乏成熟现象及明显的两极生长模式；④真皮内黑素细胞的有丝分裂；⑤明显的间质反应（纤维化或淋巴组织细胞炎症反应）；⑥出现坏死。

在一些病例中，真皮内黑素细胞偶尔可以表现出异型性或某些特殊变化，这不具备临床意义，只会加大误诊的风险。这些改变主要包括：①神经化；②气球样变；③古老样变；④真皮内有丝分裂。痣的神经化，顾名思义是一个过程，组织学表现类似于向神经组织分化。痣细胞团可在形态学上模仿 Meissner 小体或在病变基底部出现穿插在纤细的胶原纤维之间的、具有梭形核以及淡嗜酸性胞质的黑素细胞，类似于神经纤维瘤。提示神经化的痣而非神经纤维瘤的线索包括在皮损周边或浅层出现黑素细胞巢。此外，外周蛋白（peripherin）的免疫组化也可鉴别二者。

气球样变主要表现为黑素细胞胞质透明化。电镜显示其形成主要由于异常黑素小体的增多。所谓的古老样变，是指真皮内黑素细胞偶尔出现的细胞异型性改变，包括核大、不规则且深染。然而，在非浸润性生长、缺乏真皮内有丝分裂象及宿主反应的皮损中出现这些改变，不能作为诊断黑色毒瘤的证据。真皮发现有丝分裂象令人担忧，但是否提示恶性，还取决于病变中是否存在其他恶性特征。有时痣的浅表部分可能存在有丝分裂，尤其见于创伤后及妊娠。

复合痣

临床特征

形态对称、边界清晰的褐色皮损，大小不一，但多数在 4~6 mm 之间，多见于躯干、四肢、头颈部。因其累及真皮，故皮损通常隆起且可触及。

组织病理学

根据定义，黑素细胞增生同时位于真皮及表皮。低倍镜下，黑素细胞的增生通常对称，边界清晰。黑素细胞的分布可以是交界成分为主伴少量真皮内病变，也可以是真皮为主伴少量交界性病变。

复合痣中的交界成分类似于交界痣：黑素细胞巢或单个细胞规则的非连续性增生，分布于皮突两侧和顶端，细胞无异型及 Paget 样扩散。在没有创伤的情况下，间质反应（纤维化或淋巴组织细胞浸润）不明显。

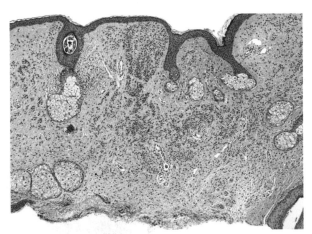

图 1.112 黑素细胞痣（皮内型）真皮内黑素细胞成巢或单个分布。随着病变深入真皮网状层，黑素细胞巢在黑素细胞大小和胶原纤维分布方面显示成熟现象（HE 染色，10×）

重要的是，交界处病变在宽度上没有超过真皮内病变的范围（如超过，即所谓的肩带现象）。我们在工作中发现非对称性的肩带现象，提示诊断至少应该是"痣伴有结构异常"（缺少淋巴组织细胞浸润及纤维化等间质反应），而当宿主反应存在时，诊断为"复合型发育不良痣"或许更为合适。与皮内痣类似，复合痣的真皮浅层部分可见形态正常、体积稍大的黑素细胞成巢分布，病变也表现出成熟现象，即真皮由浅入深，黑素细胞形态逐渐减小、色素减少，单个的黑素细胞排列成条索状在真皮胶原束间分布（图1.113）。

先天性色素痣

先天性色素痣根据其大小进行临床分类。先天性小痣直径最大不超过1.5 cm，先天型巨痣直径多大于20 cm。

从某种程度上来说，确定病变是否从出生时就存在是不可能的，因此，"先天性"色素痣的定义仍然存在争议。

我们通常将具有典型组织学特征的病变称为"具有先天性痣模式的色素痣"，即指真皮内黑素细胞出现成熟现象，且围绕皮肤附属器分布(毛囊最为常见）。而且，黑素细胞出现在毛囊上皮、外泌汗腺腺体及导管、立毛肌以及外周小神经中（图1.114）。上述都是典型的"先天性模式"痣的特点。对于复合型先天

性痣来说，交界处病变可以表现为成巢或黑子样改变。据报道，先天性痣模式的色素痣的临床意义在于其与原发皮肤黑色毒瘤的关系。据研究，大约5%~10%的黑色素瘤患者的皮损表现出先天性痣模式，故认为这些病变是黑色毒瘤的前兆。然而，我们将先天性痣模式的色素痣与黑色毒瘤的患病率相比后可以发现，其发展为黑色毒瘤的风险概率并没有那么高。

但先天性巨痣则不同，患者一生中发生黑色毒瘤的风险约为5%。由于先天性巨痣通常较大且往往难以完整切除，故这对于临床治疗来说是一个挑战。

先天性巨痣在组织学通常类似于典型的先天性痣模式的色素痣，但皮损通常浸润较深且广泛。事实上，先天性巨痣往往累及皮下组织。而这也是鉴别先天性巨痣与其他良性获得性黑素细胞疾病的线索之一。

斑痣

临床特征

基于目前的概念，斑痣或斑点样黑子的临床及病理学改变被认为是相同的。本病临床通常由两种成分组成，主要表现为均匀的褐色斑片上散在、多发深黑色斑点。皮损好发于躯干及下肢。

组织病理学

在组织学上，褐色斑片类似于单纯性黑子的改变：棘层增厚，皮突延长，基底层色素增加，沿真表皮交

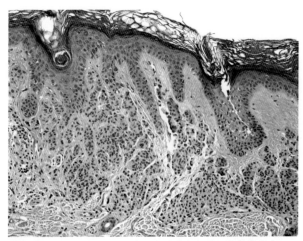

图1.113　黑素细胞痣（复合型）真表皮黑素细胞成巢分布。无明显异型性（HE染色，20×）

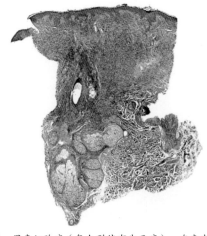

图1.114　黑素细胞痣（复合型伴有先天痣）：在表皮和真皮中有黑素细胞成巢或单个分布。由浅入深分布至真皮网状层，并显示成熟现象，并且呈先天痣生长模式，即表现为黑素细胞累及皮肤附属器结构和立毛肌（HE染色，20×）

界处分布的单个黑素细胞数目稍增加。也有呈巢分布的报道。相比之下，皮损中的深黑色斑点在组织学上则表现甚广：可以表现为单纯性黑子、色素痣（交界痣、复合痣、皮内痣）、蓝痣以及 Spitz 痣。还有黑色毒瘤发生在斑痣基础上的报道。

因此，一些学者将斑痣 / 斑点样黑子比作黑素细胞病变的花园，在这个花园之中，各类病变，从交界痣到蓝痣再到黑色毒瘤，均可以生根发芽。尽管文献对于本病描述相对一致，但对于临床表现、发病部位及其组织病理学表现等方面目前尚未发现相关性。

由于本病与先天性色素痣具有相同的临床和组织病理学特征，因此有学者认为斑痣是先天性色素痣的一个亚型，但这一概念尚未达成统一。如果将临床及组织病理学特征相联系起来的话，对于这些皮损的推荐术语可以是斑痣加上合适的描述，例如发生在斑痣基础上的 Spitz 痣。

35% 的病例出现轻到中度的异型性（即细胞异形、模式 / 结构异形以及宿主反应）。病变周围表皮中色素减退主要是由于基底细胞中色素以及表皮内黑素细胞的数目减少。尽管皮损中存在炎症细胞浸润，仅有很少的纤维化可以在晕痣中观察到。偶尔可见到组织学上缺乏炎症细胞的晕痣以及临床皮损缺乏周围色素减退环的晕痣。

黑素细胞良性肿瘤的各种变异型

晕痣

临床特征

与其组织病理学特点相对应，顾名思义，伴有炎症的色痣周围可见环状色素减退区域。

组织病理学

密集、对称且一致的单核样细胞可在真皮浅层苔藓样浸润，围绕在黑素细胞周围，病变通常是复合痣，病变两侧表皮缺少黑素。炎症可以掩盖黑素细胞，使之不易辨认，尤其是在低倍镜下（图 1.115）。

晕痣样的改变可以在多种黑素细胞病变中观察到，包括普通痣、发育不良痣、先天性色痣、先天性巨痣以及 Spitz 痣等。在一项 66 例晕痣的临床病理研究中，35% 的病例出现轻到中度的异型性（即细胞异形、模式 / 结构异型以及宿主反应）。病变周围表皮中色素减退主要是由于基底细胞中色素以及表皮内黑素细胞的数目减少。尽管皮损中存在炎症细胞浸润，仅有很少的纤维化可以在晕痣中观察到。偶尔可见到组织学上缺乏炎症细胞的晕痣以及临床皮损缺乏周围色素减退环的晕痣。

复发痣

临床特征

临床上，复发痣多表现为瘢痕处的复色，而瘢痕往往是由于之前的色痣切除或受伤导致。

组织病理学

特征表现为边界清楚的黑素细胞增生，增生局限在瘢痕或愈合伤口（如外科手术导致）的边界内，病变可有不同程度的细胞或结构异型。病变可以表现为交界痣（34%~54%）、复合痣（46%~52%）以及单纯皮内痣（小于 10%）。复发痣可出现明显的细胞和 / 或结构的异形，故以往将其描述为"假性

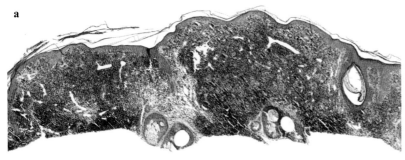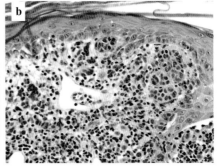

图 1.115　晕痣。（a）真皮及表皮内黑素细胞呈巢状分布，真皮内可见明显淋巴细胞浸润（HE 染色，40×）；（b）黑素细胞巢在真皮浅层与淋巴细胞以及噬色素细胞混合浸润（HE 染色，400×）

黑色毒瘤"，以此来强调其容易出现误诊。细胞异形可在 26%~80% 的病例中观察到，包括核大（比棘层中角质形成细胞核大）及核深染和 / 或核仁明显。结构异型主要包括单个黑素细胞和细胞巢在变平的真表皮交界处不规则黑子样增生、轻中度的 Paget 样播散以及黑素细胞向下生长累及附属器。因黑素细胞局限于瘢痕中并表现出一定的异型性，故瘢痕内黑素细胞的成熟现象多不明显。有时，瘢痕周围或深处可以见到典型的色素痣成分，并保留了原来的细胞学及组织学特点，这代表原始皮损中的残留成分。因此，"复发痣现象"通常指在表皮和 / 或真皮中局限于瘢痕内、结构及细胞学有变化的、增生的黑素细胞病变。而"残留痣"指超过了瘢痕边缘的、残留的痣，也反映了先前切除的不彻底（图 1.116）。在一项对 175 例复发痣的研究中，50% 的病例存在瘢痕附近的残留痣。在这种情况下，"复发痣现象"中残留痣细胞位于外科伤口愈合后的炎症背景中，其异型性是这些残留细胞对环境的反应性改变。

但是，对于许多复发痣来说，原来的痣是完整切除的，且没有残留成分能够证明其与复发相关，这种情况中，再次出现的黑素细胞可能来自附属器上皮或邻近表皮。许多病例中，邻近表皮中缺乏交界性黑素细胞巢，提示黑素细胞来源于附属器上皮而非邻近表皮。

HMB45 及 Ki-67 对诊断复发痣有提示作用。复发痣常显示和 HMB45 阳性相关的成熟现象，而且 Ki-67 指数较低，而在黑色毒瘤中，HMB45 则表现为片状及不规则的阳性、在真皮深部病变缺少成熟现象，Ki-67 指数较高。结合早期病变活检结果有助于对复发性黑素细胞病变进行正确的评估。

蓝痣 - 普通蓝痣

临床特征

普通蓝痣在临床上多表现为蓝黑色斑疹或丘疹，大小多在 4~10 mm 之间。蓝痣缺乏明确的边界，这也反映了其在真皮内不规则的生长模式。

组织病理学

普通蓝痣通常是由梭形或树突状黑素细胞在真皮中增生所致，多不累及表皮，但可围绕附属器生长（图 1.117）。通常来说，增生的梭形及树突状黑素细胞密度不一，伴"噬黑素细胞"浸润。

高倍镜下梭形黑素细胞显示细长、树突状的胞质。这些纤细的胞质内有均匀细致、棕色颗粒状的色素。有时，过多的色素甚至可以遮盖胞核，使其难以观察。胞核往往为长的或梭形、深染，异型性及多形性通常不显著。偶见有丝分裂象，但并非异型有丝分裂。没有坏死。梭形或树突状黑素细胞通常单个、片状或束状排列在纤维性间质中。成熟现象在皮损边界及深处十分明显，单个梭形细胞穿插在真皮网状层增厚的胶原纤维中——这与皮损中心及浅表处的片状及束状排列形成了鲜明对比。虽然蓝痣很少有淋巴组织细胞浸润，但是大多数蓝痣中会有大量噬色素细胞。

此外，普通蓝痣可伴有其他良性细胞痣，尤其是表现为先天性模式的痣。常见的情况是，普通痣细胞（复合痣、交界痣以及皮内痣）与束状排列的梭形或树突状黑素细胞紧密相连。

免疫组化可以有效辅助诊断蓝痣。S-100、Melan-A 以及 HMB45 通常在蓝痣中为弥漫性强阳性。HMB45 强阳性对于本病与其他黑素细胞及非黑素细胞病变的鉴别至关重要（详见下文）。

普通蓝痣的鉴别诊断包括皮肤纤维瘤、神经纤维瘤及促结缔组织增生性黑色毒瘤。皮肤纤维瘤（良性纤维组织细胞瘤）是真皮内纤维组织细胞增生，主要由梭形树突状细胞构成，这些细胞多穿插在真皮胶原束间（分隔胶原现象）。病变上方表皮棘层常增厚，皮突基底增宽且下延。但是，皮肤纤维瘤缺少明显细胞内色素且罕见噬色素细胞。此外，皮肤纤维瘤可表达 XIIIa 及 D2-40，局部表达 CD163，但不表达黑素细胞相关标记。神经纤维瘤表现为真皮内梭形细胞增生，其上表皮改变轻微。细胞内色素及噬色素细胞不明显，且不表达黑素细胞标记如 HMB45 及 Melan-A。最后，促结缔组织增生性黑色毒瘤常伴有上方表皮内原位黑色毒瘤，即恶性雀斑样痣。相比蓝痣，促结缔组织增生性黑色毒瘤在真皮内增生的梭形黑素细胞异型性及核分裂象明显，

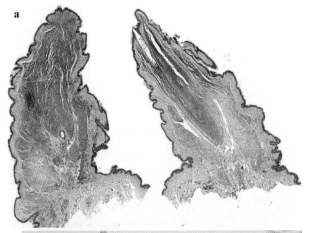

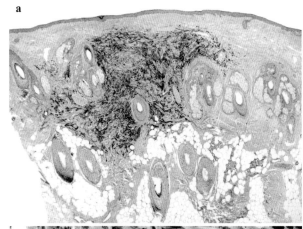

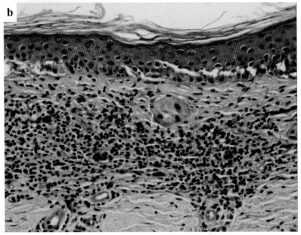

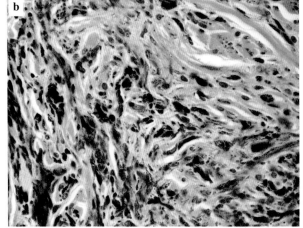

图 1.116 复发痣。（a）皮肤内可见未完全切除的皮内痣，黑素细胞在真皮内排列呈巢状（HE 染色，20×）；（b）显示 a 图中皮内痣复发，表皮内可见以单个细胞为主的、异型的黑素细胞增生，表皮突消失。在真皮内，瘢痕以及炎症周围可见个别黑素细胞（HE 染色，40×）

图 1.117 蓝痣。（a）真皮内可见较多色素的黑素细胞，围绕附属器生长，可见纤维化及噬色素细胞（HE 染色，40×）；（b）梭形黑素细胞伴有色素性树突及噬色素细胞（HE 染色，400×）

且皮损内常有多灶状、密集的淋巴样细胞浸润。

蓝痣：细胞型蓝痣

临床特征

与普通型蓝痣相比，细胞型蓝痣较大（大于 1 cm）且多位于臀部及腰骶部。

组织病理学

细胞型蓝痣是蓝痣的一种变异型，较为常见，在诊断上偶尔容易与黑色毒瘤混淆。在低倍镜下，病变有明显的特点（图 1.118），真皮上部，增生的梭形黑素细胞基底较宽，形成斑块样结构，在此基础上，境界清楚的、球棍样增生的细胞团，向下突起，可至真皮深处及皮下组织。低倍镜下这种"哑铃状"结构可以作为诊断细胞型蓝痣的一个线索。在高倍镜下可

以见到蓝痣中典型的梭形及树突状黑素细胞，此外，可见由大的梭形细胞及上皮样细胞组成细胞岛，这些细胞通常胞质透明、胞质内色素较少，核卵圆形。与普通蓝痣类似，噬黑素细胞散在分布。存在梭形黑素细胞、噬黑素细胞与胞浆透明的细胞团"双相性"结构，是细胞型蓝痣的特点。虽然致密的细胞成分需要排除黑色毒瘤，但是典型的细胞型蓝痣缺少细胞异型性、有丝分裂象、坏死以及表皮溃疡。

具有非典型特征的细胞型蓝痣

非典型细胞型蓝痣罕见，是一类临床及组织病理学上与细胞型蓝痣及蓝痣样黑色毒瘤重叠的肿瘤。因此，目前对其诊断仍有争议。病变浅表部分与细胞型蓝痣类似，非典型细胞型蓝痣为多结节状，伴不同程

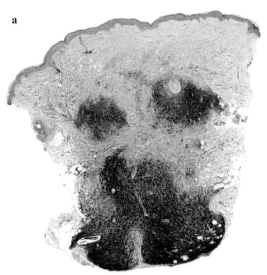
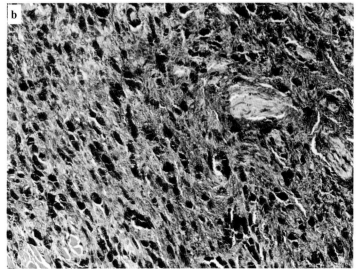

图 1.118　细胞型蓝痣。（a）真皮和皮下组织可见黑素细胞形成的结节，深部病变基底较宽，形成根茎状边缘（HE 染色，40×）；（b）黑素细胞密度增加，主要是由少色素的梭形及上皮样黑素细胞所构成，混有含明显色素的树突状黑素细胞以及噬色素细胞（HE 染色，400×）

度的浸润性或挤压性生长，多累及真皮中部及深部，病变由数量不等的成巢黑素细胞以及成簇的噬黑素细胞组成。细胞异型性多见，表现为核大深染以及多型性。核仁在部分非典型细胞型蓝痣中清晰可见。真皮罕见有丝分裂象（≤ 2/mm²），但并非异型有丝分裂。通常没有坏死。本病与蓝痣样黑色毒瘤的鉴别较为困难。总体来说，虽然在非典型细胞型蓝痣中可见细胞异型、有丝分裂象及坏死，但这三种特征同时出现在同一皮损中（明显细胞异型性，显著的异型性有丝分裂象，明显坏死）则提示蓝痣样黑色毒瘤。

仅出现其中两种或更少的特点则提示非典型细胞型蓝痣的诊断。但我们也见到过，不符合上述标准的情况（如异型核分裂象及广泛坏死等）。此外，其他辅助方法如免疫组化、荧光原位杂交以及比较基因组杂交等也有助于明确诊断。黑色毒瘤（包括蓝痣样黑色毒瘤）增殖指数升高，和/或 HMB45 的异质性表达，而非典型细胞型蓝痣和细胞型蓝痣中 HMB45 通常显示一致性的表达和较低的增殖指数。此外，许多研究已经证明了利用比较基因组杂交或基于分子倒置的探针阵列识别染色体拷贝数的变化有助于非典型细胞型蓝痣及黑色毒瘤的鉴别。此外，荧光原位杂交在鉴别蓝痣样黑色毒瘤与非典型细胞型蓝痣时，其敏感性和

特异性几乎可以达到 100%。

伊藤痣及太田痣

临床特征

伊藤痣及太田痣广义上属于"真皮内黑素细胞增多性疾病"。临床上，二者均为边界不清的蓝灰色色素沉着斑。太田痣表现为眼周或面部色素沉着（主要沿三叉神经分布），而伊藤痣则为肩胛区周围的色素沉着。

组织病理学

这些病变有类似的组织学模式，可统一描述为"细胞成分较少的深在性普通蓝痣"。组织学显示，梭形及树突状黑素细胞穿插在真皮中部及深部的胶原纤维束间。与传统意义上的蓝痣相比，伊藤痣及太田痣病变范围更广，通常会浸润至真皮更深处，细胞密度相对较低。

色素性上皮样黑素细胞瘤

临床特征

色素性上皮样黑素细胞瘤代表了另一类有争议的病种，既往文献将其描述为"难与动物型黑色毒瘤和上皮样蓝痣区分的、具有转移潜能的低级别黑素细胞肿瘤"，这产生了与特异性诊断相关的一系列问题。本病多见于年轻人，好发于肢端。临床上多表现为边

界不清、颜色较深的斑疹。

组织病理学

低倍镜下见真皮内伴有明显色素的黑素细胞增生（图1.119）。其在真皮内可以表现出多种分布模式——有时可局限于真皮浅层紧邻近表皮，或由Grenz无浸润带和表皮分开，而有的可以分布于整个真皮甚至皮下组织。病变通常由比例不一的色素性梭形及上皮样黑素细胞混合而成。上皮样细胞核呈卵圆形，有时可有明显核仁。在病变周围，梭形细胞数量通常超过上皮样细胞。病变中通常混有数量不等的、色素较少的黑素细胞，这些细胞和色素明显的细胞有相似细胞学特征，但缺乏粗糙的胞质内黑素，且数量远少于后者。尽管细胞可表现出一定的细胞异型（增大的卵圆形核伴明显核仁），但不具备显著的恶性特征。此外，有丝分裂象通常罕见或缺失（≤ 3/mm²）。一些病例中，通常有数量不等的噬黑素细胞以及非活跃的淋巴组织细胞浸润。

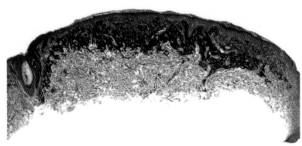

图1.119 色素性上皮样黑素细胞瘤（PEM）：浅部真皮内黑素细胞浸润，可见明显色素（HE染色，20×）

根据Zembowicz等人的报道，46%（11/24）的病例前哨淋巴结活检阳性，但后来的报道中，阳性率则明显降低。此外，虽然本病可以转移至局部淋巴结，但长期随访显示这些病变的整体恶性潜能较低，无肿瘤相关死亡病例的报道。在26例色素性上皮样黑素细胞瘤中，8例（31%）转移至局部淋巴结，中位随访时间为67个月（范围：39~216个月），所有患者均存活。

Spitz痣

临床特征

Sophie Spitz最早描述了本病，并定义为"幼年黑色毒瘤"，这一术语是为了将Spitz痣的独特临床

病理学特征与儿童色素痣以及成人恶性黑色毒瘤相区别。Spitz痣可以发生在全身各处。典型皮损表现为对称的、边界清晰的棕黄色丘疹，多见于儿童面颊以及年轻女性的大腿。

组织病理学

因Spitz痣主要是由增大的梭形和/或上皮样黑素细胞所构成，故准确诊断目前仍是皮肤病理学中的一大挑战。Spitz痣可为交界型、复合型以及皮内型。典型的组织学表现为对称的、边界清晰的病变，当交界成分存在时，表皮还表现为棘层增厚及角化过度。典型Spitz痣真皮内成分呈倒楔形改变（图1.120a）。

典型Spitz痣中黑素细胞为梭形和/或上皮样，胞浆呈双染或嗜酸性，核大，卵圆形，染色质细腻，核仁明显。Spitz痣的交界成分通常形态更为典型，表现为梭形和/或上皮样黑素细胞沿真表皮交界处成巢分布，由于黑素细胞排列紧密，故细胞巢之间以及细胞巢与邻近角质形成细胞之间多有裂隙存在。Paget样扩散可见，但不明显，且局限于病灶中央。"Kamino小体"是一类与Spitz痣相关的结构，表现为苍白的嗜酸性小球，多位于真皮乳头水平的表皮内，主要由PAS阳性的基底膜样成分构成（图1.120b）。真皮内黑素细胞的形态学特征与表皮内类似。当然，与普通痣一样，Spitz痣也有成熟现象：随病变深度加深细胞逐渐变小，细胞逐渐散布在真皮网状层胶原束间。支持Spitz痣（相对于黑色素瘤）的重要诊断线索有以下几点：病变对称，边界清晰，表皮增生伴Kamino小体，细胞异型性轻微且一致（轻度多形性），无坏死，有丝分裂象较少且多局限于皮损浅层以及存在成熟现象。

目前已经报道了较多Spitz痣的组织学亚型。管状Spitz痣较为罕见，其真皮内黑素细胞聚集成类似于管状及小囊样结构。尽管是黑素细胞起源，但病变表现为上皮样，根据角蛋白及黑素细胞标记表达的情况很容易鉴别二者。丛状Spitz痣在真皮内呈丛状生长模式。黏液型Spitz痣在真皮内出现黏液样基质。促结缔组织增生性Spitz痣的真皮病变范围内可见明显的结缔组织增生。鉴别促结缔组织增生性Spitz痣

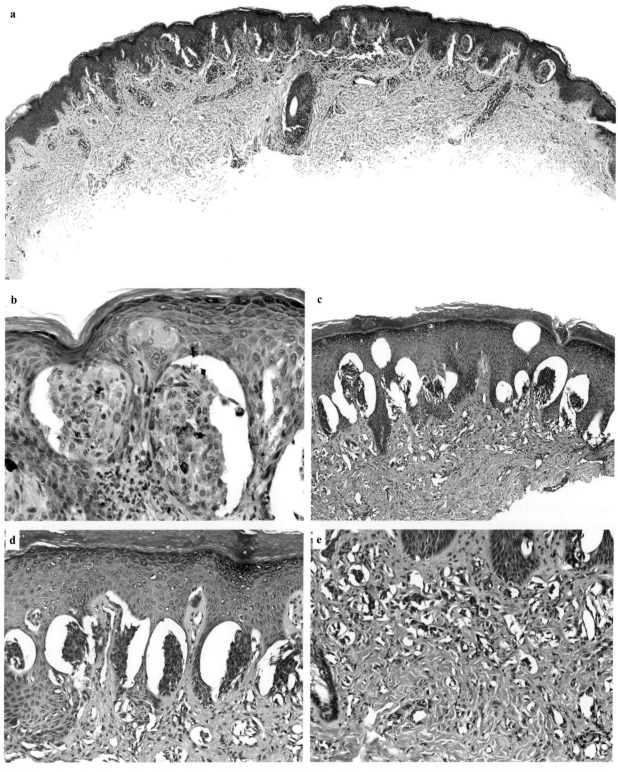

图 1.120 Spitz 痣。（a）可见棘层增厚，对称的、界限清楚的黑素细胞增生，在真表皮交界处排列成大的巢状，周围可见裂隙形成（HE 染色，40×）；（b）黑素细胞表现为一致的轻度异型，可见嗜酸性胞浆，增大的细胞核及明显核仁，表皮内可见到苍白嗜酸性的"Kamino 小体"（HE 染色，400×）；（c）复合型 Spitz 痣，可见真皮及表皮内的黑素细胞，真皮内黑素细胞表现为楔形生长模式（HE 染色，20×）；（d）黑素细胞在棘层肥厚的表皮内聚集成巢，与周围的角质形成细胞有裂隙形成（HE 染色，40×）；（e）随着病变深入真皮网状层，真皮内黑素细胞的大小以及成巢模式出现成熟现象（HE 染色，×40）

以及促结缔组织增生性黑色毒瘤较为困难，需要结合形态学以及免疫组化等特点。典型的促结缔组织增生性 Spitz 痣缺乏细胞的多形性、有丝分裂象、淋巴细胞浸润以及病变上方原位黑色毒瘤的证据。此外，在促结缔组织性黑色毒瘤中，经典的黑素细胞标记物如 Mart-1 通常阴性，但促结缔组织增生性 Spitz 痣则是阳性表达。血管瘤样 Spitz 痣是促结缔组织增生性 Spitz 痣的变异型，主要表现为在纤维性间质中数量不一的梭形及上皮样细胞增生，并伴有明显的圆形厚壁血管。

管壁的内皮细胞圆形，细胞可突入管腔。与其他 Spitz 痣相同，血管瘤样 Spitz 痣需要与黑色毒瘤相鉴别，尤其是退行性黑色毒瘤。原则类似于经典型 Spitz 痣与黑色毒瘤的鉴别，即对称、细胞无多形性及异型性、无或很少核丝分裂象（没有异性核分裂）、无坏死提示良性。

免疫组化提供一些诊断帮助，尤其是在形态学呈现一定异型性的 Spitz 痣中，如不对称、边界不清、明显 Paget 样扩散、真皮内有丝分裂象增多、出现坏死以及缺乏成熟现象的时候。典型的 Spitz 痣表达 HMB45 也具有成熟现象，即随着病变深度，表达逐渐减弱，但也可以呈现深浅表达一致的情况。HMB45 和 Mart-1 可以用来显示交界部分中病变 Paget 播散的程度。与其他痣类似，Spitz 痣的 Ki-67 增殖指数较低，而 Spitz 痣样黑色毒瘤的 HMB45 表达则不一致，Ki-67 增殖指数也是增高的。

非典型 Spitz 痣 / 肿瘤

非典型 Spitz 痣这一术语目前在诊断学上仍然存在争议，因为它包含了多种具有 Spitz 痣样形态学改变的谱系病变，这些病变往往具有各种非典型的组织学特征，使其不能明确归类于黑色毒瘤或痣细胞痣。因此，缺乏精确诊断非典型 Spitz 痣的标准。病变表现出部分（但并非全部）与 Spitz 痣样黑色毒瘤重叠的特征，包括皮损较大（＞ 1 cm）、不对称（无论是肿瘤细胞还是相关的淋巴组织细胞浸润）、细胞密度增加、缺乏成熟现象、细胞异型、核多形性、真皮内有丝分裂象增多（包括异型核分裂）、不典

型的免疫组化表现（Ki-67 增殖指数增高、黑素细胞标记如 HMB45 和 / 或 Mart-1 的不均一或局部表达，和 / 或 p16 的表达缺失）。

正如其诊断，非典型 Spitz 痣的良恶性的复杂性也广为人知，虽然其形态往往不确定，偶可转移至前哨淋巴结，偶尔也会累及引流淋巴结区域的其他淋巴结，甚至在罕见的情况下，患者可因广泛转移而死亡。但是，前哨淋巴结受累并非患者预后差的指标。因此，由于非典型 Spitz 痣的传统诊断模式缺乏准确性和可复制性以及"非典型特征"通常是一种主观判断，所以随着分子诊断技术的广泛应用（尤其是荧光原位杂交技术、比较基因组杂交技术以及二代测序技术），在未来，分子生物学信息的整合将会更加有助于我们的精确诊断。

Reed 色素性梭形细胞痣

临床特征

本病被认为是属于 Spitz 痣的一种谱系疾病，其细胞胞浆内具有明显的色素。病变常为黑棕色丘疹，圆顶状，多见于年轻女性四肢。

组织病理学

与经典 Spitz 痣类似，Reed 色素性梭形细胞痣皮损较小，对称且界限清晰，增生的梭形黑素细胞通常局限于表皮，有时可以累及真皮浅部。很多明显的特征可以将本病及经典 Spitz 痣区分，故可以将本病作为一独立病种，虽然目前仍存在一定争议（图 1.121a）。首先，本病主要由垂直于表皮的、均匀伸长的梭形黑素细胞组成，上皮样细胞不明显；其次，黑素细胞中有明显粗大的色素颗粒；最后，Spitz 痣真表皮交界处的细胞巢与周围角质形成细胞常可见明显裂隙形成，但本病并不常见（图 1.121b）。

分子学定义的 Spitz 痣样病变

伴有 BAP1 缺失的 Spitz 痣样病变

BAP-1（BRCA1 相关蛋白 1）是与细胞周期中 G1/S 期相关的肿瘤抑制因子。伴有 BAP1 缺失的 Spitz 痣样病变首先在两个具有散发病例的家系研究中被报道。这些家系的后代有较多圆顶状、界限清晰、褐红色丘疹，有时可伴有常染色体显性遗传的黑色毒

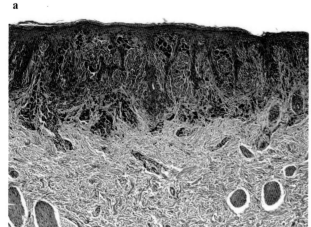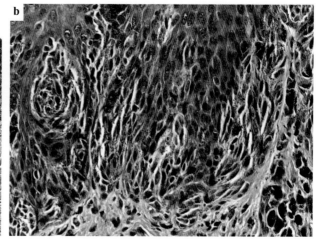

图1.121　Reed色素性梭形细胞瘤。（a）梭形黑素细胞单个或成巢状局限于表皮，黑素细胞内含有明显色素（HE染色，40×）；（b）梭形黑素细胞具有一致的异型性，胞质内含有色素颗粒（HE染色，400×）

瘤（眼葡萄膜以及皮肤）。组织病理学显示，真皮内可大小不等的异型上皮样黑素细胞增生，胞浆丰富，边缘清晰，胞核较大呈泡状，核仁明显，可伴有明显的淋巴组织细胞浸润。虽然与Spitz痣类似，但缺乏以下典型特征：①棘层及颗粒层增厚；②交界病变中细胞巢与周围的裂隙形成；③Kamino小体。此外，88%的患者出现BRAFV600E突变，而典型Spitz痣没有BRAFV600E突变。分子遗传学发现，患者皮损中的肿瘤细胞多数具有BAP1杂合突变。BAP1缺失促进了多种散发性获得性黑素细胞病变的发病，可见于40%葡萄膜黑色毒瘤和7%皮肤黑色毒瘤患者。此外，11%的散发非典型Spitz痣（组织病理学特征与遗传性病变类似）缺乏核BAP1的表达但存在BRAFV600E突变，这也证实了本病具有独特的临床和组织病理学表现。

　　体细胞获得性BAP1基因框移突变可引起散发型AST，28%的病例存在BAP1的缺失。BAP1缺失同样可以促进散发型Spitz痣样黑素细胞肿瘤的发展，而这类皮损则与上述AST具有相似的形态学特征。在多数散发型BAP1阴性的肿瘤中可有BRAFV600E突变。散发型BAP1阴性的AST与家族性病例有类似组织学特征。

　　具有BRAFV600E突变的BAP1阴性的散发复合型Spitz样痣可以显示双向成分，即小的黑素细胞和

大的Spitz痣样的上皮样黑素细胞互相混合，小细胞分布在病变边缘以及深处，大细胞分布在皮损中央（图1.122a~c）。大的上皮样细胞缺乏核BAP1的表达，而小的普通痣细胞则表达BAP1，但所有的黑素细胞均有BRAFV600E（图1.122d~f）。总体来说，惰性临床表现以及皮损的长期存在支持良性诊断。"BAP1失活性Spitz样痣"也是这类病变的名称之一。曾有伴BAP1缺失及BRAFV600E突变黑色毒瘤的相关报道，但这些病变多与典型的BAP1阴性Spitz样痣相关，而且在家族性病变中更多见。

染色体转位相关的Spitz样皮损

　　Wiesner等人首次在Spitz样皮损中发现了激酶融合（即转位现象）。总体来说，51%的病变可以检测到激酶融合基因，其中包括56%的Spitz痣，55%的AST，39%的Spitz样黑色毒瘤。发生转位的相关激酶基因包括：ROS1（17%）、ALK（10%）、NTRK1（16%）、BRAF（5%）和RET（3%）。上述激酶通过染色体转位诱发激活在其他肿瘤中已有相关报道。其他在Spitz样皮损中新报道的融合基因包括MET以及NTRK3。无论是NTRK3还是MET，其融合基因均与其他转位或突变引发的BRAF、NRAS、HRAS、GNAQ和GNA11激活相排斥。

　　在激酶融合相关的Spitz痣中，基本事件主要包括不同基因的5′端融合至原癌激酶基因的3′端，从

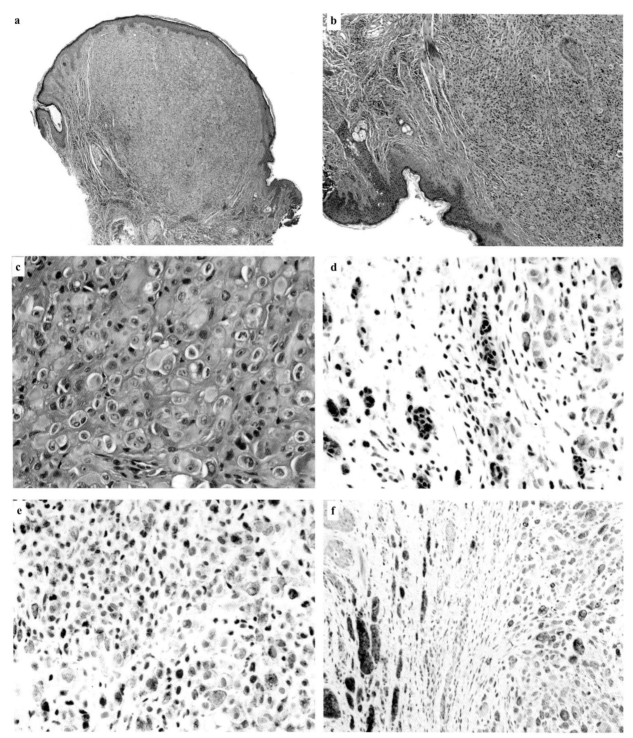

图 1.122 复合型 *Spitz* 痣伴有 BAP1 缺失以及 BRAFV600E 突变。(a)低倍镜下可见丘疹样外观,病变位于真皮(HE 染色,40×);(b)黑素细胞的双相增生,周围细胞呈普通黑素细胞样(左),中央细胞呈上皮样(右,HE 染色,100×);(c)病变中央显示上皮样黑素细胞分布在胶原纤维中,伴有不同程度的淋巴细胞浸润(HE 染色,400×);(d)免疫组化染色示 BAP1 在小的黑素细胞中表达(左),但在大的上皮样细胞中丢失(右,100×),上皮样黑素细胞核不表达 BAP1(400×);(e)同时显示普通黑素细胞(左)和上皮样黑素细胞(右,HE,200×);(f)BRAFV600E(VE1)免疫组化显示皮损中所有细胞具有 BRAFV600E 突变

而引起激酶的持续性活化（非配体依赖性）；一种融合激酶与其他融合激酶是相互排斥的；每一种融合激酶都可在 Spitz 样相关肿瘤中检测到。高频率的激酶融合事件（51% 的 Spitz 样皮损）提示其是 Sptiz 样肿瘤中的关键机制。其次，这些转位现象出现在 Spitz 样皮损的组织学谱系中，提示其可能是肿瘤发病的一个早期事件。但是到目前为止，尚无证据显示单一的转位事件足以促发恶性转变。最后，考虑到 AST 以及 Spitz 样黑色毒瘤均具有转移的倾向，识别原癌激酶基因的转位或许可以在临床中作为系统治疗的潜在靶点。

具有 ALK 转位的 Spitz 样肿瘤

已有报道称，伴有 ALK 融合基因的 Spitz 样肿瘤表现出独特的临床和 / 或病理学特征。几乎在所有病例中，通过免疫组化证实的 ALK 阳性可以作为存在 ALK 融合基因的确切依据。伴 ALK 融合基因的 Spitz 样肿瘤也有独特的组织学特征。皮损为复合型或真皮型为主，呈外生性和 / 或楔形以及丛状的生长模式，梭形无色性黑素细胞在真皮胶原束呈簇状分布（图 1.123）。罕见病例转移并局限于前哨淋巴结，但长期随访并未发现疾病进展。

具有 NTRK1 转位的 Spitz 样肿瘤

具有 NTRK1 融合基因的 Spitz 样皮损的临床及组织病理学特征相互对应。目前尚无本病好发性别以及部位的报道。截至目前，具有 NTRK1 融合基因的 Spitz 样肿瘤主要包括 Spitz 痣、AST 及部分 Sptiz 样黑色毒瘤。与伴 ALK 融合基因的 Spitz 样皮损一样，NTRK1 免疫组化阳性可提示存在 NTRK1 转位。本病组织学特征主要包括：外生性 / 疣状（41%）或斑块样增生（35%），病变上方的表皮增生（88%）。虽然伴 NTRK1 重排的 Spitz 样病变的细胞多为小梭形细胞，但也可见到上皮样细胞。

具有 BRAF 转位的 Spitz 样肿瘤

BRAF 突变的 Spitz 样肿瘤（除外 BAP1 表达缺失的肿瘤）十分罕见；有报道发现 BRAF 的活化转位存在于 Spitz 痣、AST 及 Spitz 样黑色毒瘤，本病具备以下两个组织病理学特点中的一个：①片状或硬化性的生长模式，肿瘤细胞为中到大细胞，上皮样，细胞核异型性明显但是缺乏明显的色素；②皮损呈斑块状，显示发育不良痣的结构特点，细胞仅有轻度核异型性。与其他激酶融合相关的 Spitz 样黑素细胞病变不同，免疫组化阳性不能提示存在 BRAF 融合基因，因为黑素细胞本来就表达 BRAF 蛋白。

FISH 异常的 Spitz 痣

9p21 的纯合缺失已被证明与具有侵袭性表型的 Spitz 样病变相关（从而可以诊断为黑色毒瘤），部分 Spitz 样黑色毒瘤可有 p16 表达缺失。然而，p16 表达缺失也可见于 Spitz 痣。因此，病变表达 p16 蛋白似

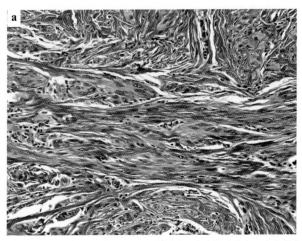
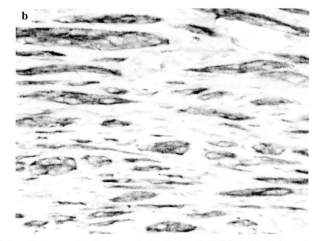

图 1.123 具有 ALK 转位的 Spitz 样肿瘤。（a）梭形黑素细胞成簇分布（HE 染色，200×）；（b）ALK 免疫组化显示梭形黑素细胞阳性（200×）（病例由 Cleveland 诊所的 Dr. Steven D. Billings 友情提供）

乎与 9p21 没有纯合缺失更相关。

发育不良痣

临床特征

发育不良痣（非典型黑素细胞痣、Clark 痣）是获得性黑素细胞增生性疾病，具有特定的临床及组织学特点。发育不良痣、Clark 痣、结构异常痣以及异型性黑素细胞等均是描述这种获得性非典型黑素细胞增生病变的同义术语。在各种临床情况中（包括具有或不具有黑色毒瘤家族史的患者），发育不良痣的临床诊断是家族性和非家族性黑色毒瘤发展的重要危险因素。美国国立卫生院会议共识建议将这些皮损定义为临床表现为不典型痣、组织学为结构异常痣，并将黑素细胞异型性分为轻度、中度及重度。

本病成人常见，多见于 30~40 岁以下患者，但老年人及青春期前儿童也可发病。绝大多数为后天发生，尽管部分病例组织学上存在先天痣的特征（沿附属器生长并且累及竖毛肌），但同时存在发育不良的特征：不对称性、纤维化、桥接现象以及淋巴组织细胞反应（下文）。

皮损大小不一，但多大于普通痣（一般直径多大于 3.0 mm）。但也可小于 3.0 mm，而且在一个肿瘤中心的发育不良痣患者中，这类病变可占到 30% 以上。皮损表现为斑疹和（或）丘疹，边界不规则且界限不清，颜色多为深棕色至暗褐色，偶有红色。皮损常由两种不同颜色的区域所组成（"双色调"痣）。皮损中央部分略高（丘疹），周围区域则平坦（斑疹）。

组织病理学

可为复合型或交界型。对于发育不良痣的诊断，组织学上需要将结构紊乱和黑素细胞的异型性结合起来考虑。另一个诊断的关键线索则是宿主反应，尤其是表皮下纤维化以及淋巴组织细胞伴噬黑素细胞的浸润（图 1.124a）。表皮下可出现围绕皮突的纤维化（向心性嗜酸性纤维化）或胶原纤维在皮突顶部局限性层状增生（板层状纤维化）。伴有由淋巴细胞、组织细胞以及噬黑素细胞所构成炎症反应（图 1.124b, c）。存在宿主反应可以进一步明确诊断。当轻度结构异型，但不伴有淋巴组织细胞浸润以及纤维化等宿主反应

时，我们将其诊断为"痣伴结构异型"。

在发育不良痣中，结构异型的程度可以通过评分系统（3S 及 3C 系统）进行量化，S 指对称程度、单个细胞多于成细胞巢（异型细胞以单个或以不规则的巢分布于真表皮交界处及皮突顶部）、黑素细胞表皮内扩散（Paget 样扩散）；C 指融合（病变中超过 50% 的区域，相邻的不规则皮突形成桥接现象）；聚集（黑素细胞巢表现为聚集还是散在分布）；边界（病变和正常皮肤是以细胞巢为界还是以逐渐消失的单个

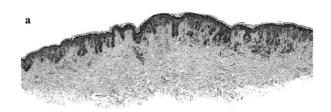

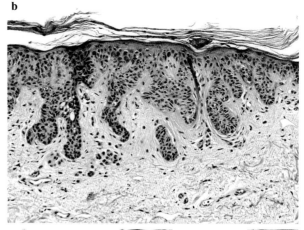

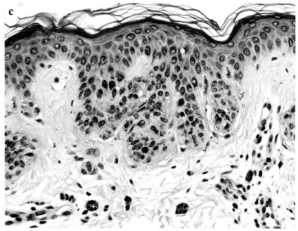

图 1.124 复合型发育不良痣。（a）低倍镜下可见病变边界清晰且对称的复合型黑素细胞增生（HE 染色，40×）；（b）高倍镜下可见皮损内间质反应（纤维化及淋巴组织细胞浸润、噬色素细胞）；（c）结构紊乱（桥接现象、单个细胞分布），纤维化以及淋巴组织细胞浸润，伴噬色素细胞（HE 染色，400×）

细胞为界）。虽然这些特征的诊断权重难分伯仲，但我们的经验中，以单个细胞为主的生长模式、边界不清以及病变两侧的 Paget 样扩散需要警惕。

细胞异型性的程度需要根据多个方面进行评估的，包括黑素细胞核异型性的程度、核多形性、染色质不均一、大小形状以及染色强度。将发育不良痣进行分级的标准是细胞异型性的程度（图 1.125）。首先需要对沿真表皮交界处分布的细胞进行评估。轻度的定义是：细胞核深染，呈卵圆形至椭圆形，大小不及基底层鳞状细胞，没有或者仅见小核仁（图 1.125a）。中度的定义是：细胞核与基底细胞的大小相仿（基底细胞胞核的 1~2 倍），深染，椭圆形或菱形，胞核中央可见小核仁（图 1.125b）。重度定义为：增大的梭形和上皮样细胞，胞核深染，大于基底细胞胞核（2倍以上），核仁明显（图 1.125c）。

发生于幼童的痣，细胞巢和黑素细胞通常较大，核仁明显。在这种情况下，分级标准可能需要进行修改，因为在痣细胞可出现与年龄相关的差异，尤其在青春期前的儿童中。此外，通过对皮损边界情况、对称性、细胞巢的聚集程度、基底层上的黑素细胞形态、融合程度以及单个细胞增生的情况，来对结构异型性进行评估，而结构异型性的程度又与黑素细胞的异型性呈正相关，这也为临床治疗提供了额外的信息。

发育不良痣可以散发，也可见于有黑色毒瘤家族史的患者，是皮肤黑色毒瘤发生的重要危险因素。其数目与黑色毒瘤发生具有相关性。单个发育不良痣可将发病风险提升 2 倍，而大于 10 个皮损，发病风险则提升 12 倍。此外，异型性程度（高级别 NAD）同样与黑色毒瘤发生密切相关。大约 30% 的黑色毒瘤和痣相关，故发育不良痣可视作肿瘤进展的一个中间状态。

黑色毒瘤

临床特征

相对于痣，黑色毒瘤是黑素细胞恶性增殖性疾病。多原发于皮肤，也可作为原发病变出现在皮肤外，如眼内、结膜、消化道、黏膜表面（鼻、外阴、阴道、尿道和肛门直肠）以及软脑膜。黑色毒瘤占皮肤肿瘤比例不及 5%，但却是主要死因。

在全球恶性肿瘤中，黑色毒瘤发生率在女性和男性中分别排在第 15 和第 16 位。北美、澳大利亚、新西兰和欧洲发病率最高。亚洲和非洲总体发病率较低，但肢端雀斑样痣黑色毒瘤在后者人群中更为常见。过去几十年里，美国黑色毒瘤发病率每年以 3.1% 的速度增长。监测手段的加强以及公众重视程度的增加有助于发现早期黑色毒瘤（厚度小于 1.0 mm），这也是发病率增加的主要原因。

患者年龄呈双峰分布，主要是老年人和中青年人。好发于 60 岁左右的男性以及 25~29 岁的女性。但是，

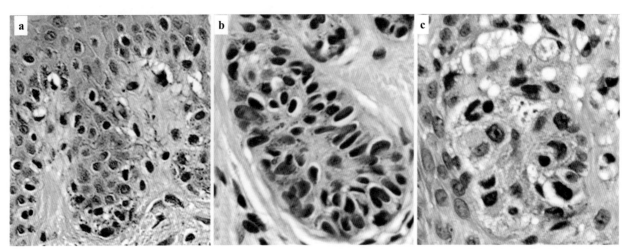

图 1.125 发育不良痣细胞异型性分级。（a）轻度：细胞可见卵圆至椭圆形核，核深染，体积小于周围的基底细胞，核仁小或无；（b）中度：黑素细胞核大小与基底细胞核相仿（基底细胞核仁的 1~2 倍），核深染、椭圆形或菱形，核仁可见，位于细胞核中央；（c）重度：黑素细胞增大，明显大于基底细胞核（2 倍及以上），核形或上皮样，核深染，可见明显核仁（均为 HE 染色，40×）

黑色毒瘤可以发生于包括儿童在内的任何年龄。

黑色毒瘤可发生在全身，包括慢性曝光部位（头部和颈部）、间歇性曝光部位（躯干、腿和手臂）和很少曝光的部位（足部和甲下）。病变部位和曝光模式和黑色毒瘤的主要类型相关。慢性曝光部位可发生恶性雀斑样痣黑色毒瘤；间歇性曝光部位可发生浅表扩散性以及结节性黑色毒瘤；肢端部位，如手、足及甲下易发生肢端雀斑样痣黑色毒瘤。

"ABCDE"标准常用来描述黑色毒瘤的临床特征，包括不对称（asymmetry）、边界不规则（irregular borders）、颜色不均一（variegated color）、直径大于6.0 mm（diameter）、病变随时间发展（evolution）。黑色毒瘤可新发，也可发生于色素痣。因此，临床既可表现为既往皮损近期改变，也可为新发的、生长快的皮损。早期皮损可很小（直径小于5.0 mm），边界清晰，色素分布均匀。然而，随病变发展，色素变得不规则；当肿瘤在真皮内垂直生长时，可出现结节，或者某些区域出现白色改变（退行性改变）。

组织病理学

病理学对诊断至关重要，同时也为临床和病理分期、治疗计划和预后提供重要信息（包括肿瘤厚度和溃疡）。对整个病变扩大 1~2 mm 的切除、环钻或蝶形手术取材都可行，最好避免表面削及刮除活检。

诊断需要综合组织结构和细胞形态来考虑。黑色毒瘤的结构特征包括不对称性（肿瘤细胞和相关炎症细胞）和边界不清，边界以单个异型细胞在表皮内连续性增生，而不是以细胞巢增生为主。肿瘤细胞在表皮全层的 Paget 样播散是大多数黑色毒瘤的典型特征。当肿瘤细胞局限于表皮内时，诊断为原位黑色毒瘤，当肿瘤细胞侵犯真皮时，诊断为侵袭性黑色毒瘤。虽然在绝大多数病例中，原位病变与侵袭性病变同时存在，但在某些情况（促结缔组织增生性黑色毒瘤、蓝痣样黑色毒瘤、原发性真皮内黑色毒瘤），可没有原位黑色毒瘤。侵袭性黑色毒瘤的诊断标准包括异型性、细胞巢大和分布不均，没有成熟现象、真皮内有丝分裂象以及间质反应（纤维化和淋巴组织细胞浸润）。黑色毒瘤的细胞学特征千变万化。典型形态为上皮样

细胞，细胞较大，胞质苍白，具有较大的细胞核及明显的核仁，但也可表现为梭形细胞甚至痣细胞样（小细胞）。罕见情况下，黑色毒瘤细胞可表现为气球样、黏液样、印戒样和横纹肌样细胞。

原发皮肤黑色素瘤最重要的组织学参数是肿瘤（Breslow）厚度，因为它和组织学分期、预后和治疗相关。厚度以 mm 为单位，是指从表皮颗粒细胞层顶部或从溃疡基底部（溃疡性病变）到肿瘤侵袭性最深处的垂直距离（图 1.126a）。在 AJCC 第 8 版指南中，用 0.8 mm 的 Breslow 厚度取代有丝分裂率，用于区分 T1a 和 T1b。溃疡的组织学定义是缺乏完整的表皮，伴有血痂、中性粒细胞和炎症反应（图 1.126b）。区别肿瘤引起的溃疡还是外伤或标本处理造成的表皮分离很重要。用溃疡来定义原发性黑色毒瘤 pTb 的分类。Clark 水平是指肿瘤细胞浸润最深处的组织学部位，主要根据浸润程度达到真皮乳头层（Clark Ⅱ 或 Ⅲ）还是真皮网状层（Clark Ⅳ）来定义。真皮乳头层与网状层的区别在于：①浅层血管丛的差异；②胶原纤维的形态不同（真皮乳头层胶原纤维较为纤细，而网状层则较为粗厚）。Clark Ⅱ级指黑色毒瘤侵入真皮乳头层，Clark Ⅲ级指肿瘤充满真皮乳头层，Clark Ⅳ级及肿瘤侵犯真皮网状层。Clark Ⅰ级代表原位黑色素瘤，Clark Ⅴ级则指肿瘤侵犯皮下脂肪（图 1.126c）。虽然在 AJCC 第 7 版中，已经用有丝分裂率取代 Clark 分级，用于区分 T1 期病变，但报告中仍应该记录 Clark 分级，因为在某些情况下，如不能明确有丝分裂率时，Clark 分级可用于指导无溃疡的、薄的肿瘤（厚度＜1 mm）的治疗。退行性改变指真皮内无肿瘤细胞，取而代之的是纤维化、淋巴细胞、增生的血管和噬黑素细胞（图 1.126d）。退行性变可以是局灶性的，也可以是广泛的（超过 50% 到 75% 的侵袭性成分被退行性改变所取代），虽然它代表了免疫细胞对黑色毒瘤的识别和破坏，但退行性变似乎与预后较差相关，因为其使得无法识别肿瘤侵犯的深度。明确是否有周围神经侵犯（PNI；图 1.126e）很重要，因为存在 PNI 的病变，其复发率可能更高，肿瘤厚度可能会更深（测量时包括了神经周围的病变）。

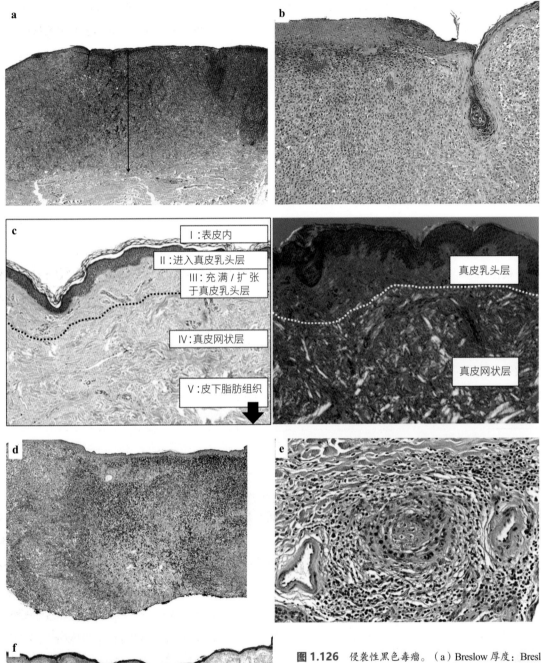

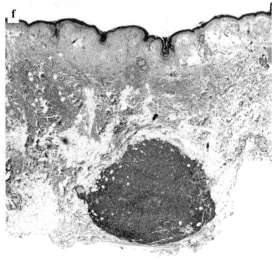

图 1.126 侵袭性黑色毒瘤。（a）Breslow 厚度：Breslow 厚度是指从颗粒层顶部或溃疡底部至侵袭最深处之间的距离（HE 染色，40×）。（b）伴有溃疡的侵袭性黑色毒瘤：溃疡的定义是表皮丢失，可见血痂及纤维素沉积（HE 染色，100×）。（c）Clark 分级：左图（HE 染色，40×）显示根据 Clark 分级，真皮内不同区域。Clark Ⅰ：表皮内；Clark Ⅱ：侵犯真皮乳头层；Clark Ⅲ：充满真皮乳头层并在真皮乳头内扩张性生长；Clark Ⅳ：侵犯真皮网状层；Clark Ⅴ：侵袭皮下组织。（左图虚线处）和胶原成分的不同，真皮乳头层，胶原纤细而薄，在真皮网状层中，胶原呈厚块状，二者之间的区别也可以通过偏振光显示（右图，40×）。（d）侵袭性黑色毒瘤的退行性改变：与周边进展期黑色毒瘤（图片左半边）相比，退行性改变（图片右半边）表现为纤维化，水肿，血管扩张，明显的淋巴组织细胞和噬色素细胞浸润（HE 染色，40×）。（e）侵袭性黑色毒瘤侵袭神经，黑色毒瘤细胞围绕小神经分布（HE 染色，200×）。（f）黑色毒瘤卫星灶：皮下黑色毒瘤结节与原发侵袭性黑色毒瘤病变之间被正常组织相分隔（HE 染色，20×）

在我们的日常工作中，我们会报告是否存在 PNI、分开测量伴及不伴 PNI 区域的肿瘤厚度（如果伴有 PNI 区域的厚度比没有 PNI 区域的厚度深的话）。镜下卫星灶是指独立于主体黑色毒瘤的小灶状肿瘤团，两者之间的组织看起来是正常的（无纤维化及炎症反应；图 1.126f）。

真皮乳头层和网状层的区别在于血管丛浅表播散型黑色毒瘤是最常见的组织学亚型。常见于躯干和四肢，其特征是表皮内单个或成巢黑素细胞无序的、连续性增生，使得真表皮交界处消失，以及表皮全层明显的 Paget 样黑素细胞增生（图 1.127a）。真皮内细胞通常为上皮样，核仁明显，可表现为增大的细胞巢或弥漫分布。恶性雀斑样痣黑色毒瘤多见于老年人的长期日光暴露部位，其特征是在真表皮交界处以单个细胞为主的、偶尔成巢的连续性增生。因皮损多见于日光暴露部位，故表皮多萎缩（图 1.127b）。肢端雀斑样痣黑色毒瘤（ALM）发生在手、足和指甲等肢端

部位，其特征是在真表皮交界处，以单个细胞为主的连续性增生，伴棘层肥厚及明显的 Paget 样扩散（图 1.127c）。ALM 中，肿瘤细胞常沿附属器生长，可广泛侵犯小汗腺导管，类似深部浸润，或形成与肿瘤主体相分离的病灶。肿瘤侵犯附属器被认为是肿瘤的原位播散，如果附属器邻近真皮有病变，那么原发灶可能来自附属器上皮而非病变区域的表皮。结节性黑色毒瘤的特征是真皮内的肿瘤结节，表皮病变可有可无。如果存在，表皮肿瘤的宽度不应超过真皮肿瘤三个皮嵴，其在组织学上与转移性黑色毒瘤不易鉴别，需要临床信息来鉴别（图 1.127d）。

高通量基因组学增强了对黑色毒瘤发病分子机制的理解，并确定了多个发病的关键信号通路，其中包括 RAS/MAP 激酶途径和 PI3 激酶 /AKT 途径。RAS/MAP 激酶途径中的 NRAS 和 BRAF 突变见于大约 80% 的皮肤黑色毒瘤中，其中 BRAF 突变最常见（高达 60% 的皮肤黑色毒瘤可伴有），特别是浅表扩散型。

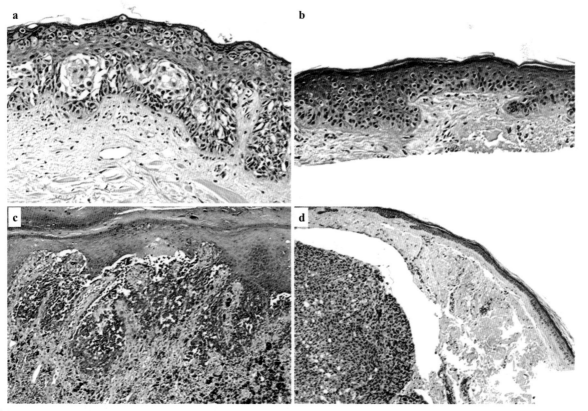

图 1.127 常见黑色毒瘤亚型。（a）浅表播散性黑色毒瘤；（b）恶性雀斑样痣黑色毒瘤；（c）肢端雀斑样痣黑色毒瘤；（d）结节性黑色毒瘤

NRAS 突变见于 25% 的黑色素瘤，尤其是结节性黑色瘤。约 20% 的肢端雀斑样痣样及黏膜黑色毒瘤中可见 c-Kit 突变。

黑色毒瘤的分子学改变

许多信号通路参与了黑色毒瘤的发病，包括 MAPK、PI3K-AKT 等。RAS/AKT 的活化可以激活 MAPK 和 PI3K-AKT 信号通路，从而影响细胞周期及肿瘤生长。高通量测序发现许多在常见黑色毒瘤中的突变位点，并能根据 BRAF，RAS 以及 NF1 的突变情况对黑色毒瘤进行分子遗传学分类。这三个分子均是 MAPK 信号通路级联反应的关键位点（"三阴野生型"是指上述三个基因都没有突变）。BRAF 丝氨酸-酪氨酸激酶的突变在皮肤黑色毒瘤中最为多见，约占 50%~60%。绝大多数的 BRAF 突变涉及单碱基突变（胸腺嘧啶转变为腺嘌呤），该突变使第 600 位的谷氨酸变为缬氨酸（BRAFV600E），从而使 MAPK 信号通路持续活化，促进肿瘤的发生。

较少见的 BRAF 突变位点包括 V600K、V600R、K601N、L597R、L597Q、G596R 以及 D594N。BRAF 突变在浅表播散型和结节型黑色毒瘤中更为常见。BRAF 突变也存在于约 80% 的色素痣中，这意味着黑色毒瘤的发展存在其他基因改变。NRAS 是皮肤黑色毒瘤第二常见的突变基因，可发生在约 14%~20% 的皮肤黑色毒瘤中，其中以结节型和雀斑痣样型多见。NRAS 突变常涉及第 61 号密码子的第 3 外显子，引起 Q61K 和 Q61R 氨基酸的替换。先天性痣具有类似的 NRASQ61K 和 Q61R 突变。神经纤维蛋白 1（Neurofibromin 1, NF1）作为肿瘤抑制因子，可以负性调控 RAS 基因。NF1 功能缺失性突变是皮肤黑色毒瘤第三常见的突变，约见于 10% 的病例。NF1 突变与紫外线暴露相关，在促结缔组织增生性黑色毒瘤中普遍存在。在一项研究中，约 93% 的促结缔组织增生性黑色毒瘤具有 NF1 突变。"三阴野生型"的黑色毒瘤则具有包括 KIT、GNAQ/GNA11 和 CTNNB1 在内的多种基因突变和 / 或扩增。c-Kit 是一种酪氨酸激酶生长因子受体，c-Kit 突变在肢端雀斑痣样 / 黏膜黑色毒瘤和在慢性日光性损伤部位发生的黑色毒瘤中更为常见。突变最常见发生在第 11 外显子 L576P 上。与 BRAF 和 NRAS 突变类似，c-Kit 的致癌突变可以激活 MAPK 和 PI3K-AKT 通路，从而促进黑色毒瘤细胞的增殖和存活。

展望未来，黑色毒瘤的诊断应该提倡将与分期及预后相关的组织学特征以及肿瘤相关（可操作性或预后相关性）的体细胞突变情况综合得出；将组织病理学特征与重要的分子遗传改变相结合，是一种对特定皮损临床治疗和 / 或预后标志物筛选的重要方法。

侵袭性黑色毒瘤的其他组织学类型

结缔组织增生性黑色毒瘤：结缔组织增生性黑色毒瘤（DM）是一种罕见的肿瘤，其具有独特的组织病理学特征。DM 可见于各类黑色毒瘤组织学亚型中（如浅表扩散型、恶性雀斑样痣样、肢端雀斑痣样以及结节性黑色毒瘤）；但是，更常见于雀斑痣样黑色毒瘤。DM 多见于老年人，表现为日晒部位的红斑、无色素性、硬化性皮损。镜下，DM 的特征是细胞成分较少，显示恶性梭形细胞增生，伴硬化性纤维间质，以及灶状淋巴细胞的浸润。发生在恶性雀斑样痣基础上的 DM 可以同时存在原位黑色毒瘤；但是，大概有 20% 的 DM 没有或仅局灶存在原位黑色毒瘤，这导致容易误诊（图 1.128）。单纯型 DM 定义为 90% 以上的病变由细胞成分较少的恶性梭形细胞组成，将单纯型 DM 和梭形细胞黑色毒瘤，及混合型促结缔组织增生性黑色毒瘤（少细胞区域小于 90% 的病变）区分开，对于患者的治疗和预后都至关重要的。因为单纯型 DM 的前哨淋巴结累及率远远低于非 DM 病变以及混合型 DM；因此，对于一些患者，前哨淋巴结活检可能不必要。此外，因为单纯型 DM 转移和死亡风险较低，故相较于非 DM 病变以及混合型 DM，单纯型 DM 患者的预后通常较好。

蓝痣样黑色毒瘤：蓝痣样黑色毒瘤（MBN）涵盖一组不同类型的黑色毒瘤：①起源于普通蓝痣或细胞型蓝痣（良恶性成分双相增生）；②新发病变但结构和 / 或细胞形态与细胞型蓝痣类似。

因为 MBN 通常呈真皮或皮下结节状增生，类似转移性黑色毒瘤，而后者需要系统治疗，所以对这些

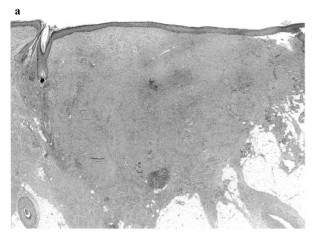
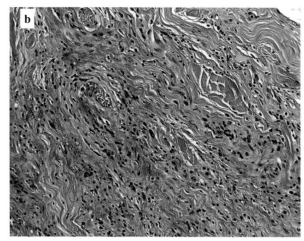

图 1.128 结缔组织增生性黑色毒瘤。（a）扫视可见真皮内细胞成分，伴散在淋巴样浸润（HE 染色，20×）；（b）高倍镜下，可见在密集间质内有侵袭性异型性梭形细胞（HE 染色，200×）

既往无黑色毒瘤病史的 MBN 患者的分期以及治疗选择具有重要的影响，因此，认识本类疾病就是原发于真皮/皮下至关重要。

MBN 形态学特征包括细胞的恶性增生（核多形性、染色质粗糙、明显的核仁），增多的和/或不典型有丝分裂象，坏死，侵袭性/破坏性生长，导致原来的组织结构消失。但是，这些特点并不能在每个病例中都观察到，因此，如何明确区别黑色毒瘤（起源于或模仿蓝痣）、细胞型蓝痣以及非典型细胞蓝痣目前仍然具有争议，甚至对经验丰富的皮肤病理学家也很困难。

大多数研究中，当 Breslow 厚度（BT）、年龄、Clark 水平和溃疡程度相当时，MBN 表现和经典黑色毒瘤类似。尽管如此，因为 MBN 是真皮病变，并非源于表皮，故传统的临床和病理预后指标（如年龄、性别、BT、有丝分裂象和溃疡）是否也适用于 MBN 仍具争议。由于本病罕见，文献仅有个别病例报告或病例数较少的系列研究。预后信息有限，有报道认为肿瘤最大直径与临床病程相关。

痣样黑色毒瘤：痣样黑色毒瘤或"最小偏离"黑色毒瘤是指组织学上类似于"痣"的黑色毒瘤。痣样黑色毒瘤（NM）可表现出多种黑色毒瘤组织学亚型，但结节性黑色毒瘤更常见。NM 通常对称、边界清晰，多由较小的瘤细胞组成，细胞异型性较轻，真皮内细胞巢平行排列。进一步的检查可以显示出其黑色毒瘤的特征（如核深染、多形性、核仁明显、真皮内有丝分裂象）。尽管 NM 与痣相似，但预后与具有相同组织学分期的其他类型黑色毒瘤类似。

黑色毒瘤的 AJCC 分期和 CAP 报告系统

美国抗癌联合会（AJCC）根据原发黑色毒瘤的组织学特点（T）、局部淋巴结受累情况（N）以及远处转移的情况（M），提出相关指南，这对于黑色毒瘤的分级和分期至关重要。在第 8 版 AJCC 黑色素瘤分期标准中，原发黑色毒瘤分期的关键是 Breslow 厚度和溃疡形成。对于薄的黑色毒瘤（厚度 ≤ 1.0 mm），Clark 水平和有丝分裂率不再用于区分 T1a 和 T1b，取而代之的是 Breslow 厚度 ≥ 0.80 mm。N 的分类依据是受累区淋巴结的数量、是否存在卫星灶以及临床是否存在可触及的淋巴结。M 的分类取决于病变部位（肺或中枢神经系统）和 LDH 水平。在第 8 版的 AJCC 癌症分期手册中有对分期指南的全面介绍。

美国病理学家协会（CAP）和美国外科医师学会癌症委员会建议使用包含与患者治疗相关的重要信息的概要性报告。肿瘤报告模板是为了更好地规范病理报告中的信息，并且避免影响分期的关键要素的遗漏。皮肤黑色毒瘤的报告模板包括 TNM 分期相关的重要的组织学参数，以及 CAP 要求的其他经过科学验证的数据信息。

鉴别黑色素痣及黑色毒瘤

结缔组织增生性色素痣：结缔组织增生性或硬化性色素痣形态学上显示纤维或瘢痕样的胶原中的梭形细胞增生，有时与蓝痣或 Spitz 痣类似。免疫组化显示 S-100 阳性，且真皮内 HMB45 阳性的黑素细胞可表现出成熟现象。HMB45 阳性模式不同于蓝痣，后者弥漫阳性。本病 Melan-A 阳性强度一致，且 Ki-67 增生指数较低（图 1.115）。

黑色毒瘤：免疫组化已经成为诊断黑素细胞病变的有效辅助手段，可用于黑色毒瘤的初步评估。交界性黑素细胞病变需结合临床、组织学、免疫组化以及分子学检查（具体见本书中其他章节）结果得出最终诊断。黑色毒瘤异常免疫组化特征包括 HMB45 的片状表达（缺乏成熟现象）（图 1.117）以及真皮内 Mart-1、Ki-67 双阳性细胞增多，提示黑素细胞增殖指数增加。一些黑色毒瘤表达 S-100 和 Sox10 程度不一。S-100 是黑素细胞可靠的标记，但组织固定不合适、被冰冻以及酶化等情况下可能被破坏，而不表达，其他标记物如 Sox10 以及 MiTF 有助于鉴别。黑色毒瘤也可出现角蛋白及肌源性分化，从而表达细胞角蛋白（Cocktail）和结蛋白。当肿瘤仅表达角蛋白或结蛋白时（黑素细胞标记物丢失），可能会被误诊为低分化癌或肉瘤（图 1.118）。将免疫组化结果与临床病史相结合十分重要。必要时还应结合原发肿瘤的情况或分子结果来考虑，因为一些发生于黑色毒瘤的突变（如 BRAF 以及 NRAS）在肉瘤中十分少见。

结缔组织增生性黑色毒瘤：与 HMB45 和 Melan-A 通常阴性相比，S-100 与 Sox10 在结缔组织增生性黑色毒瘤中很敏感。但是，在扩大切除标本中，需要避免将 S-100 或 Sox10 阳性的细胞误认为是残余肿瘤组织，因为瘢痕中可有散在的再生性神经纤维。只有病变中大多数细胞 S-100 或 Sox10 阳性时，才能诊断结缔组织增生性黑色毒瘤（图 1.119）。先前提及，正确区分"单纯性"结缔组织增生性黑色毒瘤（图 1.120）、伴有梭形细胞的黑色毒瘤 / 和混合性结缔组织增生性黑色毒瘤十分重要，因为前者的局部淋巴结

转移的风险较低，故前哨淋巴结活检并非必需。

免疫组化在黑素细胞肿瘤诊断及预后中的作用

大多数黑素细胞病变可以通过苏木精 / 伊红（HE）常规染色来进行评估。但是，其中一些病变的诊断需要其他辅助手段（例如免疫组化）来进行（确定是否是黑素细胞谱系性疾病或区分良恶性）或了解突变情况（如 BRAFV600E，BAP-1）。下文中，将分别介绍免疫组化在以下几个方面的运用：黑素细胞分化和成熟、细胞增殖、血管侵犯、突变情况以及免疫组化双重标记的应用，以及如何在诊断和判断预后中解释这些结果。

免疫组化标记在黑素细胞病变的评估作用

黑素细胞分化的标记物

HMB45：HMB45 是单克隆抗体，靶点位于Ⅰ型、Ⅱ型和Ⅲ型前黑素体胞质内膜上的糖蛋白 100（gp 100）。HMB45 是黑素细胞分化的高度特异性标记物，特异性为 95%~100%。HMB45 可在黑素细胞痣、黑色毒瘤以及合成前黑素小体的非黑素细胞肿瘤（如血管周上皮样细胞肿瘤、血管平滑肌瘤、透明细胞瘤）中表达。罕见的伴染色体 t（6:11）（p21:q12）的肾细胞癌，卵巢生成类固醇的肿瘤也可表达 HMB45。其对原发黑色毒瘤敏感性为 70%~100%，对转移病变的敏感性可达到 80%。

HMB45 在胎儿和新生儿的黑素细胞、活化的黑素细胞、色素痣中真皮交界处和真皮乳头的黑素细胞中表达，并在某些类型的痣（如蓝痣和 Spitz 痣）的真皮成分中广泛表达。

HMB45 在复合痣（普通型或发育不良型）真皮中巢状的表达模式有助于区分良恶性病变。在色素痣中，随着真皮逐渐变深，HMB45 的表达逐渐慢慢减少（图 1.129a）。但是外伤后以及毛囊周围痣细胞的表达则可能不减少。蓝痣及其亚型、Spitz 痣中 HMB45 弥漫强阳性。相比之下，黑色毒瘤中 HMB45 是片状表达（但无法根据病变的位置来预测其表达，图 1.129b）。

Melan-A/MART-1：T 细胞 1 识别黑色素瘤抗原（Mart-1）在正常黑素细胞、痣细胞以及黑色毒瘤中

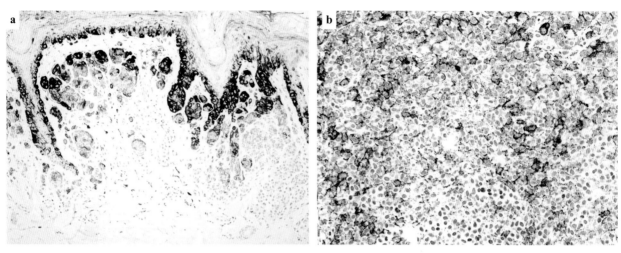

图1.129　HMB45免疫组化结果。（a）复合痣可见表皮内及真皮浅层内黑素细胞阳性，随着病变深入真皮，表达程度逐渐、连续降低（100×）；（b）侵袭性黑色毒瘤；中HMB45为异质性表达，无固定模式及真皮内成熟现象（200×）

均可表达。有2个克隆，分别是MART-1（clone M2-7C10）与Melan-A（clone A103），它们的作用靶点相同，可作为黑素细胞分化的标记物。对于黑色毒瘤来说，两个克隆的敏感度（75%~92%）及特异性（95%~100%）相当，与HMB45类似，同样可以在血管周上皮样细胞肿瘤中表达。Melan-A（clone A103）也可阳性表达于肾上腺皮质肿瘤以及生成类固醇的肿瘤中，但MART-1（clone M2-7C10）则是阴性。Melan-A/Mart-1在交界处黑素细胞、各种类型痣的真表皮部分，以及黑色毒瘤中均可表达。与HMB45一样，Mart-1的表达模式对于评估黑素细胞病变具有提示价值。色素痣中Mart-1弥漫表达。与HMB45一样，Mart-1在黑色毒瘤通常为斑片状表达，或可完全表达缺失。

酪氨酸酶（Tyrosinase）：酪氨酸酶是一种黑素合成酶，它将L-酪氨酸转化为L-3，4-二羟基苯丙氨酸（L-DOPA），而这一步是黑素合成的关键调控步骤。一些商业化的克隆（包括T311和MAT-1）作为黑素细胞分化标记物的敏感性为84%~94%。与HMB45一样，酪氨酸酶对黑素细胞分化也具有较强的特异性（>97%），并且在交界痣和皮内痣以及不同类型的痣中具有与HMB45相似的表达模式。

小眼畸形转录因子（MiTF）：一种螺旋-环-螺旋碱性亮氨酸拉链转录因子，可调控黑色素合成，对黑素细胞分化至关重要。单克隆抗体D5的靶点是人源性MiTF，在临床上用于细胞核的标记。抗MiTF（克隆号D5）的敏感性为80%~100%，与HMB45、酪氨酸酶和Melan-A相似。MiTF在真表皮交界处的黑素细胞、痣细胞以及黑色毒瘤中均表达。然而，与HMB45、酪氨酸酶和Melan-A相比，MiTF也可表达于非黑素细胞，包括肥大细胞、成纤维细胞和巨噬细胞，故特异性偏低（低于88%）。

S-100：S-100（可溶于100%饱和硫酸铵溶液）属于钙结合蛋白家族，由两个相关蛋白S-100B和S-100A组成，并包括多个蛋白亚型（如S-100A1和S-100A6）。抗体可分为多克隆和单克隆，但主要检测S-100B。部分多克隆抗体也能与某些S-100A蛋白的亚型发生反应，抗S-100A6是神经鞘黏液瘤（一种需要与黑素细胞病变在组织学上鉴别的肿瘤）有用标记物。S-100常用于显示神经或黑素细胞分化。对黑素细胞病变的敏感性为97%~100%。由于S-100抗原溶于丙酮和乙醇，因此，其表达可能受到固定物类型、固定时间或冷冻的影响，容易出现假阴性。由于S-100还可以标记肌上皮细胞、神经鞘细胞、朗格汉斯细胞、树突细胞、脂肪细胞和软骨细胞，因此其对黑色毒瘤的特异性小于90%。由于施万细胞前体可以表达S-100，容易被误认为残留的黑色毒瘤，特别是表现为促结缔组织或梭形细胞形态时。

Sox10：Sox10是Sox基因家族的成员，调节神经嵴发育和黑素合成中相关基因的表达（如 MiTF）。Sox10 表达于黑素细胞、皮肤附属器、少突胶质细胞、施万细胞和肌上皮细胞。是高度敏感（97%~100%）的黑素细胞分化标记物。此外，由于成纤维细胞和巨噬细胞不表达 Sox10（与 MiTF 相反），而淋巴结中的滤泡树突状细胞也不表达（与 S-100 相反），Sox10 在鉴别原发和转移黑色毒瘤中特异性更大（>90%）。Sox10 在皮肤附属器，部分唾液腺和乳腺癌中表达。Sox10 是核阳性（图 1.130），因此在某些临床应用中具有一定优势。

黑素细胞鸡尾酒染色法：前哨淋巴结评估的原则是在不影响黑素细胞标记物特异性的前提下将其敏感性最大化，以最有效地评估前哨淋巴结（SLN）是否受累。考虑到可能只会出现很小的肿瘤细胞簇（有时少于 5 个，甚至单个肿瘤细胞），这使得泛黑素细胞标记物的开发成为必要。泛黑色毒瘤鸡尾酒染色法可由 HMB45、酪氨酸酶、MART-1（克隆号 M2-7C10）和 Melan-A（克隆号 A-103）的混合组成。另一种染色法包括 HMB45 和抗酪氨酸酶抗体（MART-1 和 Melan-A 不包括在内）。每种染色法都应用在特定的临床情况下，从而最大化检测的敏感性和特异性。在临床工作中，我们通常使用广谱泛黑素细胞鸡尾酒染色法（HMB45，Mart-1/Melan-A，抗酪氨酸酶抗体）来检查 SLN 是否受累或证实低分化恶性肿瘤是否是黑素细胞分化。当需要更特异时，我们使用第二种泛黑素细胞鸡尾酒染色法（HMB45 和抗酪氨酸酶抗体）（例如，在原位黑色毒瘤中识别是否存在真皮受累，避免使用 Mart-1/Melan-A 的原因是真皮内巨噬细胞可阳性）。含有不同黑素细胞标记物的商业化鸡尾酒染色可通过一张切片来评估黑素细胞分化。

细胞增殖标记物

MIB-1（Anti-Ki-67）：Ki-67 是细胞增殖过程中，核内 G1、M、G2 和 S 期表达的细胞周期相关蛋白，通过单克隆抗体 MIB-1 检测。对比普通色素痣、发育不良痣、原发性和转移性黑色毒瘤，发现 Ki-67 在黑色毒瘤（11%~48% 阳性）中表达水平明显高于痣细胞（0%~2% 阳性）。

此外，定量显示，转移性黑色毒瘤中阳性细胞数高于黑素细胞痣［分别为（47.0~95.2）×10³/mm³ 和（6.3~6.4）×10³/mm³］。MIB-1 的 1 个重要缺陷在于不能区分增殖细胞的类型（如淋巴细胞）；因此，为了更准确地量化 MIB-1 阳性的黑素细胞，开发了 Ki-67/MART-1 双免疫组化体系，能够特异性定量 MART-1 阳性细胞增殖的情况。真皮黑素细胞

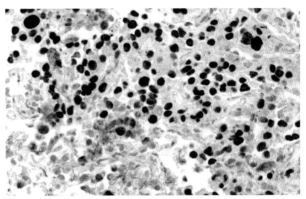

图 1.130　Sox-10 免疫组化结果：Sox-10 阳性表达于转移性黑色毒瘤细胞核

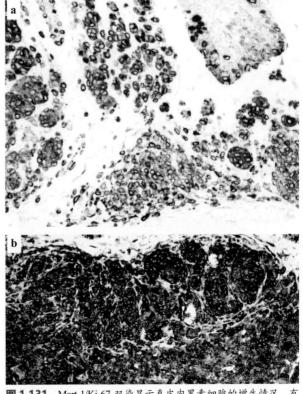

图 1.131　Mart-1/Ki-67 双染显示真皮内黑素细胞的增生情况，有助于鉴别良性色素痣以及黑色毒瘤。（a）复合痣，黑素细胞缺乏 Ki-67（MIB1）的核表达；（b）侵袭性黑色毒瘤，Mart-1 显示黑素细胞（红色）中，Ki-67（MIB1）核阳性的细胞数目增加

增殖率小于 5%（Mart-1/Ki-67 细胞）支持诊断色痣（图 1.131a），而大于 10% 则支持黑色素瘤的诊断（图 1.131b）。Ki-67 模式也有助于区分色素痣和黑色毒瘤。典型色素痣随着细胞逐渐向真皮网状层分布，Ki-67 阳性逐渐减弱或消失（类似于色素痣中的 HMB45 成熟模式）。而黑色毒瘤则是片样阳性，而且病变深部出现阳性。有时，由于激素变化，或伴增生性结节的先天性色素痣时，色素痣的增殖率可增加，因此，临床与病理结合至关重要。MART-1/Ki-67 阳性细胞的自动定量数字图像分析的应用，可进一步提高色素痣和黑色毒瘤的鉴别特异性。

PHH3：PHH3 抗体特异性标记磷酸化组蛋白 H3（丝氨酸残基 10），后者特异性地出现于细胞周期 G2 期和 M 期染色质凝结期。PHH3 是细胞分裂的敏感、特异标记物，可用于检测黑色素瘤有丝分裂象，有助于诊断和提供预后信息。PHH3 可用于确认黑色素瘤中有丝分裂象的存在。和 MART-1/Ki-67 双染类似，MART-1/PHH3 双染提高了黑素细胞有丝分裂象检出的特异性（图 1.132）。

血管侵袭标记物

D2-40：D2-40（podoplanin）是一种标记淋巴管内皮细胞的特异性抗体，有助于检测黑色毒瘤的脉管侵犯。存在脉管侵犯与 SLN 受累与生存率降低有关。MiTF/D2-40 双染能更清晰显示黑色毒瘤的淋巴管受累；可勾勒出 D2-40 标记的淋巴管中的黑素细胞（图 1.133）。

CD31：血管内皮细胞、血小板和巨噬细胞均表达 CD31（血小板内皮细胞黏附分子 1，PECAM-1）。CD31 抗体标记淋巴管和血管内皮，因此可用于确定肿瘤细胞的血管受累。S-100/CD31 双染可检测肿瘤细胞对血管的累及，与鼻黑色毒瘤预后差相关。

CD34：CD34 是表达在未成熟造血细胞、内皮细胞和真皮树突状细胞表面的糖蛋白。与 D2-40 类似，CD34 可用于证实黑色毒瘤的血管受累，并与无病生存率和总生存率呈负相关。然而，CD34 在皮肤中可以标记其他结构，这可能会影响其特异性。

突变标记

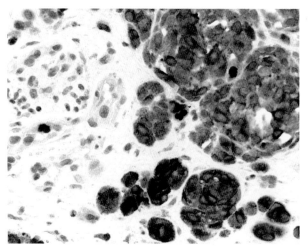

图 1.132 Mart-1/PHH3 鸡尾酒染色法显示黑素细胞正在进行有丝分裂：Mart-1 标记黑素细胞（红色），PHH3 标记了有丝分裂中细胞核内的染色质（棕色）。左侧可见 Mart-1 阴性、PHH3 阳性细胞（非黑素细胞），右侧为 Mart-1 和 PHH3 双阳性的、正在进行有丝分裂的黑素细胞（200×）

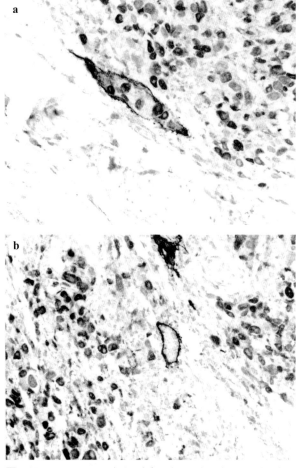

图 1.133 MITF/D2-40 鸡尾酒染色证实了肿瘤细胞的淋巴管侵袭。D2-40 勾勒出淋巴管结构（红染），其内包含。（a）MITF 阳性的肿瘤细胞（核色；100×）；（b）MITF 阴性的细胞（100×）

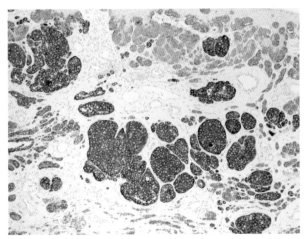

图 1.134 突变相关抗体检测 BRAFV600 突变：BRAFV600E（VE1）抗体在肿瘤细胞内弥漫强阳性（100×）

BRAF V600E：BRAF 突变是皮肤黑色毒瘤中最常见的体细胞突变，约 50%~60% 的黑色毒瘤中都可检测到。因为绝大多数是单位点突变（V600E），所以用单克隆抗体 BRAF V600E（clone VE1）进行免疫组化染色时，鉴于其敏感性（97%~100%）和特异性（97%~100%）均较高，故可将其作为检测黑色毒瘤中 BRAF 突变的有效替代方法，尤其是当肿瘤细胞表现出同质性表达或表达缺失时（图 1.134）。但是，当 BRAF V600E 异质性表达，则需要用二代测序的关联分析来才可以明确 BRAF 的突变情况。使用棕色显色剂 DAB（3,3'- 二氨基联苯胺）时，在色素较多的标本中，黑色素会干扰 BRAF V600E 的免疫组化结果判读，使用红色显色剂 AEC（3- 氨基 -9- 乙基 - 咔唑）或许可以解决。另外，使用 H_2O_2（漂白剂）去除内源性黑色素或许是另一种选择，但这并非常规应用，因为漂白剂可能会改变组织抗原性。此外，Giemsa 染色有助于区分黑色素（Giemsa 染色为绿色）和 DAB 着色（不影响）。

KIT：在肢端、黏膜或长期日光损伤部位的黑色毒瘤可出现 KIT 突变和 / 或扩增，与黑色毒瘤的发生有关。干细胞因子跨膜受体酪氨酸激酶 c-Kit（CD117）的激活可通过 MAPK 和 PI3K-AKT 等通路促进黑素细胞增殖、迁移和存活。通过免疫组化已经在部分黑色毒瘤中证实了 KIT 的突变及扩增与 KIT 蛋白表达相关。此外，免疫组化表达强度与外显子 11 中 KIT

的特定突变（如 L576P）相关，虽然这仍存在争议。因此，与 BRAF V600E 不同，免疫组化检测不具备相同的阳性预测值，且不能作为代替 KIT 突变检测的一种手段，这可能反映了染色方案、抗体、黑色毒瘤亚型、KIT 的突变类型以及地域或种族多样性的差异。

p16INK4a：周期蛋白依赖性激酶 2a（CDKN2a）基因位于染色体 9p21 上，编码两种主要的肿瘤抑制蛋白，即 p16INK4a 和 p14ARF。在家族性黑色毒瘤中，大部分基因突变是 CDKN2a 的突变。核 p16INK4a 蛋白功能的丧失与较差的生存率相关。原位荧光杂交显示，9p21 的纯合缺失与 Spitz 样的黑色素瘤的侵袭行为相关。作为替代，p16INK4a 的免疫组化可能有助于对有 Spitz 样形态的黑素细胞进行病变的诊断和预后判断。

提示诊断及预后的分子学检测

诊断良性或恶性病变依赖于仔细观察形态特点及结合免疫组化特征。然而即使如此，不同人之间也会有诊断的差异，因此，对于黑素细胞病变，分子检测可能有助于诊断。组织学上"不明确"的病变至少表现出以下一种，但通常是多种非典型形态 / 免疫组化特征：不对称生长模式或炎症浸润，连续性或扩张性生长，真皮内炎症和 / 或纤维化，表皮内病变出现向上的 Paget 样播散，细胞明显异型（大且不规则的细胞核以及明显核仁），真皮内有丝分裂象（特别是在病变深部），真皮内成熟模式异常（形态学和 / 或由 HMB45 证实）和真皮内细胞增殖指数明显增多，特别是在病变的基底部（根据 Ki-67 测定，至少大于 5%）。

随着技术的进步，以及从福尔马林固定石蜡包埋（FFPE）组织中提取核苷酸的能力的提高，对黑色素瘤分子 - 基因改变的了解大大增加，这也使得某些诊断检测手段快速兴起。比较基因组杂交（CGH）对一系列良性和恶性黑素细胞增殖性疾病的应用首次加深了我们对黑素细胞肿瘤遗传学的理解，其揭示了典型黑色毒瘤存在可重复的染色体畸变模式（约 96% 的病变显示了某些染色体的增减），而这完全不同于色素痣（完全没有染色体改变或者携带整个染色体的改变）。此外，基因组拷贝数的变化模式因病变部位和曝光程度而异。CGH 的优势在于，它能够同时在一个单独的基因组位点获取肿瘤的整个基因组，发现相对 DNA 拷贝数变化（扩增或丢失），且同时发现抑癌基因（肿瘤内拷贝数缺失区域）和癌基因（肿瘤内扩增区域）。

总之，这些发现揭示了黑色毒瘤和色素痣之间基因组差异（染色体不同区域存在扩增/缺失），并进一步提示利用这些差异可以辅助诊断黑色毒瘤。虽然 CGH 仍然是诊断黑色毒瘤的分子检测的金标准，但在实际工作中（需要纯肿瘤、成本、技术）限制了其更广泛的应用。因此，荧光原位杂交（FISH）可以替代 CGH 检测基因组不稳定性。使用 FISH 识别黑色毒瘤中最常见的染色体拷贝数的改变，包括 6p25、6q23、着丝粒 6（cen 6）和 11q13。在首次应用 FISH 的研究中，检测 6p25 或 11q13 的扩增、6p25/cen 6 比例的增加、6q23/cen 6 比例的降低，认为在分辨黑色毒瘤和色素痣中，其敏感性可达到 87% 以上，特异性可达到 95% 以上。大量验证性的研究使用相同的探针验证了 FISH 在不同临床诊断中的效用，认为其有较高灵敏度和特异性。部分这些早期研究中，存在的一个重要缺陷在于，将组织学上诊断明确的黑色毒瘤和痣用来验证 FISH 的有效性。但是 FISH 通常不用于诊断形态学已经明确的黑素细胞病变，而是在疑难的病例中发挥诊断作用。尽管早期的报告表明，FISH 有助于区分诊断不明确的黑素细胞增生性病变，但有大规模的研究质疑 FISH 在诊断这些性质不明病变中的作用，研究发现以临床专家意见及疾病生物学行为作为诊断金标准，FISH 总体敏感性在 43% 至 60% 之间，特异性在 50% 至 80% 之间。在常规光镜和/或免疫表型难以分类的病变中，这些对 FISH 的研究得出的共识包括：①无论病变的恶性性质是明确还是不明确，FISH 都可能是阴性的；②形态和生物学行为呈良性的病变，FISH 可能阳性—常见的解释是四倍体/多倍体；③对于某些黑素细胞病变的亚型，FISH 的作用可能有限。因为这些病变具有独特的基因组改变，无法被常规探针组合如 6p25、6q23 和 11q13 所识别。

因此，较新的探针组合提高了 FISH 的敏感性和特异性，以此克服导致假阳性的技术问题。第二代 FISH 目前使用以下探针：9p21（使用着丝点 9 作为杂交对照来发现纯合缺失）和 6p25，8q24 和 11q13（发现这些位点的扩增）。这些探针的截断值为 29%，即肿瘤中含有上述一种改变的细胞数大于 29% 就判断为阳性。在一组之前未检测过的黑色毒瘤和色素痣中，我们比较了一代和二代 FISH 探针，在区分良恶性方面，较第一代 FISH 探针，新组合敏感性（94% 相对于 75%）和特异性（98% 相对于 96%）都更高。FISH 和 CGH 的结果是否关联，目前仍然有争议。一项研究显示，两种方法的一致性只有 44%（4/9 例），而 56%（5/9 例）的 FISH 和 CGH 结果并非一致。相比之下，在一项独立的研究中，FISH 和 CGH 的总体一致性为 90%，其中 85% 的差异是由于 FISH 的敏感性超过 CGH 造成的。

除了对诊断有帮助，FISH 的一个重要优势还在于它对预后有帮助，FISH 阳性患者比阴性患者临床病程更为凶险。此外，FISH 探针（特别是 8q24 和 11q13）似乎和诊断不明确的黑素细胞病变的预后相关性更明显。这一结论是根据对非典型 Spitz 肿瘤（AST）诊断得出的，由于根据其组织学特征和免疫组化无法判断其性质，因此 AST 仍是一个有争议的疾病，甚至专家也不确定是否会发生转移。一些研究已经证实，FISH 可对这类病变的风险提供分层信息。也就是说，FISH 阳性—特别是 9p221 纯合缺失与 AST 凶险的临床行为（包括死亡结局）相关，但是并非所有的研究都支持此论断。

其他有用的分子检测方法包括一种商用的检测方法，可以检测一系列基因的相对表达水平，这些基因包括 PRAME、S-100 家族（S-100A7、S-100A8、S-100A9、S-100A12 和 PI3），以及一系列炎症相关基因（CCL5、CD38、CXCL10、CXCL9、IRF1、LCP2、PTPRC 和 SELL），根据表达的情况，区分良性和恶性病变。在对 2300 多个样本检测，其将黑色毒瘤和色素痣区分的灵敏度和特异性分别为 89%~92% 和 91%~93%。研究将 FISH 和基因表达评分对一组诊断有挑战性的黑素细胞病变（$n = 78$）中进行了比较，FISH 和基因表达评分与组织病理学的一致性分别是 70% 和 64%。两种方法的敏感性和特异性的一致性是 70%，这也表明这两种方法在诊断中具有互补的作用。

前哨淋巴结活检

前哨淋巴结（SLN）是在某一特定解剖部位接受来自肿瘤组织的淋巴引流的第一个或一组淋巴结，因此被认为是最有可能被转移的淋巴结。评估 SLN 已经成为几种恶性肿瘤，如乳腺癌、胃肠道癌和黑色毒瘤早期分期最可靠的方法。相比全切，SLN 活检有很多优势，包括：①副作用更少；②由于受检的淋巴结更少，通过全面的切片和免疫组化可以更详尽地分析每个淋巴结。由于大多数皮肤黑色毒瘤可通过淋巴转移，对黑色素瘤患者进行前哨淋巴结（SLNs）的检查已成为肿瘤分期的重要组成部分；因此，其收录于 AJCC 的分期标准中。此外，目前多数黑色毒瘤治疗方案都需要 SLN 的信息，以对患者进行分层评估。大约 20% 的原发皮肤黑色毒瘤患者的 SLN 中会出现转移灶，提示预后较差。SLN 阳性的患者通常需要接受淋巴结清扫，以清除剩余的转移淋巴结。

根据定义，体格检查未触及淋巴结肿大的患者可以进行 SLNs 的评估。一般推荐有以下特征的原发黑色毒瘤患者进行 SLN 检查：① Breslow 厚度大于 1 mm；②溃疡。AJCC 第 7 版也推荐使用真皮内有丝分裂象作为 Breslow 较薄的黑色毒瘤进行 SLN 检查的附加指征。AJCC 第 8 版推荐 Breslow 厚度 ≥ 0.80 mm 来替代真皮内有丝分裂象来定义 T1a 和 T1b 病变，并作为 Breslow 较薄的黑色毒瘤中 SLN 活检的指征。其他支持进行 SLN 检查的"高危"组织学特征是存在卫星灶和血管侵犯。无论厚度如何，单纯的结缔组织增生性黑色毒瘤患者通常不需要进行 SLN 检查。

在检查 SLN 时，最常需要鉴别的是成簇分布的巨噬细胞（伴或不伴有色素），因为其可能类似转移性黑色毒瘤，免疫组化可以帮助鉴别。高达 20% 的腋窝或腹股沟淋巴结纤维被膜中含有良性的黑素细胞，称为被膜痣。其特征性的被膜位置和细胞学特点

有助于和转移性黑色毒瘤（被膜下窦和恶性细胞学检查）鉴别。然而，很少的情况下，被膜痣会出现在淋巴结的实质（更像转移性黑色毒瘤）；而有时，黑色毒瘤可位于淋巴结背膜内淋巴管中，类似被膜痣。在这些情况下，免疫组化可以提示诊断。被膜痣（包括在实质的病变）通常缺乏或弱表达 gp100（HMB45），Ki67（MIB1）指数非常低，而黑色毒瘤强阳性片状表达 HMB45，Ki-67 增殖率升高。

前哨淋巴结（SLN）的识别通常是通过淋巴造影术和注射染料来实现的。

术前，在病变区域注射放射性示踪剂［通常用锝 -99m（^{99m}Tc）标记］和蓝色染料。一段时间后，将盖革计数器置于皮肤上方以此评估局部淋巴，确定哪些淋巴结可能含有转移性黑色毒瘤。盖革计数器和视诊（蓝染的淋巴结）的结合有助于识别引流区的 SLN。一些区域的皮损可能引流到多个淋巴结，例如，中背部的病变可能同时引流到 1~4 个不同的淋巴结（腋窝或腹股沟）。

淋巴造影术同样可以有效评估淋巴引流模式。SLN 可能位于主要淋巴池（腋窝、腹股沟和颈部）和其他部位，而这取决于原发病灶的位置。

SLN 可能是蓝色的，也可能不是，这取决于它含有多少蓝色染料。外科医生应标记：①解剖学部位；②是"蓝色"还是"非蓝色"；③放射性计数。大多数指南不建议使用冷冻切片来评估黑色毒瘤的 SLN。冰冻切片可能影响形态学，同样可能缺少淋巴结的被膜下区域（黑色毒瘤转移最常见的区域）。此外，福尔马林固定和石蜡包埋前的多个处理步骤和额外的切片检查通常会导致组织丢失，从而影响分析的敏感性。组织印片同样不适合使用，因为黑色毒瘤细胞和染色的巨噬细胞很难通过细胞学特征来区分。尽管缺乏公认的检查 SLN 的指南，但主流观点认为，简单地将活检淋巴结均分，仅进行常规 HE 检查会降低发现转移灶的敏感性。目前的评估 SLN 的方法包括检查多张 HE 切片以及使用 IHC。Cochran 等人最初提出的方法是将 SLN 平行于长轴切为两瓣，且尽可能通过淋巴结门。其他机构，包括我们在内，都是垂直于长

轴对 SLN 进行连续切片，以最大限度地显露被膜下区域（图 1.135）。

对 SLN 进行连续切片，每个组织的初始剖面均进行 HE 切片检查。如果发现转移性黑色毒瘤，则报告 SLN 为阳性（图 1.136）。如果没有发现，则准备一张深切的 HE 切片（深度约 200 μm），以及两张连续的 5 μm 白片。SLN 阳性患者约 20%，其中 16% 的患者在最初的 HE 切片中检测到肿瘤，其余 4% 是通过连续切片或免疫组化检测到。虽然 S-100 最敏感，但淋巴结实质中大量的树突状细胞（除了黑素细胞外）可以阳性，使得区分单个黑素细胞和树突状细胞很困难。因此，我们建议使用全黑素细胞鸡尾酒染色，包括 HMB45、MART-1 以及酪氨酸酶。由于 MART-1 偶尔会标记淋巴结中巨噬细胞，而 HMB45 通常不标记，所以 HMB45 有助于区分巨噬细胞和黑色毒瘤细胞。在某些情况下（特别是梭形细胞黑色毒瘤可能不表达 MART-1 或 gp100 时），S-100 染色是必要的。在这些情况下，形态学结合免疫组化（如 Sox-10）可以进一步明确诊断。

SLN 阳性与患者的生存率降低相关，而 SLN 中转移灶的大小与同一解剖区域的非 SLN 受累情况有关，同时也与总体预后相关。

报告阳性 SLN 时，我们会对肿瘤负荷进行评估，包括：①检查的总淋巴结数中受累的淋巴结数；②肿瘤转移灶的最大尺寸（单位为 mm，测量长宽）；③位置（被膜下或实质内）；④是否存在被膜外受累（ECE）。

一项大规模，单中心的回顾性研究分析了 409 例原发皮肤黑色毒瘤患者的 1029 个前哨淋巴结的组织学特征，发现前哨淋巴结内的肿瘤体积（大于 2.0 mm），被膜外受累，围淋巴管侵犯（PLI）以及在完整淋巴结清扫术（CLND）中出现非前哨淋巴结受累均是无病生存期减少的独立预后因子。当行标准化 CLND 时，SLN 中肿瘤体积（大小 > 10.0 mm）和 ENS 是无远处转移生存率（DMFS）的独立预测因子。SLN 与 ENS 和 PLI 则是黑色毒瘤特异性生存（MSS）的独立预测因子。在一项 1417

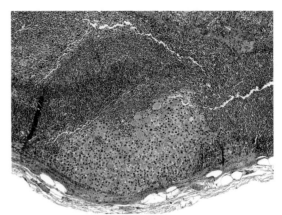

图 1.135 转移性黑色毒瘤累及前哨淋巴结：常规 HE 染色显示被膜下黑色毒瘤细胞团（100×）

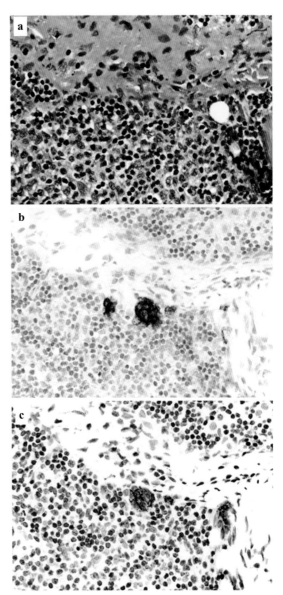

图 1.136 免疫组化结果提示转移性黑色毒瘤侵犯前哨淋巴结。（a）HE 染色显示被膜下转移性黑色毒瘤；（b）肿瘤被黑素细胞鸡尾酒染色（HMB45、MART1 以及酪氨酸酶）标记；（c）被 HMB45 单独标记（均为 400×）

名患者的独立研究中，237 名患者 SLNs 活检阳性，前期数据提示可将预后逐渐恶化的患者分成 3 组，如下所示：① 1~2 个阳性 SLN，转移灶大小为 2 mm 或更小，原发灶无溃疡；②原发病灶有溃疡或任一转移灶大于 2 mm；③ 3 个或 3 个以上的阳性 SLN 或原发病灶有溃疡，或任一转移灶大于 2 mm。

虽然 SLN 内有微小转移灶的黑色毒瘤患者的预后强于较大转移灶的患者，但目前的数据仍然无法给出一个明确的体积阈值，包括那些在 SLN 中只发现单个黑色毒瘤细胞的罕见病例，因为没有可靠的标准来区分哪些患者将进展，哪些患者仅是偶然发现（图 1.137）。

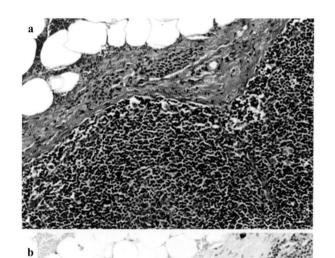
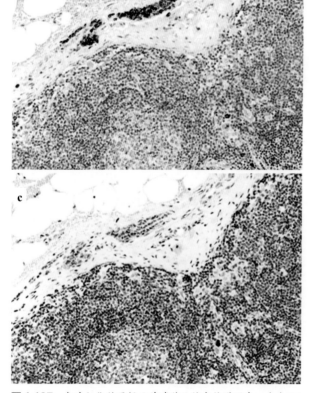

图 1.137　免疫组化结果提示前哨淋巴结中被膜下痣。（a）HE 染色可见被膜内有梭形的、形态温和的黑素细胞聚积；（b）这些细胞被黑素细胞鸡尾酒染色（HMB45、MART1 以及酪氨酸酶）所标记；（c）但是 HMB45 单独标记阴性（均为 400×）

第六节　皮肤神经源性疾病和梅克尔细胞癌

简介

皮肤神经源性病变是皮肤最常见的良性间质性病变之一，病变由不同的神经成分组成，包括施万细胞和外周神经细胞、神经纤维细丝和成纤维细胞。这些病变大多发生在浅表软组织，但也可能累及皮肤，这取决于疾病类型。外周神经鞘肿瘤在形态、临床相关性以及临床行为上是最多变的皮肤神经源性肿瘤，常导致误诊。本章将回顾常见的神经源性病变，并这些病变分为反应性、良性和恶性。此外，将在本章讨论梅克尔细胞癌（MCC）。

反应性病变

反应性病变包括多指畸形、创伤性神经瘤、指（趾）环层小体神经瘤、上皮鞘神经瘤和术后神经浸润。反应性病变临床表现无特异性，通常将整个病灶完整切除（作为活检标本）或作为较大标本的取材部分。

多指畸形

多指畸形是最常见的先天性手指畸形，其特征是手或足部基底处发育良好的多指或第五指微小化（如手部尺侧缘）。可单发，也可是常染色体显性的综合征。交叉性多指Ⅰ型是指手的轴后型多指伴足的轴前型多趾，Ⅱ型是指手的轴前型多指伴足的轴后型多趾。如果交叉性多指合并畸形综合征，其遗传模式通常是常染色体隐性遗传。研究认为这是宫内第六指截肢神经瘤遗留造成的。

镜下，病变通常不规则，主要由增生的神经纤维

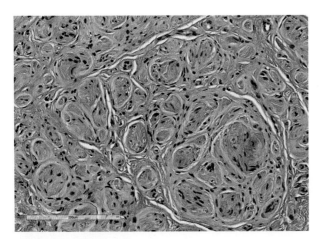

图 1.138 创伤性神经瘤：病变位于真皮深层，由神经束组成，被纤维组织分隔（HE 染色，×200）

和真皮上部结缔组织中的梅瑟尔小体组成。手术切除是最常用的治疗方法。

创伤性神经瘤

外伤性神经瘤是继发于部分或整个神经的创伤性病变，与创伤、感染、疤痕和截肢有关。病灶小，圆形或卵圆形，坚实，可疼痛。多发性黏膜神经瘤可散发，也可为多发性内分泌腺瘤综合征（MEN- Ⅱ b）的表现。

镜下，病变由多个不规则神经束组成，这些神经束在瘢痕组织中，彼此分开（图 1.138）。神经束中包含 S-100 阳性的施万细胞，周围是表达上皮膜抗原（EMA）的神经束膜细胞。通常的治疗方法是切除。

指（趾）环层小体神经瘤

一种罕见的疼痛性病变，通常发生在手指局部创伤后。病变通常较小，与 Morton 神经瘤 / 跖骨痛（由足底远端和 / 或脚趾的慢性损伤引起的退行性病变）或 Dupuytren 挛缩（掌指关节及近端指间关节筋膜的进行性增厚及缩短，从而引起指 / 趾挛缩）相关。

镜下，表现为大而多的环层小体增生，纤维组织内混杂着小神经纤维。

明确诊断需要结合临床表现（疼痛性肿块）以及组织学特征［指（趾）环层小体神经瘤］。

上皮鞘神经瘤

上皮鞘神经瘤与鳞癌侵犯神经周围非常类似。在成人，本病通常发生在背部，表现为小的、无症状的单发丘疹或结节。组织学上，上皮鞘神经瘤表现真皮浅层出现增大的神经纤维，且被鳞状上皮所包绕，而这个部位通常没有较大的神经。

术后神经浸润

术后神经浸润类似于恶性肿瘤神经周围的侵犯，并且与既往创伤或外科手术部位有关的修复性改变 / 瘢痕。组织学上，本病特征是在神经周围出现形态温和的鳞状上皮分化并伴有瘢痕。术后神经浸润是一种排除性诊断，如果皮损发生在鳞状细胞癌手术切除部位，则很难区分是术后神经浸润还是肿瘤浸润神经。病变标本（特别是非鳞状细胞癌切除部位）表达 MNF116 和 EMA，细胞温和，近期该部位有手术史等有助于明确诊断。

良性神经肿瘤

包括神经纤维脂肪瘤，孤立性局限性神经瘤，神经束膜瘤（及其变异型，硬化性神经束膜瘤），神经鞘黏液液瘤，颗粒细胞瘤，神经纤维瘤（以及丛状、弥漫型、色素型 / 黑素型和非典型），神经鞘瘤 /（古老型、细胞型、丛状型、黑素型的和上皮样）以及混合性病变（神经纤维瘤 / 神经鞘瘤和神经鞘瘤 / 神经束膜瘤）。

神经纤维脂肪瘤

神经纤维脂肪瘤，又称纤维脂肪瘤错构瘤，是一种罕见的，通常表现为柔软、生长缓慢的肿块，主要累及年轻患者（通常在 30 岁以下）上肢正中神经。常表现为感觉及运动障碍。三分之一的神经纤维脂肪瘤与骨过度生长（巨指畸形）有关（这种情况称为营养异常性巨大发育性脂肪瘤或伴巨指畸形的纤维脂肪瘤）。

本病通常表现为柔软、黄色、分叶状、香肠状病变。组织学特征是纤维脂肪组织在周围神经内部及周围增生，从而导致神经退行性变、萎缩、神经束纤维化或向心性增厚，CD34 和 EMA 阳性，伴或不伴骨化生。治疗包括切除病变、保留神经，以避免严重的感觉异常。

孤立性局限性神经瘤

最早由 Reed 等人在 1972 年描述，命名为皮肤栅栏状有包膜的神经瘤。本病良性，局部切除即可。病

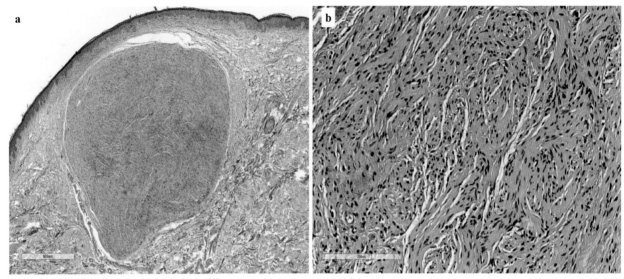

图 1.139 孤立性局限性神经瘤 / 栅栏状有包膜的神经瘤。（a）真皮内界限清晰的肿瘤，由分化好的神经束以及将之分隔的疏松间质所组成（HE 染色，×30）；（b）高倍镜下可见交织的施万细胞束，被人工裂隙分隔（HE 染色，×200）

灶较小（直径 ≤ 5 mm），表现为单发、无症状、皮色、圆顶状结节，多见于 40~70 岁成人的头颈部（包括口腔黏膜）。组织学上，孤立性局限性神经瘤是一种边界清楚的、单叶的真皮内结节，由相互交织的施万细胞和许多神经丝阳性的小轴突混合而成，肿瘤被人工的裂隙所分离，部分被 EMA 阳性的神经束膜性纤维母细胞包绕（图 1.139）。肿瘤细胞核为波浪状，胞质边界不清。大约一半患者的皮损可能起源于靠近病灶底部的神经。

神经束膜瘤

罕见的外周神经鞘肿瘤，1978 年由 Lazarus 和 Trombetta 首次报道。文献中描述了两种不同的类型：神经内 / 局部肥厚性神经肿大和神经外（软组织）神经束膜瘤。神经外（软组织）神经束膜瘤最常见于皮下组织和真皮。本章节，我们关注的是皮肤神经束膜瘤。

皮肤神经束膜瘤表现为小丘疹（直径通常小于 1 cm），主要发生在中年女性（年龄在 19 岁到 67 岁之间）的下肢和躯干。皮肤神经束膜瘤没有特殊的临床表现。

低倍镜下，皮肤神经束膜瘤通常表现为哑铃状结构，推挤性生长，皮损主要在真皮内，可累及皮下，与表皮间有 Grenz 无浸润带。皮肤神经束膜瘤无包膜，

但边界清晰。皮肤神经束膜瘤的细胞可以表现为饱满的梭形细胞，也可呈纤细的成纤维细胞样细胞，胞核苍白，染色质细，可见不明显的嗜酸性核仁以及模糊的边界。肿瘤细胞分布在胶原间质中（图 1.140a, b）。20% 的神经束膜瘤中可出现局灶性黏液样基质。血管周围圆心状样改变（洋葱皮样）是本病的特征性表现。

大部分皮肤神经束膜瘤表达 EMA（图 1.140c），局灶性或弥漫性表达 CD34（约 60%）（图 1.140d）、GLUT1 和 Claudin-1，但 S-100 和 GFAP 为阴性。

硬化性神经束膜瘤可局部 / 斑片状表达角蛋白。经典以及硬化性神经束膜瘤中已经检出肿瘤抑制基因 NF2 的突变（22 号染色体缺失）。

经典的神经外神经束膜瘤表现为良性的临床病程，无论其亚型，手术切除是经典治疗方法。然而，罕见的神经束膜瘤的恶性亚型（恶性外周神经鞘肿瘤）中，细胞成分较多，多形性明显，有丝分裂率较高，认为是恶性周围神经鞘瘤（MPNST）的罕见亚型。

硬化性神经束膜瘤

好发于年轻人手部（掌趾部位），男性多见，临床无特点，表现为无痛、坚实的肿块，直径在 0.7~3.3 cm 之间。镜下，呈席纹状或漩涡状排列，在致密、匀质的嗜酸性间质中混杂有小的、上皮样以及梭形细胞。硬化性神经束膜瘤表达 EMA，不同程度

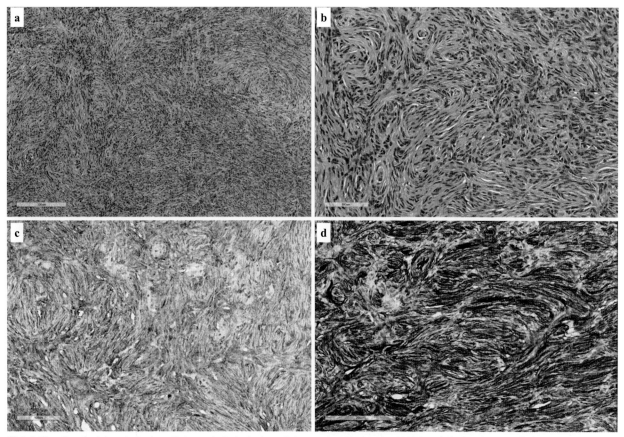

图 1.140 神经束膜瘤。（a）（HE 染色 ×30）和（b）（HE 染色 ×200）：梭形细胞，核苍白，染色质细腻，核仁嗜酸性、不明显，细胞边界不清，镶嵌于胶原间质内；（c）EMA（弥漫阳性，×200）；（d）CD34（弥漫强阳性，×200）

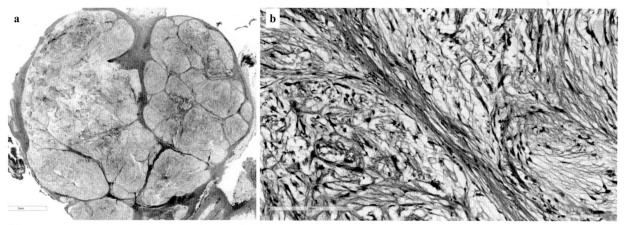

图 1.141 真皮神经鞘黏液瘤。（a）呈现多个边界清晰、无包膜的小叶状结构（×30），（b）小叶由黏液样基质中星形、梭形细胞构成，小叶之间为纤维血管性间隔（HE 染色，×200）

表达全角蛋白（29%）、特异性肌动蛋白（64%）、α-平滑肌肌动蛋白（43%）、Ⅳ型胶原、层粘连蛋白和 CD99（60%）。

真皮神经鞘黏液瘤

真皮神经鞘黏液瘤（原称为黏液样 / 少细胞型神经鞘黏液瘤）与神经鞘黏液瘤的关系仍然存在争议。

然而，据报道，它是一种独特的良性外周神经鞘肿瘤，伴有施万细胞分化，且 S-100 阳性。如果没有完全切除，局部复发率可高达 47%。患者平均年龄为 36 岁（8~84 岁），男性稍多见。典型真皮神经鞘黏液瘤多发生于四肢（86%），主要见于手 / 手指，其次是膝盖 / 胫前，以及脚踝 / 足；12.3% 的病例发生在躯干或头颈部。

肿瘤生长缓慢，不对称，表现为孤立性肿块，大小在 5~25 mm 之间，临床表现不特殊。

组织学上，肿瘤累及真皮和 / 或皮下组织。病变特征是由黏液基质中的细胞组成的多个界限清晰、无包膜的小叶，并由纤维血管相互分隔小叶（图 1.141a）。

肿瘤小叶由上皮样、星状、梭形或环状的细胞组成，呈索条状、网状或合胞体状排列（图 1.141b）。偶见巨细胞和少许有丝分裂象。黏液基质由透明质酸或硫酸黏蛋白组成。免疫组化显示肿瘤表达 S-100、胶质原纤维酸性蛋白（GFAP）、神经元特异性烯醇化酶和 CD57，而不表达 NKIC3。Sheth 等人基于微阵列的基因表达研究中发现，真皮神经鞘黏液瘤与真皮施万神经瘤有类似的分子遗传学特征。

颗粒细胞瘤（GCTs）

颗粒细胞瘤是良性神经外胚层肿瘤，常发生于成人（40~60 岁）。男性多见（男女比例约为 2~3 : 1），非裔美国人比其他种族更常见。高达 10% 的 GCTs 多发，可能与 Noonan 综合征有关。最常见的部位是头颈部（包括舌头）。GCTs 可发生在浅表器官，如皮肤、皮下组织、黏膜下层，也可发生在内脏，如呼吸道和胃肠道。

恶性 GCTs 是一种罕见的高级别肉瘤，通常位于深部皮下 / 肌内组织。有 50% 的转移率，提示预后不良的因素包括肿瘤体积较大、患者高龄和局部复发。

GCTs 通常无症状，但皮肤和舌头病变可有疼痛感。质硬，可呈肉色至红褐色，大小在 5~30 mm 不等。恶性 GCTs 通常 > 50 mm。

病变大体组织呈淡黄色。镜下，GCTs 显示大的卵圆形到圆形细胞增生，细胞呈巢状或小梁状排列，有强嗜酸性颗粒状胞质，边界不清，胞核明显，位于中央（图 1.142a）。周围神经侵犯常见。除因溶酶体累积而产生的嗜酸性颗粒状胞浆外，发生在舌头、食道或皮肤的病变还会出现广泛的假上皮瘤样增生（图 1.142b）。恶性特征包括肉瘤样形态，明显细胞异型，泡状核，核仁明显，有丝分裂增多（> 2/10 高倍视野）以及坏死。GCTs 通常表达 S-100、CD68、NKI-C3 和

神经元特异性烯醇化酶。多数病例中，GCTs 也表达 MITF 和 TFE3。

神经纤维瘤

最常见的外周神经鞘肿瘤，多散发，但可与 I（NF1, von Recklinghausen 病）相关。神经纤维瘤病具有很多亚型，包括丛状、弥漫型、色素型、脂肪瘤样、不典型以及黏液型。2 个或 2 个以上任何类型的神经纤维瘤或 1 个丛状神经纤维瘤是 NF1 的诊断标准之一。NF1 是一种可累及多系统的常染色体显性遗传病，发病率为 1 : 3000，其特征为皮肤表现（如咖啡斑和腋窝雀斑）、骨骼发育异常以及出现良、恶性神经系统肿瘤（最常见良性神经纤维瘤）。NF1 是由位于染色体 17q11.2 的 NF1 基因突变或缺失引起的，编码神经纤维蛋白（一种肿瘤抑制蛋白）。NF1 患者的肿瘤可发生在身体任何部位，包括皮肤、神经干和内脏。NF1 患者可进行产前和胚胎着床前遗传学筛查。

肿瘤表现为柔软、突起或带蒂的、肉色丘疹或结节，可有瘙痒。在对约 1000 名神经纤维瘤患者的研究中发现，神经纤维瘤主要发生在头颈部或躯干，女性稍多见于男性；患者平均年龄为 37 岁（范围 16~66 岁）。NF1 患者可能会出现其他相关症状，如咖啡斑、腋窝和腹股沟区域雀斑、Lisch 结节、视神经胶质瘤和骨发育不良。

大体上，神经纤维瘤的切面通常呈褐色、发亮、光滑、半透明和黏液样（图 1.143a）。镜下，典型的神经纤维瘤主要表现为真皮内黏液样、胶原或纤维间质背景中，无包膜的、分布松散的梭形细胞，胞浆稀疏苍白，胞核逗号状（图 1.143b, c）。

神经纤维瘤中可见肥大细胞、小血管、神经束膜细胞和成纤维细胞。神经纤维瘤不累及表皮，可见 Grenz 无浸润带。肿瘤细胞的起源目前仍有争议，传统观点认为起源于施万细胞，但一些研究表明，神经纤维瘤的真正起源可能是真皮中被称作"皮肤来源前体"的干细胞 / 祖细胞。约 23% 的肿瘤中可见多核的花环样巨细胞。

约 40%~50% 的神经纤维瘤表达 S-100（图 1.143d）

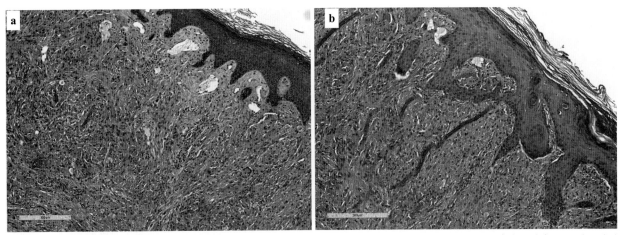

图1.142 颗粒细胞瘤。（a）大的卵圆形至圆形细胞排列成巢，胞质嗜酸性、颗粒状，胞核明显、居中、边界不清（HE 染色，×200）；（b）病变上方表皮呈假上皮瘤样增生（HE 染色，×300）

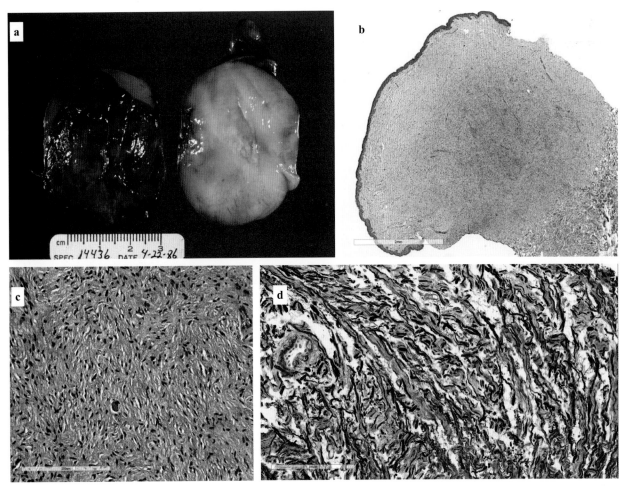

图1.143 神经纤维瘤。（a）病变边界清晰，切面通常呈褐色、发亮、光滑、半透明和黏液样；（b）真皮内可见无包膜的、边界清晰的肿瘤（HE 染色，×20）；（c）可见疏松的梭形细胞以及波浪形胶原纤维，混有肥大细胞，小血管以及成纤维细胞（×200）；（d）皮损内细胞 S-100 弥漫性阳性（HE 染色，×200）

和 Sox-10。CD34 显示混杂的成纤维细胞，可见散在 EMA 阳性的神经束膜细胞。

丛状神经纤维瘤

丛状神经纤维瘤是 NF1 的特殊类型，约发生在 30% 的 NF1 患者。主神经单个或多个神经束均可累及。

临床表现为边界不清、袋状或带蒂的皮下肿物，触诊感觉像一个"暖水袋"。表面皮肤可有色素沉着或多毛皮损积可巨大，导致明显的功能障碍和毁容。

组织学上，黏液样的背景中，由梭形（施万）细胞、肥大细胞、成纤维细胞和血管成分所组成的多个紧密排列的神经束（图 1.144）。梭形细胞 S-100 阳性，轴突表达神经丝，而神经束膜细胞 EMA 阳性。

NF1 患者中，5%~10% 的丛状神经纤维瘤可转变为恶性外周神经鞘膜瘤（MPNST）。可疑的组织学特征包括细胞成分增多、坏死、有丝分裂和明显的多形性（细胞增大和核异型）。持续性疼痛和快速生长是恶性转化最常见的临床表现。

与其他亚型相比，丛状神经纤维瘤常出现神经纤维瘤蛋白的表达缺失，而这被认为是肿瘤发生的主要因素。伴有非典型细胞学特征的丛状神经纤维瘤可显示 9p 染色体缺失，伴有 CDKN2A、CDKN2B 和 MTAP 小部分重叠。

弥漫性神经纤维瘤

弥漫性神经纤维瘤主要发生在儿童和年轻人，表现为局部皮肤斑块样增厚和硬化。由于病变呈浸润性生长模式，MRI 不仅有助于诊断，且能在术前更好地识别肿瘤与邻近组织，包括肌肉、血管和神经结构之间的解剖关系。10%~20% 的病例与 NF1 有关。弥漫性神经纤维瘤大体观没特殊。

组织学上，弥漫性神经纤维瘤界限不清，在真皮弥漫性浸润并可延伸至皮下脂肪组织（图 1.145a）。肿瘤由梭形细胞组成，内含长卵圆形或弯曲的核（图 1.145b），并被胶原包绕，可伴有细胞局部增多。假 Meissnerian 小体（图 1.145b）是本病特征表现，但并

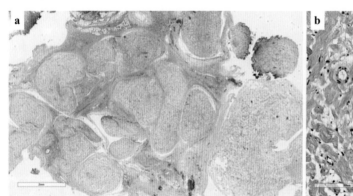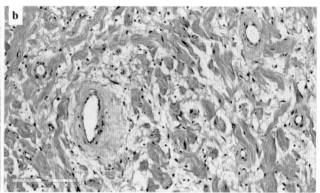

图 1.144　丛状神经纤维瘤。（a）表现为数个紧靠的神经束（HE 染色，×20）；（b）主要由梭形（施万）细胞、肥大细胞、成纤维细胞以及血管成分所组成（HE ×200）

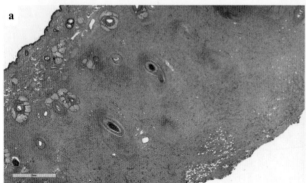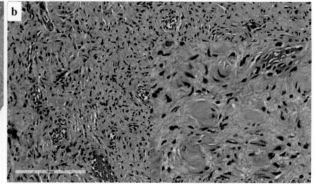

图 1.145　弥漫性神经纤维瘤。（a）表现为梭形细胞弥漫浸润（HE 染色，×20）；（b）胞核为长椭圆形至弧形，混有假 Meissnerian 小体，可累及皮下组织（HE 染色，×200）

一定能发现。

由于呈浸润性生长模式，即使在完全切除后，肿瘤也可能复发。

色素性神经纤维瘤

色素性神经纤维瘤是神经纤维瘤的罕见亚型，可见载黑色素的色素细胞。在对 19 个色素性神经纤维瘤患者的研究中，大约 79% 的肿瘤呈弥漫性生长。本病以男性为主，男女比例约为 2∶1，患者年龄在 2~61 岁（中位数 28 岁）之间。

色素性神经纤维瘤质软，切面棕色，肿瘤大小不等，直径小至 1.7 cm，大则可达 50 cm。组织学上，大多数病变具有弥漫性和丛状神经纤维瘤的组织学特征，特征性散在含有粗细不等的黑素颗粒的树突状、梭形细胞（图 1.146），黑素颗粒 Fontana-Masson 染色阳性，且可以表达黑素细胞标记。本病鉴别诊断包括各种色素性疾病，如先天性痣（神经型）、神经嵴皮肤错构瘤、细胞型蓝痣、黑色素砂粒体性神经鞘瘤、色素性隆突性皮肤纤维肉瘤（Bednar 瘤）和结缔组织增生性黑色毒瘤。

免疫组化有助于鉴别，虽然黑素来源和神经来源的肿瘤均表达 S-100 和 Sox-10，但其染色模式不同。例如，S-100 在黑色毒瘤中弥漫阳性，而在 MPNST 中呈斑片状阳性。与良性色素痣的弥漫表达 MART1 不同，色素性神经纤维瘤为斑片状阳性。除了细胞型蓝痣，HMB45 的表达为弥漫阳性，在良性色素痣中，HMB45 的表达常显示成熟性，而在色素性神经纤维

瘤中，HMB45 为局灶阳性。由于非施万细胞成分，S-100 在黑色素砂粒体型神经鞘瘤为弥漫阳性，而在神经纤维瘤中，由于有非施万细胞成分，S100 表达模式多变。同样地，虽然神经纤维瘤存在 CD34 阳性的成纤维细胞，但在隆突性皮肤纤维肉瘤中，CD34 为弥漫阳性。

非典型神经纤维瘤 / 神经纤维瘤具有非典型特点

本病罕见。组织学上，约 5%~50% 的病例出现多形性细胞，20% 的病例可有轻度 / 单个有丝分裂象，但没有不典型有丝分裂或坏死。虽然大多数研究不支持 MPNST 源自非典型神经纤维瘤，但是否非典型神经纤维瘤复发或转变为 MPNST 仍存在争议。与非典型神经纤维瘤相比，低级别 MPNST 的细胞中度增多，局部呈席纹状，核异型轻度，且均一，可出现有丝分裂象（< 10/10HPF）。通常，对于在形态上同时存在细胞密度增加、异型性均一且弥漫、有丝分裂象（≥ 1/10HPF）的病变，病理学家应该考虑低级别 MPNST 的可能性。此外，与非典型性神经纤维瘤的弥漫阳性表达 S-100、Sox-10 和 CD34 相反，在 MPNST 中通常为片状阳性。此外，EMA 通常在非典型神经纤维瘤呈阳性，但只有在约 14% 的 MPNST 中阳性。

施万细胞瘤 / 神经鞘瘤

在各种外周神经鞘肿瘤中，误诊或过分评估神经鞘瘤分级的现象较为常见。五种最常见的皮肤神经鞘瘤包括经典型、古老型、细胞型、丛状型和黑素型神经鞘瘤。黑色素砂粒体型神经鞘瘤通常与 Carney 综

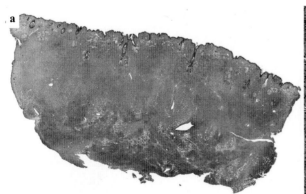 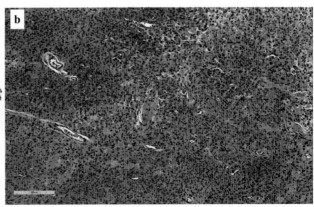

图 1.146 弥漫性色素性神经纤维瘤。（a）可见真皮及皮下组织中密集梭形细胞增生（HE 染色，×20）；（b）细胞长椭圆形至弧形核，可见多细胞及色素性区域（HE 染色，×200）

合征相关（皮肤雀斑；皮肤、皮下组织和心脏的黏液瘤和内分泌肿瘤）。

经典型神经鞘瘤

经典型神经鞘瘤是一种良性施万细胞肿瘤，由典型的多细胞区和少细胞区组成，伴有 Verocay 小体。Stout 在 1935 年首次报道，是最常见的亚型，通常发生在 40~60 岁患者。然而，2 型神经纤维瘤病（NF2）相关的神经鞘瘤患者年龄可小于 30 岁。头、颈部、四肢屈侧和神经是最常发生的部位；神经鞘瘤很少发生在内脏器官，通常表现为一种无症状性缓慢生长的肿瘤。

大多数神经鞘瘤为单发。然而，在 NF2 患者中，可以表现为双侧第八对神经鞘瘤，很少发生在与 NF2 基因体细胞突变相关性的神经鞘瘤病中。多数病变发生在皮肤或皮下，脊神经或脑神经很少发生。

大体观（图 1.147a），神经鞘瘤通常表现为良性、黄褐色、有包膜的椭圆形肿物（最大尺寸 < 10 cm），纹理均匀、质硬。虽然可见由含有脂质的组织细胞所组成亮黄色区域或灶状出血、囊性变或纤维蛋白聚集，但没有明显的坏死区。小于 50% 的病例中可观察到神经纤维受累。

神经鞘瘤很少破坏周围的骨结构。诊断特征包括纤维性包膜（图 1.147c）、多细胞区（Antoni A 区）和疏松的少细胞区（Antoni B 区）（图 1.147b）、Verocay 小体（两行并行排列的细胞核被无核的嗜酸性物质所分隔）（图 1.147c）和主要分布在 Antoni B 区的透明血管。退行性改变可以在较大、较老的肿瘤（称为古老型神经鞘瘤）中看到，包括退行性核异型、血管硬化、出血和偶尔出现的微坏死。也可看到微囊肿 / 网状结构，可见胖施万细胞形成的假上皮样的条索。

典型神经鞘瘤，弥漫强阳性表达 S-100 和 IV 型

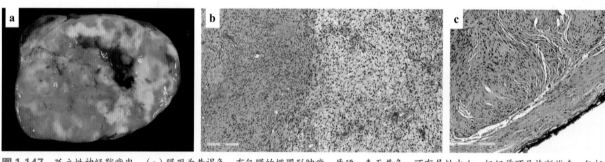

图 1.147　孤立性神经鞘瘤肉。（a）眼观为黄褐色、有包膜的椭圆形肿瘤，质硬，表面黄色，可有局灶出血。组织学可见诊断线索，包括：（c）纤维性包膜（HE 染色，×200），（b）多细胞区（Antoni A 区）和疏松的少细胞区（Antoni B 区）（HE 染色，×100），（c）Verocay 小体（两行并行排列的细胞核被无核的嗜酸性物质所分隔）（HE 染色）

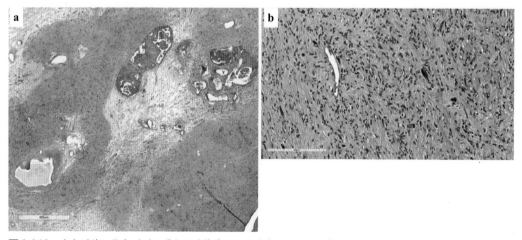

图 1.148　古老型神经鞘瘤。（a）血管扩张伴管壁不规则增厚、纤维化，小囊腔内可见疏松的网状纤维蛋白（HE 染色，×30）；（b）可见细胞异型性（HE 染色，×200）

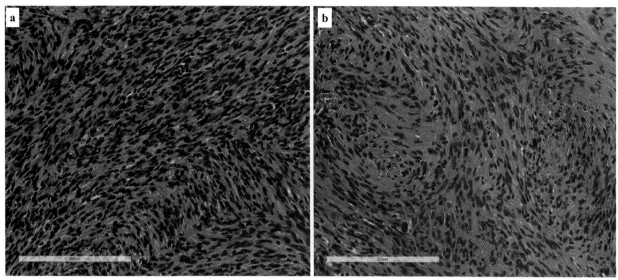

图 1.149 细胞型神经鞘瘤。(a)表现为均匀一致的梭形细胞交织束状排列（HE 染色，×200）；(b)可见细胞异型性，有丝分裂象罕见（HE 染色，×200）

胶原。GFAP 的表达程度不一。包膜下的区域表达 CD34。包膜神经束细胞表达 EMA，类似孤立性神经瘤。约 30% 的散发性神经鞘瘤用神经丝染色可以勾勒出瘤内包绕的轴突。在散发性和 NF2 相关神经鞘瘤（一种由种系突变引起的常染色体显性疾病）中，存在 NF2 的 22q12.2 点突变。NF2 是一个肿瘤抑制基因，编码神经鞘瘤素（merlin/schwannomin）。大多数 NF2 突变是移码突变和缺失所引起，导致蛋白截短。与造成神经纤维瘤的肿瘤抑制基因 NF1 相似，NF2 突变证实了肿瘤发生的"二次打击"假说：两个野生型等位基因丢失可显著减少基因产物和造成肿瘤形成。SMARCB1（INI1）位于 22 号染色体上的 NF2 的着丝粒区，其突变在神经鞘瘤病中被发现。

古老型神经鞘瘤

古老型神经鞘瘤通常更大、更深在，病程更久，偶尔也会发生于皮肤。通常表现出退行性改变，包括核异型性、血管硬化、出血、囊肿形成、钙化和微小坏死灶（图 1.148）。可能误诊为非典型神经鞘瘤或恶性周围神经鞘瘤（MPNST）。

细胞型神经鞘瘤

组织学类似 MPNST，主要见于深部组织，很少见于皮肤。与经典型相比，本病细胞成分常增多，伴有更多的不典型细胞学特征，包括核深染和有丝

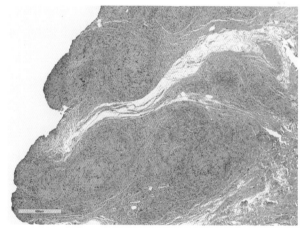

图 1.150 丛状神经鞘瘤表现为：真皮或皮下多发有包膜的结节，大多由 Antoni A 区构成（HE 染色，×50）

分裂增加（图 1.149）。在大多数情况下，细胞型神经鞘瘤没有经典型的组织学特征，如 Verocay 小体和 Antoni B 区，从而难与其他皮肤恶性肿瘤（如平滑肌肉瘤）相鉴别。

对诊断有帮助的组织学特征包括成团分布的黄瘤样／泡沫状组织细胞、包膜周淋巴样聚集以及弥漫强阳性表达 S-100。

丛状神经鞘瘤

大概 5% 的神经鞘瘤呈丛状生长模式，临床可能观察不到皮损。多见于皮肤，累及多神经束或单一神经丛，很少见于深部组织。多见于年轻人，包括儿童，

表现为四肢的浅表结节。丛状神经鞘瘤和 MPNST 细胞形态类似，两者都好发于儿童。丛状神经鞘瘤与 NF2 以及神经鞘瘤病很少相关。

组织学上，本病特征是真皮或皮下多发有包膜的结节，多由 Antoni A 区组成（图 1.150）。一般不会发生恶变。

黑素型神经鞘瘤

罕见，常见于椎旁交感神经链。但是，本病可发生在皮肤和深部组织，包括骨骼、软组织和内脏器官。黑素型神经鞘瘤常被误认为黑色毒瘤，但其恶性潜能较低。黑素型神经鞘瘤患者，无论有没有砂粒体，死亡率约为 15%。与经典型明显不同，黑素型神经鞘瘤的组织学特点类似黑色毒瘤，肉眼观察，病变可表现为棕色，质软。组织学显示结节样增生模式，由色素性梭形和多角形细胞构成，核深染，核仁明显，细胞排列成巢或短束状。肿瘤还表现出神经鞘瘤的典型特征，包括明显的包膜、Verocay 小体以及明显的 Antoni A 区和 B 区。细胞中含有粗细不等的、颗粒状、Fontana-Masson 染色阳性的黑色素。

细胞可出现核沟和核内包涵体。出现恶性时肿瘤核大、明显的嗜酸性核仁、有丝分裂象和坏死。本病表达 S-100、MART1、HMB45、层粘连蛋白和 IV 型胶原。由于本病常规表达黑素细胞标记，故将其与黑色毒瘤区分是至关重要的。尽管没有明确的临床病理学特点来区别本病和黑色毒瘤，但是以下特征（如果存在的话），如椎旁发生、主要由梭形细胞组成、黑素明显、砂瘤小体、空泡细胞、核明显异型但有丝分裂较少有助于诊断。临床结合影像学也有利于明确诊断。无论恶性程度如何，大约 25% 会发生转移。然而，目前尚无皮肤型恶变的报道。

黑色素砂粒体亚型占本病的 50%，可以观察到砂瘤小体。黑色素砂粒体型神经鞘瘤是 Carney 综合征的一部分，晚期可以发生转移，特别是年轻患者。近一半患者伴有 Carney 综合征，约有 80% 的皮损多发患者和 Carney 综合征相关。Carney 综合征具有遗传异质性：肿瘤抑制基因 PRKAR1A 可在 17q22-24 位点或 2p16 第二位点发生失活突变。

上皮样神经鞘瘤

罕见；目前文献报道不足 20 例。上皮样神经鞘瘤临床没有特点。与无色素性黑色毒瘤类似，病变主要由上皮样细胞构成。本病包膜内的多角型细胞胞浆边界清晰，细胞核正常，虽然弥漫表达 S-100，但不表达黑素细胞标记物 MART-1 和 HMB45。此外，黑素细胞肿瘤可累及表皮，而这不见于神经鞘瘤。恶性皮肤上皮样神经鞘瘤也曾被报道。

杂合性神经鞘瘤

杂合性神经鞘瘤是良性的，并具有多种经典肿瘤（神经纤维瘤、神经鞘瘤和神经束膜瘤）的特征。杂合型神经鞘瘤 / 神经束膜瘤是一个新病种，同时表现出神经鞘瘤和神经束膜瘤的特征。肿瘤由平行排列的施万细胞和神经束膜细胞所组成，局灶包绕的神经丝可有可无。一般来说，杂合型神经鞘瘤 / 神经束膜瘤具有神经束膜瘤的结构特征和典型神经鞘瘤的细胞学特征。杂合性神经鞘瘤 / 神经束膜瘤无包膜，病变局限。组织学上，为梭形细胞增生，细胞核细，胞浆呈淡嗜酸性，呈席纹状排列。病变中可见散在非典型细胞，核大深染。S-100 和 EMA 双染色显示，肿瘤由两种细胞成分所组成，S-100 阳性细胞数大于 50%，而 EMA 阳性数目大于 25%。

杂合神经纤维瘤 - 神经鞘瘤包含神经纤维瘤和神经鞘瘤成分（图 1.151）。神经纤维瘤常是丛状的，

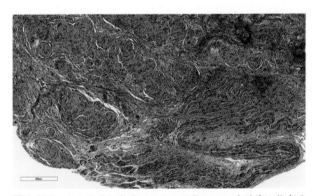

图 1.151 杂合性神经鞘瘤可见丛状结构以及细胞型神经鞘瘤区域，分布于神经纤维瘤样的背景中。神经鞘瘤样区域主要由梭形细胞束构成的 Antoni A 区样微结节构成；许多微结节呈现明显的涡漩样改变（上方）。背景的神经纤维瘤样区域主要是由疏松的、弯曲的施万细胞，其他细胞成分以及明显的黏液样基质所构成（下方）（HE 染色，×100）

并且患者可有 NF1 的表现。神经鞘瘤样区域为 S-100 强阳性，相比之下，其他区域的 S-100 染色强度则相对多变且局限，神经纤维瘤区域的轴突表达神经丝蛋白。

恶性神经肿瘤

在这一章节中，我们将讨论恶性周围神经鞘瘤（MPNST）和梅克尔细胞癌（MCC）。在得克萨斯大学 MD Anderson 癌症中心，没有制定明确的肉眼观检查方案。对于活检标本，完整送检，对于较大的切除标本，我们会仔细且广泛地取材，并通过足量的切片以明确诊断。

恶性外周神经鞘瘤（MPNST）

也称恶性神经鞘瘤、神经纤维肉瘤或神经肉瘤，肿瘤的侵袭行为和患者的不良预后有关。多数发生在深部软组织，发生于浅表 / 皮肤的较少，约 46% 的深部软组织病变发生在四肢和躯干，浅表病变多见于头颈部。

患者 2 年和 5 年总生存率分别为 57% 和 39%，中位生存期为 32 个月。手术切除是治疗最佳选择。MPNST 罕见，发病率为 0.001%；在 NF1 患者中，MPNST 的发病率大概为 4.6%。到目前为止，大约有 45 例皮肤型 MPNST 被报道。NF1 和丛状神经纤维瘤的患者恶变风险最高。神经纤维瘤引起的 MPNST 多见于 NF1 患者。诊断主要基于临床、组织学、免疫组化和分子检查的结合。

既往对皮肤型 MPNST 的研究发现，其多见于男性，男女之比为 53∶47，平均诊断年龄为 47.2 岁（范围 4~88 岁）。31% 的皮肤型 MPNST 发生于 NF1 患者。在 45 例患者中，复发率、转移率和死亡率分别为 53%、22% 和 25%。

提示生存率低的临床病理特征包括肿瘤 > 5 cm，病灶较深或位于躯干，神经纤维瘤病，腺样或横纹肌母细胞分化以及切除不完全。此外，病变在四肢的患者比在头颈部的患者生存率更高。MPNST 的组织学特征包细胞数量增多、多形性、有丝分裂和坏死。

约 10% 的 MPNST 是由辐射所诱发的，在 NF1 或非 NF1 的患者中发生率相同。既往放疗对预后无影响。从放疗到肿瘤诊断的平均时间为 16.9 年（范围 5~29 年）。

MPNST 患者通常表现为单发、逐渐增大的肿块，伴随因神经受累所引起的疼痛。但是，在神经纤维瘤病患者中，曾有罕见多灶性疾病的报道。研究发现，在神经纤维瘤患者中，MPNST 有发生在中心部位（包括头部、颈部和躯干）的微弱倾向。而在非神经纤维瘤患者，肿瘤好发于四肢，然而，这一发现在统计学上没有显著性差异。约 67% 的患者中，通过手术可以发现肿瘤来源于神经。坐骨神经最常见，其次为臂丛、脊神经根、迷走神经、股神经、正中神经、骶丛、腘神经、闭孔神经、胫后神经和尺神经。

MPNST 通常表现为边界清晰的梭状肿块，累及中等到较大直径的神经纤维。肿块的密度和颜色随出血和坏死程度的差异而不同。神经纤维瘤的成分通常表现为柔软、半透明或黏液样区域。在横断神经的手术边缘的近端和远端，可见肿瘤在神经束内扩展。在神经纤维瘤病患者中，75% 的 MPNST 肿瘤体积（> 5 cm），而在散发性患者中，只有 46% 的患者肿瘤大于 5 cm。

虽然肉眼上，MPNST 看起来边界清晰，但在镜下，MPNST 无包膜，有时侵犯周围的软组织。切面表现多样，可见坏死、出血、囊性变等区域（图 1.152a）。MPNST 镜下特点多变，但典型特征是交替出现的少细胞区和多细胞区，或呈有丝分裂明显的梭形细胞丛状生长（图 1.152c），且伴有局灶坏死。MPNST 细胞呈栅栏状或涡状排列，细胞核呈深染的波浪状或逗号状，胞浆淡染（图 1.152b）。肿瘤细胞多聚集在血管周围，形态可有显著的多形性，类似高级别未分化多形性肉瘤（图 1.152c）。

大约 15% 的 MPNST 显示一到两种异质性成分，例如上皮样成分、骨骼肌（恶性蝾螈瘤）、软骨（图 1.152d）、骨、平滑肌、腺体、血管或脂肉瘤成分。MPNST 合并横纹肌肉瘤或腺样分化（主要发生在 NF1 患者）预后较差。

约 61% 的 MPNST 显示同时存在神经纤维瘤成分（图 1.153），其中 NF1 患者出现的可能性约为

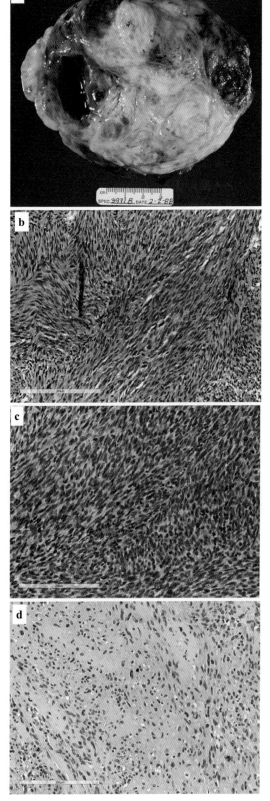

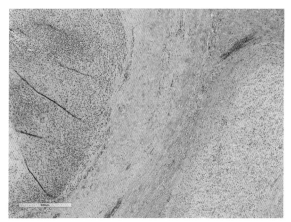

图 1.153　恶性周围神经鞘瘤的典型表现：高级别（左），起源于神经纤维瘤（右）（HE 染色，×50）

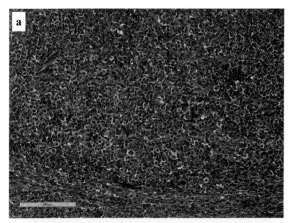

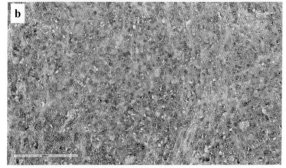

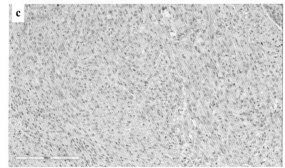

图 1.152　恶性周围神经鞘瘤（MPNST）。（a）肉眼观为黄色、由黏液样、出血以及囊性区域混合构成；（b）组织学显示梭形细胞成束分布（HE 染色，×100）；（c）细胞核呈深染的波浪状或逗号状，胞浆淡染，细胞呈栅栏状或涡状排列，可见大量有丝分裂象（×200）；（d）软骨样分化（×200）

图 1.154　上皮样恶性周围神经鞘瘤典型表现。（a）异型上皮样细胞，伴有嗜酸性无定形胞质（HE 染色，×200）；（b）S-100 弥漫强阳性（×200）；（c）HMB45 表达阴性，可以与黑色毒瘤鉴别（×200）

无 NF1 患者的两倍。发生在神经纤维瘤基础上的 MPNST 可见到局部区域的不典型性，包括细胞数目增多、核质比增加和细胞异型性，显示了神经纤维瘤向 MPNST 的转变。鉴别非典型神经纤维瘤和低级别 MPNST 是困难的，特别是在活检样本较小时。如果没有明确的神经受累或 NF1 病史，鉴别高级别 MPNST 与其他梭形细胞肉瘤或黑色素瘤也困难。然而，存在染色体易位（11:22）有助于明确诊断。

上皮样 MPNST 占 MPNST 比例不到 5%，是发生在良性神经鞘瘤基础上最常见的 MPNST 形式，与 NF1 或神经纤维瘤相关性不强。约 68% 的本病发生在真皮或皮下组织浅层。肿瘤位于浅部还是深部，临床行为没有显著差异，组织学分级也不能代表肿瘤的生物学恶性潜能。上皮样 MPNST 通常表现为分叶状生长，可见具有丰富的嗜酸性胞质的上皮样细胞分布在黏液样基质中（见图 1.153）。

局灶性 S-100 和 GFAP 阳性分别可以在不到 50% 和约 20%~30% 的 MPNST 患者中观察到。在上皮样 MPNST 中 S-100 弥漫表达（图 1.153），但在经典 MPNST 中并不常见，而且应该与一些"模仿者"相鉴别，如黑色素瘤、透明细胞肉瘤、细胞型神经鞘瘤和指突状树突细胞肉瘤。约 50% 的上皮样 MPNST 可有 SMARCB1/INI1 缺失。MPNST 表达 TP53，但不表达 p16INK4a。上皮样和腺样分化的 MPNST 可见角蛋白局部阳性。腺样区域表达 CEA 和神经内分泌标记。MPNST 的异质性成分表达相应分化方向的标记物。

以下特征有助于诊断：起源于主要神经或神经纤维瘤或与神经相连，伴有神经纤维瘤病典型特征，组织学特征为梭形和上皮样细胞，局灶性表达 S-100。

在 MD Anderson 癌症中心的病理报告中，包括以下重要预后信息：肿瘤级别、大小（cm）、坏死比例（%）、有丝分裂数量（每 10 个高倍视野）和切缘（深部和周围）。

我们遵循美国病理学会软组织肉瘤治疗方案和美国癌症联合委员会指南（表 1.3 和 1.4）来对病变进行广泛切除及前哨淋巴结切除和 / 或引流淋巴结清扫大多数 MPNST 表现出复杂的染色体表型。NF1 的双等位基因突变见于大部分 MPNST。比较基因组杂交结果显示，染色体 7p、8q 和 17q 拷贝数增加和染色体 9p、11q、13q 和 17p 的缺失最常见，NF1 相关患者和散发性 MPNST 患者之间无显著差异。TP53 突变在 MPNST 较为罕见，有报道称 TP53 核染色是一项预后指标。MPNST 存在 9p21 上 CDKN2A 的同源缺失。

梅克尔细胞癌（MCC）

一种罕见的、侵袭性皮肤神经内分泌肿瘤，主要发生在老年人和免疫缺陷人群。MCC 在美国发病率不断上升，估计每年有 1600 个新病例。虽然肿瘤的确切细胞来源和发病机制尚不清楚，但有证据表明，MCC 的发生与梅克尔细胞多瘤病毒（MCPyV）和紫外线辐射有关。

MCC 多见于 65 岁以上的浅肤色人群（中位年龄为 75 岁）男性。最常见的原发部位为头、颈部、四肢等曝光部位，其最大径通常 ≤ 2 cm。临床表现无特异性，可用缩写 AEIOU 来概述（无症状 / 无压痛、

表 1.3　应用免疫组化鉴别梅克尔细胞癌

免疫组化	梅克尔细胞癌	小细胞肺癌	黑色素瘤	淋巴增殖性疾病	基底细胞癌
CK20	+（核周斑点状模式）	-	-	-	-
CK7	-	+	-	-	+（约 40%）
TTF1	-	+	-	-	-
LCA	-	-	-	+	-
S-100	-	-	+	-	-
神经内分泌标记物 [a]	+	+	-	-	-

缩写：CK，细胞角蛋白；TTF-1，甲状腺转录因子 1；LCA，白细胞共同抗原。

[a] 神经内分泌标记物包括 CD56、神经特异性烯醇、突触素、嗜铬粒蛋白 A

表 1.4 梅克尔细胞癌

步骤	广泛局部切除术，伴或不伴淋巴结切除
肿瘤肉眼观	有或无
肿瘤大小	—
肿瘤大小 　深度 / 厚度 　最大直径	—
边缘 　周围切缘 　深部切缘	—
淋巴血管侵袭	有或无
皮肤外侵袭累计结构	有或无
有丝分裂数目（每 mm²）	—
生长模式	结节或浸润
淋巴细胞浸润	有或无
伴发的恶性肿瘤	有或无
淋巴结 　淋巴结总数 　淋巴结转移数目 　淋巴结转移位置 　肿瘤肉眼观 　最大的肿瘤直径（mm）	— — — — —
病理学分期（pTNM） 　原发肿瘤（pT） 　引流淋巴结（pN） 　远处转移（pM）	— — —

美国病理家协会，癌症治疗方案

迅速增大、免疫抑制、年龄大于 50 岁、皮肤白皙者的曝光部位）。

肉眼下，MCC 为结节状病变，切面坚实均匀，有或无出血及坏死。MCC 以真皮浸润为主，呈实性片状和巢状排列，由小的、圆形到卵圆形的细胞组成，细胞核泡状，有多个小核仁，胞浆很少且淡染（图 1.154a, b）。MCC 有大量有丝分裂象和凋亡小体。

组织学上需要和其他小的、圆的、蓝色细胞肿瘤鉴别，如转移性小细胞肺癌、黑色素瘤、淋巴瘤、白血病累及皮肤和基底细胞癌（表 1.3）。

免疫组化方面，MCC 细胞阳性表达细胞角蛋白、AE1/AE3（100%）、CAM5.2（100%）和 CK20（93%）（图 1.154c），同时，表达神经内分泌标志物如 CD56（100%）、神经元特异性烯醇化酶（100%）、

突触素（87%）（图 1.154d）和嗜铬粒蛋白 A（73%）。

TTF-1 和淋巴细胞标记物均为阴性。核周斑点样表达 CK20 是 MCC 相对敏感和特异性的免疫标志物（图 1.155）。美国癌症联合委员会（AJCC）2010 年第 7 版的 TNM 分期系统目前用于 MCC 分期。

最近的一项研究表明，在首次诊断 MCC 时，最常见的分期为 1 期（n = 87）、T1（67%）、N0（cN0 25% 和 pN0 20%）和 M0（94%）。至少 1/3 的患者出现局部或远处复发，1/2 至 3/4 的患者后期出现引流淋巴结转移。

推荐前哨淋巴结活检，因为如果前哨淋巴结阳性者得到充分干预，可以提高患者预后并降低局部复发的风险。非头颈部 MCC、肿瘤累及真皮外的患者前哨淋巴结多为阳性。老年、男性和头颈部 MCC

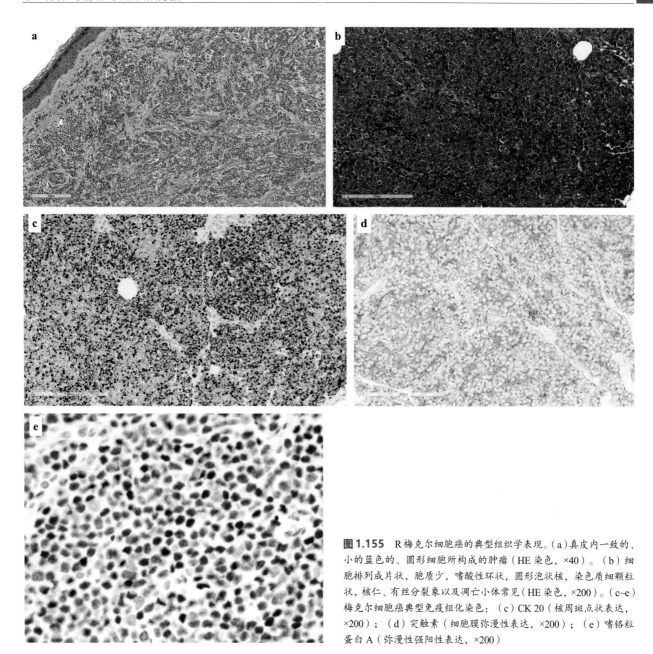

图 1.155 R梅克尔细胞癌的典型组织学表现。(a)真皮内一致的、小的蓝色的、圆形细胞所构成的肿瘤(HE 染色，×40)。(b)细胞排列成片状，胞质少，嗜酸性环状，圆形泡状核，染色质细颗粒状，核仁、有丝分裂象以及凋亡小体常见(HE 染色，×200)。(c~e)梅克尔细胞癌典型免疫组化染色：(c)CK 20(核周斑点状表达，×200)；(d)突触素(细胞膜弥漫性表达，×200)；(e)嗜铬粒蛋白 A(弥漫性强阳性表达，×200)

＞3 cm 均与总生存率下降相关。

部分组织学特征，如较高的有丝分裂率，肿瘤 ≥5 mm，弥漫性生长，肿瘤偏厚，侵犯皮下组织，浸润性增长模式，累及淋巴血管，Ki67 指数大于 50%，局部复发，淋巴结转移等，均与预后差相关。肿瘤中 CD8 阳性 T 细胞是提高 MCC 生存率的独立相关因素。肿瘤内梅克尔细胞多瘤病毒的状态与 MCC 预后的关系目前仍有争议。有研究认为梅克尔细胞多瘤病毒阳性的 MCC 患者预后优于阴性患者，但也有

研究表明两组间无显著性差异。大 T 抗原的抗体滴度与疾病的进展相关，并被证明可以预测肿瘤复发。此外，研究发现抗 VP1 高滴度与较长的无进展生存期有关。约 55% 的 MCC 患者有皮肤癌(基底细胞癌、鳞状细胞癌或黑色毒瘤)或血液疾病(非霍奇金淋巴瘤和慢性淋巴细胞白血病)的病史。

在 MD Anderson 癌症中心的病理报告中，我们根据标本的类型使用两种不同的报告形式。对于活检标本，包括以下重要的预后信息：肿瘤部位；大

小（mm）；厚度（mm）；有丝分裂数目（/mm²）；生长模式（结节型和浸润型）；淋巴血管侵犯（有或无）；淋巴细胞浸润（有或无，活跃或不活跃）；骨、肌肉、筋膜或软骨侵犯（有或无）；相关恶性肿瘤（有或无）；手术边缘（深部和外围）情况。

对于局部广泛切除标本，无论有没有做前哨淋巴结/局部淋巴结切除术，我们都遵循美国病理学家协会 MCC 协议（表 1.4）和美国癌症联合委员会 2010 年第 7 版指南。

与既往有梅克尔细胞多瘤病毒感染的非 MCC 患者相比，MCC 患者具有更高的抗 VP1 抗原滴度，且大、小 T 抗原的抗体仅在 MCC 患者中检出。梅克尔细胞多瘤病毒感染本身不足以引起肿瘤的发生，其他细胞事件和免疫监测功能丧失是引发肿瘤所必需的。

Pastrana 等研究表明，类梅克尔细胞多瘤病毒颗粒可引起较强的功能性抗体，或可用于预防梅克尔细胞多瘤病毒感染的疫苗或靶向病毒抗原的药物中。

一些研究者使用免疫组化和分子技术研究了不同的信号通路，以此研发 MCC 的治疗方案。Shao 等人通过定量蛋白组学分析发现，MCC 中 MAPK、PI3K/AKT/mTOR、Wnt 和凋亡信号通路存在功能异常。43%~67% 和 32%~95% 的 MCC 中分别具有 KIT 和 PDGFR-α 高表达。Swick 和 Batinica 等人报道 PDGFR-α 也存在突变。

MCCs 也有 PTEN 突变、p53 过表达（19%~28%）、ALK 过表达（12.5%~93.8%）和高达 28% 的 TP53 突变。cyclin D1 和 β-catenin 过表达、BRAF（T1796A 和 V600E）突变和 ALK 基因位点的异常在 MCC 中未被发现。

淋巴细胞浸润程度与患者生存率成正相关。Feldmeyer 等人报道，肿瘤周围免疫细胞浸润是 MCC 的一个强有力的预后指标。在 MCC 患者中，PD-L1 在肿瘤细胞和浸润的淋巴细胞中的表达率分别为 49% 和 55%。这是晚期 MCC 患者的潜在治疗策略。

小结

本部分内容我们讨论了反应性、良性和恶性周围神经鞘肿瘤以及 MCC 的临床、组织学和分子表现。

第七节　皮肤浅表软组织肿瘤

引言

皮肤软组织肿瘤包含了从完全良性的病变（如皮肤纤维瘤）到可转移到远处器官的成熟恶性肿瘤一组疾病。值得注意的是，很多发生在深部软组织的病变也可发生在皮下或皮肤筋膜下组织。虽然一些纯粹主义学者可能认为这样的病变并不是真正的"皮肤的"肿瘤，但基层医生、皮肤科和外科医生都可能把这些病变做"皮肤活检"。本章主要讨论这些浅表软组织肿瘤的最重要的组织学、临床、免疫组织化学和分子病理学特征。

大体特征和标本处理

与其他皮肤病一样，软组织病变的标本可能会通过部分切除术（包括钻孔、Tru-Cuts 针穿刺法和小椭圆状切除）或范围较大的切除（包括部分或整个肢体的截肢）来得到。在我们单位，所有皮肤标本都需用墨水标记，这样做有很多原因，最主要是检查大体标本时，如果临床医生需要知道病变的边缘情况，可能并不容易；而用墨水标记后，在诊断时就能明确病变边缘的情况。在制作蜡块时，标本上的油墨也有助于明确组织的方向。而且检查组织切片中的墨水颜色是否与肉眼所见相一致（例如，蓝色和其他颜色）作为质量保证的一部分同样重要。

根据病变的大小和解剖位置，很多标本是通过钻孔或刮片取材获得的。通常，建议深钻孔或皮肤切除取材，因其可以显示病变深部边缘与下方正常组织（网状真皮、脂肪组织）间交界区域的情况。

对带有缝合线的较大标本，我们至少使用两种不同的颜色来标记边缘（例如，上侧/下侧、近端/远端、右/左、内侧/外侧、前方/后方）（图 1.156）。在少数需要详细定位的病例中，我们使用多达四种颜色（对一些乳房标本，我们使用多达六种不同颜色。见

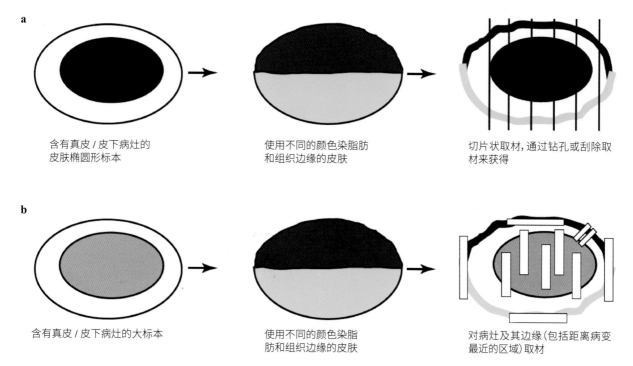

图 1.156 皮肤椭圆形组织的处理。（a）小的病变全部涂上油墨、切片后和完整包埋。为了明确标本方向，我们建议使用两种颜色；（b）大的组织使用不同的油墨（为了保证方向，我们使用两种颜色）、切片和取样。距离肿瘤最近的边缘区域可以垂直或平行于肿瘤切割

乳房相关章节）来标记。

使用墨水标记后，标本被分割呈片状。组织边缘最好垂直取材，特别是对于小标本（小于 4 cm）来说。如果通过外科医生或提供的附加信息可以确定病灶某区域更有可能累及切缘，那么就应该垂直于该区域进行取材（见图 1.156）。若病灶清晰可见，且边缘基本没有肿瘤组织，我们对病灶至少取 2 个组织块，如果其中没有包含距切缘最近的区域，则需要专门取材。对于较大标本，我们采用每厘米取 1 个材，最多 10 个蜡块的原则。这样不仅对肿瘤进行适当取样，也为以后的研究保存了组织。此外，只要可以，我们会在肿瘤库中保存肿瘤组织和正常组织。

冰冻切片的处理

冰冻切片可用于明确诊断或切缘的情况。阅读完冰冻切片后，要与外科医生进行讨论，特别要明确送检冰冻的目的，是为了区分良恶性，原发还是转移，明确肿瘤是低级别还是高级别，还是切缘是否干净。一般来说，除非直接影响手术方案，外科医生要求明确区分良恶性外，如果组织学特征不典型，应尽量避免

作出明确且详细的诊断，特别是对于大的肿瘤送检的小标本。因此，我们可这样诊断：低级别的梭形细胞病变；高级别的多形性肿瘤，倾向肉瘤等。这些诊断可为外科医生决定手术的范围提供足够信息。接下来的常规病理切片，则可给予更精确的诊断。

为便于冰冻切片检查，建议在手术时确保所有相关的、既往材料都可用。这可通过手术前一天检查手术计划并查看文件中切片来实现。一种理想的替代方法是提前扫描诊断切片，并在手术当天在冰冻切片区提供的数码切片。这有利于对比术前及冰冻切片中组织学特征。这个方法对于术前资料来自其他医疗机构，但已被归还的病例尤其重要。

手术病理报告

除组织学诊断（如皮肤纤维瘤、隆突性皮肤纤维瘤肉瘤）外，病理报告至少应包含解剖部位及标本类型（如右下大腿，针芯活检；上背部，软组织切除）、肿瘤大小和边缘情况。对于切缘是否干净，即使良性病变（如皮肤纤维瘤），我们也会报告，因为一些良性病变可能会复发，因此医生可能会考虑需要进行完

整切除。我们也会使用"组织切缘"来代替"边缘"，当我们提及"组织切缘干净"或"组织切缘存在病变"。如果可能，报告应包含 CAP/AJCC 报告中所需的所有数据，如解剖部位、左右侧、肿瘤位置、分级等。因为给患者分期时这些数据必不可少，所以这些信息对患者的管理至关重要。

分期

对多数皮肤软组织病变，术前分期只需对病变进行临床检查来确定大致尺寸及切除方式（钻孔、椭圆状切除、截肢）即可。因肿瘤转移少见，术前很少进行放射学分期。如上所述，报告应包含所有（CAP/AJCC）相应数据以提供病理学分期。

组织学和细胞病理学特征

很多皮肤软组织肿瘤由梭形细胞和上皮样细胞混合组成，被称为纤维组织细胞性病变。其他病变可有平滑肌、骨骼肌、脂肪细胞、神经细胞、血管和骨骼分化的特点。

免疫组织化学特征

免疫组织化学对多数软组织肿瘤的确诊至关重要，它即可用于支持诊断（例如，ERG 和 CD31 阳性可见于血管病变），也可用于排除诊断（例如，病变不表达黑色素细胞标记可排除黑色素瘤，在适当情况下，可符合上皮样纤维组织细胞瘤的诊断）。

遗传学特征

分子学检查在（皮肤）软组织肿瘤的诊断中发挥着越来越重要的作用。检测到涉及 col1a 的 t（17;22）对诊断隆突性皮肤纤维肉瘤非常重要（见下文）。但须牢记，很多病变仍缺乏特征性的遗传学改变，更让人不解的是，一些不相关的肿瘤可发生同一遗传学改变［在血管瘤样纤维组织细胞瘤和透明细胞肉瘤（软组织黑色素瘤）中均可见 CREB1/EWS］。

纤维瘤和其他主要的纤维性增生性病变（不包括纤维瘤病）

硬化性纤维瘤（席纹状胶原瘤，胶合板纤维瘤）

临床特征

本病罕见，可散发，在 Cowden 综合征（属于 PTEN 错构瘤肿瘤综合征的，后者还包括 Bannayan-Riley-Ruvalcaba 综合征，PTEN-相关 Proteus 综合征和 Proteus-like 综合征）患者中可多发。病变呈肤色丘疹或结节，直径为 0.5~3 cm。

大体特征、标本处理和冰冻切片

硬化性纤维瘤很少做冰冻切片。除较大病变需做椭圆状切取外。

手术病理报告和分期

病理报告应包括病灶大小和边缘情况。此外，还应附上说明：Cowden 综合征患者有时可出现此种病变。临床医师在治疗时应考虑这种可能性。

组织学和细胞病理学特征

病变位于真皮，边界清楚，和表皮间有浸润带。散在的纺锤形细长细胞与厚的、透明胶原束混合，排列成层状，中间有裂隙，类似胶合板（图 1.157）。有些肿瘤中细胞成分更多，可见散在的多型性细胞。通常，肿瘤中弹性纤维明显减少，间质呈黏液样。

免疫组织化学特性

肿瘤细胞表达 CD34、CD99、vimentin 和 XIIIa 因子（图 1.157）。PTEN 可同时在胞质和胞核表达。

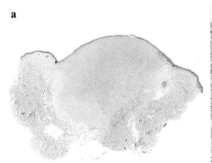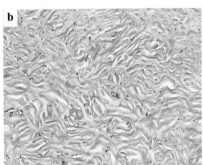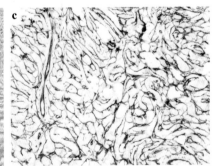

图 1.157 硬化性纤维瘤。（a）真皮内界限清楚的病变；（b）高倍镜下可见大量胶原纤维，散在的纤细细胞，排列呈席纹状，类似胶合板；（c）病变细胞强阳性表达 CD34（CD34 抗体；二氨基联苯胺和苏木精复染）

分子生物学特征

无论散发还是与 Cowden 综合征相关的病例都存在 PTEN 突变。为确诊 Cowden 综合征，需要在正常组织中同时检测到该突变。

鉴别诊断

主要需要和 DFSP 鉴别，特别是硬化/萎缩型，因为 CD34 在两种病变中均呈强阳性表达。但硬化性纤维瘤体积较小，边界清楚，不累及皮下组织。硬化性纤维瘤与皮肤纤维瘤有很多共同特点，一些作者认为两者属于同一病谱。但我们认为，边界清楚的病变才可能诊断为硬化纤维瘤。其他类似于硬化纤维瘤，具有明显纤维间质的疾病有神经纤维瘤、神经束膜瘤和梭形细胞脂肪瘤。与硬化性纤维瘤相比，神经纤维瘤表达 S100，神经束膜瘤表达 EMA，梭形细胞脂肪瘤至少部分区域有散在脂肪细胞。

颈部纤维瘤

临床特征

颈部纤维瘤是一种与 Gardner 综合征相关的皮下和真皮纤维组织增生。Gardner 综合征是一种常染色体显性遗传病，其临床表现包括毛囊囊肿、纤维瘤、骨瘤和肠息肉。颈部纤维瘤可见于各年龄段，多发生在颈部周围，也可发生在其他部位。

大体特征、冰冻切片、手术病理报告及分期

颈部纤维瘤按其他良性软组织肿瘤取材（见皮肤纤维瘤）。我们会备注：此类型病变有时见于 Gardner 综合征。

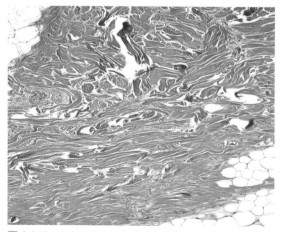

图 1.158 颈部纤维瘤：胶原伴有成熟脂肪组织

组织学和细胞病理学特征

组织学上，病变由少细胞成分的、排列不规则的胶原束和被包绕的脂肪组织组成（图 1.158）。Van Gieson 染色显示弹性纤维明显减少。罕见其与 DFSP 或脂肪瘤和外伤性神经瘤相关的报道。

免疫组化和分子生物学特征

病变内梭形细胞主要表达 CD34 和 CD99，少数也可表达 XIIIa 因子。分子遗传学无特征性改变。

鉴别诊断

主要需要和正常组织鉴别诊断。但活检组织来源于"肿瘤"，特别是颈部区域时，诊断应该要考虑到颈部纤维瘤。

纤维性丘疹（血管纤维瘤）

临床特点

常见的、单发的肤色丘疹，多见于中年人的鼻部。病变呈无蒂的、息肉样或乳头瘤状，直径 1~5 mm 不等。

大体特征、标本处理及冰冻切片

除非怀疑为基底细胞癌，纤维性丘疹很少做冰冻切片。较大病变可能需行小块椭圆状切取，多数病变通过钻孔或刮片取材来获得标本。

手术病理报告和分期

由于多数标本通过刮片取材获得，病灶深部边缘通常未切净。我们仅对较大（大于 10 mm）的病例，考虑诊断为血管纤维瘤；这一诊断对临床尤为重要，因为它可能和结节性硬化症相关。报告中我们会备注：结节性硬化症患者可出现此类皮损，特别是年轻患者，提醒临床医师考虑。

组织学和细胞病理学特征

表皮轻度萎缩，表明既往有日光性损伤。如果有明显的黑素细胞增生，需要考虑是否存在黑素细胞性病变，但无巢状或连续性增生模式可除外。真皮内可见血管和胶原间质，特征性围绕毛囊排列（图 1.159）。一些间质细胞呈梭形或多核。已经有少见的颗粒状、透明和上皮样细胞的亚型被报道。

免疫组化特征

细胞表达 XIIIa 因子，CD34 也可阳性。

分子生物学特点

纤维性丘疹无已知的分子遗传学改变。在结节性硬化症相关的血管纤维瘤中，可存在 TSC1 或 TSC2 的胚系突变，使得哺乳动物雷帕霉素（mTOR）通路激活。

鉴别诊断

主要鉴别诊断为血管纤维瘤，对于较大的多发皮损应考虑血管纤维瘤的可能。我们的导师 Scott McNutt 教授曾提醒我们，基底细胞癌的基质可与纤维性丘疹相似。因此，当鼻外部位的活检组织有纤维丘疹的特征时，需要连续切片。

组织细胞的病变

很多皮肤病变均存在组织细胞 / 巨噬细胞，组织细胞增生症是指主要由上皮样细胞和巨细胞混合组成的病变。这些病变有不同数量的细胞内脂质，并伴有不同炎症细胞浸润（中性粒细胞、嗜酸性粒细胞、浆细胞）。本章将讨论最常见的或临床上最重要的疾病。

朗格汉斯细胞组织细胞增生症

临床特征

朗格汉斯细胞组织细胞增生症（Langerhans Cell Histiocytosis, LCH）是一组谱系疾病的总称，包括勒雪病、韩 - 薛 - 科病和嗜酸性肉芽肿。这些疾病过去用来描述活化的、克隆性增生的朗格汉斯细胞。当病变累及皮肤，可类似脂溢性皮炎，或呈黄褐色鳞状丘疹或结节，偶有溃疡。其他器官，如骨骼、腹部、胃肠道（肝脏和脾脏）、肺、淋巴结、内分泌和中枢神经系统可受累。系统受累的患者可能需要化疗，而皮损常可自行消退。

大体特征、标本处理和冰冻切片

LCH 很少做冰冻切片。偶尔有需要做的病例，特别是累及骨骼的病变。通常用钻孔法对皮损进行取材。

组织学和细胞病理学特征、手术病理报告和分期

多数病变表现为弥漫的结节状浸润，可见簇状和片状大的单个核细胞，细胞胞浆丰富，核呈肾形（咖

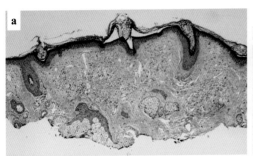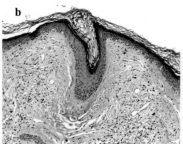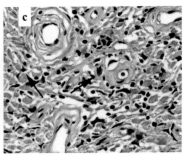

图 1.159 纤维性丘疹。（a）鼻部皮肤皮脂腺丰富；表皮扁平，表明有光化性损伤；（b）表皮有散在的黑素细胞，但无恶性雀斑样痣的连续增生模式；真皮血管扩张，毛囊周围纤维化，可见间质细胞；（c）高倍镜下显示特征性星状细胞（箭头）

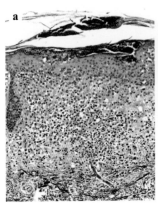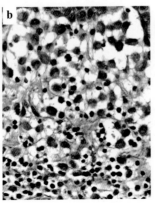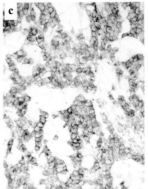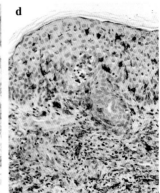

图 1.160 单发朗格汉斯细胞组织细胞增生症（"嗜酸性肉芽肿"）。（a）大的、单个核细胞弥漫性浸润，累及真皮和表皮；（b）高倍镜下可见特征性肾形核的朗格汉斯细胞，且可见散在嗜酸性粒细胞和淋巴细胞；（c）朗格汉斯细胞胞膜阳性表达 CD1a

啡豆状），这些是朗格汉斯细胞（图 1.160）。LCH 的特征之一是朗格汉斯细胞有轻度但明显的亲表皮性。病变还有不同数量的嗜酸性粒细胞、中性粒细胞、肥大细胞和淋巴细胞浸润。电镜下，朗格汉斯细胞有典型的 Birbeck 颗粒（网球拍样结构）。个别病例细胞异型性明显，有大量有丝分裂象，部分为异形核分裂。这些病例可诊断为朗格汉斯细胞肉瘤。

免疫组织化学特性

朗格汉斯细胞表达 CD1a（图 1.160c）、S-100、langerin 和 Ⅱ 类 MHC 分子。与其他组织细胞相比，本病不表达 CD68。

分子生物学特征

X 染色体失活研究显示，多数病变是克隆性的。肿瘤性朗格汉斯细胞的免疫表型与成熟的反应性朗格汉斯细胞不同，前者表达细胞间 Ⅱ 类分子的前炎症因子，缺乏成熟细胞的标记（如 CD83、CD86 和 DC-LAMP）。50%~60% 的病例有 BRAF-V600E 突变。另一突变为 MAP2K1，提示 MAPK/ERK 通路在病变中的作用。

鉴别诊断

主要鉴别诊断为其他含有大量朗格汉斯细胞的皮肤病，如接触性皮炎、苔藓样皮炎等。在这些反应性病变中，朗格汉斯细胞呈树突状，而在 LCH 中，细胞呈圆形，成簇分布（图 1.160c, d）。与 LCH 相关的疾病还有未定类细胞组织细胞增多症，后者主要累及皮肤，由类似于朗格汉斯细胞的抗原提呈细胞构成，但不表达 langerin，也没有 Birbeck 颗粒。

（幼年性）黄色肉芽肿（XG）

临床特征

（幼年性）黄色肉芽肿是一种好发于儿童的疾病（中位年龄为 2 岁），新生儿偶发，也可见于成人。因此，和其他作者一样，我们更倾向将这类病变称为黄色肉芽肿（XG）。儿童发病率约 1/100 万，男孩多见。本病可与 NF1 型神经纤维瘤病相关，患者可能会发展为幼年单核细胞白血病。本病主要有三种临床表现：丘疹和小结节、大结节和巨大结节（大于 20 mm）。成人多发性病变罕见；部分病例呈发疹性发病，并与淋巴细胞性白血病相关。

标本大体特征及处理、冰冻切片、手术病理报告和分期

按其他良性软组织肿瘤处理（见皮肤纤维瘤）。

组织学和细胞病理学特征

镜下多少存在本病特征性的细胞，即 Touton 巨细胞。细胞体积大，细胞核在周边呈花环状，细胞质呈空泡状（图 1.161）。一般来说，早期病变和儿童皮损有更多 Touton 细胞。其他巨细胞的细胞核呈新月形或马蹄形排列（朗格汉斯细胞）。还有形态介于两者之间的细胞，呈梭形至上皮样形态，细胞

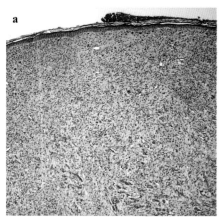
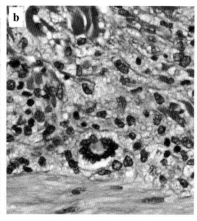
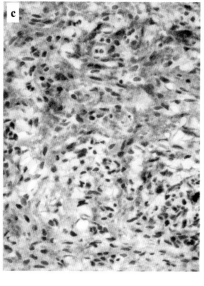

图 1.161 黄色肉芽肿。（a）弥漫性间质浸润，累及真皮乳头层和网状层；（b）特征性 Touton 巨细胞，核仁在外周围成冠状，核外胞浆空泡化；（c）病灶内大部分细胞表达ⅩⅢa 因子（c. 抗因子ⅩⅢa；二氨基联苯胺，少量苏木精作复染）

核通常为圆形，核膜清晰，染色质分布均匀，核仁小。病变中还散在有中性粒细胞、嗜酸性粒细胞和浆细胞。一些病例可含较多的含铁血红素，与含铁血红素性皮肤纤维瘤类似。

免疫组化特征

多数细胞（包括 Touton 巨细胞）表达组织细胞/巨噬细胞/真皮抗原呈递细胞中的标记: XIIIa 因子（见图 1.161c）、fasin、CD14、CD68 和 CD163。相比之下，本病不表达 langerin 或 CD1a（LCH 中表达）和 S100 蛋白（在 LCH 和 Rosai-Dorfman 病中表达）（见下文）。

分子生物学特征

研究显示 XG 中 ERK 通路可被激活。由于 XG 与 NF1 相关，部分病变可存在 PI3KCD 和 NF1 突变。个别患者，特别是颅内病变，XG 可能与 ECD 和 LCH 有相同突变，即 BRAF V600E 突变。

网状组织细胞瘤

临床特征

网状组织细胞瘤是指发生于面部（耳和鼻）的丘疹或小结节，也可见于躯干和四肢，年轻人多见。病变呈棕褐色到浅棕色，大小从几毫米到几厘米不等。含大量脂化巨噬细胞的皮损可呈淡黄色。有些病例皮损可多发而不伴有系统症状（多中心网状组织细胞增生症）。

多中心网状组织细胞增生症的患者通常为年轻女性，除累及多个区域皮肤外，可累及甲周呈多发小丘疹（"珊瑚珠样"）。很多患者可出现慢性、破坏性、对称性关节炎，几乎一半患者是首发症状（1/4 患者出现皮损）。最常受累的关节为指关节和腕关节。病变可累及黏膜，也可出现发热、虚弱、体重减轻和厌食症等。病变也可累及内脏器官，包括心脏（伴心包炎）和肺。约 1/4 患者出现内脏的恶性肿瘤，如肺癌、乳腺癌和胃癌。

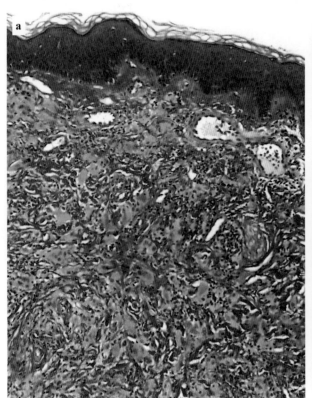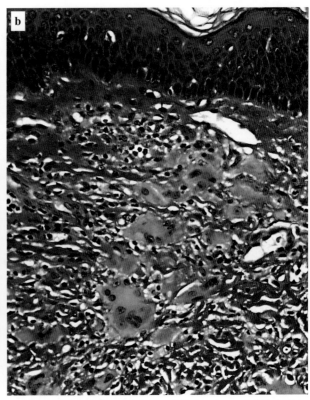

图 1.162 网状组织细胞瘤。（a）间质炎性细胞浸润累及真皮乳头层和网状层，表皮不受累；（b）特征性多核巨细胞，细胞胞浆嗜酸性，呈磨玻璃样。

研究表明，细胞因子可致组织细胞增殖，从而诱导炎症反应与组织破坏。

标本大体特征及处理、冰冻切片、手术病理报告和分期

按良性软组织肿瘤处理。

组织学和细胞病理学特征

无论单发还是多发病变均呈结节状浸润，主要由组织细胞组成，包括特征性多核巨细胞，其胞浆内含嗜酸性颗粒（毛玻璃样）（图 1.162）。病变还有淋巴细胞、浆细胞和嗜酸性粒细胞浸润，部分细胞胞浆泡沫状，呈 Touton 巨细胞样，病变间质的胶原纤维的改变类似皮肤纤维瘤。

免疫组化特征

组织细胞表达 CD68 和 CD123，但不表达朗格汉斯细胞标记（CD1a 或 langerin）。

分子生物学特征

目前为止，还未发现相关的分子遗传学改变。

鉴别诊断

毛玻璃样组织细胞不具有诊断特异性，但它们在网状组织细胞瘤中的数量远多于其他疾病。甲周多皮损对多中心网状组织细胞增生症的诊断具有显著特异性。

Erdheim-Chester 病

临床特征

Erdheim-Chester 病（ECD）是一种罕见的系统性

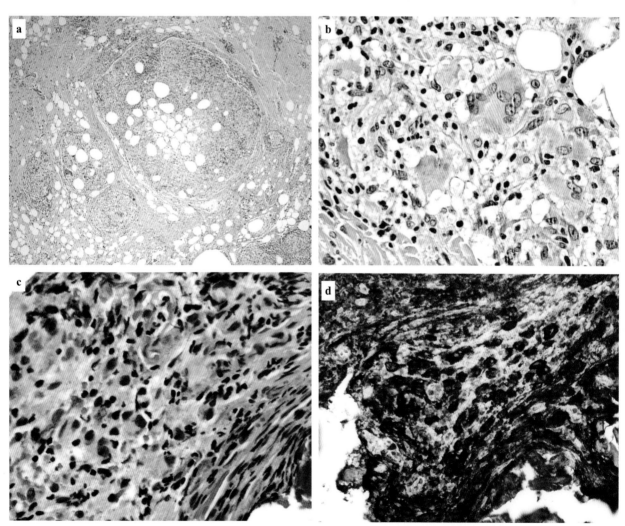

图 1.163 Erdheim-Chester 病。（a）病变显著累及皮下组织；（b）多核巨细胞核大，可见核仁，伴散在的淋巴细胞和浆细胞；（c）骨损伤；（d）组织细胞/树突细胞表达 CD163（d. 抗 CD163；二氨基苯二胺和少量苏木精作复染）

疾病，患者通常为 50~80 岁的成年人。其特征性累及双侧长骨（影像学检查可观察到骨硬化）以及皮肤、腹膜后、血管和大脑。后者可能与尿崩症相关。鉴于存在 BRAF 突变，有研究认为 EDC 与 LCH 的关系可能比以往认为的更密切。

大体特征，标本的处理和冰冻切片

ECD 很少做冰冻检查。多通过深部软组织活检或骨髓活检取材来获得标本。

组织学和细胞病理学特征，手术病理报告和分期

病变呈混合炎细胞浸润，包括巨噬细胞、多核巨细胞、淋巴细胞，偶有中性粒细胞和嗜酸性粒细胞（图 1.163）。

免疫组化特征

与 XG 相似，多数单核巨噬细胞表达 XIIIa 因子、fasin、CD14、CD68 和 CD163（图 1.163d）。只有少数细胞表达朗格汉斯细胞标记物（CD1a 或 langerin）。然而，很少的病例可同时有 LCH 和 ECD 的组织学特征。这些病例有 BRAF V600E 突变。

分子生物学特征

除 BRAF V600E 突变外，还有 N/KRAS、MAP2K1、PIK3CA 等突变的报道。ARAF D228V 突变和 ALK 融合基因较少见。BRAF V600E 突变可通过免疫组化来检测。

鉴别诊断

感染性疾病（分枝杆菌、隐球菌病等）也可见巨噬细胞与多核巨细胞混合浸润。因此，需做微生物的特殊染色，并尽可能进行组织培养。黄色肉芽肿可累及骨骼，但通常皮损更明显。LCH 会有更多表达 CD1a 和 langerin 的朗格汉斯细胞。总之，诊断 ECD 需要存在双侧骨性病变。

Rosai-Dorfman 病（窦性组织细胞增多症伴巨大淋巴结病）

临床特征

Rosai-Dorfman 病（RDD） 被 Rosai 和 Dorfman 这两位作者命名为窦性组织细胞增多症伴巨大淋巴结病（Pierre Paul Destombes，来自法国，也对本病描述有贡献）。本病多为良性，通常为累及头颈部淋巴结的自限性淋巴组织细胞增生性病变。皮肤是最常受累的结外部位，也可累及鼻窦、软组织、眼眶、中枢神经系统和骨骼等。男性多见，主要为年轻人，白种人

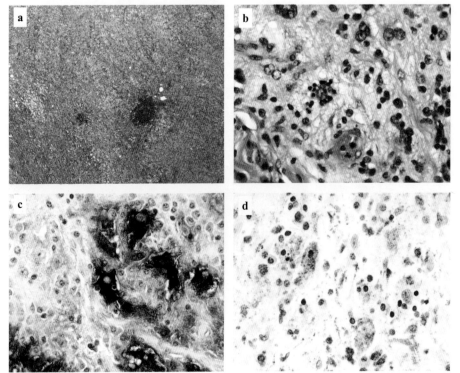

图 1.164　Rosai-Dorfman 病（窦性组织细胞增多症并伴巨大量淋巴结病）。（a）致密的浸润累及真皮和皮下组织，可见亮区和暗区，病变类似于淋巴结伴有扩张的淋巴窦，其内有许多胞质明亮的细胞；（b）大细胞的伸入运动（胞浆内有中性粒细胞和淋巴细胞），可见大量浆细胞；（c）大细胞强阳性表达 S100，突出较小细胞的伸入运动；（d）同时大细胞表达 CD68（抗 -S100 和抗 -CD68；二氨基联苯胺和少量苏木精作复染）

和非裔美国人患病率更高。皮肤、软组织或中枢神经系统受累患者往往年龄较大。患者可有系统性症状，如发热、压痛、乏力、盗汗、体重减轻、ESR 升高和低蛋白血症。偶有与淋巴瘤相关的报道，如结节性淋巴细胞为主的霍奇金。皮损表现为褐色或出血性结节和斑块，通常无自觉症状。

大体特征及标本处理、冰冻切片、手术病理报告及分期

由于病变较大，多数病例采用钻孔活检。外科手术通常为大块椭圆状取材。做冰冻的病例较为罕见，主要是累及骨骼的病变。

组织学和细胞病理学特征

皮肤 RDD 通常表现为结节性病变，累及真皮和皮下组织，低倍镜下病变呈明暗交替，类似于窦区扩张的淋巴结（图 1.164）。大量巨噬细胞伴淋巴细胞（局部形成生发中心）、浆细胞和中性粒细胞不同比例混合。巨噬细胞内可见被吞噬的细胞(红细胞、淋巴细胞、浆细胞和中性粒细胞)，即伸入运动。病变区域可见散在纤维化。RDD 通常无嗜酸性粒细胞，但形态介于 LCH 和 RDD 之间的病变可有大量嗜酸性粒细胞。

免疫组化特征

巨噬细胞表达 CD68、fasin、MAC387、α1- 抗胰蛋白酶，强阳性表达 S100。与朗格汉斯细胞增生症相比，本病不表达 CD1a 或 langerin。由于细胞质阳性，而被吞噬的细胞阴性，所以 S100 染色可突显伸入运动。部分病例中浆细胞以 IgG4 阳性的浆细胞为主，因此有学者认为此病与 IgG4 相关疾病可能相关。

分子生物学特征

目前尚无分子遗传学改变的报道或单克隆证据。因此，一些作者认为，RDD 可能是一个反应性而非肿瘤性病变。

鉴别诊断

本病需要与 LCH 鉴别，因为两者都表达 S100。然而，RDD 有伸入运动（此特征在 LCH 中不可见），且不表达朗格汉斯细胞（CD1a 或 langerin）的免疫组化特征。黄色肉芽肿、网状组织细胞瘤和皮肤纤维瘤均无伸入运动。

皮肤纤维瘤 / 纤维组织细胞瘤

临床特征

皮肤纤维瘤（DF）/ 良性纤维组织细胞瘤（FH）是一种常见的皮肤肿瘤，好发于年轻女性，多位于四肢（腿部最常见），也可见于其他任何部位。本病被认为是一种反应性疾病或一种真性（良性）肿瘤。支持本病是反应性病变的原因是 DF 可能与既往创伤相关（如腿部剃毛、毛囊炎破裂）。本病好发于中年，女性发病率略高。多为单发丘疹或结节，直径通常为 0.5~2 cm 不等。皮损表面可呈棕色，类似色素性病变，也可呈肤色到黑色。皮损可多发，特别是见于自身免疫性疾病的患者，如 HIV 感染、系统性红斑狼疮、Graves 病等。

本病绝大多数为良性，即使初次活检是局部切除，通常也不会复发。但有两种亚型，如未切净可复发，复发率高达 20%（见下面的组织学特征），个别病例可转移到肺部。

大体特征、标本处理及冰冻切片

本病通常不做冰冻。除非有恶性肿瘤病史的患者（如钻孔活检发现黑色素瘤的患者）在皮损邻近区域有"色素性病灶"，为确定其是否为卫星灶，可能需切取两个病灶间的皮肤（冰冻切片区和之前取材部位）冰冻检查时。多数皮肤纤维瘤通过钻孔或刮除进行取材，较大病变可能需行小块椭圆状切取（请参见上面）。

组织学和细胞病理学特征

部分作者使用"皮肤纤维瘤"一词来指具有明显胶原样基质的病变，以区别混合胶原和上皮样巨噬细胞的"良性纤维组织细胞瘤"。在本章中，我们没有区分这两个术语。皮肤纤维瘤主要由胶原样基质中的成纤维细胞样梭形细胞、毛细血管和巨噬细胞组成，通常伴有病变上方表皮的增生和色素沉着，表现为拉长的表皮突（形成"脏"手指样外观）（图 1.165）。在某些情况下，表皮可出现伴有显著皮脂腺的附属器诱导性增生。DF 的组织学特点是具有密集明亮的嗜酸性胶原束，常见于病变周围，与瘢痕疙瘩极为相似；因此，它们被称为"瘢痕疙瘩样胶原蛋白"。病变的

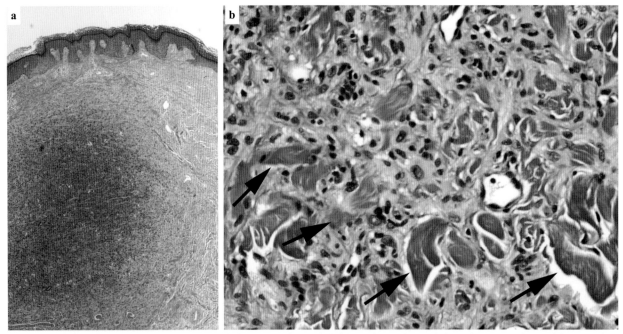

图 1.165　皮肤纤维瘤 / 良性纤维组织细胞瘤。（a）病变位于真皮，表皮有轻微棘层肥厚的；（b）胶原纤维和细胞混合增生，可见瘢痕疙瘩样胶原纤维（箭头）

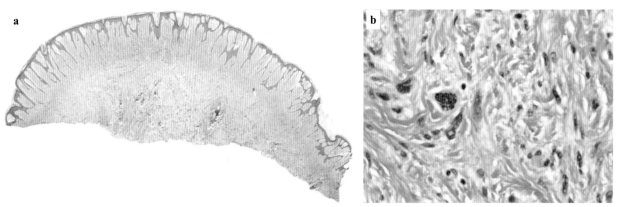

图 1.166　皮肤纤维瘤。（a）伴典型表皮增生；（b）局部细胞明显多形性，细胞核浓染

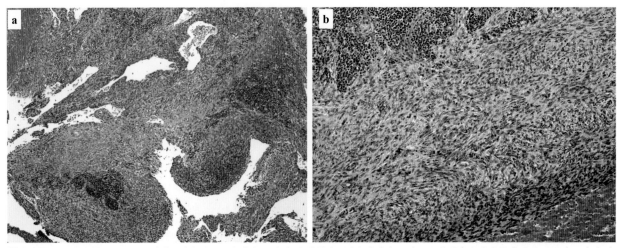

图 1.167　血管瘤样纤维组织细胞瘤：年轻女性腿部皮损。（a）大的裂隙区域部分有红细胞，小的黑色区域为聚集的淋巴细胞；（b）高倍镜下簇状、核均一的梭形细胞，伴少量淋巴细胞，其间隙充满红细胞

真皮成分多样，包括梭形和上皮样细胞、细长的成纤维细胞、巨噬细胞（部分有含铁血黄素）和其他炎症细胞（通常是淋巴细胞）。一般情况下，皮肤纤维瘤局限于真皮乳头层和网状层，但偶尔也可累及浅层皮下脂肪。多数病变细胞较少，增殖指数低，但也可有大量有丝分裂象。此外，典型皮肤纤维瘤比典型隆突状皮肤纤维肉瘤（DFSP）有更多有丝分裂象，其主要鉴别诊断（见下文）（Juan Rosai 博士）。

根据形态学特征，本病分为多种亚型，最常见的如下：①伴怪异细胞的 DF：病变通常局限于真皮。除了典型的梭形和上皮样细胞外，一些细胞的核大且形状不规则，核仁明显（怪物细胞）（图 1.166）。与其他皮肤纤维瘤相同，有丝分裂率各异，某些区域可能很高，偶尔可有不典型核分裂。②深部 / 细胞性皮肤纤维瘤：最常见于年轻男性，多见于四肢 / 头部和颈部。其复发率比典型皮肤纤维瘤更高（高达 26% 的病例），皮损体积也更大。病变细胞呈束状分布，累及浅层皮下脂肪时，通常分隔脂肪细胞，使其向病变两侧隆起，而不是在脂肪细胞间弥漫穿梭浸润（见于 DFSP）。罕见病例可出现中央坏死。③动脉瘤样 / 血管瘤样纤维组织细胞瘤：为浅蓝色结节，常见于中年人的四肢，女性居多。由于病变出血和存在含铁血黄素，临床上可被误诊为黑色素瘤或血管病变。与细胞性皮肤纤维瘤相似，局部复发率约为 20%。组织学有不规则裂隙形成，与血管管腔相似。间质有出血和含铁血黄素沉积。实体区域显示典型的皮肤纤维瘤特征（图 1.167）。④脂质化（踝型）纤维组织细胞瘤：黄色息肉样损害，多发生在小腿。除典型梭形细胞和上皮样细胞混合性增生，肿瘤还含有泡沫状组织细胞和噬色素细胞，这些细胞嵌在瘢痕疙瘩样胶原的透明化基质中。⑤上皮样纤维组织细胞瘤：常位于下肢近端，为息肉状的红色结节，类似化脓性肉芽肿或 Spitz 痣。组织学上，肿瘤呈息肉样，通常位于皮肤浅层。病变上方表皮扁平，病变周围表皮通常有增生（表皮衣领状增生）。细胞呈圆形 / 多角状，有丰富的

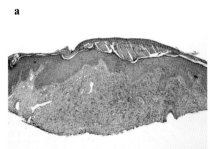
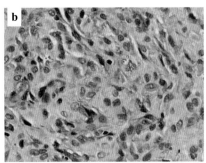
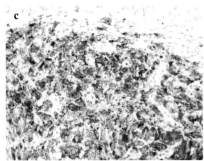

图 1.168 上皮样皮肤纤维瘤：年轻女性的面部皮损。（a）真皮病变伴棘层不规则肥厚；（b）高倍镜下示真皮内见上皮样细胞与胶原纤维混合增生；（c）大部分细胞表达 CD68

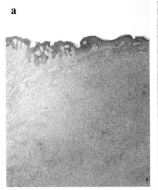
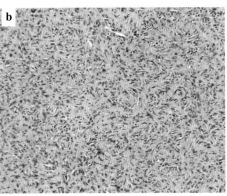
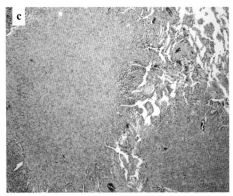

图 1.169 转移性皮肤纤维瘤：年轻女性的前臂皮损。（a）表皮呈现皮肤纤维瘤特征性棘层肥厚；（b）高倍镜下可见局灶性席纹状排列和瘢痕疙瘩样胶原；（c）皮损切除后 2 年，肺部出现转移灶，组织学特征与皮损相同

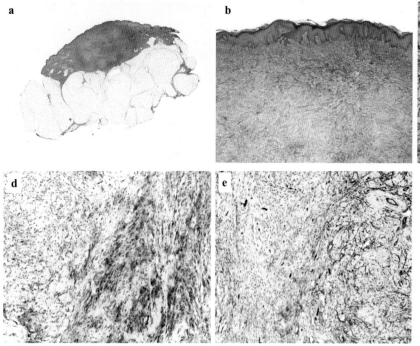

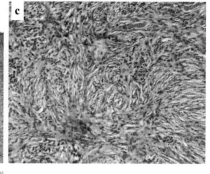

图 1.170　非典型纤维组织细胞病变。(a) 低倍镜示真皮病变,灶状浸润皮下脂肪;(b) 上覆表皮增生,棘层肥厚;(c) 梭形细胞及致密胶原呈席纹状排列;(d) 病变同一区域表达 XIIIa 因子和(e) CD34。(抗因子 XIIIa 和抗 CD34。二氨基联苯胺和轻苏木精复染)

嗜酸性细胞质及泡状核,细胞核仁小,呈嗜酸性(图 1.168)。与其他皮肤纤维瘤一样,局部存在黄瘤样及多核巨细胞。⑥转移性皮肤纤维瘤:罕见情况,皮肤纤维瘤可复发并发生远处转移,主要转移至肺部(图 1.169)。虽然一些病例的细胞成分很多,但还没有可靠的形态学特征预测病变发生转移的可能性。然而,最近一项研究发现侵袭性病变存在染色体异常。⑦伴非典型性的纤维组织细胞病变/未定类皮肤纤维组织细胞病变:这些病变与 DF 和 DFSP 有相同的组织学和临床特征。病变主要位于躯干,此分布特征与 DFSP 类似。然而,所有病例直径均小于 2 cm,这点更像 DF,因为 DFSP 通常直径大于 5 cm。典型深部 DF 累及皮下时呈放射状生长,使得皮下脂肪向两侧隆起,而我们所有这类病变皮下脂肪浸润部分呈蜂窝状,符合 DFSP(图 1.170)。但所有病变均含有瘢痕疙瘩性胶原,所以其整体特征更倾向诊断为 DF。但大多数 DF 通常不表达 CD34,我们这组非典型病变中 20%~70% 的细胞对强阳性表达 CD34。本组随访和临床处理显示 1 例复发,提示其临床行为具有侵袭性,完整切除更合适。

免疫组化特征

正如其"纤维组织细胞"的名称,细胞同时表达成纤维细胞、肌成纤维细胞和组织细胞/巨噬细胞的标记。多数病变含有不同数量表达 CD68、XIIIa 因子和 CD163 的细胞。通常还表达基质溶素和 D2-40。病变可局部表达 Actin,如何存在平滑肌分化的细胞,除了 Actin,还表达 Desmin。多数病变不表达 CD34,或者只在病变周围细胞表达,呈花冠状改变。

分子生物学特征

皮肤纤维瘤可能是克隆性的(如对人雄激素受体 HUMARA 的研究)。皮肤纤维瘤中存在相对类似的易位基因,而血管瘤亚型可显示 EWSR1、CREB1、FUS 和 ATF1 基因的易位。令人不解的是这些改变也可见于其他肿瘤。有趣的是,类似 Spitz 痣,上皮样纤维组织细胞瘤可发生 ALK 基因的改变(该基因改变也见于某些 Spitz 痣)。

鉴别诊断

本病主要需与 DFSP 相鉴别。DF 细胞表达 CD68、XIIIa 因子、CD163、基质溶素和 D2-40。除在非典型的纤维组织细胞病变中可以局灶表达 CD34 外,绝大多数 DF 不表达 CD34。此外,DF/FH 没有 col1a

易位。不同组织学亚型可与其他疾病相混淆。上皮样 FH 类似黑素细胞或血管病变，但不表达 S100、MART1 或 HMB45（与黑素细胞病变相对比）或 CD31、CD34 或 ERG（与血管病变对比）。

隆突性皮肤纤维肉瘤

临床特征

隆突性皮肤纤维肉瘤（DFSP）是一种局部侵袭性肿瘤，恶性程度为低至中度，好发于青年和中年成人，男性稍占优势，病变多发生在躯干和四肢近端。临床表现为缓慢增长、单发或多发、息肉状或扁平结节状病变，直径为 0.5~10 cm 不等。多达 20%~50% 的病例复发，特别是那些没有扩大切除的病例，因此需完全切除。远处转移罕见（发生率 < 0.5%，大部分转移到肺部），通常发生在多次局部复发后，有的组织学亚型的复发更常见（见下文）。

大体特征和标本处理

由于肿瘤尺寸较大，多数病变通过钻孔活检取材诊断，手术切除标本通常大的椭圆状，多在冰冻切片检查时进行。

冰冻切片处理

冰冻切片由外科医生 / 皮肤科医生进行（做莫氏手术时）或在病理科进行标准的冰冻切片取材。根据我们的经验，因为 DFSP 在组织学上与疤痕组织非常相似，冰冻切片容易误诊，尤其是在明确切缘是否干净时。因此，如可行，我们建议将推迟关闭取材创口 24~48 小时，以对标本进行常规检查，并尽可能进行重复取材及免疫组化（见下文）。一些作者将这种处理组织的标准方法（福尔马林固定和石蜡包埋）称为"慢莫氏"。

组织学和细胞学特征

DFSP 由纤细的细胞成束组成，通常呈席纹状排列。DFSP 是一种真皮肿瘤，但经常侵犯皮下组织（呈蕾丝样浸润）。与 DF 不同，病变上方的真皮乳头通常无异常（浅表的无浸润带）。扩张的生长模式使得真皮附属器被肿瘤细胞包绕，并可被其破坏消失（图 1.171）。

细胞排列成较均匀的短束状，细胞呈纺锤形，胞核较长。这些束状细胞排列成典型的席纹状或车轮状。包绕的胶原纤维细小，颜色正常，与 DF 中所见的瘢痕疙瘩性胶原不同。与 DF 相比，DFSP 有丝分裂象较少（除外纤维肉瘤亚型，其通常有大量有丝分裂象），且 DFSP 很少有巨噬细胞和多核巨细胞。间质可呈明显的黏液样，特别是巨细胞成纤维细胞瘤（见下文）。病变中坏死从不明显。DFSP 可有以

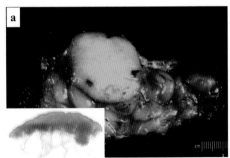
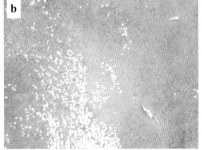
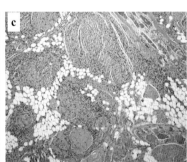
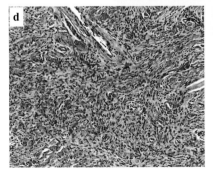
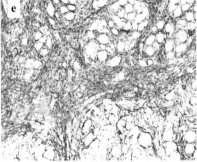

图 1.171 隆突性皮肤纤维肉瘤。（a）大体图像，病变外观看上去边界清晰，但组织学切片显示皮下组织浸润；（b）低倍镜下示真皮和皮下组织均有细胞增殖，皮下组织在离体脂肪细胞周围呈典型的蜂窝状浸润；（c）单一的梭形细胞向深部骨骼肌周围浸润；（d）梭形细胞，细胞核染色均匀，核仁小，有丝分裂象少见，伴纤维性间质；（e）肿瘤细胞强弥漫性表达 CD34（抗 CD34；耐晒红、少量苏木精复染色）

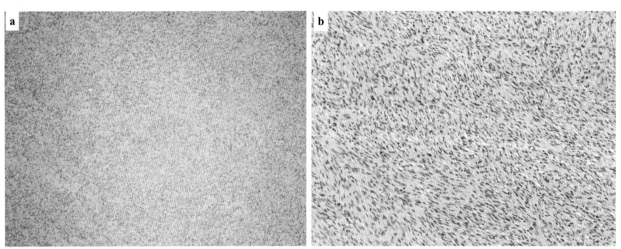

图 1.172 伴纤维肉瘤改变的隆突性皮肤纤维肉瘤。（a）低倍镜下示细胞丰富，成簇排列，间质很少；（b）梭形细胞密集分布，成簇增生，散在有丝分裂象

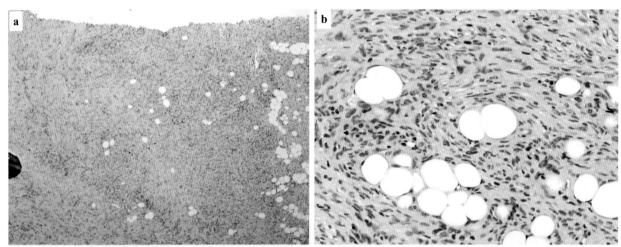

图 1.173 伴明显异型细胞的隆突性皮肤纤维肉瘤。（a）低倍镜显示特征性蜂窝状模式；（b）高倍镜显示明显的非典型细胞，类似于恶性纤维组织细胞瘤（未分化多形性肉瘤）。大部分肿瘤细胞弥漫性表达 CD34

下几种组织学类型：①纤维肉瘤性改变：纤维肉瘤性转变可见于初发皮损，但更常见于复发性 DFSP。病变富于细胞，排列成长束状，具有高级别核异型，核分裂象常见（＞8/10HPF），类似于经典型纤维肉瘤或单形型滑膜肉瘤（图 1.172）。这些区域通常局灶不表达 CD34。据报道，纤维肉瘤性病变更容易复发甚至转移。②黏液样 DFSP：本亚型显示广泛的黏液间质。病变具有大的黏液样、细胞稀疏区；其周有相对典型的席纹状排列区域，还存在大量薄壁血管。因细胞较少，CD34 表达可较弱，但多数细胞仍会表达 CD34。③色素沉着型 DFSP（Bednar 瘤）：Bednar 瘤本质上是含有载黑素细胞的 DFSP。④萎缩型 DFSP：此亚型罕见，以纤维间质内梭形细胞增生

为特征。细胞表达 CD34 并有经典的染色体易位；但细胞成分少，容易被误诊为瘢痕或 DF。此种情况下，弥漫表达 CD34 对诊断至关重要。⑤巨细胞纤维母细胞瘤：多见于幼儿，好发的部位（躯干）与典型 DFSP 相同，病变中可见梭形细胞，多核细胞和巨细胞，细胞密度相对稀疏，伴囊性蜕变（假血管间隙，内衬细胞和肿瘤间质中细胞形态一致）。⑥类似其他肉瘤的具有明显细胞异型性的 DFSP（图 1.173）：本质上是 DFSP，具有典型的席纹状排列的梭形细胞区域，强阳性弥散表达 CD34，而其他区域组织学类似恶性纤维组织细胞瘤。本病具有典型 DFSP 的易位（见下文）。

免疫组化特征

肿瘤细胞强阳性表达 CD34，不表达 XIIIa 因子及其他树突状细胞标志物，如 S100 蛋白和 CD117。某些病例也可表达 CD99。与 DF 相比，不表达抗溶酶素和 D2-40。

分子生物学特征

在 DFSP 的所有组织学亚型中，均能发现 t（17;22）（q22;q13）易位和多余环状染色体形成。这导致两个基因融合，一个是 I 型 alpha -1 基因（COL1A1），另一个是血小板来源的生长因子 b 链基因（PDGFB）。后者尤其重要，因为针对 PDGFB 的治疗对部分 DFSP 患者有效。

鉴别诊断

主要与 DF 鉴别（见上面）。神经纤维瘤累及脂肪组织可呈蜂巢状，但其弥漫表达 S100 蛋白可鉴别。硬化性纤维瘤可以表达 CD34，但与 DFSP 相比，其表达较局限。肢端纤维黏液瘤难与发生在肢端部位的 DFSP 区分。对于 DFSP，完整切除才可发现典型的"蜂巢"状改变。

多核巨细胞血管组织细胞瘤

临床特征

一种良性纤维组织细胞病变，表现为多发的、局限性红棕色丘疹，常见于中年妇女的四肢（手、手指、手腕和大腿）。

大体特征、标本处理和冰冻切片

本病很少做冰冻切片。多数病变通过钻孔或刮片取材获得，但较大的皮损须行小块椭圆状切取。

组织学和细胞病理学特征、手术病理报告和分期

表皮改变不明显，真皮浅层和中部有扩张的窄小血管。间质中有散在的多核细胞，多角状，伴有梭形和上皮样细胞（图 1.174）。

免疫组化特征

多核巨细胞表达 Vimentin，不表达 CD68、CD31、CD34、XIIIa 因子。间质内单一核细胞常表达 CD68 和 XIIIa 因子。

分子生物学特征

在纤维性丘疹中无已知的分子遗传学改变。在结节性硬化症相关的血管纤维瘤中，可存在 TSC1 或 TSC2 的胚系突变，使得哺乳动物雷帕霉素（mTOR）通路激活。

鉴别诊断

主要与血管纤维瘤鉴别诊断。对较大的、多发病变应考虑后一种诊断。我们导师 Scott McNutt 博士曾提醒我们，基底细胞癌的基质可与纤维性丘疹相似。因此，当鼻外部位的活检有纤维性丘疹的特征时，需要连续切片以进一步检查来排除基底细胞癌。

肢端纤维黏液瘤

临床特征

少见肿瘤，临床表现为小的、生长缓慢的单发肿块，见于青壮年至中年，男性稍多见，直径为 4~20 mm 不等，可出现于手和脚的任何部位，但多见于手指和脚趾。

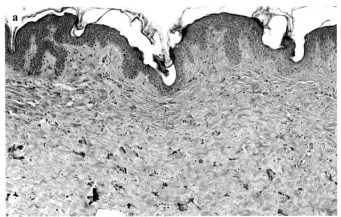
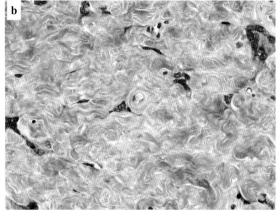

图 1.174 多核巨细胞血管组织细胞瘤。（a）低倍镜下表皮轻度增生，真皮纤维化，血管轻度增生；（b）特征性的多核巨细胞

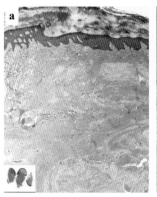
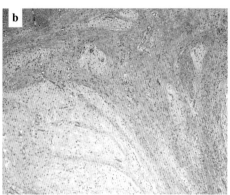
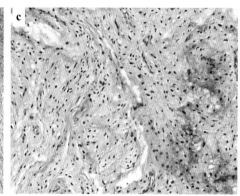

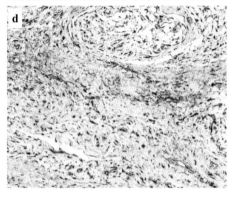

图 1.175　肢端纤维黏液瘤。（a）低倍镜显示肢端皮肤的病变累及真皮和皮下组织；（b）深部边界呈浸润性，梭形细胞簇状增生，伴不同程度的纤维性和黏液性间质；（c）相对温和的细胞分布在明显的黏液样基质，类似黏液样脂肪肉瘤，但缺乏后者特征性的薄壁血管；（d）肿瘤细胞弥漫强阳性表达 CD34，本病缺乏 DFSP 中的 col1a 突变

标本的大致特征和处理方法

由于位置在肢端，病变往往采用刮片取材。

冰冻切片的处理

本病不常做冰冻切片。

手术病理报告和分期

由于有复发的可能，病理报告应包括肿瘤边缘情况。

组织学和细胞病理学特征

病变常局限于真皮（但有时也可累及皮下组织）。病变细胞较少，呈分叶状，梭形或星状细胞呈松散的席纹状或束状排列（图 1.175）。间质为黏液和胶原的混合物。间质血管是小血管，肥大细胞较多，可能与黏液样成分相关。有丝分裂象少见。细胞有轻度细胞异型性。一般无多核巨细胞。

免疫组化特征

肿瘤细胞弥漫表达 CD34，局部表达 Nestin、EMA、CD10 和 CD99。STAT6、平滑肌肌动蛋白、Desmin、角蛋白、β- 连环蛋白或黑色素细胞标记物（gp100 与 HMB45 或 MART1）均不表达。

分子生物学特征

FISH 发现 RB1 基因缺失（13q12 单体信号）。与低级别纤维黏液肉瘤相比，无 FUS 或 CREB3 基因易位。

鉴别诊断

因病变弥漫强阳性表达 CD34，所以主要与 DFSP 鉴别。但肢端纤维黏液瘤的边界相对清晰，浸润脂肪组织没有典型"蜂窝"状模式。与低级别纤维黏液肉瘤不同，本病不表达 MUC4。神经束膜瘤的 EMA 表达更显著。掌跖纤维瘤病通常纤维化更明显，并核阳性表达 β- 连环蛋白。许多作者认为肢端纤维黏液瘤与手指纤维瘤属于同一疾病谱系。

浅表血管黏液瘤

临床特征

浅表血管黏液瘤表现为年轻人头、颈或躯干缓慢生长的结节。可能与 Carney 综合征有关，后者是一种 PRKAR1A 失活突变的常染色体显性遗传病，特征表现为皮肤和内脏黏液瘤（包括心房黏液瘤）、唇黑子和内分泌改变。Carney 综合征患者通常较年

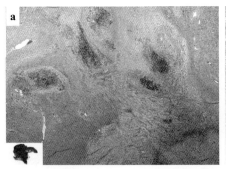
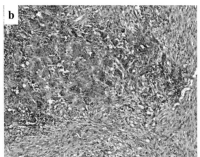
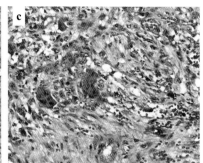
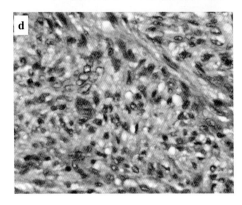

图1.176 丛状纤维组织细胞瘤。(a)低倍镜下示丛状病变,细胞结节灶被纤维带分隔;(b)上皮样细胞伴有大量多核巨细胞;(c)这些巨细胞有许多细胞核,类似破骨巨细胞;(d)散在单一核细胞和梭形细胞,前者类似巨噬细胞,后者类似成纤维细胞

轻,病变多发,多位于外耳、眼睑和乳头。部分切除后可复发。

标本的大体特征和处理方法

通常通过手术切除获得小的椭圆状标本。

冰冻切片的处理

此病不常做冰冻切片检查。

手术病理报告和分期

由于本病可复发,病理报告应包括病变边缘情况。

组织学和细胞病理学特征

血管黏液瘤通常累及网状真皮,但也可累及皮下组织。病变由多个界限不清的小叶和不同数量的黏液样间质以及梭形和星状细胞组成。血管小,缺乏黏液脂肪肉瘤的"铁丝网"状结构。通常有少量的淋巴细胞和中性粒细胞。病变可以出现上皮成分,从与毛囊囊肿相似的囊性结构到类似纤维毛囊瘤的上皮条索均可见到。一些病例可有核的假性包涵体、细胞异型和散在的有丝分裂象。

免疫组化特征

细胞一般不表达 SMA、Desmin、CD34、XⅢa 因子。偶有表达 S100 的病例,这可能与神经鞘黏液瘤(neurothekeoma)有关。

分子生物学特征

多发性皮肤黏液瘤患者可能有 PRKAR1A 基因的突变。

鉴别诊断

需与本病鉴别诊断的病变多为良性病变[局灶性真皮黏液病、指黏液样囊肿、黏液样神经鞘黏液瘤(nerve sheath myxoma)]。真皮黏蛋白病的病灶小,细胞成分少,病变范围局限。与血管黏液瘤相比,黏液样囊肿发生在手指。神经鞘黏液瘤强阳性表达 S100。黏液样脂肪肉瘤有明显的血管成分及排列方式,并有 t(12;16)易位和 FUS-DDIT3 融合基因。

丛状纤维组织细胞瘤

临床特征

丛状纤维组织细胞瘤(PFT)是一种罕见肿瘤,多见于儿童和青壮年(中位年龄 14.5 岁),男女比例为 6:1。好发于上肢(前臂、手指、手和手腕),表现为生长缓慢的、无痛性斑块,偶与既往创伤相关。局部复发率为 12%~38%,可有局部淋巴结和肺转移。

大体特征和标本处理

由于瘤体相对较大，多数通过钻孔取材诊断。手术标本通常是大的椭圆状切取。

冰冻切片的处理

使用冰冻切片来确定此类病变边缘的临床经验较少。

组织学和细胞病理学特征及外科病理报告

肿瘤累及真皮深部及皮下组织浅层。病变由多个簇状分布的（丛状）结节、纺锤状成纤维细胞样细胞、单核组织细胞样细胞和特征性破骨细胞样巨细胞构成，并伴有红细胞外渗（图 1.176）。病变有三种组织学模式：①单核组织细胞样细胞和多核巨细胞呈丛状排列；②以梭形成纤维细胞样细胞增生为主，与纤维瘤病类似；③由两种类型的细胞组成的混合亚型。病变也可有局灶性黏液样间质及明显的细胞异型性和多形性。有丝分裂象很少见。病理报告应描述肿瘤大小及边缘情况。

免疫组化特征

上皮样和多核巨细胞表达 CD68。梭形细胞表达SMA 和钙调蛋白。

分子生物学特征

无特征性的分子遗传学改变。

鉴别诊断

弥漫性 / 丛状神经纤维瘤是本病主要的鉴别诊断之一。本病不表达 S100。隆突性皮肤纤维肉瘤细胞表达 CD34。

婴儿纤维性错构瘤

临床特征

婴儿纤维性错构瘤通常发生在 1 岁内婴儿（约91%，其中 23% 为先天性），男孩多见，常累及腋窝区、上臂、躯干上部、腹股沟区和外生殖器区。大多数病例为单发、无痛的实性结节，偶尔生长迅速，直径一般为 1~8 cm 不等。局部复发少见。

大体特征和标本处理

由于瘤体相对较大，多数病变通过穿刺活检诊断。手术活检通常为大的椭圆状切取标本。

冰冻切片的处理

使用冰冻切片来确定此类病变边缘的临床经验

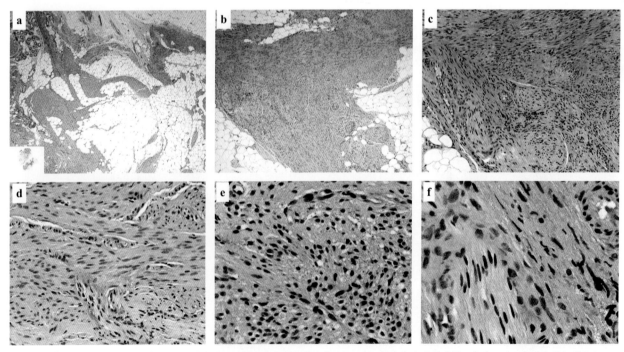

图 1.177　纤维错构瘤。（a）特征性大的病变显示细胞呈岛屿状分布于脂肪组织间，这实际上是肿瘤的一部分，而不是肿瘤侵犯脂肪组织；（b）细胞成分丰富区域示梭形细胞束，部分与长轴垂直相交，类似神经；（c）梭形细胞成束排列，细胞伊红染色强度不同；（d）成纤维细胞无明显肌肉或神经分化；（e）梭形细胞的高倍图；（f）显示未分化的梭形细胞和神经样结构

很少。

组织学和细胞病理学特征及手术病理报告

病变组织学上具有特征性的三类形态成分：束状成纤维细胞、脂肪组织、结节和涡纹状排列的梭形细胞（原始的间质组织）（图 1.177）。肿瘤边界不清，主要累及真皮深部和皮下脂肪。

常可见黏液样间质和卵圆形或星状细胞，有时呈席纹状排列。有丝分裂象不常见，可有成簇的淋巴细胞浸润。个别病例细胞异型较明显，与非特殊类型的肉瘤相似。病理报告应包括肿瘤大小及边缘情况。

免疫组化特征

梭形肌纤维母细胞表达肌动蛋白和钙调蛋白。主要与神经肿瘤相鉴别，特别是神经纤维瘤，但本病一般不表达 S100 蛋白。

分子生物学特征

最近，有报道病变存在 EGFR20 号外显子有（插入/重复）突变。

鉴别诊断

本病可与隆突性皮肤纤维肉瘤混淆。与后者相反，纤维性错构瘤缺乏 CD34 的弥漫阳性表达。

黏液炎性纤维母细胞肉瘤

肢端黏液炎性肿瘤伴不典型奇异巨细胞，四肢远端炎性黏液透明样肿瘤伴病毒细胞或 Reed-Sternberg 样细胞，软组织炎性黏液样肿瘤伴奇异巨细胞。

临床特征

本病是罕见的恶性肿瘤，主要发生于四肢远端（主要在手足周围），年轻人到老年人都可发病，平均年龄为 42 岁。肿瘤直径大小为 1~15 cm 不等。由于其发病部位，临床容易误诊为腱鞘囊肿、腱鞘炎或腱鞘巨细胞瘤。本病有一定侵袭性，可能局部复发。首次关于此病研究中，44 人有 10 人因反复局部复发而需要截肢。两位患者有远处转移（淋巴结和肺）。初发时完整手术切除是唯一与低复发率有统计学相关性的临床病理指标（$P = 0.004$）。

大体特征和标本处理

由于病变较大，多数通过钻孔活检取材诊断。手术取材通常是大的椭圆状切取甚至截肢。

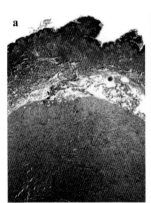
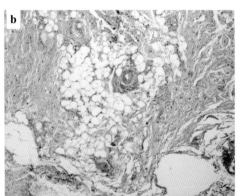
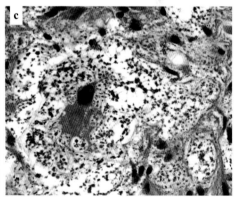
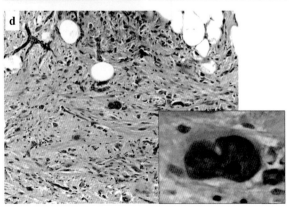

图 1.178 黏液炎性纤维母细胞肉瘤。（a）真皮和皮下大的病变，真皮内病变上部界限清楚；（b）伴有梭形和多形性细胞与脂肪细胞；（c）黏液样背景中可见一个大细胞，大的中位核仁，类似于病毒细胞；（d）细胞具有明显多形性，小图显示高倍镜

冰冻切片的处理

使用冰冻切片来确定此类病变切缘的临床经验很少。

组织学和细胞病理学特征以及手术病理报告

病变呈分叶状或多结节状，边界不清，至少局部有明显的纤维黏液样基质，内含大量炎症细胞（中性粒细胞、嗜酸性粒细胞、淋巴细胞和浆细胞）（图1.178）。病变主要累及皮下组织和筋膜。多数细胞为梭形至上皮样细胞，核泡状，小核仁。伴有大的、异型细胞，其具有泡状核、明显的包涵体核仁和丰富的嗜酸性细胞质，类似神经节或 Reed-Sternberg 细胞（图 1.178）。肿瘤细胞增殖指数相对较低，有丝分裂象罕见。少数病变可有明显的异型性和高增殖指数；此类病变被描述为"去分化"或"高级别"病变。

在超微结构上，大的肿瘤细胞具有类似纤维母细胞的特征，包括丰富的中间丝和扩张的粗面内质网。

免疫组化特征

多数病变至少有部分肿瘤细胞表达 D2-40 和CD34。此外，可表达角蛋白、CD68、Actin，很少表达 Desmin、S100 蛋白或 EMA。与有丝分裂象少相对应，病变 Ki67 增殖指数通常很低。

分子生物学特征

已有含铁血黄素纤维脂肪瘤进展为黏液炎性纤维母细胞肉瘤的报道。本病及含铁血黄素纤维脂肪瘤和部分多形性透明血管扩张瘤存在 TGFBR3 和 / 或 MGEA5 重排。因此，有学者认为这三种肿瘤为同一个疾病谱系。

鉴别诊断

黏液炎性纤维母细胞肉瘤可与纤维化（创伤性脂肪坏死）或累及脂肪组织的感染性疾病相混淆，但细胞异型的程度和异型巨细胞的存在提示本病的诊断。恶性纤维组织细胞瘤在细胞学上与黏液炎性纤维母细胞肉瘤相似，但病变更多发生位于近心端，且缺乏特征性的异型巨细胞。

第八节　皮肤淋巴造血系统肿瘤

概述

皮肤淋巴组织增生性病变可以原发于皮肤，也可为继发性病变。本章节包括原发性皮肤淋巴瘤以及白血病等系统性疾病引起的继发性皮肤病变。与淋巴造血系统肿瘤相关或相似的反应性病变也在本章节描述。诊断这类疾病常常需要将临床、组织病理学、免疫组化和分子检查等结果综合考虑。

大体特征与标本处理

由于皮肤淋巴造血组织病变的自身特性以及后续疾病治疗多在皮肤科完成，切除的标本很少送到外科病理室。这类罕见标本的处理应该遵循皮肤病变手术切除标本的指南。

冰冻切片的处理

这类疾病很少行术中冰冻。有时冰冻切片会用于评估病变组织是否足够用于石蜡切片病理分析、细胞遗传学及流式细胞学研究。

病理报告

皮肤淋巴造血组织病变的病理报告与其他器官淋巴造血病变的病理报告采用的指南一致。推荐使用 WHO 血液学恶性肿瘤分类（表 1.5）（2008 年版，2016 年修订）。

成熟 T 细胞和 NK 细胞肿瘤

蕈样肉芽肿

临床特征

蕈样肉芽肿（MF）是最常见的皮肤 T 细胞淋巴瘤，通常发生于成年人，非洲裔美国男性稍多见。MF 的临床表现为逐渐发生的斑片、斑块和肿瘤病变。最初的皮损通常是小的鳞屑性斑片，好发于非曝光部位如臀部、下腹部和大腿。少数病例表现为散发斑片，渐形成隆起的斑块。最终进入肿瘤期，出现结节，常伴溃疡。病变可不局限于非曝光区域，可发生皮肤外扩散至淋巴结、骨髓和其他器官。这是大多数典型 MF 患者的临床表现，对诊断非常重要。由于 MF 的病理

表 1.5 皮肤淋巴造血组织肿瘤的分类

成熟 T 细胞和 NK 细胞肿瘤	成熟 B 细胞肿瘤	未成熟造血系统恶性肿瘤	组织细胞，树突状细胞和肥大细胞肿瘤
蕈样肉芽肿	原发性皮肤边缘区 B 细胞淋巴瘤	母细胞性浆细胞样树突状细胞肿瘤	朗格汉斯细胞组织细胞增生症
Sézary 综合征	原发性皮肤滤泡性淋巴瘤	前体 B 淋巴母细胞性白血病 / 淋巴瘤（T 细胞和 B 细胞源性）[b]	未定类树突状细胞肿瘤
皮肤 CD30+T 细胞淋巴增生性疾病	原发性皮肤弥漫性大 B 细胞淋巴瘤，腿型	髓单核细胞白血病[b]	窦组织细胞增生伴巨大淋巴结病（Rosai-Dorfman 病）
皮下脂膜炎样 T 细胞淋巴瘤	EBV 阳性皮肤黏膜溃疡[a]		播散性幼年黄色肉芽肿
原发性皮肤 γ/δT 细胞淋巴瘤	血管内大 B 细胞淋巴瘤[b]		网状组织细胞增生症
原发性皮肤侵袭性亲表皮性 CD8+ 细胞毒性 T 细胞淋巴瘤[a]	套细胞淋巴瘤[b]		皮肤肥大细胞增多症
原发性皮肤肢端 CD8 阳性 T 细胞淋巴瘤[a]	慢性淋巴细胞白血病 / 小淋巴细胞淋巴瘤[b]		
原发性皮肤外周 T 细胞淋巴瘤，非特指性			
结外 NK/T 细胞淋巴瘤，鼻型			
种痘样水疱病样 T 淋巴细胞增生性疾病			
成人 T 细胞白血病 / 淋巴瘤[b]			
血管免疫母细胞性 T 细胞淋巴瘤[b]			

改编自 2008 年 WHO/EORTC 分类和 2016 年修订版。[a] WHO/EORTC 分类中的临时类型；[b] 皮肤病变通常是由系统疾病继发累及

表 1.6 蕈样肉芽肿 TNM 分期

分期	T	N	M
ⅠA	T1 皮损局限，< 10% 体表面积	N0 无淋巴结异常	M0 无内脏受累
ⅠB	T2 皮损 > 10% 体表面积	N0	M0
ⅡA	T1 或 T2	N1 异常淋巴结（NCI LN0-LN2）或 N2 异常淋巴结（NCI LN3）	M0
ⅡB	T3 一个或多个肿瘤（直径 ≥ 1 cm）	N0~N2	M0
Ⅲ	T4 红皮病（≥ 80% 体表面积）	N0~N2	M0
ⅣA	T1~T4	N0~N3 异常淋巴结（NCI LN4）	M0
ⅣB	T1~T4	N0~N3	M1 内脏受累

改变可不典型（特别是斑片期），需要结合临床表现进行分析，因此综合临床病理特点的评分系统可被应用于 MF 的诊断，例如 Pimpinelli 等人提出的评分系统。

MF 有很多临床和组织病理学变异型。亲毛囊性 MF 常表现为累及头颈和躯干上部的毛囊性皮疹。肉芽肿性皮肤松弛的典型表现为腋窝和腹股沟的皮肤有皱褶的悬垂。色素减退和色沉性 MF 好发于年轻人。孤立性皮损被认为是 Paget 样网状细胞增生症。亲汗腺性 MF 的皮损常位于肢端。

分期

根据临床及组织病理表现对 MF 进行分期，分期与预后相关。MF 的 TNM 分期见表 1.6。

组织及细胞病理学特征

斑片期 MF 的组织病理学改变往往是轻微的，表现为浅层血管周围稀疏小淋巴细胞浸润，轻度细胞异型。

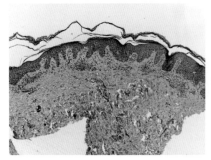

图 1.179 蕈样肉芽肿，斑片期。低倍镜下可见浅层血管周围轻度中小淋巴细胞浸润，可见亲表皮改变（HE，×40）

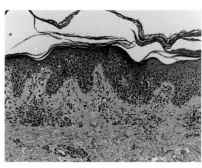

图 1.180 蕈样肉芽肿，斑片期。真表皮交界处淋巴细胞浸润，核深染，不规则，核周有空晕（HE，×100）

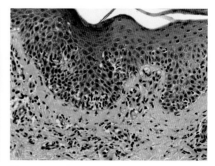

图 1.181 蕈样肉芽肿，斑片期。高倍镜下可以更清晰地看到亲表皮的及真皮内淋巴细胞的异型性，还可见到真皮乳头纤维化，后者意味疾病发展是慢性过程（HE，×200）

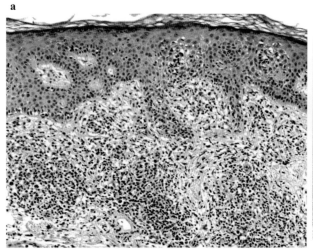

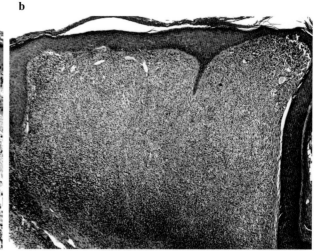

图 1.182 蕈样肉芽肿。（a）斑块期，非典型细胞浸润累及网状真皮，可见亲表皮改变（HE，×100）；（b）肿瘤期，病变累及真皮深部和皮下组织，亲表皮现象轻微或不存在（HE，×40）

可以观察到亲表皮现象，有时表皮受累很局限（图 1.179）。斑块期和肿瘤期的细胞异型性较明显，出现典型的"葡萄干"或"脑形"核，核深染，核周有空晕（图 1.180 和 1.181）。这些非典型细胞沿着真表皮交界处分布，并进入到棘层上部，形成 Pautrier 微脓肿。真皮浸润细胞的密度随疾病进展而增加，非典型淋巴细胞在斑块期可浸润至真皮网状层，肿瘤期可浸润至皮下脂肪组织（图 1.182）。肿瘤期 MF 中，亲表皮现象可能很轻微。晚期病变中肿瘤细胞的多形性和异型性更明显。当大细胞（体积比正常淋巴细胞大 4 倍或更多）的比例超过 25%，就可以诊断 MF 大细胞转化。肿瘤期细胞形态也可以呈现间变样，表现与间变性大细胞淋巴瘤（anaplastic large cell lymphoma, ALCL）相同，因此诊断需要结合临床表现。换言之，尽管 MF

患者可发生 CD30+T 淋巴细胞增生性疾病，形态学可类似 ALCL，通常意味着疾病进展，而不是新发生的 ALCL。

免疫组化特征

肿瘤细胞通常为 CD3+、CD4+、CD8- 表型。全 T 细胞标记（例如 CD2、CD3、CD5 或 CD7）的丢失可能有助于诊断，特别是对于斑片期皮损（图 1.183）。CD8+MF 并不罕见，尤其见于年轻的色素减退和色沉性 MF 患者。

很少看到 CD4+/CD8+（"双阳性"）和 CD4-/CD8-（"双阴性"）MF（图 1.184）。偶尔可见表达的细胞毒性标记 TIA-1 和颗粒酶 B（通常是 CD8+）的病例。绝大多数 MF 是 α/β 表型（βF1+、TCRγ−），但极少数病例为 γ/δ 表型。总体上看，早

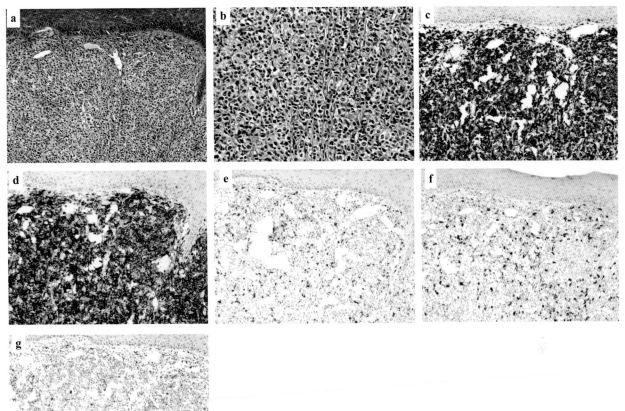

图 1.183 蕈样肉芽肿肿瘤期伴大细胞转化，免疫表型。（a）由大的非典型细胞、小淋巴细胞和组织细胞混合构成的致密浸润（HE，×100）；（b）肿瘤细胞比反应性淋巴细胞体积大四倍（HE，×200）；（c）真皮非典型淋巴细胞 CD3 强阳性；（d）非典型淋巴细胞 CD4 弥漫阳性；（e）非典型淋巴细胞 CD8 阴性；（f）肿瘤细胞 CD7 表达缺失，而反应性小淋巴细胞 CD7 阳性；（g）大量肿瘤细胞 CD30 阳性（免疫过氧化物酶，×100）

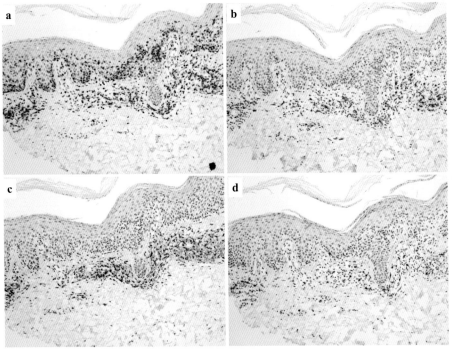

图 1.184 蕈样肉芽肿，双阴表型。（a）不典型淋巴细胞主要是 CD3 阳性 T 细胞；（b）大多数亲表皮淋巴细胞 CD7 表达丢失；（c）亲表皮淋巴细胞 CD4 阴性，真皮内主要是 CD4 阳性淋巴细胞；（d）不典型淋巴细胞 CD8 阴性（免疫过氧化物酶 ×100）

期 MF 的免疫表型与临床生物学行为无关，虽然青少年 CD8+MF（通常表现为色素减退性 MF）对治疗的反应通常较好。MF 疾病进展中的免疫表型转换（从 CD4+ 变为 CD8+ 或相反）较为罕见。

早期病变中，肿瘤细胞可以表达 CD30，但表达 CD30 在发生大细胞转化的情况下更常见。当临床表现不足以帮助鉴别富含 CD30 阳性细胞的转化性 MF 和 ALCL 时，某些免疫组化可能有用，例如 CD3 异常丢失或表达穿孔素（ALCL 中可见，MF 中很少出现）以及表达 GATA-3（MF 中可见，ALCL 不出现）。

分子学特征

对可疑 MF 病例的分子学结果需要结合临床表现和组织病理学进行解释。通常，TCR 基因重排的主要价值是证明 T 细胞的克隆性。PCR 的方法优于更复杂的技术，例如 Southern blot，尽管后者仍被认为是确定 T 细胞克隆性的金标准。考虑到 TCR-γ 链基因重排的高敏感性，它是临床工作中最常应用的检测项目。TCR-β 链基因重排特异性高，所以在大多数临床实验室中，同时检测 TCR-γ 链和 TCR-β 链是标准方法，目的是提高敏感性和特异性。通常认为，MF 的基因重排总体敏感性和特异性分别约为 70% 和 97%。

仅 TCR 基因重排阳性并不能诊断淋巴瘤。在某些浸润细胞较少的炎症性病变，通常会产生寡克隆甚至单克隆峰。可以通过重复检测，以排除伪克隆性。相反，部分 MF 病例用 PCR 检测 TCR 基因无法获得克隆性结果，尤其是斑片期病变。比较不同解剖部位和时间出现的皮损的 TCR 克隆峰通常被用作诊断 MF 的证据，但并不绝对的，因为 MF 的克隆异质性已经被报道。解释 MF 的分子结果时，不能过分强调其与临床和组织学表现的相关性。

Sézary 综合征

临床特征

Sézary 综合征（SS）的特征是不典型 T 细胞累及皮肤引起的红皮病（＞80% 体表面积），淋巴结肿大和外周血 Sézary 细胞（＞1000 细胞/mL）。SS 主要发生于老年人，平均年龄为 50~60 岁。虽然与 MF 密切相关，但 SS 似乎与红皮病型 MF 不同，虽然后者

也可出现不同程度的外周血受累。已有研究认为 SS 是胸腺记忆 T 细胞起源，而 MF 是皮肤驻留效应记忆 T 细胞起源，进一步证实了 SS 与有外周血受累的 MF 截然不同。存在两种疾病重叠的病例。建议对 SS 的诊断遵循严格的标准，包括在外周血中发现克隆性 T 细胞，外周血 CD4+/CD8+ 淋巴细胞比率大于 10，外周血 Sézary 细胞大于 1000/mL。与 MF 一样，感染通常会使 SS 的临床表现复杂化。

分期

遵循与 MF 相同的标准（表 1.6）。

组织及细胞病理学特征

本病组织学改变与 MF 相似，有很多病例与 MF 有相同的组织学表现。SS 缺乏亲表皮性，细胞学异型轻微。皮炎样改变（银屑病样，海绵样）在 SS 患者中很常见。

免疫组化特征

大多数情况下，SS 显示 CD3+、CD4+、CD8- 表型，CD7 表达可丢失。具有大细胞转化的病例可表达 CD30。SS 是 TCRα/β 表型，因此 βF1 阳性，TCRγ 阴性。据报道，PD1 在 50% 以上的肿瘤细胞中表达，这与红皮病型 MF 不同，后者很少出现 PD1 弥漫表达。

分子学特征

患者的外周血通常有 TCR 基因重排阳性的单克隆肿瘤细胞。且与在皮损中检测到的克隆相同。与 MF 一样，某些病例中，皮肤和外周血检测的克隆不同。外周血单克隆 T 细胞还可在自身免疫性疾病、老年人和炎症性皮肤病（例如慢性移植物抗宿主病）中检测到。据报道，许多 SS 患者中有 MYC 基因的扩增，而 MF 则很少检出。

原发皮肤 CD30 阳性 T 细胞淋巴组织增生性疾病

临床特征

原发皮肤 CD30 阳性 T 细胞淋巴组织增殖性疾病（CD30+TLPD）是第二常见的皮肤 T 细胞淋巴瘤/淋巴增殖性疾病，约占其 1/3。在 WHO 分类中，CD30+TLPD 被分为以下两个主要类型：原发皮肤间变性大细胞淋巴瘤（primary cutaneous anaplastic large

表 1.7 非 MF/SS 皮肤淋巴瘤的 TNM 分期

T	N	M
T1：孤立性皮肤受累（T1a：直径＜ 5 cm 的孤立病变；T1b：直径＞ 5 cm 的孤立病变）	N0：临床或组织学无淋巴结受累	M0：无皮肤及淋巴结病变外器官受累的证据
T2：局部皮肤受累，多处病变仅限于一个身体区域或两个连续身体区域[a]（T2a：所有病变局限于直径＜ 15 cm 的圆形区域；T2b：所有病变局限于大于 15 cm，而小于 30 cm 的圆形区域；T2c：所有病变局限于直径＞ 30 cm 的圆形区域）	N1：累及当前或先前皮肤受累的区域的一个引流淋巴结区域[b]	M1：存在皮肤及淋巴结病变外器官受累的证据
T3：皮损泛发（T3a：病变累及两个不连续的身体部位；T3b：病变累及三个或以上的身体的部位）	N2：累及两个或以上外周淋巴结区域[b]或累及任一非当前或先前皮肤受累区域的引流淋巴结	
	N3：中枢淋巴结受累	

[a] 身体部位：头颈部、胸部、腹部 / 生殖器、上背部、下背部、臀部、上臂、前臂 / 手、大腿、小腿 / 足部

[b] 外周淋巴结部位：肘前、颈部、锁骨上、腋窝、腹股沟股骨，以及腘窝

中枢淋巴结部位：纵隔、肺门、主动脉旁和髂骨

cell lymphoma, C-ALCL）和淋巴瘤样丘疹病（lymphomatoid papulosis, LyP）。此外存在两者间交界性病变。目前认为，这些疾病从临床和组织学改变都构成病谱，病谱一端为 LyP，其特征为弥漫分布的、发疹性丘疹结节，皮损可此消彼长，病程良性；另一端为 C-ALCL，通常表现为孤立或多个（不常见）局部溃疡性结节。如何鉴别具有 C-ALCL 特点的病变和系统性 ALCL 累及皮肤以及伴大细胞转化的 MF 是外科病理学家遇到的主要难题之一。这两种情况都需要结合临床，对于有 MF 病史的患者，通常认为是大细胞转化的 MF，而不是 C-ALCL。

分期

已经有针对非 MF/SS 皮肤淋巴瘤的 TNM 分期（表 1.7）。

组织及细胞病理学特征

淋巴瘤样丘疹病可有多种组织学表现（图 1.185）。其许多亚型已被报道。目前，公认的 LyP 亚型包括类似霍奇金淋巴瘤的 A 型，表现为混合炎症细胞（包括小淋巴细胞，嗜中性粒细胞和嗜酸性粒细胞）背景下成簇出现 CD30 阳性的、R-S 样的大细胞（图 1.186）；

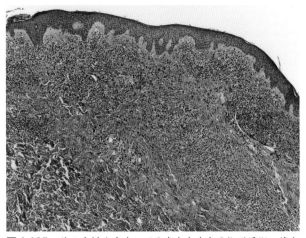

图 1.185 淋巴瘤样丘疹病：可见真皮内病变呈楔形浸润，符合丘疹的临床表现（HE，×100）

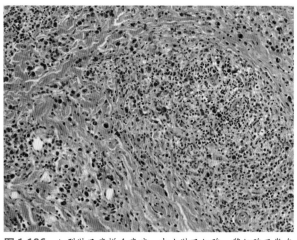

图 1.186 A 型淋巴瘤样丘疹病：由小淋巴细胞、浆细胞及散在中性粒细胞构成的炎症背景中可见大细胞（HE，×200）

B 型，类似丘疹型 MF，表现为小的脑回状淋巴细胞，无明显的炎症背景；C 型，类似 ALCL，表现为 CD30 阳性大细胞成片分布，且炎症背景轻微；D 型，类似原发皮肤侵袭性亲表皮性 CD8+ 细胞毒性 T 细胞淋巴瘤，肿瘤细胞形态单一，表达 CD8，有亲表皮现象；E 型，类似 NK/T 细胞淋巴瘤，显示典型的血管破坏性和血管中心性浸润；F 型（"毛囊型"）主要累及毛囊。最近报道的一组存在 6p25.3 重排的疾病，可能是 LyP 新亚型。

原发性皮肤间变大细胞淋巴瘤（C-ALCL）的特征是真皮内片状分布大的、多形性细胞，常累及皮下组织（图 1.187）。肿瘤细胞呈现上皮样，可见标志性细胞。典型病例通常没有亲表皮现象，炎症背景不明显。但有富含中性粒细胞的 ALCL 亚型，该亚型中，肿瘤细胞可能被成片分布的中性粒细胞所遮盖。

免疫组化特征

CD30+TLPD 中肿瘤细胞多为 CD4 阳性表型，表达 CD30，有全 T 细胞标记丢失（图 1.188）。LyP 中大的不典型细胞一般 CD3+，尽管 CD3 和其他 T 细胞标记（例如 CD2，CD5 和 CD7）的表达丢失较常见，CD8 阳性表型是 D 型 LyP 的特征性表型，也可见于 E 型 LyP。细胞毒性标记物（例如 TIA-1，颗粒酶 B 和 perforin）以及激活蛋白（例如 CD25）表达很常见。CD15 和 ALK 常阴性。值得注意的是，在某些 B 型 LyP 中，CD30 可阴性。

根据定义，C-ALCL 强阳性表达 CD30，且在超过 75% 的大细胞中表达（图 1.189）。全 T 细胞标记丢失较常见。大多数病例 CD4+，但存在 CD8+、双阳性（CD4+/CD8+）和双阴性（CD4-/CD8-）表型的病例。EMA 和 ALK-1 通常为阴性，偶有表达 EMA 和/或细胞质 ALK-1 的病例。如前所述，C-ALCL 和具有大细胞转化的 MF 需要结合临床进行鉴别。GATA-3 和 T-bet 的表达（MF）以及全 T 细胞标记的丢失（在 C-ALCL 中更常见）有助于鉴别诊断。

分子学特征

在 CD30+TLPD 中通常可检测到 TCR 克隆重排。在不同的 CD30+TLPD 中，MF 和同时出现的 LyP 中可检测到相同的克隆。与系统性 ALCL 不同，C-ALCL

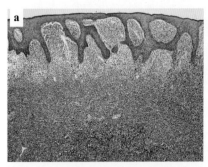
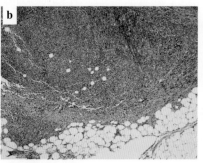
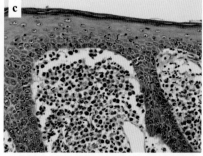

图 1.187 原发性皮肤间变大细胞淋巴瘤。（a）真皮内大的、不典型细胞弥漫浸润（HE，×40）；（b）大的不典型细胞浸润皮下脂肪组织（HE，×40）；（c）缺乏亲表皮现象；散在分布中性粒细胞（HE，×100）

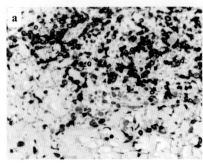
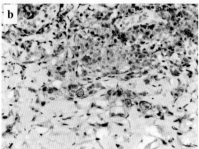
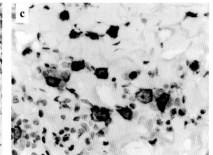

图 1.188 A 型淋巴瘤样丘疹病，免疫表型。（a）浸润淋巴细胞表达 CD3 标记；一些大细胞弱阳性表达（免疫过氧化物酶，×200）；（b）病变表达 CD4（免疫过氧化物酶，×200）；（c）大细胞强阳性表达 CD30，呈高尔基体样阳性模式（免疫过氧化物酶，×400）

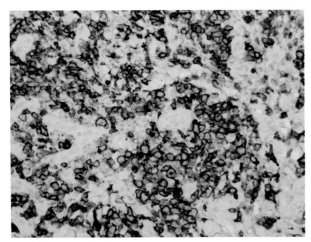

图1.189 间变性大细胞淋巴瘤：大多数不典型的大细胞CD30阳性（免疫过氧化物酶，×200）

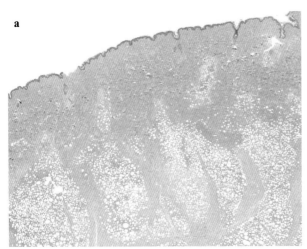

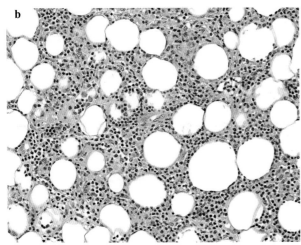

图1.190 皮下脂膜炎样T细胞淋巴瘤。（a）肿瘤细胞浸润皮下脂肪组织，真皮受累非常轻微（HE，×20）；（b）肿瘤细胞异型，并围绕脂肪细胞分布（HE，×200）

没有t（2;5）（p23;q35）易位，免疫组化无ALK表达。约28%的C-ALCL中，可检测到DUSP22-IRF4（6p25.3）的重排。小部分C-ALCL出现TP63重排，提示预后较差。

皮下脂膜炎样T细胞淋巴瘤

临床特征

皮下脂膜炎样T细胞淋巴瘤（SPTCL）主要发生于年轻人和儿童。女性稍多见，与自身免疫疾病有关，尤其是红斑狼疮。确实有介于皮下脂膜炎样T细胞淋巴瘤和深在性红斑狼疮之间的病例。本病典型的临床表现是四肢结节或斑块。半数病例有全身症状，部分侵袭性病例可出现噬血细胞综合征。总体而言，本病预后良好。

分期

按照非MF/SS皮肤淋巴瘤的TNM分期。

组织及细胞病理学特征

SPTCL的特征是非典型的中小淋巴细胞侵犯皮下脂肪组织，伴有不同数量的组织细胞（图1.190）。病变细胞密集，通常累及脂肪小叶很少累及间隔。尽管偶尔累及网状真皮深层，但侵犯真皮和表皮并非本病的典型表现，若出现，需警惕其他皮肤淋巴组织增生性疾病的可能性。灶状脂肪坏死、吞噬红细胞和核碎很常见。非典型细胞围绕脂肪细胞分布通常很明显，但该现象并不是本病特有的，还可以见于累及皮下组织的反应性病变以及其他淋巴增殖性病变。与SPTCL相比，更提示狼疮的特征是浆细胞、淋巴细胞聚集形成生发中心以及脂肪的透明变性。

免疫组化特征

SPTCL表达CD3和CD8，而CD4阴性。罕见CD4和CD8双阳性或双阴性的情况。在后一种情况下，需要排除原发性皮肤γ/δT细胞淋巴瘤。根据定义，SPTCL是α/β表型的淋巴瘤，因此肿瘤细胞βF1阳性，TCRγ阴性。本病具有细胞毒表型，通常TIA-1、穿孔素和颗粒酶B阳性（图1.191）。肿瘤很少表达CD30或CD56。

分子学特征

TCR基因重排显示，大多数SPTCL是单克隆。

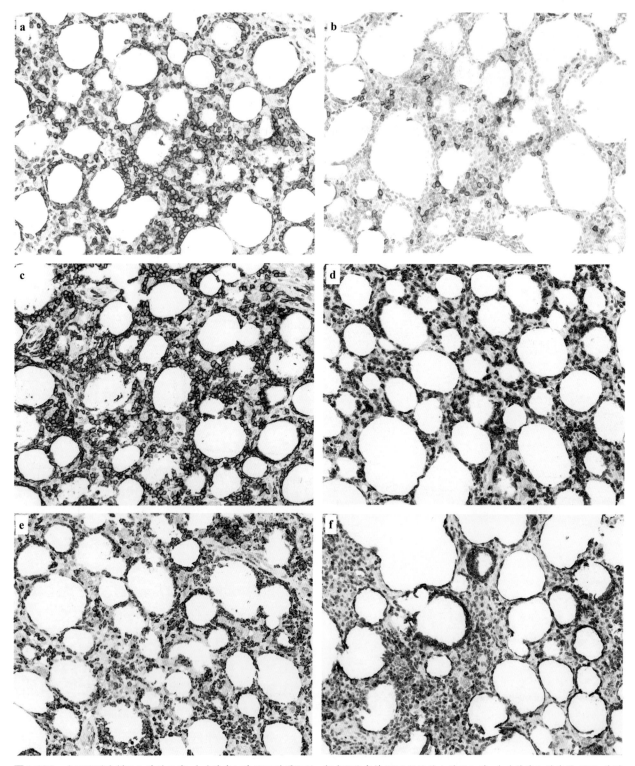

图1.191　皮下脂膜炎样T细胞淋巴瘤。（a）肿瘤细胞CD2弥漫阳性；（b）可见少许CD4阳性的小淋巴细胞；（c）肿瘤细胞表达CD8；（d）肿瘤细胞表达βF1（TCRβ）；（e）肿瘤细胞表达细胞毒性标记TIA-1；（f）肿瘤细胞表达穿孔素标记，证实其细胞毒性表型（免疫过氧化物酶，×200）

原发性皮肤 γ/δT 细胞淋巴瘤

临床特征

原发皮肤 γ/δT 细胞淋巴瘤（PCγδTCL）是一种罕见的侵袭性肿瘤，好发于成人，表现为多发的真皮肿瘤，常累及皮下，黏膜受累常见。病变可以迅速发展并形成溃疡和坏死。已有模仿 MF 的惰性病例，以及由长期稳定的病变逐渐进展的病例被报道。B 症状和噬血细胞综合征常见。尽管亲表皮的病例比经典的真皮/皮下受累的肿瘤预后好，但本病预后总体较差。

分期

按照非 MF/SS 皮肤淋巴瘤的 TNM 分期来进行。

组织及细胞病理学特征

形态学表现从单纯表皮受累到典型的真皮/皮下非典型淋巴细胞浸润均可见到（图 1.192）。部分病例的组织学改变往往是轻微的，仅有散在分布的亲表皮性淋巴细胞。大多数病例显示非典型淋巴细胞侵犯真皮和皮下，分布在血管和附属器周围，呈结节状或间质浸润模式。当累及皮下时，非典型淋巴细胞可以围绕脂肪细胞形成花环状改变，类似于 SPTCL。肿瘤

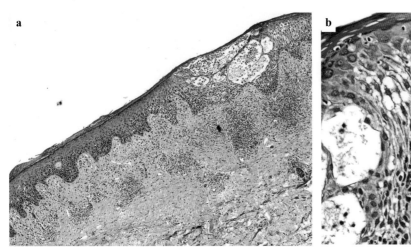
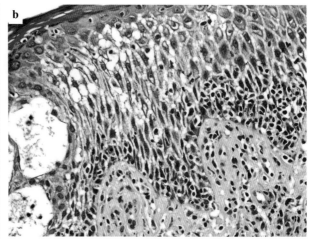

图 1.192 原发性皮肤 γ/δT 细胞淋巴瘤。（a）非典型淋巴细胞亲表皮现象明显（HE，×40）；（b）非典型淋巴细胞核不规则，可见散在角化不良（HE，×200）

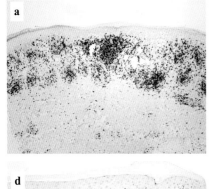
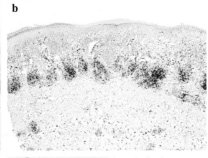

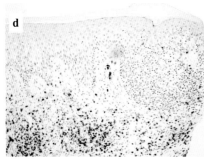
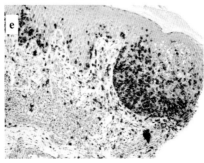

图 1.193 原发性皮肤 γ/δT 细胞淋巴瘤，免疫表型。（a）非典型淋巴细胞 CD3 阳性；（b）包括亲表皮淋巴细胞在内的肿瘤细胞 CD4 阴性；（c）仅见少许阳性反应性 T 淋巴细胞表达 CD8，肿瘤细胞不表达（免疫过氧化物酶，×40）；（d）非典型细胞不表达 βF1（TCRβ）；（e）非典型淋巴细胞 TCRγ 阳性（免疫过氧化物酶，×100）

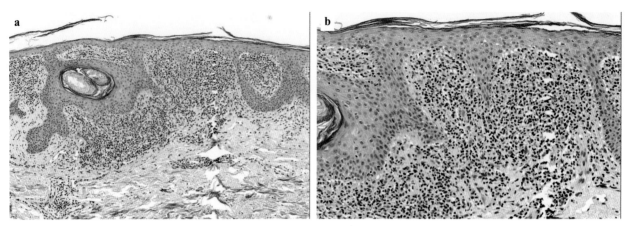

图 1.194　原发皮肤 CD4 阳性小 / 中 T 淋巴细胞增殖性疾病。（a）真皮内致密的弥漫性浸润，无亲表皮现象（HE，×100）；（b）病变呈混合性浸润，在小淋巴细胞和组织细胞背景中，可见小到中等大的非典型淋巴细胞（HE，×200）

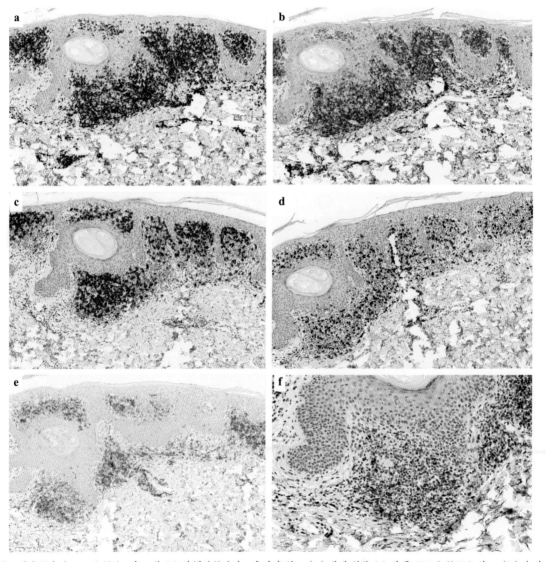

图 1.195　原发性皮肤 CD4 阳性小 / 中 T 淋巴细胞增殖性疾病，免疫表型。（a）非典型淋巴细胞是 CD3 阳性 T 细胞；（b）与其他淋巴瘤样增生不同，本病存在数量不定（通常很常见）的 CD20 阳性 B 细胞；（c）CD4 标记非典型淋巴细胞，组织细胞也阳性；（d）存在数量不定的 CD8 阳性小淋巴细胞；（e）PD1 以特征性的"假玫瑰花环样"模式标记非典型淋巴细胞（免疫过氧化物酶，×100）；（f）CXCL13 在部分细胞的细胞质中呈颗粒阳性表达（免疫过氧化物酶，×200）

常显示与细胞毒性 T 细胞有关的特征，例如界面改变、出血、核碎裂、坏死和血管侵犯。肿瘤细胞的大小和异型程度各不相同，有些病例可出现明显的多形淋巴细胞。

免疫组化特征

肿瘤表达 CD3、CD2，很多病例 CD7 和 CD5 表达丢失。虽然有 CD8 阳性病例，但大多数病例 CD4/CD8 为双阴性表型。顾名思义，本肿瘤 βF1（TCRβ）阴性，TCRγ（γM1）阳性（图 1.193）。现在可在石蜡切片上用 TCRδ 的抗体来证实。在大多数情况下，CD56 与细胞毒性标记（TIA-1、颗粒酶 B、穿孔素）都阳性。具有 γ/δ 表型的病变，如果 EBER 阳性，应该诊断为 NK/T 细胞淋巴瘤。值得注意的是，即使免疫组化是 γ/δ 表型，也不能确定是 PCγδTCL，有的淋巴瘤，如 LyP（特别是 D 型）和炎性皮肤病中的淋巴细胞也可是这种表型。

分子学特征

通常有 TCRγ 链的单克隆重排。TCRβ 链也可有重排，但病变不表达 TCRβ。

原发皮肤 CD4 阳性小 / 中 T 淋巴细胞增殖性疾病

临床特征

原发皮肤 CD4 阳性小 / 中 T 淋巴细胞增殖性疾病（PCCD4 + SMTLPD）在 2016 年 WHO 分类中仍被视为暂定病种（见表 1.5）。考虑到该疾病通常预后良好，生物学行为惰性，选用"淋巴增殖性疾病"一词描述本病。典型的临床表现是头颈部的孤立性结节或斑块。躯干或上肢不常受累。根据定义，诊断需除外 MF。

组织及细胞病理学特征

本病表现为真皮内致密的结节状或弥漫性浸润，有时累及皮下，浸润细胞为伴轻到中度异型的小到中等大小淋巴细胞。多形细胞可见，但通常很少。无或仅有局灶性亲表皮现象。可伴有嗜酸性粒细胞、组织细胞和浆细胞（图 1.194）。

免疫组化特征

PCCD4+SMTLPD 呈 CD3+、CD4+、CD8- 表型。通常没有全 T 标记的丢失。CD30 偶有局灶性表达。PD-1 呈"假玫瑰花状"模式表达。据报道，其他滤泡辅助性 T 细胞标志物，如 CXCL13 或 BCL-6 为阳性。但根据我们的经验，CXCL13 和 BCL-6 的表达不如 PD-1 有意义，并且呈散在表达。病变中可见成片分布的 CD20 阳性 B 淋巴细胞，应该避免诊断为 B 细胞疾病（图 1.195）。

分子学特征

大约 60% 的病例中有 TCRγ 链克隆性基因重排。比较基因组杂交没有发现遗传学异常。

原发皮肤侵袭性亲表皮性 CD8+ 细胞毒性 T 细胞淋巴瘤

临床特征

原发皮肤侵袭性亲表皮性 CD8+ 细胞毒性 T 细胞淋巴瘤（又称贝蒂淋巴瘤）为 WHO 分类中的另一个暂定病种。本病是一种侵袭性淋巴瘤，表现为多发的皮肤结节或丘疹，常发生溃疡，迅速扩散并可能累及皮肤外部位，包括黏膜。预后很差，中位生存

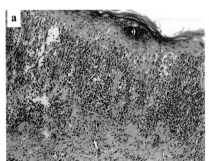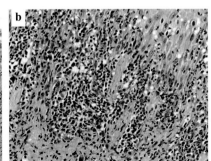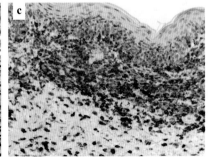

图 1.196 原发性皮肤侵袭性亲表皮性 CD8+ 细胞毒性 T 细胞淋巴瘤。（a）非典型淋巴细胞显著亲表皮（HE，×100）；（b）亲表皮的淋巴细胞核深染，存在一些角化不良细胞（HE，×200）；（c）非典型淋巴细胞 CD8 阳性（免疫过氧化物酶，×200）

期为 12 个月。

组织及细胞病理学特征

由于存在明显肿瘤亲表皮，本病组织学与 MF 的变异型 Paget 病样网状组织细胞增生症类似（图 1.196）。与 MF 相比，Pautrier 微脓肿在本病罕见。溃疡和坏死很常见。肿瘤细胞小至中等大小，大细胞很少见。

免疫组化特征

本病免疫表型为 CD3+、CD8+ 和 CD4-。肿瘤细胞表达 TIA-1、颗粒酶 B 和穿孔素。CD30 通常阴性，有助于与原发皮肤 CD30 阳性 T 细胞淋巴组织增生性疾病的鉴别。肿瘤细胞 βF1 阳性，而 TCRγ 和 EBER 阴性。

分子学特征

通常有克隆性 TCR 基因重排。

原发皮肤肢端 CD8 阳性 T 细胞淋巴瘤

临床特征

最新的 2016 年修订版 WHO 分类中，将原发皮肤肢端 CD8 阳性 T 细胞淋巴瘤添加为暂定病种。本病表现为耳、鼻和肢端部位的单个或多个丘疹或结节。病变生长缓慢且很少复发，预后好。

组织及细胞病理学特征

本病的特征是真皮内单一形态的中等大小非典型淋巴细胞致密浸润。多数病例存在无浸润带，极少数

情况下可能会看到少许亲表皮细胞甚至 Pautrier 微脓肿。最初报道强调浸润细胞的非典型性（淋巴细胞显示出母细胞样核）与惰性生物学行为之间的矛盾。然而大多数病变并没有明显的细胞学异型性。

免疫组化特征

原发皮肤肢端 CD8 阳性 T 细胞淋巴瘤为 CD3+、CD8+、CD4- 表型。其他 T 细胞标记（例如 CD2、CD5 或 CD7）可能会丢失。肿瘤表达 TIA-1 或颗粒酶 B。CD56 和 EBER 通常阴性。与 PCCD4 + SMTLPD 相反，本病 PD-1 和 CXCL13 阴性。

分子学特征

大多数病例可检测到克隆性 TCR 基因重排。

原发皮肤外周 T 细胞淋巴瘤，非特指性

临床特征

类别病例很少。根据定义，这些病例不能被划分为任何已确定的皮肤淋巴瘤类型。临床表现为任何解剖部位出现的单个或多个皮损。原发皮肤外周 T 细胞淋巴瘤，非特指性（PTCL-U）通常是侵袭性肿瘤，预后较差。

组织及细胞病理学特征

PTCL-U 显示致密浸润，由中至大型多形性非典型淋巴细胞组成，常累及皮下组织。溃疡常见。

免疫组化特征

PTCL-U 的免疫表型多样化，大多数情况下表达

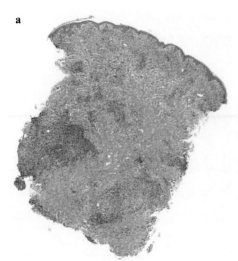
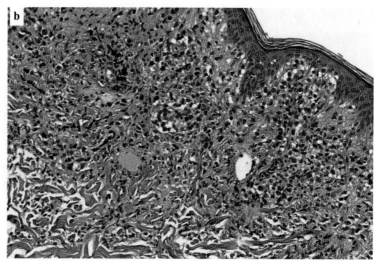

图 1.197　原发皮肤 NK/T 细胞淋巴瘤，鼻型。（a）可见病变呈真皮浅深层浸润，显示血管中心性浸润（HE，×20）；（b）浸润细胞显示中度至重度细胞学异型，可出现界面改变（HE，×200）

CD3 和 CD4。CD8 通常阴性，但也有 CD8+ 病例报道。CD4/CD8 双阳性或双阴性，以及 CD4 和 CD8 之间的免疫表型转换的病例也有报道。全 T 标记丢失以及细胞毒性标记的表达很常见。TCRβ 阳性证实本病为 α/β 表型。CD30、PD-1、CXCL13 和 BCL-6 通常为阴性。Ki67 的增殖指数高。

分子学特征

大多数情况下可检测到克隆性 TCR 基因重排。

结外 NK/T 细胞淋巴瘤，鼻型

临床特征

肿瘤与 EBV 感染相关，在亚洲和拉丁美洲国家常见。在诊断原发皮肤 NK/T 细胞淋巴瘤，鼻型之前，应先排除原发鼻部的肿瘤引起皮肤继发性病变。本病常表现为躯干和四肢弥漫分布的斑块、结节或肿瘤，常伴有溃疡。可能出现全身症状和噬血细胞综合征。预后不良。

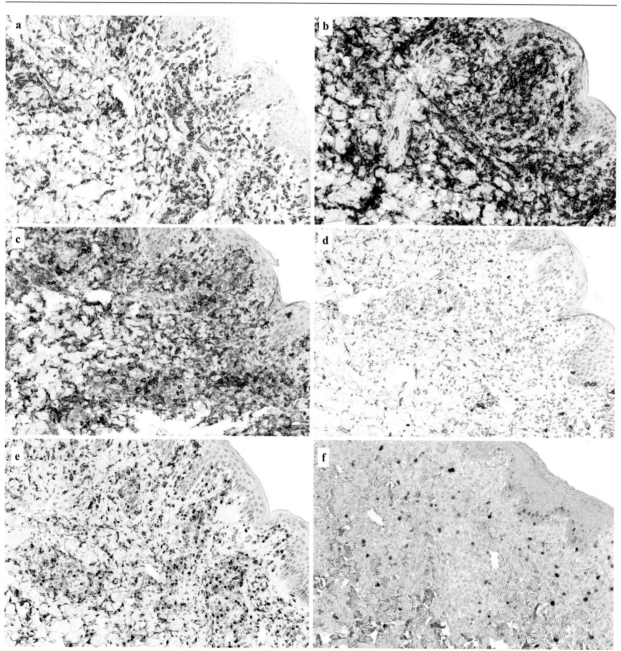

图 1.198　原发性皮肤 NK/T 细胞淋巴瘤，鼻型，免疫表型。（a）非典型淋巴细胞 CD3 细胞质阳性；（b）CD56 的弥漫阳性；（c）非典型淋巴细胞 CD4 阴性，组织细胞和反应性淋巴细胞 CD4 阳性，该现象可能被误认为是肿瘤细胞表达 CD4；（d）肿瘤细胞 CD8 阴性；（e）非典型细胞表达细胞毒性标志物 TIA-1（免疫过氧化物酶，×200）；（f）肿瘤细胞 EBER 阳性（原位杂交，×200）

组织及细胞病理学特征

组织学上，肿瘤表现为大小不等的非典型淋巴细胞致密浸润，累及真皮和皮下组织。血管中心性和坏死性浸润很常见（图 1.197）。

免疫组化特征

本病包括来源于 NK 细胞和细胞毒性 T 细胞，以及未定类谱系（NK/T 细胞）的淋巴瘤。肿瘤细胞通常 CD2、CD3 胞质和 CD56 阳性。可以表达其他 T 细胞标记，例如 CD7、CD43 和 CD45RO。细胞毒标记，例如 TIA-1，颗粒酶 B 和穿孔素常阳性。CD5、CD4、CD8、βF1 和 TCRγ 为阴性，CD30 很少表达。在大多数情况下，p53 过表达。根据定义，EBER 原位杂交阳性，尽管有极少数和本病相关的、EBV 阴性的侵袭性 NK 细胞白血病 / 淋巴瘤累及皮肤的报道（图 1.198）。

分子学特征

在 NK 细胞来源的肿瘤中 TCR 基因重排阴性，而在细胞毒性 T 细胞来源的淋巴瘤中则为阳性。NK 细胞肿瘤的单克隆性可以用逆转录 PCR 检测 NK 细胞杀伤免疫球蛋白样受体（KIR）库分析来评估。

种痘水疱病样 T 淋巴细胞增生性疾病

临床特征

本病有病谱性的一系列表现，均与慢性活动性 EBV 感染有关。常发生于儿童和年轻人，仅限于受 EBV 影响的地区，例如南美、中美洲以及亚洲。常见的表现为曝光部位多发丘疹，逐渐出现水疱、结痂，最终变成天花样（痘疮样）疤痕。面部水肿和蚊虫叮咬超敏反应很普遍。预后各异。

组织及细胞病理学特征

通常表现为不同大小的非典型淋巴细胞在真皮血管周围致密浸润。皮下组织受累和血管中心性浸润常见。

免疫组化特征

非典型淋巴细胞通常 CD3、CD2、CD8 和细胞毒性标记呈阳性。部分表达 CD56。EBER 阳性（图 1.199）。

分子学特征

在不同的报道中有不同比例的疾病检测到单克隆 TCR 基因重排。

皮肤成人 T 细胞白血病 / 淋巴瘤

临床特征

成人 T 细胞白血病 / 淋巴瘤（ATLL）是由人类 I 型 T 细胞白血病病毒（HTLV-1）引起的，在日本、加勒比海岛屿、南美洲、墨西哥和中非地区流行。ATLL 常累及皮肤，临床表现多样。患者可能出现剥脱性皮炎样皮疹、丘疹或溃疡结节性。

组织及细胞病理学特征

病变细胞呈围血管、结节状或弥漫浸润。亲表皮

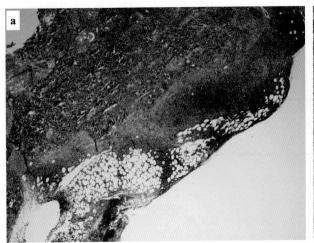
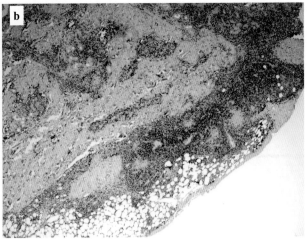

图 1.199 种痘水疱病样 T 淋巴细胞增生性疾病。（a）可见致密的淋巴样浸润，累及真皮和皮下组织；尽管组织学上令人担忧，但该活检取自慢性活动性 EBV 感染的患者，其病变出现多年，病程相当缓慢（HE，×40）；（b）淋巴细胞 EBER 弥漫阳性（原位杂交，×40）

现象和 Pautrier 微脓肿较常见，类似于 MF。肿瘤细胞异型性程度不同，从多形性大细胞到轻度异型小细胞均可见，后者见于慢性型 ATLL 中。

免疫组化特征

肿瘤细胞 CD3、CD4、CD45RO 和 βF1 阳性。CD25 弥漫性阳性。肿瘤细胞 CD7 阴性，大细胞可表达 CD30。

分子学特征

单克隆 TCR 基因重排常检出。在大多数 ATLL 病例中，Southern 证实存在 HTLV-1 原病毒 DNA 的单克隆整合。

血管免疫母细胞性 T 细胞淋巴瘤

临床特征

血管免疫母细胞性 T 细胞淋巴瘤（AITL）常累及皮肤。AITL 的皮肤病变可有弥漫瘙痒性发疹、荨麻疹样或溃疡。全身症状常见，预后不良。

组织及细胞病理学特征

AITL 累及皮肤的模式有轻度浅层血管周围炎，致密浅深层血管周围炎以及血管炎样改变。肿瘤细胞异型性可有可无，可伴血管增生。嗜酸性粒细胞常见。部分活检标本中看到的轻微变化是反应性的还是代表 ATTL 的早期阶段尚存争议。

免疫组化特征

肿瘤细胞 CD3、CD5 和 CD4 阳性，而 CD7 和 CD8 阴性。Tfh 标志物，如 PD-1、CXCL13 和 BCL-6，据报道是阳性的，对诊断有帮助。EBER 可阳性。

分子学特征

部分病例可以检测到单克隆 TCR 基因重排。

成熟的 B 细胞肿瘤

原发性皮肤边缘区 B 细胞淋巴瘤

临床特征

原发性皮肤边缘区 B 细胞淋巴瘤（PCMZL）是低级别淋巴瘤，预后良好。它被认为属于广义上的黏膜相关淋巴样组织（MALT）型淋巴瘤。本病也被称为 SALT（皮肤相关淋巴样组织）淋巴瘤。通常发生于中年成人，表现为单发或多发，红色至紫红色的丘

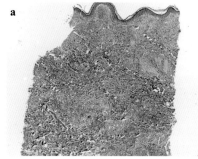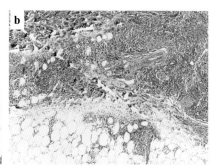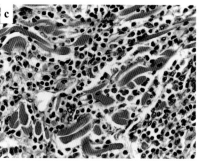

图 1.200 原发性皮肤边缘区 B 细胞淋巴瘤。（a）可见病变呈结节性浸润，未累及表皮（注意病变和表皮之间的无浸润带），深层浸润较明显（HE，×40）；（b）淋巴样细胞累及浅层皮下脂肪组织（HE，×100）；（c）浸润细胞为小的单核样细胞、浆细胞和组织细胞（HE，×400）

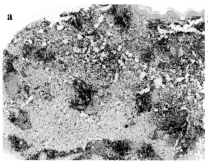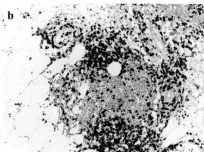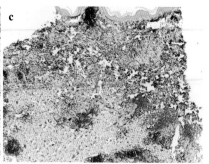

图 1.201 原发性皮肤边缘区 B 细胞淋巴瘤，免疫表型。（a）反应性 T 细胞 CD3 阳性（免疫过氧化物酶，×40）；（b）CD3 阳性 T 淋巴细胞及反应性生发中心（免疫过氧化物酶，×200）；（c）CD20 显示大多数病变细胞是 B 淋巴细胞，其中一些聚集成生发中心（免疫过氧化物酶，×40）

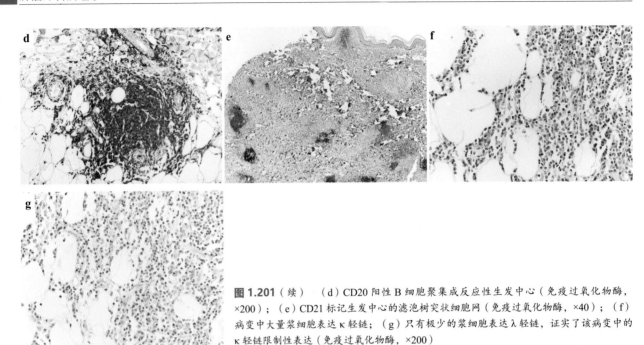

图 1.201（续）　（d）CD20 阳性 B 细胞聚集成反应性生发中心（免疫过氧化物酶，×200）；（e）CD21 标记生发中心的滤泡树突状细胞网（免疫过氧化物酶，×40）；（f）病变中大量浆细胞表达 κ 轻链；（g）只有极少的浆细胞表达 λ 轻链，证实了该病变中的 κ 轻链限制性表达（免疫过氧化物酶，×200）

疹、斑块或结节，主要发生于躯干和上肢。

组织及细胞病理学特征

病变在真皮内呈多形性结节状或弥漫性浸润，由小淋巴细胞、组织细胞和浆细胞组成，有时累及皮下组织浅层。可见反应性淋巴滤泡。肿瘤细胞在浸润细胞只占少数，这些细胞小到中等大小，呈中心细胞样或单核样细胞，轻度异型。可见浆细胞分化（图 1.200）。可有亲表皮和亲附属器现象。弥漫亲上皮改变及幼稚浆细胞的存在提示系统性淋巴瘤累及皮肤。

免疫组化特征

肿瘤细胞表达 CD19、CD20、CD22、CD79a、CD43 和 BCL-2，而 CD5、CD10 和 CD23 阴性。CD21 显示残留的生发中心的滤泡树突状细胞网状结构，生发中心细胞 CD10 和 BCL-6 阳性。浆样细胞和浆细胞的克隆性可有通过免疫球蛋白 κ 或 λ 轻链原位杂交来证实（图 1.201）。PCMZL 可用免疫组化分为两种亚型：两个亚型由常见类型为免疫球蛋白类别转化型，其表达 IgG 而不表达 CXCR3，非转化型表达 IgM 和 CXCR3，后者容易播散到皮外器官。与淋巴结和其他结外 MZL（眼附属器病变除外）相比，有三分之一的 PCMZL 病例表达 IgG4。

分子学特征

若使用三组 FR 引物，大多数病例显示免疫球蛋白重链（IGH）基因单克隆重排。测序表明克隆重排的 IGH 可变区存在体细胞超突变，这可能会影响结合引物，造成 PCR 假阴性结果。只有少数病例出现累及 IGH 和 MALT1 基因的 t（14;18）（q32;q21）。据报道，欧洲病例与伯氏疏螺旋体感染有关。

原发皮肤滤泡中心性淋巴瘤

临床特征

原发皮肤滤泡中心性淋巴瘤（PCFCL）是最常见的原发皮肤 B 细胞淋巴瘤，预后良好。PCFCL 好发于成人头颈部（尤其是头皮）和躯干上部。病变表现为孤立或成群的丘疹、斑块或结节。发生在腿部的病变预后不良。

组织及细胞病理学特征

PCFCL 表现为致密的淋巴样浸润，累及真皮中层，有时延伸至皮下组织。通常存在无浸润带。大多数情况表皮不受累。浸润模式包括滤泡性、滤泡和弥漫混合性、弥漫性。在形态上，肿瘤细胞具有中心细胞和中心母细胞的特征。通常存在许多反应性 T 细胞。

滤泡浸润模式显示界限不清，大小不等的滤泡，后者缺乏有 tingible 小体的巨噬细胞，套区减少或缺乏。

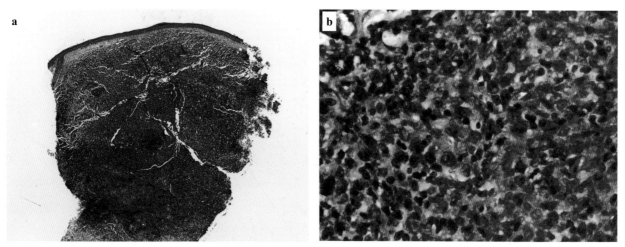

图 1.202　原发性皮肤滤泡中心性淋巴瘤。（a）真皮弥漫性浸润模式（HE，×40）；（b）病变由中心细胞和中心母细胞混合浸润，散在小淋巴细胞（HE，×400）

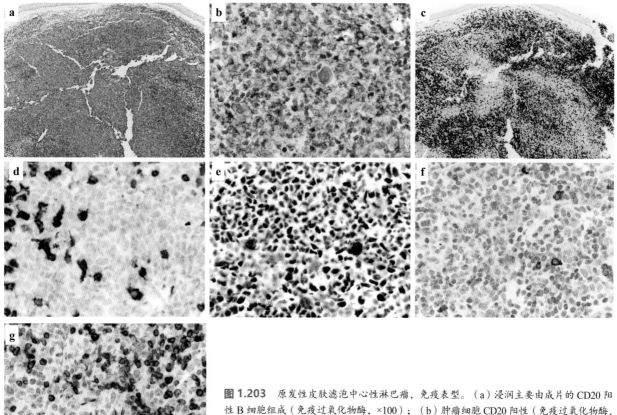

图 1.203　原发性皮肤滤泡中心性淋巴瘤，免疫表型。（a）浸润主要由成片的 CD20 阳性 B 细胞组成（免疫过氧化物酶，×100）；（b）肿瘤细胞 CD20 阳性（免疫过氧化物酶，×400）；（c）存在大量 CD3 阳性 T 细胞（免疫过氧化物酶，×100）；（d）高倍镜下，非典型淋巴细胞的 CD3 阴性（免疫过氧化物酶，×400）；（e）肿瘤细胞 BCL-6 弥漫阳性；（f）肿瘤细胞 CD10 弱阳性，这在皮肤滤泡中心性淋巴瘤中并不罕见；（g）肿瘤细胞 BCL-2 阴性，散在 T 淋巴细胞 BCL-2 阳性（免疫过氧化物酶，×400）

在混合性和弥漫浸润模式中，病变由成片的细胞组成，细胞主要由大的中心细胞伴数量不等的中心母细胞和免疫母细胞混合浸润（图 1.202）。值得注意的是，弥漫性浸润模式的 PCFCL 预后并不差，也不推荐根据中心母细胞数量对 PCFCL 进行分级。

免疫组化特征

典型免疫表型为 CD20+、CD79a +、PAX-5 + 和 BCL-6+。其他生发中心标记，例如 CD10 可阳性（图 1.203）。与弥漫性模式的肿瘤相比，CD10 在滤泡性模式的肿瘤中阳性率更高。

约 30% 的 PCFCL 表达 BCL-2。可局部表达 MUM-1，但通常为阴性。部分预后较差的病例表达 FOX-P1。肿瘤细胞不表达 CD5 和 CD43，通常不能检出免疫球蛋白限制性表达。

分子学特征

约三分之二的病例有单克隆 IgH 基因重排。与 PCMZL 类似，IgH 可变区的体细胞超突变很常见。因此，使用多组引物可以降低假阴性率。10%~30% 的 PCFCL 病例中存在 t（14;18）（q32;q21）或 BCL-2 基因重排。由于 BCL-2 基因重排最常见于淋巴结病变，因此当检测到 BCL-2 重排时，应首先排除淋巴结病变继发累及皮肤。

原发性皮肤弥漫性大 B 细胞淋巴瘤，腿型

临床特征

原发性皮肤弥漫性大 B 细胞淋巴瘤，腿型（PCDLBCL，LT），特征性表现为小腿肿瘤结节，本病也可发生于其他部位。主要好发于老年女性，进展迅速。肿瘤常扩散至皮外，预后不良。

组织及细胞病理学特征

PCDLBCL，LT 由真皮内大细胞弥漫浸润组成，可累及皮下组织，表皮不受累（图 1.204）。肿瘤细胞偶可表现为间变型、梭形细胞或组织细胞样形态。表皮很少受累。有丝分裂率很高，可有坏死和脉管浸润。

免疫组化特征

肿瘤淋巴细胞表达 B 细胞标志物，例如 CD20、CD79a 和 PAX-5。肿瘤细胞通常阳性表达 BCL-2、

FOX-P1 和 MUM1。缺乏 BCL-2 或 MUM1 表达的病例和阳性表达病例生物学行为无明显差异。肿瘤细胞表达 BCL-6 不一，通常不表达 CD10。与 PCFCL 相反，PCDLBL 和 LT 中的肿瘤细胞在大多表达 IgM（图 1.204）。

分子学特征

几乎所有病例都有单克隆 IgH 基因重排。通常没有 BCL-2 基因的 t（14;18）；但有 BCL-2 基因扩增的病例。基因表达谱研究表明，本病肿瘤细胞与淋巴结内或系统性 DLBCL 中的活化 B 细胞的表达相似。表达缺失或启动子高甲基化引起的 CDKN2A 失活是预后不良的标志。

EBV 阳性皮肤黏膜溃疡

临床特征

EBV 阳性皮肤黏膜溃疡表现为口咽部位孤立的、界限清楚的溃疡。它在免疫抑制的成年人和老年人中发生，常可自发消退或在停用免疫抑制药物后消退。

组织及细胞病理学特征

组织病理学显示溃疡伴致密浸润，由小淋巴细胞、大的非典型免疫母细胞、浆细胞、嗜酸性粒细胞和组织细胞组成。霍奇金样细胞、坏死和浆细胞样凋亡细胞被认为是本病的特征。

免疫组化特征

细胞 PAX-5 和 MUM-1 阳性，常表达 CD45。可见 CD20 丢失。半数病例中，霍奇金样细胞 CD30 阳性而 CD15 阴性。

分子学特征

有克隆性 IgH 和 TCR 基因重排。

血管内大 B 细胞淋巴瘤

临床特征

血管内大 B 细胞淋巴瘤（IVLBL）累及皮肤可在躯干四肢出现包括结节、斑块、斑疹等在内的多种皮损。常伴发热和神经系统症状。仅皮肤受累者似乎预后更好。

组织及细胞病理学特征

肿瘤由位于中小血管腔内的中等到大的淋巴细胞组成。组织学表现类似癌侵犯脉管或恶性血管肿瘤，

因此诊断需要结合免疫组化。

免疫组化特征

大部分 IVLBL 表达 CD20、CD79a 和 CD19。BCL-2 和 MUM-1 常表达。少数病例表达 CD10、BCL-6 和 CD5。

分子学特征

通常有单克隆 IgH 基因重排。

套细胞淋巴瘤

临床特征

原发皮肤套细胞淋巴瘤（MCL）极为罕见，尽管皮损可能比系统病变先出现。皮损可以是斑疹、斑块或结节。

组织及细胞病理学特征

MCL 累及皮肤，常见母细胞亚型。肿瘤细胞通

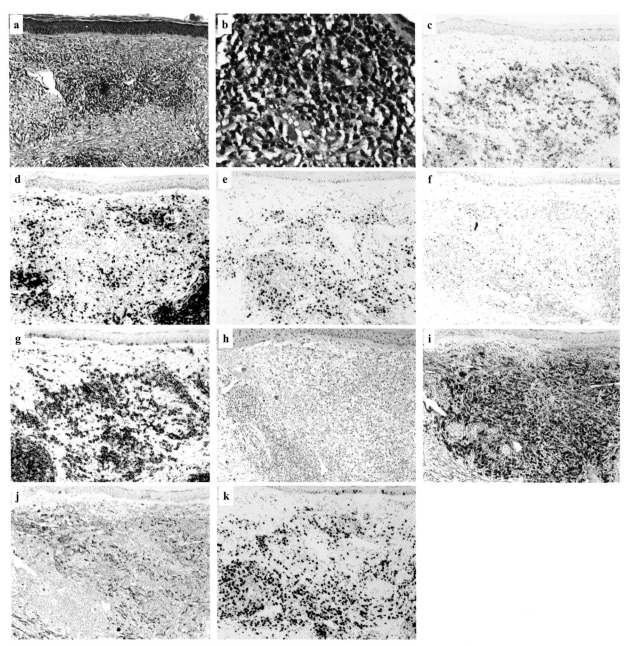

图 1.204 原发性皮肤弥漫性大 B 细胞淋巴瘤，腿型。（a）非典型细胞累及真皮，无亲表皮现象，还存在小淋巴细胞（HE，×100）；（b）高倍镜下可见肿瘤细胞为大细胞（HE，×200）；（c）非典型细胞 CD20 阳性；（d）非典型细胞 CD3 阴性。淋巴瘤细胞表达 MUM-1（e）、c-MYC（f）和 BCL-2（g）。（h）BCL-6 局灶性弱阳性；（i）肿瘤细胞 IgM 阳性；（j）IgG 阴性；（k）Ki67 高增殖指数（免疫过氧化物酶，×100）

常结节状和弥漫性浸润。细胞小到中等，核仁可明显或不明显。

免疫组化特征

MCL 表达 CD20、CD19 和 CD79a，典型的共表达 CD5。大多数情况下，细胞周期蛋白 D1 和 SOX-11 阳性。MUM-1 常阳性，CD10 很少阳性。

分子学特征

大多数病例都可检出 MCL 特征性的 t（11;14）易位。

慢性淋巴细胞白血病 / 小淋巴细胞淋巴瘤

临床特征

皮肤表现在慢性淋巴细胞白血病 / 小淋巴细胞淋巴瘤（CLL/SLL）患者中相对常见。CLL/SLL 引起的皮肤白血病可能是疾病首发表现，但通常发生在诊断 CLL/SLL 之后。皮损常为丘疹、斑块或结节，好发于面部。与其他皮肤肿瘤（例如黑色毒瘤、梅克尔细胞癌或鳞状细胞癌）伴发的 CLL/SLL 并不罕见。

组织及细胞病理学特征

皮肤 CLL/SLL 最常见的浸润模式是结节状、血管和附属器周围单一小淋巴细胞浸润。可伴有嗜酸性

粒、浆细胞和组织细胞。CLL/SLL 患者对节肢动物叮咬的超敏反应很常见，因此评估标本中混合浸润病变时应更谨慎，因为可发现少数从受损血管中游离出来的 CLL/SLL 细胞，会误诊为皮肤白血病。

免疫组化特征

典型的免疫表型为 CD19、CD20（弱）和 PAX-5 阳性，同时表达 CD5、CD23、CD43 和 LEF1。免疫组化双标（例如 PAX-5/CD5 或 CD19/LEF1）有助于准确识别标记物的共表达。肿瘤细胞不表达 CD10、BCL-6 和细胞周期蛋白 D1。

分子学特征

大多数情况下可检出单克隆 IgH 基因重排。

未成熟造血系统恶性肿瘤

母细胞性浆细胞样树突状细胞肿瘤

临床特征

母细胞性浆细胞样树突状细胞肿瘤（BPDCN）是一种罕见的肿瘤，来自浆细胞样树突状细胞（Ⅰ型干扰素产生细胞）。它通常发生于成年男性，表现为无症状结节或瘀伤样病变，多无皮外受累的证据。发病时可能伴有淋巴结肿大、脾肿大和骨髓受累。预后

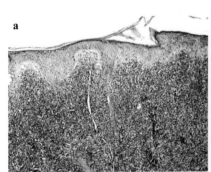
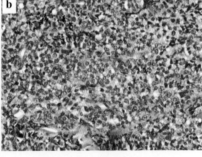

图 1.205 母细胞性浆细胞样树突状细胞肿瘤。（a）BPDCN 通常表现为真皮内致密的细胞浸润（HE，×40）；（b）肿瘤细胞核浆比高，呈母细胞样外观（HE，×200）

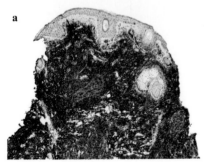
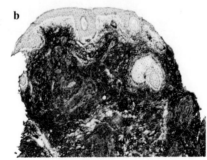
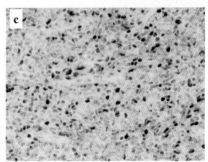

图 1.206 母细胞性浆细胞样树突状细胞肿瘤，免疫表型。肿瘤细胞的 CD4（a）和 CD123（b）呈弥漫性强阳性（免疫过氧化物酶，×100）；（c）部分细胞表达 TdT（免疫过氧化物酶，×200）

通常较差，经历最初有效治疗后，复发常可见骨髓受累和/或伴有髓系白血病。

组织及细胞病理学特征

BPDCN 的特征是真皮和皮下组织的弥漫致密浸润，由中等大小、具有母细胞样外观的细胞组成。真皮内出血很常见（图 1.205）。治疗后的病例中，细胞数目可较少，可见肿瘤细胞围血管浸润。

免疫组化特征

肿瘤细胞通常为 CD4+/CD56+，但偶尔有两种标记之一阴性或仅弱表达的情况。通常表达浆细胞样树突状细胞其他更特异的标记，例如 CD123、TCL-1 和 TCF4。肿瘤细胞可能表达 CD43、CD45RA、CD45、CD7、CD2、CD33、CD68（呈点状胞质阳性模式）和 TdT（图 1.206）。

分子学特征

在 BPDCN 中已鉴定出 NRAS、ATM、TET2 和 TP53 的突变。这些突变中的一些也出现在髓系白血病中，强调了 BPDCN 与髓系疾病之间的密切关系。

前体淋巴母细胞性白血病/淋巴瘤（T 细胞和 B 细胞源性）

临床特征

T 或 B 急性淋巴母细胞白血病/淋巴瘤（ALL）的患者（大多数为儿童）可能出现皮肤病变（皮肤白血病），有时无骨髓受累（淋巴母细胞性淋巴瘤）。据报道，ALL 累及皮肤的比例约为 4%~15%。皮损可单发或多发，通常出现在头皮和躯干。

组织及细胞病理学特征

通常表现为真皮内致密的弥漫性浸润，无亲表皮现象。细胞通常小到中等大小，核浆比高，可出现明显的人工挤压现象。

免疫组化特征

B-ALL 表达 CD19、CD79a、TdT 和 PAX-5。大多数病例表达 CD10，多达 25% 的病例 CD20 阴性。CD34 可阳性。T-ALL 表达 TdT 和 CD34，不同程度表达 CD1a、CD2、CD3、CD4、CD5、CD7、CD8 和 CD10。B-ALL 和 T-ALL 均可表达 CD99。

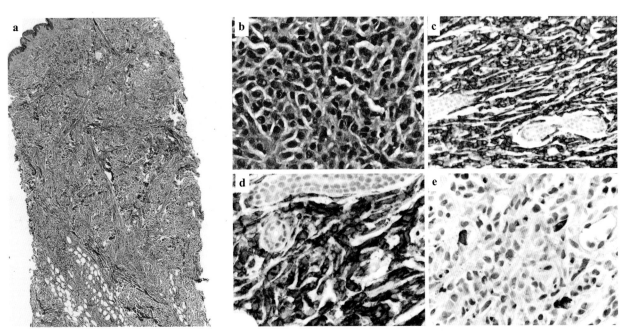

图 1.207 皮肤白血病，髓系。（a）血管周围、附属器周围和间质浸润，累及真皮浅深层（HE，×40）；（b）浸润细胞致密分布，具有母细胞样外观（HE，×400）；（c）肿瘤细胞 CD43 弥漫阳性（免疫过氧化物酶，×200）；（d）肿瘤细胞 CD33 弥漫表达；（e）虽然髓过氧化物酶散在阳性（免疫过氧化物酶，×400）

分子学特征

在大多数 T-ALL 和 B-ALL 中可分别检测到 TCR 和 IgH 重链的克隆重排。

髓系和单核细胞白血病

临床特征

髓系（粒细胞性或单核细胞性）肿瘤引起的皮肤白血病（LC）发生在急性髓细胞性白血病（AML）、骨髓增生异常综合征（MDS）和骨髓增生性疾病（MPD）中。罕见的无系统受累的皮肤病变被称为非白血病性 LC。患者表现为孤立性或多发性红斑、紫癜、出血性丘疹或结节。LC 的预后通常较差。

组织及细胞病理学特征

LC 表现为单个核细胞围血管和附属器，或弥漫性浸润，累及真皮和皮下组织而不累及表皮。髓样肉瘤是指未成熟髓系细胞完全破坏皮肤结构。肿瘤细胞的细胞学表现根据白血病的类型有所不同，因此可出现母细胞样、单核细胞 / 组织细胞样或多形性改变。某些病例的组织学可模仿癌（图 1.207）。

免疫组化特征

AML 和 MDS 的细胞常表达 CD43、溶菌酶、髓过氧化物酶（至少局部）、髓系细胞核分化抗原（MNDA）、CD68 和 CD45，可表达 CD34、CD33、CD4、CD117、CD163 和 CD56（图 1.207）。在慢性髓系白血病（CML）的皮损中可观察到类似的免疫表型。除 CD123、TCL1、CD1a 和 S100 等髓系标记外，皮肤慢性粒单核细胞白血病（CMML）细胞可不同程度表达一系列树突状细胞分化标记。

分子学特征

遗传学异常有时对于诊断 LC 或髓系肉瘤是必要的，包括 8 号染色体拷贝数异常，7 号单体，NPM1 突变，16 号染色体倒位和 MLL（11q23）基因重排等。分子检测可以帮助确定无白血病患者的 LC 诊断。

皮肤肥大细胞增生症

临床特征

皮肤肥大细胞异常增殖所致的皮损临床表现多种多样，包括弥漫性皮肤肥大细胞增多症（DCM）、孤立性肥大细胞瘤、色素性荨麻疹（UP）和毛细血管扩张性肥大细胞增多症（持久性发疹性斑状毛细血管扩张，TMEP）。大多数患者的病变仅限于皮肤，约有 20% 的患者系统受累。UP 最常见，主要发生在婴儿和儿童中，表现为伴瘙痒的多发红色至棕色斑疹、丘疹或结节。与其他类型的肥大细胞增多症相同，摩擦任何皮损都可能导致局部出现水疱或肿胀（Darier征）。孤立性肥大细胞瘤也可发生于婴儿和儿童，常见自发性消退。DCM 罕见，主要出现于 6 月龄内的婴儿，皮损广泛分布，潮红、低血压和过敏性休克等全身症状常见。如果 DCM 的症状得到控制的话，尽管严重程度不同，这三种形式的皮肤肥大细胞增生症

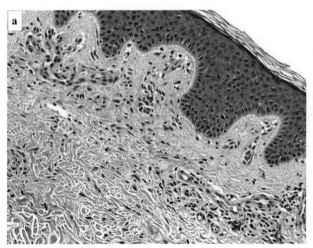
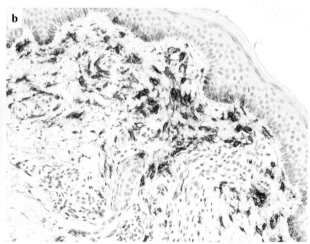

图 1.208　皮肤肥大细胞增多症。（a）真皮内可见单核细胞浸润，部分为梭形细胞（HE，×200）；（b）CD117 染色显示很多肥大细胞（免疫过氧化物酶，×200）

通常预后良好。TMEP 很少见，表现为成年人出现的对称分布的、毛细血管扩张基础上不规则红褐色斑疹，Darier 征阴性。尽管 TMEP 通常是自限性的，但也可以与系统性肥大细胞增多症相关。成人系统性肥大细胞增多症累及皮肤时，常表现为 UP。

组织及细胞病理学特征

病变表现为不同程度的肥大细胞浸润。UP 和孤立性肥大细胞瘤常表现为密集的成熟肥大细胞增生，而 DCM 中的细胞可能较少，并且分布在血管周围。TMEP 的病理改变可能非常轻微，纺锤形的肥大细胞数目略有增加（每个 HPF 超过 10 个肥大细胞），同时伴有毛细血管扩张（图 1.208）。

免疫组化特征

肥大细胞强阳性表达 CD117、类胰蛋白酶、CD68、CD33、CD5 和 CD45（图 1.208）。也可以使用甲苯胺蓝和吉姆萨染色显示肥大细胞。系统性肥大细胞增多症还表达 CD2 和 CD25，表达 CD30 与侵袭行为相关。

分子学特征

大多数成人肥大细胞增多症有 KIT 突变，特别是 D816V 突变。儿童皮肤肥大细胞增多症很少有这种突变。

皮肤淋巴组织反应性增生

皮肤中的许多疾病可有淋巴样、组织样和 / 或髓系细胞致密浸润，可模仿肿瘤性增生。患有实体或血液肿瘤的患者也可在皮肤上出现与原发疾病无关的、反应性淋巴组织增生。在这里，将简要讨论在我们临床工作中遇到的一些此类疾病。

皮肤淋巴样增生

临床特征

皮肤淋巴样增生（CLH，皮肤淋巴细胞瘤）是一种反应性增生，表现为局部或全身结节，好发于头颈部、躯干和上肢。CLH 可以是特发性的，也可与许多情况有关，例如创伤、疫苗接种、节肢动物叮咬、伯氏疏螺旋体感染、药物、病毒感染等。

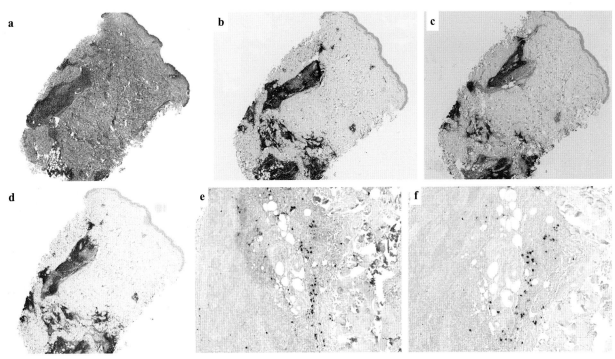

图 1.209 皮肤淋巴样增生。（a）孤立的病变显示病变累及真皮中深层，浸润分布较深，可能表明是低级别淋巴瘤（HE，×20）；（b）存在大量 CD3 阳性 T 细胞；（c）CD21 显示滤泡性树突状网状结构，表明存在生发中心；（d）本例 CD20 阳性 B 细胞很多（免疫过氧化物酶，×20）；（e）κ 链原位杂交显示散在浆细胞；（f）ISH 显示数量大致相同的 λ 阳性细胞，表明缺乏轻链限制性（原位杂交，×100）。TCR 和 IgH 基因重排阴性。将此病变诊断为皮肤淋巴样增生最合适

组织及细胞病理学特征

CLH 可有多种模式。最常见的表现是由小淋巴细胞和组织细胞组成的结节性病变、真皮浅层为主的倒楔形浸润。其他模式包括弥漫性、浅层血管周围以及深浅层血管周围浸润（图 1.209）。B 细胞病变中常有生发中心。病变可出现亲表皮性，特别是在以 T 细胞为主的 CLH 中。嗜酸性粒细胞和浆细胞可能出现。

免疫组化特征

通过免疫组化，CLH 可能显示出 B 细胞或 T 细胞占优势，或两种细胞混合浸润。B 细胞性 CLH 主要以 CD20 和 PAX-5 阳性细胞为主，而 CD10、BCL-6 和 BCL-2 阴性。通常可见较多 CD3 阳性 T 细胞。在 T 细胞性 CLH 中，CD3 阳性 T 细胞更为明显，通常没有 CD7、CD5 或 CD2 表达缺失等异常，并且 CD4 和 CD8 比例没有明显差异。通过 CD21 或 CD23 显示滤泡树突状细胞网，可以更好地观察反应性生发中心。生发中心细胞表达 CD20、CD10 和 BCL-6，Ki-67 高增殖率，而 BCL-2 阴性。皮损中浆细胞中无 κ 或 λ 轻链限制（图 1.209）。CD30 阳性细胞可增多，尤其是在感染、节肢动物叮咬和药物反应的情况下，有时与 CD30 阳性 T 淋巴组织增生性疾病非常相似。

分子学特征

典型 CLH 缺乏 TCR 和 IgH 的单克隆基因重排，但众所周知，有些病变可出现 TCR（高达 20%）或 IgH（高达 40%）的克隆性重排。结合临床和组织学表现，对于正确解释这些病变至关重要。

蕈样肉芽肿模仿者

临床特征

多种炎症性疾病可在临床上和组织学上模拟 MF。副银屑病，尤其是大斑块型，大部分被认为属于蕈样肉芽肿。至于小斑块型副银屑病（指状皮病）与 MF 的相关性仍存在争议，少数病例报告表明会发展为 MF。苔藓样糠疹是一种慢性疾病，表现为复发性丘疹，有时伴坏死，有两种类型：儿童（急性痘疮样苔藓样糠疹，PLEVA 或 Mucha-Habermann 病）和成人（慢性苔藓样糠疹，PLC）。淋巴瘤样接触性皮炎表现为类似 MF 的复发性红斑和斑块。色素性紫癜性皮肤病（PPD）包括多种临床亚型，例如进行性色素性皮肤病（Schamberg 病）、毛细血管扩张性环状紫癜（Majocchi 病）、色素性紫癜性苔藓样皮炎（Gougerot-Blum 综合征）、湿疹样紫癜（Doucas-Kapetanakis 病）和金黄色苔藓。这些疾病常表现为下肢出血性斑疹。白癜风可能在临床和组织学上与色素减退型 MF 难以鉴别。药物反应可表现为鳞屑性皮疹，类似 MF。

组织及细胞病理学特征

副银屑病的组织学特征大多数与典型的 MF 相同，有小淋巴细胞亲表皮和轻度苔藓样浸润。PLEVA 和 PLC 表现为真皮苔藓样淋巴细胞浸润，伴有角化不良细胞，其在 PLEVA 中更为明显。淋巴瘤样接触性皮炎除了出现致密的皮肤淋巴样浸润外，还存在表皮海绵水肿伴表皮内水疱形成。PPD 表现为苔藓样或浅层血管周围淋巴浸润，伴有红细胞外渗及有含铁血黄素的巨噬细胞。白癜风的早期病变可出现表皮内淋巴细胞移入，以及表皮黑素细胞缺乏或明显减少。药物反应由于可出现非典型淋巴细胞和不同程度的亲表皮性而诊断困难。

免疫组化特征

上述疾病中的淋巴样成分主要都由 CD3 阳性 T 细胞组成。理想情况下由 CD4 和 CD8 阳性细胞混合浸润，而两种细胞都不占明显优势。然而，病变偶尔会以 CD4（PLC、PPD）或 CD8（淋巴瘤样药物反应、淋巴瘤样接触性皮炎、PLEVA、白癜风早期）为主。这些疾病都可出现 CD7 的丢失。

分子学特征

尽管上述大多数疾病 TCR 基因重排是多克隆的，但都可检测到克隆性重排，特别是很多 PLEVA 和 PLC 病例已被证明是单克隆性的。持续存在的 PPD 病例中可检测到 T 细胞克隆，与紫癜型 MF 相关。在药物反应中也存在单克隆性。

Sweet 综合征

临床特征

Sweet 综合征表现为柔软的红斑（丘疹、结节或

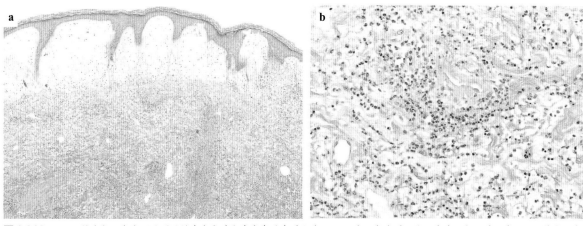

图1.210 Sweet综合征。（a）可见明显的真皮水肿和真皮内致密浸润（HE，×40）；（b）浸润主要由中性粒细胞组成，无血管炎迹象（HE，×200）

斑块）、发热、白细胞增多（嗜中性粒细胞增多）和血清炎症标志物增高。诊断的主要和次要标准已被广泛接受。Sweet综合征与多种情况相关，例如药物、恶性肿瘤（尤其是淋巴造血肿瘤）、炎性肠病和上呼吸道感染。本病存在一种局限性亚型，手部嗜中性皮肤病。

组织及细胞病理学特征

皮损典型表现为真皮内嗜中性粒细胞浸润。常见真皮乳头水肿（图1.210）。虽然存在核碎裂，但通常没有白细胞碎裂性血管炎。少数病例以组织细胞（组织细胞样Sweet综合征）浸润为主伴大量嗜酸性粒细胞。存在皮肤白血病和Sweet综合征的病例，较难解释结果。

皮肤髓外造血

临床特征

皮肤髓外造血（CEMH）是一种罕见病，最常与慢性骨髓增生性疾病相关。临床上表现为丘疹、结节、斑块或溃疡，有时无症状。反应性EMH与子宫内感染（"蓝莓松饼婴儿"）相关。

组织及细胞病理学特征

EMH累及皮肤并伴有慢性骨髓增生性疾病的病理特征是真皮内存在造血细胞，表现出三个骨髓分化的谱系（红系、粒细胞和巨核细胞）的特征。常见皮肤纤维化（皮肤骨髓纤维化）。非典型的类型，特别

是巨核细胞与多方向分化细胞一起出现时，通常被认为是慢性骨髓增生性疾病（"肿瘤性EMH"）引起的皮肤受累。

病变通常不累及皮下组织，但也有皮下型Sweet综合征的病例。有报道病变中同时存在Sweet综合征和皮肤白血病表现。

免疫组化特征

仅在未发现典型嗜中性粒细胞浸润的情况下（例如组织细胞样Sweet综合征），才需要进行免疫组化，通过髓过氧化物酶或髓样核分化抗原（MNDA）来证明细胞的髓系起源有利于正确诊断。

分子学特征

可以对有血液系统恶性肿瘤并且疑似Sweet综合征的患者进行皮肤活检标本的FISH和分子研究，以评估浸润皮肤的细胞是否存在已知的骨髓遗传学异常。

免疫组化特征

使用血型糖蛋白A、血红蛋白（幼红细胞系）、CD61、CD31、Ⅷ因子（巨核细胞）、髓过氧化物酶、溶菌酶（粒细胞）、CD34、CD117和TdT（母细胞）可分别显示出三系造血细胞。

分子学特征

JAK2 V617F等突变是慢性骨髓增生性肿瘤（特别是原发性骨髓纤维化）的常见的克隆改变。

第二章 软组织（Soft Tissue）

原著　Wei-Lien Wang　Alexander J. Lazar
译者　李　海
审校　王娅南　乔海芝

第一节 引言

软组织肿瘤种类繁多，迄今超过 60 余种肿瘤实体被描述，这一名单今后还会不断地增长。与实质脏器的上皮源性肿瘤有所不同，软组织肿瘤发病率较低，很多肉瘤的发生率相对稳定，较少受外源性因素的影响。总体而言，软组织肿瘤的发病部位分布较为广泛，但是部分肿瘤具有特定的发病部位倾向性，为了避免重复，一些好发于其他系统（如皮肤、女性生殖道等）的软组织肿瘤类型将在相应的章节予以描述，此章不再赘述。软组织肿瘤形态学谱系宽泛，不同肿瘤实体之间有时形态学较为相似、重叠明显。值得注意的是，一些非间叶源性肿瘤的组织学形态有时酷似软组织肉瘤，其中最为臭名昭著的莫过于恶性黑色素瘤和肉瘤样癌了。此外，不得不承认的是仍然有少数软组织肿瘤在当今的认知范畴内无法获得明确分类。以上诸多因素使得软组织肿瘤的诊断和鉴别诊断具有很大的挑战性，可以毫不夸张地说在诊断难度方面或许只有淋巴瘤可以与之相提并论。值得庆幸的是，与半个世纪前相比，现今有许多值得信赖的辅助手段可以帮助病理医生诊断软组织肿瘤，特别是那些具有挑战性的病例（如组织量较少的穿刺病例及一些较为罕见的临床或组织学亚型）。最为重要的辅助手段包括免疫组化检查及分子检测，由于许多软组织肿瘤特别是肉瘤具有较为特异性的分子遗传学改变（最为常见的是特异性的融合基因），使得分子检测手段在软组织肿瘤诊断实践中扮演越来越重要的角色。

第二节 软组织肿瘤的分类、肉瘤的组织学分级和病理分期

在学科的肇始阶段，多数肉瘤是单纯根据其组织学形态进行分类的，大致将它们划分为圆细胞肉瘤、梭形细胞肉瘤、上皮样肉瘤和多形性肉瘤。现今当对特定的软组织肿瘤难以明确分类时，简单的形态学分类仍然受到病理医生们的青睐。然而单纯的组织形态学分类的一个最大局限性就是它不能赋予肿瘤相对准确的预后判断。因此，在万不得已的情况下，建议病理医生尽可能提供相应的关于肿瘤生物学行为的预测或见解，如果确实比较为难则实事求是地承认未知性。事实上从临床医生的角度来说肿瘤生物学行为的信息可能比单纯的形态学分类更具有价值。当今学界内通用的软组织肿瘤分类系统首先是基于肿瘤假定的细胞起源或分化方向，其中有些是通过识别与正常间叶组织对应物相似的形态学特征（例如脂肪肿瘤通常含有脂肪细胞或脂母细胞，胚胎性横纹肌肉瘤中含有横纹肌母细胞），有些则通过免疫组化证实（例如腺泡状横纹肌肉瘤虽然肿瘤分化很幼稚，但肿瘤细胞表达 MyoD1 和 myogenin，证实它们具有横纹肌的表型特征）。此外根据不同的生物学行为可以将软组织肿瘤大致分为三种类型：良性、中间性和恶性（肉瘤）。其中良性肿瘤不具有远处转移的风险，中间性肿瘤又可以分为局灶侵袭性、常见复发和罕见转移两种类型，恶性肉瘤则具有较高的远处转移潜能。2013 年版软组织和骨肿瘤 WHO 分类就是综合了肿瘤的分化方向和生物学行为对每个软组织肿瘤实体进行分类的。

这种分类也被美国病理学家联合会和美国国家癌症联合委员会所接纳。在 WHO 分类中还包含了未分类肉瘤类型，此种肉瘤类型在一些大型会诊中心的比例可高达 20%~25%。

分子遗传学研究使我们对软组织肿瘤的发生机制和分类有了更加深入的理解，软组织肿瘤在分子遗传学层面大致可以分为两种类型：一类是核型相对简单的肿瘤，此类肿瘤具有单一的非随机性基因改变（包括染色体易位和基因点突变），另一类是核型复杂的肉瘤，此类肿瘤显示数目众多的染色体畸变，包括大片段扩增、缺失和复杂的基因组不稳定性。表 2.1 列举了一些软组织肿瘤的特征性遗传学改变。核型简单的肿瘤种类较多，其中拥有特征性融合基因的肉瘤类型包括尤因肉瘤、腺泡状横纹肌肉瘤、滑膜肉瘤、黏液性脂肪肉瘤等等，而拥有特定基因点突变的肿瘤则以韧带样纤维瘤病和胃肠道间质瘤为典型代表。有趣的是许多分化起源未定的软组织肉瘤都拥有简单的核型，且它们大都好发于年轻人。核型复杂的肉瘤类型则有：未分化多形性肉瘤 / 恶性纤维组织细胞瘤、平滑肌肉瘤、黏液纤维

肉瘤、血管肉瘤及恶性外周神经鞘膜瘤等。它们中的多数都具有 P53 和 RB1 基因的改变。尽管核型复杂，但其中一些肿瘤仍可能存在非随机性基因改变，譬如放疗相关性血管肉瘤就含有 MYC 基因的扩增。以前一直认为特定的遗传学改变只会出现在特定的肿瘤类型中，但现今此种观点被证实是错误的：不同类型的软组织肿瘤可能涉及相同的遗传学改变，甚至这些肿瘤类型在分化表型和生物学行为方面都可能迥然有别。最具说服力的例子莫过于 EWRS1-ATF1 和 EWSR1-CREB1 融合基因可以出现在多种肿瘤实体中，诸如软组织透明细胞肉瘤（一种具有黑色素细胞分化的侵袭性肉瘤）、血管瘤样纤维组织细胞瘤（一种分化方向不明的中间型软组织肿瘤）和原发性肺黏液样肉瘤（一种原发于肺的罕见肉瘤，组织学形态与骨外黏液样软骨肉瘤较为相似）。这些融合基因甚至还可以出现于上皮性肿瘤中，如涎腺玻璃样变透明细胞癌（图 2.1）。因此，虽然这些分子遗传学改变对肿瘤的发生至关重要，并且有助于病理学家对肿瘤进行分类，但更为重要的是病理医生在认识分子诊断先进性的同时也要意识到它们

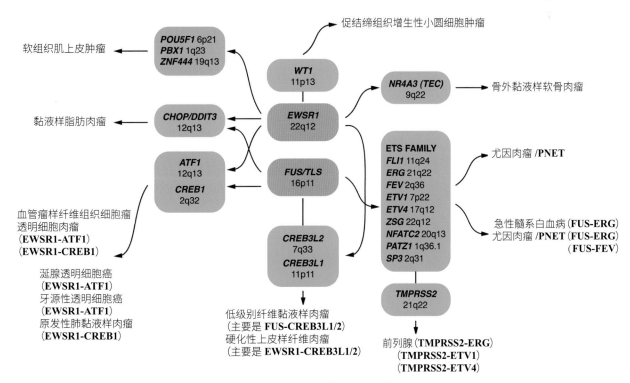

图 2.1　不同的肉瘤可能涉及相同的基因和 / 或具有相同的融合

的局限性，它们绝不是诊断软组织肿瘤的金标准，因为它们中有许多不具有特异性。只有将其与组织形态学、免疫组织化学、影像学或临床表现相结合、综合研判才是诊断软组织肿瘤最为可靠的方法（图2.2）。传统上，肉瘤的治疗方法主要是手术根治切除，有时辅以放疗或化疗。然而，新近肉瘤基因组学的飞速发展已经为许多特定的肉瘤类型找到了潜在的有效治疗靶点。因此，病理医生提供的精准组织学分类对于临床进行靶向治疗的选择和预后判断是至关重要的！

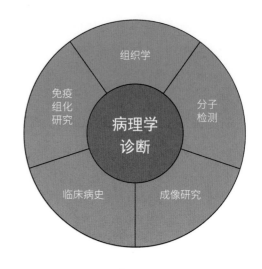

图 2.2 肉瘤综合诊断方法

表 2.1 部分软组织肿瘤患者的复发性遗传畸变

肿瘤类型	易位 / 涉及染色体	涉及基因
泡状横纹肌肉瘤	t（2;13）（q35;q14）	PAX3-FKHR
	t（1;13）（p36;q14）	PAX7-FKHR
	t（X;2）（q13;q35）	PAX3-AFX
泡状软组织肉瘤	der（17）t（X;17）（p11;q25）	ASPL-TFE3
血管瘤样纤维组织细胞瘤	t（12;22）（q13;q12）	EWSR1-ATF1
	t（2;22）（q33;q12）	EWSR1-CREB1
	t（12;16）（q13;p11）	FUS-ATF1
软骨样脂肪瘤	t（11;16）（q13;p13）	CLLorf95-MKL2
软组织透明细胞肉瘤	t（12;22）（q13;q12）	EWSR1-ATF1
	t（2;22）（q33;q12）	EWSR1-CREB1
先天性 / 婴儿纤维肉瘤	t（12;15）（p13;q25）	ETV6-NTRK3
隆起性皮肤纤维肉瘤	t（17;22）（q21;q13）	COL1A1-PDGFB
促结缔组织增生性小圆细胞瘤	t（11;22）（p13;q12）	EWSR1-WT1
韧带样型纤维瘤病	3p22.1（散发的）	散发性病例 CTNNB1（T41A、S45F、S45P）点突变
	5q22.2（遗传的）	家族性病例有涉及 APC 的突变
上皮样血管内皮瘤	t（1;3）（p36;q25）	WWTR1-CAMTA1
	t（11;21）（q22;q22）	YAP1-TFE3
尤因肉瘤：PNET	t（11;12）（q24;q12）	EWSR1-FLI1
	t（21;22）（q22;q12）	EWSR1-ERG
	t（7;22）（p22;q12）	EWSR1-ETV1
	t（2;22）（q33;q12）	EWSR1-FEV

肿瘤类型	易位 / 涉及染色体	涉及基因
	t（17;22）（q12;q12）	EWSR1-ETV4
	t（6;22）（p21;q12）	EWSR1-ZSG
	t（16;21）（p11;q22）	FUS-ERG
未分类的"圆形"/"尤因样"肿瘤	t（4;19）（q35;q13）	CIC-DUX4
	inv（X）（p11.4p11.22）	BCOR-CCNB3
骨外黏液样软骨肉瘤	t（9;22）q22;q12	EWSR1-NR4A3
	t（9;17）（q22;q11）	TAF2N-NR4A3
	t（9;15）（q22;q21）	TCF12-NR4A3
	t（3;9）（q11;q22）	TFG-NR4A3
血管球瘤	t（5;9）（q32;q34）	MIR143-NOTCH1
	t（1;9）（p13;q32）	MIR143-NOTCH2
	19p13	NOTCH3 包括 MIR143
炎性肌纤维母细胞瘤	t（1;2）（q22;p23）	TPM3-ALK
	t（2;19）（p23;p13）	TPM4-ALK
	t（2;17）（p23;q23）	CLTC-ALK
	t（2;2）（p23;q13）	RANB2-ALK
	t（2;11）（p23;p15）	CARS-ALK
	inv（2）（p23;q35）	ATIC-ALK
内膜肉瘤	12q13-15（环形染色体、巨型标记染色体）	CDK4、MDM2、HMGA2、GLI、SAS 等基因的扩增
脂肪肉瘤	8Q11-13	PLAG1、HMGA2 有不同配体
脂肪瘤	12q13~15，13q，6p21~23	HMGA2 有不同配体（LPP、CXCR7、EBF1、NFIB、LHFP）、肿瘤亚群
低度恶性纤维黏液样肉瘤	t（7;16）（q33;p11）	FUS-CREB3L2
	t（11;16）（p11;p11）	FUS-CREB3L1
间叶性软骨肉瘤	t（8;8）（q13;q21）	HEY1-NCOA2
软组织肌上皮瘤	t（6;22）（p21;q12）	EWSR1-POU5F1
	t（19;22）（q13;q12）	EWSR1-ZNF444
	t（1;22）（q23;q12）	EWSR1-PBX1
	8q12 重排	PLAG1
黏液样 / 圆形细胞脂肪肉瘤	t（12;16）（q13;p11）	FUS-DDIT3
	t（12;22）（q13;q12）	EWSR1-DDIT3
含铁血黄素纤维脂肪瘤	t（1;10）（p22;q24）	TGFBR3~MGEA5，
	3p11~12（环状染色体）	VGLL3 扩增，CHMP2B

肿瘤类型	易位 / 涉及染色体	涉及基因
结节性筋膜炎	t（17;22）（p13;q13）	MYH9-USP6
假性肌源性血管内皮瘤	t（7;19）（q22;q13）	SERPINE1-FOSB
硬化性上皮样纤维肉瘤	t（11;22）（p11;q12）	EWSR1-CREB3L1/2/3
	t（7;22）（q33;q12）	
	t（19;22）（p13;q12）	
软组织血管纤维瘤	t（5;18）（p15;q13）	AHRR-NCOA2
孤立性纤维性肿瘤	inv（12）（q13;q13）	NAB2-STAT6
滑膜肉瘤	t（X;18）（p11;q11）	SS18-SSX1，SSX2，SSX4
腱鞘巨细胞瘤 / 色素绒毛结节性滑膜炎	t（1;2）（p13;q37）	COL6A3-CSF
高分化脂肪肉瘤 / 丙氨酸氨基转移酶 / 去分化脂肪肉瘤	12q13~15（环形染色体、巨型标记染色体）	MDM2、CDK4、HMGA2、GLI、SAS 等的扩增

组织学分级是评估肿瘤具有恶性生物学行为（包括转移潜能和死亡率）风险概率大小的一种病理学参数，一直以来都被认为是肉瘤较为重要的预后指标之一。两种最闻名的肉瘤分级系统分别由法国癌症中心联合会肉瘤组（FNCLCC）和美国国立癌症研究所（NCI）提出。两种分级系统都将肉瘤分为低、中、高级别。研究表明，在将肉瘤明确区分为低级别和高级别以及尽量减少中级别分类的使用方面 FNCLCC 分级指南效果更好。事实上在临床层面，明确区分低级别和高级别是最有价值的，两者的治疗方案迥异；而中级别的本质其实就是承认没有把握将其归入到高或低级别，对于临床医生而言，中级别肉瘤的治疗较为棘手，过多使用中级别会让他们感到不满。另外 FNCLCC 的优越性还在于它的操作性简易、可重复性强。因此，美国病理学家联合会和美国癌症联合委员会都采用了 FNCLCC 分级系统。FNCLCC 采用肿瘤的三项组织学参数（包括肿瘤分化程度、坏死和有丝分裂率）对肿瘤进行评分，肿瘤的综合得分最终决定其组织学分级（表 2.2）。值得注意的是，并不是所有的肉瘤类型都适用于这个分级系统。某些类型的肉瘤其诊断名称本身就具有分级意义。譬如尤因肉瘤被认为是高级别肉瘤类型而低度恶性纤维黏液样肉瘤则

是低级别肉瘤类型。此外一些生物学行为复杂的间叶性肿瘤有其独特的分级方案，例如，胃肠道间质瘤就有一个与众不同的基于肿瘤体积、发病部位和有丝分裂活性的危险度分层系统。

肉瘤病理学中最具挑战性的领域之一则是在缺乏明确组织学分类的情形下判断肿瘤的转移潜能。一些组织学特征（如细胞密度、多形性、异型性、坏死、有丝分裂活性 / 增殖率）或许可以提供一些帮助，然而并不完全可靠。尤其是在小活检标本中，囿于取样的局限性以及肿瘤存在的异质性，此时想要做出比较准确的分级更是难上加难。在此情形下，结合临床及影像学资料有时可以给我们提供宝贵的信息，这也是现今越来越强调的多学科诊疗模式（MDT）的优势所在。在某些情况下，使用"恶性潜能未定"一词可能是合理的，尤其是在缺乏相关临床信息的情况下。另外一些研究已经开始考察肉瘤中基因组表达谱的意义，以帮助更准确地确定肿瘤的恶性潜能。这些研究似乎正在显示希望的曙光，今后有可能在某些软组织肿瘤、特别是未分类的肿瘤方面为病理学家提供额外的见解与视角。另外还有一些实验研究考察肿瘤内不同的基因融合和突变亚型是否具有预后价值：研究表明滑膜肉瘤和孤立性纤维性肿瘤中的基因亚型未提示

表 2.2　FNCLCC 评分系统

有丝分裂计数分数	肿瘤坏死评分	肿瘤分化评分	FNCLCC 等级
在最活跃的有丝分裂区域，十个连续的高倍视野（400× 放大 = 0.1734 mm²）	肉眼检查的评估和组织切片的验证	见表 2.3	一级（低）：2~3 二级（中）：4~5 三级（高）：6~8
用 40× 目镜：每 10HPF 有 0~9 个有丝分裂；每 10HPF 有 10~19 个有丝分裂；每 10HPF 有 > 20 个有丝分裂	0　无肿瘤坏死 1 > 50% 的肿瘤坏死 2 > 50% 的肿瘤坏死	肉瘤与正常成熟，间充质组织极为相似；组织学类型明确的肉瘤；低分化或肿瘤类型不明的肉瘤；（如滑膜肉瘤、未分化肉瘤）	

表 2.3　肿瘤分化评分

评分 1	评分 2	评分 3
高分化脂肪肉瘤	黏液样脂肪肉瘤	细胞性黏液样（圆形细胞）脂肪肉瘤
高分化平滑肌肉瘤	黏液纤维肉瘤	多形性脂肪肉瘤
	未分化多形性纹状肉瘤	去分化脂肪肉瘤
	普通型平滑肌肉瘤	未分化多形性肉瘤，无模式
	未被 FNCLCC 分级的肿瘤实例：恶性周围神经鞘膜瘤胚胎性、泡状横纹肌肉瘤、骨外黏液样软骨肉瘤、泡状软组织肉瘤、透明细胞肉瘤、上皮样肉瘤、血管肉瘤	低分化 / 上皮样 / 多形性平滑肌肉瘤
		滑膜肉瘤
		多形性横纹肌肉瘤
		间叶性软骨肉瘤
		骨外骨肉瘤
		尤因肉瘤
		恶性横纹肌样瘤
		未分类肉瘤

有预后意义，而腺泡状横纹肌肉瘤中的基因亚型和韧带样瘤中的 CTNNB1 突变类型可能具有预后价值（详见正文）。

最后，病理学家在评估肉瘤的临床分期方面也同样扮演着至关重要的角色。与其他类型的恶性肿瘤一样，肉瘤临床分期的本质其实就是评估肿瘤在患者体内的负荷，因此精确的临床分期对预测预后并指导治疗具有重要意义。在美国癌症联合会（AJCC）第 7 版分期指南中，肉瘤的分期主要是结合肿瘤的体积（≥ 5 cm）、浸润深度、是否有区域淋巴结及远处转移这四项指标的综合评判，而不考虑肿瘤发生的解剖部位。但是由于不同解剖部位的肿瘤常常具有一些相对固有的特征，使得它们通常具有相似的临床分期（例如，发生于腹膜后的肉瘤几乎总是体积较大且位置深，而头颈部的肉瘤通常体积较小），这一明显的弊端也相对限制了其在肉瘤临床分期中的应用价值。2017 年，AJCC 发布了第 8 版肉瘤分期指南，将预后价值有限的肿瘤浸润深度这一临床指标摒弃，而将发病部位和切除范围这两项指标纳入其中。此外，FNCLCC 肉瘤分期指南也同样值得推荐。考虑到一些类型的肉瘤常常具有特有的生物学特性，通用的临床分期方案并不总是对所有肉瘤类型都具有相同的参考价值，因此有些病理学家主张使用特定肉瘤类型的列线图。列线图将相关肉瘤类型的所有已知的诸多预后参数纳入其中，综合考虑，使得其可以为临床提供更为精确的生存率预测。

第三节 脂肪瘤性肿瘤

脂肪肿瘤是最常见的间叶性肿瘤，根据定义其显示不同程度及阶段的脂肪分化特征（可以表现为成熟脂肪组织或脂母细胞）。

脂肪瘤

脂肪瘤是最为常见的良性间叶性肿瘤，好发于成年人。肿瘤通常位于皮下组织，一般直径不超过 5 cm，位于深部或肌内的肿瘤通常体积较大。大体上，肿瘤的外观与正常的脂肪组织相似，外周通常有一层薄的纤维性包膜，镜下肿瘤由大小一致的成熟的脂肪细胞组成（图 2.3），发生在易于损伤部位的肿瘤偶尔可见脂肪坏死及一些反应性改变。肿瘤内可见数量不等的纤维化（纤维脂肪瘤），罕见情况下可见到异源性骨、软骨或平滑肌成分（肌脂肪瘤）。治疗以手术为主，即使切除不净的病例也罕见复发。虽然与正常的脂肪组织极为相似，但它们却是真性肿瘤，具有非随机性的遗传学改变，最常涉及 12q14 位点上的 HMGA2 基因易位。鉴别诊断方面主要需要与分化良好、缺乏明显异型的脂肪瘤型高分化脂肪肉瘤相鉴别，对于发生于后腹膜的脂肪瘤的诊断一定要谨慎，强烈建议行 MDM2 基因 FISH 检测以除外高分化脂肪肉瘤。

梭形细胞 / 多形性脂肪瘤

梭形细胞 / 多形性脂肪瘤是一种特殊的脂肪瘤亚型，发病部位以背部、颈部、肩部（"披巾样"分布方式）及头面部最为常见，老年男性好发。虽然早期的文献将两者分开描述，现已证实两者是同一肿瘤实体的不同形态学谱系。镜下梭形细胞脂肪瘤由不等量的成熟的脂肪组织和梭形肿瘤细胞组成，梭形细胞形态温和、单形性，含有双极胞浆突起，间质纤维或黏液样，内可见绳索状胶原束和肥大细胞浸润（图 2.4 和 2.5）。多形性脂肪瘤则在梭形细胞脂肪瘤的基础之上出现特征性的小花状多核细胞，此类细胞含有丰富的嗜酸性胞浆及多个细胞核，细胞核规则分散布列于细胞的外周，因形似花瓣而得名（图 2.6）。一些病例肿瘤内的脂肪组织很少甚或完全缺如，称之为乏脂肪 / 无脂肪亚型。免疫组化检查梭形肿瘤细胞及小花状多核细胞表达 CD34，分子遗传学层面肿瘤具有位于染色体 13q14 区的 RB1 基因缺失，RB1 免疫表达缺失也是行之有效的辅助诊断的手段，乳腺型肌纤维母细胞瘤与富于细胞型血管纤维瘤也具有同样的遗传学改变。鉴别诊断：乏脂肪 / 无脂肪亚型的诊断最具有挑战性，极易误诊为孤立性纤维性肿瘤，肿瘤细胞 RB1 缺失表达且 STAT6 阴性可以帮助区分二者。与非典型脂肪瘤样肿瘤 / 高分化脂肪肉瘤有时也非常相似，后者通常体积较大、位置较深，肿瘤细胞具有一定的异型性且具有染色体 12q13-15 位点上诸多基因如 MDM2 及 CDK4 的扩增。

软骨样脂肪瘤

软骨样脂肪瘤是一种极为罕见的良性脂肪性肿

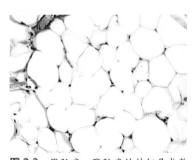

图 2.3 脂肪瘤：脂肪瘤的特征是成熟的脂肪组织，没有细胞异型性、纤维化，或脂肪细胞大小的显著变化

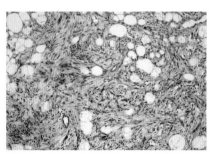

图 2.4 梭形细胞脂肪瘤：由成熟脂肪和细胞黏液混合而成

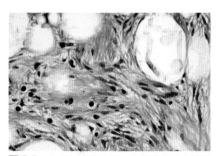

图 2.5 梭形细胞脂肪瘤：倍镜显示黏液样区域含有温和的梭形细胞，并混合有胶原束

瘤，年轻女性多见，通常发生于近端肢体的皮下或深部。肿瘤周界清晰，镜下由成熟的脂肪组织和上皮样细胞混合组成，上皮样细胞含有嗜酸性或空泡状胞浆（图2.7），有时可见散在的单泡状或多泡状脂母细胞，间质呈软骨黏液样或玻璃样变。肿瘤细胞表达S100蛋白。肿瘤需要与黏液性脂肪肉瘤与软骨源性肿瘤相鉴别，但其缺乏黏液性脂肪肉瘤中薄壁鸡爪样血管网和软骨肿瘤中成熟的真性软骨细胞分化。研究发现软骨样脂肪瘤具有涉及11q13位点上的C11orf95与16q13位点上的MKL2基因融合。软骨样脂肪瘤预后良好，手术切除可治愈。

血管脂肪瘤

血管脂肪瘤是一种相对较为常见的良性脂肪肿瘤，好发于上肢和躯干，临床上常表现为多发的痛性小结节。肿瘤位于皮下，体积较小（直径多小于2cm）。镜下肿瘤由成熟的脂肪组织和数量不等的血管腔组成，血管成分通常位于肿瘤外周，管腔较小、薄壁，内含有特征性的纤维素性血栓（图2.8和2.9）。少数病例血管成分显著而脂肪成分较少，也称为富于

细胞型血管脂肪瘤，易误诊为血管肿瘤。有趣的是血管脂肪瘤的核型正常，缺乏普通脂肪瘤的遗传学改变；最近的研究表明肿瘤具有蛋白激酶D2的低频突变。肿瘤生物学行为完全良性，手术切除可达治愈。

冬眠瘤

冬眠瘤是一种罕见的脂肪肿瘤，与普通的脂肪瘤及其诸多亚型不同，其由棕色脂肪细胞组成。绝大多数病例发生于成年人，男性更常见，发生于儿童的病例亦有少数报道。发病部位范围广，最好发于大腿，罕见情况下可原发于骨。大体上由于肿瘤通常位于深部组织因此就诊时体积可以很大。镜下肿瘤形态学谱系较为宽泛，经典者肿瘤细胞类似正常的棕色脂肪细胞，胞质丰富，嗜伊红，多泡状；胞核较小、居中，形态温和（图2.10）。其他少见的亚型包括：①黏液型，间质内可见丰富的黏液样基质；②梭形细胞亚型，肿瘤内混合以较为显著的形态温和的梭形细胞成分；③脂肪瘤样型，肿瘤以成熟的白色脂肪成分为主，棕色脂肪成分较少，易误诊为高分化脂肪肉瘤。免疫组化肿瘤表达S100蛋白。分子遗传学层面：肿瘤具有

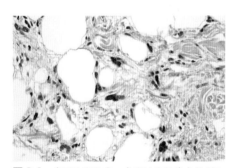

图2.6 多形性脂肪瘤：多形性脂肪瘤与梭形细胞脂肪瘤具有相似的特征，但也含有多核（环状）多形性细胞

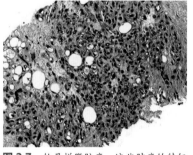

图2.7 软骨样脂肪瘤：这些肿瘤的特征是嗜酸性上皮样细胞，有不同的成脂细胞、脂肪和黏液透明质间质

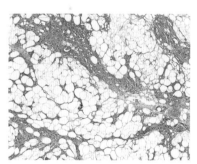

图2.8 血管脂肪瘤：低倍镜下显示成熟的脂肪组织与细胞血管区域

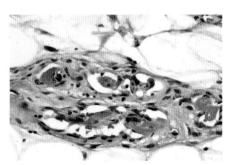

图2.9 血管脂肪瘤：高倍镜下血管区域内可见有透明血栓的薄壁毛细血管

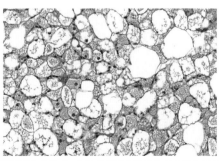

图2.10 冬眠瘤：由棕色脂肪（核居中的空泡细胞）和成熟的脂肪细胞组成

涉及 11q13 的重排或缺失，导致位于此位点区域的抑癌基因 AIP 与 MEN1 低表达；而 PPARA、PPARG、PPARGC1A 和 UCP1 基因则表现为高表达。冬眠瘤系良性肿瘤，完整手术切除后复发风险较低。值得注意的是，罕见情况下高分化脂肪肉瘤内可以含有"冬眠瘤样"区域，因此诊断位于腹膜后的冬眠瘤需要小心，建议行 MDM2 基因 FISH 检测以排除高分化脂肪肉瘤。

高分化脂肪肉瘤/非典型性脂肪瘤样肿瘤

高分化脂肪肉瘤/非典型性脂肪瘤样肿瘤（WDLPS/ALT）是成年人最为常见的肉瘤类型，虽然称之为肉瘤，事实上在缺乏去分化成分的情况下，肿瘤通常仅发生局部的复发而缺乏远处转移的潜能，因此严格意义上来说其本质是一种低度恶性的中间型肿瘤。尽管肿瘤的生物学相对惰性，但是由于肿瘤常常累及重要的实质脏器（特别是发生于腹膜后者）而最终导致部分患者死亡。高分化脂肪肉瘤多发生于老年人（中位发病年龄 60~70 岁），通常表现为体积巨大（通常直径大于 10 cm）的深部包块，以腹膜后、

精索和大腿深部最为好发，罕见情况下可发生于皮肤、喉及纵隔。镜下肿瘤由大小不一、分化相对成熟的脂肪细胞组成，脂肪被纤维性条带分隔，肿瘤内可见非典型性间质异型细胞和数量不等的脂母细胞，需要说明的是脂母细胞并不是诊断的必要条件，一些肿瘤内脂母细胞可以完全缺如（图 2.11，2.12）。肿瘤内的脂肪成分可以极为丰富（脂肪瘤样型），需要仔细寻找才可找见具有诊断价值的间质异型细胞，这些细胞通常出现在增生的纤维条带内或血管壁周围。值得警惕的是不要将脂肪坏死（其内脂肪细胞可大小不一）误诊为高分化脂肪肉瘤，也不要将脂肪坏死内的泡沫细胞和肌内脂肪瘤内的萎缩性横纹肌细胞误诊为间质异型细胞。部分肿瘤间质内可呈显著的硬化改变（硬化型）（图 2.13）、显著的黏液变性（易误诊为黏液性脂肪肉瘤）（图 2.14）或显著的炎症细胞浸润（炎症型）；罕见情况下尚可出现异源性成分（包括分化良好的骨、软骨及平滑肌）。总体而言，位于肢端的肿瘤预后较好，完整切除后复发风险低，与深部良性

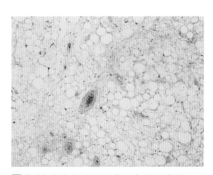

图 2.11 高分化脂肪肉瘤：在低倍镜下，一些肿瘤可见大小不等的成熟脂肪细胞

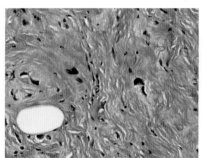

图 2.12 高分化脂肪肉瘤：通常有纤维化条带/区域包含多形性基质细胞。这些细胞可分布于血管壁或浸润边缘

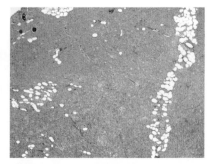

图 2.13 分化良好的脂肪肉瘤：部分肿瘤有明显的硬化（少细胞玻璃样变区）

图 2.14 分化良好的脂肪肉瘤：部分肿瘤有的明显的黏液样区，类似于黏液样脂肪肉瘤

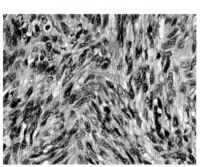

图 2.15 去分化脂肪肉瘤：细胞的非脂肪性区域，由不典型的纺锤和多形细胞组成的，通常可见核分裂和坏死

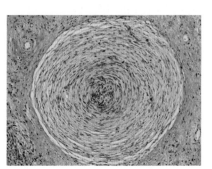

图 2.16 去分化/高分化脂肪肉瘤：这些肿瘤有时可以有脑膜的螺旋状生长模式

脂肪瘤相似，因此有些学者倾向称之为非典型性脂肪瘤样肿瘤或非典型性脂肪瘤；与之相反的是位于体腔的肿瘤（包括腹膜后、精索及纵隔）预后则较差，此类肿瘤通常体积巨大，很难保证手术切缘干净，因此具有较高的复发率与死亡率，发生去分化的概率也较高（约20%）。分子遗传学层面：肿瘤存在超额巨大及环状染色体异常，其内含有扩增的12q13-15区域，此区域内有MDM2、CDK4、HMGA2等原癌基因。免疫组化MDM2、CDK4阳性对诊断有帮助，但特异性相对较差，容易出现假阳性。因此，许多综合性研究中心更倾向运用荧光原位杂交（FISH）检测方法，敏感性和特异性都优于免疫组化法。需要指出的是MDM2基因扩增并非为高分化脂肪肉瘤所特有，高分化骨肉瘤（皮质旁骨肉瘤和高分化髓内骨肉瘤）与动脉内膜肉瘤也存在相关基因的扩增。

去分化脂肪肉瘤

去分化脂肪肉瘤（DDLPS）的本质是高分化脂肪肉瘤的侵袭性演进，通常表现为在高分化脂肪肉瘤内出现高级别的非脂肪源性肉瘤成分。去分化成分的出现预示着不良的预后，局灶复发与转移的风险也相应增加。镜下去分化成分通常由异型的梭形或多形性肿瘤细胞组成，核分裂象活跃，可见坏死，形态学上类似于纤维肉瘤或多形性未分化肉瘤（恶性纤维组织细胞瘤）（图2.15），去分化成分与高分化区域通常分界清晰、骤然转变。偶尔去分化区域间质内可见显著的黏液变性（形态学类似黏液性纤维肉瘤）、显著的炎细胞浸润及较为独特的脑膜皮细胞样旋涡状结构特征（图2.16）。随着对DDLPS认识的不断加深，其定义的内涵与组织学形态谱系也不断扩大，部分DDLPS的去分化成分可以表现为低级别形态，组织学上类似纤维瘤病。对于此类所谓的低级别去分化脂肪肉瘤如何与富于细胞性高分化脂肪肉瘤相鉴别则稍显主观，不同病理学家之间的判读标准也不尽相同（图2.17）。在一项大宗的研究中：对于核分裂象超过5个/10HPF的病例建议判别为低级别去分化脂肪肉瘤，而核分裂象＜5个/10HPF的病例其生物学行为则更接近于普通的高分化脂肪肉瘤。需要说明的是对于此

判读标准学界内尚未达成共识，有待于今后研究进一步证实。DDLPS内尚可以出现异源性成分的分化，包括平滑肌肉瘤、横纹肌肉瘤、骨肉瘤及软骨肉瘤等。罕见情况下去分化成分可表现为类似于多形性脂肪肉瘤形态的同源性分化成分，这些肿瘤在过去被认为是复合型脂肪肉瘤。由于至今尚缺乏大宗数目的研究且随访时间较短，关于不同分化成分是否具有预后意义尚未得出明确结论，初步看来具有横纹肌肉瘤成分的DDLPS预后相对较差。总体来说：去分化脂肪肉瘤的形态学谱系极为宽泛，有时候肿瘤内高分化脂肪肉瘤的成分甚至可以完全缺如，诊断较为困难。当我们遇见一个形态学怪异、很难明确分类的间叶性肿瘤时，尤其当肿瘤发生于腹膜后，强烈建议行MDM2基因FISH检测以排除去分化脂肪肉瘤。

黏液性脂肪肉瘤

黏液性脂肪肉瘤是一种低至中级别类型的脂肪瘤，与高分化脂肪肉瘤与去分化脂肪肉瘤相比，其平均发病年龄要年轻10-20岁（中位发病年龄30~40岁左右），有时候甚至可以发生于儿童。最为常见的发病部位是下肢的深部软组织。镜下再现了脂肪组织的分化发育过程，肿瘤呈分叶状，由较为温和的卵圆形或短梭形原始间叶细胞组成，散在可见单泡状或多泡状脂母细胞，脂母细胞多位于小叶的外周。肿瘤间质富含黏液基质，其内可见特征性的薄壁分支状毛细血

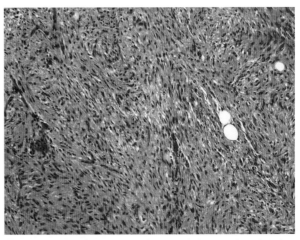

图2.17 细胞的高分化脂肪肉瘤：这些肿瘤被定义为细胞的非脂肪性区域内核分裂活性低（＜5个核分裂象/10个高倍镜视野）的区域，这些区域也被称为低级别去分化脂肪肉瘤

管网（呈鸡爪样）（图2.18），有时黏液基质异常丰富，可形成类似于"肺水肿"样形态的黏液池。少数情况下肿瘤内可以含有较为显著的成熟脂肪组织或硬化玻变的纤维性间质。高级别黏液性脂肪肉瘤（旧称圆细胞脂肪肉瘤）表现为肿瘤细胞密度增加，通常呈体积较大的圆细胞样形态，核染色质深，异型明显，间质黏液也相应减少（图2.19）。经典的黏液性脂肪肉瘤与圆细胞脂肪肉瘤之间有时可见过渡移形。出现任何比例的圆细胞区域都应当在病理报告中有所体现，因为其预示着不良的预后。黏液性脂肪肉瘤对放化疗敏感，治疗后的肿瘤通常细胞密度降低，间质黏液变性或玻变，但分支状毛细血管网通常予以保留。经过曲贝替定（Trabectedin）治疗后的肿瘤有时可以诱导显著的成熟脂肪分化，形态学可以类似脂肪瘤或高分化脂肪肉瘤。通常情况下，黏液性脂肪肉瘤不会出现显著的细胞学多形性，罕见情况下肿瘤的多形性较为显著类似于多形性脂肪肉瘤。分子遗传学：肿瘤具有特征性染色体重排 t（12,16）（q13,p11），导致 FUS-CHOP/DDIT3 融合基因的形成，少数病例 EWSR1 替代 FUS 基因。FISH 检查 CHOP 基因是诊断黏液性脂肪肉瘤较为特异的检测手段，也可以运用二代测序或 RT-PCR 检测方法。与绝大多数肉瘤好发肺转移不同，黏液性脂肪肉瘤多转移至软组织或骨。最后需要说明的是：原发于腹膜后的黏液性脂肪肉瘤极为罕见，绝大多数所谓的此类肿瘤可能是由他处转移而来，抑或

是高分化脂肪肉瘤伴有显著的黏液变性导致形态学上类似黏液性脂肪肉瘤而已，因此强烈建议对于所有腹膜后的黏液性脂肪肉瘤的诊断都需要做基因检测及全身影像学评估！

多形性脂肪肉瘤

多形性脂肪肉瘤是一种罕见的高级别肉瘤，其内可见多形性脂母细胞。肿瘤好发老年人，下肢最为常见。镜下肿瘤富于细胞，由显著异型的梭形、多形性及瘤巨细胞组成，核分裂活跃、坏死明显，总体而言，形态学类似于多形性未分化肉瘤/恶性纤维组织细胞瘤，一些病例肿瘤间质黏液变性显著，类似于中-高级别的黏液性纤维肉瘤；除此之外，肿瘤内可见多形性脂母细胞（图2.20），需要指出的是多形性脂母细胞的存在是诊断的必要条件，但其数量与分布不同病例之间差异明显，提示充分取材的重要性。一种罕见的亚型肿瘤细胞呈显著的上皮样，胞浆丰富、嗜酸性或透明状，特别容易误诊为肾细胞癌或肾上腺皮质癌。分子遗传学：与其他类型的高级别多形性肉瘤相似，肿瘤核型复杂，无特征性的染色体重排和融合基因。多形性脂肪肉瘤需要与伴有同源性脂母细胞分化的去分化脂肪肉瘤相鉴别，FISH 检测是否有 MDM2 基因的扩增可以区分两者。黏液性脂肪肉瘤罕见情况下可以出现多形性细胞，FUS 或 CHOP 基因检测可以帮助鉴别。多形性脂肪肉瘤是一种高级别侵袭性肿瘤，局部复发率与远处转移率高。

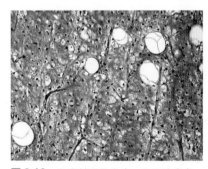

图2.18 黏液样脂肪肉瘤：这些肿瘤有一个突出的黏液样基质与小纺锤样细胞、薄壁分支（网状）血管混合生长，并可见各种单个到多个空泡的小脂肪母细胞和成熟脂肪

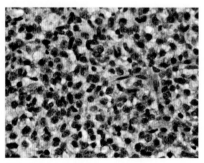

图2.19 细胞黏液样脂肪肉瘤（圆形细胞脂肪肉瘤）；细胞区（圆形细胞改变）的特点是细胞数量增多，细胞异型性变大（肿瘤细胞体积增大，细胞核呈椭圆形或圆形），缺乏黏液样基质

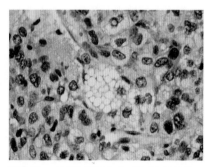

图2.20 多形性脂肪肉瘤：可以由纺锤状、上皮样和/或多形细胞组成，伴有（通常局灶性）多形性（多空泡）脂肪母细胞。本例表现为突出的上皮样细胞

第四节 成纤维细胞／肌纤维细胞肿瘤

结节性筋膜炎

结节性筋膜炎是一种较为独特的良性纤维母细胞／肌纤维母细胞性肿瘤，说其独特是因为其生长具有自限性，绝大多数肿瘤即使不经手术切除通常也会在数月内自行消退。肿瘤好发于年轻人，四肢（尤其是前臂屈侧）与躯干多见，绝大多数肿瘤位置浅表，位于皮下筋膜层面。镜下肿瘤由形态温和、增生活跃的纤维母细胞组成，核分裂象可较为活跃；间质不同程度黏液变性，梭形肿瘤细胞呈特征性的组织培养状生长构型。间质通常可见红细胞外渗，炎细胞浸润及渔网状微囊腔隙形成（图 2.21~2.23）。少数结节性筋膜炎间质显示显著的玻璃样变，有时尚可见类似于瘢痕疙瘩样粗大胶原束形成；还有一些病例间质黏液变性显著，易误诊为黏液瘤。由于结节性筋膜炎通常生长迅速、一些病例肿瘤细胞异常丰富且伴有活跃的核分裂象，这些令人担心的表现常常使得将其误诊为肉瘤；然而其却不会出现核异染色质、核多形性及病理性核分裂象等提示真性肉瘤的组织学特征。免疫组化：肿瘤细胞显示典型的肌纤维母细胞免疫表型，通常表达 SMA，不表达 Desmin。一直以来，结节性筋膜炎都被认为是一种反应性增生性病变而非真性肿瘤，这种观点也直观的体现于其命名之中，然而新近此观点却受到很大的冲击与挑战。新近的分子遗传学研究发现绝大多数病例具有 17q13 位点上的 USP6 与 22q12 位点上的 MYH9 融合基因形成。几乎所有的结节性筋膜炎生物学行为良性，虽然肿瘤通常显示浸润性的生长方式，但绝大多数病例手术切除后可治愈，复发较为罕见。最近有一例极其罕见的恶性结节性筋膜炎病例的报道，肿瘤具有 USP6-PPP6R3 融合基因形成，"恶性"结节性筋膜炎概念的提出颇具颠覆性，其真实的本质尚有待进一步研究揭示。

骨化性肌炎

骨化性肌炎是一种良性增生性病变，虽然发病年龄及部位发布广泛，但多数发生于年轻人，特别是体育运动爱好者，部分病例有明确的外伤史，发病部位以肢体肌肉内最为常见。大体肿块界限清晰，切面灰白，局灶钙化有砂砾感。镜下病变显示特征性的区带分布构象，病变周边可见骨壳，由较为成熟的编织骨与板层骨组成，骨小梁周围可见明显的骨母细胞衬覆。病变中央由活跃增生的纤维母细胞组成，间质可见红细胞外渗及黏液变性，纤维母细胞可具有活跃的核分裂象，形态学上可以非常类似于结节性筋膜炎。病变的中央区逐渐过渡到外周骨化区，两者之间可见到较为幼稚的骨样组织（图 2.24）。新近的研究表明多数病例在分子遗传学层面具有特征性的 COL1A1-USP6 融合基因，因此其与结节性筋膜炎同属于 USP6 基因异位相关性肿瘤的大家族，此家族尚包括动脉瘤样骨囊肿与部分富于细胞型腱鞘纤维瘤的病例。此类肿瘤大都拥有较为相似的"假肉瘤样"镜下形态学改变。骨化性肌炎是良性病变，手术切除后很少复发。极为罕见的情况下骨化性肌炎可恶性转化为骨肉瘤。

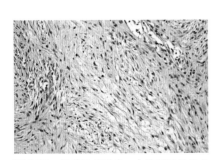

图 2.21 结节性筋膜炎：由梭形肌纤维母细胞组成，在黏液样间质中呈"组织培养"样生长模式

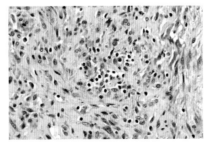

图 2.22 结节性筋膜炎：背景是混合的慢性炎症细胞

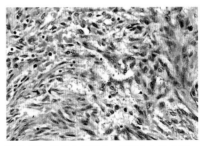

图 2.23 结节性筋膜炎：可见红细胞外渗

弹力纤维瘤

弹力纤维瘤是一种罕见的含有异常弹力纤维的良性纤维性肿瘤，患者多为老年女性，尤其是重体力劳动者，肿瘤好发于胸壁及肩胛下角的深部软组织。大体上肿瘤切面呈灰白纤维样，界限不清。镜下肿瘤由无定形样胶原纤维和少许温和的纤维母细胞组成，可见数量不等的脂肪组织；间质内可见退变的弹力纤维组织，呈串珠样、颗粒状或锯齿状。使用特殊的弹力纤维染色可以很好地将其从背景中凸显出来（图2.25和2.26）。免疫组化：梭形纤维母细胞可表达CD34。弹力纤维瘤是一种良性病变，手术切除后罕见复发，迄今尚未有恶性病例的报道。

包涵体纤维瘤病

包涵体纤维瘤病是一种良性肌纤维母细胞性肿瘤，典型情况下肿瘤表现为发生于婴儿或儿童指趾背面或侧面的圆凸性皮肤结节，可单发或多发，切面肿瘤位于真皮层，灰白质韧，界限不清。罕见情况下肿瘤亦可发生于成年人或位于手指或足趾以外部位。组织学：肿瘤富于细胞，由形态单一的梭形肌纤维母细胞组成，肿瘤细胞排列成条束状或旋涡状，通常与表面皮肤相垂直。肿瘤最具特征性的改变是胞浆内可见位于核旁的淡嗜伊红色圆形包涵体（图2.27）。Masson三色染色包涵体呈深红色，更为醒目。免疫组化肿瘤细胞表达SMA、Desmin和Calponin，呈特征性的轨道样（tram track）阳性模式。包涵体纤维瘤病是良性肿瘤，但是在切除不净的情况下具有较高的局部复发率，对于发生于指趾的多发性肿瘤尤其如此。罕见情况下肿瘤可自发消退。

促结缔组织增生性纤维母细胞瘤

促结缔组织增生性纤维母细胞瘤又称为胶原性纤维瘤，是一种较为罕见的良性纤维母细胞性肿瘤。肿瘤好发于老年男性，通常累及肢体或肩部皮下或深部软组织。肿瘤生长缓慢，界限清楚，切面质地坚韧、均质、瓷白色。镜下肿瘤细胞稀疏，在显著胶原纤维的基质背景中散在少许形态温和，梭形或星芒状的肿瘤性纤维母细胞，部分肿瘤细胞具有显著的双极胞浆突起（图2.28）。分子遗传学研究发现部分肿瘤具有涉及染色体11q12区域的重排，位于此区域内的

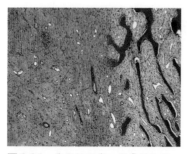

图2.24 骨化性肌炎：呈带状组织，周围为成熟骨，中部为未成熟肌纤维母细胞增生伴黏液样间质

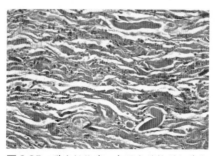

图2.25 弹力纤维瘤：由温和的梭形细胞和无定形和串珠状变性胶原纤维组成

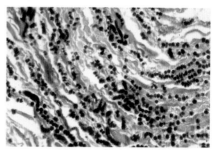

图2.26 弹力纤维瘤：弹性染色显示弹性纤维瘤中退行性胶原纤维

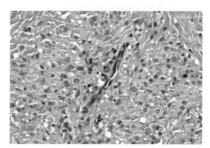

图2.27 包涵体纤维瘤病：特征是温和的梭形细胞，伴小的淡色嗜酸性核旁包涵体

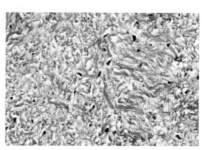

图2.28 硬化性纤维母细胞瘤：这是一个肿瘤细胞较少的肿瘤，有丰富的胶原和散在纺锤形到星形的肌成纤维细胞

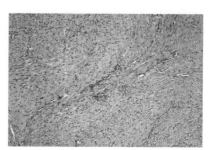

图2.29 韧带样纤维瘤病：肿瘤由温和的肌成纤维细胞组成，呈束状排列，有时伴有扩张的血管和炎症浸润，可见黏液样间质

FOSL1 蛋白免疫组化染色阳性，以此可与腱鞘纤维瘤相鉴别。肿瘤生物学行为良性，手术切除后罕见复发。

侵袭性纤维瘤病

侵袭性纤维瘤病又称韧带样瘤，它是一种中间型局部侵袭性的肌纤维母细胞性肿瘤。肿瘤发病年龄分布广泛，总体而言以成年人为主。根据肿瘤不同的发病部位，可将其分为 3 种不同的临床亚型：腹壁型、腹壁外型及腹腔内型。腹壁型好发于年轻女性的腹直肌内，与剖宫产手术密切相关；腹壁外型发病部位广泛，多累及较大肌群的肌腱膜；腹腔内型发生于盆腔或肠系膜。大体肿瘤表现为位置较深界限不清的肿块，切面灰白质韧、编织状。镜下肿瘤由形态温和一致的纤细的纤维母细胞／肌纤维母细胞组成，肿瘤细胞呈宽阔的、平行长条束状排列，一些病例肿瘤细胞亦可呈明显的席纹状排列；间质显示程度不等的胶原化或黏液变性（图 2.29）。部分病例肿瘤细胞稀疏，间质可见粗大致密的胶原束，类似瘢痕疙瘩样。另有一些病例间质黏液变性显著，易与结节性筋膜炎相混淆。肿瘤边界不清、周围通常可见侵犯横纹肌组织。免疫组化肿瘤细胞 SMA 通常阳性，但不表达 Desmin，绝大多数病例显示 β-catenin 核阳性。韧带样瘤在分子遗传学层面具有散发性 CTNNB1 激活性点突变或胚系 APC 基因突变，后者多见于遗传性 Gardner 综合征的患者（临床表现为颅面骨骨瘤、肠道多发性腺瘤性息肉病及软组织的韧带样瘤）。两种不同的遗传路径都导致细胞内 β-catenin 蛋白水平的上调。在散发性韧带样瘤中，超过 85% 的患者涉及 CTNNB1 基因 3 号外显子的点突变，其中 T41A 占 60%，S45F 占 32%，S45P 占 8%。肿瘤细胞 β-catenin 核阳性在一些疑难病例的诊断或鉴别诊断中具有重要的实践价值，特别是在组织较少的穿刺活检标本中。尽管韧带样瘤缺乏转移风险，但是却具有较高的局部复发潜能，单纯手术切除后复发率可高达 14%~64%。有些两难的是范围较大的根治性切除术却又常常会对患者的正常肢体功能造成严重损伤。手术切除辅以术后放疗具有良好的疗效，10 年局部控制率可高达 75%~80%，值得推荐。然而极少数病例会并发放疗后肉瘤。需要说明的是并

非所有的肿瘤都具有侵袭性的生物学行为，少许病例会出现肿瘤的自发性消退。此外一些研究发现具有 CTNNB1S45F 突变的病例具有较高的复发风险，对于这些生物学行为异质性的具体机制尚有待于进一步研究揭示。

低度恶性纤维黏液样肉瘤（LGFMS）

低度恶性纤维黏液样肉瘤（LGFMS）是一种较为罕见的纤维肉瘤组织学亚型，患者发病年龄范围较广，但多数为年轻人，儿童亦可发生。肿瘤通常位于深部软组织，肢体近端及躯干好发，临床表现为缓慢生长的无痛性肿块，少数病例位置较浅，尤其多见于儿童。大体观察肿瘤界限较为清楚，切面灰白纤维状夹杂局灶黏液样区域。镜下肿瘤间质呈特征性的纤维区与黏液区交错分布，黏液区内可见较为显著的弧形血管网。肿瘤细胞由梭形或卵圆形纤维母细胞组成，排列成旋涡状或短束状（图 2.30 和 2.31）；肿瘤细胞形态温和，

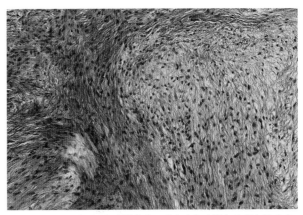

图 2.30 低级别纤维黏液样肉瘤：特点是黏液样和透明变性区域

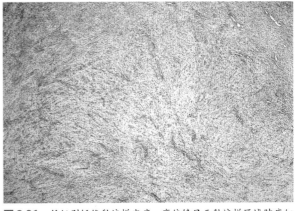

图 2.31 低级别纤维黏液样肉瘤：高倍镜显示黏液样区域肿瘤细胞呈扁平梭形，呈编织状或束状生长

异型性轻微，通常不见肿瘤性坏死，核分裂象亦难寻。LGFMS 形态学谱系较为宽泛，一些病例间质可呈现显著的黏液变性，还有一些病例病变内可同时出现高级别富于细胞的区域。一种较为独特的形态学亚型表现为肿瘤间质内出现巨大的玻璃样变菊形团样结构，菊形团周围放射状排列着上皮样肿瘤细胞（图 2.32）。虽然在早期文献中描述性的将此类肿瘤命名为"伴有巨大菊形团的玻璃样变梭形细胞肿瘤"，随后的研究证实两者具有相同的分子遗传学特征，实为同一肿瘤实体的不同形态学谱系。此外，一部分 LGFMS 病例中尚可以出现硬化性上皮样纤维肉瘤样区域，对于此类病例通常称之为杂交瘤。免疫组化肿瘤细胞表达 MUC4 蛋白，具有较强的特异性和敏感性，EMA 通常为局灶弱阳性，少数肿瘤尚表达 DOG1。分子遗传学：肿瘤具有特征性染色体重排 t（7,16）（q33,p11），导致 FUS-CREB3L2 融合基因的形成，少数病例具有 FUS-CREB3L1 和 EWSR1-CREB3L2 融合基因。正如肿瘤名称中所揭示的那样，肿瘤的生物学行为相对惰性，但是可以在初始诊断多年以后（最常可达 50 年之久）发生肿瘤转移，因此有必要对患者进行长期的追踪随访。

黏液纤维肉瘤

黏液纤维肉瘤是一种较为常见的肉瘤类型，患者多为中老年人，肢体尤其是下肢最为好发，而腹膜后则极为罕见，事实上研究表明发生于腹膜后的黏液纤维肉瘤几乎都是去分化脂肪肉瘤。多数肿瘤位置表浅，位于皮下，多结节状；少数病例位于深部肌肉内。根据肿瘤内瘤细胞的密度、细胞的异型性程度及间质内黏液成分的比例可将肿瘤划分为低级别、中级别和高级别。低级别肿瘤内细胞密度低，呈梭形或星芒状，轻度异型，核分裂象少见，有时可见多泡状假脂母细胞，其胞浆内为酸性黏液而非脂肪。肿瘤内黏液基质丰富，间质内可见特征性的弓状、弧线状血管网，血管周围的瘤细胞相对丰富（图 2.33）。高级别肿瘤细胞密度高，可呈实性片状排列，瘤细胞的异型性明显，可见多核瘤巨细胞，核分裂象易见（包括病理性核分裂象），有时尚可见肿瘤性坏死形成。由于与未分化多形性肉瘤 / 恶性纤维组织细胞瘤形态较为类似，此类肿瘤过去也称为黏液性恶性纤维组织细胞瘤（图 2.34）。少数高级别黏液纤维肉瘤的肿瘤细胞呈显著的上皮样，富含嗜酸性胞浆，核空泡状，可见显著的核仁；形态学与低分化癌及恶性黑色素瘤鉴别困难。中级别黏液纤维肉瘤形态学介于两者之间。黏液纤维肉瘤呈浸润性生长方式，通常边界不清，因此术后较易复发，通常伴随着复发的发生肿瘤的级别也相应增加。与其他类型的高级别多形性肉瘤相比，肿瘤的转移风险相对较低，有研究表明仅出现 5% 的黏液分化区域就可以显著降低肿瘤的转移风险。然而上皮样黏液纤维肉瘤侵袭性较强，预后差。分子遗传学方面肿瘤核型复杂，缺乏特异性的染色体重排，通常显示染色体的多倍体及多量染色体的缺失和获得；肿瘤遗传学的复杂性随着组织学级别的升高而相应增加。

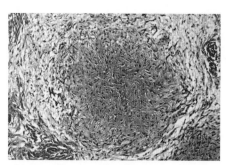

图 2.32 低级别纤维黏液样肉瘤：可出现透明胶原形成的菊形团样结构，这些肿瘤被认为是伴有巨大菊形团的透明变梭形细胞肿瘤

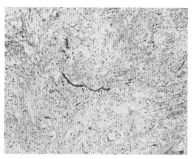

图 2.33 黏液样纤维肉瘤，低级别：这些肿瘤有明显的黏液样间质，伴有轻度至重度不典型的梭形至多形性细胞和血管

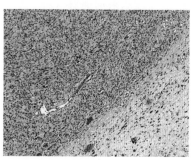

图 2.34 黏液样纤维肉瘤，高级别：除了低级别出现的黏液样区域，高级别黏液纤维肉瘤也有细胞非黏液样区域，由梭形和多形性细胞组成，外观与未分化多形性肉瘤相似

炎性肌纤维母细胞性肿瘤

炎性肌纤维母细胞性肿瘤是一种较为罕见的中间型纤维母细胞性肿瘤，患者以儿童及年轻人居多，肿瘤好发于腹腔及一些实质脏器包括肺、胃肠道、膀胱与子宫等处，周围软组织则罕见发生。大体肿瘤呈结节状、切面灰白质韧，伴有清晰或浸润性的边界，部分患者可出现发热、消瘦、贫血、血沉加快等副肿瘤综合征的临床表现，肿瘤切除后症状通常消失。镜下肿瘤由梭形纤维母细胞/肌纤维母细胞组成，背景可见显著的炎症细胞浸润，炎症细胞以淋巴细胞、浆细胞及嗜酸性粒细胞为主（图2.35）。间质可见程度不等的纤维化、玻变、黏液变性及钙化。少数肿瘤细胞可呈显著的多边形上皮样、横纹肌样或神经节样形态。免疫组化肿瘤细胞表达SMA、Desmin，半数病例表达ALK蛋白。分子遗传学层面：超过半数的病例具有位于2p23位点上的ALK基因易位，涉及的伙伴基因数目众多，包括SEC31A、TPM4、CARS、CLTC、RANBP2、TPM3、ATIC等；一部分ALK阴性的病例具有ROS1或NTRK3基因的易位。肿瘤通常预后良好，罕见转移，但发病年龄大、ALK阴性、位于子宫及具有ALK-RANBP2融合基因（这部分病例通常肿瘤细胞呈显著的上皮样，核仁明显，间质炎细胞以中性粒细胞为主，且ALK蛋白免疫组化呈独特的核膜阳性）的病例侵袭性比例较高。对于具有ALK基因易位的恶性病例使用ALK抑制剂通常可使患者获益。另外需要指出的是ALK基因易位并非为炎性肌纤维母细胞肿瘤所特有，部分类型的淋巴瘤（间变性大细胞淋巴瘤，ALK阳性大B细胞淋巴瘤）和上皮性癌（部分肺腺癌和肾细胞癌）中也拥有相同的遗传学改变。

黏液炎性纤维母细胞性肉瘤（MIFS）

黏液炎性纤维母细胞性肉瘤（MIFS）是一种罕见的低度恶性纤维母细胞性肿瘤，肿瘤好发于成年人的肢端，通常生长缓慢。大体观察肿瘤呈多结节状，切面灰白、纤维至黏液样，肿瘤通常位于皮下，界限不清，呈局灶浸润性生长方式，常常累及毗邻的腱鞘滑膜结构，偶尔也会累及下方肌肉或骨组织。镜下肿瘤由玻璃样变区与黏液样区混合组成，间质可见多量炎症细胞浸润，肿瘤细胞呈胖梭形或上皮样，可见特征性的奇异畸形细胞，此类细胞胞浆嗜酸性，内含醒目的大红核仁，形态学非常类似病毒感染细胞、R-S细胞或神经节细胞（图2.36）；在肿瘤的黏液区域内有时尚可见到多泡状假脂母细胞。肿瘤不具有特异性的免疫表型特征，部分病例可以表达CD34、SMA及一些组织细胞标志物。MIFS与多形性玻璃样变血管扩张性肿瘤（PHAT）及含铁血黄素沉积性纤维脂肪瘤样肿瘤（HFLT）关系密切，一些MIFS病例的周围可以见到HFLT或PHAT样的区域，形成所谓的"杂合瘤"，这些肿瘤常具有染色体重排t（1,10）（p11,q24），导致TGFBR3-MGEA5融合基因的形成，

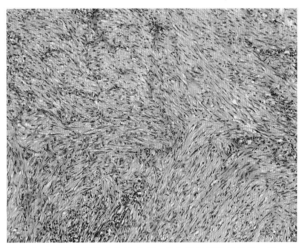

图2.35 炎性肌纤维母细胞肉瘤：特征是梭形肌纤维母细胞、混合慢性炎细胞和黏液样至透明变的间质

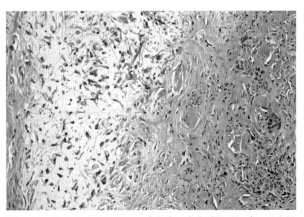

图2.36 黏液炎症性纤维母细胞肉瘤：非典型梭形细胞、混合慢性炎细胞，以及散在细胞核增大及突出红核仁的大细胞（"R-S样细胞"），黏液样区域交替分布

这些发现使得部分学者认为这三种肿瘤可能属于同一瘤谱。然而最新的研究却表明："纯的"MIFS 罕见有 TGFBR3-MGEA5 融合基因，此外 MIFS 中可以出现涉及 BRAF 基因的重排，而这种遗传学改变尚未在 PHAT 与 HFLT 中发现，因此这三种肿瘤的相互关系究竟如何尚不能做出定论。MIFS 恶性度较低，切除不净可出现复发，但转移罕见。

硬化性上皮样纤维肉瘤（SEF）

硬化性上皮样纤维肉瘤（SEF）是一种罕见的中至高级别的纤维肉瘤亚型，成年人多见，好发于肢体及躯干的深部软组织，偶可发生于腹腔、骨及多种实质脏器。大体肿瘤界限清楚、结节状，切面灰白、质地坚实。镜下肿瘤由形态一致、轻 - 中度异型性的上皮样或多角形细胞组成，胞浆透明或淡嗜伊红色，核型不规则、部分成角，肿瘤细胞呈梁状、条索状、小巢状甚或单行列兵样深埋于广泛玻璃样变硬化胶原间质中（图 2.37），有时酷似乳腺浸润性小叶癌。部分病例肿瘤内可以含有梭形经典纤维肉瘤样的区域。免疫组化肿瘤细胞 MUC4 阳性，约一半的病例表达 EMA，注意不要将其误诊为癌。硬化性上皮样纤维肉瘤与低度恶性纤维黏液样肉瘤关系密切，两者的免疫表型也相似，均表达 MUC4 蛋白。如前所述，兼具 SEF 与 LGFMS 两种肿瘤成分的杂合病例也有报道，这些杂合肿瘤的分子遗传学特征与 LGFMS 也一致，具有 FUS-CREB3L2 融合基因。然而最新的研究显示：与 LGFMS 存在些许不同的是，"纯的"SEF 主要显示 EWSR1-CREB3L1 融合基因，此外 SEF 拥有更加

复杂的核型，部分病例具有染色体 12q13-15 区域的扩增。SEF 具有较高的复发与远处转移风险，体积大、位置深、发生于躯干的病例预后尤其差。

孤立性纤维性肿瘤

孤立性纤维性肿瘤是一种较为常见的中间型纤维母细胞性肿瘤，成年人多见，发病部位分布广泛，尤其好发于胸膜、腹盆腔及腹膜后、深部软组织、头颈部（特别是眶周、鼻窦）以及脑膜等处，大体肿瘤界限清楚、切面灰白质韧。镜下肿瘤由梭形至卵圆形细胞组成，内含少许淡染胞浆，间质内可见显著的分支状鹿角形血管网，血管壁玻变常见。肿瘤常由稀疏区与密集区交替排列，稀疏区肿瘤呈长梭形、无序排列在丰富的间质胶原中，部分胶原束粗大呈瘢痕疙瘩样；密集区肿瘤呈卵圆形，排列相对规则，间质稀少（图 2.38 和 2.39）。肿瘤具有非常宽泛的形态学谱系，多种组织学亚型亦逐渐被认识，包括间质显著的黏液变性、肿瘤内富含巨细胞（旧称巨细胞血管纤维瘤）或含有数量不等的脂肪组织（旧称脂肪瘤样血管外皮瘤）。一些早期文献中所谓的"血管外皮瘤"大都为富于细胞型孤立性纤维性肿瘤（图 2.40）。多数孤立性纤维性肿瘤细胞形态温和，少许病例肿瘤细胞异型性明显，具有高级别间变性形态学特征，称为恶性孤立性纤维性肿瘤，罕见情况下肿瘤甚至可以发生去分化（图 2.41）。免疫组化肿瘤细胞表达 CD34 和 STAT6（核阳性）。分子遗传学研究发现肿瘤具有染色体 12q 着丝粒旁的臂内倒置，导致 NAB2 与 STAT6 基因融合，一些研究尚表明不同的基因融合类型与肿

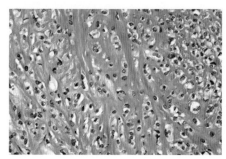

图 2.37　硬化性上皮样纤维肉瘤：肿瘤细胞中等大小，被胶原蛋白分隔成条索状，细胞核多角形

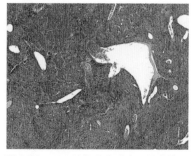

图 2.38　孤立性纤维性肿瘤：低倍镜显示中等大小扩张的分支状血管（也称"鹿角样"/"血管外皮瘤"样）

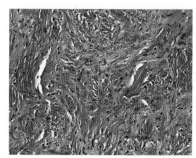

图 2.39　孤立性纤维性肿瘤：高倍镜显示单一的中等长度的梭形细胞，伴有混合的胶原束

瘤的组织学特征及预后之间可能存在关联性,然而此观点尚未被广泛接受。孤立性纤维性肿瘤的生物学行为捉摸不定、难以预测,一些形态学温和的病例甚至也可以发生远处转移。早期单纯以核分裂象数目的多少来决定肿瘤的良恶性如今看起来稍显武断。近来一种模拟胃肠道间质瘤的运用多变量参数的危险度预测评估系统受到专家们的青睐,此系统内的临床组织学参数包含:核分裂象数目、肿瘤体积、坏死及患者年龄。根据这些参数的总得分将肿瘤划分为低度、中度、重度危险度。低度 10 年转移风险极低,中度 10 年转移风险约 10%,重度 5 年转移风险则高达 73%。

第五节　肌源性肿瘤

软组织平滑肌肉瘤

软组织平滑肌肉瘤是一种显示明确平滑肌分化方向的肉瘤类型,也是较为常见的肉瘤类型之一。绝大多数发生于成年人,女性更为多见。肿瘤分布范围广泛,尤以腹膜后及四肢(特别是大腿)深部最为好发。大体肿瘤通常边界清楚,切面灰白质韧,体积较大者可伴有坏死及囊性变;部分肿瘤与血管壁关系密切,甚或直接起源于血管。镜下肿瘤细胞丰富、梭形外观,呈交叉束状排列;肿瘤富含强嗜伊红原纤维状胞浆,核两端平钝、雪茄样。通常可见较为明显的异型性及多形性,核分裂象及坏死也较为常见(图 2.42)。

软组织平滑肌肉瘤具有多种较为罕见的组织学形态亚型,包括:肿瘤细胞呈显著的上皮样,间质显著黏液变性,肿瘤胞浆呈颗粒样改变,间质内多量炎症细胞浸润等;偶尔情况下肿瘤分化较差,类似于多形性未分化肉瘤,需要免疫组化才能证实其平滑肌分化的本质。与子宫的平滑肌肉瘤相比,软组织平滑肌肉瘤的诊断标准没有那么严苛,有时肿瘤具有较大的异质性,部分区域可以分化非常好,不要将其误诊为良性,尤其是在组织量较少的穿刺标本的诊断过程中更要小心。免疫组化:肿瘤细胞表达 SMA、Desmin 和 caldesmon,部分病例可异常表达细胞角蛋白。当肿瘤细胞强阳性表达 WT1、ER 和 PR 时则需要考虑肿瘤是否有起源于女性生殖道器官的可能性。一些分化较差的肿瘤可以丢失平滑肌标志物的表达,此时的诊断则依赖于广泛取材证实有经典平滑肌肉瘤成分的存在。软组织平滑肌肉瘤是一种高级别的肉瘤类型,有时即使肿瘤分化较好也会出现远处转移。然而需要指出的是位于皮肤的平滑肌肉瘤生物学行为则相对较为惰性,完整切除肿瘤后远处转移的风险较低,有时可达治愈。为此有专家认为将其命名为"真皮非典型性平滑肌肿瘤"更为合理。

横纹肌肉瘤

横纹肌肉瘤是一组具有骨骼肌分化方向的肉瘤类型。根据肿瘤的临床特点、组织学及分子遗传学特征可以将其分为数个亚型。横纹肌肉瘤是儿童最为常见的肉瘤类型,与大多数其他肉瘤较为不同的是,横纹肌肉瘤可以转移至淋巴结。

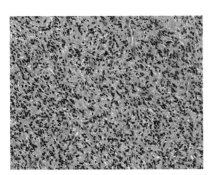

图 2.40 富于细胞性孤立性纤维性肿瘤(以前称为血管外皮细胞瘤):细胞由变异的短梭形细胞组成

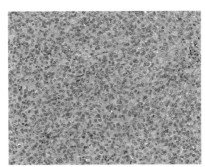

图 2.41 孤立性纤维性肿瘤的去分化/间变区:偶尔肿瘤可以去分化或发展为间变性,转变为高级别肉瘤

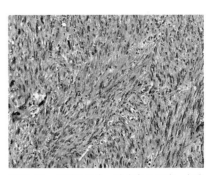

图 2.42 平滑肌肉瘤:肿瘤富于细胞,由胞浆嗜酸的梭形细胞和散在的多形性细胞组成,呈交叉束状排列

胚胎性横纹肌肉瘤

胚胎性横纹肌肉瘤是最为常见的横纹肌肉瘤类型，好发于儿童和青少年，男性更为多见；虽然肿瘤发病部位分布广泛，但以头颈部与泌尿生殖道最为好发。大体肿瘤灰白鱼肉样，局灶可显示胶冻样外观。镜下肿瘤重演了早期横纹肌的分化发育过程，多数肿瘤细胞呈异质性的分化幼稚原始的圆形、短梭形或星芒状外观，其内可见数量不等的横纹肌母细胞（图2.43），典型的横纹肌母细胞表现为具有深嗜伊红色胞浆的条带状或蝌蚪样形态，一些横纹肌母细胞则呈圆形、疟原虫样外观，肿瘤细胞核分裂象活跃，通常可见瘤细胞围绕血管周生长，坏死常见。间质显示程度不等的黏液变性。葡萄簇横纹肌肉瘤（又称葡萄簇肉瘤）是一种特殊类型的胚胎性横纹肌肉瘤，肿瘤通常累及黏膜衬覆的空腔器官（如鼻腔、膀胱、阴道等处），大体表现为特征性的葡萄状、息肉样外观。镜下在黏膜上皮下方可见数层肿瘤细胞密集区，也称为"形成层"（cambium layer）（图2.44）。少数胚胎性横纹肌肉瘤的肿瘤细胞表现为显著的多形性、间变特征，也称为间变性横纹肌肉瘤。免疫组化：肿瘤细胞表达 Desmin、myogenin 和 myoD1，后两种是较为特异的横纹肌分化标志物，但只有当核阳性时才被视为真阳性。罕见情况下肿瘤细胞可以反常表达细胞角蛋白和 S100 蛋白，容易造成误诊。胚胎性横纹肌肉瘤缺乏特异性的染色体改变，多表现为复杂的非随机性染色体异常。肿瘤治疗以综合治疗为主，部分治疗后的病例显示充分的细胞成熟化，几乎全部由分化较

为成熟的横纹肌母细胞组成，类似良性横纹肌瘤。肿瘤预后与一些临床及病理学参数相关，总体而言，发病年龄小（＜9岁），葡萄簇肉瘤预后较好，相反年龄大，间变性横纹肌肉瘤则预后差。

腺泡状横纹肌肉瘤

腺泡状横纹肌肉瘤是仅次于胚胎性横纹肌肉瘤的第二种常见的横纹肌肉瘤类型，肿瘤好发于儿童及年轻人，发病年龄较胚胎性横纹肌肉瘤偏大，最常发生于四肢软组织。镜下肿瘤由形态单一、分化幼稚的小兰圆细胞组成，肿瘤排列成巢状，瘤巢之间为纤维血管间隔，肿瘤细胞巢中央的细胞因退变失去黏附性而脱落，从而形成不规则的腺泡状结构（图2.45）。肿瘤内通常不见或仅见少许横纹肌母细胞分化，横纹肌母细胞多为圆形，部分病例内可见一种独特的核位于外周的花环状肿瘤性巨细胞，具有诊断提示意义。腺泡状横纹肌肉瘤的实性亚型表现为肿瘤缺乏常见的腺泡状、巢状生长结构，而表现为弥漫实性片状的生长方式，需要与其他类型的小蓝圆细胞肉瘤（如尤因肉瘤）或淋巴瘤相鉴别。较为罕见的情况下肿瘤细胞具有丰富的透明状胞浆，认识不足易误诊。免疫组化肿瘤细胞表达 Desmin、myogenin 和 myoD1，与胚胎性横纹肌肉瘤相比，myogenin 常呈核的弥漫强阳性，少许病例肿瘤还可以异常表达细胞角蛋白及 Syn、CD56 等神经内分泌标志物，注意不要将其误诊为低分化神经内分泌癌。分子遗传学层面：肿瘤具有特征性的染色体易位 t（2;13）（q35;q14），产生 PAX3-FOX-O1A1 融合基因，少数病例为 PAX7-FOXO1A1 融

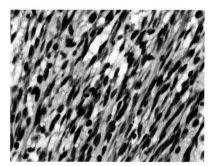

图 2.43 胚胎性横纹肌肉瘤：由不同程度横纹肌分化的梭形细胞组成

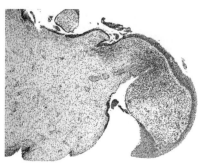

图 2.44 葡萄簇状型胚胎性横纹肌肉瘤：在表面上皮的下方有肿瘤细胞形成的生发层

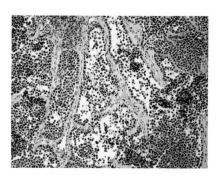

图 2.45 腺泡状横纹肌肉瘤：由中等大小的圆形细胞组成，肿瘤细胞呈巢状排列，可见纤维血管间隔

合基因。腺泡状横纹肌肉瘤预后较胚胎性横纹肌肉瘤差，不同的融合基因亚型亦具有预后意义，拥有 PAX7-FOXO1A1 融合者较 PAX3-FOXO1A1 预后好。形态学类似于腺泡状横纹肌肉瘤但缺乏特征性融合基因者，其生物学行为则更接近于胚胎性横纹肌肉瘤。

多形性横纹肌肉瘤

多形性横纹肌肉瘤是一种罕见的具有横纹肌母细胞分化的高级别肉瘤类型，与绝大多数横纹肌肉瘤好发于年轻人不同，其多见于成年人，男性好发，发生部位以肢体深部软组织（尤其是大腿）最为常见。镜下肿瘤呈现一种高级别多形性或梭形细胞肉瘤样形态学特征，所为不同的是肿瘤内可见局灶性的横纹肌母细胞分化，有时需要依靠免疫组化等特殊检查手段才能将横纹肌母细胞凸显出来（图2.46）。肿瘤具有复杂的核型，不伴有特征性的染色体易位。多形性横纹肌肉瘤是一种高度恶性的肉瘤类型，生物学行为较具侵袭性，预后差。

梭形细胞/硬化性横纹肌肉瘤

梭形细胞/硬化性横纹肌肉瘤早期被认为是胚胎性横纹肌肉瘤的一种组织学亚型，但在新版 WHO 分类中其暂时被认定为一种独立的少见的横纹肌肉瘤类型。肿瘤好发于男性，在儿童患者中主要发生于睾丸旁区，而在成年人中则以头颈部更为多见。梭形细胞横纹肌肉瘤镜下由形态一致的梭形细胞组成，呈交叉状或人字形束状排列，类似平滑肌肉瘤或纤维肉瘤，胞浆嗜酸性，硬化性横纹肌肉瘤表现为间质显著的玻璃样变/硬化（图2.47），部分病例间质内可见散在

的横纹肌母细胞。肿瘤细胞表达 Desmin，比较而言：梭形细胞 RMS 更倾向表达 myogenin，而硬化性 RMS 则更可能弥漫强阳性表达 MyoD1。梭形细胞/硬化性 RMS 分子遗传学特征较为复杂，儿童睾丸旁的肿瘤通常具有涉及 VGLL2、NCOA2 等基因的易位，此类肿瘤预后较为良好；而另一部分肿瘤则携带涉及 MYOD1（L122R）的基因突变，患者通常为成年人，此类肿瘤具有侵袭性的生物学行为，预后较差。

第六节 神经源性肿瘤

神经纤维瘤

神经纤维瘤是一种常见的良性外周神经鞘膜肿瘤，肿瘤由包括有神经束膜细胞、纤维母细胞、雪旺氏细胞和神经轴突等多种细胞成分混杂组成。绝大多数肿瘤发生于皮肤和神经内，可为散发（多位于皮肤）或与Ⅰ型神经纤维瘤病（von Recklinghausens 病）相关。根据肿瘤的不同临床及组织学特点可以将其分为如下几种类型：局灶型、弥漫型、神经内型及丛状型（图2.48）。其中丛状神经纤维瘤与Ⅰ型神经纤维瘤病具有高度相关性。大体上，肿瘤大小不一，体积较小者表现为皮肤的质软息肉样结节，肿瘤巨大者可累及整个肢体（也称为神经瘤性象皮病），切面灰白灰黄、呈纤维胶冻状。镜下肿瘤由形态温和的梭形细胞组成，核呈波浪状或逗点状，间质

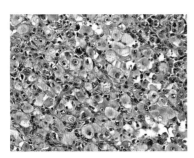

图2.46 多形性横纹肌肉瘤：由多种肿瘤细胞组成，包括梭形细胞、上皮样细胞和多形性细胞，可具有横纹肌母细胞分化(可通过横纹肌源性免疫组化标记)

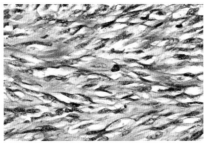

图2.47 梭形细胞横纹肌肉瘤：主要由相对一致的梭形细胞组成，伴有不同程度的硬化/透明化

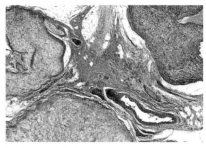

图2.48 丛状神经纤维瘤：低倍镜下显示多结节状的神经纤维瘤中可见许多神经束

内可见胡萝卜丝状胶原束及程度不等的黏液变性，亦可见散在淋巴细胞及肥大细胞浸润（图 2.49）。弥漫性神经纤维瘤中常常可见假触觉小体（Wagnar-Meissner 小体），罕见情况下肿瘤组织内可见散在树突状的色素细胞。一些病程较长的病例中可出现散在少许核大深染的畸形细胞，通常可见核内包涵体、核分裂象少见，类似于陈旧性神经鞘瘤中的退变肿瘤细胞，也称之为非典型神经纤维瘤，注意不要将其误诊为低级别恶性外周神经鞘膜瘤。免疫组化：肿瘤细胞表达 S-100 及 SOX-10，部分细胞尚表达 CD34 及 EMA。非典型病例肿瘤细胞未见 H3K27me3 表达缺失，可以此与恶性外周神经鞘膜瘤相鉴别。肿瘤生物学行为良性，但有较低的复发风险，部分亚型肿瘤累及范围广泛或与神经关系密切故而较难手术切除干净。散发性神经纤维瘤发生恶性转化的概率微乎其微，而 I 型神经纤维瘤病的患者由于肿瘤数目众多，患者终身发生肿瘤恶变的风险可达 5%~10%。分子遗传学层面：肿瘤细胞具有涉及 NF1 基因的缺失或失活性突变。

神经鞘瘤

神经鞘瘤是最为常见的良性外周神经鞘膜肿瘤类型，与神经纤维瘤不同，其细胞组成成分单一，几乎全部由肿瘤性雪旺氏细胞构成。神经鞘瘤发病年龄范围广，但多数患者为成年人。绝大多数神经鞘瘤临床表现为散发性、孤立性病变，少数则为多发性，与 II 型神经纤维瘤病（临床通常表现为年轻患者、双侧听神经瘤）或多发性神经鞘瘤病相关。肿瘤大体表现为界限清楚，包膜完整的类圆形结节，部分病例甚至可以从起源的神经上将其剥离下来。切面灰白灰黄，质地中等有光泽。组织学：肿瘤由富于细胞、致密束状排列的 Antoni A 区与细胞稀疏、间质黏液变性的 Antoni B 区混合组成，肿瘤细胞梭形，核波浪状，有时可见核内假包涵体，核分裂象及坏死不常见。在 Antoni A 区中常见肿瘤细胞核呈栅栏状排列，形成所谓的 Verocay 小体。Antoni B 区内则可见多量玻变的血管腔、含铁血黄素沉积及泡沫细胞聚集等改变（图 2.50 和 2.51）。部分位置较深、体积较大的肿瘤则可伴有显著的囊性变及间质出血。神经鞘瘤拥有许多罕见的形态学亚型：富于细胞型神经鞘瘤缺乏 Antoni B 区，全部由致密束状排列的肿瘤细胞组成，且缺乏 Verocay 小体，肿瘤外周通常可见淋巴细胞袖套结构，有时可见核分裂象，极易将其误诊为恶性外周神经鞘膜瘤；陈旧性神经鞘瘤内常可见一些核大深染的畸形细胞，但核分裂象罕见，提示为退变性质；上皮样神经鞘瘤的肿瘤细胞则呈弥漫显著的上皮样；微囊性/网状神经鞘瘤则好发于实质脏器（特别是胃肠道）；黑色素性神经鞘瘤的间质内可见多量黑色素沉积，有时伴有砂粒体形成，部分病例与 Carney 综合征相关。免疫组化肿瘤细胞弥漫强阳性表达 S-100 和 SOX10。与神经鞘瘤病相关的肿瘤及部分上皮样神经鞘瘤具有 INI1/SMARCB1 基因的失活性突变，表现为相关蛋白的表达缺失。神经鞘瘤是良性肿瘤，罕见复发，虽然有零星的相关文献报道，总体说来其恶性变的风险极低。

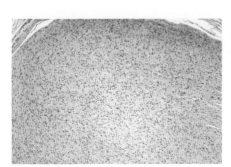

图 2.49 神经纤维瘤：高倍镜下显示肿瘤细胞呈梭形杂乱分布、部分细胞核呈波浪状边缘尖细，可见黏液样胶原化间质和炎症细胞浸润

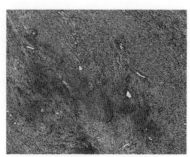

图 2.50 神经鞘瘤：低倍镜显示肿瘤有富于黏液样和少黏液样区域，有玻璃样变的扩张血管

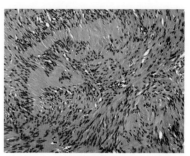

图 2.51 神经鞘瘤：高倍镜显示梭形细胞均匀排列，其中一些梭形细胞有栅栏状核，称为 Verocay 小体

神经束膜瘤

神经束膜瘤是一种独特的、罕见的良性外周神经鞘膜肿瘤类型，组成细胞显示神经束膜分化。根据肿瘤的发病部位可将其分为：神经内神经束膜瘤和软组织神经束膜瘤。软组织肿瘤好发于成年人，四肢较为多见。大体肿瘤通常体积较小，切面灰白质韧。镜下经典的软组织神经束膜瘤由形态温和，纤细的纤维母细胞样肿瘤细胞组成，肿瘤呈板层状或旋涡状排列（图2.52），部分病例亦可排列呈网格状，肿瘤细胞通常拥有特征性的双极胞浆突起，间质呈现不同程度的黏液或硬化，常可见薄壁小血管。好发于手指的"硬化性神经束膜瘤"表现为肿瘤间质显著硬化，肿瘤细胞呈圆形或胖梭形。免疫组化肿瘤细胞表达 EMA、Claudin-1，不表达 S100 蛋白。神经束膜瘤为良性肿瘤，完整手术切除可获治愈，罕见复发；极为罕见的情况下可发生恶性变。

混杂性良性外周神经鞘膜肿瘤

混杂性良性外周神经鞘膜肿瘤，罕见情况下，一些良性的外周神经鞘膜肿瘤由两种或两种以上不同的肿瘤类型混杂组成，因此也被命名为混杂性神经鞘膜肿瘤。其中最为常见、报道较多的为混杂性神经纤维瘤 - 神经鞘瘤及混杂性神经鞘瘤 - 神经束膜瘤。多数此类肿瘤为散发病例，但也有发生于神经纤维瘤病患者的文献报道。混杂性良性外周神经鞘膜肿瘤生物学行为良性，由于肿瘤的成分较多，形态多变而常常将其误诊。

颗粒细胞瘤

颗粒细胞瘤是一种独特的具有外周神经分化特征的肿瘤类型，因肿瘤细胞具有特征性的丰富的颗粒状胞浆而得名。临床上肿瘤多见于成年人，女性更为常见；好发于头颈部（特别是舌），也可发生于四肢躯干的皮肤及胃肠道系统。镜下肿瘤由形态相对一致的多边形细胞组成，肿瘤细胞内含有丰富的颗粒状嗜酸性胞浆，核圆形、细小温和，核膜光整。瘤细胞界限不清，呈合体样改变。肿瘤细胞呈实性片状、巢状或宽梁状排列（图2.54），可呈显著的浸润性生长方式，神经周侵犯较为常见。位于黏膜及皮肤的肿瘤常引起表面被覆鳞状上皮显著的假上皮瘤样增生（图2.53），由此而误诊为鳞状细胞癌的情况屡见不鲜。超微结构研究显示肿瘤细胞的颗粒样改变主要是由于胞浆内大量溶酶体复合物积累所致。免疫组化方面肿瘤细胞表达 S100、SOX-10、CD68、NKIC3、MITF 和 TFE3。绝大多数颗粒细胞瘤生物学行为为良性，罕见情况下可发生远处转移。一些与侵袭性临床过程相关的组织学特征包括：细胞学异型性增加（显著的核仁、泡状染色质、多形性）、梭形肉瘤样细胞学形态、核分裂象 > 2/10 个高倍视野及肿瘤性坏死。然而，需要指出的是：一些缺乏上述恶性组织形态学特征的"良性的"颗粒细胞瘤偶尔也会出现转移，因此颗粒细胞瘤是一种令人捉摸不定的肿瘤，我们无法单纯依靠组织学形态去准确评估预测它的生物学行为！

恶性外周神经鞘膜肿瘤（MPNST）

恶性外周神经鞘膜肿瘤（MPNST）是一类较为

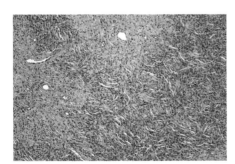

图2.52 神经束膜瘤：细胞型梭形细胞肿瘤由不明显的中等大小的短梭形细胞组成，呈层状排列，伴有不同程度的血管硬化

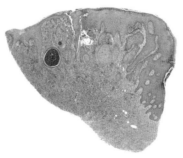

图2.53 颗粒细胞瘤：表面鳞状上皮可有明显的假上皮瘤样增生，可误诊为鳞状细胞癌

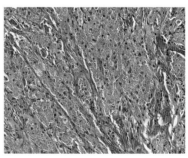

图2.54 颗粒细胞瘤：高倍镜显示肿瘤由多边形细胞组成，胞浆中含有大量嗜酸性颗粒状细胞浆

罕见的具有外周神经分化特征的肉瘤类型，它们或直接起源于神经或是由良性外周神经鞘膜肿瘤（包括神经纤维瘤、神经鞘瘤及神经束膜瘤）恶变而来。大部分患者罹患有 I 型神经纤维瘤病（von Recklinghausens 病），其余则为散发病例或与放疗相关（放疗后肉瘤）。大体上肿瘤通常界限清楚，体积较大；肿瘤的组织形态学谱系较为宽泛，大部分病例肿瘤由单形性异型梭形细胞组成，核分裂象活跃、坏死常见，间质不同程度黏液变性，通常血管周围的细胞密度增高。有时肿瘤细胞呈鱼骨样排列，非常类似于纤维肉瘤或单相型梭形细胞滑膜肉瘤（图 2.55）。一些病例肿瘤细胞具有显著的异型性及多形性，类似于多形性未分化肉瘤 / 恶性纤维组织细胞瘤。少许病例肿瘤细胞则呈显著的上皮样，也被称为上皮样恶性外周神经鞘膜瘤（图 2.56）。MPNST 可伴有异源性成分，最为熟知的是伴有横纹肌肉瘤成分的"恶性蝾螈瘤"（图 2.57），也可以伴有骨或软骨成分；罕见情况下肿瘤内可见分化良好的腺样成分，注意不要将其误诊为双相型滑膜肉瘤。肿瘤免疫组化表达通常不具有特异性，与良性外周神经鞘膜肿瘤不同，MPNST 的 S100 通常阴性或至多局灶阳性。唯一例外的是上皮样 MPNST 肿瘤细胞 S100 弥漫强阳性，使得有时与恶性黑色素瘤鉴别困难。分子遗传学方面：肿瘤拥有复杂的核型，新近的研究显示肿瘤具有特异性的 PRC2 基因突变，从而使得 H3K27me3 表达缺失。需要注意的是虽然 H3K27me3 的缺失有助于肿瘤的诊断，但其绝非特异，一些需要与之鉴别的肿瘤实体如恶性黑色素瘤及滑膜肉瘤也可

以伴有 H2K27me3 表达的部分或完全缺失。传统认为 MPNST 是一种高级别的肉瘤类型，特别是伴有 I 型神经纤维瘤病或异源性横纹肌肉瘤成分的病例，然而最近对肿瘤的分级有了一些新的认识，承认部分肿瘤可以具有低级别的形态学特征。

第七节 血管肿瘤

血管肉瘤

血管肉瘤是一种伴有血管内皮分化特征的高级别恶性肿瘤，好发于老年人，发病部位广泛，皮肤、深部软组织、实质脏器和乳腺等处均可发生。根据病因的不同，临床上将其分为散发性、放疗相关性、慢性淋巴水肿相关性（Stewart-Treves 综合征，乳腺癌根治术腋窝淋巴结清扫引起患侧上肢长期的淋巴水肿而导致血管肉瘤的发生）、人造血管移植物相关性（聚酯纤维等），以及罕见情况下的由良性血管病变恶变而来。位于皮肤的肿瘤大体通常表现为绛紫色的斑块。肿瘤镜下形态学多变，异质性明显，主要由异型的梭形或上皮样细胞组成，可见活跃的核分裂象。通常病变的中央细胞呈实性排列、密度较高，而在外周则可以寻找到衬覆异型内皮细胞的浸润性血管腔隙（图 2.58），对诊断具有提示价值；坏死及间质内血湖常见。一些病例的肿瘤细胞呈显著的上皮样（图 2.59），使得与低分化癌和恶性黑色素瘤区分较为困难。此外需

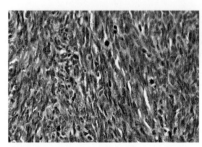

图 2.55 恶性周围神经鞘肿瘤：这些肿瘤可以有不同的组织学表现，图示肿瘤由非典型梭形细胞组成，呈交叉束排列

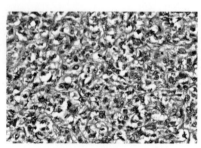

图 2.56 恶性上皮样周围神经鞘瘤：一些恶性周围神经鞘肿瘤主要由上皮样细胞构成，与纺锤形或多形性肿瘤相比，这些肿瘤更容易表达 S-100

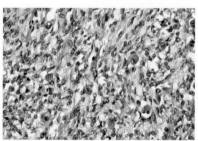

图 2.57 蝾螈瘤：一些恶性周围神经鞘瘤可以有横纹肌源性异源分化，也称为蝾螈瘤。这一特征提示预后不良

要小心的是一些乳腺的高分化血管肉瘤由分化良好的相互吻合的血管腔隙组成，有时它的形态是如此的温和以致很难下定决心做出恶性的诊断，尤其是对于穿刺活检标本而言更是如此（图2.60）；相反，位于皮肤的放疗相关性血管肉瘤的肿瘤细胞通常异型性较为显著。血管肉瘤表达血管内皮标志物如CD31、CD34和ERG等，部分病例还表达淋巴管内皮标志物D2-40。一些上皮样亚型尚可以表达细胞角蛋白甚或异常表达神经内分泌标记物，值得警惕。肿瘤拥有复杂的核型，少数病例可伴有重现性的PTPRB、PLCG1和CIC基因突变。放疗相关性血管肉瘤则可以出现FLT4和MYC基因的扩增，免疫组化可以检测出相关蛋白的过表达。MYC蛋白的表达与否尚可以帮助可靠的区分放疗后血管肉瘤与皮肤放疗相关性非典型血管病变（Atypical vascular lesion, AVL）。血管肉瘤是一种高度恶性的肿瘤类型，容易早期出现淋巴结与远处转移，特别是发生于实质脏器者，预后尤差。

上皮样血管内皮瘤

上皮样血管内皮瘤是一种中间型血管源性肿瘤，通常与血管关系密切，起源于血管腔内向周围呈放射状生长。除了软组织以外，也可以发生于多种实质脏器，其中尤以肝脏、肺、骨最为常见，实质脏器的肿瘤常为多发性。肿瘤好发于年轻人，女性多见。组织学：肿瘤细胞呈显著的上皮样或轻微的梭形，胞浆较丰富、嗜酸性；呈条索状或小巢状分布于黏液或玻变的基质中（图2.61）。明显的血管腔分化罕见，部分细胞可呈空泡状，称之为水泡细胞，其内可见红

细胞，提示其本质为单细胞的血管腔分化。肿瘤细胞核分裂象通常不活跃。免疫组化：肿瘤细胞表达CD34、CD31、ERG等血管内皮标志物，部分病例尚可表达细胞角蛋白，注意不要将其误诊为癌。近年来的研究发现与许多软组织肿瘤一样，上皮样血管内皮瘤也是一种基因易位相关性肿瘤，拥有涉及3p25位点上的WWTR1基因与1p36位点上的CAMTA1基因的融合。由此研究发现所开发的针对CAMTA1免疫组化抗体也被证实为可靠的诊断标记物。发生于软组织的肿瘤生物学行为相对惰性，远处转移率低，而实质脏器的肿瘤相对而言侵袭性较强，转移较为常见。一些肿瘤表现为高级别的组织形态学特征（显著核异型、核仁明显、核分裂象活跃伴坏死形成），此类病例也称为"恶性上皮样血管内皮瘤"，恶性度较高，镜下表现有时与上皮样血管肉瘤难以区分（图2.62），易被误诊，CAMTA1免疫组化可以帮助区分两者。最近的研究发现一小部分上皮样血管内皮瘤具有罕见的涉及Xp11位点的TFE3与11q22位点的YAP1基因易位，不仅遗传学与经典型不同，组织形态上亦显示些许差异：这些病例通常显示明显的血管腔分化，腔内衬覆以肥胖的血管内皮细胞。两者究竟是同一肿瘤的不同亚型抑或为两种独立的肿瘤实体尚存争议。

假肌源性血管内皮瘤

假肌源性血管内皮瘤（亦称为上皮样肉瘤样血管内皮瘤）是一种较为罕见的血管肿瘤，肿瘤好发于年轻人，男性多见，临床上常表现为累及不同组织层面的多发性结节，尤以下肢最为多见，原发于骨的肿瘤

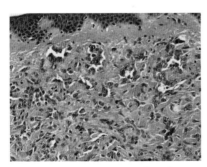

图2.58 血管肉瘤：血管内皮细胞呈非典型性

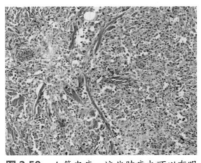

图2.59 血管肉瘤：这些肿瘤也可以有明显非典型梭形细胞或上皮样细胞的实性区域（如图所示），没有明显的血管形成，使诊断具有挑战性

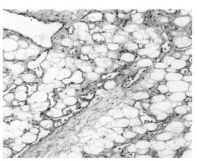

图2.60 血管肉瘤，乳腺型：原发于乳腺的血管肉瘤虽然有浸润性和偶然性的血管形成，但其细胞学异型性很小

亦有详尽的文献报道。正如肿瘤名称所提示的那样，镜下肿瘤形态与上皮样肉瘤或肌源性肿瘤相似，肿瘤由胖梭形细胞组成，富含强嗜伊红胞浆，类似于横纹肌母细胞，肿瘤细胞片状或束状排列，部分病例间质内可见多量中性粒细胞浸润（图 2.63）。免疫组化：肿瘤细胞表达细胞角蛋白和血管内皮标志物（包括 ERG、Fli1、CD31），少数病例尚可表达 SMA；肿瘤细胞不表达 CD34 和 Desmin。INI1 标记显示无缺失，以此可与上皮样肉瘤相鉴别。新近的研究发现肿瘤细胞具有特征性的基因易位：涉及位于 7q11 位点的 SERPINE1 基因与位于 19q13 位点的 FOSB 基因融合，免疫组化检查显示肿瘤细胞 FOSB 阳性。假肌源性血管内皮瘤有较高的局部复发风险，但远处转移的概率较低。

肌内黏液瘤

肌内黏液瘤是一种良性肿瘤，好发于成年人，通常位于大腿深部。大体上，肿瘤通常表现为位于肌肉组织内的界限清楚的结节，切面呈显著的黏滑胶冻状。镜下表现为形态温和的梭形肿瘤细胞稀疏散在分布于丰富的间质黏液基质中（图 2.64），部分细胞相对丰富的肿瘤也称为富于细胞亚型，此种亚型通常也同时伴有间质内血管成分的增多。分子遗传学方面：与发生于骨的纤维结构不良一样，肿瘤具有 GNAS 基因的点突变，同时罹患此两种肿瘤的患者高度提示 Mazabraud 综合征的可能。治疗以完整手术切除为主，预后良好，事实上即使切除不净的患者也罕见复发，相对而言富于细胞亚型的肿瘤复发风险相对高一些。

软组织多形性玻璃样变血管扩张性肿瘤（PHAT）

软组织多形性玻璃样变血管扩张性肿瘤（PHAT）是一种罕见的间叶性肿瘤，患者多为成年人，以下肢的皮下组织最为好发。镜下肿瘤间质内可见显著的扩张的血管腔，管壁玻变伴有纤维素样物沉着，非常类似神经鞘瘤内的血管改变。肿瘤细胞梭形，呈现显著的多形性，部分肿瘤细胞核内可见包涵体，核分裂象罕见，提示至少部分肿瘤细胞的多形性为退变性质（图 2.65）。肿瘤间质内通常可见含铁血

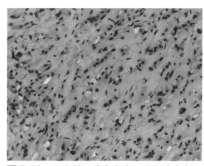

图 2.61　上皮样血管内皮瘤：这些肿瘤由小的嗜酸性上皮样细胞组成，其中一些有胞浆内空泡。在黏液样基质中，肿瘤细胞呈单个细胞或索状排列

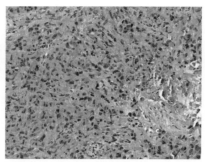

图 2.62　恶性上皮样血管内皮瘤：一些上皮样血管内皮瘤可表现出明显的细胞学异型性（细胞增大，核大），实性生长。这些肿瘤可与上皮样血管肉瘤相混淆

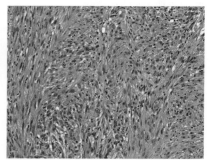

图 2.63　假性肌源性血管内皮瘤/上皮样肉瘤样血管内皮瘤：肿瘤特征为非典型梭形细胞呈束状排列，细胞质嗜酸性，可混有炎性浸润

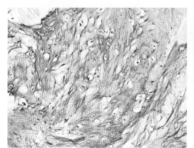

图 2.64　肌内黏液瘤：由良性的梭形细胞组成的间质富有黏液的肿瘤

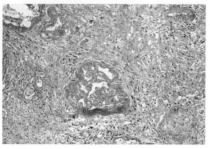

图 2.65　多形性玻璃样变血管扩张性肿瘤：肿瘤由梭形及多形性细胞和玻璃样变的扩张的血管构成

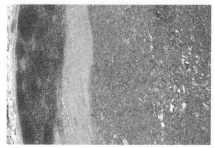

图 2.66　血管瘤样纤维组织细胞瘤：围绕梭形的肿瘤细胞周围具有明显的淋巴细胞套

黄素沉积。免疫组化肿瘤细胞常表达 CD34，但不具有特异性。研究表明肿瘤具有特异性的染色体易位 t（1;10）（p11;q24），产生 TGFBR3-MGEA5 融合基因。有趣的是一些肿瘤内可出现形态学类似于含铁血黄素沉积性纤维脂肪瘤样肿瘤（HFLT）的区域，而在 HFLT 中也检测到与 PHAT 相同的融合基因改变，这使得一些学者相信此两者属于同一瘤谱，HLFT 可能是 PHAT 的前驱病变。在之前章节中我们提到 PHAT 可能与黏液炎性纤维母细胞性肉瘤(MIFS)也有关联。HFLT、PHAT 和 MIFS 三者的关系究竟如何尚有待于进一步研究揭示。PHAT 是一种低度恶性的肿瘤，切除不净较易复发，罕见情况下肿瘤可进展为高级别肉瘤。

血管瘤型纤维组织细胞瘤

血管瘤型纤维组织细胞瘤是一种生物学较为惰性的中间型间叶性肿瘤，绝大多数肿瘤发生于儿童及年轻人，四肢皮下多见。大体观察肿瘤界限清楚，切面常可见出血性囊腔。镜下肿瘤外周有一层纤维性包膜，周围可见多量淋巴浆细胞浸润，形成袖套样外观，肿瘤细胞短梭形或卵圆形，片状或结节状排列，细胞之间界限不清、合体样，部分瘤细胞可显示轻中度异型性（图 2.66），间质内通常可见充满血液的囊腔，但囊腔周围缺乏血管内皮衬覆，含铁血黄素沉积较为常见。少数病例肿瘤由小细胞组成，易误诊为其他类型的小圆细胞肉瘤（图 2.67），还有一些病例肿瘤内缺乏出血囊性区域，被命名为实体型。免疫组化肿瘤细胞不同程度表达 Desmin、CD68 和 EMA。分子遗传学绝大多数肿瘤具有涉及 22q12 位点的 EWSR1

与 2q33 位点上的 CREB1 基因易位，少数病例则显示 EWSR1-ATF1 或 FUS-ATF1 融合基因。值得注意的是上述的这些融合基因并非为血管瘤型纤维组织细胞瘤所特有，它们尚可以出现在诸如软组织透明细胞肉瘤，原发性肺黏液肉瘤等其他一些软组织肉瘤类型中。血管瘤型纤维组织细胞瘤通常预后良好，仅有个别远处转移的病例报道；早期它被认为是恶性肿瘤，可能主要由于肿瘤外周的淋巴细胞鞘使得给人一种其为淋巴结内转移性肿瘤的错误印象。

骨化性纤维黏液样肿瘤

骨化性纤维黏液样肿瘤是一种较为独特的 S100 蛋白阳性的间叶性肿瘤，典型的临床表现为位于皮下的软组织包块，可发生于下肢、躯干和头颈部，成年人多见。镜下肿瘤界限清楚，周围可见一层厚的纤维性包膜，其内通常可见不连续的骨壳，颇具特征性；少数病例亦可缺乏骨壳，此类"非骨化亚型"病例的诊断颇具挑战性。肿瘤实质呈分叶状，肿瘤细胞圆形、卵圆形或短梭形，胞浆嗜酸性，可呈实性、条索状或网格状排列，间质纤维黏液样；肿瘤细胞形态一致、分布均匀（图 2.68，2.69）。绝大多数病例肿瘤细胞形态温和，生物学行为偏良性，少数具有恶性形态学特征（包括显著的细胞学异型性、细胞密度增高、核分裂象活跃）的病例可发生转移。肿瘤细胞具有独特的免疫表型特征，常共表达 S-100 和 Desmin。少数病例尚可表达 EMA、SMA 和 GFAP，INI1/SMARCB1 表达缺失的病例亦有报道。新近的分子遗传学研究显示肿瘤具有涉及染色体 6p21 位点上的 PHF1 基因易位（子宫内膜间质肉

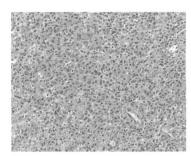

图 2.67 血管瘤样纤维组织细胞瘤，小细胞亚型：肿瘤由圆细胞构成，缺乏淋巴细胞

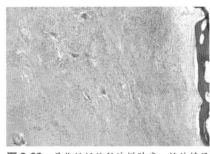

图 2.68 骨化性纤维黏液样肿瘤：低倍镜显示肿瘤周围常有不完整的骨壳包绕

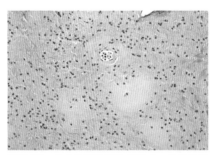

图 2.69 骨化性纤维黏液样肿瘤：高倍镜显示梭形至上皮样肿瘤细胞分布在黏液样间质中

瘤也具有相同位点的基因易位），最为常见的伙伴基因是位于12q24位点上的EP400基因。其他的融合基因变型包括：EPC1-PHF1、CREBBP-BCORL1、KDM2A-WWTR1、MEAF6-PHF1 和 ZC3H7B-BCOR，后两种融合基因尤其常见于恶性病例。

软组织肌上皮瘤 / 混合瘤

软组织肌上皮瘤 / 混合瘤发病率低，肿瘤兼具上皮和间叶双相表型特征。肿瘤通常位于深部软组织，界限清楚，罕见情况下也可以原发于皮肤和骨，成年人和儿童均可发生。镜下肿瘤形态学谱系宽泛，肿瘤细胞可呈圆形、上皮样或梭形，呈巢状或条索状排列；间质呈不同程度的黏液样或玻变（图2.70）。部分病例可见软骨 - 骨化生或导管分化，此外一些病例内尚可见空泡状细胞（即早期文献报道的副脊索瘤）。一种较为罕见的发生于皮肤的亚型中肿瘤细胞呈明显的组织细胞样形态，实性片状排列，细胞之间界限不清，称之为皮肤合体样肌上皮瘤。免疫组化肿瘤细胞通常表达上皮和肌上皮标志物，包括细胞角蛋白、EMA、S-100、Calponin、SMA 和 Desmin，一些病例可以伴有 INI1 蛋白表达缺失。分子遗传学层面多数肿瘤具有 EWSR1 基因的易位，涉及的伙伴基因有很多，包括 POU5F1、PBX1、ZNF44 和 KLF17 等，不同的融合基因类型可能在形态学方面存在些许差异。此外具有导管成分分化的肿瘤通常不具有 EWSR1 基因的易位，取而代之的是 PLAG1 基因的改变，与涎腺混合瘤相似。多数软组织肌上皮瘤预后良好，但具有显著细胞学异型性、活跃的核分裂象和坏死等恶性形态学特征的肿瘤通常具有侵袭性的生物学行为，此类病例

可称之为肌上皮癌（图2.71），儿童更加多见。值得注意的是罕见情况下一些形态学温和的病例也会发生转移，因此单纯依赖形态学预测肿瘤的预后并不完全可靠，也就是说所有的肿瘤都应当作为潜在恶性看待。

滑膜肉瘤

滑膜肉瘤是一种较为常见的肉瘤类型，虽然作此命名，事实上没有证据支持其具有真性滑膜组织的分化特征，肿瘤的发病年龄与部位分布广泛，但以年轻人的肢体深部软组织最为常见。大体上，肿瘤通常界限较为清楚，部分病例可伴有显著钙化。组织形态学：绝大多数肿瘤可分为两种亚型，即单相型和双相型。单相型滑膜肉瘤是单形性梭形细胞肉瘤的原型（Prototype），由形态较为一致的单形性异型梭形肿瘤细胞组成，排列成束状或鱼骨状，可见数量不等的核分裂象，类似纤维肉瘤；间质可见不等量的胶原束及钙化灶，肥大细胞亦较为常见（图2.72）。双相型滑膜肉瘤则表现为在单相型梭形细胞滑膜肉瘤的基础上出现数量不等的上皮分化灶，上皮成分通常表现为形态较为温和的腺腔，腔内常可见嗜酸性分泌物（图2.73）。位于神经内的滑膜肉瘤已有完整的文献描述。

少数滑膜肉瘤肿瘤细胞的异型性显著，也被称为差分化亚型。此种亚型的肿瘤细胞可表现为梭形、上皮样或圆细胞形态（图2.74），当肿瘤细胞呈弥漫一致的小兰圆细胞形态时，则需要与其他类型的小兰圆细胞肉瘤如尤因肉瘤（两者均可表达 CD99）或富于细胞黏液性脂肪肉瘤（圆细胞脂肪肉瘤）相鉴别。免疫组化：肿瘤细胞表达细胞角蛋白和基底膜抗原（EMA），通常梭形细胞区域表达较为局限而上皮样

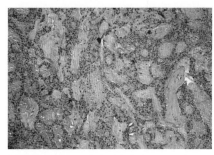

图2.70 肌上皮肿瘤：肿瘤由梭形细胞和上皮样细胞混合组成，排列成索状和巢状，间质为黏液样和玻璃样变样间质

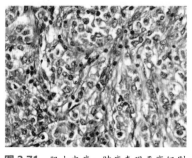

图2.71 肌上皮癌：肿瘤表现更高级别核特征和实性生长方式

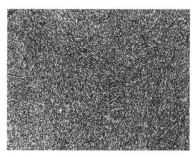

图2.72 单相滑膜肉瘤：肿瘤特点为单一的梭形细胞，胞浆稀少，呈交叉束状排列和人字形生长方式

区域则弥漫强阳性。肿瘤细胞 TLE1 阳性，但新近的研究显示 TLE1 的特异性并不强，需要结合形态学特征综合评判。分子遗传学方面滑膜肉瘤的核型简单，肿瘤拥有特异性的染色体易位，涉及 18q11 位点上的 SS18 基因与 Xp11 位点上的 SSX1 基因（绝大多数此位点的病例为双相型），SSX2 或 SSX4。不同融合基因类型是否具有预后意义目前尚存争议。滑膜肉瘤是一种恶性度较高的肉瘤类型，容易出现远处转移。差分化亚型的生物学行为尤其具有侵袭性。

上皮样肉瘤

上皮样肉瘤是一种发病率较低的高级别肉瘤类型，肿瘤细胞具有明显的上皮样形态学特征且表达细胞角蛋白。肿瘤具有两种亚型：远端型（亦称为经典型）和近端型（亦称为大细胞亚型）。远端型上皮样肉瘤临床通常表现为发生于肢体远端的单发或多发性皮肤结节或溃疡，好发于年轻人，男性更为多见。组织形态学：肿瘤低倍镜下通常呈现较为显著的地图样坏死外观特征，因此乍一看较易误诊为肉芽肿性病变；高倍镜仔细观察可发现坏死周围栅栏状排列着异

型明显的肿瘤细胞，可表现为梭形或显著的上皮样（图 2.75 和 2.76）。一些病例间质内出血显著，表现为假血管腔隙外观。免疫组化：肿瘤细胞表达细胞角蛋白和上皮膜抗原（EMA），约一半的病例尚同时表达 CD34。一些肿瘤细胞还可以表达 ERG 和 FLI1（上皮样肉瘤 ERG、FLI1 表达阳性强度通常较血管肿瘤弱），加上肿瘤的假血管腔隙外观使得极易将其误诊为血管肉瘤。但血管肉瘤肿瘤细胞不具有 INI/BAF47/SMARCB1 的表达缺失可以帮助鉴别。肿瘤恶性度高，可出现多发的卫星病灶或远处转移，有时可转移至淋巴结。

近端型上皮样肉瘤临床上则通常表现为位于身体近心端（包括会阴、盆腔或躯干）体积较大的深部软组织包块，发病年龄通常较经典型为长。组织学：肿瘤由形态一致体积较大、异型较为显著的上皮样细胞组成，细胞核圆形空泡状，核仁明显；部分病例呈现显著的横纹肌样（Rhabdoid）外观；肿瘤细胞实性片状排列，地图状坏死不如远端型明显（图 2.77）。肿瘤细胞免疫表型与远端型相似，包括角蛋白阳性

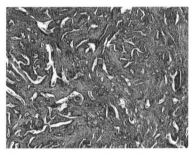

图 2.73 双相滑膜肉瘤：腺体与梭形细胞背景混合，这种独特的组合是经典的双相滑膜肉瘤

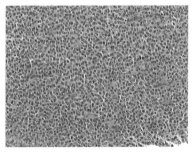

图 2.74 低分化滑膜肉瘤：一些滑膜肉瘤失去传统的单相和双相组织学，显示高级别的梭形或圆形细胞形态

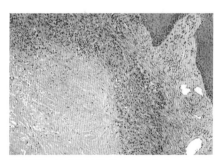

图 2.75 经典的远端型上皮样肉瘤：肿瘤表现为皮肤结节，坏死周围围绕不典型的梭形至上皮样细胞

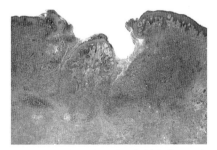

图 2.76 经典的远端型上皮样肉瘤：一些肿瘤类似血管肉瘤的出血性和实性区域

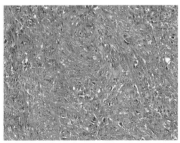

图 2.77 近端型上皮样肉瘤与经典远端上皮样肉瘤相比，近端上皮样肉瘤细胞更大，呈均匀横纹肌样，细胞核和核仁较大，呈实性生长

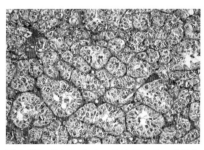

图 2.78 软组织肉瘤：多边形细胞，胞浆丰富，呈嗜酸性颗粒状，疏松巢状排列，被纤维血管间隔分隔

及 INI/BAF47/SMARCB1 的表达缺失。相比于远端型，近端型上皮样肉瘤的恶性度更高，临床表现更具侵袭性。

腺泡状软组织肉瘤

腺泡状软组织肉瘤是一种高级别肉瘤类型，虽然发病年龄范围较广，但绝大多数病例为年轻人，临床通常表现为发生于大腿或臀部深部软组织包块，部分病例亦可发生于头颈部（舌、眶周）以及实质脏器（以泌尿生殖道最为常见）。总体而言，年轻患者中女性较为多见而老年患者中男性占有优势。临床大体方面：肿瘤生长缓慢，界限较为清楚，切面灰褐色。组织学：肿瘤由形态较为一致的上皮样或多边形细胞组成，富含颗粒状嗜伊红胞浆，核圆形内见显著核仁；肿瘤特征性地排列成巢状或腺泡状，瘤巢之间可见明显的纤维血管间隔，肿瘤的周边常可见脉管内瘤栓（图 2.78）。部分病例 PAS 染色于胞浆内可见结晶样物（电镜观察呈菱形外观）。免疫组化：肿瘤细胞 TFE3 核阳性，偶尔尚可以表达 S100 蛋白及肌源性标志物如 Desmin 和 MyoD1。腺泡状软组织肉瘤拥有特征性的分子遗传学异常：der（17）t（X;17）（p11;q25）- 导致位于 Xp11 位点处的 TFE3 基因与 17q25 位点的 ASPSCR1 基因融合。有趣的是相同的融合基因也可以出现在一部分儿童性肾细胞癌和 PEComa 的病例中。腺泡状软组织肉瘤恶性度高，较易出现远处转移（肺、脑最为常见），部分病例以转移为临床首发表现。

透明细胞肉瘤

透明细胞肉瘤是一种伴有黑色素分化特征的侵袭性肉瘤类型，存在两种不同的临床亚型：一种发生于软组织，另一种位于胃肠道（亦被称为"胃肠道透明细胞肉瘤样肿瘤"）。位于软组织的透明细胞肉瘤通常发生于青年人的肢体远端，绝大多数与腱鞘、腱膜关系密切。大体上通常表现为界限清楚的结节，切面灰黄质硬。组织学：肿瘤由形态一致的梭形或上皮样细胞组成，胞浆透明或嗜酸性、颗粒状，具有显著的大核仁。肿瘤细胞被间质内显著增生的纤维组织分隔成明显的巢状或束状（图 2.79）。部分病例内可见花环状多核瘤巨细胞及黑色素颗粒。免疫组化：肿瘤细胞阳性表达 S100 蛋白及黑色素相关标志物，如 HMB45、MelanA 及小眼转录因子 MiTF，综合组织学及免疫组化特征，软组织透明细胞肉瘤与恶性黑色素瘤重叠明显，因此一些学者也称之为"软组织恶性黑色素瘤"，但不同于恶性黑色素瘤，其拥有涉及 22q12 位点上的 EWSR1 基因的重排，多数病例的易位伙伴基因是位于 12q13 位点上的 ATF1 基因，少数涉及 2q34 上的 CREB1 基因。

胃肠道透明细胞肉瘤样肿瘤虽然也表达 S100 蛋白，但缺乏黑色素标志物的表达。镜下肿瘤由形态较为一致、分化较为原始的上皮样或圆形肿瘤细胞组成，呈特征性的实性片状或假乳头状排列方式，核仁不如软组织肿瘤明显，一些病例间质内尚可见破骨样巨细胞（图 2.80）。与软组织内的肿瘤不同，绝大多数病例的融合基因为 EWSR1-CREB1。鉴于以上所述的差异，目前尚不明确两种类型的透明细胞肉瘤是否为同一肿瘤实体，部分学者更倾向称位于胃肠道者为恶性

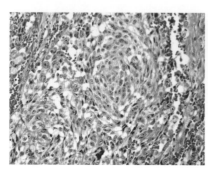

图 2.79 透明细胞肉瘤：富于细胞性肿瘤由明显非典型梭形至上皮样细胞组成，细胞核圆形，核仁突出，呈巢状和短束状排列

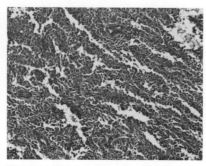

图 2.80 胃肠道透明细胞肉瘤样肿瘤：这些肿瘤可呈假乳头状结构并伴有纤维血管轴心

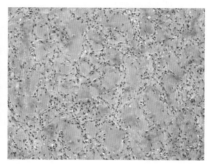

图 2.81 骨外黏液样软骨肉瘤：肿瘤呈多叶状，由梭形细胞组成，胞浆呈强嗜酸性，呈网状排列

胃肠道神经外胚层肿瘤（GNET）。不管发病部位如何，透明细胞肉瘤都为高度侵袭性的肿瘤类型，易发生淋巴结和远处转移。

骨外黏液性软骨肉瘤

骨外黏液性软骨肉瘤是一种罕见的生长缓慢的肉瘤类型，多数肿瘤位于近端肢体的深部软组织，成年男性好发。组织学：低倍镜下肿瘤呈多结节状生长方式，肿瘤由形态一致、较为温和的多边形或梭形细胞组成，胞浆深嗜酸性，间质黏液基质丰富。肿瘤细胞呈特征性的条索状、网状及蕾丝状排列方式，亦可排列成筛状或小簇状（图 2.81）。富于细胞亚型骨外黏液性软骨肉瘤则表现为间质内黏液成分减少，肿瘤细胞异型性增加，呈上皮样或横纹肌样形态，实性片状分布，核分裂象通常较为活跃。肿瘤不具有特异性免疫组化阳性标记，有时可局灶表达细胞角蛋白，基底膜抗原及 S100 蛋白。部分呈显著横纹肌样形态的肿瘤细胞可以伴有 INI1/SMARCB1 表达缺失。少许病例尚可有神经内分泌标志物的表达。鉴于肿瘤缺乏真性软骨成分的分化及特异性软骨相关基质蛋白的表达，绝大多数学者认为其不是一种真性软骨源性肿瘤。有趣的是，罕见病例可以原发于骨，而发生于骨的骨外黏液性软骨肉瘤这一名称是如此的拗口，使得一些学者更倾向将其命名为"骨黏液软骨样肉瘤"。与经典的软骨肉瘤及其他黏液性肉瘤不同，骨外黏液性软骨肉瘤肿瘤细胞具有特异性的染色体平衡异位，涉及 9q22 位点上的 NR4A3 基因（也称为 CHN、TEC、NOR1、MINOR）。最为常见的伙伴基因是位于 22q11 的 EWSR1 基因，少数可涉及 17q11 上的 TAF15 基因、15q21 上的 TCF12 基因和 3q12 上的 TFG 基因。虽然最初认为其生物学行为较为惰性，但长期的随访研究显示绝大多数患者最终（可长达 10 年）会出现肿瘤的复发和远处转移（肺最常见）。

促纤维增生性小圆细胞肿瘤

促纤维增生性小圆细胞肿瘤是一种较为罕见的小兰圆细胞肉瘤类型，绝大多数病例发生于青年男性的腹腔，表现为腹膜表面的多发性结节，患者表现为腹部不适、腹胀或腹水。罕见情况下，亦可发生于女

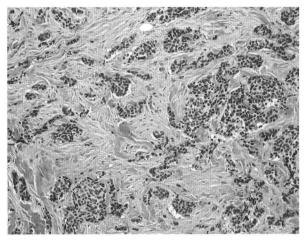

图 2.82 促结缔组织增生性小圆细胞肿瘤：小圆形细胞肉瘤，排列实性巢状，伴纤维黏液样间质

性、其他年龄段和腹腔以外的部位（睾丸旁、胸腔等）。镜下，肿瘤由形态一致的小圆细胞组成，巢状排列，分布于显著的纤维黏液样基质中（图 2.82）。肿瘤的形态学谱系较为宽泛，拥有许多少见的形态学变型，肿瘤可表现为大细胞形态、富含胞浆，显著的梭形细胞形态，肿瘤细胞弥漫片状分布伴较少的间质纤维成分，少数肿瘤尚可伴有腺样、菊形团或鳞状分化等等。免疫组化：肿瘤细胞同时表达 Desmin（核旁点状阳性）、细胞角蛋白、基底膜抗原和 NSE，通常为局灶阳性。促纤维增生性小圆细胞肿瘤拥有特征性的染色体易位：涉及 22q12 位点上的 EWSR1 基因和 11p13 位点上的 WT1 基因。在与尤因肉瘤相鉴别的情况下，EWSR1 基因的荧光原位杂交（FISH）分离探针没有价值，此时需要使用 RT-PCR 或二代测序（NGS）检测手段检测 EWSR1 的伙伴基因以明确区分。EWSR1-WT1 基因融合导致肿瘤细胞过表达 WT1 蛋白，因此使用针对 WT1 蛋白氨基末端的抗体免疫组化显示肿瘤细胞阳性。促纤维增生性小圆细胞肿瘤是高度侵袭性肿瘤，部分病例肿瘤可转移至淋巴结。

尤因肉瘤

尤因肉瘤好发于年轻人的骨组织，但其发病年龄与发病部位范围较广，肿瘤可以发生于软组织，甚至可以原发于皮肤。尤因肉瘤是小兰圆细胞肉瘤的原型（Prototype），肿瘤由形态一致的小圆细胞片状致密排列，核圆形，小至中等大，核染色质细腻、颗粒状，

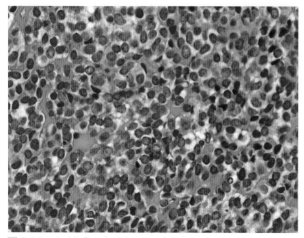

图 2.83　尤因肉瘤：典型的小圆细胞肉瘤

核仁不明显；肿瘤细胞胞浆分化通常不显著，部分病例由于胞浆内含有糖原而呈现透亮外观（图 2.83）。一些病例伴有明显的神经分化特征，可见菊形团样结构（这部分病例过去也称为原始外周神经外胚叶肿瘤，pPNET）。部分尤因肉瘤的肿瘤细胞体积较大，核染色质粗，核仁明显，可称之为非典型性尤因肉瘤。免疫组化：肿瘤细胞 CD99 胞膜强阳性，但其特异性不强；新近的研究发现肿瘤细胞 NKX2.2 呈核阳性表达，可能对诊断有所帮助。少许病例可异常表达神经内分泌标记，细胞角蛋白甚至 S100 蛋白，对此需保持谨慎，小心解读，避免误诊。尤因肉瘤是首个发现具有特征性染色体重排的肉瘤类型，绝大多数病例涉及 22q12 位点上的 EWSR1 基因和 11q24 位点上的 FLI1 基因发生融合，产生 EWSR1-FLI1 融合基因。虽然一度认为 FLI1 免疫组化阳性对诊断尤因肉瘤具有特异性，但随后的经验证实并非如此，部分淋巴瘤和血管源性肿瘤也可以表达此抗体，限制了其诊断价值。少部分病例涉及 21q22 位点上的 ERG 基因替代 ELI1 基因。更加罕见的是 ETV1、ETV4、FEV 替代 FLI1 和 ERG 基因，事实上这些基因同属一个大的 ETS 基因家族。这些特异性融合基因的发现不仅对肿瘤的发生机制有所揭示，对于其诊断也具有很大的价值，特别是组织量较少的穿刺标本、发生于罕见部位及罕见的形态学亚型的病例。尤因肉瘤生物学行为较具侵袭性，位于皮肤的病例相对预后较好；肿瘤对新辅助化疗通常具有良好的反应。

部分肉瘤具有与尤因肉瘤相似的小圆细胞形态特征但缺乏 EWSR1 基因易位，因此也被称为"尤因样肉瘤"。我们将在未分类圆细胞肉瘤章节对其进行讨论。

血管周上皮样细胞肿瘤（PEComa）

血管周上皮样细胞肿瘤（PEComa）是一类较为罕见的肿瘤家族，包括血管平滑肌脂肪瘤、淋巴管肌瘤（病）、肺透明细胞糖瘤以及其他一些起源于软组织和多种实质脏器的具有相似组织学及免疫表型的肿瘤。免疫表型层面肿瘤细胞具有双相肌源性和黑色素源性表达特征。肿瘤好发于成年人，女性多见，发病部位较宽泛。部分患者与结节性硬化综合征相关。组织学：肿瘤细胞呈梭形或上皮样，含有丰富的嗜酸性或透明胞浆，排列成片状或巢状，瘤巢之间可见显著的纤维血管网，部分肿瘤细胞围绕血管周围呈放射状排列（图 2.84），有时可见散在的多核瘤巨细胞。少数病例间质显示显著的硬化玻变，称之为硬化亚型。免疫组化：肿瘤细胞除了 SMA、calponin 阳性之外还表达 HMB45、MelanA 和 MiTF1 等黑色素分化标志物；少部分病例 TFE3、cathepsin K 阳性。绝大多数肿瘤的生物学行为相对惰性，部分病例则可发生转移，学界内对恶性 PEComa 的诊断标准尚未取得共识，已有的研究表明多种临床病理学参数可供预测恶性生物学行为，包括：肿瘤体积大、显著的核异型及多形性、活跃的核分裂象及坏死。值得一提的是即便是形态学

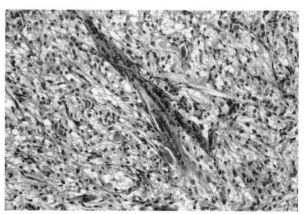

图 2.84　血管周上皮样肿瘤（PEComa）：肿瘤由上皮样细胞到梭形细胞组成，胞浆轻度嗜酸性至透明

较为"温和"的 PEComa 偶尔也会发生转移。肿瘤细胞呈弥漫上皮样形态的病例通常恶性度较高。

内膜肉瘤

内膜肉瘤作此命名是因为它们特殊的发病部位，其被认为起源于脉管壁的内膜层，特别是大血管。肿瘤最好发于中老年人的肺动脉，其次则为主动脉系统。最近有一项研究表明绝大多数的心脏原发肉瘤事实上就是内膜肉瘤，如此则内膜肉瘤的发病率并非像我们以往想象的那么低。组织学：肿瘤不具有特征性的形态学改变，通常表现为梭形或多形性的中至高级别的肉瘤，间质可有数量不等的黏液基质；部分病例可伴有异源性的骨-软骨分化（图 2.85）。肿瘤细胞通常核分裂象活跃，可伴有坏死形成。免疫组化：肿瘤细胞不具有特异性的表达，但血管内皮标志物阴性。分子遗传学层面：肿瘤细胞具有 MDM2 基因的扩增。由于肿瘤位于大血管内，较易发生转移；绝大多数患者预后不良。

未分化肉瘤

未分化肉瘤是一类运用当前免疫组化及分子遗传学手段仍然无法明确肿瘤特异性分化方向的肉瘤类型，形态学上通常分化较差、级别较高。迄今为止它们仍然是最为常见的肉瘤类型之一，诊断棘手，常为排除性诊断。

未分化多形性肉瘤

未分化多形性肉瘤就是以前的恶性纤维组织细胞瘤，肿瘤好发于老年人，通常位于肢体的深部软组织，绝大多数为散发病例，尽管有些病例与放疗相关（放疗后肉瘤）。位于腹膜后的肿瘤需要例行检查 MDM2 基因的扩增情况以明确是否为去分化脂肪肉瘤，事实上发生于腹膜后的具有未分化多形性肉瘤形态特征的肿瘤绝大多数都是去分化脂肪肉瘤。肿瘤生长迅速，体积较大，切面鱼肉状，通常可见出血坏死囊性变区域。镜下：肿瘤富于细胞，肿瘤细胞多形性、梭形，偶尔上皮样，异型性显著。肿瘤细胞排列成席纹状或束状，亦可呈无序分布（图 2.86）。部分肿瘤间质内可见显著出血、多量巨细胞（旧称"富含巨细胞的恶性纤维组织细胞瘤"）或炎症细胞浸润（旧称"炎症性恶性纤维组织细胞瘤"）。免疫组化不具有特异性，部分肿瘤细胞可以显示局灶的 SMA 阳性，但是根据定义肿瘤细胞不能表达 Desmin、细胞角蛋白及 S100。此类肿瘤核型复杂，不具有特征性的遗传学改变。多形性未分化肉瘤被认为是中高级别的肉瘤类型，由于肿瘤呈明显的浸润性生长方式使得患者通常会经历反复复发，超过一半的患者最终会出现远处转移，肿瘤位置的深浅与预后相关，浅表者转移风险相对较低。

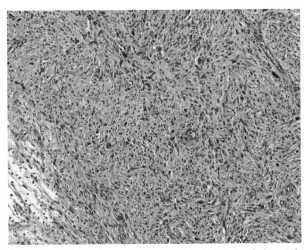

图 2.85 动脉内膜肉瘤：组织学表现类似于未分类/未分化的多形性和/或梭形细胞肉瘤，有时伴有黏液样基质

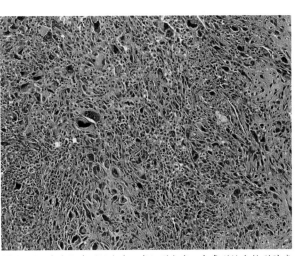

图 2.86 未分化多形性肉瘤：高级别肉瘤，由多形性和梭形肿瘤细胞组成的高级别肉瘤，核分裂象活跃，可见坏死

未分化小圆细胞肉瘤（尤因样肉瘤）

未分化小圆细胞肉瘤（尤因样肉瘤）在临床实践中有时会遇见这样一类肿瘤：组织学层面具有一致的小圆细胞形态特征，与尤因肉瘤相似，但又不具有尤因肉瘤特异性的 EWSR1 基因易位。在这种情况下，这类肿瘤常常会被诊断为"尤因样肉瘤"或者"未分化圆细胞肉瘤"。新近的研究发现多数尤因样肉瘤具有特征性的染色体易位 t（4;19）（q35;q13），产生 CIC-DUX4 融合基因，少数病例拥有 CIC-FOXO4 融合基因。虽然 CIC 肉瘤与尤因肉瘤两者具有较多的相似之处（两者肿瘤细胞都为圆细胞形态、免疫组化都可以表达 CD99、ERG 和 FLI1），但同时两者也存在些许差异之处。CIC 肉瘤常具有一些非典型性形态学特征：肿瘤具有一定程度的多形性、部分瘤细胞呈梭形、基质内可有局灶的黏液变性（图 2.87），此外免疫组化方面 CIC 肉瘤还表达 DUX4、WT1、calretinin 和 MYC，不表达 NKX2.2。与尤因肉瘤相比，CIC 肉瘤具有更强的侵袭性生物学行为，对传统的尤因肉瘤化疗方案反应欠佳，基于以上所述差异，有必要将其与尤因肉瘤区分开。最近的研究还发现一小部分同时缺乏 EWSR1 和 CIC 基因重排的"尤因样"未分化圆细胞肉瘤具有 BCOR-CCNB3 融合基因。替代融合基因包括 BCOR-MAML3 和 ZC3H7B-BCOR 等。虽然这些肿瘤具有类似尤因肉瘤的一些特征，但同样它们也

显示出一些非典型形态，部分病例肿瘤细胞可呈短梭形或梭形，类似于差分化滑膜肉瘤或恶性周围神经鞘膜肿瘤（图 2.88），肿瘤间质内常存在丰富的血管网。虽然在早期的一系列研究中显示 BCOR 肉瘤好发于男性青少年的深部软组织中，但最近的研究则表明其更好发于骨组织。由于 BCOR 肉瘤发病率较低，其精确的生物学行为尚不清楚，一些研究显示其与尤因肉瘤在预后方面没有明显的差异，而另一些研究则显示较尤因肉瘤略差。

第八节 未分类肉瘤

未分类肉瘤 尽管在这一领域已经取得了长足的进步，但仍有一些肉瘤缺乏明确的分类，因此只能无奈地将其命名为"未分类肉瘤"或"肉瘤，非特殊亚型"。当病理学家竭尽其所能也确实无法将肉瘤诊断为任何已知的类型时，这种命名也是无奈、但却是较为实事求是的做法。同样的情况还包括：所获得的肿瘤组织较少或经过治疗后肿瘤的形态学发生了很大的变化，在此情形下要对肿瘤进行准确分类也是十分困难的。如前所述：未分化多形性肉瘤是一种至少被视为中等级别的肉瘤类型，其不能与未分类肉瘤划上等

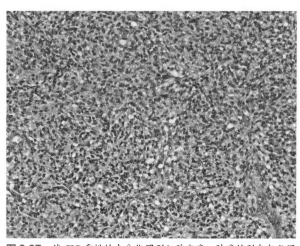

图 2.87 伴 CIC 重排的未分化圆形细胞肿瘤：肿瘤的形态与尤因肉瘤有重叠

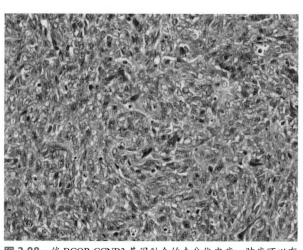

图 2.88 伴 BCOR-CCNB3 基因融合的未分化肉瘤：肿瘤可以有多种表现，从圆形细胞（"尤因样"）到梭形细胞肉瘤

号，后者的组织分级不定，可以是高级别也可以是低级别。因此，当肿瘤的组织学级别和生物学行为不确定时，给它们按上"未分类肉瘤"的名称是较为合适的。与上述的未分化圆细胞肉瘤一样，可以预期一部分的"未分类肉瘤"可能以后会被发现含有特征性的分子遗传学改变。事实上：最近的研究已经发现一些未分类肉瘤具有涉及 NTRK 基因和原肌球蛋白受体激酶的转位，并已开发相应的靶向治疗药物，前景可期。

胃肠道间质瘤（GIST）

胃肠道间质瘤（GIST）是最常见的消化道间叶源性肿瘤类型，这些肿瘤被认为是起源于消化道壁固有肌层内的卡哈尔细胞，卡哈尔细胞的正常生理功能是调节协助消化管的蠕动。GIST 通常发生于成人，最常见的发病部位是胃和小肠，然而，它们可以发生在消化管的任何地方，罕见情况下也可以位于胃肠外，特别是肠系膜和大网膜。儿童和年轻人发生 GIST 则可能与遗传综合征有关，包括 Carney 三联症（胃的间质瘤、肺软骨瘤和副神经节瘤）、Carney-Stratakis 综合征甚至是 I 型神经纤维瘤病（von Recklinghausens 病）。大体检查，胃肠道间质瘤的切面呈灰白、灰红色，质嫩，体积较大的肿瘤可伴有出血及囊性变。肿瘤可透壁生长伴有表面黏膜的溃疡抑或通过浆膜生长到周围的软组织中。组织学观察大多数肿瘤由较为一致的梭形细胞组成，通常呈相互交叉的束状排列（图 2.89），

有时呈显著的栅栏状，间质不等程度的纤维或黏液样，有时于瘤细胞的核旁可见空泡，小肠 GIST 间质内常可见特征性的嗜伊红丝团样纤维小结。部分 GIST 肿瘤细胞呈显著的上皮样形态（图 2.90）或同时具有梭形细胞和上皮样细胞形态。罕见情况下肿瘤细胞可呈显著的多形性。免疫组化检查：肿瘤细胞 CD117 和 DOG1 阳性，大部分肿瘤亦表达 CD34，肿瘤细胞通常不表达 S-100、SMA 和 Desmin。绝大多数散发性胃肠道间质瘤具有 c-Kit 基因 11、9、13 或 17 号（按发生频率依次排序）外显子的点突变，少数肿瘤具有 PDGFRA 基因 18、12 或 14 号外显子的点突变。c-Kit 和 PDGFRA 基因均编码酪氨酸激酶受体，上述的突变导致了基因编码的蛋白持续性的功能性激活，由此也使得肿瘤对靶向药物酪氨酸激酶抑制剂（伊马替尼）的治疗较为敏感。值得注意的是肿瘤不同的突变类型会直接影响到对治疗的反应。举例说明：与 c-Kit 基因 11 号外显子突变的肿瘤相比，9 号外显子突变的肿瘤则需要更高剂量的药物治疗才能达到理想的效果；而绝大多数显示 PDGFRA 基因 18 号外显子 D842V 的肿瘤则对靶向药物显示天然的耐药性，此类肿瘤主要是位于胃的上皮样形态的 GIST。对靶向治疗敏感的肿瘤临床上表现为体积缩小，镜下肿瘤细胞密度降低，间质显著的黏液或透明变，有时肿瘤坏死显著、仅有少量零星存活的肿瘤细胞残留。罕见情况下治疗

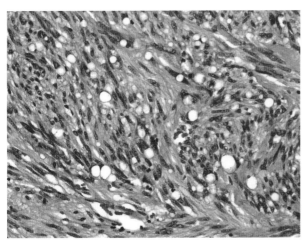

图 2.89 胃肠道间质瘤，梭形细胞型：大多数肿瘤表现为一致的梭形细胞成束状排列，具有可变的黏液样基质

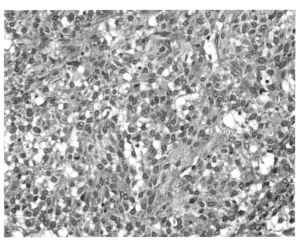

图 2.90 胃肠道间质瘤，上皮样型：一些肿瘤也可出现上皮样细胞

后的肿瘤可诱导异源性横纹肌肉瘤的发生。缺乏c-Kit、PDGFRA 基因突变的野生型肿瘤可能携带有 BRAF V600E 或 SDH 基因的突变。SDH 缺陷型 GIST 通常发生于胃，肿瘤细胞上皮样，呈多结节状、丛状的生长方式。胃肠道间质瘤的生物学行为变化多端，难以预测；当今学界内通行的是根据核分裂象、体积和发病部位（胃与非胃）等参数综合评估对肿瘤进行危险

度分级（详见表2.4）。GIST 最常见的转移部位是肝脏和腹膜扩散，这在破裂的肿瘤中尤为严重。淋巴结转移罕见，但有趣的是 SDH 缺陷型的 GIST 却通常发生淋巴结转移，但却不影响它的预后。最后，有研究表明 GIST 与其他一些肿瘤诸如韧带样瘤和白血病具有一定的内在性关联。

表 2.4　2010 年 NCCN 胃肠道间质瘤风险评估指南

有丝分裂情况	大小	胃	十二指肠	空肠 / 回肠	直肠
≤ 5 个有丝分裂 /mm²	≤ 2 cm	无（0%）	无（0%）	无（0%）	无（0%）
	> 2 cm 且 ≤ 5 cm	很低（1.9%）	低（8.3%）	低（4.3%）	低（8.5%）
	> 5 cm 且 ≤ 10 cm	低（3.6%）	n/a	中等（24%）	n/a
	> 10 cm	中等（10%）	高（34%）	高（52%）	高（57%）
> 5 个有丝分裂 /mm²	≤ 2 cm	无	n/a	高	高（54%）
	> 2 cm 且 ≤ 5 cm	中等（16%）	高（50%）	高（73%）	高（52%）
	> 5 cm 且 ≤ 10 cm	高（55%）	n/a	高（85%）	n/a
	> 10 cm	高（86%）	高（86%）	高（90%）	高（71%）

n/a：数据不足

第三章 骨（骨科病理学）

Bone（Orthopedic Pathology）

原著　A. Kevin Raymond
译者　王　琼
审校　李金梅　陈　红

第一节　前言

骨肿瘤的管理的讨论应该是多学科，而不是单一的学科。

即使有争议地归类为"肿瘤"（如纤维异常增殖症）的实体也包括在分析中，原发骨肿瘤在肿瘤过程中所占比例不到 2%。虽然原发骨肉瘤约占儿童恶性肿瘤的 2%~6%，但在普通人群中占恶性肿瘤的比例不到 0.2%。多发性骨髓瘤是美国最常见的原发性恶性骨肿瘤，在美国每年约有 3 万新发病例，其研究通常转移到血液病理学领域。骨肉瘤（美国每年新增病例 1000~2000 例）和软骨肉瘤是下一个最常见的原发性骨肉瘤。相比之下，骨转移瘤的发生率至少是原发性骨肿瘤的 50~100 倍。

对诊断敏锐性的发展至关重要的是案例接触、实践经验和指导。骨肿瘤的罕见对许多人的教育和临床经历产生了负面影响。罕见的问题因咨询和转诊模式的发展而变得更加复杂，这种模式既涉及诊断和治疗，导致骨骼病例集中在少数有整形外科肿瘤学历史的机构：对一些人来说，这是一种尴尬的财富，对大多数人来说，实际上是临床经验的缺失。

作为一名病理学家，在缺乏所谓的偏倚临床信息的情况下，倾向于查阅组织学切片。这种盲目的回顾可能是一个有趣的学术探讨，但它倾向于将肿瘤视为一个抽象的诊断问题，而不是对患者的整体判断。骨肿瘤的组织病理学应该结合整个临床环境和影像学研究的全部知识进行回顾：经典的临床信息、放射学和骨病理学的经典三位一体。然而，应该补充的是，随着基础科学向临床应用的必然转化，细胞遗传学和分子研究的投入正开始进入临床应用，毫无疑问，在不远的将来，它将被常规地整合到诊断设备中。

病理学家应该尽早与患者互动沟通，患者在多学科术前会议上的陈述远远优于在术后肿瘤委员会上的病例陈述。术前陈述的优点是在采取不可逆转的步骤之前，可为患者的评估增加更多的经验和不同的观点。

人口统计学是必要的临床信息的最基本要素。除了值得注意的病例外，所有骨肿瘤几乎可以发生在任何部位、任何骨骼、任何年龄的患者身上。然而，每个原发性骨肿瘤都有年龄、性别和骨骼起源部位的倾向。虽然不是绝对的，但这些倾向对评估诊断概率和帮助确定最有可能受益的临床和病理研究的潜在途径非常有帮助。

从解剖学上讲，骨骼可以看作是由结构和隔间组成的。这些结构包括皮质、松质骨、生长板和关节面。在通过软骨内骨化形成的管状骨中，这些结构定义了将髓腔细分为生长部（即骨骺或突起）、干骺端和骨干的隔室（图 3.1）。表皮由关节面和生长板所包围的隔室组成。相反，隆起部由骨和生长板（例如股骨大转子和小粗隆）所包围。骨干是骨皮质平行的那部分。干骺端位于骨骺和骨干之间，构成骨皮质不平行的部分，即发散或会聚。此外，松质骨本质上仅限于骨干中几乎不存在骨骺和干骺端。在骨骼成熟和生长板退化后，在技术上没有定义边界的一个植体，术语有点不一致；出于我们的目的，我们继续将这些区域称为骨痂和隆起。

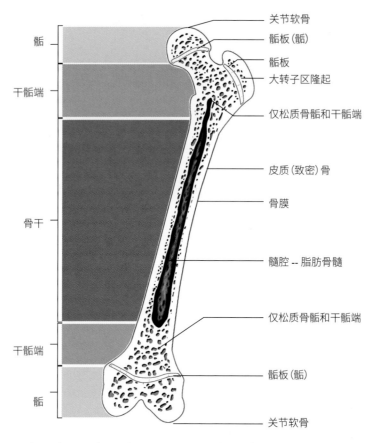

图 3.1   附肢骨解剖。通过软骨内骨化形成的骨在很大程度上可以看作是由将髓腔分成几个间隔的结构（皮质、生长板、关节面、松质骨）组成的（即骨骺、干骺端、骨干）

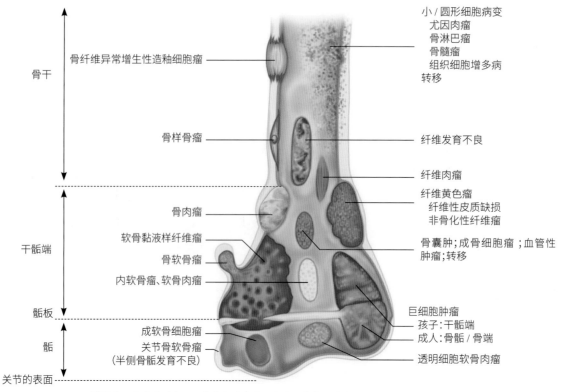

图 3.2   每个骨肿瘤显示出特定的骨骼。此外，每个骨肿瘤均优先累及特定的骨部分

个别原发性骨肿瘤表现出对特定骨骼甚至这些骨骼的特定部位的偏好（图 3.2）。虽然肿瘤可能起源于皮质或皮质内，但大多数发生在髓腔内。发生在髓腔内的骨肿瘤被认为是中央型的，而那些起源于髓腔和皮质之外的骨肿瘤通常被称为周围型肿瘤。

在讨论骨肿瘤的治疗时，病理学文献一致建议结合大体和组织学资料回顾患者影像学研究，忽略可能缺乏正规放射学培训或经验的情况。同时，需要指出的是，影响骨肿瘤病理经验的因素也面临着放射学的挑战。因此，从事骨肿瘤工作的病理学家应具备基本的骨骼放射学知识。虽然骨骼放射学的详细回顾不在本研究的范围之内，但在理论和实践上都应该提出一些观点。

放射学检查是一种目标导向的算法，旨在确定原发病灶的特征，同时确定局部肿瘤的范围以及识别全身疾病。通常的检查包括原发部位的平片、骨骼测量、计算机化的横轴断层扫描（CT）、磁共振成像（MRI）、骨扫描，以及根据需要进行的专门研究，例如动脉造影和正电子发射断层扫描（PET 扫描）。

平片、AP 片和侧位片，仍然是骨放射学的支柱，特别是在评估累及附件骨骼的病变方面。另一方面，在处理轴骨或附件骨的非管状骨时，平片更多的是初步筛查，而 CT 是最终的检查。同时，无论骨骼部位如何，CT 都可以提供所有骨骼病变的详细信息，以及评估周围正常骨骼的状态和反应性变化。

平面胶片（AP 和外侧）仍然是骨骼放射学的主要支柱，尤其是在评估涉及阑尾骨骼的病变方面。另一方面，当处理阑尾骨骼的轴状骨骼或非管状骨骼时，平面膜起着初步筛查的作用，而 CT 已成为权威性研究。同时，无论骨骼位置如何，CT 都可以提供所有骨病变的详细信息，以及评估周围正常骨的状态和反应性改变。

许多常规的平面胶片骨骼成像是以提供有关关节和除骨之外的软组织的信息的方式进行的。骨骼测量是包括所有骨骼的一系列平面胶片，以优化骨骼分析的方式（即定向和曝光）执行。

通过对 CT 和 MRI 的巧妙分析和解释，可以提供

丰富的信息。也许，最重要的是，这些研究提供了关于肿瘤大小和局部疾病范围的最可靠的术前信息。

骨显像（Tm99 骨扫描）虽然不再扮演以前的中心角色，但仍提供信息。它是识别肿瘤多中心性的有用工具，包括跳跃性转移和全身性播散。骨扫描的一个问题是它结合了高灵敏度和低特异性。Tm99 骨扫描将显示骨重塑区域放射性示踪剂摄取增加，因此在任何应力区域（通常在大多数关节周围）都会显示活性增加。所以，一种有用的做法是建立初始基线，评估多中心性，然后在经过一段预定的时间后重复测试，观察确定随时间发生的任何变化。

在回顾影像学研究时，建立常规是有用的（表3.1）。确定肿瘤的位置（包括特定的骨骼）和骨骼内的位置（包括末端、骨骼的一部分、受累的隔室和受累间隔室内的位置）。建立病变的平片特征通常指向病变组织类型，进而作出诊断或至少是鉴别诊断；要分析的参数包括病变大小、形状以及矿化的定量和定性状态。肿瘤 / 正常骨界面（即过渡区）的形式和范围通常提供有关肿瘤生物学和潜在生长特征的信息。侵袭性病变往往界限不清，有延长的浸润性界面。相比之下，静态病变往往有狭窄的过渡区，这些过渡区界限分明。任何反应性骨骼的存在与否和形式都可以提供有关病变生长特征的其他信息。

此外，在解释骨骼成像研究时，记住以下几点是有帮助的：

（1）平片仍然是骨骼放射学的基础；然而，为了在平片上显示射线透明的变化，病理过程必须涉及并改变皮质。简言之，必须改变最低钙密度，以显示在平面膜上溶解变化。松质骨没有足够的钙密度使破坏性改变持续存在，并显著影响平面胶片图像。

（2）术语"软组织块"反映了可能具有或不具有相应的解剖学相关性的放射学发现。骨膜不易被病理过程穿透，许多 X 线软组织肿块对应于皮质外的肿瘤，但仍局限在骨膜下。

从历史上看，开放式活检一直是首选的诊断工具，"大诊断、大组织"。活检可以在确定手术时与冰冻切片分析联合进行，也可以作为两个程序中的独立程

表 3.1   骨骼放射学的初步审查：该表是在审查骨骼影像研究期间审查平片和 / 或 CT 时要分析的项目的快速核对表

位置			
骨骼	特异骨		
死亡	邻近的	中央	末端
定向	皮层上	皮层中	皮层下
分隔	骺	干骺端	骨干
位置	中心	偏心	
性状			
有害的	皮质	松质骨	
矿化作用	再结晶	溶解作用	混合爆裂 / 裂解
再结晶	骨	软骨	其他
溶解作用	纯溶解作用	混合溶解作用	内部结构：囊泡、泡沫、泡状物
界面：肿瘤 / 正常			
表面特征	定义明确	界限分明	硬化界面
Ⅲ级定义	鼠疫	渗透性	
反应性骨形成			
骨膜的	花纹（"晒伤"）	层压精细（"洋葱皮"）	分层
Ⅲ级定义	鼠疫	渗透性	
病理性骨折			

序进行。尽管由于切割钙化物质的后果，骨冰冻切片分析经常受到病理学家的反对，但这些活检组织中通常有足够的未钙化组织，从而可以无阻碍的制备冷冻切片。此外，廉价的一次性切割刀的出现大大减少了切割局部钙化组织的后果。

但是提供足够的暴露以获取开放活检组织所需的切口几乎总是相当大的，例如 10~20 cm。活检后，必须将切口考虑为完全被肿瘤污染，并在确定手术时将其移除，以避免肿瘤局部复发的后果。当截肢是恶性骨肿瘤的首选治疗方法时，活检切口自动包括在手术标本中；因此，开放活检及其后果的重要性较小。

然而，随着切除技术的发展，功能性假体的生产，以及重建程序的进步，保肢手术成为适当选择的患者的首选治疗方法，因此，肿瘤污染的活检切口的问题也随之而来。目前，通过合理使用针吸活检、细针抽吸和 / 或核心活检，绝大多数骨肿瘤在无软组织污染的情况下诊断是可行的。应该注意的是，骨针活检不再被认为是一种实验方法，而对许多人来说，它是护理的标准。同时，必须强调的是，拒绝保肢手术最常见的原因是不适当的开放活检。

由于对临床和放射学背景的了解，病理学家与患者的接触通常从标本接收开始。简而言之，病理科最起码的工作就是确认标本、解剖、描述、组织固定、脱钙、组织处理、组织学审查和报告。此外，还有特殊学习和研究的标本照相和组织采集的可能性。最重要的是，需要无缝沟通；一次多谈话总比谈话太少要好得多。

病理学家 / 标本接触最初可能发生在术中会诊时。这可能是诊断性冰冻切片、切缘评估或请求立即解剖以查看肿瘤和相关软组织以加快术中计划。如前所述，无论是穿刺活检、刮除、切除还是截肢，通常都有足够的肿瘤软组织部分来进行诊断性冰冻切片。切缘检查通常是肉眼检查的一项。虽然所有的病例都必须个体化处理，但肿瘤上可自由活动的软组织的存在几乎保证了相应的切缘没有肿瘤；考虑将切缘限制为肉眼检查是合法的。然而，如果软组织固定在肿瘤上，在接近边缘的区域，冰冻切片证明肿瘤与边缘的关系是合理的。应该记住的是，虽然绝大多数骨肿瘤是以粘连性肿块的形式生长，但也有一些肿瘤以肿瘤病灶独立于主要肿块与正常骨髓之间而闻名，即所谓的跳跃转移。有公认危险的肿瘤包括骨肉瘤、软骨肉瘤、成釉细胞瘤和血管肿瘤。因此，边缘评估必须与影像检查结合起来，重点放在那些能可靠检测多中心性的测试、骨扫描和更重要的 MRI 的检查上。

有关标本解剖的详细讨论超出了本章的范围，已经成为以前出版物的主题。但是，许多程序要点值得评论。

当提交多个针芯时，我们建议将它们各个单独包埋成不同蜡块，这样就消除了针芯在石蜡块内以不同深度和角度嵌入的问题。由于最佳的样本方向，可以在最小组织损失的情况下切全片，并且可以选择性地进行特殊研究，从而最大限度地保留组织，以备将来潜在的研究之用。

刮除 / 切开活检标本中获得的组织通常浸入血液中。为了看到标本的真实外观并优化组织固定，应该用水、生理盐水或福尔马林清洗标本：选定的标本碎片放入容器中，加入液体，摇晃和倾倒，然后根据需要重复。

主要标本的解剖应在放射学 / 病理学相关联之后并在尽可能接近手术时间的情况下，在新鲜组织上进行。在用锯切割标本之前，应尽可能多地切除正常组织，使标本缩小到起始骨、肿瘤和任何局部肿瘤延伸部位。为了美观和安全，切除了软组织。室温下，新鲜的软组织可能会卡在锯片上，导致无法控制移动的标本，并可能造成前部损伤。

大多数解剖体手术切入肿瘤或紧邻肿瘤，并在解剖进行过程中扩展至正常组织，有效地在一个狭窄的切口中进行解剖。最终，这种方法通过以相对随机的方式横切组织来移除大块组织，因为人们试图在获得暴露的同时减少样本。

建议采取另一种方法：首先将皮肤从样本中取出，这增加了样本的暴露，同时消除了皮肤的限制影响。因此，绝大多数软组织的进一步解剖是以一种在本质上是顺序的、分层的方式移除骨骼肌，从而使剥离更容易、更有序。

"骨锯"被用来在切除软组织后在骨骼上进行初始的纵向（即矢状面或冠状面）或横断面切割。在进行这些初始切割时，最好使用具有半英寸到四分之三英寸刀片的高速、重型肉锯。重型锯比轻型设备（如拼图锯、打孔锯）更危险，也更安全。更大功率的马达和更坚固的锯片使锯子更容易切割骨头，从而更好地控制标本和更精确地引导骨头通过锯子。反过来，这减少了将骨头推过锯所需的压力，并在很大程度上避免了因在切割过程中用力过大和失去对标本的控制而引起的事故。同时，使用更强大的刀片，任何事故都可能会更具破坏性。在使用骨锯时，总是为可能出现的问题做计划；抱最好的希望，但总是提前考虑各种负面情况，做最坏的打算。切割标本后，必须对切割表面进行清洗，以消除切割可能嵌入松质骨和皮质骨间隙的骨尘；自来水和外科手刷的轻微工作量通常就足以完成这项任务。

骨锯解剖后，必须将骨头切成适合病理包埋盒的薄片。Isomet® 是一种小型的台式地质锯，可将骨骼切割成大小一致、厚度均匀的精确小块，人工制品（如骨屑）最少，非常适合这项任务。一些实验室固定和脱钙的大段 / 大片的骨头由最初的骨锯切割产生。贴花后，标本可以用常规的实验室工具切割。然而，我们更喜欢使用 Isomet®；我们发现，将矿化骨切割成适合处理盒的碎片可以更容易、更彻底地进行处理。

冷冻整个标本，以便骨、肿瘤和正常组织可以一起观察和拍照，不推荐常规使用。冷冻引入了类似于在冰冻切片中看到的伪影，即所谓的冰冻切片伪影。但是，如果说对于全面的演示和摄影有难以推却的原因，那就是有一个协议（协议使然）。首先，必须建

立分区 / 演示平面；如果需要，可以定义它。用于诊断的组织是从平行于最终切面的平面获得的。采集组织后，将标本重新组装并冷冻；最好是使用 –70℃的冰箱。冷冻2或3天后，可以在带锯上安全地切割样品。

除"标测"或其他标准化程序外，刮除和确定手术标本中提交进行组织学检查的组织数量多少有些随意。在普通病理学中，组织提交是"代表性切片"概念的一种功能，而代表性切片又要求能够粗略区分特定的病理以及正常和继发性改变。

由于其相对非特异性的大体表现，以及继发性反应、退变和 / 或炎症过程的频繁叠加，"代表性切片"的概念很难准确地定义和应用于骨肿瘤。我们通常使用的软组织公式是每厘米均质肿瘤一盒。然后从任何异构组件提交其他部分。

然后将包埋组织进行固定、脱钙和常规处理。我们更喜欢用 10% 中性缓冲福尔马林溶液固定。有多种脱钙方法可供选择，我们使用稀释的甲酸。我们使用样本射线照片来监测脱钙。

将来某个时间，细胞遗传学和分子病理学将确定合适的肿瘤特异性治疗的位置。但是，在可预见的未来，组织病理学仍然是治疗的诊断标准，要有专门的研究来满足特定的需求。尽管存在细微的差异，但当前的分类系统是基于将骨骼划分为其组成组织类型，并将病变细分为表现特定表型的良性病变和恶性病变（表 3.2）。同时，人们认识到，某些肿瘤几乎是骨特有的，而其余的间叶性病变则更为常见于软组织肿瘤中。本章将重点介绍骨骼特有的病变。

表 3.2　骨肿瘤的分类（按组织类型划分肿瘤，并按良性与恶性进行细分）

表型 / 显型	良性肿瘤	恶性肿瘤
软骨	骨软骨瘤	软骨肉瘤
	软骨瘤	传统
	软骨母细胞瘤	变体
	软骨黏液样纤维瘤	
骨	骨样骨瘤	骨肉瘤
	成骨细胞瘤	传统
		变体
纤维性	干骺端纤维性皮质缺损	未分类多形性肉瘤
	非骨化性纤维瘤	恶性纤维组织细胞瘤
	纤维组织细胞瘤	纤维肉瘤
	促结缔组织增生性纤维瘤	
	纤维结构不良	
	骨纤维异常增殖症	
脊索	良性脊索细胞瘤	脊索瘤和 V 变异体
不确定		尤因肉瘤
		釉质瘤
	骨巨细胞瘤	恶性骨巨细胞瘤
造血	浆细胞瘤	骨髓瘤
	组织细胞增生症	淋巴瘤
血管	血管瘤	上皮样血管内皮瘤
	上皮样血管瘤	血管肉瘤
脂肪组织	脂肪瘤	脂肪肉瘤
神经鞘	神经纤维瘤	恶性周围神经鞘膜瘤
	神经鞘瘤	
平滑肌	平滑肌瘤	平滑肌肉瘤

总体而言，骨肿瘤分级长期以来一直是一个有争议的话题。从历史上看，分级在很大程度上是基于对肿瘤细胞密度和非典型性程度的半定量分析，这两个参数经常是平行发展的。有丝分裂活性和坏死可能会影响解释，但在大多数情况下，通常不被认为是"硬"标准。诚然，数字分级的标准往往有些空洞，重复性令人怀疑。然而，由于明确的分类和亚分类标准的优势，将分级降级为"另一个参数"，该参数可以粗略估计给定类别内的相对肿瘤侵袭性。分级也构成了分期的基础。在大多数情况下，肿瘤等级是骨肿瘤分类所固有的，并且降低为高级别与低级别的评估（表3.3）。正式的分级主要限于原发性软组织肿瘤和明确的骨例外情况。

表 3.3　骨肿瘤分级（骨肿瘤分级在很大程度上取决于诊断，该原则也有例外）

分级	骨肿瘤列举
1级：低级别	软骨肉瘤，透明细胞
	骨肉瘤，低级别中央和骨旁
2级：中级别	釉质瘤
	骨膜骨肉瘤
3级：高级别	软骨肉瘤，去分化与间质
	脊索瘤，去分化
	尤因肉瘤/PNET
	巨细胞瘤，"恶性"
	骨肉瘤，常规骨肉瘤
	骨肉瘤，表层高级别和去分化的骨旁OS
	骨肉瘤，中等的
	骨肉瘤，小细胞和毛细血管扩张性
可变等级	普通型软骨肉瘤，普通型（1~3级）
	淋巴瘤（按分类分级）
	软组织样肉瘤（即平滑肌肉瘤、血管肉瘤）
	梭形细胞肉瘤（组织学分级）
未分级	脊索瘤，常规

"去分化"的概念起源于骨骼病理学，指的是软骨肉瘤的一种不寻常的亚型，现在已经扩展到几乎所有形式的低度恶性骨肿瘤。组织学上，去分化由一种形式的高级别肉瘤（例如骨肉瘤、纤维肉瘤、未分类

的肉瘤）叠加在潜在的低级别肉瘤上组成。低级别和高级别的成分不混合，两个成分之间没有过渡，几乎就像是两个不相关的肿瘤过程的碰撞。虽然低级别的肿瘤可能是主要成分，但高级别的肉瘤决定了去分化肉瘤的最终生物学潜能。通常去分化肉瘤的预后很差，根据定义它们是高级别的。

许多/大多数骨科医师都遵循肌肉骨骼肿瘤学会提出的分期系统（即所谓的 Enneking 系统），该系统有时会混淆分级和分期两个术语。肿瘤被划分为一个数字阶段（即，Ⅰ~Ⅲ），并按字母顺序细分（即，A 与 B）。该系统基于三个参数的评估：肿瘤分级，原发部位局部肿瘤受累的程度，以及是否存在转移。在这个系统中，所有的原发性骨肿瘤都被分为低级别和高级别。在无转移的情况下，低级别肿瘤的数字分期为Ⅰ期，而高级别肿瘤为Ⅱ期。如果存在全身转移，则为Ⅲ期。局限于皮质内的肿瘤被细分为"A"区（即"室内"）。延伸至皮质的肿瘤被命名为"B"（即"室外"）。

尽管骨科标本类型经常被错误地表示为大小的函数，但骨科标本类型是根据其切除边缘的范围来定义的：病灶内、边缘、广泛和根治。顾名思义，病灶内手术是指不进行任何手术切除切缘的手术（例如刮宫），主要用于"开放活检"、良性病变治疗和减瘤手术。边缘标本是那些试图切除整个肿瘤，但肿瘤和正常骨之间的反应性界面没有完全去除的标本，因此可能涉及切除边缘。宽切缘是指肿瘤被完全切除，并带有正常组织的切缘，但部分受累间隔仍留在原地。根治性标本是指用正常组织袖带切除肿瘤和整个受累的腔室。

从历史上看，骨肿瘤在特殊研究方面（例如特殊染色、免疫组织化学、细胞遗传学和分子研究）落后于其他学科，部分原因是在这些标本的常规管理过程中需要严格的处理程序（即脱钙）。然而，随着对细节的更多关注和对它们使用兴趣的增加，我们在这一领域进入了一个快速发展的时期。

这是读者的最终想法。历史上，关于骨肿瘤的权威文献有限。现在，我们处于一个关键时刻，我们从

具有非凡组织和陈述天赋的大量调查人员那里获得了丰富的财富。

第二节　软骨新生

骨软骨瘤（图 3.3）

定义

孤立性骨软骨瘤可能被认为是发育异常，也可能是良性透明软骨肿瘤。病变本身是软骨"帽"，可以是无柄的，也可以是有柄的。本文讨论的目的是将骨软骨瘤称为"肿瘤"。

前言

骨软骨瘤约占良性骨肿瘤的 33%，占所有骨肿瘤的 10%。由于基本上没有症状，因此许多人认为比例被严重低估了。

虽然疾病最初可能在任何年龄，但骨软骨瘤的发病率在生命的第二个十年最高，第一和第三个十年的发病率略低。男性多于女性，男女比例从 5∶3 到 2∶1 不等。骨软骨瘤可能起源于任何通过软骨内骨化形成的骨骼。约 85% 的骨软骨瘤是"孤立性骨软骨瘤"，最常累及股骨远端、肱骨近端和胫骨近端。其余 15%

为多发性骨软骨瘤 / 骨软骨瘤病，倾向于多灶性。很少情况下，骨软骨瘤可能表现为放射后现象。

临床

骨软骨瘤的自然病史是逐渐生长直到骨骼成熟，然后是软骨帽退化和皮损生长停止。骨软骨瘤起始于生长板区域皮质缺损内的软骨"塞子"（图 3.4）。随着时间的推移，病变可能：保持不变或通过大部分离心性生长而扩大，但仍然主要由皮质和骨膜所包含，或者开始垂直于母骨的长轴生长，并形成"柄"。生长是软骨帽软骨内骨化的一种功能，导致管状柄的形成，该管状柄由与母体骨皮质连续的皮质组成，围绕着与母体骨髓腔连续的髓腔。

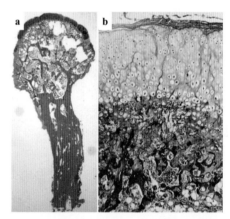

图 3.4　（a）骨软骨瘤：整体扫描。带软骨帽的潜在病变。（b）骨软骨瘤：软骨帽的高倍；结构再现了生长中的骺板（由医学博士 A. Kevin Raymond 提供）

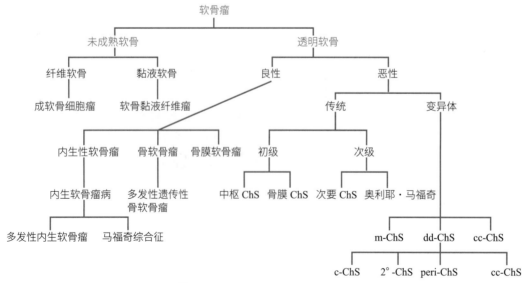

图 3.3　软骨树状图显示软骨肿瘤分类的关系

如果有柄，早期垂直生长之后是远离最近关节的间歇性生长，这是对覆盖的软组织产生的力的反应。软骨帽在骨骼发育期间继续生长，在第二个生长期可能会有令人惊讶 / 令人担忧的放射学和组织学变化。然而，随着骨骼的成熟，软骨成分会渐渐消退，留下任何顶部都有一个发育不全的软骨帽。继发性恶性肿瘤发生在远不到 1% 的骨软骨瘤中。

大多数骨软骨瘤是无症状的，在进行影像学研究时发现的原因与此无关；其中大多数没有报道，因此认为骨软骨瘤的发病率被低估了。病变的增长可能导致可触及的肿块缓慢增大。柄骨折会导致疼痛。症状可能会随着肿瘤的大小和位置而演变。压迫神经血管元素或其他重要结构的肿块效应可能导致局部或牵涉症状。较大的病变可能导致法氏囊的形成，然后可能演变为滑囊炎样症状。

在没有症状或怀疑继发性恶性肿瘤的情况下，治疗仅限于观察。根据症状，完全手术切除是首选的治疗方法。

可能提示继发性软骨肉瘤发展的改变包括骨骼成熟后软骨帽的厚度＞ 2 cm，受累母骨在成熟后软骨帽持续生长，以及骨软骨瘤区域出现新的疼痛。这些发现均无诊断意义，但它们与恶性肿瘤的潜在联系提高了其重要性。

组织病理学

"软骨帽"是骨软骨瘤的病变组织。它由灰蓝色到灰白色的软骨组成，其结构和细胞学在很大程度上重现了正在生长的软骨（图 3.4），并模仿活动性骨骺板的外观。较老的、较静止的病变很大程度上模仿关节表面的外观。部分病变不会发展为垂直生长期，并局限于病变起源的皮质缺损区，无蒂骨软骨瘤（图 3.5）。然而，更典型的图像是柄状病变，软骨帽在顶端覆盖管状骨柄，其皮质和髓腔与其母骨对应物的皮质和髓腔连续（图 3.6）。个别肿瘤细胞的细胞学特征反映了是否有活跃的生长。在成熟的非活动性病变中，细胞核呈蓝色、紫色至黑色的小深染圆点，核细节极少。细胞质也很小。在活跃生长的病变中，往往有更多的细胞核细节和细胞质细节，但缺乏异型性。有丝分裂异常罕见。

大体病理学

骨软骨瘤的肉眼外观很难在碎裂的标本、骨碎片和软骨中辨认，它们之间可能没有明显的物理关系。然而，完整的骨软骨瘤由管状骨柄上的分叶状软骨肿块组成（图 3.7）。软骨组件的切面各不相同，从灰蓝色到灰白再到白色、闪闪发光、半透明，带有对应矿化的焦白色区域。柄由包围充满脂肪骨髓的髓腔的板层骨皮质组成。

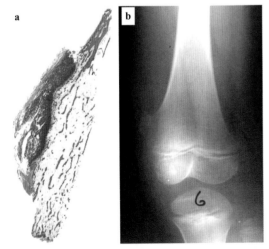

图 3.5　骨软骨瘤。（a）整体扫描；低功率。皮质缺损处有软骨成分的固有性病变。（b）固位性骨软骨瘤的平片（由医学博士 A. Kevin Raymond 提供）

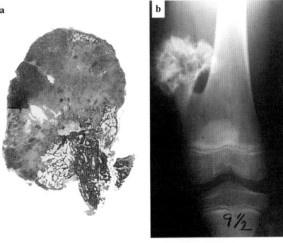

图 3.6　骨软骨瘤。（a）整体扫描；低功率。年轻的、成长中的患者有柄状病变，软骨帽非常厚。（b）柄状骨软骨瘤的平片。注意骨软骨瘤皮质、骨软骨瘤和母骨髓腔的连续性（由医学博士 A. Kevin Raymond 提供）

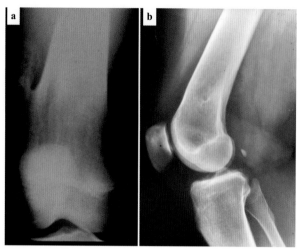

图 3.7　骨软骨瘤。（a）平片（AP）显示骨软骨瘤与病变、母骨皮质和髓腔的连续性。请注意，病变有弯曲的柄，导致病变"远离"最近的关节。（b）平片（侧位）显示骨软骨瘤；与（a）相同。患者旋转 90°。骨软骨瘤表现为放射透明灶周围的一小块硬化灶。后者的变化是继发于骨软骨瘤和母骨的皮质、髓腔的叠加（由医学博士 A. Kevin Raymond 提供）

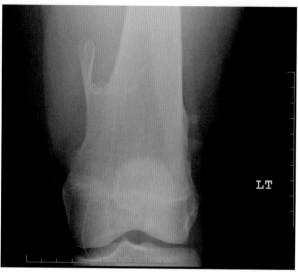

图 3.8　发性骨软骨瘤病，累及股骨远端干骺端。这些病变干扰了正常的干骺端重塑，导致畸形；所谓的轻度瓶畸形（由医学博士 A. Kevin Raymond 提供）

骨软骨瘤的大体外观与患者／皮损年龄和接近骨骼成熟度有关。年轻患者的软骨帽相对较厚，在青少年生长期可能会增厚。然而，当骨骼成熟时，软骨成分开始退化，直到很少或没有软骨迹象为止。生长活跃期，骨和软骨之间的界面通常由白垩白到黄白色、无定形矿化物质组成，对应于骨软骨瘤软骨内骨化的软骨矿化区。

无骨软骨瘤可能很难在碎裂的标本、骨和软骨的混合碎片以及下面正常的松质骨和上面的结缔组织中辨认出来。完整的病变由分叶状蓝灰色软骨组成，局部矿化位于周围皮质骨缺损内（图 3.5）。软骨帽与下面的母骨髓腔直接接触。

放射学

骨软骨瘤的影像学表现与许多参数有关，包括位置、有无柄与柄的状态以及患者／病变年龄。长骨病变的诊断特征最好在平片上看到，而扁平骨病变最好用 CT 和 MRI 检查。鉴于软骨帽的高含水量，使用 MRI 可更好地评价软骨帽（如厚度）。

骨软骨瘤最初是一种充满软骨的皮质缺陷。随着时间的推移，病变会形成软骨柄（图 3.5）。骨软骨瘤和母骨的皮质和髓腔与它们各自的对应部位是连续的（图 3.6）。固位性骨软骨瘤主要局限于皮质内，直接暴露于母骨的髓腔。有柄的骨软骨瘤最初垂直于母骨的长轴生长，然后在来自上覆肌肉的力量下，它们似乎从最近的关节"弯曲"，并大致平行于皮质长轴生长。

专题研究

外生骨疣基因（EXT1/EXT2 基因）的突变似乎有助于骨软骨瘤的形成。该突变破坏硫酸肝素蛋白聚糖的合成，进而影响 Hedgehog 和 Wnt 信号通路。这些改变会影响生长板中的软骨内骨化模式，导致邻近并围绕骨骺生长板的"骨环"形成缺陷。突变人群获得功能优势，并且通过招募其他正常元素，导致骨软骨瘤形成。在孤立性骨软骨瘤中，这些遗传变化局限于软骨帽的成分。相反，这些变化是遗传性多发性骨软骨瘤患者的杂合性胚系突变。

多发性遗传性骨软骨瘤

定义

多发性遗传性外骨瘤（MHE）是指有 MHE 家族史或有 EXT 基因之一胚系突变证据的患者中发现两个或两个以上骨软骨瘤。MHE 是近乎完全渗透的常染色体显性遗传。

MHE，也称为多发性骨软骨瘤或骨干赉门失弛缓症，可能是一种孤立的骨科疾病。或者，它可能作为临床综合征的一部分出现，例如，Ⅱ型毛发、鼻、指（趾）综合征（Langer-Giedion 综合征）或 Potocki-Shaffer 综合征。

MHE 在生命的第一和第二个十年的患者中变得明显。尽管有不同的报道，但男性似乎比女性更容易受到影响：男女比例为 3∶2。任何通过软骨内骨化形成的骨都可能受累。当比较患者之间，甚至是家庭成员之间的受累时，受累的骨骼数量和受累部位可能有很大的差异，但附件骨骼的长骨，特别是膝关节区域，经常受累（图 3.8）。

多发性干骺端骨软骨瘤的存在会影响患骨的重塑，并导致不同程度的骨畸形：成对的骨骼弯曲、腿长不一致、关节成角和身材矮小。患者可能会出现各种与畸形和 / 或肿块效应有关的主诉，导致邻近正常结构的压缩和干扰。最严重的后果是继发性外周软骨肉瘤与骨软骨瘤相关的发病率增加，据估计占 MHE 患者的 0.5%~5.0%。

绝大多数 MHE 病例的治疗方向是切除疼痛的病变、纠正功能障碍、遗传咨询和监测继发性软骨肉瘤的发展。如果骨软骨瘤帽在骨骼成熟后继续生长，软骨帽厚度 > 2.0 cm，或在骨软骨瘤区域出现新的疼痛，则应怀疑为继发性恶性肿瘤。继发性软骨肉瘤的治疗和预后与自发性外周性软骨肉瘤相同。

这些骨软骨瘤的形态和影像特征与孤立性骨软骨瘤相似。在 MHE 骨软骨瘤中似乎有两种大体 / 放射学构型。这是典型的柄状、软骨帽的骨软骨瘤。或者，它们可能表现为广泛的无柄病变。

有时，MHE 的骨软骨瘤的组织学特征可能有些不典型，有时可能是恶性的。然而，对这一问题的认识以及与个别病例的临床和放射学方面的相关性将有助于适当的组织学解释，即 MHE 与继发性恶性肿瘤之间的非典型组织学预期。

内生性软骨瘤

定义

内生性软骨瘤是一种良性的髓内透明软骨肿瘤。

临床

内生性软骨瘤是最常见的原发性骨肿瘤之一，约占良性骨肿瘤的 15.5%，占所有骨肿瘤的 4.7%。然而，与骨软骨瘤一样，大多数内生性软骨瘤无症状，发病率可能会更高。虽然最初的诊断可能在任何年龄，但在较年轻的患者中更为常见。

男女比例大致相等，可能在女性中更常见。内生性软骨瘤可能发生在任何通过软骨内骨化形成的骨中，随着附件骨骼的远端进展而变得越来越常见。内生性软骨瘤最常见于手部的小管状骨。它们往往出现在干骺端，但也可见于骨干。

内生性软骨瘤往往是无症状，通常首先被认为是由于无关原因而进行的影像检查中的偶发发现。较大的病变会引起疼痛或导致肿块缓慢扩大。一般来说，内生性软骨瘤是自我限制的，在母骨经历骨骼成熟时停止生长。最终，很大一部分至少部分矿化，它们可能会经历一定程度的退化。

从历史上看，治疗一直是一种"良性忽视"，治疗只考虑出现症状或并发症，如不可愈合的病理性骨折。临床病理情况决定治疗。当患者有症状但不怀疑有恶性肿瘤时，刮除术是首选治疗方法。如果怀疑有恶性肿瘤，可以在确定性治疗之前进行活检。

继发性软骨肉瘤与孤立性内生软骨瘤的关系仍然是一个难以解决的问题。这个问题是由于软骨肿瘤的异质性，以及在特定病变中明确区分良性和"最低恶性"（即低级别）成分的困难所致。大多数作者承认这种情况是存在的，但精确的估计还有待定义，等待更精确的研究技术的发展和可用性。

组织学

内生性软骨瘤由结构良好的透明软骨组成（图 3.9）。基质为淡蓝色至蓝灰色，病变呈粘连的小叶方式生长。肿瘤边界清楚，往往与正常骨形成尖锐的分叶界面，导致皮质凹陷重塑，通常伴有皮质变薄，即所谓的骨内扇形。可见界面反应性骨而无浸润性。内生性软骨瘤的肿瘤细胞与正常透明软骨相似，主要存在于界限清晰的陷窝内。细胞核倾向于圆形，深染，核细节很少或没有，无有丝分裂活性，异质性很小。细胞质大小不一，细小或泡状，常有稀疏的附着物与腔壁相连。小叶周围有频繁的矿化，可能叠加有矿化的软骨内骨化。肿瘤细胞的基质和凋亡可能有一些退行性改变；这两个过程都倾向于中央小叶，主要局限于较老的病变。正常松质骨浸润很小，主要局限于早期病变。随着时间的推移，病变倾向于周围矿化，并经历软骨内骨化，导致出现带有骨外围层的软骨小叶，即所谓的包膜。

与正常透明软骨（关节软骨、骺板）相比，透明软骨瘤的异型性主要表现为细胞增生和正常组织丢失。弗兰克细胞学上的非典型性很小。

可能提示恶性肿瘤的组织学特征包括：结构和细胞学改变，如骨髓和松质骨渗透，小梁骨被包裹和破坏，黏液样基质变性，明显的细胞增多症，细胞核和细胞质的异型性和变异性（即核细节、细胞质增加），以及细胞增殖的迹象（如双核细胞、有丝分裂）。

大体

因为大多数内生性软骨瘤手术标本都是刮除的产物，所以内生性软骨瘤的整体外观可能很难理解。总的来说，它们往往是界限清楚的小叶性病变，没有正常骨的浸润。当包括皮质骨时，它往往会变薄，肿瘤/皮质界面呈扇形。切面坚硬、半透明、有光泽、蓝灰色到白色。可能有随机散布的、界限不清的白垩白至黄白色区域，与矿化和软骨内骨形成的病灶相对应。

放射学

放射学上，内生性软骨瘤是一种明确的、破坏性的、区域性的病变。当它们位于长骨中时，往往会形成界限清晰的中央干骺端或干骺端病变。与正常骨的界面常常是硬化性的。病变多呈透明放射状，点状钙化，呈点状，呈"环、点""拱、斑状"或"爆米花状"矿化。在短管状骨（图 3.9）中，病变可能位于中央，但通常累及整个干骺端，导致分叶状病变扩大并变薄，覆盖在扇形皮质骨上。明确的平面影像区分内生性软

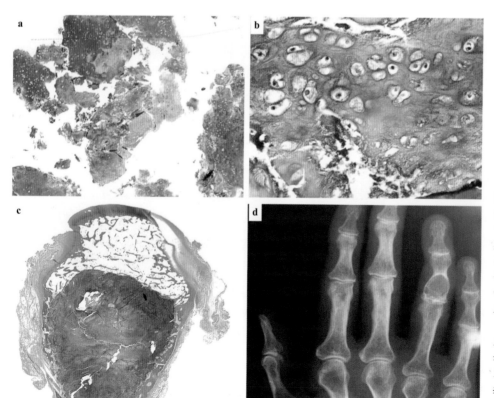

图 3.9　内软骨瘤：（a）杂乱无章、细胞增多的良性透明软骨碎片。（b）极少的细胞核异型性和细小的细胞质，并附着在腔壁上。（c）手指切面，整体扫描有粘连的分叶状透明软骨团块。肿瘤/正常交界处有软骨内骨化；"包膜"。肿瘤导致覆盖的皮质骨变薄但完整的骨内扇形。（d）手部平面胶片（AP）。第四指有分叶状透光扩张性病变。肿瘤引起的骨内剥离导致皮质变薄（由医学博士 A. Kevin Raymond 提供）

骨瘤和骨梗死可能是有问题的。

CT 和 MRI 可能会为我们显示原发肿瘤的成分和估计疾病程度的能力增加更多的细节。由于水分含量高，内生性软骨瘤在 T1 加权像上信号强度较低。相比之下，T2 加权图像的信号强度较高。同时，有研究表明，MRI 可能有助于区分内生性软骨瘤和低度恶性软骨肉瘤。MRI T2 高信号的缺失有助于区分内生性软骨瘤和骨梗死。

放射科医生经常被问到肿瘤良恶性的问题。提示恶性肿瘤可能性的影像学特征包括肿瘤体积大、正常骨小梁或皮质骨的浸润、广泛的骨重塑、皮质增厚和肿瘤延伸至上覆软组织。

分子与细胞遗传学

虽然在综合征性内生软骨瘤中（即 87%）比散发性内生性软骨瘤（52%）更常见，但内生性软骨瘤与 IDH1 和 IDH2 突变有关。虽然大多数都有正常的核型，但已经描述了 6 号和 12 号染色体的结构异常。

骨膜软骨瘤

定义

骨膜软骨瘤（又名皮质旁软骨瘤）是一种良性的透明软骨肿瘤，发生在受累骨质的皮质表面和骨膜下。

临床

利希滕斯坦（1953）描述，骨膜软骨瘤是一种独特的软骨肿瘤，在第二个十年中最常见，在第三个十年中较少发生。男性比女性更容易受到影响，比例接近 2∶1。尽管任何由软骨内骨化形成的骨骼都可能是原发部位，最常发生在肱骨近端，其次是股骨远端和手指。

虽然许多患者可能基本上是无症状的，但最常见的主诉是无痛性肿块和继发于肿块的疼痛。

自然病史往往是生长潜力有限的病变；骨骼成熟后的持续生长至少应该提出恶性肿瘤的问题。在没有明显症状的情况下，观察可能是一线治疗。然而，如果需要治疗，则病灶内或边缘切除术（即刮除术）是

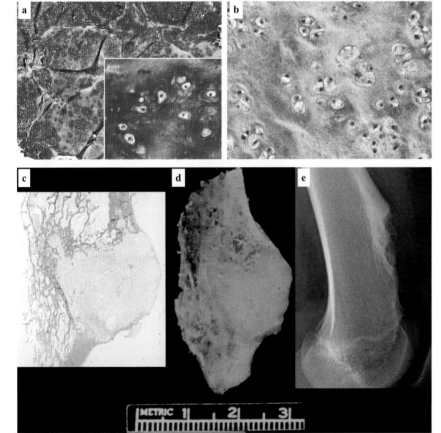

图 3.10　骨膜软骨瘤。（a）增生、紊乱的透明软骨，伴有（非典型性）最小的异型性和双核细胞。（b）骨膜软骨瘤，伴有明显的异型性：增生、杂乱、核细节增多，但保留小叶组织（即，保留小叶阵列），无明显的双核细胞。（c）整体：嵌入皮质的超细胞、灰色、透明软骨瘤。（d）大体标本：灰白色、半透明软骨样病变嵌入皮质（与 c 相同）。（e）平片（侧位）：股骨远端皮质溶解性病变，导致皮质骨膜剥离（即所谓的碟状化）

治疗的选择。局部复发很少见，几乎总是通过再次切除治愈。

组织病理学

由于首选的治疗方法是刮除，骨膜软骨瘤可能在形态学上与内生性软骨瘤难以区分。一般说来，内生性软骨瘤的细胞学特征可概括为骨膜软骨瘤（图 3.10）。组织学上，它们由超细胞软骨的无序小叶组成。肿瘤以浅层反应性骨和覆盖骨膜的下层皮质为界，皮质可能受到侵蚀，骨膜可能扩张，但肿瘤很少侵犯这两种结构。由于异型性的程度可能超过经典的内生性软骨瘤，而不是预示着更具侵袭性的生物学行为，因此将形态学与放射学联系起来是至关重要的。

大体病理学

由于首选的治疗方法是刮除术，骨膜软骨瘤的整体肉眼外观可能很难观察到。肿瘤形成灰蓝色、淡蓝色或灰白色、半透明、卵圆形至晶状体状肿块，最大直径一般 < 5 cm，位于皮质表面和骨膜下（图 3.10）。病变经常伴有潜在的反应性骨形成，继而被晶体状肿瘤凹陷/侵蚀，相当于放射学上的碟状改变。然而，刮除是由灰蓝色到白色的软骨碎片以及反应性和皮质骨组成的。

放射学

骨膜软骨瘤的平片表现相当独特。大部分呈放射状、半球形或晶状体状的病变嵌入到反应骨内，叠加在皮质骨上（图 3.10），导致皮质呈曲线状凹陷（即碟状化）。病变可能被反应性骨所包围，当在平片上观察时，它呈现出限制肿瘤外围边缘的反应性骨三角形的外观，即所谓的支撑。

CT 和 MRI 能更好地显示肿瘤的空间关系。病变在 T1 加权像上呈低信号，在 T2 加权像上呈高信号。

诊断问题

骨膜软骨瘤因出乎意料的组织学异型性而臭名昭著。其他典型的骨膜软骨瘤病变可能比良性软骨病变更具细胞增生和非典型性的预期（图 3.10）。有多种特征可以帮助区分良恶性病变。小于 5 cm 的病变，不会通过皮质浸润到髓腔，不会通过骨膜浸润到真正的软组织，也没有转移，几乎可以肯定是良性的。但

是，治疗应以完全切除肿瘤为目标，同时尽量减少正常组织污染。

内生软骨瘤病

定义

"内生软骨瘤病"是指多发性骨骼软骨瘤、内生性软骨瘤和骨膜软骨瘤。

前言

内生性软骨瘤病是指一组罕见的疾病，具有多发性骨骼软骨瘤的共同特征。不同的亚型由软骨瘤的受累部位、相关的病理学、症状和可能的遗传方式来定义。最常见的形式是奥利尔（Ollier）病和马福奇综合征（Maffucci syndrome）。这两种疾病都是非遗传性疾病，在儿童早期出现，没有明显的性别差异。不太常见的软骨瘤病包括化软骨瘤病、遗传性软骨瘤病、脊椎滑膜软骨瘤病和脊椎滑膜软骨瘤病。

Ollier 病的定义是在没有任何其他一致的相关病理的情况下出现多发性软骨瘤。它几乎总是多发性的，可能优先累及解剖区域（例如，一端、皮瘤分布）或身体一侧。病变往往累及病变倾向于累及四肢骨骼、管状骨的干骺端，并随着时间的推移干扰正常的骨重塑，导致骨骼畸形、肢体长度差异和功能受损。内生性软骨瘤的临床影响与其数量、大小和位置有关。由此导致的功能障碍经常需要手术干预（图 3.11）。

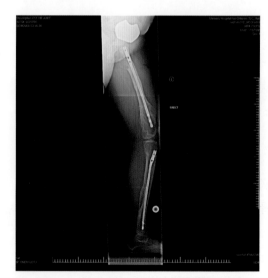

图 3.11 Ollier 病：平片（侧位）。内生性软骨瘤病患者多局限于单侧肢体。严重累及股骨近端、远端和胫骨。内生性软骨瘤干扰了正常的骨重塑，导致严重的解剖畸形和功能受损，需要整形外科干预（由医学博士 A. Kevin Raymond 提供）

虽然 Ollier 病的发病率尚不清楚，但在已知的 Ollier 病例中，继发性软骨肉瘤（c-ChS）的发病率估计接近 40%，最常见的是累及四肢长骨。相比之下，手足小骨中继发性 ChS 的发生率要低得多（15%）。在患有 ChS 的人中，估计有 25% 的患者发展为多发性 ChS。

马福奇综合征：由软骨病变和血管病变（包括血管瘤和梭形细胞血管内皮瘤）组成，无法与 Ollier 病区分。

血管病变可能累及骨骼、软组织或内脏器官。患者的表现可能是软骨或血管病变的结果。与 Ollier 病一样，马福奇综合征患者也会出现骨骼畸形和随之而来的功能障碍。

软骨样和血管恶性肿瘤都与马福奇综合征有关。继发性 ChS 的发病率可能高达 50%，有观点认为他们比自发性 ChS 更具侵袭性，此外，马福奇综合征患者的上皮性恶性肿瘤发病率远高于预期。据报告没有随访的高比例患者阻碍了马福奇综合征的详细预后分析。

组织病理学

总体而言，内生性软骨瘤病中软骨瘤的组织学表现与孤立性软骨瘤相似，但往往有更多的细胞性和非典型性。它们倾向于更多的细胞和更少的组织化，单个肿瘤细胞的细胞学特征包括核细节增加和细胞质增加，接近于达到最低的 ChS 标准。

脱离内生软骨瘤病的范畴，有夸大这些非典型软骨病变软骨肉瘤的危险。肿瘤是否通过皮质浸润到上层的软组织可作为恶性肿瘤的可靠指标。

大体

内生性软骨瘤病的整体外观与其孤立的髓内和骨膜病变相似。病变存在于多个骨骼中，并且可能是单个骨骼内的多个病变，包括髓内和骨膜。病变往往界限分明，但大小和形状差异很大：多分叶状、圆形到椭圆形等。较小的病变可呈直线或曲线排列，使人联想到一系列病变似乎从生长板下"剥离"的图像。皮损切割面为灰蓝色至白色，半透明。较老的病变往往会钙化。

放射学

骨扫描可快速评估多发性骨化症受累程度。然而，平片通常被认为是诊断性的，通常会进行"骨骼检查"（即所有骨骼的平片）来评估所有的病变。单个内生性软骨瘤的平片表现与其单发软骨瘤相似，呈分叶状，大部分呈放射状透明，病灶内有可变的环状和斑状钙化，过渡区清晰可见，可能是硬化性的。然而，在长骨干骺端出现多个小病变时，可出现融合的分叶状病变或条纹状放射状透光区。

CT 可为定性分析提供补充信息，并可与 MRI 共同作为评价单个病变病变程度的标准。血管检查可以提供关于马福奇综合征血管病变的补充信息。

新的症状或改变的症状可能指向继发性恶性肿瘤。然而，对现有病变的放射监测是强制性的随访。现有的病变有新的生长、皮质侵蚀或延伸到软组织的证据，应立即引起继发性恶性肿瘤的怀疑。

分子

绝大多数 Ollier 病和马福奇综合征患者的大多数肿瘤中都存在异柠檬酸脱氢酶基因（即 IDH1 或 IDH2）突变。有趣的是，同一患者体内的各种肿瘤往往含有相同的突变，而该突变在同一患者的正常组织中几乎不存在。一小部分 Ollier 病患者可能有甲状旁腺激素样激素（PTHLH）基因突变。

原发性中央型软骨肉瘤

定义

原发性中枢性常规 ChS 是一种在没有既往病变或诱因的情况下，在受累骨骼的髓腔内重新出现的一种形式的 ChS。这些肿瘤产生透明的软骨，没有额外的肿瘤组织病理或基质形式。

临床

原发性中央型 c-ChS 是 Jaffe 和 Lichstein 最初描述的，也是大多数人认为的软骨肉瘤。中央 c-ChS 影响的患者年龄范围很广，但最常见的是 40 到 70 岁的患者，20 岁以下的患者中很少见。男性受到影响是女性的两倍。中央 c-ChS 可出现在任何骨骼中，但最常见的是全部或部分通过软骨内骨化形成的骨骼。最常见的受累部位是骨盆和肩带、股骨、肋骨、脊柱和胫骨。在长骨、干骺端和后骨干优先受累。本质上，中央 c-ChS 是一种踝关节和手腕以上的中轴骨和长管状骨的疾病。ChS 很少涉及手部和脚部的小骨；当它发生时，它往往是一种相对缓慢的疾病。

伴有或不伴有缓慢肿块增大的疼痛是最常见的表现。根据部位和大小，可能会出现继发于肿块效应、牵涉性疼痛和活动范围缩小的症状。发生在颅底或脊椎的肿瘤可能会导致广泛的神经学表现。

中央软骨肉瘤往往是一种可预测的局部侵袭性生长疾病，伴有不太常见和不太可预测的转移潜力。首选的治疗方法是手术。目前，c-ChS 尚无有效的辅助治疗（如化疗）。预后在很大程度上取决于肿瘤的分级、大小和位置，以及手术的可及性和手术的完整性。

从历史上看，中央 ChS 是使用三级系统进行分级的。在大多数系列中，1 级和 2 级肿瘤各占中央 ChS 的 40% 以上，3 级肿瘤占其余的 10% 以下的 c-ChS。

虽然由于缺乏绝对标准和导致观察者之间评估的不一致而饱受批评，但分级是可用于评估潜在生物学行为并因此尝试在逻辑上做出治疗决策的少数工具之一。

不到 10% 的 1 级肿瘤表现出侵袭性行为，几乎所有的肿瘤都以局部生长和不完全手术后复发的形式出现。

2 级肿瘤不那么无害，大约 20% 的肿瘤具有侵袭性；局部侵袭性生长和复发是一个问题，但转移成为这个患者群体中转移成了一个重要的问题。

3 级病变占中枢神经系统的 10% 以下，但具有高侵袭性行为发生率，表现为局部生长和潜在致死性全身转移的实质性风险。

在一个系列中，1 级、2 级和 3 级 ChS 的 5 年生存率分别为 90%、81% 和 43%，而相同组的 10 年生存率分别为 83%、64% 和 29%。在 1 级 ChS 中没有发现转移，而在 2 级 ChS 中有 10% 的转移，在 3 级 ChS 中有 71% 的转移。

其他对生存率有负面影响的因素包括明确手术后的局部复发、复发分级的进展，以及临床上明显的全身转移的发生。

应该强调的是，在有症状的静止区有很大比例的肿瘤患者倾向于在具有手术挑战性的部位出现大肿瘤。全身转移的威胁可能不是很高，但由于局部疾病失控而导致的死亡的可能性很高。

大量患者和多机构经验的积累导致了对 ChS 治疗思路的演变。从历史上看，选择的治疗方法是完全切除肿瘤，可能时切除，必要时消融 / 截肢。目前，切缘阴性的完全手术切除仍然是治疗 2 级和 3 级 ChS 的核心。

然而，对 1 级 ChS 相对惰性行为的认识，再加上很难明确区分"非典型内生性软骨瘤"和 1 级 ChS，导致了将这些非典型病变合并为单一治疗组的趋势，即非典型软骨肿瘤（ACT）。因此，重点是个体化的最小手术干预。在个案的基础上对患者进行检查，适当选择的患者接受密切的临床随访或延长刮除和粘连。使用这种方法的局部复发的发生率被报告为 < 5%。

病理学

在光学显微镜、大体检查和影像学研究水平上，ChS 的形态特征是复杂、混合和叠加过程的函数。基本特征是缺乏正常软骨组织的高细胞透明软骨病变。叠加的是钙化和软骨内骨化肿瘤产生的软骨，以及反应性骨和混杂的正常骨。可能会有退行性反应，伴随有反应性变化，特别是在较高级别的病变中。正常松质骨和 / 或皮质骨浸润出现在正常 / 肿瘤交界处，提示活跃的病灶的生长。虽然肿瘤倾向于生长为分叶状、粘连的肿块，但接近 1% 的患者可能会出现跳跃转移，其发生率与骨肉瘤相似，需要仔细解释疾病的范围以确保手术的充分性。通过仔细回顾 T2 加权 MRI 研究，术前最好能了解 ChS 跳跃性转移。

组织病理学

小叶和蓝色通常归因于 ChS 的出现。在低倍镜下，ChS 表现为蓝色到蓝灰色的均匀的无定形片状物质，整个小叶结构被许多随机排列的腔隙打断。从低倍视野来看，腔隙（即细胞）的数量和组织暗示了肿瘤的级别；粗略地说，随机排列的细胞数量越多，级别越高。

低倍镜下，肿瘤与正常骨形成相对清晰的小叶界面。高倍镜可能显示肿瘤内嵌有正常的松质骨，暗示

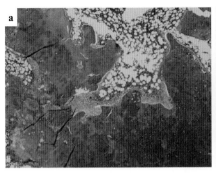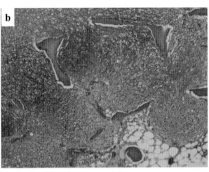

图 3.12 常规软骨肉瘤：（a）和（b）取自同一病例。（a）低级别软骨肉瘤小叶，伴有软骨内骨化，累及部分小叶周边。（b）软骨肉瘤浸润性松质骨小梁及其周围（HE，20×）

松质骨已被浸润、溢出，然后被不断增长的 ChS 所包围，而不是内生瘤中可见的包裹物。在肿瘤 / 正常交界处，正常松质骨骨小梁之间可见微小的肿瘤小叶浸润（图 3.12）。肿瘤 / 皮质界面通常很清楚，具有整体的小叶外观和上皮皮质骨的小叶侵蚀，即骨内膜剥落。皮质经常增厚，但可能浸润并最终被侵蚀。小叶周边可被粉红色物质或骨突出，并由正常成骨细胞排列，反映软骨内骨化，类似于内生性软骨瘤中的包裹物。

最初由 Jaffe 和 Lichstein 提出的鉴别恶性和良性透明软骨肿瘤的基本组织学标准，虽然有人提出了改进，但这些标准基本上保持不变，几乎不足以完成这项任务。有四个标准来比较软骨肿瘤与正常软骨的组织 / 结构和细胞学特性，并设定所谓的恶性的最低标准。

细胞结构

与正常软骨相比，病变应该是细胞过多。这是一种在良性和恶性病变中都可以看到的特性。然而，细胞密度的增加大致相当于恶性肿瘤概率的增加和分级的增加。

组织

与正常软骨相比，病变应该是杂乱无章的，既不是关节软骨的层状排列，也不是生长板的连续成熟区。同样，在组织紊乱的低端，良性和恶性病变也具有这种特性。再次，组织紊乱程度的增加与恶性肿瘤的概率增加和组织学分级的增加相关。

增加核细节

正常的软骨细胞本质上是一个小的深染的细胞核，在常规光学显微镜下，即使有可识别的细胞质，也是极少的。在某些明确的情况下，软骨细胞核中的任何常染色质都被认为是异常的；区分不同于染色质的核膜的能力构成了最低限度的核细节增加。事实上，细胞核细节的增加几乎总是伴随着细胞质的增加，这对最初低倍镜下评估很有帮助。在良性软骨肿瘤中，核细节的增加是不常见的。

双核细胞"不只是偶尔会有双核细胞"

这认为是活跃的生长和持续的有丝分裂活动的反映。虽然在良性软骨肿瘤中很少见，但在适当的情况下，这是一个有助于区分良恶性的指标。

倡导其他标准以增强这些历史性的内容。正常骨的浸润反映活跃的肿瘤生长。大多数 ChS 出现在骨骼成熟之后。相反，在正常情况下，孤立性内生性软骨瘤出现在年轻人身上，任何生长都发生在骨骼成熟之前。本质上，内生性软骨瘤是相对自我限制的，要么停止生长，要么随着骨骼成熟而开始某种程度的退化。因此，正常骨肿瘤浸润所反映的骨骼成熟后生长提示恶性。

在大多数情况下，良性透明软骨病变和低度 ChS 不会发生明显的自发性坏死或变性。退行性改变提示恶性，且随级别的增加而增加。在这些病例中，完整的、均匀的、无定形的、分叶的蓝色透明软骨与正在或已经经历溶解成细丝状的基质之间存在过渡，该基质正在或已经溶解成片状，细丝状与颗粒状基质碎片混合的链条，即所谓的黏液样变性或黏液样改变（图 3.13）。完整的活细胞存在于保留透明软骨区的区域，而退变的基质中的细胞要么是凋亡的，要么是高嗜酸性粒细胞。

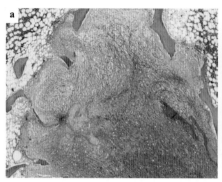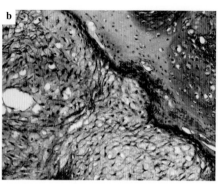

图3.13　常规软骨肉瘤：正常软骨作对照。（a）正常关节软骨。（b）正常骨骺骨板（HE）（由医学博士 A. Kevin Raymond 提供）

警示

尽管不精确/含糊，但以上是 ChS 的诊断标准。然而，应该注意的是，它们只适用于轴向骨骼和阑尾骨骼的长骨病变，具有任何程度的一致的生物学意义。这些标准不一定适用于手和脚小骨的软骨病变、滑膜的病变（例如滑膜软骨瘤病）、皮质表面的病变和软组织病变。此外还有内生性软骨瘤病的软骨瘤和多发性遗传性外骨瘤的骨软骨瘤。后一区域的软骨病变可能有较高程度的非典型性而不是恶性的。在后几个区域，除了恶性肿瘤的组织学证据外，病变大小和侵袭性也是必须纳入的因素，以得出预测恶性肿瘤和侵袭性行为的参数。

从历史上看，ChS 分级的目标是试图以肺转移的形式预测全身性扩散的可能性。如前所述，ChS 分级传统上是基于三级系统的，随着等级的增加，攻击性生物行为的可能性也相应增加。

与其他器官系统和组织一样，用于 ChS 的分级标准有时似乎模糊和武断。许多作者仅仅提到从高分化（1级）到中分化（2级），然后是高分化或低分化（3级）软骨肉瘤。

然而，由于分级似乎具有重要的治疗意义，因此分级标准的问题仍然存在。有许多可能的答案：①最常用的系统根据相对细胞数量和非典型性来区分1级和2级。3级指定是一种增加非典型性和所谓的外周纺锤波的功能。周围型纺锤形软骨小叶为带状软骨小叶，从中央的基质主导的透明软骨通过基质耗尽过渡到外围，实际上没有基质，只有层层包围的压缩（即纺锤形）的肿瘤细胞。②在另一种系统中，肿瘤分级

是有丝分裂指数的函数：1级每10高倍视野（HPF）有 < 1 个有丝分裂，2级每10HPF < 2 个有丝分裂，3级每10HPF > 2 个有丝分裂。值得注意的是，在较高级别的病变中，有丝分裂通常出现在外周纺锤形区域。然而，该系统具有识别高度侵袭性肿瘤的优势，这些肿瘤缺乏外周纺锤形，否则会被不适当地降级：即本来会被列入2级软骨肉瘤的病变。这系统有助于更全面地识别最有可能发生全身转移的患者群体。

分级的问题已经被重新评估和重新定向，以确定原发肿瘤的手术形式，而不是作为转移的先兆。骨科医生需要一种将 ChS 分为低级和高级的系统。低级别 ChS 被定义为永不转移的肿瘤；因此它识别出可以通过观察和治疗而得到充分处理的肿瘤，保留或延长刮除和粘连。相比之下，高级别肿瘤是那些有任何转移机会的肿瘤，需要通过切除或消融最终彻底切除肿瘤，然后进行随访，以监测潜在的全身转移和进一步治疗。

过去，分级的重点是确定哪些患者发生转移的概率最高。现在已经发生了变化。现在的重点已经转向更准确地识别低级别病变，以适当地减少手术。关于建立评级标准，已经有了一些建议：①在一个系统中，非典型内生性软骨瘤和诊断最少的软骨肉瘤定义为"低级别"或非典型软骨肿瘤（即 ACT），而其他所有肿瘤都被定义为"高级别"。②另一种建议是将低度恶性定义为组织学上良性但具有侵袭性影像学外观的病变。所有组织学上恶性的病变都被归类为高级别。

个人评论

尽管它发挥着核心作用，但评级标准有时似乎是空洞的。然而，也有调查人员积极寻求旨在获得更大

客观性的途径。但在那之前，评分仍然是我们的事。实际上，我使用了一系列标准，包括组织学分析和临床信息的整合，包括年龄、性别、受累骨骼、病变大小和形态，最重要的是放射学外观。这些组织学标准包括：①1级：这些肿瘤几乎不符合 Jaffe 和 Lichtenstein 的恶性程度的最低标准。此外，病变有丝分裂指数＜1/10HPF，有轻微的黏液样改变，没有外周纺锤体（图3.14）。出于治疗目的，将1级病变与不典型内生性软骨瘤和良性病变与侵袭性影像特征相结合。这个合并的组被称为低级别软骨肿瘤或低级别软骨肉瘤。缺少"软骨肉瘤"一词可能会降低诊断的信心。②2级：这些软骨损伤明显符合 Jaffe 和 Lichtenstein 的最低恶性标准：它们明显是细胞增生，非常杂乱无章，细胞核细节增多，易于检测到双核细胞。黏液样

改变/退变是一种常见的发现。同时，这些病变开始应用更常规的病理学标准：核/胞质比倒置，形状和大小不一的细胞核，细胞核内以及沿核膜的染色质凝集，具有不同大小和突出度的核仁，以及不同数量和染色特征的细胞质。这些病变具有整体的组织学特征，可描述为"典型"或"经典"软骨肉瘤。同时，这些病变每10HPF 有超过2个有丝分裂，并且缺乏外周纺锤体（图3.15）；③3级：这些是罕见的（例如，≤占 ChS 的10%），并且与2级病变具有相同的组织学特征，可能延伸到组织学的极端状态。然而，每10HPF 和/或外周纺锤体也有＞2个有丝分裂（图3.16）。出于治疗目的，术语"高级软骨肉瘤"包括2级或3级软骨肉瘤。

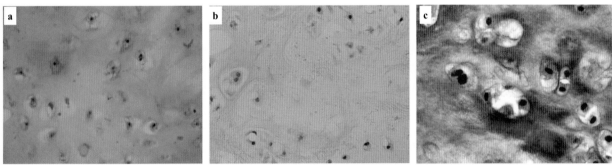

图3.14 常规软骨肉瘤：1级软骨肉瘤。超细胞、无序的透明软骨，细胞核细节增加，偶尔有双核细胞，其特征是从（a 到 c）增加〔（a）40×，（b）100×，（c）250×〕（由医学博士 A.Kevin Raymond 提供）

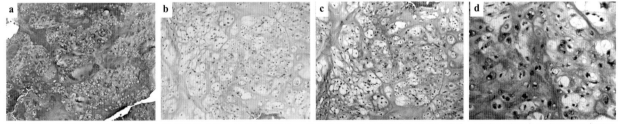

图3.15 普通型软骨肉瘤：2级普通型软骨肉瘤。除了细胞增生、结构紊乱、核细节增多和双核细胞外，肿瘤细胞还表现出明显的多形性和异型性改变。偶尔会出现有丝分裂。有不同程度的黏液样改变（由医学博士 A. Kevin Raymond 提供）

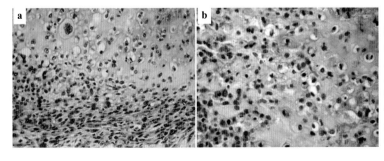

图3.16 常规软骨肉瘤：3级软骨肉瘤。（a）3级常规软骨肉瘤。载玻片的上部有典型的透明软骨，有明显的异型性。矩阵向场的中间逐渐减少。在玻片底部几乎没有软骨基质，细胞彼此接近，细胞有明显的纺锤形结构；周边纺锤形（200×）。（b）异型性程度显著，但其本身不足以诊断为3级软骨肉瘤。然而，有丝分裂活性每10HPF＞2个有丝分裂符合3级分级（由医学博士 A. Kevin Raymond 提供）

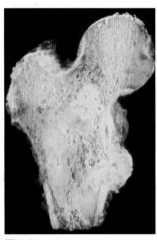
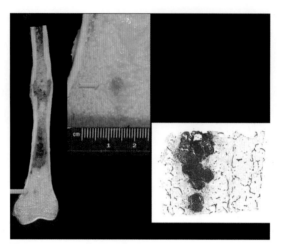
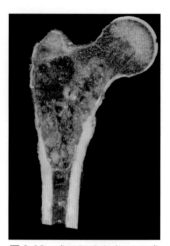

图 3.17 常规软骨肉瘤：大体标本。2 级软骨肉瘤由分叶状灰白至蓝灰至白色坚固病变组成，累及股骨粗隆间近端。肿瘤界限清楚，肿瘤浸润不明显。有局灶性灰绿色中央退行性改变。肿瘤已通过内侧的开放活检部位生长（由医学博士 A. Kevin Raymond 提供）

图 3.18 常规软骨肉瘤：跳跃性转移。2 级软骨肉瘤累及股骨干。肿瘤形成边界清晰的蓝灰色髓内肿块，骨内呈扇形。股骨中段有一处愈合的病理性骨折。肿瘤远端股骨干端有一个 8 mm 跳跃转移（箭头）（见图 3.22）（由医学博士 A. Kevin Raymond 提供）

图 3.19 常规软骨肉瘤：2 级常规软骨肉瘤伴有广泛的黏液样变性。下面的肿瘤是由分叶状的蓝灰色肿块形成的，骨膜呈扇形。有重叠的退行性改变，导致通常的透明软骨溶解，并出现从黄绿色到红棕色的半固体肿块，这取决于黏液/黏液变性与出血性变性的比例（由医学博士 A. Kevin Raymond 提供）

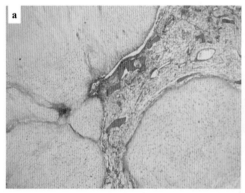
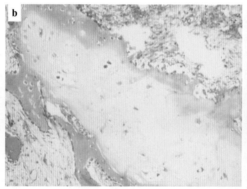
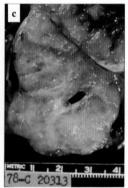

图 3.20 常规软骨肉瘤。这一系列照片强调了软骨的小叶性质，这是肿瘤组织学外观的基础（a）在小叶外围经历钙化和软骨内骨化，（b）并导致软骨肿瘤的大体外观。（c）这些是软骨肉瘤典型放射学表现的形态学因素（见图 3.21）（由医学博士 A. Kevin Raymond 提供）

大体

大体上，c-ChS 形成一个粘连的、分叶状、蓝灰色到灰白色、半透明到乳白色、坚固和均匀的团块（图 3.17）。肿瘤基质钙化和（或）软骨内骨化病灶呈坚硬、锯齿状至实性、白色至黄白色、颗粒状。与正常松质骨和皮质骨的界面呈分叶状，导致皮质的骨内扇形和松质骨的小叶浸润性改变。肿瘤可能浸润和/或破坏皮质，并延伸到覆盖的骨膜下组织或真正的软组织。很少会发现跳跃性转移（图 3.18）。

级别较高的病变往往有不同程度的退行性改变，

从而使受影响的区域具有半固体、黏液样，甚至明显的坏死性改变。这些肿瘤倾向于淡灰色、半透明，稀疏混杂着白色到灰绿色的细小颗粒状物质，或者伴有红色到红黑色的出血（图 3.19）。

放射学

在平面片上，c-ChS 表现为破坏性的、溶解/裂解混合的、相对清晰的区域性病变（图 3.20 和 3.21）。肿瘤小叶导致平片和 CT 上出现的皮质骨内呈扇形，肿瘤以小环/弧和斑点/点的形式钙化（即所谓的爆米花钙化），反映软骨小叶外围的矿化和软骨内骨化。

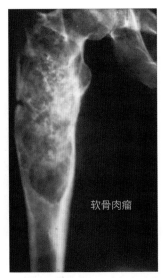

- 区域病变
- 骨内扇形
- 皮质变薄
- 皮质增厚
- 钙化
  - 环状／弧形
  - 斑点／斑点
  - 异质性

图 3.21　常规软骨肉瘤。平片射线照片。传统软骨肉瘤的典型 X 线表现为：界限分明、破坏性强、混合性溶解／母细胞性病变。潜在的生长参数导致骨骼变宽和皮质增厚。在软骨肉瘤的平片和 CT 上，肿瘤小叶中心和周围的钙化导致典型的弧形／点状、环状／斑点状或米花状矿化模式。与内生软骨瘤不同，内生软骨瘤的病变钙化趋于一致，而在恶性软骨中则是异质性的。（由医学博士 A. Kevin Raymond 提供）

表 3.4　内生性软骨瘤与普通软骨肉瘤诊断标准的比较

标准	良性	恶性
年龄	广泛	年龄较大（第四至第七个十年）
性别	平等	男／女（3：2）
位置	肢端	中心
放射学	（类似）软骨样的	（类似）软骨样的
	静止	侵袭性
体系结构（组织学）	细胞过多	细胞过多
	损伤或组织性改变	组织损失
		渗透
		核细节增加
		细胞质增加
组织学／细胞学		偶发性
		双核细胞
		恶性肿瘤的典型组织学标准
		有丝分裂

必须考虑临床、影像学和组织学水平存在差异。光镜下观察，内生性软骨瘤和软骨肉瘤均有明显的结构改变。它们之间的组织学区别在很大程度上取决于细胞学参数

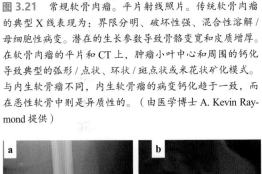

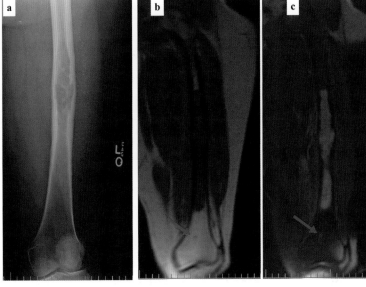

图 3.22　常规软骨肉瘤：跳跃转移（与图 3.18 相同）。（a）虽然平片显示骨干软骨肉瘤，但平片上没有跳跃性转移的证据。（b，c）MRI 清楚地显示了 T1 和 T2 加权图像上的跳跃转移（箭头）（由医学博士 A. Kevin Raymond 提供）

不同于内生软骨瘤，钙化特征是异质的。此外，尽管经常出现皮质变薄，但 ChS 的出现会导致受累的骨增宽和皮质增厚，可能是肿瘤生长缓慢，宿主骨调节的结果。软组织肿瘤的延伸往往具有与髓内成分相同的钙化特征。当软组织成分的矿化程度低于髓内成分时，应该对高级别成分或去分化提出质疑。CT 扫描可增加对肿瘤的定性评价，但 CT 和 MRI 联合应用对评价病变范围最好。ChS 在 T1 加权像上呈低信号，而在 T2 加权像上呈高信号。跳跃转移的可能性最好用 MRI 来评估（图 3.22 和表 3.4）。

骨膜软骨肉瘤

前言

骨膜软骨肉瘤（peri-ChS）是一种直接发生在受累骨骼完整皮质表面的原发性软骨肉瘤。

临床

peri-ChS 由 Lichtenstein 在 1955 年描述，并已成为后续研究和争议的主题。

尽管影响患者的年龄范围很广，但围绝经期 ChS 在 20~40 岁人群中更为常见，发病高峰在 40 岁左右。男性受影响的频率是女性的两倍。与其他形式的原发性软骨肿瘤一样，软骨内骨化形成的骨是首选的原发部位，最常累及股骨和肱骨近端。虽然绝大多数肿瘤的最大尺寸＞ 4 cm，但一个大系列报告的肿瘤大小从 1.5 cm 到 27 cm 不等，平均为 8.1 cm。

围产期综合征的体征和症状相对来说没有特异性，通常持续数月至数年。最常见的症状是可触及的肿块，可能疼痛，也可能不痛。

尽管长期以来人们一直认为软骨肉瘤的侵袭性较低，但这种肿瘤的罕见，加上不可比较的报道，使我们很难对周围 ChS 的预后做出有可靠的判断；据报道，最终存活率为 75%~100%。在唯一的大型临床研究中，发现手术方式、局部复发和肿瘤分级影响生存率。绝大多数局部复发和所有全身转移发生在病灶内（即刮除术）或边缘切除术的患者。同时，局部复发的患者转移更频繁。从肿瘤分级看，1 级 ChS 的患者 71% 无局部复发，94% 无转移。相比之下，2 级病变的患者 67% 无局部复发，50% 无转移。转移灶一般是在肺部，但也可能出现在淋巴结（图 3.23），并且可能在病程晚期出现。据报道，去分化，即高级别非软骨肉瘤叠加在低级别骨膜软骨肉瘤上。

目前首选的治疗方法是切除正常组织的广泛边缘，可能时切除，必要时截肢。目前还没有有效的辅助治疗。

组织病理学

周围 ChS 的组织学特征与传统髓内 ChS 相同。绝大多数肿瘤为 1 级或 2 级软骨肉瘤，由典型的灰蓝色透明软骨小叶组成（图 3.24）。可见基质变性（如黏液样改变），通常与肿瘤异型性和分级增加有关。可能会出现软骨肿瘤典型的局灶性钙化和软骨内骨化。肿瘤通常覆盖在骨膜反应性骨上，反应床的渗透可能随着时间的推移而发生。完整且经常增厚的骨膜

几乎总是将肿瘤限制在周围肿瘤 / 正常软组织界面。

大体

周围 ChS 通常在干骺端或后骨干端的皮质表面形成广泛的肿块。最初，肿瘤界限是由完整的下层皮质和上层骨膜定义的。晚期病变倾向于围绕母体骨周向生长，形成所谓的"环绕"损伤（图 3.25）。可以看到局灶性皮质侵蚀和 / 或侵犯。

与中央型 c-ChS 一样，切面由透明软骨小叶组成，其颜色、密度和质地是肿瘤分级和退行性变化的函数。退行性改变较少的低级别周围区往往趋于岩石般坚硬，呈小叶状、均质、光滑、蓝色至蓝灰色、玻璃状、半透明。模糊或推测的白垩白色至黄白色区域对应于钙化和软骨内骨化区域。

在级别较高的 peri-ChS，上述特征一般保持不变，但伴有继发性变化。级别较高的肿瘤往往不太均匀，切面呈颗粒状，局灶性半固体态，蓝灰色变得混浊或乳白色，潜在的绿灰色变色，并可能出现绿灰色变色以及白色至黄白色钙化斑（图 3.25）。可以看到罕见的淋巴结转移（图 3.23）。

放射学

周围 ChS 形成相对明确的、广泛的、以皮质骨表面为中心的溶解性 / 母细胞性混合病变。经常有皮质侵蚀和层状骨膜骨形成交替出现。与上覆正常软组织的界面趋于不规则，相当于未矿化的肿瘤和被包裹的

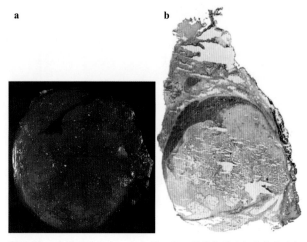

图 3.23　骨膜软骨肉瘤。（a）累及淋巴结的转移性软骨肉瘤（大体标本：切面）。（b）累及淋巴结的转移性软骨肉瘤（整体冰冻切片）（由医学博士 A. Kevin Raymond 提供）

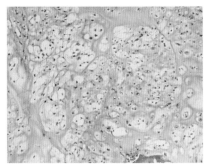
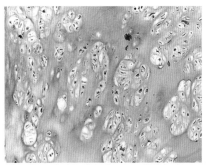
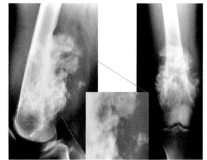

图 3.24 骨膜软骨肉瘤。组织学特征为 2 级软骨肉瘤（40×）

图 3.25 骨膜软骨肉瘤。组织学特征为 2 级软骨肉瘤（40×）

图 3.26 骨膜软骨肉瘤。累及股骨远端干骺端的骨膜软骨肉瘤的 X 线平片（平片：侧位片和 AP 片）。钙化密度提出了骨旁骨肉瘤的问题。然而，仔细观察（放大插图）显示典型的软骨"爆米花"钙化模式

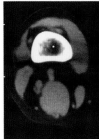
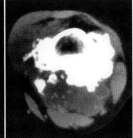
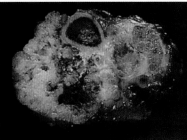
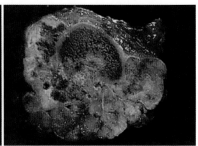

图 3.27 骨膜软骨肉瘤。CT 扫描和横断面标本切片均可见肿瘤形成包裹性病变。肿瘤的切面是一个主要呈蓝灰色的分叶状肿块，吞噬了股骨的后部、外侧和内侧

表 3.5 体表肿瘤 - 软骨样表面病变的鉴别诊断

参数	骨膜软骨瘤	骨膜软骨肉瘤	骨膜骨肉瘤	骨旁骨肉瘤
年龄（10 岁）	2 > 3	2 > 4	2 > 3	3 > 4
性别（男/女）	5 : 3	2 : 1	3 : 2	1 : 2
位置	肱骨、股骨	股骨、肱骨	股骨、胫骨	股骨、胫骨、肱骨
部分	干骺端	骨干变化	骨干	骨干变化
大小	< 4 cm	> 4 cm	> 5 cm	> 5 cm
影像	裂解、半球	不规则的，广泛的，爆米花	带衣领的斜面半球	蘑菇亮线环绕式
组织学	内生软骨瘤	G1/G2 ChS	G2 分区 COS	低级梭形细胞发育良好的骨 ± 软骨帽

正常组织。矿化呈通常的"爆米花"和"环形/弧形和斑点"模式。在解释这些时应谨慎，因为钙化可能如此之深，以至于模仿其他形式的表面肿瘤（例如，骨旁骨肉瘤）（图 3.26 和 3.27）。

CT 和 MRI 提供有关疾病范围和正常/肿瘤界面的更多详细信息。在 T2 加权图像中，周围 ChS 倾向于高信号。

周围型 ChS 的鉴别诊断具有广阔的前景，并取决于多种因素（例如年龄、位置、组织学、影像学特征），包括骨膜软骨瘤、骨膜骨肉瘤、骨旁骨肉瘤、骨膜尤因氏肉瘤、去分化性外周软骨肉瘤、Ollier 病、Nora 病、轻度反应性骨膜炎、颌下骨外生和撕脱反应。但是，其中大多数很容易处理；最关键的问题汇总在（表 3.5）中。

继发性软骨肉瘤

定义

软骨肉瘤是在一种潜在的、先前存在的疾病中出现的继发性现象。

临床

继发性软骨肉瘤通常被认为是与既往软骨病变相关的传统软骨肉瘤的表现形式：单发/多发骨软骨瘤、单发/多发软骨瘤和滑膜软骨瘤病。尽管继发性 ChS 比骨肉瘤和纤维肉瘤少见，仍可作为放射后肉瘤的一种形式出现。

继发性 ChS 往往发生在比原发性 c-ChS 更年轻的患者群体中，这些患者往往在 20~50 岁之间，发病率 30 岁左右达到高峰。男性比女性更容易受到影响，男女比例为 3：2。最常见的骨骼包括骨盆和肩带、股骨、脊柱和肋骨。

继发性 ChS 影响不到 1% 的孤立性骨软骨瘤患者，可能也有同样少量的孤立性内生性软骨瘤患者。估计与 MHE 相关的发病率上升到至少 5% 的 MHE 患者。然而，患有多发性内生性软骨瘤病的患者中继发性 ChS 的比例要高得多，其中 Ollier 患者为 40%，Maffucci 患者为 50%。

患者往往表现为疼痛。肿块的肿胀和增大经常发生，特别是当 ChS 伴随骨软骨瘤出现时。占位影响可导致症状取决于肿瘤位置。新的疼痛，以前存在的疼痛的性质的改变，新的生长，或者骨骼成熟患者的软骨帽厚度 > 2.0 cm，应该引起继发性 ChS 的怀疑。

虽然潜在的良性软骨病变的存在可能会增加治疗的复杂性，但继发性 ChS 的治疗类似于原发性 ChS，尽可能切除，必要时截肢。事实上，这些肿瘤继发于先前存在的良性软骨病变或在明确的综合征范围内，并不影响最终的 ChS 预后。患者的生存仍然是肿瘤位置、大小和分级的函数。Maffucci 综合征与多种肿瘤的发病率增加有关，预后意义值得商榷；缺乏足够的随访使数据解释变得复杂。

根据解剖学上的差异，对特定内生性软骨瘤的起源的解释比与骨软骨瘤相关的病例更困难。对于骨软骨瘤，ChS 起源于软骨帽。后者可能被肿瘤完全取代。然而，柄，或在无柄骨软骨瘤的情况下，仍然存在皮质缺损，可以进行解释。在内生性软骨瘤的病例中，"非典型"内生性软骨瘤和软骨肉瘤之间的组织学相似性阻碍了对良、恶性的明确解释。先前的影像研究记录了先前存在的内生性软骨瘤，增加了解释的信心。通常，内生软骨病患者的病史悠久，并且影像学研究的历史悠久，可用于比较。

组织病理学

除了存在潜在的良性软骨病变，继发性 ChS 的组织学表现与新生软骨肉瘤相同。绝大多数肿瘤为 1 级或 2 级软骨肉瘤，3 级病变极少。

大体

与组织学一样，除了存在潜在的良性软骨病变，继发性 ChS 的大体表现与新生软骨肉瘤相同。关键是确定潜在的良性病变。在骨软骨瘤的病例中，肿瘤通常从软骨帽的外围出现并向外延伸至软组织，最初位于软骨膜/骨膜之下，最终累及真正的软组织（图 3.28）。

明确的肉眼识别潜在的内生性软骨瘤可能是困难的。良性和恶性病变相似。然而，继发性退行性改变在内生性软骨瘤中很少见，而在 ChS 中很常见。在内生性软骨瘤的情况下，与 ChS 相邻或附近共存的内生性软骨瘤是有关联的。

放射学

继发性 ChS 表现为软骨样矿化肿块增大。对于潜在的骨软骨瘤，肿瘤倾向于发生在软骨帽表面。然后肿瘤向外延伸至软组织（图 3.29）。由骨软骨瘤引起的 ChS 的受累大小和程度在很大程度上取决于位置以及压缩时会引起症状的结构接近程度。同时，ChS 的生长往往会破坏原有的软骨。由骨软骨瘤起源部位引起的骨软骨瘤柄和/或皮质缺损处的存在可作为诊断依据。当然，如果有先前的影像学研究，软骨帽新生长的证据就是叠加恶变的间接证据。

类似的方法也适用于内生性软骨瘤。在缺乏先前影像学研究的情况下，关于先前存在的内生性软骨瘤可能存于 ChS 之下的明确陈述可能是有问题的。然

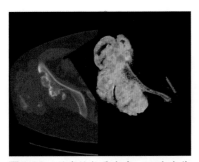

图 3.28　继发性软骨肉瘤。CT 和大体标本。情况与图 3.29 相同。CT 显示髂翼的外侧有一个巨大的软组织肿块。注意骨软骨瘤柄底部的皮质不连续区域。大体标本对照并证实了 CT 成像的发现。肿瘤由灰蓝色到白色的分叶状肿块组成，半透明。绿色 - 灰色改变的病灶对应于退行性改变的区域，特别是朝向囊变的前端

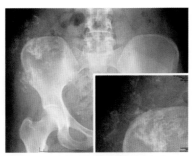

图 3.29　继发性软骨肉瘤。平片（AP）显示髂翼上有一个大的、主要是溶解的肿块。肿瘤呈细小点状，有细小的环状和点状（如爆米花）钙化。插图：软骨状爆米花钙化特写

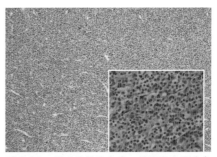

图 3.30　间叶性软骨肉瘤：肿瘤由片状蓝色小细胞组成，其间有二叉分支小血管，呈血管外皮细胞样模式（40×）。插图：蓝色小细胞，细胞质最小，界限不清（100×）

而，内生性软骨瘤病的患者不可避免地需要进行先前的影像学研究，以记录其多处破坏性和扭曲性的软骨瘤。继发性 ChS 表现为一种破坏性的、扩大的病变，叠加在先前存在的内生性软骨瘤上。

间叶性软骨肉瘤

定义

间叶性软骨肉瘤（m-ChS）是一种双形态的恶性肿瘤，其常见的软骨肉瘤成分与大量的恶性小细胞并列。肿瘤有优先累及非附件骨骼的倾向，预后较差。

临床

m-ChS 最初由利希滕斯坦和伯恩斯坦于 1959 年在一篇涉及罕见软骨病变的诊断问题的论文中所描述。这些观察结果随后得到一些后续研究者的证实和扩展。

m-ChS 倾向于发生在 20~30 岁的患者，而在 40 岁稍微较少发生。男女发病率大致相等。虽然附件骨可能是来源，但 m-ChS 最常累及更多的中央骨骼：头部和颈部，特别是颌骨、肋骨、骨盆和脊柱。当 m-ChS 发生在附件的孤骨时，往往起源于干骺端。

疼痛和肿块缓慢增大是最常见的。虽然症状可能会突然发作，但它们往往会在较长的时间内出现。

m-ChS 的自然病史是局部的、反复的侵袭性复发和最终致命性的全身转移。

从历史上看，完全切除原发肿瘤是治疗的主要手段，但效果几乎都很差。再切除局部复发和肺转移，再加上外照射治疗和各种形式的全身治疗（例如化疗），对预后几乎没有影响。在最近的一项综述中，5 年、10 年和 20 年的总体生存率分别为 55%、43.5% 和 15.7%。然而，5 年、10 年和 20 年的无事件生存率分别为 45%、27% 和 8.1%。

组织病理学

m-ChS 是双形性肿瘤，既有细胞成分又有基质产生成分（图 3.30）。基质成分由轮廓清晰、大小不一的灰蓝色透明软骨小叶组成。

这种软骨样成分是由超细胞的、组织紊乱的透明软骨组成的，具有不同程度的细胞异型性，通常是相对较低的（1 级或 2 级）ChS，细胞成分由片状的"小蓝色细胞"组成。有二分分支倾向的狭缝状微血管 / 毛细血管（即所谓的"鹿角型"）经常穿过这些肿瘤细胞，呈现出血管外皮细胞样外观。同时，有明显回缩伪影的血管可赋予肿瘤细胞器质性外观。细胞期的单个细胞通常是圆形到椭圆形的，细胞质很少，可以有深染或开放的核。当非深染时，肿瘤细胞核往往有清晰的核膜，核膜可能是不规则的，包裹着不均匀分布的粗大和成团的染色质，可能存在小的核仁。有丝分裂的活性可能很明显，也可能不明显。有时，"小细胞"可能是短的梭形细胞。m-ChS 的细胞学特征可能类似于尤因肉瘤、恶性神经内分泌肿瘤或淋巴

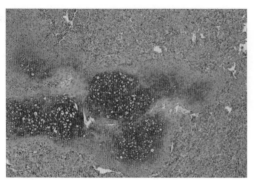

图 3.31　间叶性软骨肉瘤：光镜。由片状蓝色小细胞与低度恶性透明细胞并列组成的细胞期（40×）

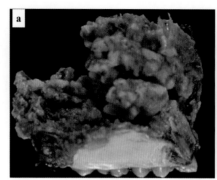
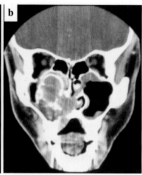

图 3.32　间叶性软骨肉瘤：大体外观和 CT。（a）上颌切除大体标本：肿瘤切面呈特征性分叶淡黄褐色。（b）CT 显示上颌被分叶状、模糊、轻度不透明的病变取代，并伴有局限性爆米花钙化

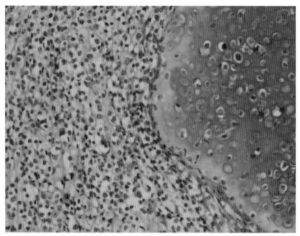

图 3.33　间叶性软骨肉瘤：双相性肿瘤。小蓝色细胞与低度透明软骨之间的界面。细胞相和基质相（200×）之间没有混合或过渡

瘤。细胞和基质成分之间有一个尖锐的界面；它们不会混合，也不会在细胞和基质元素之间过渡（图 3.31 和 3.32）。

肿瘤细胞对 SOX9、CD99 和结蛋白有免疫反应性，而对 FLI-1 和 CD45 的免疫组化研究为阴性。

分子研究潜在地增加了我们在处理 m-ChS 时的诊断手段。随着时间的推移，已经报道了与 8 号染色体相关的各种异常。最近，HEY1-NCOA2 融合似乎是 m-ChS 中一个潜在的决定性基因融合。同时，与更典型的透明软骨肿瘤相关的 IDH1 和 IDH2 点突变并不存在。

m-ChS 与骨肉瘤（如小细胞骨肉瘤）的鉴别诊断可能存在重大问题。一个很大程度上不为人知的问题是，m-ChS 是一种肿瘤，其中的肿瘤细胞可能会产生骨样物质。随着 SOX9 免疫反应性和独特的

分子标记被发现，这个问题可能不再重要，其答案比个人组织学解释更重要。

大体

m-ChS 的大体外观反映了其组织成分（图 3.33）。切割表面的颜色和纹理是基质和非基质产生成分的相对量的函数。当透明软骨占主导地位时，它呈整体分叶状，蓝灰色到银色半透明的外观，病灶实性（图 3.33）。相反，当病变的大部分由小细胞组成时，m-ChS 主要是淡棕色，这种颜色与甲状旁腺组织不同，即所谓的黄褐色（图 3.33）。在后一种情况下，往往会有蓝灰色透明软骨的小岛，使原本均匀的软 / 坚固肿瘤具有颗粒性。病变通常具有很强的破坏性，清除了受累区域的骨小梁。在肿瘤延伸到软组织的区域，往往会有覆盖皮质的骨内剥离和皮质破坏。根据我们的经验，浅黄褐色是比较常见的外观。虽然相对明确，但与正常骨的界面往往是浸润性的。

放射学

这些病变大部分是放射透明的和破坏性的。尽管相对明确，肿瘤 / 正常界面往往是浸润性的。受累骨骼常有骨内膜剥落和反应性皮质增厚的改变，同时伴有皮质破坏区域。肿瘤延伸到覆盖的软组织。病变通常表现为不均匀的病灶内钙化，类似于 c-ChS，即点状钙化，呈环状和斑点状（图 3.32）。CT 可增加肿瘤成分分析的细节。m-ChS 在 T2 加权 MRI 图像上呈高信号。同样，CT 和 MRI 的结合最能估计疾病的程度。

去分化中枢性软骨肉瘤

定义

去分化 ChS（dd-ChS）是一种双相性 ChS，低级别软骨肿瘤与高级别非软骨肉瘤并存。dd-ChS 与预后非常差有关。

临床

dd-ChS 是 Dahlin 在 1976 年引入作为独特实体，是对一种特别侵袭性的髓内（即中央）ChS 的认可，在这种情况下，当代的治疗形式是无效的，这一观察结果得到了后来的研究人员的证实。最初，高度恶性肉瘤与低度恶性髓内软骨肉瘤并列。从那时起，这些观察结果得到了证实，去分化的概念被描述为与许多原发性软骨病变有关，包括周围 ChS、外周继发性 ChS、透明细胞 ChS，甚至有时还包括内生性软骨瘤、骨膜软骨瘤或骨软骨瘤。

dd-ChS 倾向于影响老年人群，在 60 至 80 岁时发病率最高，男性略高于女性。股骨，尤其是股骨近端、髂骨和肱骨是最常见的原发部位。

经常出现疼痛、肿胀和肿块增大。伴随症状的肿块效应的频率是肿瘤大小和位置的函数。

dd-ChS 是一种极具侵袭性的软骨肉瘤，无论是在持续的侵袭性局部生长中，还是在致命性全身转移的快速发展中都是如此。历史上，治疗主要集中在原发肿瘤，尽可能切除，必要时截肢。单纯手术治疗之后几乎一致的失败，临床上迅速、明显的系统性全身转移，随后在两年内死亡。现代疗法采用与骨肉瘤治疗相似的方案，即术前化疗，然后手术，随后根据反应进行化疗（见"骨肉瘤"一节）。存活率仍然不理想，大多数患者在 2 年内死于疾病。

组织病理学

组织学上，dd-ChS 是一种由低级别和高级别成分组成的双相性病变。大部分髓内病变通常对应于一种潜在的低级别（即 1 级或 2 级）软骨肉瘤，甚至软骨瘤或骨软骨瘤。与低级别软骨肿瘤并存的是一种高级别肉瘤，最常见的是骨肉瘤、纤维肉瘤、恶性纤维组织细胞瘤或未分类肉瘤。其他形式的高级别肉瘤，如横纹肌肉瘤、平滑肌肉瘤和毛细血管扩张性骨肉瘤，

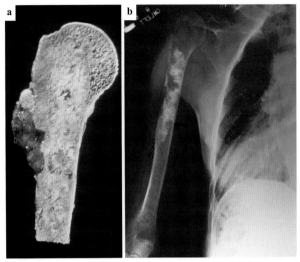

图 3.34　去分化软骨肉瘤：大体标本和平片。去分化软骨肉瘤形成双形态病变，髓内软骨肉瘤成分呈分叶状，灰蓝色至黄色。紧挨着软骨肉瘤成分的是一个棕褐色充血、肉质的肿瘤成分，它已经通过皮质侵蚀到邻近的软组织

也有报道。有趣的是，已报道的低级别软骨肿瘤与叠加骨巨细胞瘤之间的关联也具有极差的预后。

与以软骨为主的骨肉瘤（即软骨母细胞性骨肉瘤）的鉴别是关键。在软骨母细胞性骨肉瘤中，各种组织成分都是高级别的，自由混合在一起，并且经常在各种成分之间有过渡区。

相反，在 dd-ChS 中，低等级和高等级组分之间有一个清晰的界面，这两个元素既不混合，也不存在过渡（图 3.28）。

肿瘤矿化是可变的，并与基质的类型有关。肿瘤形成大量粘连的薄片，与正常的小梁骨有浸润性界面。在软骨样成分与骨内皮质交界的区域，由此产生的相互作用会导致典型的软骨损伤的骨内膜扇贝形。软骨或非软骨成分均可渗入皮质骨并延伸至覆盖的软组织。骨膜反应性骨可能是广泛的（图 3.34）。

大体病理学

在大体检查水平上，dd-ChS 仍然是双态性肿瘤。通常，软骨肉瘤 / 软骨瘤有一个界限清楚且容易辨认的区域：蓝色到蓝灰色、分叶状、半透明、坚固、可压缩、局灶性钙化的软骨样组织，皮质界面呈扇形。叠加在此之上的是一个非软骨样成分，其大体外观反映了潜在的组织病理学。次要成分可能是骨肉瘤的一

种高度钙化的生骨成分。不产生基质的次级形式（如
纤维肉瘤、恶性纤维组织细胞瘤、横纹肌肉瘤）的外
观为灰白色至米色至棕褐色。虽然次要成分可能在髓
腔内，但它通常位于周围肿瘤/软组织交界处。

放射学

整体 X 线表现很大程度上模拟了传统的软骨肉
瘤。然而，第二个非软骨成分的叠加导致了双态性（图
3.35）的外观，一位研究人员将其称为肿瘤二形性。
大多数情况下，有一个很大的内部具有典型侵袭性软
骨样外观的髓质病变：不均匀的分叶状病变伴有骨内
膜扇形、不均匀的爆米花钙化、皮质增厚和皮质突破。
叠加的是具有典型骨肉瘤或非矿化肉瘤特征的继发性
病变。

这种肿瘤的二型性会随着潜在的既往病变而变
化。迄今为止，可能的潜在病变包括骨膜软骨瘤、骨
膜 ChS、伴有或不伴有继发性 ChS 的骨软骨瘤和透明
细胞 ChS。

透明细胞软骨肉瘤

前言

透明细胞软骨肉瘤（cc-ChS）是软骨肉瘤的双相
型。其特点是肿瘤细胞的存在，细胞质清晰。肿瘤有
明显的骨骺起源倾向。

临床

cc-ChS 最初由 Unni、Dahlin 等人描述，约占软骨
肉瘤的 2%。尽管它几乎可能发生在任何年龄，但它
最常影响 30~40 岁年龄段的患者。男性比女性更容易

受到影响，男女比例为 3∶1。虽然几乎所有的骨骼都
可能受累，但最常发生于附属骨骼的长骨的骨骺，特
别是股骨近端（55%）和肱骨近端（17%）。由于大
多数患者是生长板退缩导致的骨骼成熟，从技术上讲，
这些并不是骨骺，一些作者仅将该部位称为骨的末端。
为简单起见，我们将这些称为骨痂或突起。

疼痛是最常见的主诉。在生长缓慢的肿瘤中，症
状经常出现，并在几个月或几年内演变。

cc-ChS 的自然历史是局部生长，延伸到覆盖的软
组织，并最终全身扩散。在描述和确认之前，许多病
例被误诊为软骨母细胞瘤，导致治疗不彻底（例如，
刮除）、局部复发、转移和死亡。偶有多焦点 cc-ChS
的报道。

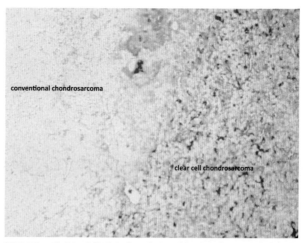

图 3.36　透明细胞软骨肉瘤。透明细胞软骨肉瘤的双相成分。左
半部为典型的低度恶性软骨肉瘤。右侧具有典型透明细胞软骨肉瘤
的组织学特征（10×）

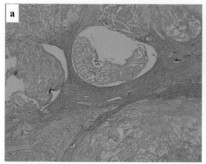
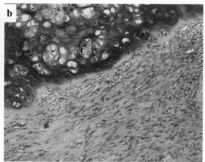
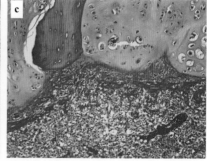

图 3.35　去分化软骨肉瘤：光镜。（a）高级别梭形细胞肉瘤与 2 级软骨肉瘤并存。每种成分都有明确的定义和限制；两个成分之间没有
混合或过渡（20×）。（b）高级别梭形细胞肉瘤与 2 级软骨肉瘤并存。每个成分都有明确的定义和限制；两个成分之间没有混合或过渡（200×）。
（c）高级别骨肉瘤与 1~2 级软骨肉瘤并列。每个成分都有明确的定义和限制；两个成分之间没有混合或过渡。软骨肉瘤和正常骨小梁（200×）
均可见肿瘤性类骨沉积

cc-ChS 的首选治疗方法是广泛的局部切除，并保留正常组织的边缘。即使包括误诊／治疗不当的患者，预期存活率也超过 80%。

组织病理学

组织学上，cc-ChS 可能是由透明细胞和低级别软骨肉瘤组成的双相性病变（图 3.36）。透明细胞大、细胞质丰富、界限清楚、透明或颗粒细小、嗜酸性。透明细胞的细胞核是圆形到椭圆形的，可能具有线形沟槽或菜豆结构。染色质往往分裂得很细，有丝分裂很少见。多核破骨细胞样巨细胞多见，可见动脉瘤性骨囊肿样改变。瘤内反应性骨形成频繁，常可见成骨细胞衬里的骨小梁。低级别软骨肉瘤是一个可变的发现，可能是多发的或局灶性的，需要广泛的采样才能发现。

专题研究

cc-ChS 与多种抗体具有免疫反应性，最重要的是 SOX9 和 Ⅱ 型胶原，证实了该肿瘤的软骨谱系。此外，肿瘤可能对 S-100 蛋白、波形蛋白、α-1 抗糜蛋白酶、溶菌酶、小麦胚芽凝集素、刀豆蛋白 A 和蛋白聚糖呈免疫反应。同时，Ⅰ 型胶原无免疫反应性。

PAS 和超微结构研究显示胞浆内有糖原存在。肿瘤细胞对 S-100、SOX9 和 Ⅱ 型胶原呈免疫反应。有趣的是，cc-ChS 不存在 IDH1 和 IDH2 突变。

大体病理学

cc-ChS 的大体外观在一定程度上是病变软骨含量的函数（图 3.37）。那些有大量软骨的病例看起来像软骨样。然而，软骨的数量通常很少，而且病变通常看起来不是软骨性的。相反，由于以反应性骨为主，病变从颗粒状的黄白色到棕褐色，并伴有红黑色的小梁间充血／出血。可叠加动脉瘤性骨囊肿样改变。

放射学

绝大多数 cc-ChS 发生在长骨骨骺内，在那里它们往往形成相对清晰的、卵圆形的、区域的、溶解／原始混合的病变（图 3.37~3.39）。肿瘤／正常界面常常是硬化性的。约三分之一有软骨基质的证据，呈分叶状的伴有爆米花钙化。其余部分具有相对非特定的溶解／爆裂性质。可能存在在没有骨膜反应性骨形成的情况下的骨膨胀和皮质变薄。

CT 可以更好地显示皮质破坏的细节，并可以更准确地表征矿化肿瘤基质，以及软骨与骨骼的非特异性。

MRI 上，cc-ChS 在 T1 加权像上呈低信号，在 T2 加权像上呈中等至强高信号。T1 和 T2 上信号不均匀的区域似乎与可变基质矿化、病灶内出血和囊性改变相对应。

软骨母细胞瘤

定义

软骨母细胞瘤是一种双相良性软骨肿瘤，表现为单核细胞和软骨基质成分的细胞期，并优先累及骨骺。

临床

软骨母细胞瘤（ChB）首先由 Codman 描述为骨

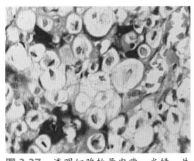

图 3.37　透明细胞软骨肉瘤：光镜。片状透明细胞，有丰富的透明或细小颗粒状的粉红色细胞质。细胞核为圆形至椭圆形，染色质分布细小。矿化类骨质小病灶（200×）

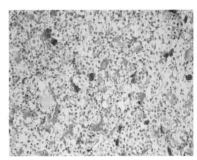

图 3.38　透明细胞软骨肉瘤：光镜。透明细胞片。有多个灶性矿化类骨质，由扁平和活化的成骨细胞排列。存在多个破骨细胞（100×）

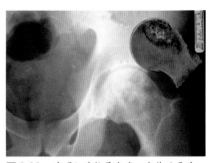

图 3.39　透明细胞软骨肉瘤：大体及平片。股骨近端的头端骨骺包含一个斑驳的病变。切面中央有矿化的颗粒状白色软骨。软骨周围是米色到棕褐色的肉质成分，充血、局灶性囊性，与周围正常骨界限清楚。平片（AP）显示股骨头骨骺内有破坏性的溶血性／爆裂性混合病变，病灶内有爆米花样矿化

巨细胞瘤的一个子集，随后 Jaffe 将肿瘤细胞的细胞学特征比作未成熟的软骨细胞，并创造了软骨母细胞瘤一词。据估计，它占良性骨肿瘤的 4%~5%，占所有骨肿瘤的 1.5%。大约 75% 的患者影响 30 岁以下的患者，在 20 岁左右急剧上升。男性比女性更容易受到影响（男性与女性之比为 2∶1）。肿瘤最常发生在股骨远端、肱骨近端和胫骨近端。ChB 几乎全部发生在次级骨化中心、骨骺和骨隆部。

　　疼痛通常是主诉。然而，骨骺定位常常导致关节相关症状。

　　选择的治疗方法是尽可能刮除和填塞，必要时切除。当通过刮除和填塞治疗时，局部复发的频率从 5% 到 25% 不等。一般说来，随访刮除是治愈性的。已报道罕见的从其他典型的软骨母细胞瘤转移的例子。

　　ChB 的一个子集称为侵袭性软骨母细胞瘤。到目前为止，还没有独特的细胞学 / 组织学特征与这个 ChB 亚群相关。有趣的是，我们回顾的少数病例有一个占主导地位的细胞期，只有少量的肿瘤产生的基质。这是一组由其生物学行为定义的肿瘤：局部复发比预期的更频繁和更具侵袭性。虽然罕见，但可能会发生转移，从无害的现象到致命的现象不等。

　　一些机构正在尝试将射频消融作为选定的慢性乙型肝炎病例的一线治疗；但随访时间太短，无法判断疗效。

组织病理学

　　总体而言，ChB 具有内聚的小叶结构和相对明确的、具有正常结构的推动界面。它是一种双相病变，由并列和混合的细胞和基质成分组成（图 3.40）。单个细胞有明确的圆形到椭圆形到雪茄形的细胞核，核膜薄而成形良好，核染色质分布均匀。核仁可能很小，并不明显。有丝分裂往往很少见。许多原子核都有线形的纵向沟槽。或者，原子核可能具有"四季豆"的构型。在细胞区，肿瘤细胞往往具有丰富、边界清楚、致密、嗜酸性的细胞质。这一特征的组合可能赋予肿瘤细胞煎蛋的外观（图 3.41）。同时，单个细胞被一个狭窄的透明区域均匀包围，这可能反映了桥粒的缺乏，导致细胞在固定过程中彼此回缩，使细胞区域整

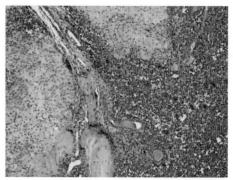

图 3.40　软骨母细胞瘤是一种含有基质和细胞成分的双相性肿瘤。（由医学博士 A. Kevin Raymond 提供）

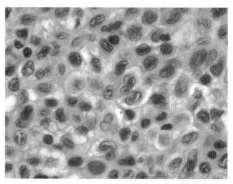

图 3.41　软骨母细胞瘤细胞期。肿瘤细胞的细胞核为圆形至椭圆形，核沟细小，呈菜豆状。胞浆内有丰富的嗜酸性至两亲性细胞质。桥粒的缺失导致细胞间的胞浆回缩，在肿瘤细胞周围留下清晰的区域，使软骨母细胞瘤呈现鹅卵石状外观（由医学博士 A. Kevin Raymond 提供）

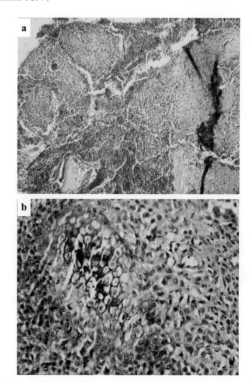

图 3.42　软骨母细胞瘤。（a）软骨母细胞瘤继发动脉瘤性骨囊肿样改变。（b）肿瘤坏死，留下钙化基质，即所谓的"鸡丝状钙化"（由医学博士 A. Kevin Raymond 提供）

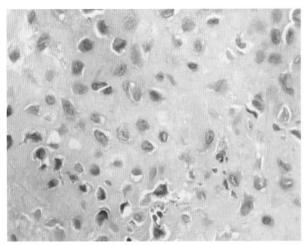

图 3.43 软骨母细胞瘤为基质相，陷窝内有肿瘤细胞；细胞与细胞期细胞相似（由医学博士 A. Kevin Raymond 提供）

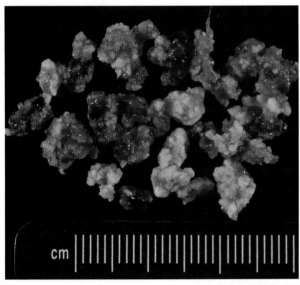

图 3.44 软骨母细胞瘤大体标本。洗过的标本由多个黄褐色到棕褐色的组织碎片组成，中间有小的白色小叶；所谓的海滩上的鹅卵石外观（出自克劳福德·坎贝尔医学博士）（由医学博士 A. Kevin Raymond 提供）

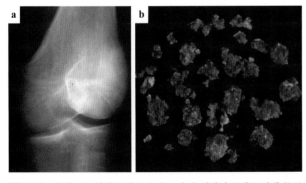

图 3.45 软骨母细胞瘤平片和大体。（a）肿瘤在股骨远端骨骺形成边界清楚的放射状透光区。肿瘤有细小的点状钙化。（b）粗大：黄褐色肿瘤碎片，黄白色矿化灶交替出现

体呈现鹅卵石般的外观。通常，可见小的网状粉红色、两亲性到嗜碱性的细胞间区，含有细小的点状钙化，即所谓的鸡丝状钙化（图 3.42）。这种发现不是 CHB 所特有的，可能见于骨肉瘤、常规软骨肉瘤和间叶性软骨肉瘤。

ChB 的基质占优势的区域倾向于无定形、小叶状，粉色比蓝色更常见，并且经常具有"棉花糖"般的稠度。基质内的肿瘤细胞包含在腔隙内，虽然通常具有最小的细胞质，但在其他方面与细胞区的肿瘤细胞相同（图 3.43）。

破骨细胞经常出现在细胞区，特别是出血区附近。动脉瘤性骨囊肿样改变（图 3.42）是一种相对常见的事件，与预后无关。虽然很少需要进行免疫组织化学研究，但 ChB 的肿瘤细胞经常对 S-100 和软骨细胞系调节剂 SOX9 表现出免疫反应性。CK8、CK18 和 CK19 可能有免疫染色。

大体病理学

由于刮宫是常见的手术标本，因此很难了解到 ChB 的总体外观。在后一种情况下，标本由不规则的出血、细小颗粒的矿化组织的不规则碎片组成，其中包括肿瘤和正常组织。在那些接受切除的病例中，肿瘤的外观被称为海滩上的鹅卵石。主色是一种特殊的淡棕色（即类似甲状旁腺组织的淡黄褐色），对应于肿瘤的细胞部分，即海滩。散布在细胞区的白色矿化组织（即所谓的鹅卵石）与肿瘤基质相对应（图 3.44）。

放射学

放射学上，ChB 在受累骨质的骨骺／隆起内形成一个偏心的、破坏性的、大部分是放射透明的病变（图 3.45）。小的、点状的、随机分布的病灶内钙化很常见，范围从几个到多个不等。肿瘤／正常骨界面通常既清晰又硬化。

CT 和 MRI 可以更好地定位病变。ChB 在 T1 加权图像上呈低信号，在 T2 加权图像上呈高信号。这些发现反映了 ChB 软骨的高含水量。随着肿瘤软骨矿化量的增加，T1 或 T2 加权图像的信号可能会或多或少地增强。

肿瘤可通过骺骨延伸至邻近干骺端。它可以通过关节软骨延伸至邻近关节。随着肿瘤大小的增加，肿瘤可以通过软组织延伸，形成骨膜下肿块，有时还会形成真正的软组织肿块。

在少数观察到的侵袭性 ChB 病例中，肿瘤倾向于形成一个巨大的、放射透明的肿块，这可能会广泛扭曲母骨并延伸到软组织。

软骨黏液样纤维瘤

定义

软骨黏液样纤维瘤（CMF）是一种罕见的良性软骨肿瘤，最常发生在长短管状骨的干骺端，其组织学特征是带状黏液状软骨。

临床

1948 年，杰菲和利希滕斯坦首次将 CMF 描述为软骨肉瘤鉴别诊断中的诊断陷阱。随后的研究扩展了这一概念，并阐明了其临床病理意义。CMF 约占良性骨肿瘤的 1.6%，占所有原发性骨肿瘤的 0.5% 以下，即使按照骨标准，CMF 也是罕见的。大约 75%的 CMF 影响 30 岁以下的患者，前 30 年的分布大致相等，不同于软骨母细胞瘤，软骨母细胞瘤在第二个十年有一个显著的高峰。男性多于女性，男女之比为2：1~3：2，最常累及的骨骼为胫骨近端、股骨远端和足部小骨。虽然描述了其他部位，但 CMF 优先累及受累骨骼的干骺端髓腔。肿瘤倾向于在受累骨骼的长轴上生长，通过直接伸展，CMF 可以延伸到邻近的骺端和骨干端，或侵蚀皮质，有时还会累及覆盖的软组织。

伴有或不伴有肿胀的疼痛是最常见的表现。可能会出现功能限制。选择的治疗方法是尽可能刮除和填塞，必要时切除。局部复发在大约 25% 的病例中是可以预期的，并且在涉及足部小骨的病变中可能更为常见。复发可能局限于宿主骨，也可能是软组织植入并再生的结果。已报告长期（例如，每年 20 例）复发。后者可能反映了解剖学方面的考虑和局部重建组织的有限可用性。CMF 的攻击性行为是轶事。

组织病理学

与软骨母细胞瘤不同，CMF 是一种单相性、产生基质的病变。基质由分叶状、带状黏液软骨组成（图3.46）。小叶在外围是高细胞的，那里的细胞更大、更饱满、更多、更紧密地联系在一起。相反，小叶中心是低细胞的，那里的细胞更小、更短、更纤细、更少、更分开。在两种情况下，肿瘤细胞都可以被描述为星状梭形细胞，细胞核边界清楚，圆形到细长，染色质分布均匀，有丝分裂很少（如果有的话）。细胞质呈梭形，通过分区数量可变，轻度嗜酸性。在大约10%~20% 的病例中，可以辨认出嗜碱性钙化物质的无定形沉积物。病变内可能存在破骨细胞样的巨细胞，倾向于聚集在出血区和与正常骨的交界处。具有软骨母细胞瘤特征的区域并不少见，可能会出现动脉瘤性骨囊肿样改变。

大体病理学

由于选择的治疗方法通常是刮宫和填塞，所以除了黏液碎片和局灶性钙化物质外，很难对 CMF 的大体特征进行评价。然而，在切除标本中（图 3.47），CMF 的大体外观是分叶的、粘连的肿块，与正常骨有清晰的界面。切割表面是一种半透明、灰色到灰蓝色、柔软的胶状物质，可能具有细粒度的元素。

放射学

正如预期的那样，放射学外观反映了大体标本。CMF 倾向于偏心的分叶状累及附属器管状骨的干骺端（图 3.47）。CMF 表现为一种破坏性的、区域上的

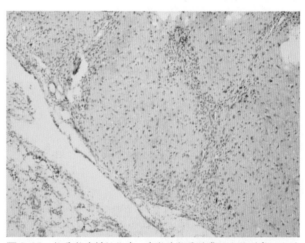

图 3.46　软骨黏液样纤维瘤，由黏液软骨的带状小叶形成。小叶的外围是超细胞的：细胞更大，管道工，更多，更紧密地联系在一起。小叶中心是低细胞的：细胞更细，数量更少（由医学博士 A. Kevin Raymond 提供）

放射状透明病变，伴有频繁的假性小梁和覆盖皮质的骨内膜扇形。可出现小的、点状的病灶内钙化。肿瘤/正常骨界面趋于清晰，但既不钙化也不硬化。CT和MRI证实了后者的现象。病变在T1加权像上呈低信号，在T2加权像上呈带状，周围小叶信号增强。

滑膜软骨瘤病

定义

滑膜软骨瘤病（SynCh）是一种发生在滑膜表面的良性结节状透明软骨病变。

临床

SynCh通常被认为是一种软骨化生，累及关节和/或邻近腱鞘的滑膜组织。据不同的报告，SynCh的发病率高峰出现在第二到三个十年（WHO）、第三到四个十年（Wold）和第五个十年。另一方面，普遍同意男女比例为2∶1。虽然同步可能涉及任何关节，但最常见的是大的承重关节，特别是膝盖（70%）和髋关节。

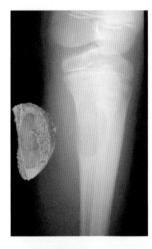

图 3.47 大体软骨黏液样纤维瘤形成一个闪亮的灰色、半透明、半固态分叶状肿块。影像学上，肿瘤形成边界清楚的偏心分叶状放射状透明肿块，皮质变薄。实际上并没有发现任何区域内钙化的证据，虽然正常的过渡带是明确的，但并不是硬化带（由医学博士 A. Kevin Raymond 提供）

一般来说，SynCH患者有数月至数年的疼痛、肿胀和涉及受影响关节的活动范围减少的病史。极少数情况下，同步可能是多焦点的。手术切除是首选的治疗方法。局部复发经常需要额外的手术。

继发性恶性肿瘤非常罕见，报道的比看到的要多得多（图3.48）。

组织病理学

中到高倍数镜下的SynCh的细胞学特征令人担忧。肿瘤细胞通常有明显的异型性，包括普通增大的细胞，胞浆明显，核大小不一，形状不同，核细节增加，以及双核形式。有丝分裂一般不会出现。

然而，尽管是超细胞的，SynCh有一个特征，高度可重复性和有组织的结构：小叶内小叶模式（Raymond AK，未发表的工作）。蓝灰色的软骨结节从几个细胞到厘米长的小叶不等。每个滑膜包埋的软骨结节由多个较小的、大小相似的小叶组成（图3.49）。反过来，这些小叶中的每一个都由较小的小叶组成，这些小叶围绕着多个小叶，这些小叶包含尺寸逐渐减小的小叶，直到它们由含有损伤细胞的单个和双腔隙、小叶内的小叶组成。

大体

一般来说，大体标本是滑膜部分或全部切除，通常由水肿、发炎的沼泽滑膜和嵌入的白色软骨结节组成。结节的范围从近显微到1 cm甚至2 cm。最小的结节由滑膜表面的灰白色半透明斑块组成。仔细检查较大的灰白色结节，结节结实至坚硬，可见小叶、覆盆子/黑莓状结构，小叶内镜反映小叶的外表面。一

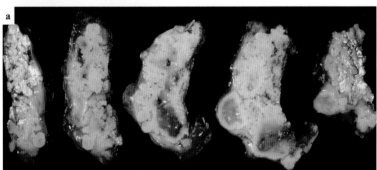
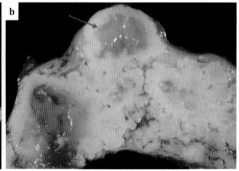

图 3.48 滑膜软骨瘤病伴继发软骨肉瘤。（a，b）有长期滑膜软骨瘤病病史和多次手术的患者的样本。切除目前正在增长的肿块。一块（红色箭头）疑似继发性软骨肉瘤（由医学博士 A. Kevin Raymond 提供）

些结节可从受累滑膜脱落，形成关节内游离体，可单独提交。小叶通常钙化，矿化程度大致与患病年龄相关。随着长期大量关节受累或复发，SynCh 结节可能成为粘连的结节软骨片。

当对 SynCh 患者的滑膜切除标本进行照相时，仔细地解剖没有滑膜的结节可以得到易于组织学处理的标本，但与临床病理相关性很小。

相反，将结节留在原位将产生一张通过关节镜看到的反映病变大体外观的照片（图 3.50）。

放射学

由于 SynCh 的软骨小叶通常是矿化的，平片上的 X 线表现是许多单个的、融合的结节，伴有环状和斑点状钙化（图 3.51）。

病变以滑膜为基础，位于骨外，可能看起来填充并扩大了受累的关节间隙。CT 检查可以获得更多的病灶细节。CT 和 MRI 是评估病变程度的最佳方法。当用 MRI 观察时，同步小叶在 T1 加权像上表现为暗灶，在 T2 加权像上表现为高信号结节。高分辨率研究可能有助于识别早期病变。

平片解释中的一个典型错误是识别累及软组织的骨外、钙化软骨病变，并自动将其解释为软骨肉瘤从骨骼延伸到软组织。骨内肿瘤的存在与否是临床鉴别同步性和软骨肉瘤的关键，仅凭平片可能很难评估，强调了包括 CT 和 MRI 在内的全面放射学检查的必要性。

第三节　骨质疏松症

前言

骨性肿瘤（又名骨源性肿瘤）由一个复杂的生物多样性病变家族组成。异质性使得在没有某种组织的情况下，人们面临的是各种疾病过程的随机清单。组

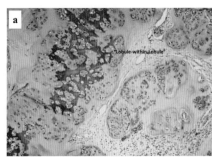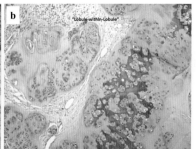

图 3.49　滑膜软骨瘤病。（a，b）滑膜软骨瘤病由被滑膜覆盖并浸没在滑膜中的许多软骨小叶组成。肿瘤细胞有不同程度的异型性，这可能是显著的；核细节增加，核变异性增加，细胞质增多。然而，病变细胞仍然排列在清晰的小叶结构内。然而，仔细观察，每个小叶由一个从显微镜下延伸到大体的小叶内的同心网络组成，从显微镜延伸到大体，并反映在影像学研究中（HE，20×，100×）。这种小叶内小叶组织与滑膜软骨瘤病密切相关（由医学博士 A. Kevin Raymond 提供）

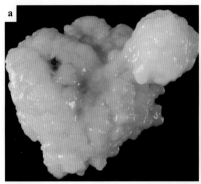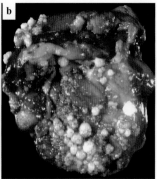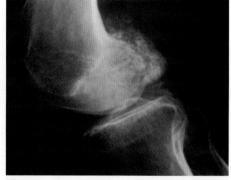

图 3.50　滑膜软骨瘤病。（a）滑膜软骨瘤病的小聚集体已被剥离，没有较大的肿块。保留了小叶结构内的小叶。（b）滑膜切除术标本。滑膜软骨瘤病可见大量小叶。小叶大小不等，小到近 1 cm，小到几分之一厘米，嵌在滑膜中（由医学博士 A. Kevin Raymond 提供）

图 3.51　滑膜软骨瘤病。膝关节平片（侧面）显示无数爆米花样钙化病灶。其表现与滑膜软骨瘤病一致。必须注意不要过度或低估骨骼受累的可能性；原发性或继发性（由医学博士 A. Kevin Raymond 提供）

织学上，连接这些实体的共同因素是肿瘤细胞产生骨基质。从纯粹的组织学观点来看，组织的第一步可能是考虑它们产生的基质的形式：板层骨与编织骨。

病理过程产生完全成熟的板层骨是罕见的。良性病变称为骨瘤，包括骨旁骨瘤（所谓的象牙状外骨瘤）及其髓内组织学上的"表亲"，即骨岛骨瘤。也有畸形（如腭环），虽然起源不同，但在组织学上是相似的。

在每种情况下，温和、无害的梭形细胞产生结构良好的板层骨，一例在皮质表面，另一例在髓腔内。这些病变中的每一种都倾向于相对自限性，但只有例外情况下会吸引医疗关注。骨旁骨瘤几乎只发生在通过膜性骨化形成的骨骼（例如颅面骨）或通过膜性骨化形成的部分骨骼（例如骨干）。虽然大多数都是无症状的，但它们可能会导致大量损害，这可能会变得有症状，或者至少让人不舒服。骨瘤是加德纳综合征的一个组成部分，加德纳综合征是一种遗传性常染色体显性遗传性疾病，一般说来，不需要治疗，至少不受症状的限制。

在骨质疏松症（Buschke-Ollendorff 综合征）中，骨岛可以出现为小的、不透射线的孤立病变或多灶性病变。他们主要关心的是被排除在骨硬化性转移的鉴别诊断之外。

产生板层骨的恶性肿瘤有骨旁骨肉瘤和低度恶性中央型骨肉瘤。为了方便起见，他们被认为是骨肉瘤家族的成员。

编织骨是由绝大多数原发性骨肿瘤产生的。良性病变包括骨样骨瘤和成骨细胞瘤的各种表现。骨肉瘤的主要基质模式是编织的类骨和骨。但是，在大多数形式的骨肉瘤中，基质成熟或重塑的数量有限。这种成熟往往发生在肿瘤的较老部位。通常，骨肉瘤的外围部分基质最不成熟，而最成熟的基质位于中心，与骨化性肌炎相反。然而，绝大多数骨肉瘤产生的基质是编织的类骨和骨。此基本分类的亚型构成了本章其余部分的基础（图 3.52）。

纤维异常增生和骨纤维结构不良产生编织骨。在按基质形态划分之后，它们可能包含成骨肿瘤。然而，通常认为这两个病变包括在纤维性病变中。

骨样骨瘤
定义

骨样骨瘤是一种小的、良性的、生长潜力有限的原发性骨肿瘤。

临床

自从 1934 年 Jaffe 首次描述骨样骨瘤以来，出现了大量关于骨样骨瘤的诊断和治疗的文献。病变被称为"病灶"，定义为最大尺寸小于 2 cm。骨样骨瘤最

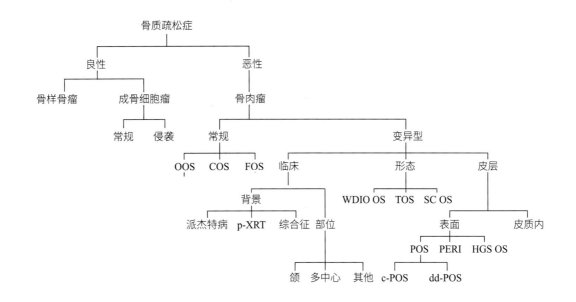

图 3.52 骨瘤样变

常发生在 30 岁左右，在 20 岁达到高峰。男女比例严重偏向男性，各种报道介于 3∶1 和 5∶1 之间。虽然任何骨骼的任何部分都可能受到影响，但骨样骨瘤最常发生在附件骨骼的长骨，特别是股骨、胫骨和肱骨。虽然不太被普遍认识，但脊椎也是一个常见的起源地。在长骨中，肿瘤通常发生在患骨的骨干或干骺端的皮质或紧邻皮质下骨内。偶尔起源于骨骺和骨膜表面被很好地描述，一种罕见的关节内形态已被报道。

剧烈疼痛是骨样骨瘤的特征。长期以来，人们一直在教导一种经典的疼痛三联征，这种疼痛在夜间更严重，但可以通过水杨酸盐缓解。三联征的特异性和频率受到了质疑，一名研究人员指出，疼痛是几乎所有骨肿瘤的常见病，几乎所有疼痛在晚上都更严重，阿司匹林可以缓解大多数形式的疼痛。疼痛可能会导致停用现象，而涉及脊柱的疼痛可能会导致夹板。

如图所示，骨样骨瘤的生长是自我限制的，研究人员确定其大小上限在 1~2 cm 之间，最近的建议是 1.3 cm。然而，疼痛是恒定的，不会随着时间的推移而减少。虽然已有自发消退的报道，但很少见。

直到最近，完全开放手术切除肿瘤仍是首选治疗方法。然而，皮质刮除和皮质切除并不是没有并发症，例如，长腿石膏固定。更糟糕的是，在第一手外科手术方法中，用最好的双手，可能会漏掉 25% 的病灶。显然，将测量的 X 线片中的病变位置转换为手术台和骨肉覆盖的真实情况并不是一帆风顺的。

目前，大多数机构选择的治疗方法是射频消融（RFA），即在放射显影下将仪器引入病变，施加电流，然后将病变摧毁。在此之前，可能会也可能不会进行核心活检。据报道，局部复发率不到 5%。有限治疗的替代形式是可用的，但每一种都有局限性。

组织病理学

病灶由随机定向的、相对细长的编织类骨质和骨组成的交织缠绕在一起（图 3.53）。骨基质由成骨细胞和偶尔的破骨细胞组成。成骨细胞既可以是扁平不活跃的，也可以是浆细胞样活化的。内衬的骨基质嵌入最小细胞纤维血管背景基质中。非浸润性病灶与相邻的正常骨小梁、皮质或反应性骨明显不同。

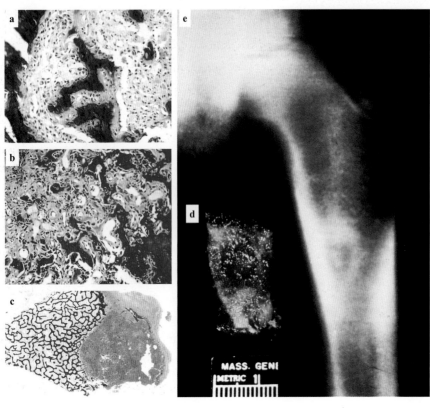

图 3.53　骨样骨瘤。（a, b）成骨细胞衬里的类骨质和骨的吻合小梁，偶见破骨细胞镶嵌在疏松的毛细血管基质中［（a）冰冻切片，（b）福尔马林固定的石蜡包埋，HE，100×］。（c）整体：皮质内骨样骨瘤。（d）大体：皮质内出血性浆果样病变（所谓的"病灶"）。（e）平片（AP）：骨膜和髓内的反应性骨形成以及肿瘤矿化导致该病变的靶样外观（由医学博士 A. Kevin Raymond 提供）

大体

大体上，病灶由边界清晰的病灶组成，邻近致密的正常骨或反应性骨，或嵌入致密的正常骨或反应性骨内（图 3.53）。病变本身是一个骨球，表面细小颗粒状，乳白色到棕褐色，与周围正常或反应性骨相比，通常充血或出血。矿化病变在切片上呈颗粒状。

放射学

骨样骨瘤结节在平片上形成边界清晰的透射线病变（图 3.53）。病灶周围可有髓内反应性骨和／或骨膜反应性骨形成。病变本身可能会发生不同程度的钙化。CT 或 MRI 检查能更好地显示病灶。在动脉造影上，病灶是多血管的。骨样骨瘤在 Tm99 骨扫描上的特征是一个强烈的过度活跃的病灶，周围有一个较弱的活动区，即所谓的"双密度"征。

分子生物学

已经描述涉及 22q13［del（22）（q13.1）］的结构染色体改变。后者涉及 22 号染色体的区域，与细胞周期调节相关的基因已经定位在该区域。有趣的是，与骨样骨瘤相关的剧烈疼痛被认为是环氧合酶（即 COX-1 和 COX-2）介导的高水平前列腺素 E2 产生的功能。

成骨细胞瘤

定义

成骨细胞瘤是一种良性的、成骨的原发骨肿瘤，没有任何潜在的生长潜力，根据定义，最大尺寸 > 2 cm。

临床

最初由 Dahlin 描述为"巨型骨样骨瘤"，"成骨细胞瘤"一词随后由 Jaffe 和 Lichstein 独立提出。成骨细胞瘤在 40 岁以上的患者中很少见，最常见在 20~30 岁。男性受到影响的频率是女性的两倍。虽然成骨细胞瘤可以起源于任何骨骼的任何部位，但脊柱／椎体是最常受累的骨骼，特别是棘突和横突，即所谓的后部元素。长管状骨的干骺端也经常受累。表面起源罕见，但公认为骨膜成骨细胞瘤。

根据定义，成骨细胞瘤的最大尺寸大于 2 cm。与骨样骨瘤相比，没有内在的有限生长潜力。直观上，

成骨细胞瘤必须从"小"病变开始（即 < 2 cm），然后生长到诊断性大小（即 > 2 cm）。有趣的是，临床诊断为骨样骨瘤的病变不会生长。记录在案的小病变和大病变之间的过渡是极其罕见的事件，证明了尽管组织学上相似，但分离成两个不同的实体是合理的。

伴有或不伴有肿块的剧烈隐痛是成骨细胞瘤的主要症状。如果起源于脊柱，可能会出现神经系统症状。

成骨细胞瘤的自然病史是局部生长，导致症状增加，表现为肿块效应、重要结构受压和正常功能障碍。可能会发生病理性骨折。转移是一种非常罕见的事件，需要对骨肉瘤的可能性进行研究，例如，类似于成骨细胞瘤的骨肉瘤。

缺乏转移潜能的治疗重点在于完全切除原发肿瘤。刮除并填塞和切除是治疗的选择，选择取决于临床因素，例如肿瘤的大小、位置和可获得性。刮除后的局部复发有不同的报道，在 15% 和 25% 之间，但几乎都可以通过。

组织病理学

组织学上，成骨细胞瘤是由编织的类骨质和／或骨的交织和吻合的小梁组成的，骨小梁由成骨细胞和偶尔的破骨细胞组成（图 3.54 和 3.55）。细胞骨基质镶嵌在疏松的纤维血管背景中。与骨样骨瘤一样，成骨细胞的外观从扁平的不活跃细胞到激活的成骨细胞的高大上皮样外观各不相同。单个细胞有明确的偏心核，染色质细碎，核仁不明显，罕见但不典型的有丝分裂。细胞质是嗜酸性的，较大的活化细胞通常有核周脱落。成骨细胞排列成近乎连续的骨小梁。这些成骨细胞的细胞学特征使它们看起来几乎完全相同，这激励着得克萨斯州的观察家将它们比作栅栏上的乌鸦，而德国病理学家则将它们视为一排士兵。

个别成骨细胞的染色质偶尔会浓缩或模糊，这是一种类似于古代神经鞘瘤的退行性改变。肿瘤倾向于生长为粘连的肿块，尽管是浸润性的，但肿瘤／正常界面似乎相对清晰。

核异常扭曲的极少数不典型成骨细胞可能存在。细胞核的整体外观可能被描述为模糊的，类似于神经鞘瘤的变化（图 3.56 和 3.57）。需要熟悉这种组织学

上的可能性，以避免在实际上是一种成骨细胞瘤的病例中误诊骨肉瘤，古老的成骨细胞瘤也被称为假恶性成骨细胞瘤。

虽然与历史教学相矛盾，但最近的工作表明，软骨可能偶尔由成骨细胞瘤产生。然而，应特别谨慎地注意骨产生病变中软骨的存在，因为它在恶性病变即骨肉瘤中更为典型。

大体

通过选择刮宫和填塞治疗，成骨细胞瘤的大体外观经常被重叠的粘连性出血所掩盖（图3.58）。病变坚硬而粗糙，切面细小颗粒状或花边状，反映下方随机吻合的骨小梁。病变常充血，继发退行性改变，包括动脉瘤性骨囊肿样改变。

放射学

由此产生的X线表现是一种混合的溶解性/母细胞性病变，破坏了正常的小梁结构，皮质变薄和扩张，并有可能延伸到覆盖组织（图3.59和3.60）。这些特征在累及管状骨的病变的平片中很容易察觉。然而，CT能更好地显示脊柱病变的特征（图3.61）。CT和MRI结合用来定义疾病的程度。

分子生物学

成骨细胞瘤的分子特异性尚未明确。然而，已经鉴定出涉及染色体1、2和14的独特的三向易位［t（1;2;14）（q42;q13;q24）］。

骨肉瘤

定义

骨肉瘤（又名骨源性肉瘤）被定义为一种原发性

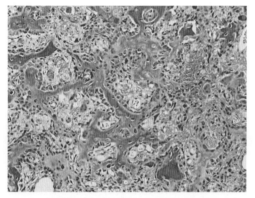

图3.54　骨母细胞瘤：编织骨和类骨的小梁随机吻合，内衬一层几乎连续的活化的成骨细胞，偶有破骨细胞排列在疏松的纤维血管基质中（100×）（由医学博士A. Kevin Raymond提供）

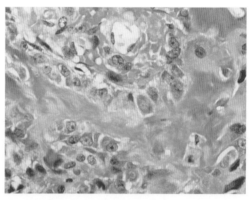

图3.55　骨母细胞瘤：随机吻合编织骨和类骨质的小梁，内衬一层几乎连续的激活的成骨细胞，偶尔交替放置在疏松的纤维血管基质中的破骨细胞（400×）（由医学博士A. Kevin Raymond提供）

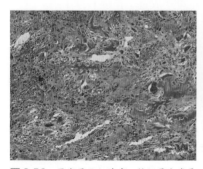

图3.56　早期骨母细胞瘤：编织骨和类骨的小梁随机吻合，内层是几乎连续的活化成骨细胞，偶有破骨细胞排列在疏松的纤维血管基质中。注意，有多个形状怪异、大小不一的核染色质（100×）（由医学博士A. Kevin Raymond提供）

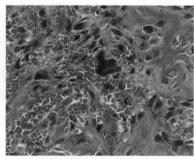

图3.57　古老的成骨细胞瘤：由编织骨和类骨质随机吻合的小梁，内衬一层几乎连续的活化成骨细胞，偶尔也有破骨细胞置入疏松的纤维血管基质中。可见多个形状怪异的大核，染色质模糊（400×）（由医学博士A. Kevin Raymond提供）

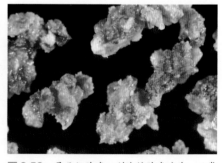

图3.58　骨母细胞瘤：刮除的肿瘤碎片。正常骨的定向和有组织的骨小梁结构被肿瘤取代，肿瘤裸露的表面是充血的棕褐色，呈颗粒状至结节状。标本在切割时很粗糙。请注意，标本在检查前是清洗过的（由医学博士A. Kevin Raymond提供）

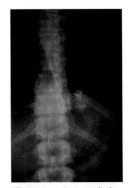

图 3.59　骨母细胞瘤：平面胶片（AP）。T-11 横突有一膨胀性、混合性溶解/爆裂性病变。请注意，您应该不能在此视图上看到横向突起；看到它表明它是异常的（由医学博士 A. Kevin Raymond 提供）

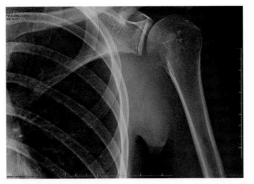

图 3.60　早期骨母细胞瘤：平片（AP）。肱骨近端干骺端有一个破坏性的、大部分为溶骨性病变。病变内有云状无定形钙化灶

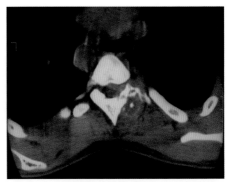

图 3.61　骨母细胞瘤：CT 显示累及横突的膨胀性溶骨性/母细胞性混合病变

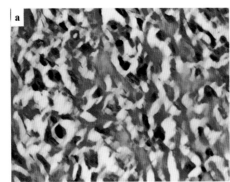
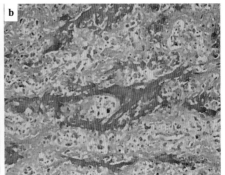

图 3.62　骨肉瘤。（a）高度恶性细胞产生丰富的类骨质（HE，200×）。（b）高级别、低级别恶性细胞，产生丰富的类骨和骨（HE，100×）（由医学博士 A. Kevin Raymond 提供）

的骨恶性肿瘤，在这种肿瘤中，即使只有少量的肿瘤细胞也会产生类骨样和/或骨骼（图 3.62）。

除多发性骨髓瘤外，骨肉瘤（OS）是最常见的骨原发性恶性肿瘤。然而，OS 不是一个单一的、刻板印象的实体。相反，它是一个复杂的恶性肿瘤家族，其中骨基质的产生是唯一统一的参数。OS 可分为两大类：传统型骨肉瘤（c-OS）占 65%~75%，其余 25%~35% 为变异型。

临床

尽管与 OS 相关的人口统计数据可能会随着特殊情况的变化而有所不同，但仍适用多种概括。总体而言，OS 的年龄分布非常广泛，但最常影响生命第二个十年的患者，程度较小的是第三个和第一个十年的患者。一个系列包括第二个高峰，老年人被认为是该年龄段特有疾病的继发性人群。男性比女性更容易受到影响，男女比例不同地报告为 2∶1 至 3∶2。

任何骨骼的任何部分都可能是 OS 的主要部位。

然而，绝大多数 OS（＞90%）发生在髓腔内，＜10% 起源于皮质表面，＜1% 起源于皮质本身。在髓内肿瘤中，大约 90% 发生在干骺端，约 10% 发生在骨干，远低于发生于骨骺的 1%。根据经验，最常见的起源部位在附件骨骼的长骨的主要生长中心内：股骨远端、胫骨近端和肱骨近端。后一种骨骼分布在第二个十年占优势的肿瘤中相当典型。

c-OS 的症状起病相对较快，一般在出现前不到一年。原发性肿瘤区的剧烈进行性疼痛是 OS 的主要症状，其他症状包括局限性压痛、肿胀、可触及而后可见肿块增大、肿块效应、牵涉性疼痛、活动范围缩小、触诊温热、偶尔听诊时有杂音。病理性骨折可能出现在 5%~10% 的患者中。

OS 的自然病史是潜在的不受限制的侵略性局部生长和早期致命的全身传播（图 3.63）。当肿瘤不治疗或治疗不当时，在 9~12 个月内会出现临床上明显的全身转移，随后在 18~24 个月内因全身扩散而死亡。

转移的部位是可预测的。在那些遭受转移的患者中，几乎 100% 的患者都有肺转移。虽然肺转移可以是中心叶转移，但许多是胸膜下转移（图 3.64）。骨是临床上相当常见的转移部位，作为终末期前事件是非常常见的。在那之后，系统传播的地点显得有些随意，虽然肾脏受到影响的频率可能比预期的要高一些。

从历史上看，治疗主要集中在原发肿瘤，肿瘤完全切除，截肢是首选的治疗方法。目的是切除潜在的致命性肿瘤，防止全身转移。仅接受手术治疗的预期 5 年生存率在 10%~20% 之间，一个例外是其生存率约为 40%。

OS 治疗的发展是一个多学科的努力，其贡献来自放射学、病理学、肿瘤学和外科。OS 治疗进展

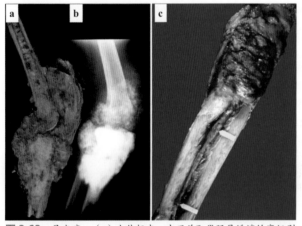

图 3.63　骨肉瘤。（a）大体标本：出现并取代胫骨近端的高级别骨肉瘤已从周围皮质侵入覆盖的软组织。肿瘤侵犯了膝关节，破坏了膝骨室，并侵犯了股骨远端的后方。（b）平面型（侧向）：大体标本对应的不透射线的肿块，累积性云状质量受累（a 和 b 相同）。（c）包裹桡骨和尺骨远端的骨肉瘤。肿瘤已侵入引流静脉（蓝色箭头）（由医学博士 A. Kevin Raymond 提供）

的关键是认识到全身转移发生的时间比历史上认为的要早得多。认识到 OS 的早期、亚临床、微转移的存在，以及在最初提出时需要将 OS 视为一种全身性疾病，引领了 OS 治疗的成功发展。

将化疗引入 OS 的治疗充其量是一个有争议的决定。最初，术后进行化学疗法，并且可用的药物（如 5- 氟尿嘧啶、环磷酰胺、丝裂霉素 C、苯丙氨酸芥末）充其量是无效的。在术后给予所有化疗的一个主要缺点是，治疗失败的第一个迹象是出现临床上明显的全身转移。然而，新的治疗药物（如阿霉素、顺铂、异环磷酰胺、甲氨蝶呤）的开发和方案的演变证明了系统治疗 OS 的潜力和必要性。

同时，将对 OS 的更好理解与更复杂的手术的演变和易于使用的假体的开发相结合，从而有利于肢体保全手术扩展到更广泛的用途。

最初用于切除重建的假体是所谓的定制假体，其制造非常耗时（即数周到数月），因此在活检和切除之间留下了治疗空白。这一术前时间段为术前化疗的引入提供了契机。从本质上说，它是一种测试，以确定无论如何都要切除的原发肿瘤对术前化疗是否有反应，更重要的是，调查原发肿瘤的反应是否可以预测微转移的反应，以衡量患者的生存率。

最终，所谓的新辅助化疗或初级化疗的发展表明，多学科治疗，包括术前化疗，然后手术，然后进行反应确定的术后化疗，是目前可用的最佳治疗方案。初级化疗的核心是这样一个概念，即虽然治

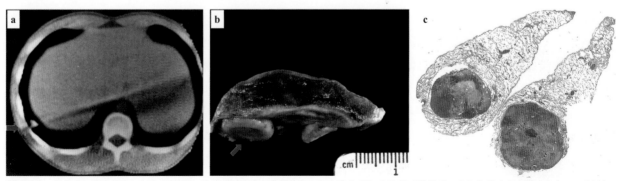

图 3.64　骨肉瘤：肺转移瘤。（a）胸部 CT：胸膜下肿块（红色箭头）。（b）肺楔形切除胸膜下肺转移，呈纽扣状（红色箭头）（a、b 同例）。（c）胸膜下骨肉瘤肺转移的整体切片。肿瘤周边呈深蓝色，由片状肿瘤细胞组成，基质很少。肿瘤的中心部分含有大量的骨基质，导致粉红色（由医学博士 A. Kevin Raymond 提供）

疗的目的是针对转移性疾病，但原发肿瘤是治疗反应的可衡量标准，治疗反应是根据原发肿瘤中看到的肿瘤坏死的组织学证据来衡量的。遵循这一原则，研究发现，如果对术前治疗的反应良好（即肿瘤坏死 ≥ 为 90%），则术后使用与术前相同的药物。如果术前治疗反应不佳（即肿瘤坏死 < 90%），则在术后环境中使用替代化疗方案。

有许多与患者、肿瘤、肿瘤生物学和治疗相关的预后因素会影响 OS 患者的生存率。这些预后因素包括患者的年龄和性别、临床表现是否存在明显的关节或全身转移、肿瘤的大小和位置、肿瘤的可切除性、初次治疗后的局部复发以及治疗方案。此外，还有许多因素可以用来监测患者是否复发（例如，血清碱性磷酸酶）。然而，患者生存最有力的指标是对术前化疗的反应。肿瘤坏死 ≥ 90% 与 80%~90% 的长期存活率相关。根据治疗方案，肿瘤坏死 < 90% 预示着生存率 < 12%。然而，通过对术前治疗反应差的患者进行适当的术后治疗调整，可以使存活率接近反应良好的患者。

全身转移是术前化疗的主要治疗靶点。然而，经验表明，对原发肿瘤的治疗效果也有临床上的好处。与原发肿瘤有关的症状几乎可以立即缓解，例如疼痛和肿胀明显减轻或消除。更重要的是，对治疗的局部反应通常会导致所谓的原发肿瘤的降级，即局部肿瘤消退，并在某种形式和程度上使患者更有资格接受保肢手术。在没有术前化疗的情况下，< 10% 的 OS 患者有资格接受保肢手术，而在术前化疗后，> 90% 的接受治疗的患者有资格接受保肢手术。

组织病理学

虽然常被称为梭形细胞，但 OS 的肿瘤细胞通常具有非常广泛的多样性，通常包括高度的间变和多形性。肿瘤细胞可能呈梭形、长或短，或介于两者之间。然而，它们也可以是圆形、椭圆形、上皮样、浆细胞样、大小不一、奇异角度的形状，细胞核数量可变，包括多核恶性巨细胞。细胞质可由少到多、嗜酸性、两亲性或透明。细胞核可能有细小的分裂或粗大的成团的染色质，有或没有核仁，从无害到突出不等。有丝分裂活性高度多变，非典型形态频繁。OS 细胞在细胞学上没有任何独特或特异的地方（图 3.65）。

根据定义，OS 是一种肿瘤，其中的肿瘤细胞产生类骨和 / 或骨。事实上，肿瘤细胞产生的类骨可能会也可能不会发生钙化，导致转化为骨；钙化是一种细胞外事件。从技术上讲，肿瘤细胞只产生类骨质。然而，这个定义在很大程度上仍然是为了强调通过光镜检查看到的 OS 中肿瘤产生的基质的组织学外观。

骨基质的存在显然对 OS 的概念和诊断至关重要，人们经常询问类骨质的标志物。类固醇是标记物，因此，熟悉其形态特征是很重要的。类固醇是一种细胞外基质。它是 I 型胶原蛋白的一种形式。因此，经常遇到的"类骨质与胶原蛋白"是错误的问题。这个问题围绕着能否区分骨性胶原和非骨性胶原；在这个时间点上，这仍然属于外科病理学的范围。

肿瘤产生的骨基质丰富，在绝大多数 OS 病例中很明显，甚至在小的活检中也是如此（图 3.65a）。然而，在某些情况下，细胞间粉红色物质的同一性可能会受到质疑（见图 3.62a）。

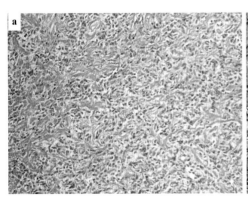
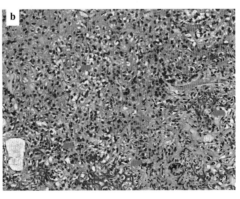

图 3.65　骨肉瘤。（a）高度恶性肉瘤，具有丰富、易辨认的骨基质：骨肉瘤（HE，100×）。（b）高级别肉瘤，有细小的粉红色细胞间物质（绿色箭头）：疑似骨样物质。骨肉瘤与其他恶性肿瘤比较（HE，100×）（由医学博士 A. Kevin Raymond 提供）

因此，熟悉类骨质的形态特征是非常重要的。

类固醇是嗜酸性的，同时趋向于均匀和无定形（图3.66a）。这与纤维性肿瘤中产生的胶原形成对比，例如促结缔组织增生性纤维瘤，它是异质的和纤维状的（图3.66b）。

在显微镜下，骨样物质倾向于折射，几乎像镜子一样聚焦。它是曲线的，而不是直线的；在某些方面，类骨质的结构似乎概括了腔隙的形成（图3.67）。先前存在的正常或肿瘤骨质上的肿瘤基质沉积不可避免

地存在，并且模仿骨基质、支架的正常并置沉积。最后，肿瘤产生的类骨是随机定向的（图3.68）。后者与正常或"反应性骨"形成对比，后者是因应压力而产生的，因此是因应压力而定向的。在OS中产生的骨基质不是作为响应而产生的；相反，它是随机发生的（图3.69）。

最早的钙化形式由散布在粉红色类骨中的小蓝点组成，进一步钙化形成菱形晶体结构（图3.70）。由于脱钙可以去除组织中的钙，钙化基质是未脱钙组织

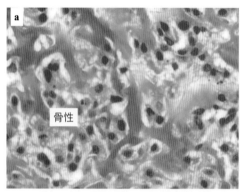

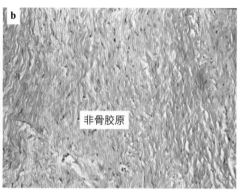

图3.66　骨肉瘤。（a）类骨质：清晰、无定形、均匀的粉红色细胞间基质（HE，×250）。（b）非骨性胶原：内部结构不清、纤细的细胞间纤维状物质。促结缔组织增生性纤维瘤（HE，100×）（由医学博士A. Kevin Raymond提供）

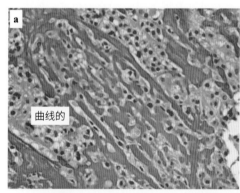

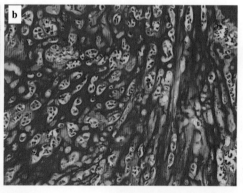

图3.67　骨肉瘤。（a）类骨质：粉红色、均匀、无定形的物质不是线性的；相反，它是使人想起空洞形成的曲线（HE，100×）。（b）类骨质和骨：丰富的粉红色、均匀、无定形、曲线状物质在显微镜下是折射的（HE，100×）（由医学博士A. Kevin Raymond提供）

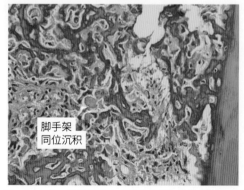

图3.68　骨肉瘤。恶性细胞在先前存在的松质骨上沉积骨基质，即所谓的支架（HE，100×）（由医学博士A. Kevin Raymond提供）

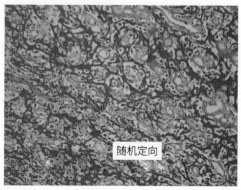

图3.69　骨肉瘤。骨基质是随机定向的（HE，40×）（由医学博士A. Kevin Raymond提供）

（如冰冻切片）的最佳观察对象。

大体

　　任何特定的肿瘤都倾向于形成一个内聚的肿块，并破坏受累区域的潜在骨结构。残留的正常骨小梁和皮质骨的界面既是浸润性和破坏性的。肿瘤可能通过完整的皮层或通过破坏皮层的浸润过程而穿过皮层延伸到上覆的软组织。直到病程晚期，绝大多数肿瘤仍局限在骨膜下。虽然 OS 倾向于生长为相对粘连的肿块，但可能存在髓内跳跃转移。跳跃性转移瘤是髓内肿瘤的离散病灶，由正常组织与原发肿瘤分开，有两

种形式。当原发 OS 和转移瘤同时存在于同一骨中，但被正常骨髓隔开时，就会发生髓内跳跃式转移（图3.71 和 3.72）。

　　跨关节跳跃式转移是指原发灶和转移出现在被相对的共同关节隔开的相邻骨骼中。

　　大体上，OS 的颜色、稠度和质地反映了细胞与基质的比例、基质的形式以及叠加的次级退变变化。OS 的非基质占优势的区域往往是柔软但坚硬的，从棕褐色到淡奶油色（即"鱼肉"）不等。常合并充血、出血、炎症、坏死、纤维化、囊化、动脉瘤样骨囊肿

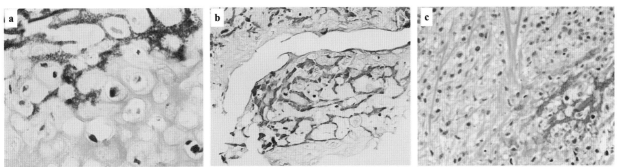

图 3.70　骨肉瘤。（a）冰冻切片：产生类骨质的恶性细胞。细小的紫色点状是早期钙化，类骨质转化为骨（HE，400×）。（b）冰冻切片：恶性细胞产生粉蓝色的类骨质，有相当多的钙化，菱形晶体（HE，400×）。（c）福尔马林固定永久切片：恶性细胞产生较早矿化的类骨和骨（HE，100×）（由医学博士 A. Kevin Raymond 提供）

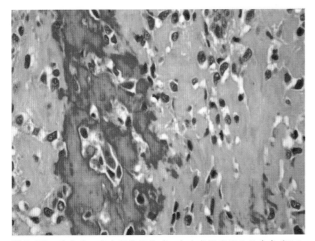

图 3.71　骨肉瘤。高度恶性骨肉瘤，有丰富的类骨和骨生成（HE，100×）（由医学博士 A. Kevin Raymond 提供）

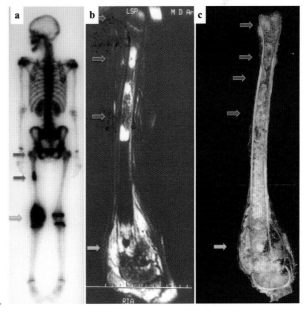

图 3.72　骨肉瘤。（a）Tm99 骨扫描显示侵犯股骨远端的原发肿瘤摄取增加（蓝色箭头）。与髓内跳跃转移（红色箭头）相对应，股骨干和近端干骺端/骨骺的更近端区域也有摄取增加。（b）MRI T2 加权像：原发肿瘤累及股骨远端的高信号区（蓝色箭头）。股骨干、干骺端近端和骺端也有高信号区域，对应于髓内跳跃转移（红色箭头）。（c）大体标本：侵犯股骨远端的原发性骨肉瘤（蓝色箭头）。跳跃性转移累及更近端的股骨干、干骺端和骨骺（红色箭头）（由医学博士 A. Kevin Raymond 提供）

改变、病理性骨折和 / 或术前化疗。无论是骨膜、皮质骨还是髓内，由正常骨成分反应的病理过程（即"反应性骨"）所产生的骨基质在数量上可能从最小到最大不等。反应性骨骼临床表现多种多样，例如，骨小梁或皮质增厚，皮质表面纵向沉积的层状基质（所谓的洋葱皮），或从骨表面向外辐射的毛刺（所谓的旭日形）。

在放射学上，平片（即 AP 和侧位片）仍然是 OS 定性评价的主要方法。OS 往往是一种破坏性的、相对明确的、溶血性 / 母细胞性混合肿瘤，具有浸润性的正常 / 肿瘤骨界面。皮损放射密度反映了多种因素的组合：钙化的肿瘤产生的基质的含量，底层正常骨的破坏，以及反应性骨形成的存在。CT 包括高分辨率和三维重建，增加了平片检查的细节。一般来说，OS 在 T1 加权扫描上倾向于低信号，在 T2 加权图像上倾向于高信号。CT 和 MRI 是评估疾病程度的首选工具，尤其是软组织受累和切除切缘估计。Tm99 骨扫描和 MRI 可以可靠地检测跳跃转移。全身性疾病的检测是"骨骼检查"、Tm99 骨扫描和肺部高分辨率 CT 的领域。

治疗的反应

术前化疗反应的定量评估已成为 OS 患者治疗的核心。标本管理的细节一直是详细报告的主题，将在这里总结陈述。病理标本处理的本质是识别、选择和提交用于组织学检查的"代表性切片"的能力，即能够重现和自信地提交数量非常有限的组织切片，以便对预后因素进行准确的诊断和评估。

在处理 OS 时，有几个问题，最重要的是大体和组织学结果缺乏一致性。活体肿瘤（图 3.73）是实性的、颜色鲜艳、有光泽。非矿化的软元素具有隆起的切割面，整个可存活的病变具有整体湿润的外观。坏死性肿瘤往往是不均匀的、颜色暗淡。坏死性肿瘤有从基质中回缩的组织。坏死性 OS 的总体表现是肿瘤看起来干燥（图 3.74）。然而，炎性浸润物和反应性成分可以增加光泽，使原本坏死性的肿瘤看起来湿润（图 3.75）。因此，尽管干燥是肿瘤坏死的相对特异性，但无论是存活的肿瘤还是坏死性肿瘤，都可以看到湿润的外观。因此，在没有大体特异性允许代表性切片的情况下，我们依赖于协议规定的组织采样的一致性，至少提交所涉及的骨骼的完整切面（即矢状面、冠状面、斜面）。一般来说，应保存组织提交的解剖学记录。这可以通过各种技术中的任何一种来完成：标本 X 射线、标记标本照片或图表。可根据方案提交其他组织（图 3.76）。

对治疗反应的组织学分析的基础是评估肿瘤坏死的能力，或者更确切地说，是评估肿瘤凋亡的能力。"肿瘤坏死"的标志是肿瘤细胞脱落。由于肿瘤基质的产生，OS 中肿瘤坏死的分析比其他肿瘤类型更直接。治疗成功后，肿瘤细胞会被清除；然而，肿瘤基质是不可吸收的，是肿瘤受累区域的标志物。肿瘤反应区由残留的肿瘤产生的基质组成，没有肿瘤细胞。也有背景支持组织，出现胚胎乳晕组织和脂肪组织。可能存在一些非特异性慢性炎症的成分（如淋巴细胞、脂质和含铁血黄素的巨噬细胞）和变性细胞的碎屑。用这些材料对治疗的反应可以用肿瘤坏死百分比来计算和表示（图 3.77）。

如前所述，OS 不是一种单一疾病，而是一组生物学多样的恶性肿瘤家族，其共同的组织学发现是由肿瘤细胞产生骨基质。构建分类系统的尝试几乎和涉及的研究者一样多。在大多数情况下，所有系统都识别相同的特定实体；差别主要在于这些实体的排列或分组方式。这里介绍的 OS 于 1983 年在 MD Anderson 癌症中心启动，并于 1987 年推出。OS 的本质是识别可能影响 OS 存活率的常见因素，并将这些因素与"经典""典型"或通常所说的"传统骨肉瘤"区分开来。潜在的好处是建立了一种更准确地评估方案治疗结果的方法。

传统 OS（c-OS）构成了大多数情况（即 60%~80%），其余的是所谓的变体。反过来，许多变体可以分布在根据定义的情况细分 OS 的三个主要类别中，就临床因素而言，与组织学参数决定的因素与出现在皮质内 / 之上的因素相比。

临床变异可以进一步细分为根据临床背景和起源部位定义的形式。那些根据临床情况定义的病例，即

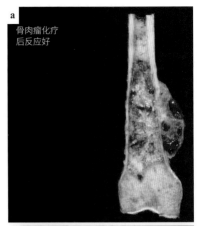

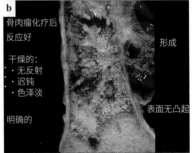

图 3.74 骨肉瘤。（a, b）术前化疗患者的完整标本。肿瘤颜色暗淡，缺乏光泽，不反射光线。肿瘤切面平坦，有局灶性囊变，邻近松质骨无浸润，肿瘤呈边缘化。整体外观为"干"样。这些变化表明对术前化疗有良好的反应（由医学博士 A. Kevin Raymond 提供）

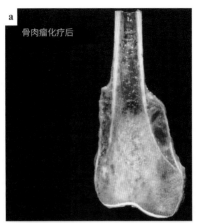

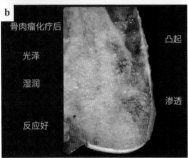

图 3.75 骨肉瘤。（a, b）标本取自接受过术前化疗的患者。肿瘤颜色鲜艳、有光泽、有发射光。肿瘤切面隆起，邻近松质骨浸润。整体外观为"湿"样。虽然这些变化提示对术前化疗的反应较差，但该患者对化疗的反应良好。这些提示生存能力的变化被认为反映了炎症性变化（由医学博士 A. Kevin Raymond 提供）

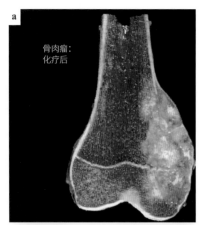

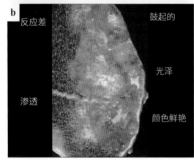

图 3.73 骨肉瘤。（a, b）标本取自接受过术前化疗的患者。肿瘤颜色鲜艳、有光泽、有发射光。肿瘤切面隆起，邻近松质骨浸润区。整体外观为"湿"样。这些变化与术前化疗的不良反应一致（由医学博士 A. Kevin Raymond 提供）

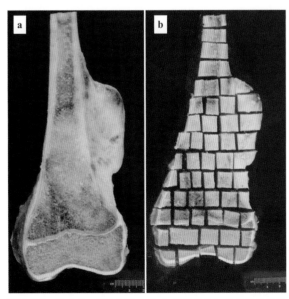

图 3.76 骨肉瘤，样本测绘。（a）在冠状面切开的化疗后骨肉瘤标本。（b）化疗后骨肉瘤切片已使用同源异构体™进行"定位"（由医学博士 A. Kevin Raymond 提供）

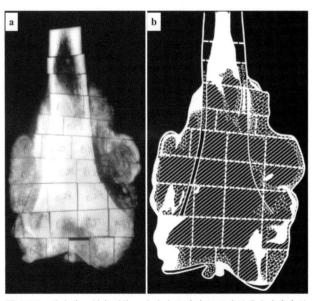

图 3.77 骨肉瘤，样本测绘。（a）标记来自经治疗的骨肉瘤患者的标本的标记板切片的标本 X 射线。（b）张贴正式测绘记录。标本 X 射线已经被用来创建一个图表，在该图表上可以记录有活力和无活力的肿瘤区域（由医学博士 A. Kevin Raymond 提供）

Paget 病、放射治疗后以及与特定遗传综合征相关的病例，也可被视为继发性 OS。在每种情况下，都有允许重复分类的特定标准。

原发部位通常不被认为是分类的理由。然而，认识到某些解剖部位与本质上不同于 c-OS（即 JAWS，多中心 OS）的 OS 相关联。另一方面，OS 的成功治疗需要完全切除原发肿瘤。有些解剖部位（如颅骨、脊椎、骨盆）即使可能，也很难完全切除肿瘤的，这些病例不应该包括在任何整体治疗分析中。

形态学变异是根据组织学特征定义的 OS 的形式，包括低级别中央型 OS、毛细血管扩张型 OS 和小细胞骨肉瘤。有时恶性纤维组织细胞瘤和高级别成分为骨肉瘤的去分化软骨肉瘤也包括在内。虽然必须小心避免误诊，但这些肿瘤最好分别在梭形细胞 / 纤维和软骨肿瘤内观察。

已经描述了其他组织学亚型，包括硬化性 OS、软骨母细胞瘤样 OS、软骨黏液纤维瘤样 OS、上皮样 OS、浆细胞样 OS、成骨细胞瘤样 OS 和富含巨细胞的骨肉瘤。然而，这些肿瘤的罕见，加上缺乏可证明的独特的临床差异，使得它们与 c-OS 的区分是一个众说纷纭的问题。目前，它们的重要性在于认识到它们的存在，并可能代表着将它们与具有共同组织学特征的实体区分开来的诊断陷阱。在这个时间点，出于数据分析的目的，我们将它们作为传统骨肉瘤的子集，由显性基质或缺少基质来确定。

皮质变异包括两组肿瘤。有一些起源于皮质：皮质内骨肉瘤。或者，还有一些起源于骨膜下皮质表面的 OS 形式：表面骨肉瘤。表面骨肉瘤依次分为三种亚型：骨旁骨肉瘤、骨膜骨肉瘤和高度恶性表面骨肉瘤。

一个极端的研究骨肉瘤的细胞遗传学和分子特性的工作已经形成。这是一种复杂的疾病，潜在的生物学机制似乎可以衡量这种复杂性。与一些低级骨肉瘤的分子特性相关的研究为老问题提供了新思路。然而，随着我们接近由染色细胞症和卡塔吉斯引起的复杂的遗传畸变，人们更加尊重具有挑战性的问题。

传统骨肉瘤

定义

传统骨肉瘤（c-OS）是一种原发的恶性肿瘤骨，即使只有少量肿瘤细胞仍然会产生类骨质和 / 或骨。这些都是发生在髓腔内的 OS 形式，与独特的遗传、临床或形态学特征无关。c-OS 有三种亚型：成骨细胞性骨肉瘤（OOS）、软骨母细胞性骨肉瘤（COS）和纤维母细胞性骨肉瘤（FOS）。c-OS 是大多数人认为的骨肉瘤。

临床

临床特征主要是上面给出的那些。c-OS 倾向于发生 20~30 岁，男性比女性更常见（3∶2）。它显示出对附肢骨骼的长管状骨的干骺端和干骺端，特别是股骨远端、胫骨近端和肱骨近端的偏爱。疼痛后继发疼痛和肿块增大是主要症状。

c-OS 约占 OS 的 75%，尽管有一定的变异性，但 c-OS 代表了一个相当均质的临床群体。关于 OS 生物学和治疗的临床经验取决于我们对 c-OS 的理解。

跳跃性转移发生在不到 1% 的病例中。髓内跳跃转移是单个骨内被正常骨髓隔开的独立的 OS 病灶，除非手术不足以将其包括在确定的标本中，否则对预后没有影响。相比之下，跨关节跳跃性转移包括一个骨中的主要肿瘤和相邻骨中由关节隔开的较小的病灶（即跳跃性转移）。跨关节跳跃转移的生物学意义与全身转移相似。

根据肿瘤内存在的主要基质，将 c-OS 进行分类。约 50% 的 c-OS 是以骨肉瘤为主的（成骨性）骨肉瘤。以软骨为主的（软骨母细胞）骨肉瘤和以梭形细胞为主的（成纤维细胞的）骨肉瘤各约占 c-OS 的 25%。

组织学上，成骨细胞性骨肉瘤（OOS）通常由高度间变性和多形性的恶性细胞组成，产生大量的骨基质。骨样骨可以有多种形式，从长度不等的细长交织线条（细丝图案），到高度可变的较厚的分离骨样接缝，再到彼此贴合的厚实基质集合体和下面的正常骨（图 3.78）。

OOS 的大体外观是细胞与基质比例和叠加的次级过程的函数。当 OOS 中存在大量坚硬的基质时，主要颜色范围从灰白色到黄白色，再到白色，再到棕褐色或粉褐色。切面密度从颗粒状到层状，再到均匀的坚硬肿瘤。在肿瘤正常界面，肿瘤前缘浸润正常松质骨和皮质骨。在最边缘，肿瘤表现为正常小梁的增厚，继发于松质骨下面的肿瘤基质沉积，形成支架（图3.79）。更近端，肿瘤开始填充骨小梁之间的间隙，直到更中心的部分形成均匀的肿块。皮质受累可以是完全破坏，也可以是浸润，使皮质基本完好无损，而在这两种情况下，肿瘤都会延伸到上面的结缔组织。软组织受累范围从无定形肿块到放射状针刺。当累及股骨远端时，一定要检查髁间切迹，这是一个明显的解剖学弱点，在那里可以发生微妙的关节侵犯。

影像特征是不透射线的病变取代受累骨骼的干骺端或干骺端区域。病变可表现为不透射线的实性肿块或密度较低的累积性云状密度。肿瘤从皮质延伸到上层软组织的放射学表现范围从皮质破坏到浸润性改变。软组织延伸范围从无定形肿块到辐射状细纹（即日出现象）。伴随反应性骨或肿瘤性骨延伸的骨膜隆起可导致在正常和肿瘤累及的骨膜下组织交界处形成

所谓的 Codman 三角。CT 确认肿瘤的存在，MRI 能更好地测量髓内和软组织的病变范围（图3.80）。

出于数据分析的目的，OOS 可能包括罕见的组织学定义形式的 OS，没有明显独特的生物学特性，但有显著的类骨/骨产生。硬化性骨肉瘤是指具有大量紧密堆积的骨基质的 OOS 类型。顾名思义，成骨细胞瘤样骨肉瘤是一种细胞学/组织学特征与成骨细胞瘤相似的 OS。伴有玫瑰花样骨样的骨肉瘤是一种罕见的 OS，其特点是一种独特的骨样生成模式，其组织学外观使人联想到原始神经肿瘤中的玫瑰花环（图3.81）。

在软骨母细胞性骨肉瘤（COS）中，主要基质是软骨，肿瘤由高度恶性的软骨小叶组成，并夹杂类骨和/或骨（图3.82）。内生性软骨瘤和软骨肉瘤的软骨可能发生软骨内骨化，导致周围小叶矿化和骨化，从而导致软骨样基质的包裹；但是骨生成细胞是正常的成骨细胞。相反，COS 的骨基质是由肿瘤细胞直接产生的，肿瘤细胞通常比软骨病变中的细胞更具间变性和多样性。其生长特征与 OOS 相似，但除了类骨

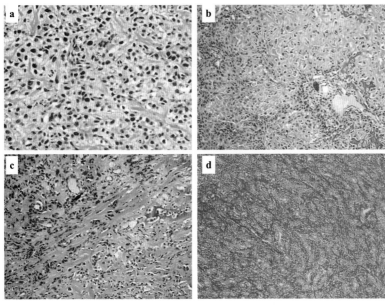

图3.78 常规骨肉瘤，类骨质模式。（a）不同厚度的丝状类骨质（HE，100×）。（b）类骨质与骨篮编织花纹（HE，100×）。（c）类骨质早期硬化型：厚厚的类骨质和骨骼相互叠加（HE，100×）。（d）晚期类骨质硬化型：类骨质与骨层间紧密贴合（HE，40×）（由医学博士 A. Kevin Raymond 提供）

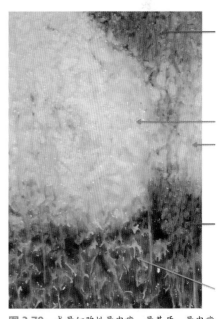

图3.79 成骨细胞性骨肉瘤，骨基质。骨肉瘤标本的切面。蓝色箭头：正常松质骨表面早期肿瘤基质沉积。红色箭头：肿瘤开始填满骨小梁间隙。绿色箭头：肿瘤完全填满了骨小梁间隙，破坏了原有的骨小梁（由医学博士 A. Kevin Raymond 提供）

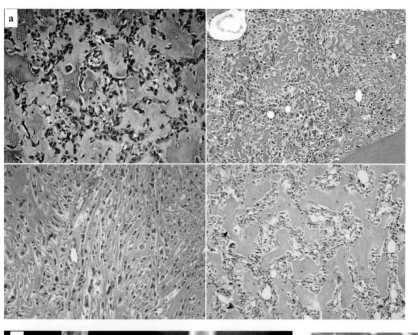

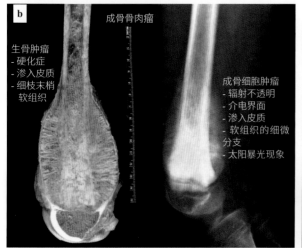

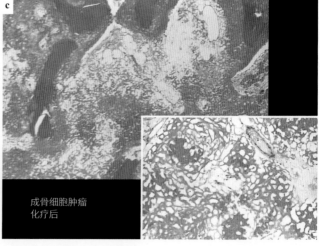

图 3.80 成骨细胞性骨肉瘤。（a）化疗前：成骨细胞骨肉瘤存活；组织学类型多样。（b）毛片和平片胶片。大体上，肿瘤形成坚固的、坚硬的、硬化的白色至棕褐色肿块，取代股骨远端干骺端侵犯皮质并辐射到上覆结缔组织。平片显示与大体标本相对应的不透射线的团块，形成"旭日形"图案。（c）化疗后：对术前化疗完全反应 -- 没有肿瘤细胞存在。只剩下残余的骨基质（由医学博士 A. Kevin Raymond 提供）

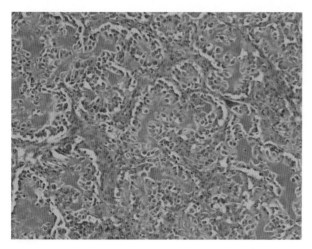

图 3.81 成骨细胞骨肉瘤伴玫瑰花样骨样骨瘤。骨肉瘤以类似神经母细胞瘤的玫瑰花环的模式产生类骨质（由医学博士 A. Kevin Raymond 提供）

质外，还混杂了大量的肿瘤产生的软骨。

在许多情况下，大体外观（图 3.82）以预期的方式反映了组织学外观，导致肿瘤主要由灰蓝色的半透明软骨小叶组成。ChS 和 OS 在组织学水平上均呈浸润性。相比之下，COS 患者大体很容易发现正常松质骨的浸润。相反，ChS 通常对所有细小检查都具有良好的界限。骨基质和软骨样矿化区呈颗粒状，呈灰白色到黄白色到白色的区域性改变。或者，COS 的切割表面是橡胶的，看起来是米色、棕褐色或病态的灰白色鱼肉外观。后一区域可以是均匀和平滑的，或者具有分层的羽毛状结构。

还有其他几种组织学定义的 OS 具有不寻常的软骨基质形式。这些亚型在颌骨骨肉瘤中更为常见，它们似乎是一种生物学上独特的 OS 的一部分。然而，它们在四肢骨骼中的罕见性阻碍了关于预后意义的明确阐述。这些骨肉瘤的特征类似于良、恶性原发软骨肿瘤：软骨母细胞瘤样骨肉瘤、软骨黏液样纤维瘤样软骨母细胞性骨肉瘤、透明细胞软骨肉瘤样骨肉瘤和黏液样软骨母细胞性骨肉瘤。虽然这些罕见的亚型在颌外骨骼中并不具有独特的生物学意义，但任何部位的组织学表现都会给不熟悉的人带来诊断上的困难。

作为一组 c-OS 是依据主要的肿瘤产生的基质定义的，或者在成纤维细胞骨肉瘤（FOS）的情况下，相对缺乏基质。根据定义，FOS 的肿瘤细胞产生类骨质/骨。然而，同样根据定义，大部分肿瘤是无基质的。FOS 的肿瘤细胞往往是细长的梭形细胞，类似于纤维肉瘤或恶性纤维组织细胞瘤（图 3.83a~c）。除了缺乏大量的肿瘤基质外，FOS 的生长特征与其他形式的 c-OS 相似。肿瘤由成片的肿瘤细胞组成，它们弥漫性浸润并取代正常骨髓，包围并破坏下面的正常骨骼。由于 FOS 的肿瘤细胞缺乏特异性，FOS 的细胞学/组织学可能非常多样。出于数据分析的目的，这里可能包括一些罕见的缺乏基质 OS（例如，富含巨细胞的骨肉瘤）。

大体而言，FOS 中缺乏基质导致的肿瘤具有类似于软组织肿瘤的肉瘤特征。肿瘤是肉质的，往往是鱼肉状、灰白色至棕褐色或米色。肿瘤产生的基质的小

区域可能呈现为坚硬的颗粒状区域。可出现病理性骨折，并叠加继发于出血、坏死、反应性骨形成和囊化的改变。

在影像学上，与大体基质形成的相对缺乏相一致，FOS 在平片和 CT 上表现为一种放射状透明病变，伴有局灶性矿化。FOS 在 MRI T2 加权图像上往往呈高信号。

放疗后肉瘤

定义

放疗后肉瘤（又名辐射诱导肉瘤）是在事先接受放射治疗的骨骼内产生的肉瘤。

临床

人们早已认识到由于辐射暴露而起源于骨骼和/或软组织的恶性肿瘤。在没有其他辐射源的情况下，绝大多数放疗后肉瘤（p-XRT-SARC）是暴露于外照射治疗的结果。归类为 p-XRT-SARC 的标准最初是由 Cahan 在 1948 年提出的，随着时间的推移几乎没有变化。①有记录在案的辐射暴露史。②暴露于辐射的骨骼是正常的，或者若是异常则有组织学证明原始病变与随后的 p-XRT-SARC 有实质性的不同。③放射后肿瘤出现在辐射场内或紧邻辐射场；有迹象表明，由于界面散射，紧邻辐射场的骨骼面临更大的风险。④在辐射暴露时间和肉瘤发展之间有一个潜伏期。最初，建议使用 5 年的潜伏期以确保排除隐匿性自发性肿瘤。随着更敏感的成像技术和更彻底的基线评估的发展，人们认为 2 年的潜伏期就足够了。一般来说，潜伏期不是问题，因为在几个大型系列中平均潜伏期为 15 年。⑤有 p-XRT-SARC 的组织学资料。

患者人口统计资料反映了高危人群，即接受治疗的放疗患者和幸存下来的患者。虽然 p-XRT-SARC 可能发生在较年轻的患者中，但大多数患者年龄较大，最常见于 40~60 岁。女性比男性更容易受到影响，男女比例约为 1 : 2。最常受累的骨骼反映了受辐射的解剖区域，包括骨盆、头颈、肩部和膝盖的骨骼。

无论有无肿块，患者往往会出现新的疼痛。治疗的选择取决于 p-XRT-SARC 的分类。然而，类似于骨肉瘤的多学科治疗是大多数患者的首选治疗方法。从

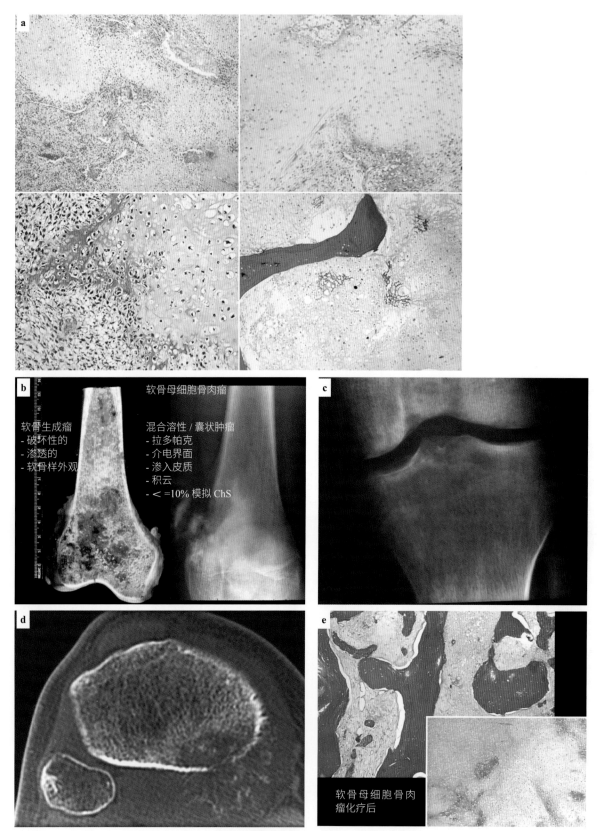

图 3.82 *软骨母细胞性骨肉瘤。（a）化疗前：成活的软骨母细胞性骨肉瘤，组织学类型多样。（b）毛片和平面胶片。肉眼可见肿瘤形成灰蓝色至棕褐色的固体肿块，粉白相间的骨生成区域取代股骨远端干骺端。肿瘤侵袭皮质，并辐射到上覆的结缔组织。平片显示与大体标本浸润皮质相对应的不透射线的肿块。（c）平片（AP）显示胫骨近端有一个破坏性较大的溶解性肿块，伴有局灶性爆米花样钙化。罕见的具有软骨样影像特征的成软骨细胞骨肉瘤。（d）CT显示大量破坏性的溶解肿块，伴有爆米花样局灶性钙化。罕见的具有软骨样影像特征的成软骨细胞骨肉瘤。（e）化疗后：对术前化疗完全有效：不存在肿瘤细胞。仅残留少量类骨质的残余软骨基质（由医学博士 A. Kevin Raymond 提供）*

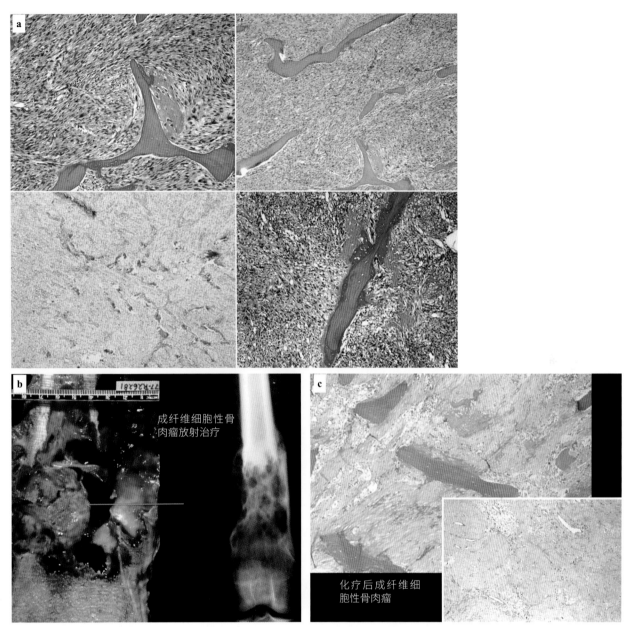

图 3.83　成纤维细胞性骨肉瘤。（a）化疗前：成活的成纤维细胞性骨肉瘤，组织学类型多样，高级别梭形细胞产生不同数量的骨基质。（b）毛片及平片。大体上，肿瘤形成柔软、肉质、灰褐色的肿块，并伴有病理性骨折，并导致侵犯股骨远端干骺端的出血。肿瘤产生的骨基质有一个小病灶（绿色箭头）。平片显示放射状透明病变，伴有皮质侵蚀和破坏，并叠加病理性骨折。（c）化疗后：对术前化疗完全有效 -- 没有肿瘤细胞残留。只有残留的水肿性乳晕样组织存在（由医学博士 A. Kevin Raymond 提供）

历史上看，据报道 p-XRT-SARC 的存活率很低，其中一个系列的 5 年存活率为 18%。虽然有一些分歧，近期多篇文献提示 p-XRT-SARC 在可切除的"外围"肿瘤患者中的存活率并不比 c-OS 明显差，并且至少部分取决于切缘阴性的完全切除肿瘤的可能性。此外，最近的一研究表明，根据肿瘤坏死来衡量的术前化疗反应与 c-OS 中描述的生存率之间的关系不适用于放疗后肉瘤。

组织病理学

P-XRT-SARC 显示了包括骨肉瘤、纤维肉瘤、恶性纤维组织细胞瘤（MFH）、软骨肉瘤、血管肉瘤以及尤因肉瘤和淋巴瘤在内的多种组织学形式。然而，绝大多数是高级别骨肉瘤或纤维肉瘤；在一个系列中，60% 的病例是 OS，95% 的病例属于 OS、纤维肉瘤和

MFH。虽然在 p-XRT-SARC 中可以看到 OS 亚型的全部组织学谱，但大多数在形态上与高级别的 c-OS 相似，特别是 OOS 和 FOS。p-XRT-SARC 可能存在或掩盖了反映先前放射治疗的潜在变化（例如骨坏死、纤维化）。二级退行性改变可以叠加。

大体病理学

大体表现将反映 p-XRT-SARC 的组织病理学，应该与自发的肉瘤相似，肉瘤具有不同数量和形式的基质产生，不同的钙化，以及叠加的退行性改变。根据叠加肉瘤的程度，可能会有继发于直接辐射损伤的残余改变以及纤维化和病理性骨折。

放射学

与组织病理学和大体病理学一样，p-XRT-SARC 的影像特征类似于 c-OS；大多数是溶血性 / 母细胞性混合病变，可从骨骼扩展到软组织（图 3.84）。再说一次，可能会有一些变化表明先前的辐射损伤。

Paget's 肉瘤

定义

肉瘤发生于 Paget's 骨病（变形骨炎）患者。

临床

继发性骨肉瘤是公认的 Paget's 病（即 PDOB）的长期并发症。Paget 肉瘤的人口学特征反映了处于危险中的人群，在七八十岁时发病率最高。男性受累较女性多，男女之比为 2：1。肿瘤发生在 PDOB 累及的骨骼种。虽然已发表的系列之间有一些差异，但 PDOB 最常涉及中轴骨骼（脊柱和颅骨）、骨盆和股骨。Paget's 肉瘤的分布在不同系列之间有一定的差异，虽然它的分布与 PDOB 相似，但不完全相同：骨盆、股骨、肱骨、颅骨和胫骨。

较早的文献表明，10% 的 PDOB 患者会发展成肉瘤。然而，随着患者数量的增加，继发性肉瘤合并 PDOB 的发生率明显较低，仅占 Paget's 患者的 0.7%~0.9%。大多数研究表明，50%~70% 的 Paget 肉瘤患者患有多发性 PDOB。虽然传统上说，长期存在 PDOB 的患者更有可能发展为继发性肉瘤，这一点并没有被最近的大型研究证明。在一个系列中，> 50% 的 Pagtic 肉瘤在诊断为 PDOB 的同时或在诊断后 1 年内被查出来。

PDOB 本身与骨痛有关。继发性肉瘤的典型症状是出现新的疼痛或改变现有症状的模式。病理性骨折见于 33%~50% 的 Paget 肉瘤。

Paget 肉瘤具有极强的侵袭性，即使面对立即的消融手术，也会迅速发展为致命性的全身转移。虽然接受治疗的患者数量很少，但辅助治疗似乎对预

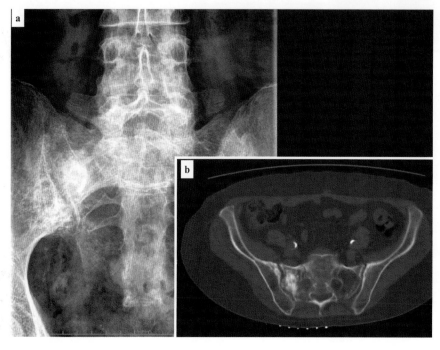

图 3.84 放疗后肉瘤。一例先前接受过放射治疗的妇科恶性肿瘤患者的影像学检查。现在抱怨骶髂关节和背部疼痛。（a）平片示和界限不清的不透射线病变覆盖骶翼区和邻近的骶髂关节。（b）CT 显示骶骨翼部有一个很大程度上不透射线的病变。肿瘤似乎侵犯了骶髂关节

后影响不大。预计 5 年生存率 < 10%。与预期相反，患者的年龄以及肿瘤的大小、位置和分期似乎并不影响 Pagtic 肉瘤的预后。而且这些病变似乎本质上比 c-OS 更具侵袭性，并对目前可用的系统治疗基本上没有反应。

有趣的是，发生于 PDOB 患者的骨巨细胞瘤是一种比自发性 GCT 更具侵袭性的肿瘤。与 PDOB 相关的 GCT 死亡率估计为 50%。

组织病理学

几乎所有的 Paget 肉瘤是骨肉瘤（80%~90%），或者恶性纤维组织细胞瘤，或者纤维肉瘤。绝大多数骨肉瘤的组织学形态属于 c-OS 的组织学范围（图 3.85）。在一个系列中，OS 的组织亚型分解为 OOS（61%）、FOS（31%）和 COS（5%）。肿瘤是由间变的、产生基质的梭形细胞组成的，形成一个浸润性正常骨和增生性骨的大块病变。PDOB 的特点是皮质层和松质层增厚，板层状骨呈马赛克状，反映出松质骨代谢活性改变和快速翻转。然而，与 PDOB 相关的还有其他组织学改变：不典型的破骨细胞，细胞核随机定向，同一表面的骨沉积和吸收，骨髓纤维，以及骨髓多血管（图 3.86）。

大体病理学

肿瘤在周围增厚 Paget 骨内形成一个相对清晰的浸润性肿块。大体参数反映了潜在的组织学肉瘤类型和亚型，以及叠加的反应性和退行性改变，以及潜在

的松质骨（图 3.87a）。

放射学

PDOB 的平面胶片特征是皮质和松质骨增厚，导致皮质 / 松质骨界面模糊。这会导致骨密度增加，并使受影响的骨骼增大。可能会有受累骨骼的弯曲，可能反映了不适当的承重特性（图 3.87b）。

实质上，Paget 肉瘤的放射学特征是 Paget 骨外观的改变。更具体地说，它是在 Paget 改变的骨内出现明确的肿块病变。这些病变可以是不透射线的、透射线的，或者是透射线和不透射线的组合。

由于 Paget 松质骨密度极高，局限性肿瘤常以相对透光区的形式出现。

分子生物学

有迹象表明，Paget 肉瘤与定位于染色体 18q 的推定的肿瘤抑制基因的结构杂合性（LOH）丢失有关。

颌骨骨肉瘤

定义

颌骨骨肉瘤（OSJ）是指累及下颌骨或上颌骨的骨肉瘤。

临床

涉及下颌骨和上颌骨的 OS 约占 OS 的 6%~8%。虽然 OSJ 的影响年龄范围很广，但 OSJ 似乎在 20~40 岁达到了一个高峰。虽然系列间存在差异，但男女比例几乎相等，下颌骨和上颌骨的相对分布也是如此。

肿块和疼痛往往是最常见的表现，并可能伴有多

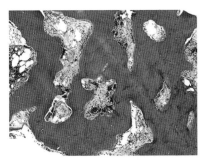

图 3.85　页状骨。骨骼显示 Paget 病的证据：不典型的破骨细胞、同一表面的骨产生和骨吸收、多血管骨髓、骨髓纤维化、板层骨组织的 Pagtic 马赛克图案（由医学博士 A. Kevin Raymond 提供）

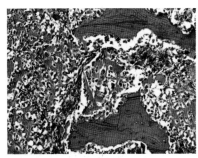

图 3.86　Paget 肉瘤。高级别成骨细胞性骨肉瘤，浸润于碎骨之间（100×）（由医学博士 A. Kevin Raymond 提供）

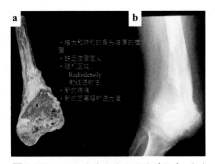

图 3.87　Paget 肉瘤大体和影像学检查。（a）大体标本显示骨髓腔由棕褐色肉质肿瘤取代。标本已被切割到无法评估是否有 Paget's 的程度。（b）平片显示皮质骨弥漫性增厚，皮质与髓腔之间界限模糊。此外，还有一个大量放射透明团块替代干骺端髓腔，破坏覆盖的皮质

种共存的症状：感觉异常、感染、出血和牙齿问题，如牙槽增宽和牙齿脱落。

根治性手术是治疗的首选，预计 5 年存活率为 50%~60%。然而，由于转移仅发生在 10%~20% 的患者中，很明显，局部疾病 / 复发构成了对生命的最大威胁。因此，需要病理证实的阴性边缘是至关重要的。由于跳跃性转移的频率和亚临床表现，OSJ 必须进行仔细的术前检查，以确保适当的术中边缘估计和完整的病理评估。当切缘阳性或可疑时，系列研究显示术后放射治疗有显著益处。化疗在 OSJ 治疗中的作用尚未确定。

组织学

OSJ 的组织学表现和谱系与非颌骨 OS 相同。然而，不同组织亚型的出现频率有显著差异。在许多 OSJ 系列中，软骨母细胞性 OS（COS）是最常见的组织学形式。COS 有四种很少被讨论的组织学类型（即亚型）：透明 COS、黏液 COS、类似骨膜 OS 或软骨黏液样纤维瘤的模式（Peri-like）和透明细胞 COS。透明软骨 COS 是附件 OS 的主要形式，其他 COS 亚型在颌外骨骼中极为罕见。与之相反，颌骨 COS 中最常见的形式是类周模和黏液样 COS，其次是偶见透明细胞和较少出现的透明软骨 COS。此外，

分化良好的骨内 OS（即低度中央型 OS）在颌骨中比其相应的阑尾更常见。在所有情况下，肿瘤细胞都会形成弥漫的浸润片，并伴随着它们各自的基质。肿瘤浸润松质骨和皮质骨。实际上总存在延伸到覆盖的软组织。OSJ 因髓内跳跃转移而臭名昭著。

肿瘤细胞的细胞学特征总体上是典型的 OS，具有多形性和间变性。虽然很难量化，但人们经常怀疑，在 c-OS 中，OSJ 细胞的分化似乎比预期的要好。萎缩的间变和异常的软骨基质形式的结合似乎会导致误解。鉴别诊断范围广泛，包括良性肿瘤和反应性病变。

类周围型 COS 有一个独特的带状小叶结构，模仿骨膜骨肉瘤的模式，但在骨的内部（图 3.88）。这种模仿类似于骨旁 OS 和分化良好的骨内 OS 之间的相似之处。小叶的外围明显更具细胞性，细胞更大，小叶中心的细胞往往更小、更薄，距离更远。骨基质以相对较薄的类骨和 / 或骨小梁的形式伴随着活细胞朝向小叶外围。骨样病变通常最容易被识别为小叶外围两端呈拱廊状的细长的彩带。一些小叶中心可能明显坏死，其无细胞区域可能含有致密的骨，剥离其他软骨基质。

顾名思义，黏液样 COS 是以黏液样软骨为主，

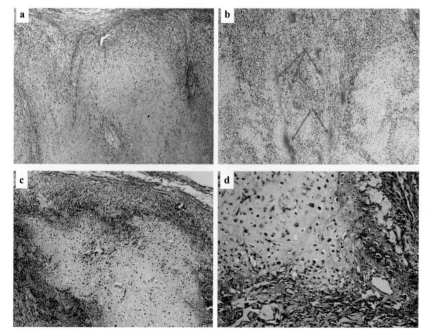

图 3.88　颌骨骨肉瘤：骨膜骨肉瘤样软骨母细胞性骨肉瘤。（a~d）成软骨细胞骨肉瘤的带状小叶。小叶中心是低细胞的，而小叶的外围是高细胞的，有更大的管道细胞紧密地结合在一起，产生类骨质。注意小叶间隔内的类骨缝（箭头）（HE 分别为 20×、40×、100×、200×）（由医学博士 A. Kevin Raymond 提供）

有随机散布的间变性细胞岛，并伴有不同细小的骨基质（图 3.89）。可能存在 Peri-like 和黏液样 COS 模式的混合。

大体

大体外观反映了组织学成分。然而，不寻常的 COS 模式可能会有意想不到的出现。与透明软骨的蓝灰色不同，病变是灰白色到米黄色的。根据钙化程度的不同，病变往往呈橡胶状，整体呈分叶状，羽毛样外观（图 3.90）。肿瘤浸润至髓腔，并通过皮质延伸至覆盖的骨膜下和真正的软组织。软组织边缘一般很容易评估，而骨边缘往往是外科手术中解剖学/功能考虑的次要因素。同时，术中很难对骨缘进行评估。我们建议颌骨标本在冠状面（即上/下平面）切开，其中包括切缘的部分，然后垂直于真实切缘（即横切面）进行切开。OSJ 可能有隐匿性的扩展或跳过转移，否则手术时如果不注意细节可能会漏掉这些转移（图 3.91）。

放射学

OSJ 的平片表现倾向于一种破坏性的病变，要么是溶解骨性/母细胞性混合病变，要么是单纯溶骨性病变（图 3.92），有最小的反应性骨。成骨细胞的"日出"外观常见于附件骨骼，在 OSJ 中很少见。CT 扫描对 OSJ 的定性评价至关重要。CT 和 MRI 为评估 OSJ 的疾病程度和边缘提供了补充工具，同时也为髓内跳跃转移提供了更好的评估。

多中心骨肉瘤

定义

多中心骨肉瘤（mf-OS）是一种少见的侵袭性特别强的骨肉瘤，它累及多个骨骼而不同时累及内脏器官。

临床

mf-OS 最先由 Silverman 于 1936 年在单例患者

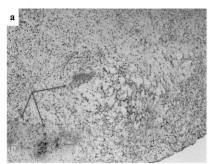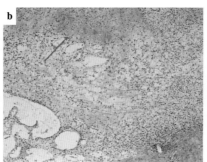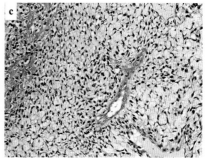

图 3.89　颌骨骨肉瘤：黏液样软骨母细胞骨肉瘤。（a~c）软骨母细胞骨肉瘤的小叶和薄片，其基质由黏液状软骨组成。肿瘤细胞是随机分散的，细胞核从圆形到雪茄形不等，周围是细小的、界限不清的透明到粉红色的细胞质。有随机分布的类骨质和肿瘤生骨灶（箭头）（40×，40×，100×）（由医学博士 A. Kevin Raymond 提供）

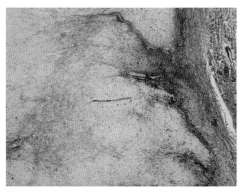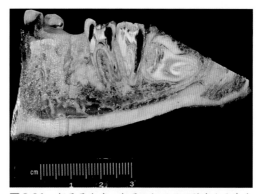

图 3.90　颌骨骨肉瘤。混合型骨膜样骨肉瘤和黏液样软骨母细胞骨肉瘤（40×）（由医学博士 A. Kevin Raymond 提供）

图 3.91　颌骨骨肉瘤。颌骨纵切面显示髓内灰白色分叶状肿瘤，形成前部肿块，侵犯邻近骨髓，并浸润于牙齿之间。考虑到下颌骨的狭窄宽度和尖锐角度，这可能是一个困难的解剖（由医学博士 A. Kevin Raymond 提供）

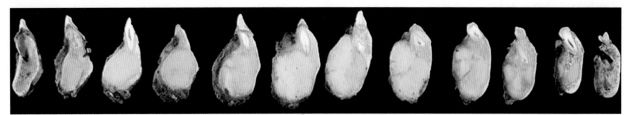

图 3.92　颌骨骨肉瘤。颌骨被连续切割成冠状切片，这使得在保持周围组织完好无损的同时，可以自信地解剖和观察绝大多数肿瘤。这两个末端部分构成了骨切除边缘，它们依次被墨水涂上，并垂直于真实边缘切割，然后提交为全套（由医学博士 A. Kevin Raymond 提供）

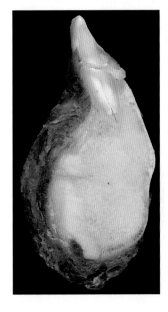

图 3.93　颌骨骨肉瘤。从下颌冠状切面开始的单板切面。肿瘤相对均匀，但周边表面呈分叶状。切面从细粒到光滑不等，肿瘤整体呈橡胶状，为典型的颌骨软骨母细胞性骨肉瘤（由医学博士 A. Kevin Raymond 提供）

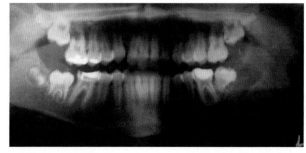

图 3.94　颌骨骨肉瘤，Panorex 平面膜。通常，肿瘤（右侧）形成破坏性的、放射透明的肿块，几乎没有反应性骨形成（由医学博士 A. Kevin Raymond 提供）

的病例报告中描述。据估计，mf-OS 约占骨肉瘤的 1%~1.5%，因此是 OS 最罕见的形式之一。自从第一次描述以来，随后的出版物主要包括病例报告、简要综述和最近对 2 个长期致力于骨科肿瘤学的机构的 56 个病例的回顾性分析。

mf-OS 可影响广泛年龄范围的患者，但最常影响 30 岁以下的患者。男性比女性更易受影响，男女之比为 3:2。患者有无肿胀或有疼痛。其他症状与肿瘤部位和大小有关。

似乎有两个主要的分组：同步的和异步的 mf-OS。同步 OS 包括 OS 累及多个骨骼而不累及内脏（如肺部）的病例。同步 mf-OS 患者的病变往往累及长骨和脊柱。

异时性 mf-OS 是指那些存在孤立受累骨骼的患者，随着时间的推移，会发展出更多没有内脏疾病的受累骨骼。从最初的 OS 到第一次异时性病变的间隔时间为 7 个月到 14 年。异时性 mf-OS 的病变倾向于表现为附件骨骼的长骨。一些患有同步性 OS 的患者会发生异时性病变。

在临床上，mf-OS 是一种极具侵略性的 OS 形式。无论治疗方式如何，同步多发性骨髓瘤的存活者都非常罕见，远远低于 5%。然而，随着积极的综合治疗，包括多次手术，异时性 mf-OS 的长期存活率可能达到 20%。

病理学

绝大多数 mf-OS 的形态特征属于高级传统 OS 的范围，特别是 OOS（图 3.93）。

放射学

异时性 mf-OS 的每个病灶的影像学特征是原发性骨肉瘤、大的破坏性病变、宽阔的移行区和云状钙化的成骨 / 溶骨混合特征（图 3.94）。

相比之下，同步 mf-OS 的病变表现为显性病变，其特征与原发 OS 一致。相反，额外的病灶相对较小，界限清楚，硬化，提示有转移过程。很少有病例接受了更复杂的研究而不能得出结论。

高分化骨内骨肉瘤

定义

分化良好的骨内骨肉瘤（WDIO OS）是一种发生在髓腔内的低度恶性骨肉瘤（又名低度恶性中央性骨肉瘤）。

临床

WDIO OS 是一种罕见的、惰性的 OS 形式，由 Unni 和 Dahlin 在 1977 年首次描述，并且一直是有限的后续文献。在 30 岁是发病率的高峰，在 20 岁和 40 岁影响患者的频率较低。WDIO OS 对男性和女性的影响是一样的。超过 80% 的肿瘤累及附件骨骼的长骨，特别是股骨远端和胫骨近端。伴有或不伴有肿块的局限性疼痛是其主要症状。

未经治疗的 WDIO OS 是一种进展缓慢的疾病，最终会全身扩散。选择的治疗方法是彻底手术切除，切缘呈阴性，可能时切除，必要时截肢。如果治疗得当，预期的长期存活率超过 85%。由于其相对懒惰的行为，可能会有实施比 WDIO OS 切除更少的外科手术的诱惑；局部复发的可能性增加，去分化，转移瘤则与此背道而驰。化疗似乎在 WDIO OS 的治疗中没有一席之地。

然而，15%~20% 的 WDIO OS 在原发、局部复发或转移中经历去分化。在去分化的情况下，生物学行为呈现出高级别 c-OS 的侵袭性特征，导致较差的存活率。面对去分化，包括化疗在内的类似于 c-OS 的多学科治疗是必要的。

组织病理学

WDIO OS 具有较小的组织多样性谱，这是肿瘤产生的基质的形式和数量以及肿瘤细胞的出现的函数。肿瘤细胞是最小的非典型、最小多形性的梭形细胞。细胞胞质清晰，胞核呈纺锤形至雪茄形，染色质从细小分散到成团不等。肿瘤细胞倾向于浸润邻近的正常结构、骨髓或皮质。在基质最小的地方，肿瘤细胞倾向于形成交织的束状物。基质的变化从数量最小的平淡的梭形细胞病变到随机排列的编织骨束而没有成骨细胞边缘，再到结构良好的板层骨的长小梁，分别类似于硬纤维样、纤维异常增生或骨旁骨肉瘤。存在一定程度的异型性、有丝分裂活性和浸润性生长模式支持恶性肿瘤和 WDIO OS 的诊断。除位置外，WDIO OS 的形态特征与骨旁骨肉瘤基本相同（图 3.95）。

大体

WDIO OS 倾向于形成相对边界清楚、浸润性和破坏性较大的肿瘤，在没有退行性改变的情况下，肿瘤的切面为淡黄色到黄白色（图 3.96）。总体外观与骨旁骨肉瘤相似，只是位于骨的内部。密度和稠度是骨基质的数量和形态以及其矿物质含量的函数。

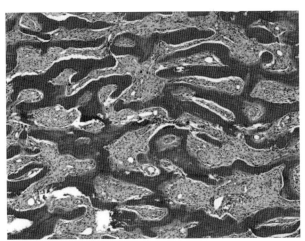

图 3.95　高分化骨内骨肉瘤。肿瘤由均匀的、最小的间变性梭形细胞组成，伴随着结构良好的板层骨。骨基质倾向于形成长而连续的骨小梁样结构（HE，20×）

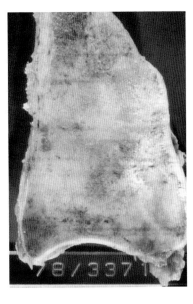

图 3.96　高分化骨内骨肉瘤。肿瘤形成相对均匀、坚硬的象牙白色肿块。虽然髓内成分很大，但骨外成分却很小（由医学博士 K.K.Unni 提供）

许多肿瘤的切面是岩石般坚硬、硬化、边界清楚的肿块，切割面相对均匀，类似大理石或颗粒状。由于骨形成较少，切割表面呈羽状、绳状或漩涡状。随着基质含量的减少，可能会出现继发性改变（如出血、囊性变）。

放射学

WDIO OS 倾向于在长骨的干骺端形成相当大的病变。它们往往是一种破坏性的和浸润性，但相对清晰，但边缘较差。通常情况下，骨内有一个大的肿瘤，几乎没有延伸到皮质外。WDIO OS 的影像学特征是骨基质数量、形态和矿化量的函数。最好用 CT 和 MRI 来评估疾病的程度。

分子生物学

最近的细胞遗传学研究表明，一个多余的环状染色体包括 12q13-15 的扩增，它包括细胞周期蛋白依赖性激酶（CDK4）和鼠类双重性 2 型（MDM2）基因区，这两种基因在低度恶性骨肉瘤（即 WDIO OS 和骨旁骨肉瘤）中都存在。同时，这些发现在鉴别诊断的其他因素中不存在，例如纤维异常增生、硬纤维样变和反应性纤维增生。

毛细血管扩张性骨肉瘤

定义

毛细血管扩张性骨肉瘤（TOS）是一种高度恶性的骨肉瘤，有三种表现：放射透明病变，由间变性细胞形成的大量出血性肿块，这些间变性细胞产生最小的骨基质，并形成充满血液的囊肿的衬膜。

临床

尽管它可能发生在任何年龄段，但 TOS 有一种深刻的趋势，会影响 20 岁左右的患者。男性多于女性，男女之比为 1.5∶1。最常见的受累部位是股骨远端和肱骨近端，它往往起源于干骺端，但往往延伸到骨干和/或骨骺以及上面的软组织。患者疼痛剧烈，肿块增大，病程短。这是一种 OS，肿瘤大小的迅速增大可能继发于退行性改变或肿瘤生长。

关于 TOS 当前概念的原始讨论可以在 Huvos 等人和 Dahlin 等人的连续出版物中找到。作者得出了截然不同的结论，但他们的研究设计和意图也大相径庭。

一个小组试图回顾他们机构以前诊断为毛细血管扩张性肉瘤的所有病例。另一组寻求制定标准，以重复定义预后可预测不良的 OS 子集，这些子集可以从 c-OS 的生存数据分析中排除。

一个学派认为，当仅用手术治疗时，TOS 是一种特别具有侵略性的 OS 形式，很快导致几乎不可控的局部生长，迅速的全身扩散，以及因疾病而死亡。病理性骨折是常见的并发症（> 25%）。在这个系列中，除了一名患者外，所有患者在提交手稿时都死于疾病，最后一名患者在发表后不久就死于疾病。这项研究的主要反对意见是从病例中提取的时间很长，以及由此导致的治疗不一致。

第二个学派发现，根据他们的标准，仅接受手术治疗时，TOS 不会带来生存优势/劣势。然而，他们发现，与 c-OS 相比，TOS 似乎对可用的化疗更敏感，这种反应转化为更好的生存率。

随后的研究支持了这些发现。虽然关于单独手术治疗的信息有限，但另一组报告称，当 TOS 仅接受手术治疗时，致死结果几乎一致。同时，几乎普遍认为 TOS 对当代化疗比 c-OS 更敏感，这些患者的最终存活率比 c-OS 更好。

根据这些观察，目前 TOS 的首选治疗方法是术前化疗，然后手术。肿瘤坏死评估的结果决定了术后治疗的方式。对术前治疗的良好反应是如此常规，以至于对术前治疗的不良反应立即引发了对诊断审查的呼吁。

少数 TOS 病例已经接受了细胞遗传学和/或分子分析，以得出全面的结论。然而，到目前为止，有限的数据还没有发现复发性染色体重排，这表明目前还没有发现任何与肉瘤相关的易位。

组织病理学

组织学上，TOS 由交错和重叠的膜结合充满血液的囊肿组成（图 3.97）。膜由产生少量类骨质的肿瘤细胞组成（图 3.97）。就其本身而言，TOS 的肿瘤细胞是在任何形式的 OS 中看到的最具间变性和多形性的细胞之一（图 3.97）。肿瘤细胞的范围从小到大再到巨大，并表现出多种形态：圆形、椭圆形、上皮样、不规则、凹槽、扭曲、梭形细胞以及间变性巨细胞。肿瘤细胞可以是单核的或多核的。核膜可能有不规则的轮廓。染色质是高度可变的：细小分布、成团、浓缩、碎裂和/或污迹。核仁可能存在，大小不一，并且突出。有丝分裂活动可能活跃，通常存在异常有丝分裂。细胞质可能从几乎无法辨别到丰富，从两亲性到深嗜酸性不等。

化疗后，TOS 的组织学形态保留了相互连接的、膜结合的、充满血液的囊肿的结构特征。然而，成功的治疗表现为几乎完全没有肿瘤细胞（图 3.97）。膜由胶原蛋白和少量非肿瘤性间质细胞组成，伴有低水平的非特异性慢性炎症。

组织学特征可能因重叠的反应性或退行性过程而变得复杂。破骨细胞样巨细胞可能经常丰富存在，特别是在出血区附近。血液分解产物可能导致各种各样的反应过程。病理性骨折可能会在原有肿瘤上叠加正常的愈合过程。

大体

大体上，TOS 会形成破坏性的出血性肿块，即所谓的血袋。肿瘤本身由多个被膜包裹的充满血液的囊肿组成（图 3.98）。松质骨被破坏，与正常骨的界面浸润性不清。肿瘤可能侵蚀皮质骨，并延伸到覆盖的骨膜下组织，最终延伸到真正的软组织。

放射学

在平片上，TOS 形成具有渗透性界面的高度破坏性、溶解性或几乎纯溶解性的肿瘤（图 3.98~3.100）。

可能存在病理性骨折。体液水平可以在 CT 和 MRI 上确定。TOS 在 T2 加权图像上是高信号的，这提供了对疾病程度的准确估计。

小细胞骨肉瘤

定义

小细胞骨肉瘤（SC OS）是一种高级别骨肉瘤，其组织学特征是存在相对均匀的类骨细胞，产生小的"圆形"细胞。

临床

由 Sim 等人于 1979 年描述。SC OS 是一种罕见的 OS 形式，后续出版的文献数量有限。近一半的病例是 20 岁左右的患者，其余的大多数病例在第三、第四和第一个十年；男性和女性受到的影响是一样的。最常受累的骨骼是股骨、肱骨近端和胫骨近端。疼痛是否伴有肿块是主要表现。

SC OS 是一种特别具有侵袭性的 OS，进展迅速，全身受累，仅接受手术治疗的幸存者寥寥无几。标准的 OS 化疗方案没有达到 c-OS 中看到的同样的成功程度。因此，治疗方案经常使用 OS 和尤因氏肉瘤多学科方案的混合方案来提高存活率。尽管进行了积极的综合治疗，但存活率很少超过 20%，术前治疗的组织学反应必然与预后相关。

组织病理学

组织学上，SC OS 由弥漫性浸润的恶性小细胞组成。这些细胞通常是红细胞的 3~5 倍大小，细胞核清晰，细胞质极少（图 3.101）。虽然不同病例的细胞类型

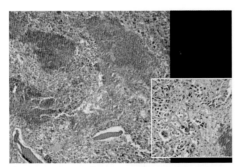

图 3.97　未经化疗的毛细血管扩张型骨肉瘤组织病理学观察。由恶性细胞组成的充满血液的膜结合囊肿。插图：恶性细胞产生丝状类骨（由医学博士 A. Kevin Raymond 提供）

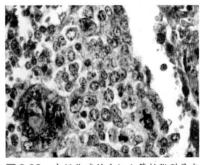

图 3.98　未经化疗的毛细血管扩张型骨肉瘤组织病理学观察。高倍下的高度间变性细胞（由医学博士 A. Kevin Raymond 提供）

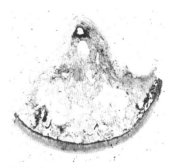

图 3.99　化疗后毛细血管扩张性骨肉瘤。无肿瘤细胞的充满血液的膜包绕的囊肿（由医学博士 A. Kevin Raymond 提供）

有一定的异质性，但肿瘤细胞在特定的病变中往往是相对一致的。肿瘤细胞通常有最小的细胞质围绕在圆形到椭圆形的细胞核周围，核膜清晰，染色质分布均匀，类似于尤因肉瘤。它们不太可能模仿大细胞淋巴瘤。偶尔肿瘤细胞是相对普通的、小的、椭圆形的梭形细胞。骨基质的形成可以是非常多变的，但往往是丰富的。在某些情况下，存在明显的区域划分，微小的基质生成区与富含类固醇丰富的肿瘤明显不同。

特殊的研究是多种多样的。糖原淀粉酶敏感的PAS 染色阳性。CD-99 倾向于免疫染色。肿瘤细胞可能显示骨钙素、SMA 和 CD-34 染色。在基质产生极少或可疑的病例中，Fly1 的阴性染色可能有助于区分 SC OS 和尤因氏肉瘤。至少有一个病例被证明有 t（11;22）易位。

大体

大体特征反映了组织学组成。如果病变是具有均匀分布的基质的肿瘤细胞的相对一致的混合物，则病变倾向于模仿 OOS。然而，我们的几个病例在肿瘤内有区域变异。骨内肿瘤可能具有不一致的浸润模式，未钙化的肉质肿瘤与反应性骨和肿瘤性骨的混合物交替出现。与后者并列的是缺乏显著基质产生的区域，表现为灰白色到棕褐色的肉质肿块（图 3.102）。肿瘤可形成大的骨膜下的髓外软组织肿块。

放射学

影像学上，肿瘤一般为类似于 c-OS 的混合型溶血性／母细胞性病变。在其他情况下，它们可能具有双态外观，包括髓内虫蚀的渗透成分和未矿化的骨外肿块（图 3.102）。CT 证实了平片的发现，同时提供了更多关于肿瘤／正常界面的细节。肿瘤在 T2 加权MRI 上倾向于高信号。

传统骨旁骨肉瘤

定义

传统的骨旁骨肉瘤（c-POS）是一种发生在皮质表面的低度恶性骨肉瘤，由相对无害的梭形细胞组成，产生结构良好的板层骨。

临床

c-POS 是 Geschickter 和 Copeland 在 1948 年首次描述的表面 OS 的形式。由于不完全相信它的恶性，作者最初将其称为"骨旁骨瘤"。随着更多案例和经验的积累，很明显，POS 是一种完全恶性的肿瘤。名称后面附加了修饰词"常规"，以区分这组低级别肿瘤和高级别亚组："去分化骨旁骨肉瘤"。

c-POS 最常影响 30~40 岁的患者，在女性中发生的频率更高（男性与女性之比是 1∶2）。肿瘤最常发生于附件骨骼的长骨，特别是股骨远端、胫骨近端和肱骨近端。应该注意的是，虽然任何骨骼都可以作为c-POS 的来源，但在某些情况下，多达 75% 的骨起源于股骨远端的后方。

持续时间长的无痛、肿块增大是 c-POS 的典型特征。患者报告已知的数年缓慢增长的肿块并不少见。

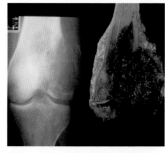

图 3.100　毛细血管扩张性骨肉瘤平片和大体标本。平片：股骨远端被破坏性的纯放射透明病变取代。相应的大体标本：股骨远端被充血的膜性囊肿组成的出血性肿块取代（由医学博士 A. Kevin Raymond 提供）

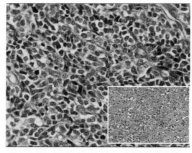

图 3.101　小细胞骨肉瘤：中倍镜下，肿瘤由类似尤因氏肉瘤的片状均匀的小细胞组成。插图：小细胞骨肉瘤肿瘤细胞产生骨样物质（由医学博士 A. Kevin Raymond 提供）

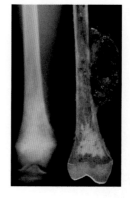

图 3.102　小细胞骨肉瘤。平片和大体标本。平片显示的是双形性的肿瘤。髓内假体的远端大部分是不透射线的，提示骨肉瘤。骨干部分有虫蚀的渗透图案，暗示是一个小细胞突起。骨外部分是放射透明的。大体标本证实有大量基质生成的骨内成分，而骨外部分是有大量出血的肉质棕褐色肿瘤（由医学博士 A. Kevin Raymond 提供）

据报道已有 7 年和 13 年已知病变的患者。随着肿瘤体积的增大，肿瘤可能达到巨大比例，导致与质量效应相关的症状，随之而来的是显著的运动范围缩小。

c-POS 起源于皮质骨的骨膜下，最初的生长局限于皮质面；生长既是线性的，也是周向的。环状生长最终可能接近完全，导致所谓的"环绕性"病变。大多数患者最终会出现病灶向髓腔内延伸的皮质区浸润。这就提出了区分 c-POS 侵袭骨和从髓腔延伸到软组织的 WDIO OS 的问题。尽管对于受累的上限存在分歧，研究者一致认为表面性肿瘤不超过 10% 或 25% 可以累及髓腔，并且肿瘤仍被认为是表面性起源。

如果不进行治疗，c-POS 将继续在局部生长，最终导致全身转移。有趣的是，如果没有"去分化"，c-POS 的转移也是低级别和生长缓慢的。未经治疗的肿瘤会导致因转移或局部疾病并发症而死亡。

由于转移是一个长期事件，通常只有在已知的肿瘤生长数年后才能预期，治疗的重点是完全切除原发肿瘤，在可能时切除，在必要时截肢。在一些患者中，可以对原发肿瘤进行广泛的局部切除，切除边缘为 1~2 cm 的正常骨，但这增加了手术的难度。一般说来，在技术可行的情况下，整块切除受累的骨段和宽阔的正常组织是治疗的选择。完全的局部切除是强制性的，因为残留的肿瘤会导致 100% 的局部复发和潜在的 25%~80% 的去分化，并伴随着预后的急剧下降。然而，成功的治疗可以带来 90%~95% 的长期存活率。

虽然 c-POS 没有显示出传统骨肉瘤中广泛而复杂的改变，但分子分析显示了一些有趣的发现。在细胞遗传学上，c-POS 的特征是含有从 12q13-15 区域扩增的 DNA 的额外的环状染色体。典型的扩增基因包括鼠类双重性 2 型（MDMD2）和细胞周期蛋白依赖性激酶 4（CDK4），在 > 85% 的病例中。有趣的是，这些改变在组织学上相似的低级别中央型骨肉瘤中很常见，但在传统的高级别骨肉瘤中很少见，可能会增加一个有用的工具，能够区分 c-POS 和其他病理过程，如纤维异常增生。

组织病理学

组织学上，c-POS 的肿瘤细胞是最小的非典型梭形细胞，大部分定向成平行的束状产生骨基质。细胞的多型性很小，单个细胞呈钝端或尖状梭形细胞，长度稍有不同。细胞核从圆形到梭形不等，常有不规则的核膜，染色质可浓缩。有丝分裂很少见。

c-POS 的特征之一是产生长且大致平行的板层状骨小梁。可能有一些区域提示基质起源于未定向编织的类骨，重塑为板层骨，即正常化。总体而言，病变由相对较宽的成骨肿瘤薄片组成（图 3.103）。细胞与基质的比例可能会有一些变化，但通常在给定的病变中是相对一致的，因为了解到基质体积经常朝着肿瘤的外围减少。肿瘤 / 正常界面局限于骨膜下，但不均匀生长可导致正常组织被包裹。软骨可见于皮损周边，即所谓的软骨帽。后一术语是从骨软骨瘤引出的组织类比，除了它可能给肿瘤 X 线片带来的变化和在小活检标本中可能出现的诊断难题之外，没有其他意义。

大体病理学

总体外观取决于肿瘤生长的阶段（图 3.104）。最初，c-POS 起源于半球形病变，起源于皮质骨，并

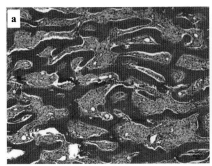
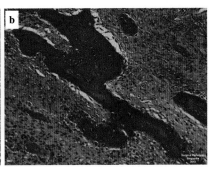

图 3.103　常规骨旁骨肉瘤。（a）肿瘤是由无害的梭形细胞（低倍镜下）产生的板层骨长小梁组成。（b）常规骨旁骨肉瘤。在高倍镜下，无毒的梭形细胞的细节产生结构良好的骨骼（由医学博士 A. Kevin Raymond 提供）

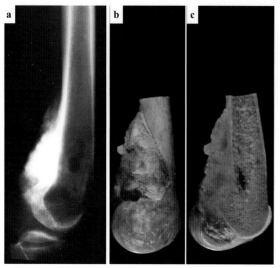

图3.104　常规骨旁骨肉瘤。（a）平片：肿瘤表现为起源于皮质表面的不透射线的肿块。（b）粗大外表面：肿瘤沿受累骨骼表面呈线状和环状生长。（c）大体切面：肿瘤表现为皮质面上生长的淡黄褐色病变，未累及髓腔（由医学博士 A. Kevin Raymond 提供）

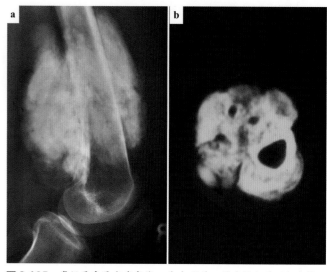

图3.105　常规骨旁骨肉瘤成像。（a）平片：肿瘤沿皮质环行生长。注意肿瘤皮质附着的小区域和肿瘤与正常骨之间广泛的透光区。（b）CT：与A相同的病例，肿瘤在股骨周围环行生长，未累及髓管

附着在皮质骨上，覆盖完整的骨膜。随着肿瘤的发展，它在直线和圆周两个平面上垂直和径向生长，经常导致肿块呈整体蘑菇状。肿瘤生长的缓慢速度导致正常组织（如骨膜、肌腱附着物、骨骼肌）的调节（即伸展）变弱并被困在生长的上层肿瘤和下面的皮层，而不是侵袭，覆盖在正常组织（如神经血管束、骨骼肌）上的通常被推到肿瘤的前面。这些残留的正常组织在下面的皮质和覆盖的肿瘤之间形成了一个正常软组织的缓冲区。后者对应于POS影像学研究中常见的透射线。随着时间的推移，c-POS肿瘤逐渐包围母骨，即包裹性病变。骨膜可能变形，但几乎总是完好无损。

c-POS表现为通过狭窄的附着物附着在皮质表面的坚硬的岩石团块。肿瘤优先沿皮质表面直线和圆周生长（图3.104）。在大多数情况下，病变坚硬，呈波纹状，有一个相对均匀的黄白色至白色硬化面，表面非常细小的颗粒状、纤维状或玻璃样的光滑。一些切割表面具有羽状结构，而另一些切割表面具有橡胶螺纹切割表面。在给定的病变范围内，不同区域的钙化程度可能略有不同。

虽然历史上是一个排除标准，但髓腔侵犯现在在c-POS中被广泛认识，并且没有预后意义。如前所述，c-POS侵犯髓腔和低度恶性中央型骨肉瘤延伸至皮质之间的区别被认为是髓腔受累程度的函数。10%或25%的肿瘤体积是公认的临界值；极限是由研究者决定的。

放射学

c-POS的X线特征是大体特征的反映。c-POS在骨表面形成一种不透射线的病变。具体特征是病变年龄和生长特征的函数。早期病变表现为一个不透明的小半球（图3.104）。随着垂直和放射状生长，它可能表现为具有蘑菇状结构和狭窄附着基的放射性密度病变。随着进一步的生长，c-POS看起来像一个围绕着骨骼的不透射线的病变，但保留了一个狭窄的附着物（图3.105）。也就是说，无论大小，只有一小块区域附着在皮质骨上。相反，如上所述，除附着点外，大多数肿瘤都有一层正常组织（如肌腱、骨骼肌等）。在肿瘤和皮质之间形成薄薄的透射线区域，即所谓的透射线字符串符号。总体而言，病变往往是不透射线的，但可能会有一些变异性。病灶周边可见与缠绕的肌腱、脂肪组织和骨骼肌相对应的小而不清晰的放射状透光区。CT证实了平片的发现，

并允许更详细地分析皮质腔和潜在的髓腔受累情况。结合 CT、MRI 可以更详细地检查髓腔侵犯，并确定肿瘤与其上的软组织之间的关系。动脉造影显示 c-POS 是一种少血管或无血管病变。这是一个重要的观察结果，因为它可以在术前区分 c-POS 和去分化 POS；后者是多血管病变。

去分化骨旁骨肉瘤

定义

去分化骨旁骨肉瘤（dd-POS）是典型的低度恶性骨肉瘤和高度恶性肉瘤的同时性和 / 或异时性成分。

临床

1984 年由 Wold 等人首次描述，dd-POS 影响骨骼成熟的中青年患者，发病高峰在 30~40 岁。男女之比为 1∶2。dd-POS 可发生于任何骨骼，但在长骨中明显更常见，最常见的是股骨，尤其是股骨远端的后侧。dd-POS 以主要和次要形式出现。在原发形态中，低级别和高级别成分在最初的肿瘤中共存。或者，在继发性 dd-POS 中，高级别成分首先出现在局部复发或全身转移中。

原发性 dd-POS 的临床表现与 c-POS 相似，均为无痛性肿块，已知持续时间长。继发性肿瘤除了局部复发或转移的任何迹象或症状外，还会有先前的 c-POS 或 dd-POS 病史。

在未经治疗的情况下，dd-POS 的自然病史类似于早期全身播散的高级别传统骨肉瘤（c-OS），并导致超过 89% 的患者死亡。鉴于其潜在的侵袭性行为，dd-POS 的治疗类似于 c-OS，包括手术和化疗在内的多学科治疗。

组织学

组织学上，dd-POS 的主要形式是双相性肿瘤。一般来说，主要部件是低级别 POS 的另一个典型例子。肿瘤细胞是极小的非典型、长或短的梭形细胞。细胞核从圆形 / 椭圆形到雪茄形，核膜清晰，染色质分散不一。核仁可能存在，但往往较小且不明显。在低级成分中很少看到有丝分裂。肿瘤细胞的细胞质在质量和数量上都是可变的，但往往是明确和丰富的。肿瘤基质的整体外观为结构良好的板层骨长小梁。

叠加在这张图片上的是一种高级别肉瘤：通常是一种骨肉瘤、梭形细胞肉瘤或其他未分类的肉瘤（图 3.106~3.108）。在高级别成分中已经描述了不同于传统 OS 的肉瘤形式，例如毛细血管扩张性骨肉瘤样，并且已经描述了富含巨细胞的骨肉瘤分化。高级别成分通常在肿瘤中心形成相对明确的破坏性肿块。继发性肉瘤表现为高级别肉瘤，无论局部复发或全身转移，均伴有或不伴有低度恶性成分。

值得注意的是，转移瘤可能包含低级别或高级别成分，或者两者兼而有之。了解这种混合性组织学转移的可能性可能有助于解释用于跟踪化疗反应的影像学研究：高级组件有反应，而低级组件没有。混合性病变反应不一样。因此，对治疗缺乏反应的重要性在术前是不可知的；它可能代表治疗无效的高级别肿瘤或低级别肿瘤或预计对化疗无反应的肿瘤成分（Raymond AK，未发表的工作）。

大体

可以推测，dd-POS 的整体外观与 c-POS 很相似。肿瘤的大部分在骨膜下形成一个相对明确的坚硬肿块，并通过狭窄的基底附着在下面的母骨上。在凹陷后，肿块的外周表面经常出现起伏的骨膜和粘连的结缔组织。早期肿瘤通常形成附着在母骨上的蘑菇状肿块。随着时间的推移，肿瘤可在骨表面呈线状和环状生长。最终，肿瘤可能完全包围母骨，即所谓的包裹性病变。然而，除了皮质附着，在肿瘤和皮质之间还有一层结缔组织。随着时间的推移，可能会有皮质侵蚀和侵袭下面的髓腔。研究人员建议，如果所有其他参数都满足 c-POS 定义，10%~25% 的肿瘤可能是髓内的，并且仍然起源于皮质表面。

切面呈双相性。肿瘤的大部分通常是低级别的成分，表现为坚硬、硬化、黄色到黄白色的肿块。切割表面一般相对均匀，具有细粒到乳白色的光滑表面。有时，切割表面可能会出现羽毛状的搁浅外观。此外，可能有一个软骨样成分模仿骨软骨瘤的软骨帽。

高级别成分形成定义明确的相对柔软的肉质团块，它与底层的 c-POS 看起来是离散的。高级成分的外观要么鱼肉质感，要么是功能基质的产物（如棕褐

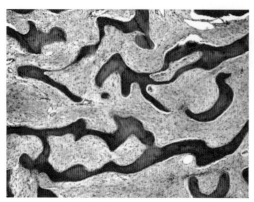

图 3.106　去分化骨旁骨肉瘤。肿瘤由产生板层状骨的无毒梭形细胞组成，诊断为骨旁骨肉瘤（HE，40×）（由医学博士 A. Kevin Raymond 提供）

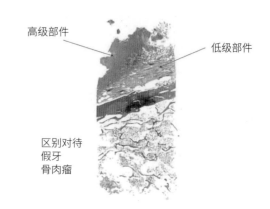

高级部件　　　低级部件

区别对待
假牙
骨肉瘤

图 3.107　去分化骨旁骨肉瘤。去分化骨旁骨肉瘤低、高级别成分界面的整装制备。肿瘤位于未受累骨髓的皮质面（HE，1×）（由医学博士 A. Kevin Raymond 提供）

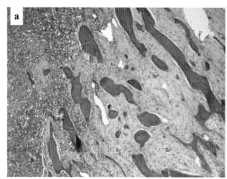
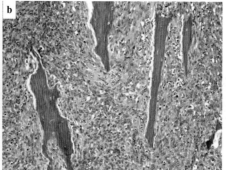

图 3.108　去分化骨旁骨肉瘤。（a）去分化骨旁骨肉瘤低、高级别成分界面的低倍视野。本例与图 3.107 相同（HE，40×）。（b）去分化骨旁骨肉瘤高级别成分（与图 3.107 相同）（HE，100×）（由医学博士 A. Kevin Raymond 提供）

色、充血、白色、黄白色）和继发性改变（如出血、坏死、囊化、坏死）。

放射学

从影像学角度看，dd-POS 具有改变后的 POS 的特征。在平片和 CT 上，主要特征是皮质表面附着基底狭窄的不透射线肿块。早期病变呈蘑菇状，随着时间的推移，在包裹母骨的同时，其上下延伸（图 3.109 和 3.110）。肿瘤和皮质之间的透射线带对应于骨膜和肌腱附着物。可能存在透射线的区域。那些小的、边界不清的和周围的肿瘤对应于肿瘤 / 正常交界处的连接。那些大的、清晰的和中心的肿瘤往往与高级别肉瘤的区域相对应。从本质上说，没有什么比 c-POS 更具有辐射密度了；默认情况下，其他任何东西都至少是相对透明的。

动脉造影可以在手术前识别高级别肿瘤。动脉造影显示 c-POS 为无血管性病变。相反，高级别区域对应于无血管性肿瘤中的局部多血管区域。

骨膜骨肉瘤

定义

骨膜骨肉瘤是一种发生在皮质表面的中低级别软骨母细胞瘤，具有相对独特的放射学和组织学特征。

临床

骨膜骨肉瘤由 Unni 等人描述。1976 年，在两篇背靠背文章中的一篇重述了发生在皮质表面的骨肉瘤，即骨膜骨肉瘤与骨旁骨肉瘤。随后进行了验证性研究。与 c-POS 相比，PERI 往往影响更年轻的患者，最常见的是在第二个十年，第三个十年的影响程度较小。男性比女性更容易受到影响。最常见的受累部位是股骨的近端和远端的骨干，以及胫骨的近端和远端。临床上，疼痛和肿块增大是最常见的表现。

从历史上看，首选的治疗方法是手术。手术不完整之后不可避免地会出现局部复发，增加全身转移和死亡的可能性。化疗在围产期治疗中的作用仍然存在疑问。因此，现代治疗包括广泛的局部切除

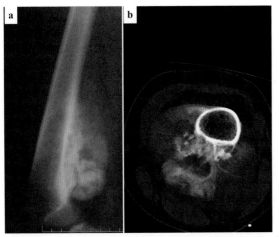

图 3.109 去分化骨旁骨肉瘤。(a)去分化骨旁骨肉瘤平片、侧位片。肿瘤附着在股骨远端后方的底部狭窄,近端有一条透射线。有一个大量的放射透明中心区域。(b)CT 证实平片所见,包括包绕生长模式、髓腔无侵犯和大片中心透光区。后者对应于具有高级别成分的部分肿瘤(由医学博士 A. Kevin Raymond 提供)

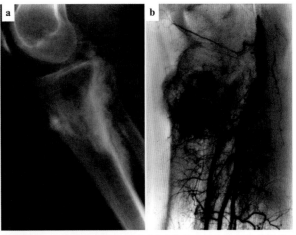

图 3.110 去分化骨旁骨肉瘤。(a)去分化骨旁骨肉瘤平片、侧位片。肿瘤附着在胫骨近端后方,底部狭窄,有一条远端透射线。肿瘤在线轴和周轴上均有生长。(b)动脉造影显示与去分化骨旁骨肉瘤的高级别成分相对应的高血管区域(由医学博士 A. Kevin Raymond 提供)

加或不加化疗,预计 5 年生存率为 80%~89%,长期生存率 > 80%。

组织病理学

组织学上,PERI 是一种低度到中度的软骨母细胞性骨肉瘤(即 COS),发生在受累骨骼的皮质面和骨膜下。有些肿瘤是典型的随机排列的软骨母细胞性骨肉瘤。然而,典型的 PERI 是一种带状软骨母细胞性骨肉瘤,其中分叶状肿瘤在小叶边缘是高细胞的,而在小叶中心是低细胞的。肿瘤细胞凝聚在小叶周围,在那里它们更多、更长、更大、更紧密地排列,中间基质很少,肿瘤基本上是存活(图 3.111)。相反,小叶中心有较高的基质与细胞比率,有许多是空隙和频繁的凋亡区域。虽然 PERI 的结构类似 CMF,但肿瘤细胞的细胞学特征是恶性的:间变性细胞大小和形状明显不同,核浆比倒置,染色质分布不规则,核仁和包括不典型有丝分裂在内的有丝分裂。肿瘤产生的类骨在表面和周围小叶边缘表现为细长的类骨和 / 或骨小梁。

一般说来,肿瘤的基底位于致密的反应性骨块上。通常情况下,相对较厚的反应性骨和混合性肿瘤骨从反应性基底部和母骨垂直延伸到分叶状肿瘤。与 c-POS 和 WDIO OS 不同,骨膜骨肉瘤不存在

MDM2 基因异常。

大体

PERI 有着相当刻板的外观。肿瘤形成一个分叶状的软骨团块,由宽大的基底附着在下面的骨上(图 3.112)。覆盖的骨膜保持完好,直到疾病晚期。

PERI 形成半球形肿块,其切面由蓝灰色到半透明的灰白色肿瘤组成,骨针辐射穿过肿瘤。肿瘤可能会侵蚀下面的皮质,但缺损主要由一层致密的、分层的反应性骨床填充,这构成了肿瘤的基础。肿瘤无可避免地被一圈高出的反应性骨包围着。与 c-POS 一样,肿瘤在线轴和周轴上生长;由此产生的肿瘤可能包裹多达 50%~90% 的受累骨骼。

放射学

同样,放射学表现概括了肿瘤的大体,大部分是典型的。肿瘤表现为广泛的、透射线的半球状肿块,出现在骨表面,钙化基质的线状毛刺穿过垂直于骨长轴的病变(图 3.113)。下面有致密的反应性骨,伴有凹陷缺损,经常侵蚀浅层皮质。反应性骨形成一个紧密的、不透射线的环,环绕肿瘤并向上攀升,类似于一个圆形的 Codman 三角形。

CT 检查骨髓腔侵犯的可能性时,可以更清楚地确定肿瘤 / 骨的关系和病变范围。肿瘤在 T2 加权

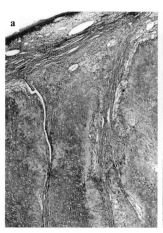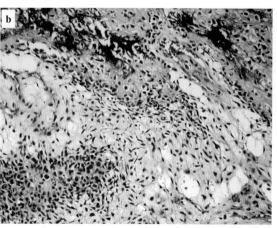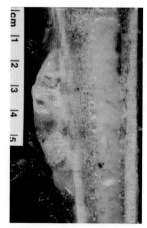

图 3.111　骨膜骨肉瘤。(a)肿瘤是由软骨母细胞性骨肉瘤的带状小叶组成。小叶周围是高细胞的，有更大的、管道状的、多形性细胞，这些细胞排列得更密集。小叶中心是低细胞的，细胞更细长，排列更松散（低能量）。（b）小叶周边有肿瘤细胞形成局部钙化的类骨质（由医学博士 A. Kevin Raymond 提供）

图 3.112　骨膜骨肉瘤。大体标本骨表面有透镜状软骨样病变。分叶状肿块含有垂直于骨骼长轴方向的线状钙化针状体（由医学博士 A. Kevin Raymond 提供）

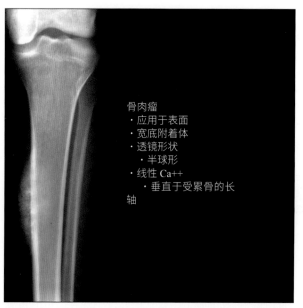

图 3.113　骨膜骨肉瘤。骨表面有透镜状病变的平片。这些是矿化基质的细微线条，垂直于骨骼的长轴。注意肿瘤下方致密的反应性骨形成并形成周围性硬化（由医学博士 A. Kevin Raymond 提供）

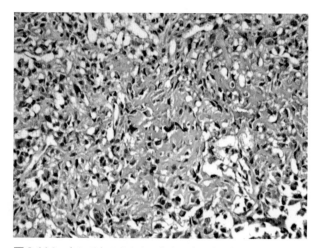

图 3.114　高级别表面骨肉瘤：成骨细胞性骨肉瘤

MRI 成像上有高信号强度，反映了主要软骨基质的高含水量。潜在的髓腔也可能表现出一定程度的信号强度增加，在绝大多数情况下，这代表反应性改变。

评论

　　对于发生在皮质表面的高级别软骨母细胞性骨肉瘤的正确分类存在一些分歧。有些人认为骨膜 OS 的标准是要么全有要么全无。也就是说，所有发生在皮质表面的软骨母细胞性 OS 都应该被归类为骨膜 OS。其他人认为，PERI 是表面上的中低级 COS，高级 COS 应该被归类为高级表面 OS。在这一参数被回顾的有限数量的病例中，高级别肿瘤表现得更具侵袭性，预后更差。对于生物学概率和适当的治疗，"适当的"分类不如病理学家和临床医生之间的相互理解那么重要。

高度恶性表面骨肉瘤

定义

高级别表面型骨肉瘤（HGS OS）是一种骨肉瘤，在组织学和生物学上与传统的髓内骨肉瘤相似，但发生在骨的皮质表面。

临床

首先由 Wold 等人描述，并成为后续报告的主题，HGS OS 是最罕见的 OS 变体之一。HGS OS 发生在男性比女性多（男性与女性之比为 2∶1），倾向于影响 20 岁左右的患者，而较少发生在 30 岁。HGS OS 最常发生在附件骨的长骨皮质表面，尤其是股骨中部和远端，其次是胫骨骨干。

局限性疼痛和肿块增大是 HGS OS 的主要表现。

未经治疗或仅用手术治疗的 HGS OS 是一种局部侵袭性肿瘤，会发展成全身转移，预后很差。然而，HGS OS 似乎对现代多模式治疗反应良好，预期存活率与 c-OS 相似。

组织病理学

组织学上，HGS OS 与 c-OS 无明显区别，尤其是成骨细胞 OS 和成纤维细胞 OS 仅局限于骨皮质表面。已经描述了类似毛细血管扩张型 OS 和富含巨细胞 OS 的肿瘤的例子（图 3.114）。

大体

与其他形式的表面型 OS 一样，HGS OS 优先沿皮质面生长，位于骨膜下。像 PERI 一样，HGS OS 倾向于有广泛的皮质附着基础。直到病程晚期，肿瘤都优先沿骨膜皮质表面生长，不累及髓腔，髓质受累应小于肿瘤体积的 25%。切面外观与 c-OS 亚型相似，是肿瘤基质生成类型和数量及其矿化程度的函数。一般情况下，切面坚硬至岩石般坚硬，颗粒状，灰白色至棕褐色，局部充血。其稠度范围从肉质到颗粒状再到硬化性，取决于基质的产生。在肿瘤组织学为高级别 FOS 或肿瘤基质未钙化的情况下，切面呈米色至棕褐色且肉质（图 3.115）。

放射学

影像学表现随组织学肿瘤成分而改变（图 3.115）。肿瘤倾向于钙化，病灶内密度呈云状。可能存在不透

射线的推测，在某些情况下外观可以模仿 PERI。骨髓受累的问题最好是通过使用 CT 和 MRI 来处理。

评论

正如前面讨论骨膜骨肉瘤时所指出的那样。引起某些分歧的一个原因是对发生在皮质表面的高级别软骨母细胞性骨肉瘤病例进行了适当的分类。有些人认为，所有起源于皮质表面的高级别 OS，无论其组织学亚型如何，出于治疗目的都应该归类在一起，即 HGS OS。其他人认为所有发生在皮质表面的 COS 都应该被归类为骨膜 OS。与适当的治疗相比，分类的细节并不重要。无论是与 PERI 或 HGS OS 分组，起源于皮质表面的高级别 COS 的例子都应该受益于包括当代初级化疗在内的多模式治疗。

小细胞瘤

前言

历史上，小细胞肿瘤的鉴别诊断主要局限于尤因氏肉瘤、骨原发性淋巴瘤、转移性横纹肌肉瘤和转移性神经母细胞瘤。

然而，鉴别诊断的时间要长得多，在处理个别病例时必须牢记这一点（见表 3.6）。最重要的考虑是血液学实体，主要是全身性的，继而累及骨骼。这些包括局限于骨骼的浆细胞瘤，多发性骨髓瘤的高发生率（＞60%），以及从相对缓慢的过程转变为几乎不

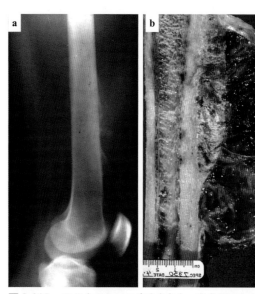

图 3.115 X 线表现和组织学肿瘤成分：密度范围从肉质到颗粒状到硬化性，取决于基质的产生。在肿瘤组织学为高级别 FOS 或肿瘤基质未钙化的情况下，切面呈米色至棕褐色且肉质

可避免的致命恶性肿瘤。有播散性淋巴瘤和白血病。组织细胞增生症，包括朗格汉斯细胞组织细胞增生症和 Erdheim-Chester 病进入鉴别诊断。

表 3.6　小细胞肿瘤

小细胞肿瘤
尤因肉瘤
淋巴瘤
横纹肌肉瘤
神经母细胞瘤
血液学的
浆细胞瘤 / 骨髓瘤
白血病 / 淋巴瘤
组织细胞增多病
朗格汉斯细胞组织细胞增生症
埃尔德海姆 - 切斯特病
小细胞变异体
肉瘤
癌
炎症过程

各种原发性和继发性恶性肿瘤的小细胞变异是首要关注的问题。原发性肿瘤包括前述尤因肉瘤和骨原发性淋巴瘤，也包括小细胞骨肉瘤和间叶性软骨肉瘤。多种癌症也可以表现为累及骨骼的小细胞恶性肿瘤。

炎症现象进入鉴别阶段，范围从公认的特定过程到骨髓炎。

随着固定技术和处理技术的进步，常规光学显微镜、特殊染色、越来越多的免疫组织化学研究、细胞遗传学和分子研究的广泛应用可以帮助解决这些复杂且经常是关键的医学问题。

朗格汉斯细胞组织细胞增生症

定义

朗格汉斯细胞组织细胞增生症现在认为是代表朗格汉斯细胞的肿瘤性增殖。

临床

朗格汉斯细胞组织细胞增生症（LCH）取代了旧的术语组织细胞增生症 X，后者是 Lichstein 和 Jaffe 创造的一个统一的概念，包括嗜酸性肉芽肿、Schüller-Christian 病和 Letterer-Siwe 病。现在认为嗜酸性肉芽肿和 Schüller-Christian 病代表了单一疾病的单纯性和多发性，朗格汉斯细胞组织细胞增生症，而 Letterer-Siwe 病是一个无关的过程。

LCH 可影响任何年龄的患者。然而，大多数患者在 10 岁，超过 80% 的患者年龄在 20 岁以下。男女比例从 3：2 到 2：1 不等。许多文献表明，颅骨、颌骨和骨盆是最常受累的骨骼。虽然疼痛是一种常见的主诉，但可能会有广泛的表现，这是肿瘤大小和位置的函数，特别是涉及颅底和脊椎底部的病变。病理性骨折可能会使更大的病变复杂化。

治疗在很大程度上取决于肿瘤的大小和位置。可触及的病变可以通过刮除或病灶内安装皮质类固醇来治疗。体外放射治疗一般对手术无法触及的病灶是有效的。对于播散性疾病，可能需要化疗，预后不确定。

组织病理学

LCH 的细胞学 / 组织学特征是朗格汉斯细胞（图 3.116）。它是一种组织细胞，大小是红细胞的 2~4 倍，具有圆形到椭圆形到雪茄形的细胞核，核膜清晰突出，

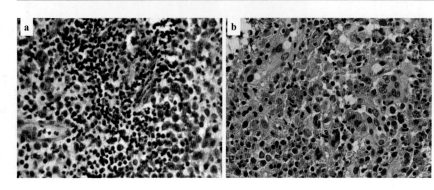

图 3.116　朗格汉斯细胞组织细胞增多症。(a) 肿瘤由混合的炎性浸润和淋巴细胞、浆细胞和嗜酸性粒细胞组成。（b）细胞核呈雪茄状，线形凹槽或菜豆状。偶见多核巨细胞 [HE，(a) 200×，(b) 400×]（由医学博士 A. Kevin Raymond 提供）

含有分裂精细的染色质，可沿核膜凝聚。可能存在不明显的小核仁，也可以有丝分裂。细胞通常是单核的，但也可能存在多核形式。朗格汉斯细胞核通常呈线形、纵沟或肾豆状构型。朗格汉斯细胞具有数量不等的丰富的嗜酸性、透明或两亲性细胞质。

朗格汉斯细胞往往是包括淋巴细胞、中性粒细胞、浆细胞和大量嗜酸性粒细胞在内的多形性浸润的一部分。此外，朗格汉斯细胞通常并不均匀分布于病变各处。相反，他们似乎聚集在一起，成群结队，组成小团体。

朗格汉斯细胞对 CD-45、CD-68、S-100 以及更具特异性的 CD-1a 和 CD-207（即 Langerin）。超微结构的标志是网球拍状的胞浆 Birbeck 颗粒。

大体病理学

除细针抽吸和针吸活检外的大体标本很少见。在少数可供检查的完整标本中，LCH 呈黄色半固态肿块，与脓肿难以区分（图 3.117）。

放射学

如平片和 CT 所示，LCH 典型地形成边界清晰的溶解性病变，反应性骨形成可忽略不计（图 3.117b）。扁平骨病变（例如，颅骨、骨盆）通常是不对称的，累及一侧皮质多于另一皮质，导致一个皮质的缺损比另一个皮质小，并使清楚界定的冲出式病变出现孔内孔或斜边外观（图 3.118）。较大的病灶可能更具浸润性，界限不清，且在与致密的层状反应性骨形成有关（图 3.119）。

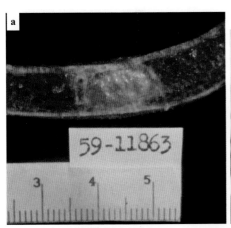
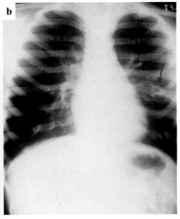

图 3.117　朗格汉斯细胞组织细胞增生症。（a）肋骨切除术：肿瘤在髓腔内形成柔和的黄色到奶油色的相对清晰的肿块，类似于许多小细胞病变的脓肿样外观。（b）胸部 X 光平片（AP）：肿瘤形成累及第六根肋骨的扩张性、透光性病变。有皮质侵蚀和反应性骨形成（由医学博士 A. Kevin Raymond 提供）

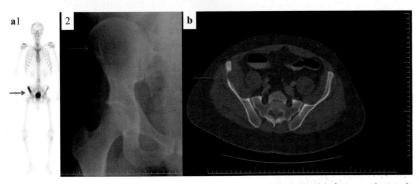

图 3.118　朗格汉斯细胞组织细胞增生症。（a）Tm99 骨扫描：右侧髂嵴显示一个同位素摄取增加的区域（红色箭头）。骨盆的平面图（AP）显示一个放射状的穿孔状病变（红色箭头），周围硬化，孔内有洞的外观。（b）骨盆 CT 检查。肿瘤形成累及髂翼的偏心性破坏性放射透明病变。扩张性病变被一层薄薄的皮质骨包裹（由医学博士 A. Kevin Raymond 提供）

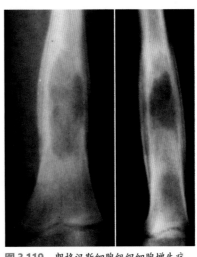

图 3.119　朗格汉斯细胞组织细胞增生症。平片（AP 和侧位）：累及股骨干中部的病变形成相对清晰的髓内病变。有层状致密反应性骨膜新骨形成（由医学博士 K.K.Unni 提供）

骨原发性淋巴瘤

定义

原发性骨淋巴瘤（PLB）是指发生在骨中，无同期的结节或独立的骨外侵犯的淋巴瘤。

临床

虽然最初由 Oberling 描述，但杰克逊和帕克被普遍认为是将当时所知的网状细胞骨肉瘤引入美国医学的功臣。随后的观察证实了该实体的存在，并显示它是一种恶性淋巴瘤。绝大多数淋巴瘤的骨侵犯是继发于结节性淋巴瘤的过程。即使有骨性表现，也只有一小部分骨骼受累代表恶性淋巴瘤 I-EBONE 期。

PLB 被定义为恶性淋巴瘤，分期后发现局限于骨而不累及淋巴结或远处软组织。少数病例表现为多发性骨质疏松症。它是一种罕见的肿瘤，占原发性恶性骨肿瘤的 <5%，占结外淋巴瘤的 5% 以下。结节性和全身性播散可能发生在 PLB 的临床进展过程中。然而，根据定义，骨外受累不应发生在患者出现后的头 4~6 个月内，以区分原发性和继发性骨受累。

在过去，一些人认为所有的淋巴瘤都是起源于淋巴结，而骨骼受累代表了继发性疾病。逐渐成熟的分期技术的引入以及单独局部治疗（即外照射治疗）50% 的存活率证实了骨源性的可能性。

PLB 涉及年龄范围广泛的患者，但大多数系列显示出双峰分布，在 20~30 岁有一个小峰值，在生命的 50~60 岁有一个较大的峰值。男性比女性更容易受到影响：男女比例为 3∶2。最常见的受累部位包括股骨远端、髂骨、肱骨近端和胫骨近端。在长骨中，肿瘤受累往往是干骺端或干骨端。

局部疼痛和肿胀是最常见的表现。少数患者可能有体质症状：发烧、贫血和疲倦。

现代治疗包括对原发肿瘤的多药化疗加或不加外照射治疗。预计 10 年存活率约为 75%。

组织病理学

非霍奇金淋巴瘤（NHL）占原发骨何杰金氏病（PLB）的绝大多数，只有极少数确诊的原发性霍奇金氏病病例如此。几乎所有形式的非霍奇金淋巴瘤都主要见于骨骼（表 3.7）。然而，弥漫性大 B 细胞淋巴瘤（图 3.120）是最常见的形式（图 3.121），估计 90% 是生发中心亚型。淋巴母细胞淋巴瘤虽然不常见，但它是第二种最常见的形式，在儿童中相对常见，在成人中也不常见。同样，间变性大细胞淋巴瘤是最常见的原发性骨 T 细胞淋巴瘤。相反，原发性滤泡性 / 结节性淋巴瘤和小淋巴细胞性淋巴瘤在骨骼中最少见。骨淋巴瘤的免疫组化特征与结节淋巴瘤相似。

低倍镜下，PLB 表现为取代髓腔的细胞性肿块，浸润至邻近正常组织。与 ES 相反，少量网状染色的结缔组织经常出现在原核肿瘤细胞（图 3.122），而胞浆内糖原明显缺失。粉碎性伪影是 PLB 常见的一

表 3.7　骨原发性淋巴瘤

研究 分类	Heyning (n=60) % 1999	Geanelli (n=28) % 2002	Zinzani (n=52) % 2003	Hsieh (n=14) % 2006	Alencar (n=53) % 2010	Demircay (n=63) % 2013
DLBCL	92	93	85	50	83	93.7
FL	3	0	3.8	0	5.7	4.8
SLL/MZL/LPL	1.5	0	3.8	7	5.7	0
其他 B 细胞	0	0	3.8	0	7.5	0
ALCL	3	3.6	3.8	36	0	1.6
其他 T 细胞	0	3.6	0	7	3.8	1.6

作者：A.Kevin Raymond, M.D.

已发表的关于骨原发性淋巴瘤的系列中公认的恶性淋巴瘤的发病率总结

DLBCL 弥漫性大 B 细胞淋巴瘤、FL 滤泡性淋巴瘤、SLL 小淋巴细胞淋巴瘤、MZL 边缘区淋巴瘤、LPL 淋巴浆细胞淋巴瘤、ALCL 间变性大细胞淋巴瘤

种现象。

大体

除了在治疗失败和／或并发症的背景下，很少能从原发的 PLB 肿瘤中看到大样本。肿瘤的切面倾向于典型的肉瘤样、半透明、鱼肉状白到灰白（图 3.123）。可能有叠加的退行性改变。

放射学

PLB 具有极其广泛的放射学表现。然而，PLB 通常是一种射线可透过的病变，导致类似于 ES 的整体虫蚀渗透外观（图 3.124）。然而，在疾病非常严重之前，存在的软组织肿块往往很小。可能存在各种形式的反应性骨骼。CT 和 MRI 确定肿瘤／正常界面的细节并确定疾病的真实范围。

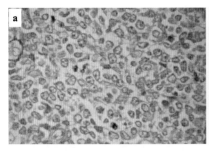
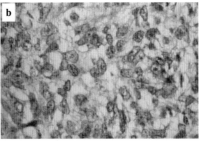

图 3.120　原发性骨淋巴瘤。（a）弥漫性大细胞淋巴瘤浸润骨（HE，200×）。（b）弥漫性大细胞淋巴瘤浸润骨（HE，400×）（由医学博士 A. Kevin Raymond 提供）

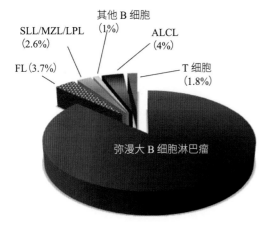

图 3.121　原发性骨淋巴瘤。数据摘自表 3.7，汇总了已发表的关于原发性骨淋巴瘤的系列报道中公认的恶性淋巴瘤的相对发病率（A.Kevin Raymond, M.D.DLBCL 提供：弥漫性大 B 细胞淋巴瘤、FL 滤泡性淋巴瘤、SLL 小淋巴细胞性淋巴瘤、MZL 边缘区淋巴瘤、LPL 淋巴浆细胞性淋巴瘤、ALCL 间变性大细胞淋巴瘤）

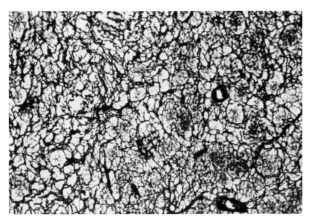

图 3.122 原发性骨淋巴瘤。虽然银染是一种过时的和微不足道的检测，但它证实了除了血管外，单个肿瘤细胞和一小群细胞周围还有网状纤维的存在。虽然这是一个非特异性的发现，但在缺乏免疫组织化学或分子研究的情况下，它比其他诊断考虑因素增加了一些对淋巴瘤诊断的支持（HE，40×）（由医学博士 A. Kevin Raymond 提供）

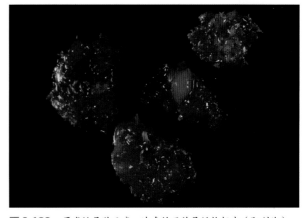

图 3.123　原发性骨淋巴瘤。洗净的开放骨活检标本（即刮除），以确定原发性骨淋巴瘤的诊断。肿瘤表现为有光泽的、半透明的灰色到灰白色的软的半固体物质，附着在下面的松质骨上（大体标本）（由医学博士 A. Kevin Raymond 提供）

尤因肉瘤：PNET

定义

尤因肉瘤（ES）是一种"小细胞"恶性肿瘤，通常原发于骨内或骨上，具有相对独特的临床、形态学和分子特征。

临床

尤因肉瘤最初是由詹姆斯·尤因在 1921 年用弥漫性骨内皮瘤来描述的。ES 约占恶性骨肿瘤的 6%~10%，是仅次于 OS 和 ChS 的第三大原发性恶性骨肿瘤。它影响的患者年龄相当广泛，多发于 20 岁左右的患者，80% 的患者小于 20 岁。男性比女性更容易受到影响。ES 可以出现在任何骨骼中，但最常见的是股骨、骨盆、肋骨和肩部。在长骨中，ES 优先累及受累骨骼的干骺端或后骨干。ES 显示高加索人优先受累（发病率为 3/1000 000），在非洲人、亚洲人和美洲原住民中很少见（发病率为 0.2‰）。

关于与 ES 有关的一些根本的基本问题，争论由来已久。ES 谱系的解析（即间充质干细胞与神经嵴来源的干细胞）取决于参考的来源。至于 ES 与原始神经外胚层肿瘤（PNET）的关系，它们在临床上都是不可区分的，导致一些人互换使用这两个术语，一些病理学家将该肿瘤统称为尤因氏肉瘤 /PNET。

与几乎所有的骨肿瘤一样，疼痛是主要症状。原发性肿瘤倾向于迅速增大，因此常伴有肿块、局部压痛、温热和血管扩张。ES 常伴有全身症状，例如发烧和沉降率升高。

从历史上看，ES 的临床表现是肿块迅速扩大，全身扩散迅速以及不到两年的病死率。考虑到发作的病程，尽管早期手术和阴性分期，大多数患者在最初就诊时必须假定存在全身微转移。据估计，25% 的患者在临床表现上有明显的转移。在许多原发性骨肿瘤中，突然生长加速的发作往往继发于退行性改变和随之而来的病灶内出血（例如，继发性动脉瘤样骨囊肿改变）。然而，ES 的突然生长可能是原发肿瘤生长的一种表现。

ES 是一种放射敏感性肿瘤。然而，尽管使用了高剂量的体外放射治疗，单独使用放射治疗的长期存活率低于 10%，与单纯手术相似。当代 ES 治疗采用多学科治疗，包括手术或外放射治疗来控制局部疾病，化疗来管理全身转移：术前化疗、局部治疗和术后化疗。过去，体外放射治疗在 ES 治疗中占据核心地位。然而，在几个机构的协议幸存者中，放射后肉瘤的频率（图 3.125）导致许多治疗师在手术可行的情况下避免放射治疗。

病理学家在标本管理中的作用与骨肉瘤相似：确定诊断，随后评估疾病的程度，确定切除切缘的充分性，以及评估术前化疗的反应。虽然 ≥ 90% 的肿瘤坏死被认为是术前治疗的良好反应，但治疗反应和最终存活率之间的关系不一定像 OS 那样是线性的。

ES 的预后取决于多种因素的复杂相互关系：肿瘤大小 / 体积、位置、分期、患者年龄和对术前治疗的反应。不良预后因素包括大肿瘤、轴向定位、老年患者、术前治疗反应差、早期复发和临床上明显的全身转移。目前，接受现代多模式治疗的 ES 患者的预期存活率为 65%~80%。

组织病理学

ES 形成起源于髓腔内或皮质表面的肿块病变，伴有皮质浸润和肿瘤从一个腔室向另一个腔室的扩散。从低倍镜下看，ES 看起来是一个相对均匀的皇家蓝色的小细胞薄片（图 3.126）。在肿瘤 / 正常交界处，肿瘤位于原存的松质骨小梁之间和周围，并浸润哈弗氏系统和皮质部的沃克曼皮层管。最终，肿瘤会导致松质骨和皮质骨的破坏。肿瘤向骨膜下软组织扩散，最终可能通过骨膜侵入真正的软组织。

肿瘤坏死可能存在，并且可能是高度可变的。在被忽视的较大病变中，肿瘤坏死可以是局限在小的血管周围环和巢内的广泛和存活的肿瘤，这一特征导致 Ewing 提出了以他的名字命名的肿瘤的内皮来源。

活体肿瘤是由 2~3 倍于淋巴细胞大小的小细胞组成的，具有极端的细胞学单调性，每个肿瘤细胞与其他细胞非常相似（图 3.126）。有活力的细胞由界限清晰的圆形到椭圆形细胞核组成，核膜清晰、光滑、薄，核周围有分裂精细、均匀的常染色质。偶尔可能会出现小核仁。尽管 ES 具有生长特性，但不常检测

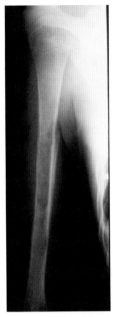

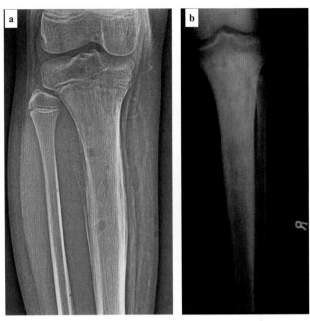

图3.124　骨原发性淋巴瘤。肱骨平片（AP）显示为浸润性、虫蚀渗透性、溶解性/母细胞性混合性病变。实际上没有相关的软组织肿块（由医学博士 A. Kevin Raymond 提供）

图3.125　尤因肉瘤。（a）尤因氏肉瘤初诊时的平片（AP）。平片显示一个累及胫骨骨干的大的混合性溶解/母细胞性病变，整个病灶呈虫蚀状渗出，骨膜呈洋葱皮状。（b）原发肿瘤经多药化疗和外照射治疗 12 年后拍摄的"尤因斯肉瘤"平片（AP）。然而，现在的平片显示了一个很大程度上不透射线的肿瘤，肿瘤累及胫骨干骺端。随后的病变是放射后骨肉瘤（由医学博士 A. Kevin Raymond 提供）

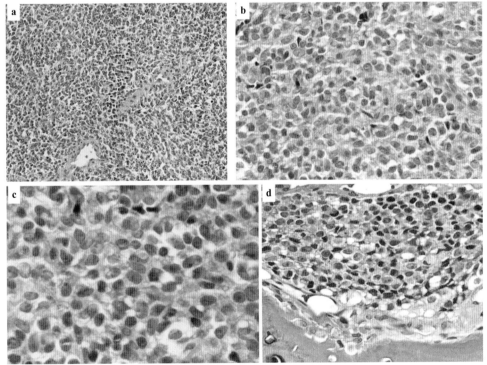

图3.126　尤因肉瘤。（a,b）尤因氏肉瘤由成片的肿瘤性小细胞组成，在某些情况下可显示"玫瑰花环"形成的证据［HE，（a）40×，（b）100×］（由医学博士 A. Kevin Raymond 提供）

到有丝分裂。当可辨认时，细胞质往往很小，由界限不清的最低限度嗜酸性物质或透明物质组成的非常薄的边缘围绕在细胞核周围。可能有一些细胞学上的可变性，如所描述的片状"浅染"细胞，偶有散在的深染"深色"凋亡细胞。在少数病例中，可发现 ES 细胞包围少量的中央嗜酸性物质，呈现玫瑰花样外观，提示神经分化（图 3.127）。这些病例也可能表现出一些提示神经分化的免疫组织化学特性，一些是 NSE 或 CD-57（Leu-7）染色。

几十年来，进行性复杂性的特殊研究一直是小细胞病理学不可或缺的组成部分。根据一些参数（例如固定），ES 有胞浆内糖原（即 PAS 阳性的淀粉酶敏感物质）的证据，并且没有可染色的细胞间 / 间质组织，即几乎所有情况下都有阴性网状结构（图 3.128）。然而，CD-99 膜免疫染色的存在已成为一种有用的敏感性，在评估 ES 时，虽然不是特异的，但却是阳性的诊断工具，特别是当与 Fly 1 的灵敏度较低但更具特异性的测试结合使用时。然而，在这一点上，考虑检测适当的染色体平衡易位作为护理标准是合理的：t（11;22）（q24,q12）或 t（21;22）（q22,q12）及其随后的融合蛋白 EWSR1-FLI-1 和 EWSR1-ERG。

尽管相当典型，ES 的组织学发现也有一些谱系。在所谓的大细胞尤因氏肉瘤或不典型尤因氏肉瘤的病例中，肿瘤细胞往往较大，细胞核较大，细胞质明显较丰富。细胞核的单形性较差，核膜增厚，染色质聚集，核仁经常突出。大细胞尤因斯肉瘤的特殊研究结

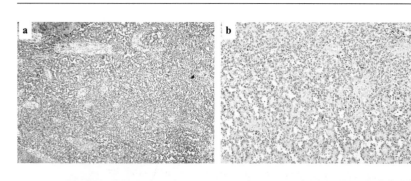

图 3.127　尤因肉瘤。（a,b）低位尤因氏肉瘤由片状肿瘤性小细胞组成，并有广泛的玫瑰花环形成［HE，（a）40×，（b）100×］（由医学博士 A. Kevin Raymond 提供）

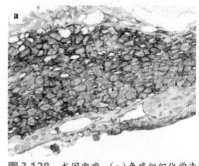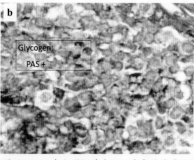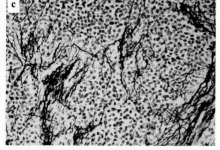

图 3.128　尤因肉瘤。（a）免疫组织化学染色显示 CD99 在尤因细胞（CD99）中呈弥漫性膜状分布（200×）。（b）ES 细胞胞浆内糖原（PAS）染色阳性（淀粉酶敏感）（400×）（由医学博士 A. Kevin Raymond 提供）。（c）ES 仅在正常毛细血管呈网状蛋白阳性染色。单个细胞周围无染色（网状蛋白染色，400×）（由医学博士 A. Kevin Raymond 提供）

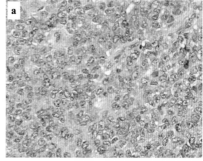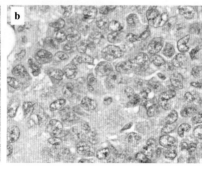

图 3.129　尤因肉瘤。非典型 / 大细胞形态。（a,b）免疫组织化学 ES 由比预期大的肿瘤细胞组成。细胞含有大核，许多核大而成角度，粗大成团，染色质呈泡状。细胞具有丰富的细胞质。这些发现可见于尤因氏肉瘤的不典型或大细胞变异型，也可见于亚致死化疗效应［HE，（a）200×，（b）400×］（由医学博士 A. Kevin Raymond 提供）

果并不一致。当对术前化疗的反应不理想时，也可以看到类似的结果（图3.129）。也有一些病例，尤因氏细胞排列成器官样，由结缔组织隔开，可能对细胞角蛋白呈免疫反应：所谓的造釉细胞瘤样尤因肉瘤（图3.130）。

大体病理学

在没有术前治疗或继发性退行性改变（如骨折、坏死）的情况下，ES的大体外观是典型的鱼肉肉瘤。目前，完整存活的肿瘤是一种罕见的标本（图3.131和3.132）更可能采用针刺或开放活检。肿瘤切面光滑、均匀，呈病态白色至米色至淡黄褐色，柔软但可压缩。肿瘤的光泽赋予湿润的贴面。无论是生物学的还是治疗性的，坏死灶都是暗黄色的颗粒状。在附件骨

骼的长骨中，肿瘤倾向于累及干骺端或骨干，或两者兼而有之（即干骺端）。肿瘤往往较大，并可能比预期的更多地累及髓腔。大的骨外软组织成分是典型的ES。反应性骨可以以多种方式存在，包括细微的骨膜新骨形成，即所谓的洋葱皮。

放射学

ES的平面胶片外观有非常广泛的光谱，从纯辐射透明到不辐射不透明，模仿了OOS的太阳暴发外观。然而，ES倾向于形成一种破坏性的、混合的溶解性/爆裂性病变（图3.125和3.132）。所谓的蛀虫渗出现象最为常见，放射学上与皮质破坏的小地理区域和皮质侵蚀的细线状病灶交替出现有关。

ES的病变往往很大，考虑到髓内受累的程度，放射透明的软组织成分往往比预期的要大得多。虽然可能有些夸张，但75法则是一句古老的谚语，可以参考ES，并警告不要低估原发性肿瘤的大小，即75%的ES肿瘤涉及75%的起源骨。CT和MRI更好地确定了髓内受累的范围以及整个疾病的范围。同样，影像学研究可以用来跟踪术前治疗的反应。

虽然不是绝对的，但当试图区分ES和原发性骨淋巴瘤（PLB）时，不成比例的大软组织肿块的存在有利于ES的诊断。相比之下，小细胞肿瘤中的软组

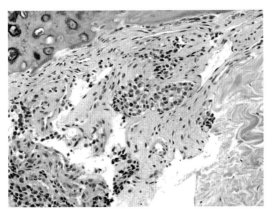

图3.130　尤因肉瘤。成釉细胞瘤样尤因肉瘤。尤因细胞形成小的上皮样和腺样聚集体（HE，100×）（由医学博士A. Kevin Raymond提供）

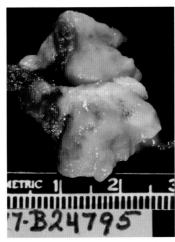

图3.131　尤因肉瘤：开放活检标本。肿瘤由相对柔软的米黄色到棕褐色软组织组成。注意标本是如何渗出液体到玻璃上的，这表明了抽吸的作用（由医学博士A. Kevin Raymond提供）

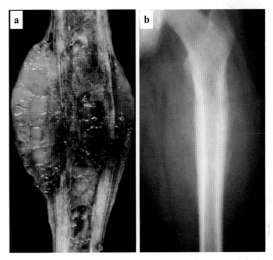

图3.132　尤因肉瘤。（a）大体标本：ES形成鱼肉状髓内肿块，已延伸至覆盖的软组织。有细小的纵向反应性骨形成层，即洋葱表皮。出现病理性骨折。（b）平片（AP）显示累及股骨干的大的溶血性/母细胞性混合病变，整体呈虫蚀渗透型和洋葱皮型。注意巨大的软组织肿块（由医学博士A. Kevin Raymond提供）

织肿块很少或不存在则有利于 PLB 的诊断。

纤维性肿瘤

引言

长期以来，纤维性肿瘤一直是骨病理学中最神秘和最困难的部分。梭形细胞群缺乏分类基质和特殊结构（例如血管形成能力），长期以来一直是诊断受挫的根源。然而，随着日益特异和敏感的免疫组织化学技术的发展，以及细胞遗传学贡献和分子定义的潜力，新的大门正在打开。

就本章而言，纤维性肿瘤分为三大类（见表 3.8 和 3.9）。

表 3.8　纤维性肿瘤

纤维组织细胞	纤维性	纤维骨质
干骺端纤维性皮质缺损	皮质不规则综合征（骨膜韧带样变）	纤维结构不良
非骨化性纤维瘤	硬纤维的	骨纤维异常增殖症
良性纤维组织细胞瘤	促结缔组织增生性纤维瘤	
恶性纤维组织细胞瘤	纤维肉瘤	

表 3.9　继发性纤维肉瘤的易感条件

条件	患者数量
放射治疗	46
Paget 病	7
无放射治疗的 GCT	4
骨梗死	3
纤维结构不良	1
造釉细胞纤维瘤	2
牙源性黏液瘤	1
总计	64

纤维组织细胞病变是那些看起来具有双形态细胞群的肿瘤。基本群体由典型的梭形细胞组成，细胞核细长，并伴有不同数量的细长细胞质。与之交替的是更圆到椭圆形的细胞和整体的组织细胞样外观，甚至被组织细胞浸润。良性病变为组织学相似的干骺端纤

维皮质缺损、非骨化性纤维瘤和良性纤维组织细胞瘤。恶性对应的是恶性纤维组织细胞瘤。

纤维性病变历史上包括骨膜硬纤维瘤、促结缔组织增生性纤维瘤和纤维肉瘤。虽然在某些地方可能有例外，但所谓的骨膜硬纤维瘤，在股骨远端后方区域出现频率较高，并不是一个肿瘤性过程。相反，它代表了对创伤的反应。这是肌腱撕脱的后果。促结缔组织增生性纤维瘤（又名硬纤维瘤）是一种良性的产生胶原的梭形细胞病变。相反，纤维肉瘤以其最基本的形式代表梭形细胞恶性肿瘤。

纤维骨性病变包括纤维结构不良和骨纤维发育不良。虽然在组织上相似，但它们似乎代表了两条截然不同的肿瘤发展路线。

目前的报告给出了恶性梭形细胞瘤的历史分类方法。使用精确的光学显微镜标准会产生具有许多一致关联的患者组，并且对治疗选择很有用。然而，有大量的患者并不属于这些定义。因此，这些病例中的许多都被标记为未分类的梭形细胞或未分类的高度恶性肉瘤。然而，一些研究表明，随着先进的、日益特异的免疫组织化学研究、细胞遗传学和分子分析的适当使用，有可能获得更准确和合适的诊断。令人感兴趣的是，似乎有越来越多的证据，在许多至今无法分类的肿瘤中，平滑肌分化的形式很少。可以肯定的是，诊断会有变化；问题是可能的终点。

促结缔组织增生性纤维瘤

引言

促结缔组织增生性纤维瘤（DF）是一种罕见的良性髓内梭形细胞肿瘤，最常累及下颌骨和股骨。它是一种局部破坏性生长的肿瘤，在不完全治疗后有复发的倾向，但没有转移的内在能力。

临床

自从 1958 年 Jaffe 最初描述 DF 以来，世界积累的文献中报告的病例不到 270 例。DF 最常影响 20~30 岁的患者。在为数不多的已报告的系列和病例报告中，性别分布有不同的报道，但似乎没有明显的偏好。最常受到影响的骨骼是颌骨、头骨、股骨和骨盆。

多年来，关于促结缔组织增生性纤维瘤和韧带样

变这两个术语应用于骨，两个实体与一个实体的两个术语存在问题和分歧。最近的出版物被命名为促结缔组织增生性纤维瘤，但在正文中可以互换使用这两个术语，两个术语代表一个实体。

临床病史往往是相对非特异性的，局部疼痛伴有或不伴有肿胀。DF的自然历史是一个渐进的、局部的、破坏性的生长，最终通过皮质侵入并延伸到覆盖的软组织。目前还没有转移的报道。

选择的治疗方法是完全手术切除肿瘤。病灶内，即所谓的边缘切除，在几乎均匀的局部复发之后，只有在不可能进行更全面治疗的情况下才被推荐。可选择的治疗方法是广泛的局部切除，切缘不受影响。目前似乎没有有效的辅助治疗。

可用于细胞遗传学和分子研究的病例数量很少，这使得明确的解释变得困难。但是，尽管DF与原发软组织韧带样变有许多相同的形态学参数，但是并不能确定β-catenin通路的作用。

组织病理学

DF的细胞学/组织学特征是微小的非典型、无害、细长的梭形细胞增生。细胞核有一些变化：圆形到椭圆形或纺锤形。染色质分裂很细，几乎没有有丝分裂。细胞质嗜酸性，线形，界限不清，可呈波浪形。这些细胞伴随着丰富的独立纤维和致密的胶原束。细胞和胶原蛋白呈线状或漩涡状取向（图3.133和3.134）。除了残留的正常骨或病理性骨折的后遗症，没有其他基质。肿瘤可能侵蚀皮质，并可能延伸至软组织。

大体

大体上，促结缔组织增生性纤维瘤（DF）常表现为在长骨的干骺端出现一个明显的肿块（图3.135），切面可以看到肿物由大量致密，交错排列的胶原组成，一方面，肿瘤可以表现为均一质韧，富有弹性，呈灰褐色，另一方面，切面还可以表现为纤维状或漩涡状、黄白色，并且可能具有明显坚硬的"木样"质地。晚期肿瘤可能会侵蚀骨皮层并延伸到覆盖的软组织中。

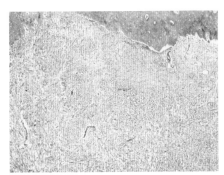

图3.133 促结缔组织增生性纤维瘤。肿瘤由无毒的短而细长的梭形细胞组成，并伴有丰富的细胞外胶原。肿瘤正在侵蚀皮质骨（HE，20×）

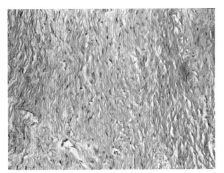

图3.134 促结缔组织增生性纤维瘤。伴有大量胶原的极少量非典型梭形细胞（HE，100×）

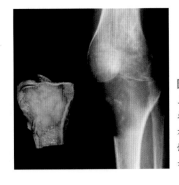

图3.135 促结缔组织增生性纤维瘤。（a）大体肿瘤由米色至浅褐色坚硬均匀的橡胶状肿瘤组成，肿瘤累及胫骨近端干骺端，并延伸至胫骨近端骨骺。皮质缺损代表开放的活检部位。(b)放射学上肿瘤形成一个偏心的、透光的肿块，累及胫骨近端干骺端，并延伸至毗邻的骨骺。不均匀的皮质破坏导致放射密度和辐射透光区交替出现假性小梁

放射学

当累及长骨时，DF 的 X 线表现是明确的、放射透明的病变干骺端（图 3.135）。皮质可能变薄和扩张。骨质侵蚀倾向于不均匀，导致假性小梁形成，可在平片和 CT 上看到。CT 和 MRI 是评估疾病程度和手术计划的最佳方法。已报道的 DF 的 MRI 表现有些不寻常，肿瘤在 T1 和 T2 加权图像上都倾向于低信号。

纤维肉瘤

定义

纤维肉瘤是一种中、高度恶性梭形细胞肉瘤，瘤细胞呈交织的束状分布，具有高度的间变性和较低的多形性。肿瘤不产生基质，也没有其他特化分化的证据。

临床

由于自从恶性纤维组织细胞瘤被描述以来，很少有机构以任何频率使用这种诊断，因此很难评估关于 FS 的准确的当代概括。同时，利用现代调查技术对病例进行审查，已导致多达 25% 的病例重新分类

两个机构一致使用 FS 诊断的历史由来已久，关于 FS 的大多数概括都是从该数据中得出的。根据定义，FS 占原发性恶性骨肿瘤的 4%，骨肉瘤是 FS 的 7 倍，MFH 的发病率是 FS 的三分之一。FS 和 MFH 的人口统计资料相似。除了在 10 岁罕见之外，年龄分布形成钟形曲线，在 40~70 岁达到峰值。男性和女性受到的影响几乎相等。最常受累的部位是股骨远端、胫骨近端、骨盆、肱骨近端和颌骨。约 25% 的 FS 是继发性肉瘤，其潜在条件包括既往放射治疗、骨 Paget 病、骨巨细胞瘤、骨梗死（表 3.8），并作为去分化肉瘤的高级成分。

疼痛、肿胀和肿块是最常见的症状，通常持续时间很短，几周到几个月。在继发性肿瘤中，这些新的症状会叠加在潜在疾病的症状上。

FS 的自然病史是局部生长、常见的病理性骨折和致命性全身转移。从历史上看，选择的治疗方法是完全手术切除，通常是截肢。生存期与肿瘤分级有关。梅奥诊所的数据显示，总的 5 年生存率报告为 34%，而 1 级、2 级和 3 级肿瘤的 5 年生存率分别为 64%、

41% 和 23%。Rizzoli 研究所的数据显示，总体 5 年生存率为 42%，低级别和高级别肿瘤的 5 年生存率分别为 83% 和 34%。替代疗法的影响尚不清楚。

组织病理学

在许多方面，FS 是一种没有发现的肉瘤。尽管肿瘤细胞可以产生胶原，但它是一种恶性梭形细胞肿瘤，不产生特殊的基质，即骨基质或软骨基质。肿瘤细胞没有形成特殊的结构（例如血管），也没有特殊的免疫组织化学特征。本质上，这是一种排除诊断。粘连的肿瘤片浸润邻近的松质骨和皮质骨。最终，肿瘤会扩散到覆盖的软组织。

"纺锤形细胞"呈纺锤形，排列成交织的束状物，经常以 45° 角彼此相对，这就是所谓的"人字形"（图 3.136）。细胞核的范围从末端钝化或尖端的梭形雪茄状，到针状到椭圆形，以及其中的各种组合。由于细胞形成相反的束状，在横截面上经常发现细胞核，它们可能呈圆形。虽然有些细胞核可能因不规则浓缩染色质而深染，但同样数量的细胞核可能有分布精细的染色质。有丝分裂活性是高度多变的，可能存在非典型形式。细胞质可以高度变异。有些细胞有丰富致密的细胞质；然而，大多数细胞具有平行于细胞核长轴的纤细的、线性的嗜酸性细胞质。横切面上的细胞可能看起来胞浆很少，可能与一种小细胞恶性肿瘤相混淆。根据细胞密度、异型性程度和有丝分裂指数，分级有些主观；大多数肿瘤倾向于中到高级别。可能有重叠的坏死、反应性改变和炎症。此外，可能存在任何潜在病理的残留变化，例如骨梗死和骨派杰氏病。

大体病理学

FS 的大体表现与细胞密度、胶原含量、分级、继发性改变以及任何既往存在的病理因素有关。低级别肿瘤的胶原蛋白含量相对较高，使其变硬、坚硬或呈橡胶状，切面呈漩涡状或小梁状。这些低级别的病变往往是灰白色到淡黄白色。级别较高的皮损往往较软，肉质较多，从米色到棕褐色。退行性改变导致病灶充血、出血、坏死和黏液样变性改变（图 3.137）。

放射学

平面片和 CT 显示 FS 是一种溶骨性病变，没有

肿瘤产生的基质的证据（图 3.137~3.139）。中至高级别病变往往有一个广泛的浸润性过渡区，皮质侵蚀频繁。MRI 和 CT 可以更好地确定影像特征的细节以及评估疾病的程度。

干骺端纤维皮质缺损症、非骨化性纤维瘤和良性纤维组织细胞瘤

定义

组织学显示，干骺端纤维皮质缺损（MFCD）、

非骨化性纤维瘤（NOF）和良性纤维组织细胞瘤（BFH）是由临床和放射学标准定义的诊断实体。MFCD 是这种常见的病变很小并且局限在长骨、干骺端大脑皮层时所使用的术语。侵蚀骨内膜皮质并累及髓腔的较大病变称为 NOF，而 BFH 是指发生在较年长、通常无症状患者、出现奇怪的位置（如骨骺）或扁平骨骼的罕见病变。

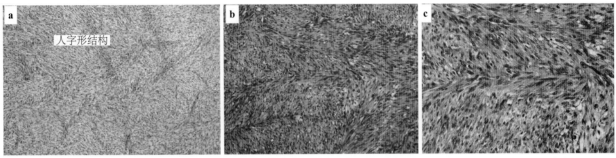

图 3.136　纤维肉瘤。（a-c）肿瘤由恶性梭形细胞组成，呈束状排列，呈 45° 角交叉，即所谓的人字形。多形性很小，但高度不典型增生。存在大量的有丝分裂和凋亡细胞（HE，40×，200×，400×）（由医学博士 A. Kevin Raymond 提供）

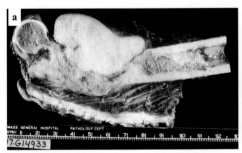

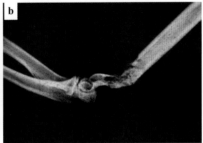

图 3.137　纤维肉瘤。（a）肿瘤在肱骨远端干骺端形成一个五颜六色的肿块。骨内橡胶成分为奶油色至白色，叠加坏死和出血改变。肿瘤已经通过皮质扩展到覆盖的软组织，在那里它形成一个灰白色的橡胶状肿块，切割表面有条纹到光滑（大体标本）。（b）平片（侧位）：肿瘤形态和边界不清的破坏性透射线替代肱骨远端（由医学博士 A. Kevin Raymond 提供）

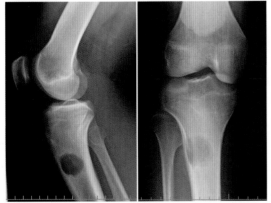

图 3.138　纤维肉瘤。平片（AP 和侧位）：肿瘤形成明确的纯放射透明病变，累及胫骨近端干骺端。肿瘤边缘浸润，形成较长的移行区

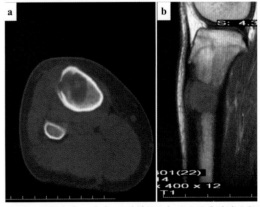

图 3.139　纤维肉瘤。（a）CT（横轴位）显示胫骨近端干骺端有破坏性病变。肿瘤边界不清，邻近松质骨浸润，覆盖的皮质破坏，软组织成分不清（与 3.138 相同）。（b）MRI T1 加权像，矢状面：肿瘤形成低信号病变，累及胫骨近端，皮质破坏并延伸至软组织（由医学博士 A. Kevin Raymond 提供）

临床

MFCD 最先由 Jaffe 和 Lichstein 于 1942 年描述。与 NOF 一起，它是一种主要见于 30 岁以内的患者的病变，特别是 20 岁，程度较小的是 10 岁和 30 岁的患者。女性和男性的发病率大致相等。MFCD/NOF 最常发生在附件长骨干骺端，特别是股骨远端、胫骨远端和胫骨近端。MFCD/NOF 可以是多灶的。多发性 MFCD/NOF 可见于 I 型神经纤维瘤病，是 JaffeCampanacci 综合征的一个组成部分。

绝大多数 MFCD/NOF 是无症状的，在进行影像学检查时被检测到，原因与此无关。虽然 MFCD/NOF 的真实发病率尚不清楚，但一项研究估计，30%~40% 的儿童有一个或多个病变。

尽管未经证实，MFCD 的自然历史似乎遵循三个过程之一：它们是自我限制的并保持不变（图 3.140），它们在骨骼成熟时经历自发退化（图 3.141），或者进展到累及髓腔，即 NOF。在典型的、不复杂的病例中，期望在骨骼成熟时观察病变消退是通常的治疗途径。当病变进展、有症状或有可能发生病理性骨折（即所谓的悬而未决的骨折）时，需要手术干预。刮除和填充/黏合（图 3.142）通常是足够的。然而，在极少数合并病理性骨折的极大病变的病例中，可以考虑切除（图 3.143 和 3.144）。

相比之下，BFH 所描述的病例不到 100 例，BFH 是一种非常罕见的病变。尽管它们可能影响任何年龄的患者，但大多数是成年人。良性骨坏死可能累及长骨，但当它们发生时，往往会累及骨干、干骺端或毗连的骨骺（图 3.145）。BFH 在骨盆和脊柱中发生的频率较高。自然史是一种局部持续生长的历史，有病理性骨折的危险。刮宫是首选的治疗方法。虽然受到质疑，但很少有继发性恶性肿瘤的报告。然而，充其量这是极其罕见的。尽管数量太少，不能做出全面的声明，但有限的细胞遗传学和分子研究已被报道。

病理学

组织学上，MFCD/NOF/BFH 通常是非常不同的细胞过程，在这个过程中，无毒的纺锤形细胞群是潜在的病变（图 3.146）。梭形细胞核为圆形至椭圆形至梭形，核膜清晰，染色质分散。可能有小而不明显的核仁和有丝分裂，应无异常有丝分裂。肿瘤细胞胞浆丰富，嗜酸性，界限不清。肿瘤细胞未因退行性改变而改变，倾向于呈"星状"排列（图 3.146）。其他的细胞成分经常存在，并可能掩盖潜在的病理：红细

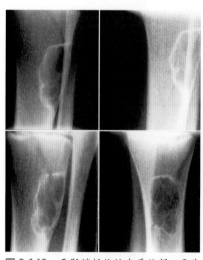

图 3.140　干骺端纤维性皮质缺损。平片（AP）：病变形成具有肥皂泡结构的溶解性皮质内病变。这是一个硬化性的界面。图像包括原发病灶（左）和 10 年随访。最初的病变是一种无症状的偶然发现（由医学博士 A. Kevin Raymond 提供）

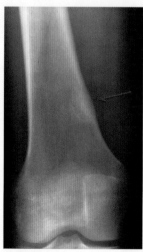

图 3.141　干骺端纤维性皮质缺损症。硬化区（红色箭头）代表干骺端纤维性皮质缺损区，经历了自然退化和愈合（由医学博士 A. Kevin Raymond 提供）

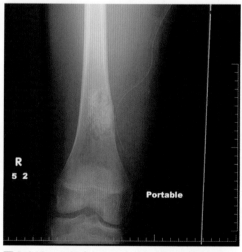

图 3.142　干骺端纤维性皮质缺损。经刮除、骨屑填塞治疗的干骺端纤维性皮质缺损（由医学博士 A. Kevin Raymond 提供）

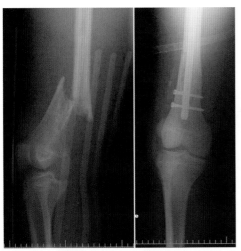

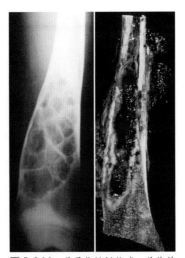

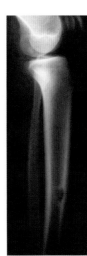

图3.145　干骺端纤维性皮质缺损症。（a）无毒梭形细胞，核圆形至椭圆形，胞浆嗜酸性。梭形细胞呈片状排列，与纤维瘤一致（HE，40×）。（b）梭形细胞放大倍数较高。细胞核为圆形至椭圆形，染色质分布细密，偶见有丝分裂。细胞有丰富的细胞质，有细胞外胶原，与纤维瘤一致（HE，200×）。（c）无毒梭形细胞，伴有泡沫状巨噬细胞和少量淋巴细胞，与具有非特异性炎症改变的纤维瘤一致（HE 200×）（由医学博士A.Kevin Raymond 提供）

图3.143　非骨化性纤维瘤。非骨化性纤维瘤合并病理性骨折。用切开复位和固定治疗（由医学博士A. Kevin Raymond 提供）

图3.144　非骨化性纤维瘤。总体特征与干骺端纤维皮质缺损相似，只是较大。病灶呈放射状透明，呈肥皂泡状，与正常骨质呈硬化性界面。然而，病变涉及50%以上的骨直径，即所谓的悬浮性骨折（由医学博士A. Kevin Raymond 提供）

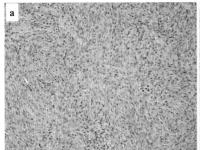

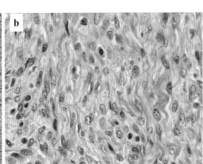

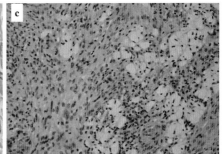

图3.146　干骺端纤维性皮质缺损症。（a）无毒梭形细胞，核圆形至椭圆形，胞浆嗜酸性。梭形细胞呈片状排列，与纤维瘤一致（HE，40×）。（b）梭形细胞级别高、放大倍数高。细胞核为圆形至椭圆形，染色质分布细密，偶见有丝分裂。细胞胞质丰富，有细胞外胶原，与纤维瘤一致（HE，200×）。（c）无毒梭形细胞，呈片状，伴有泡沫巨噬细胞和少量淋巴细胞。符合纤维瘤的非特异性炎症改变（HE，200×）（由医学博士A. Kevin Raymond 提供）

胞、破骨细胞、泡沫巨噬细胞、含铁血黄素的巨噬细胞、淋巴细胞以及细胞碎片和含铁血黄素沉积。此外，可能存在叠加的继发性动脉瘤样骨囊肿形成（图3.147）。

虽然是推测，但将这幅潜在复杂的组织学图景概念化合理的方法是根据良性的梭形细胞突起（即纤维瘤）来思考，这些良性的梭形细胞突起已经经历病灶内的出血。红细胞分解，释放含铁血黄素和脂质，同时释放多种活化因子。后者吸引破骨细胞和炎症细胞来摄取这种物质。

由于大多数病变是通过刮除治疗的，因此覆盖血液，MFCD/NOF的大体外观可能难以辨认。皮损往往是棕褐色到红棕色。MFCD的卵圆形至晶状体状病变由变薄、完整、残留的皮质骨围成清晰的边界（图3.148）。随着进一步的生长和侵蚀通过皮质进入髓腔，NOF保留了黄褐色到红棕色的性质（图3.143）。此外，可能有不同大小的黄色区域与脂质堆积相对应，红色至红黑色区域反映出血。

放射学

MFCD形成一种偏心的、破坏性的、放射透明的干骺端病变。与正常组织的界面是定义明确，经常硬化。病变本身一般呈分叶状，整体呈"肥皂泡"状。NOF显示出类似的特征，但范围更大，因为肿瘤侵

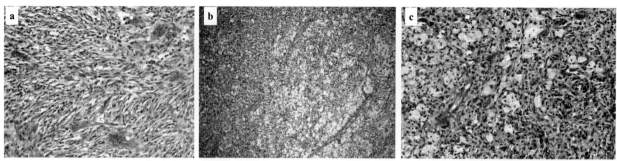

图 3.147　干骺端纤维性皮质缺损症。（a）呈鳞片状的无害梭形细胞，伴有显著的变性和炎性改变，包括淋巴细胞、泡沫和含铁血黄素的巨噬细胞和破骨细胞（HE，200×）。（b）无毒梭形细胞呈片排列，伴有明显的泡沫巨噬细胞浸润和含铁血黄素沉积（HE，20×）。（c）无毒梭形细胞大量变性和炎性改变，包括出血、含铁血黄素沉积、淋巴细胞、泡沫和含铁血黄素的巨噬细胞（HE，200×）（由医学博士 A. Kevin Raymond 提供）

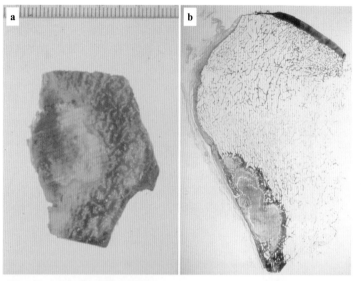

图 3.148　干骺端纤维性皮质缺损术：切除。（a）福尔马林固定的干骺端纤维皮质缺损切面，累及并扩张皮质，硬化界面及正常松质骨缘。（b）整条安装段。病变形成皮质内肿块，骨内部分增厚，与影像学检查所见的硬化症相对应（HE，1×）

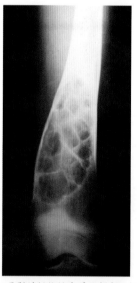

图 3.149　干骺端纤维性皮质缺损术：切除。（a）平面胶片（AP）。非骨化性纤维瘤（与图 3.144 相同）。（b）广泛切除累及股骨远端干远端的非骨化性纤维瘤。病变由棕褐色出血性病变组成，硬化界面累及股骨直径的 90%。病变本身是棕色的，剩下的颜色是退行性变化的结果（由医学博士 A. Kevin Raymond 提供）

袭皮质并累及髓腔，在那里它可能会延伸到骨干（图 3.149）。

CT 和 MRI 可以更好地确定病变的范围，病变在 T1 加权像上都是低信号，在大多数 T2 加权像上都是低信号。然而，NOF 在对比度上显示不同程度的强化。信号强度和增强似乎是细胞和基质组成的函数。

恶性纤维组织细胞瘤：未分类的高度多形性肉瘤

定义

恶性纤维组织细胞瘤（MFH）是一种侵袭性中、高度恶性梭形细胞肉瘤，其瘤细胞具有高度的间变性和多形性，常呈漩涡状排列。关于 MFH 的概念和术语都在不断变化，"未分类的高级别多形性肉瘤"被许多人认为是一个替代的，也许是首选的术语。

临床

MFH 最初被认为是一种原发性软组织肿瘤，自 20 世纪 60 年代以来一直是广泛发表的主题。放射科医生建议将其作为原发性骨肿瘤，随后骨病理学家对此进行了讨论。肿瘤一直是人们恐慌的根源。

MFH 影响的年龄范围很广，在 30 岁以下的患者中很少见，而在 40~70 岁的患者达到顶峰。男女比例接近 3∶2。骨骼分布与纤维肉瘤相似，最常见的受累部位是股骨远端、胫骨近端、股骨近端和骨盆。在长骨中，肿瘤往往发生在干骺端或骨干端。

很大一部分 MFH 是作为叠加在先前存在的病理学上的次要现象出现的。在一个系列中，只有 70% 的 MFH 是原发性肿瘤，继发性肿瘤的趋势与年龄有关：继发性肿瘤发生在老年患者中。MFH 的基础条件包括放射治疗、骨梗死、骨 Paget 病、纤维异常增生和金属内支架植入。虽然被归类为低级别成分的变异（如软骨肉瘤、脊索瘤），但去分化肿瘤变体的高级别成分通常符合 MFH 的组织学标准。

和大多数骨肿瘤一样，主要的体征和症状是疼痛、肿胀、压痛、活动范围减小和肿块。其他症状是肿瘤的位置和接近重要结构的功能，以及潜在的肿块效应。病理性骨折可能出现在多达 30%~50% 的患者中。出现症状的持续时间通常很短，以几周到几个月为单位。

骨的 MFH 往往是一种高度侵袭性的肿瘤，既有局部生长的，也有早期全身转移的。从历史上看，治疗是完全手术切除，通常是消融性手术，长期存活率很低，从 0% 到 40% 不等。Rizzoli 研究所报告说，当仅限于手术治疗时，5 年生存率为 34%，10 年生存率为 28%。骨肉瘤样术前化疗的存活率变化很大，有一组报告存活率为 57%，而 Mayo 报告的长期磨损的早期生存率相似，2 年存活率为 67.5%，5 年存活率为 58.9%，10 年存活率为 46.0%。年轻患者的存活率往往更好，可能代表年轻患者更能忍受积极的多模式治疗。

组织病理学

组织学上，MFH 由高度间变性、高度多形性的恶性"梭形细胞"组成。与纤维肉瘤相关的线性排列不同，MFH 的梭形细胞排列成交错的束状，倾向于以手轮 / 风车或梯状组织，与细胞间胶原含量不同有关（图 3.150）。

单个肿瘤细胞的细胞学特征差异很大。然而，通常存在多形性细胞的双态"基线"或背景。一组有梭形的细胞核，周围环绕着丰富的线形细胞质，提供了类似成纤维细胞的整体纺锤体形状。第二组细胞核更圆到椭圆形，有些核上有凹痕，较少的细胞质表现为组织细胞表型。在两组中，核膜的厚度和形状各不相同。核常有常染色质和不规则或致密的异染色质，染色质核膜随意凝聚。奇怪的核形态、巨大的核和多核形态屡见不鲜。包括非典型形式在内的分裂现象屡见不鲜。

细胞质的范围从嗜酸性到两亲性，从无定形到空泡化。病变常伴有反应性和炎症性混合群体，包括破骨细胞。坏死是一种常见的发现，尤其是合并病理性骨折。

波形蛋白、α1- 抗胰蛋白酶、α1- 抗糜蛋白酶和溶菌酶的免疫组织化学研究通常呈阳性。然而，对 S-100 和骨髓元素的研究是阴性的。更具特异性的免疫组织化学研究（如结蛋白、平滑肌肌动蛋白）的免疫反应性提示了替代分类的可能性。

肿瘤侵袭松质骨和皮质骨，包绕并破坏两者。既没有肿瘤产生的基质，也没有特殊的结构存在。

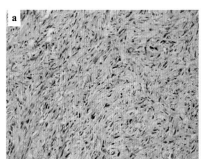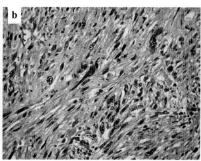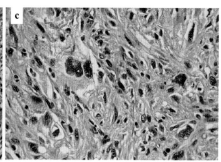

图 3.150　恶性纤维组织细胞瘤。（a）多形性恶性梭形细胞瘤，呈漩涡状构筑（HE，100×）。（b）旋转细胞束交叉处的纺锤形细胞放大倍数较高。多形性和间变性程度都很高。既有细长的恶性梭形细胞，也有更圆到卵圆形的细胞，具有组织细胞样先兆（HE，200×）。（c）高倍放大显示高度间变性、多形性细胞群，包括单核和多核恶性巨细胞（HE，200×）（由医学博士 A. Kevin Raymond 提供）

化疗反应的组织学特征是细胞脱落。术前化疗成功后，有反应的肿瘤被类似于胚胎乳晕组织的疏松结缔组织和轻度非特异性慢性炎症所取代。可能有充满脂质和含铁血黄素的组织细胞。残留肿瘤可能会也可能不会出现退行性改变。

大体病理学

在没有继发性变化的情况下，MFH 的切面范围从灰白色到棕褐色，鱼肉病变（图 3.151）。肿瘤倾向于生长为侵袭邻近松质骨和皮质骨的粘连性肿块，常向皮质延伸。不常见的白色病变常预示较低级别的肿瘤，并且有大量的细胞外胶原使肿瘤变得坚硬到有弹性，并可能赋予切割表面一种旋转的小梁性质。级别较高的肿瘤往往是一些较软的肉质病变，从米色到棕褐色不等，通常有充血、出血、坏死和／或囊性的病灶。脂肪堆积对应于黄色病灶。继发性改变往往在骨折时更为显著。

放射学

在平片和 CT 上，MFH 表现为一种破坏性的、透射线的病变（图 3.152），偏心地出现在长骨的干骺端或后骨干，并浸润邻近的松质骨和皮质骨。继发性改变可能包括：影像学特征的改变，肿瘤通过皮质向软组织扩散，以及病理性骨折。再说一次，CT 和 MRI 在建立肿瘤、皮质、软组织和切缘之间的精确关系及估计疾病程度上是最好的诊断方法。病变在 MRI T2 加权像上呈高信号。对术前治疗的反应往往对应于肿瘤大小的减小和提示愈合的骨骼改变。

纤维异常增生

前言

纤维异常增生（FD）是一种纤维骨性病变，由无害的梭形细胞和随机定向的编织骨小梁组成，排列的是梭形细胞而不是活跃的成骨细胞。FD 可涉及单个骨骼（即单骨性 FD）或多个骨骼（即多骨性 FD），并与许多全身性疾病和相对特定的遗传异常有关。

临床

1938 年和 1942 年，杰菲和利希滕斯坦在精液文章中首次将 FD 描述为一种独特的骨性疾病。虽然经常被认为是一种年轻人的疾病，但 FD 的初始表现有非常广泛的年龄分布。然而，单纯性 FD 的高峰发生在第二个十年，第一、第三和第四个十年的频率较低。男性和女性受到的影响是一样的。最常见的主要部位

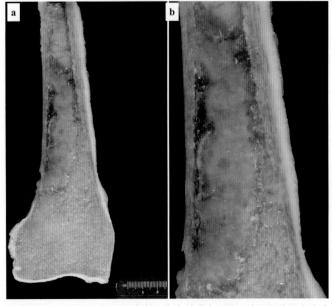

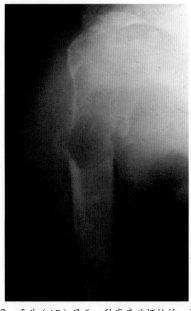

图 3.151　恶性纤维组织细胞瘤。（a）肿瘤在股骨远端干骺端区域的髓腔内形成一个偏心的、半透明的、米色的局灶性充血肿块（大体：远景）。（b）从"低倍镜"上看，有光泽、坚固、半透明的肿瘤浸润正常松质骨和皮质骨（大体：近）（由医学博士 A. Kevin Raymond 提供）

图 3.152　平片（AP）显示一种高度破坏性的、放射透明的病变，累及近端的肱骨近端干骺端，出现病理性骨折（由医学博士 A. Kevin Raymond 提供）

是股骨、胫骨、肋骨和颅面骨。多发性骨质疏松症倾向于影响较年轻的人群。

纤维性发育不良（FD）代表了一种遗传决定的骨重建失败，在这种情况下，未成熟的编织骨不会"转化"成成熟的板层骨。未能完成重建会导致残留的随机定向编织骨小梁嵌入到发育不良的纤维基质中，导致失去正常的承重/转移和结构/功能的完整性。

除非异常大或位于关键位置，否则单纯性 FD 倾向于相对无症状，并在进行影像研究时因其他原因而被发现。当肿块较大时，可能表现为局限性肿块、疼痛或骨折。病变的存在可能会干扰正常的骨重塑，导致畸形或四肢长度不一致。有许多与 FD 相关的命名畸形: 髋内翻、股骨近端的牧羊人弯曲畸形、胫骨弯曲、哈里森沟和髋臼突出。尽管多发性骨性病变可以出现在任何年龄段，但它们往往更难看，也更常与综合征相关的表现联系在一起。

单纯性 FD 的首选治疗方法是观察，除非有症状（如病理性骨折、功能障碍），然后个体化治疗。带或不带金属稳定填料的刮除很常见。多发性骨化性纤维结构不良在症状、外观和功能方面呈现独特的复杂问题。

如前所述，FD 可以是单骨性的，也可以是多骨性的。多发性骨质增生的频率比估计在 8∶1 和 10∶1 之间。FD 可以分离到一侧或单个区域（单髓性多骨性 FD），也可以散布于整个骨骼（多发性多骨性 FD）。在 McCune-Albright 综合征中，多发性骨化性纤维结构不良与咖啡豆色素沉着和内分泌疾病相关，而多发性骨化性 FD 与软组织黏液瘤相关则构成了 Mazrapud 综合征。纤维异常增生也是可能与继发性动脉瘤样骨囊肿形成相关的病变之一。

继发性恶性肿瘤发生在＜ 1.0% 的 FD。大约一半是自发发生的，另一半是在辐射暴露后发生的。骨肉瘤占病例的三分之二，其次是纤维肉瘤和软骨肉瘤。颌骨和股骨是最常见的起源部位。不完整的报告否定了关于存活率的明确声明；然而，似乎长期疾病存活率比与 FD 无关的对应者要少。

FD 似乎是一种遗传性疾病，由 GNAS1 基因合子后突变引起，GNAS1 基因编码刺激性 G 蛋白［Gs（alpha）］的 α 亚基。突变最终会干扰正常的成骨细胞分化和功能。组织学表现为具有异常成骨特征的梭形细胞增殖，而不是正常的成骨细胞。这一胚胎现象的发生时间被认为与 FD 的类型和严重程度有关。

FD 还与涉及 3 号、8 号、10 号、12 号和 15 号染色体的结构变化有关，这表明有些人认为纤维异常增生实际上是肿瘤的一种形式。

组织病理学

FD 的组织学表现为梭形细胞增生并伴有随机取向的编织骨小梁（图 3.153）。皮损细胞为不明显的梭形细胞，核圆形至椭圆形至多边形，染色质分裂细小，核仁稀少，有丝分裂罕见。细胞质模糊，粉红色至透明，纤维状至空泡状。在低倍镜下，染色较差的细胞质赋予非基质成分一种"水肿"的光学性质。肿瘤细胞呈漩涡状排列，似乎围绕着嵌入的骨小梁"流动"并与之融合（图 3.153）。编织的骨骼从圆形、沙砾状或柱状结构到更长的、随机分叉的曲线形小梁，被比作所谓的字母汤或中文字母。梭形细胞延伸至小梁表面。没有证据表明激活的成骨细胞通常与骨形成有关，排列在骨小梁内，即所谓的"成骨细胞边缘缺失"（图 3.153）。有时会出现一种"带状现象"，即骨小梁凸面上的梭形细胞比凹面上的梭形细胞更多、更紧密地聚集在一起（即，高细胞），凹面上的梭形细胞可能数量较少、集中度较低，即细胞较少。

有时可能会有丰富的软骨存在（图 3.154），即所谓的纤维软骨异型增生。组织学上，这些良性的透明软骨小叶可能会发生软骨内骨化。虽然这改变了大体和影像学特征，但不影响预后。

大体病理学

大体上，"纤维异常增生症"这个名字似乎意味着软组织肿块，或者可能是坚硬的软组织肿块。与预期相反，FD 病变坚如磐石，切面致密，颗粒细小，反映出钙化编织骨的高含量（图 3.155a、b 和 3.156）。

皮损的颜色是高度可变，从粉褐色到灰褐色再到白色，可能是继发性现象（如充血、出血）的一种功能。病变往往边界相对清楚，可能会变薄并扩大覆盖的皮

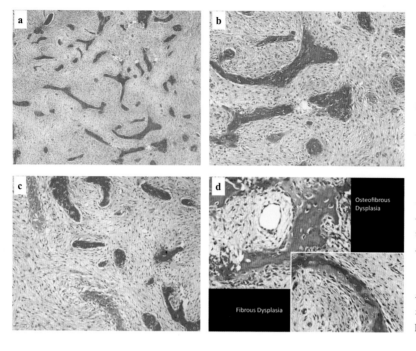

图 3.153　纤维性发育不良。（a）无毒的梭形细胞和随机排列的编织骨针，具有随机的取向和所谓的字母汤外观。可见细胞胞浆和细胞间区呈淡染色（HE，40×）。（b）无毒的梭形细胞围绕着随机形状的短编织骨小梁旋转。注意病变产生的骨表面缺乏成骨细胞，缺乏成骨细胞边缘（HE，100×）。（c）无毒的梭形细胞在随机形状的短编织骨小梁周围旋转。注意病变产生的骨表面缺乏成骨细胞，缺乏成骨细胞边缘（HE&E，200×）。（d）纤维结构不良与骨纤维结构不良的比较。注意纤维结构不良编织骨小梁中没有成骨细胞。与骨纤维异常增殖症编织骨小梁表面近连续的活化成骨细胞边缘相反（HE，200×）（由医学博士 A. Kevin Raymond 提供）

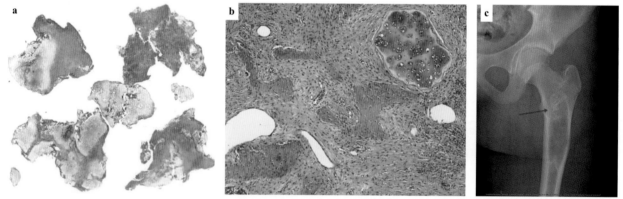

图 3.154　伴有透明软骨的纤维结构不良（即纤维软骨性结构不良）。（a）有蓝色小叶的软骨碎片，有粘连的粉红色"间质"。整体安装扫描（HE，40×）。（b）典型纤维异常增殖症伴良性透明软骨小叶的无害片状（HE，100×）。（c）股骨近端平片。明确的"模糊"成骨细胞病变累及股骨近端，磨玻璃样外观。病变边界清楚，与正常骨呈硬化性界面，导致股骨变形和扩张。注意：病变近端有一块爆米花样的软骨样钙化灶（红色箭头）（由医学博士 A. Kevin Raymond 提供）

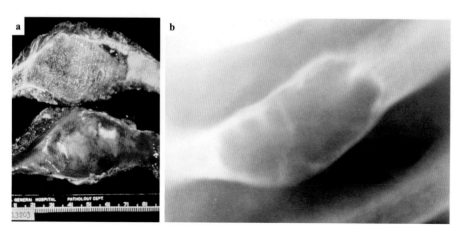

图 3.155　纤维性发育不良。（a）切除的肋骨段有明确的、坚硬的、膨胀性的米黄色到棕褐色病变。切割面由细粒切割面组成，该切割面导致反射光（大样）的颗粒状变形。（b）胸壁平面图（AP），显示扩张性透光病灶。总体而言，病变具有肥皂泡结构和磨玻璃质量（由医学博士 A. Kevin Raymond 提供）

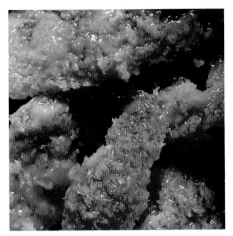

图 3.156 纤维性发育不良。纤维异常增生症病变的清洗刮除。骨骼没有松质骨所期望的正常桥接结构。更确切地说，正常的骨已经被密集的颗粒状随机取向的骨所取代（由医学博士 A. Kevin Raymond 提供）

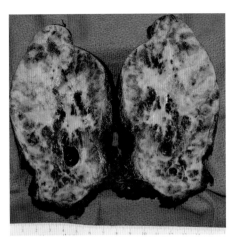

图 3.157 纤维结构不良伴动脉瘤性骨囊肿样改变。肋骨已经被一个巨大的扩张性病变所取代。多个区域含有充血囊肿；继发性动脉瘤样骨囊肿（由医学博士 Ning Xing Chen 提供）

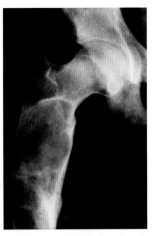

图 3.158 纤维性发育不良。平片（AP）：股骨粗隆间近端已被具有典型磨玻璃外观的不透射线病变所取代和扭曲（由医学博士 A. Kevin Raymond 提供）

质。当有软骨病灶时，它们表现为典型的灰蓝色透明软骨小叶。可能出现动脉瘤性骨囊肿样改变（图3.157）。

放射学

FD 的放射摄影口号是"磨砂玻璃"。病变往往发生在干骺端或干骨端，相对清晰，但有模糊的不透射线的外观（图3.158）。总体放射学外观可能有囊状外观（图3.155），但仍保留磨砂玻璃的质量。在长骨中，疾病的界限可以通过与正常骨骼的硬化界面来定义，也就是所谓的环状征。CT 和 MRI 可以更好地评估疾病的程度。FD 倾向于低信号，同时伴有 T1 和 T2 加权病变。囊肿的形成可能改变这种外观。当软骨存在时，它可能表现为典型软骨点状钙化的局部性分叶状区域。

骨纤维异常增殖症

定义

骨纤维异常增殖症（OFD）是一种发生于皮质的良性纤维性病变，具有不寻常的临床、影像学和组织学特征。

临床

据目前所知，OFD 在 1976 年被 Campanacci 描述为临床、放射学和组织学实体。在此之前，人们使用不同的术语从多个角度观察病变：骨源性纤维瘤、单纯性皮质纤维结构不良、变异型纤维结构不良和骨化性纤维瘤。

OFD 的人口统计数据有些独特。通常 10 岁以下儿童发病，男性多于女性，男女之比为 4：3。OFD 几乎完全是一种胫骨疾病，尤其是胫骨前干骺端的胫骨皮质，程度较轻的是腓骨。它可能是宿主骨内的多灶性病变，约 20% 的病例同时累及胫骨和同侧腓骨。随着大量病例的增加，在老年患者中罕见的病例和其他骨骼的受累已被描述。

最初，患者通常没有症状。然而，随着时间的推移，胫骨前屈频繁。疼痛通常是病理性骨折的一种功能。OFD 的自然历史是一部缓慢、渐进的发展史。如果病变较大，可能会出现肿块、畸形和病理性骨折，随后可能会出现假关节。

OFD 的自然历史是不可预测的。据报道，在骨骼成熟时会发生自发性退化。更常见的是，它是一种进展缓慢的疾病，病灶增大，导致疼痛、畸形和潜在的病理性骨折及潜在的假关节。

OFD 的治疗通常取决于临床环境和患者年龄。对于较年轻的患者（小于 5 岁），他们基本上没有症状，建议进行观察，希望能引导患者骨骼成熟和潜在的肿瘤成熟。不完全手术（例如，简单的刮除）之后通常会出现局部复发和潜在的局部进展。因此，当需要治疗时，建议完全手术切除，扩大刮宫或广泛局部切除。

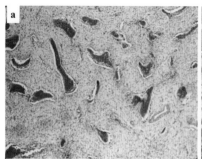
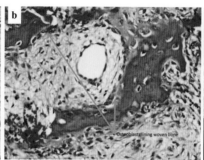
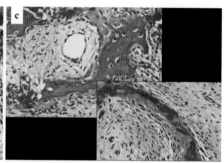

图 3.159 骨纤维发育不良。（a）在苍白的"水肿性"背景下，无毒的梭形细胞围绕着随机形状和定向的编织骨小梁。整体外观使人联想到纤维异常增殖症。然而，即使在低倍镜下，也可以看到排列在骨小梁内的一圈细胞（HE 40×）。（b）骨纤维异常增生症的编织骨小梁高倍镜下可见其内衬有一层近连续的活化成骨细胞（绿色箭头）（HE 200×）。（c）纤维结构不良与骨纤维结构不良的比较。在骨纤维异常增殖症中，编织骨由激活的成骨细胞排列。相反，纤维异常增殖症（HE，200×）编织骨内没有活化的成骨细胞（由医学博士 A. Kevin Raymond 提供）

病理学

OFD 的细胞学／组织学特征类似于纤维异常增生；OFD 是一种伴有编织骨形成的梭形细胞病变（图 3.159）。肿瘤细胞是细长的、无害的梭形细胞。细胞核从圆形到椭圆形不等，染色质从细小分裂到深染不等。可见不明显的小核仁和有丝分裂。肿瘤细胞胞浆"纤细"，边界不清。细胞在"黏液样"或水肿性背景中有一个松散的旋转方向。松散的梭形细胞内嵌有不规则的编织骨小梁，除了一个例外，与纤维异常增生相似。与纤维异常增生症不同，编织骨小梁由活化的成骨细胞构成（图 3.160）。中央梭形细胞呈"带状"分布，骨小梁细长，向病变周边编织板层骨逐渐增厚，与周围硬化性正常骨和反应性骨合并。

免疫组织化学研究在很大程度上是不起作用的。然而，在 OFD 中，单个细胞和非常小的细胞群在 HE 染色上不能从整个梭形细胞群中区分出来，可能显示出细胞角蛋白的免疫反应。这些细胞不能用 EMA 染色。当这些细胞角蛋白阳性的细胞数量众多并形成小群体时，应考虑骨纤维异型增生样造釉细胞瘤的诊断。最终，随着 HE 和免疫组织化学研究中出现的重要上皮成分，值得诊断为造釉细胞瘤。

OFD 的大体外观为黄至白色的橡胶状至坚硬的岩石颗粒组织（图 3.161 和 3.162）。在切除标本中，这与邻近致密的反应性骨和正常皮质合并。

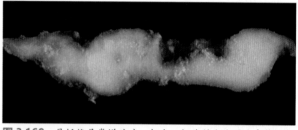

图 3.160 骨纤维异常增殖症，粗大。切除的灰白至白色橡胶标本的切面坚固、颗粒状、砂砾状（由医学博士 A. Kevin Raymond 提供）

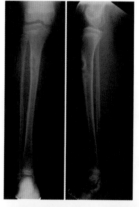

图 3.161 骨纤维发育不良，平片（AP 片和侧片）。有一个累及胫骨近端皮质的溶解性病变。病变呈肥皂泡结构，硬化界面对正常结构。胫骨前弯（由医学博士 A. Kevin Raymond 提供）

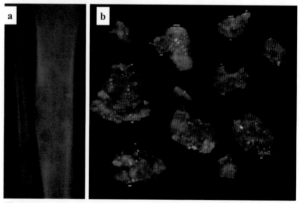

图 3.162 骨纤维发育不良。（a）平片（AP）显示破坏性溶骨性病变，其硬化界面累及胫骨骨干，与骨纤维异常增殖症一致（HE，40×）。（b）较高的粗刮板样本。病变由附着在正常梭形细胞骨（HE，200×）上的粉红色颗粒状骨组织组成（由医学博士 A. Kevin Raymond 提供）

放射学

在 X 线上，早期的 OFD 在平片上表现为偏心的皮质缺损，累及干骺端或骨干端（图 3.162）。病变本身由致密的硬化骨周围的多个溶解病灶组成。当累及胫骨时，病变几乎总是累及前皮质，并伴有前弓。随着大小的增加和向髓腔的延伸，OFD 可能会累及相当一部分受累的骨骼，并呈现肥皂泡的外观，伴随着周围硬化症，同时伴有皮质变薄、变形和可能的病理性骨折。CT 和 MRI 提供了更详细的信息，也更好地评估了疾病的程度。OFD 病变在 T1 加权图像上倾向于低至中等信号。相反，T2 加权像表现为具有内部低信号带的中到高信号强度病变，91% 的病例为多房性病变。

评论

OFD 的临床、放射学和组织学特征使其与造釉细胞瘤的潜在关系长期受到质疑。也就是说，OFD 与造釉细胞瘤具有相同的部位特异性，相似的影像学表现，并且患者比造釉细胞瘤患者年轻约 10 岁。此外，在这两个病灶中都存在松散的梭形细胞"间质"，并伴有编织骨的产生，这就回避了 OFD 是造釉细胞瘤的先兆的问题。虽然，目前还没有记录在案的 OFD 进展为造釉细胞瘤的病例，但问题仍然存在。

细胞遗传学研究表明，7 号、8 号和 12 号染色体的三体存在于成釉细胞瘤的梭形细胞成分中，造釉细胞瘤是造釉细胞瘤的一个子集（即成釉细胞瘤），与传统的造釉细胞瘤一样。这些发现表明，OFD 代表了一种肿瘤现象，同时也强化了实体间潜在相互关系的概念。

没有证据表明 OFD 或成釉细胞瘤在 GNAS- 基因中有突变。因此，尽管组织学上有相似之处，但这强烈表明了一种与纤维异常增生不同的潜在遗传机制。

有趣的是，在细胞培养研究中有证据表明，OFD 和成釉细胞瘤的梭形细胞产生骨化细胞。

同时，有证据表明梭形细胞可能通过 RANK-L 途径诱导破骨细胞的形成。综上所述，这些发现表明 OFD 的梭形细胞成分具有成骨细胞样的功能。

第四节　血管性新生

介绍

长期以来，对骨原发性血管肿瘤的认识一直是骨病理学家们所不屑一顾的。最基本的问题之一就是术语。我们正在处理的肿瘤是细胞类型的功能（即内皮），但我们常常只从结构（即血管）的角度评判；两者的积极整合是必要的。

然而，随着病例数量的增加，资源的集中，以及专注于检查人员的关注，人们对这个历史上令人沮丧的领域有了更多的了解。与病理学的其他领域一样，这种理解的增加也是日益复杂的检测技术的作用。

Bovée 等人提出了一个试探性的分类系统，似乎回答了过去的许多问题。该系统将骨血管肿瘤分为良性、中度和恶性三类。反过来，这三个类别中的每一个都被划分为特定的诊断实体（表 3.10）。

表 3.10　血管瘤：建议的分类系统

骨的良性血管瘤
血管瘤
大而深陷的
毛细血管的
血管瘤病
非侵略性的，地区性的
非侵袭性、播散性（囊性血管瘤病）
侵袭性 / 大量骨溶解（即 Gorham-Stout 病）
骨的中间血管瘤
上皮样血管瘤
假性肌源性血管内皮瘤
骨恶性血管瘤
上皮样血管内皮瘤
血管肉瘤
原发
继发
放射后的
伴发骨梗死

血管瘤

定义

血管瘤是血管内皮细胞起源的良性血管形成肿瘤。

临床

血管瘤发生在年龄宽泛的患者中，呈或多或少的"钟形"分布，高峰出现在 50 岁。女性更频繁地受累部位以颅面扁平骨和脊椎最多，男女之比为 2：3。当累及长管状骨（如股骨）时，血管瘤倾向于优先累及干骺端。与所有血管瘤一样，血管瘤可能是多灶性的，5%~18% 的病例是多灶性的。

在以手术为基础的系列中，血管瘤约占骨肿瘤的 1%。然而，在基于尸检的系列研究中，10% 的尸检患者患有偶发的脊髓血管瘤，这表明血管瘤可能比临床上认为的要常见的多。

许多血管瘤是无症状的，在因其他原因进行的影像学检查中是偶然发现的。当症状性疼痛为主要症状时，疼痛可由肿瘤生长和骨折（包括椎体压缩性骨折）引起，也可继发于肿块效应。考虑到脊椎病变的频率，脊髓压迫导致的疼痛和 / 或各种神经症状可能是最常见的。

血管瘤发病率的潜在不确定性使关于这种肿瘤自然病史的任何确定性陈述都受到质疑；临床上无明显症状、未被发现的病例中有很高比例的可能性仍然存在。然而，根据临床相关病变的经验，我们不得不认为血管瘤是一种具有局部生长潜力但没有内在转移能力的良性肿瘤。这种局部生长的后果是干扰骨结构和功能的完整性，导致继发于骨破坏和 / 或肿块效应的症状和后果。

当需要治疗时，血管瘤的治疗选择在很大程度上取决于肿瘤的位置和大小。理想情况下，完全移除并保持正常边距将是最佳选择。然而，位置参数可能决定了一种侵袭性较小的方法，即刮除或低剂量外照射治疗被证明是足够的，并与低局部复发率相关。其他人则支持使用经动脉栓塞和手术的不同组合将患者分层。靶向全身用药的效用正在研究中：AGM-1470、血管抑素、基质金属蛋白酶抑制剂 batimastat 和白细胞介素 -12。

组织病理学

血管瘤的细胞学 / 组织学特征是由一层基本正常的内皮细胞构成的薄壁血管增生（图 3.163）。这些内皮细胞可能比正常稍大，但它们仍然是单层的，不会突出到血管腔，或者有细胞 / 核的异型性。虽然海绵状血管瘤更为常见，但海绵状和毛细血管型都发生在骨中，混合型也是如此。

血管瘤的血管间隙与下面的脂肪组织缠绕在一起，并渗透在残余骨小梁之间。肿瘤浸润性病变导致骨小梁间隙扩大。剩余的骨小梁通常增厚，导致软组织交替区域和明显的骨硬化。骨小梁经常被激活的成骨细胞排列，组织学图像可能与成骨细胞瘤混淆。

免疫组织化学研究可用于确认肿瘤细胞的内皮分化，并有助于区分血管病变和非血管囊肿：因子Ⅷ、Ulex uropaeus、CD31、CD34、Fli-1，在某些情况下还包括细胞角蛋白和 EMA。

血管病变的分析可能会出现一些血管组织学固有的问题。正如 Unni 所指出的，骨血管瘤和淋巴管瘤之间的明确区别可能很困难，因为目前区分的特征是管腔内有无血液成分。不幸的是，在标本管理过程中，血管中的血液和充满血液的淋巴管可能会被排空。此外，血管瘤和其他良性血管病变（如错构瘤、动静脉畸形）之间的绝对区别可能不是所有病例在组织病理学水平上都能做到的；放射学和临床可能是必要的。

大体病理学

大体上，血管瘤累及的骨具有整体的"蜂窝状"外观，这是由于扩张的充满血液的小梁内间隙与增厚的硬化性残余正常骨并列而形成的对比（图 3.163）。肿瘤本身表现为附着在残骨上的带血的膜（图 3.164）。发生在扁平骨中的病变往往伴随着大量的反应性骨骼，这可能是推测的，并导致"头发端"或"太阳出来"的建筑。任何大面积的实体肿瘤都必须怀疑为恶性肿瘤。

放射学

起源于椎骨、颅面骨和骨盆扁平骨的血管瘤的影像学特征相对一致（图 3.164）。它们是边界清楚的放射状透明病变，伴有致密的反应性骨小梁。当察看脊椎病变的平片时，透明的肿瘤浸润和反应性骨并列导致垂直条纹，即所谓的灯芯绒或监狱状。横断面 CT 显示这些交替的椎体改变横切，整体呈"波尔卡点"状。值得注意的是，椎体血管瘤是少数在 T1 和 T2 图像上 MRI 信号增强的病变之一，这一特征归因于肿瘤、脂肪组织和硬化骨的存在。发生在扁平骨中的病变通常是边界清楚的溶解性病变，伴有硬化性病灶内的小梁形成，也可能伴有活跃的骨膜新骨形成，相当于大体可见的太阳暴露骨。附件骨骼长骨内的病变表现为清晰的放射状透光区，可伴有或不伴有外周硬化（图 3.165）。

血管瘤病

骨骼血管瘤病是一种罕见的疾病家族，定义为多发性囊性骨血管瘤，可能与软组织血管瘤相关，也可能与软组织血管瘤无关。据估计，60%~70% 的病例有软组织受累。血管瘤病可按生物学行为（即侵袭性与非侵袭性形式）和受累模式进一步分类。

非侵袭性血管瘤病以区域性和全身性受累模式发生。区域形态是通过在给定解剖区域内发生的多个病变来识别的。相比之下，系统性血管瘤病有更广泛的骨骼受累，并有非附件核心骨骼的倾向。临床表现多种多样，从意外的影像表现到局限性疼痛、肿胀和病理性骨折。治疗的目的是缓解症状和纠正功能障碍。预后通常是软组织病变程度和并发症的函数。

除了多灶性和更广泛的受累骨骼，非侵袭性血管瘤病的病变在组织学、大体和放射学上都与单纯性血管瘤相似。

侵袭性血管瘤病是 Gorham-Stout 病，也被称为消失性骨病、消失性骨病和幻骨病。病变开始于放射透明区域，最终增长到包括大部分受累骨骼，导致疼痛、功能不稳定和病理性骨折。病变常累及邻近的骨骼。治疗的目的是消除病理过程。放射学上，病变边界不清，呈地形性，纯粹是溶解的。皮质被吸收，具有逐渐变细的特点。组织学上，病理过程包括毛细血管大小的微血管的增殖。

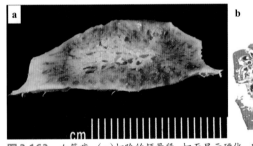
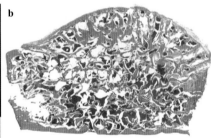
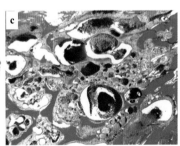

图 3.163　血管瘤。（a）切除的颅骨段。切面显示硬化，残余小梁数量减少。反过来，扩大的骨小梁间间隙被灰褐色的膜所覆盖，并含有血液。（b）整体骨小梁增厚，残留骨小梁数量减少。剩余的小梁间隙被充满血液的内皮衬里血管间隙的薄层覆盖；海绵状血管瘤（HE，1×）。（c）同一病例的低倍视野，证实血管瘤的存在（HE，2×）（由医学博士 Michael Klein 提供）

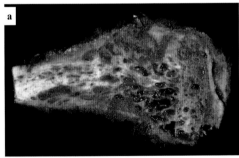
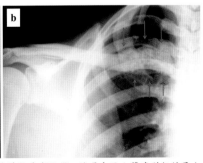
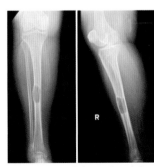

图 3.164　血管瘤。（a）切除锁骨内侧段。锁骨被海绵状病变取代，这是由于血管瘤引起的骨小梁间隙扩大和剩下的正常松质骨硬化所致。（b）胸部平片（AP）。可见累及锁骨内侧的扩张性、破坏性的混合性溶解/爆裂性病变（红色箭头）（由医学博士 Michael Klein 提供）

图 3.165　血管瘤。胫骨平片（AP 和侧位）显示明确的破坏性、溶骨性病变，累及胫骨骨干（由医学博士 Michael Klein 提供）

此外，血管瘤病可能与许多系统综合征有关，包括 Osler-Weber-Rendu 综合征、von Hippel-Lindau 综合征、Klippel-Trenaunay 综合征、Kasabach-Merritt 综合征、Parkes-Weber 综合征和 Maffucci 综合征。

上皮样血管瘤

定义

上皮样血管瘤（HE）是一种以上皮样内皮细胞为特征性肿瘤成分的血管瘤变种。它是一种呈带状异质性的良性血管肿瘤，可以是局部侵袭性的或多灶性的，但缺乏固有的转移能力。也称为血管淋巴样增生伴嗜酸性粒细胞增多症和组织细胞样血管瘤。

临床

临床上存在争议，HE 的概念是血管肿瘤进化的经典例子。对一些研究者来说，定义和诊断标准未能提供明确区分 HE 与其他非典型血管肿瘤，特别是上皮样血管内皮瘤（EHE）的方法。然而，在 EHE 中发现了一个在 HE 或其他血管肿瘤中不存在的反复易位，这为我们的诊断工具增加了一个额外的成分，t（1;3）（p36;q25）染色体易位，导致 WWTR1-CAMTA1 融合产物。这一发现使一组符合 HE 组织学标准的血管增生性病变得以识别，同时允许肯定的、细胞遗传学排除的 EHE。

HE 影响的患者年龄范围很广，高峰出现在 30 岁和 40 岁。男性比女性更容易受累：男女之比为 3∶2。附件骨骼比中央骨骼受累更多，尤其是手足的短管状骨，其次是胫骨、肱骨和股骨。然而，脊椎和骨盆约占病例的 25%。当累及管状骨时，干骺端优先受累。

HE 可能没有症状，并被发现为偶然的放射学发现。然而，更常见的是有或没有肿胀的局部疼痛。骨性关节炎的自然病史是局部生长，可能包括延伸到覆盖的软组织。在大约 18% 的病例中是多灶的，有时还会累及区域淋巴结。然而，肿瘤似乎没有全身性扩散的内在能力。鉴于其有限的潜在行为，治疗的方向是局部控制；完全切除将是理想的，但治疗的选择在很大程度上取决于肿瘤的大小和位置，而刮除已被证明在大多数病例中是合适的。在 50 例患者中，36 例有随访的患者中有 4 例局部复发。没有系统性传播的例子，也没有患者死于疾病。

组织病理学

组织学上，EH 是一种带状小叶病变。有一个占优势的高细胞中心肿块，与低细胞浸润性血管外周融合。外周成分位于反应性和残余性正常骨小梁之间。

小叶中心由大的多面体上皮样内皮细胞组成，形成不发育的、致密的血管腔或紧密排列的薄片（图 3.166）。大多数病变至少有一种结构良好的血管成分，这些血管由突入管腔的上皮样细胞构成，呈现出一种

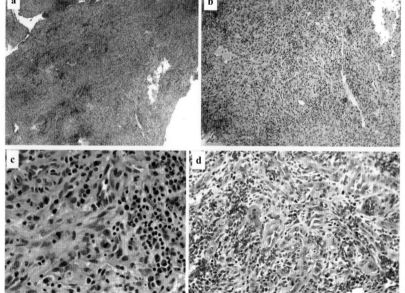

图 3.166 上皮样血管瘤。（a，b）小叶病变的细胞中心。肿瘤是由多种元素组成的。血管间隙由梭形细胞包围的上皮样细胞构成，周围有炎性浸润物和明显的嗜酸性粒细胞（HE，40×，100×）。（c）病变中心的高倍视野。上皮样细胞有圆形到雪茄状的细胞核，有些有核沟。上皮样细胞排列在血管结构中。许多肿瘤细胞胞浆内有空泡。间质中还含有淋巴细胞和嗜酸性粒细胞（HE，200×）。（d）病变周边，血管吻合，小动脉内衬上皮样细胞（HE，200×）（由医学博士 Michael Klein 提供）

"墓碑"的外观。在某些情况下，实心薄片占主导地位。中央肿瘤细胞有大的圆形到椭圆形的细胞核，核膜清晰，染色质分布均匀。可能有核沟，表现为菜豆或超分叶状外观（图 3.166）。上皮样内皮细胞胞浆丰富，高度嗜酸性，可能含有一个或多个圆形、透明、偏心的薄壁空泡，其中可能含有红细胞或红细胞碎片。在某些情况下，空泡化的细胞聚集在一起，导致相邻细胞的胞质内空泡似乎结合在一起形成血管腔。有丝分裂很少，而且很正常。背景间质由丢失的结缔组织组成，结缔组织可能有相当明显的炎性浸润物，富含嗜酸性粒细胞（图 3.166a-d）。重要的是，不应该有玻璃化或黏液样的细胞外基质存在。偶尔也会有小的坏死灶和出血。

与中心相反，病变周边由疏松的结缔组织组成，小动脉血管通过结缔组织浸润。尽管衬里的内皮细胞倾向于相对扁平，但它们的细胞核可能会使细胞质膨胀。背景由疏松的水肿性结缔组织和极少量的炎性浸润物组成。

与 EH 相关的罕见发现包括病变本身内存在破骨细胞样的巨细胞，反应性骨将病变分隔成小的小叶，以及扩张的上皮样内皮细胞排列的大血管。

EH 的肿瘤细胞对因子Ⅷ、CD31、ERG 和 Fli-1 呈免疫反应。CD34 可能有不同的免疫反应。此外，大约一半的病例角蛋白和 EMA 染色呈阳性。

大体病理学

肉眼可见实性、红色和出血性病变。在刮宫病例中，病变表现为软组织出血或骨小梁出血。当完整切除时，母骨可能会扩张。肿瘤的切面是边界清楚的暗红色出血性肿块，中心看起来像是实体瘤，并有一个狭窄的区域，在这一区域内它与退出之前的正常骨小梁融合在一起。肿瘤侵蚀或破坏邻近皮质，并延伸至覆盖的软组织。

放射学

放射学上，平片和 CT 显示 EH 是一个边界相对清楚的肿瘤（图 3.167），单纯溶解或有假性小梁，使病变具有囊性。在某些情况下，可能会有皮质扩张，特别是在手部和脚部的骨头小管中出现的病变。

皮质可能受到侵蚀和破坏，肿瘤可能蔓延至软组织。当 EH 在 T1 加权像上显示为低信号，而在 T2 加权像上显示为高信号时，MRI 也是判断疾病程度的一个很好的指标。

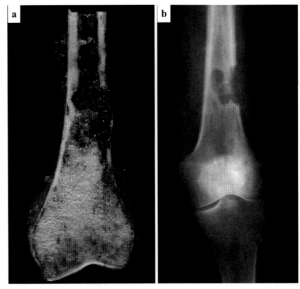

图 3.167 上皮样血管瘤。（a）股骨远端，切除。肿瘤形成累及干骨干的大量出血性肿块。肿瘤本身的切面似乎是粉红色的黄褐色，并被大量出血所掩盖。髓内肿瘤侵蚀了外侧皮质。（b）平片（AP）：肿瘤形成破坏性的放射透明肿块，累及股骨远端干骺端，并破坏外侧皮质（由医学博士 Michael Klein 提供）

上皮样血管内皮瘤

定义

上皮样血管内皮瘤（EHE）被认为是一种起源于内皮细胞的低度恶性肿瘤，几乎没有血管形成的证据。肿瘤是局部侵袭性的，常常是多灶性的，并且有转移的能力。EHE 与一种特殊的遗传变异有关：t（1;3）（p36.3;q25）易位导致 WWTR1-CAMTA1 融合产物。

临床

临床 EHE 的影响范围很广，近 60% 的患者发生在 20~40 岁，发病率最高的是 20 岁（即 25%）。男性和女性受到的影响是一样的。EHE 最常发生在作为一个整体的附肢骨骼，特别是股骨。骨盆和脊柱是第二和第三个最常受影响的部位。超过 50% 的病例有多灶性骨骼受累，而且这种受累有一定的区域性倾向，例如膝盖或肩部的骨骼。此外，约 18% 的人也有内脏受累。

虽然一些病变被确认为在对无关适应证进行的影像研究过程中偶然发现，但大多数病例都存在局部疼痛，可能伴有肿胀。偶尔会出现病理性骨折。

EHE 被认为是一种低度恶性肿瘤。局部侵袭性肿瘤生长是常规的。多中心性发生在至少 55% 的病例中。这可能是单骨或多骨的多灶性疾病。当涉及多块骨骼时，它们往往是局部的，例如膝盖或肩部周围的骨骼。转移到淋巴结和内脏器官的病例高达 30%。骨 EHE 的总死亡率为 20%，略高于软组织死亡率。特定的组织学特征（例如，分级）与最终预后的相关性在很大程度上是不成功的。较早的数据表明多灶性疾病患者预后较好，但更新信息并未证实。然而，与内脏受累相关的 EHE 似乎预后更差；在一个系列中，8 名这样的患者中有 7 名死于疾病。

完全切除肿瘤是理想的治疗方案。然而，多中心疾病的可能性可能会使手术复杂化。这种疾病的罕见性排除了关于放射治疗和化疗的作用的明确陈述。

组织病理学

低倍镜下，EHE 呈分叶状肿块。肿瘤是由上皮样内皮细胞组成的，这些上皮样内皮细胞以单个细胞、簇、巢或长度可变的索状存在于无定形的背景基质中。间质可能呈现透明的粉红色、淡蓝色黏液，或两者的组合（图 3.168）。尽管可能发生，但肿瘤细胞的血管样组织通常不是 EHE 的显著特征。上皮样肿瘤细胞呈圆形至椭圆形、立方体或多面体。偏心的细胞核呈圆形至雪茄状，核膜清晰，染色质分布细密，可能有凹槽。核仁和有丝分裂通常都不是显著的特征。细胞质丰富，嗜酸性或两亲性，胞质内有一个或多个突出的薄壁空泡，代表胞浆内腔。这些空泡可能导致核假包裹体，或者在某些情况下聚集在一起，重现原始血管的形成。细胞质中的空泡通常含有红细胞或红细胞碎片。

巢和索中的空泡上皮样细胞与玻璃化或黏液样间质一起导致广泛的鉴别诊断，包括其他上皮样血管病变、软骨黏液样纤维瘤，以及最重要的转移性癌。

由于缺乏特异性免疫反应，需要进行一系列研究。在 EME 中经常呈阳性的免疫组织化学研究包括因子Ⅷ相关抗原、Ulex europaeus、CD31、CD34 和 Fly-1。细胞角蛋白和 EMA 有助于识别转移性癌。

诚然，上皮样血管内皮瘤和其他上皮样血管肿瘤的组织学表现有重叠：上皮样血管瘤和上皮样血管肉瘤。如前所述，已发现导致 WWTR1-CAMTA1 融合产物的 t（1;3）（p36.3;q25）易位是与 EME 相关的独特遗传畸变，而在其他血管肿瘤中未发现。

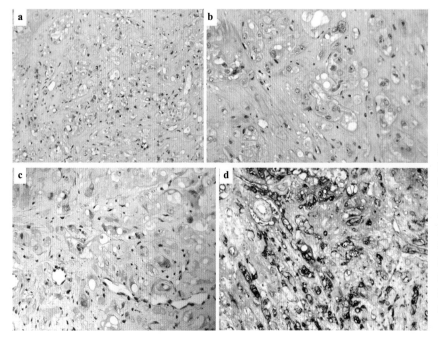

图 3.168 上皮样血管内皮瘤。（a~c）EHE 的顺序视图。肿瘤是由粉蓝色背景黏液基中的小簇、群和单个细胞形成的。本例中的大多数细胞具有上皮样性质，但也有梭形细胞。细胞核圆形、椭圆形、成角，核膜染色多样。染色质往往分散得很细，核仁并不少见。肿瘤细胞的细胞质趋于丰富和粉红色，在某些情况下赋予肿瘤细胞横纹肌样的性质。许多细胞都有胞质内的空泡，其中一些非常大，以至于遮盖了其他胞质的细节（由医学博士 Michael Klein 提供）

大体

EME 的总体外观是一个有限的范围。病变范围一般为 1~10 cm。EME 未改变，呈结节状，灰白色至棕褐色，坚硬至橡胶状肿块。如果病灶内有坏死和出血，肿块表现为红色至红黑色的柔软出血性肿块。

放射学

放射学上，EHE 在平片和CT上表现为破坏性的、溶解的髓内病变（图 3.169）。肿瘤和正常骨之间的界面可以是界限清楚的，也可以是界限模糊的。随着肿瘤大小的增加，肿瘤可能会扩大和/或侵蚀皮质，并延伸到覆盖的软组织。在 MRI 上，病变通常在 T1 加权像上呈低信号，在 T2 加权像上呈高信号。一般说来，影像研究是被解读为恶性的。由于多中心性的高倾向性，所有的 EME 病例都建议进行骨骼检查。

血管肉瘤

定义

血管肉瘤（AS）是一种罕见的原发骨恶性肿瘤，肿瘤细胞具有内皮分化和血管形成能力。

前言

原发恶性骨肿瘤占原发恶性骨肿瘤的比例小于 1.0%~1.5%，是一种罕见的肿瘤。它似乎是在 20 世纪初被描述的，从那以后，关于起源、诊断标准、临床意义和术语的混乱一直在变化，正如 Carter 所记录的那样。

虽然基本的概念相对简单，但研究人员在定义和诊断标准上缺乏共识，导致围绕血管肉瘤的术语非常混乱。用于指代这类肿瘤的术语包括血管肉瘤、血管肉瘤、血管内皮瘤和血管内皮细胞肉瘤。

临床

AS 影响的年龄范围很广，呈粗略的钟形分布，并在 40 和 50 年间达到相对高峰期。男性比女性更容易受到影响，男女之比为 6∶5。附件骨骼的管状骨（如股骨、肱骨、胫骨）占74%，而约 25% 累及脊柱，还有骨盆。累及管状骨的肿瘤往往发生在干骺端或骨干端。病因和潜在的遗传机制仍不清楚。然而，一小部分发生在放疗后肉瘤或合并慢性骨髓炎并引流鼻窦。至少三分之一的病例是多中心性的，其中 64% 的病例是在连续的骨骼中出现的区域性现象。其余 36% 的病例涉及远端骨骼。

症状相对非特异性，患者的症状通常是疼痛、肿块和 / 或病理性骨折的结果。除了那些作为辐射暴露的长期后果而产生的损害，AS 的病因还知之甚少。AS 的自然病史是不可预测的，但倾向于高级别的局部侵袭性肿瘤，具有早期全身扩散的能力。

在一项 31 例患者的研究中，1 年、2 年和 5 年的总存活率分别为 55%、43% 和 33%。与预后不良相关的组织学特征是 ≥ 每 10HPF 有 3 个有丝分裂、大核仁和低百分比的嗜酸性粒细胞。在另一项研究中，死

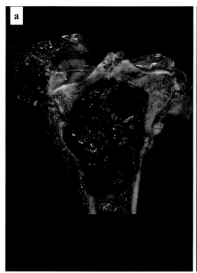
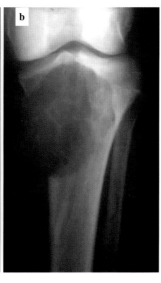

图 3.169　上皮样血管内皮瘤。(a)胫骨近端被一个红黑色、大量出血的肿瘤取代。肿瘤累及近端干骺端和邻近骨骺（大体标本）。（b）膝关节平片（AP）：胫骨近端已被一种破坏性的、纯粹溶解的肿瘤所取代，该肿瘤似乎已开始并破坏了近端干骺端的内侧和中央部分，并延伸到邻近的骨骺。肿瘤上方的内侧皮质被破坏，不能排除软组织延伸（由医学博士 Michael Klein 提供）

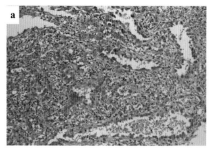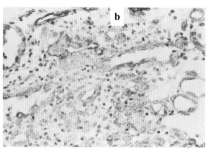

图 3.170　血管肉瘤。（a）一例血管肉瘤，瘤内出血使肿瘤的这一部分变成膜包裹的充血囊肿。肿瘤细胞是高度间变性的，在某些区域有上皮样先兆，使肿瘤的某些部分呈现墓碑状（HE，100×）。（b）血管肉瘤：肿瘤细胞对血管内皮细胞标志物（因子Ⅲ，200×）有很强的胞浆免疫反应（由医学博士 A. Kevin Raymond 提供）

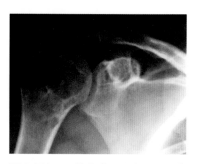

图 3.171　血管肉瘤。平片显示一个破坏性的、纯放射透明的病变取代了肱骨近端的干骺端（由医学博士 A. Kevin Raymond 提供）

亡率为 50%。与此同时，有一种普遍的感觉是，预后直接反映了分级。

手术是治疗的主要手段；完全手术切除是成功治疗的前提，完全切除正常组织或截肢。使用了系统性药物，结果喜忧参半。

组织病理学

AS 是由通常具有上皮样外观的恶性细胞组成。虽然肿瘤可能在看似杂乱无章的薄片中生长，但通常会有肿瘤排列的血管通道的区域（图 3.170）。肿瘤细胞核倾向于囊泡状，有一个或多个小核仁；但也可以有大核。肿瘤细胞胞浆呈高度嗜酸性或两亲性，胞浆内可见频繁的空泡。偶尔，可以在胞质内的空泡中识别出红细胞。有丝分裂活动普遍存在，可能很活跃，也可识别出非典型形式。出血频繁，血液分解产物可与炎性因素（如中性粒细胞、淋巴细胞和嗜酸性粒细胞）一起被识别。反应性骨是一种常见的骨质疏松症，并可能与病理性骨折的改变成正比。

免疫组织化学研究非常重要，尤其是当血管形成能力的证据受到质疑时。特别是，CD31、CD34 和第Ⅷ因子与 ERG 和 Fli-1 一起检验效能最好（免疫阳性率分别为 95%、40% 和 60%）。SMA、D2-40、EMA 和细胞角蛋白也可见相对非特异性免疫反应。有趣的是，细胞角蛋白在上皮样病变的情况下似乎特别活跃。

到目前为止，细胞遗传学提供的诊断帮助有限。虽然它的意义还不完全清楚，但已经描述了易位 t

（1;14）（p21;q24）。MYC 扩增与放射后血管肉瘤相关。

大体

AS 的大体病变一般大于 5 cm，被描述为易碎。这种颜色往往是明显出血的一种表现。肿瘤本身可能是充血的棕褐色，也可能是带血的红黑色。叠加出血可隐藏广泛坏死。

放射

平片和 CT 上，AS 往往是一种破坏性的、纯放射透明的病变，在没有明显的病理性骨折的情况下几乎没有反应性骨形成（图 3.171）。溶解的肿瘤病灶可能是相对清晰的，也可能是明显浸润性的。髓内病变侵蚀和破坏皮质，同时扩展到覆盖的软组织。MRI 仍然是评估疾病程度的主要手段。它倾向于显示一种具有不同影像特征的异质性病变，可随对比增强而增强。

第五节　脊索肿瘤

前言

脊索病变出现在过去不久的脊索病理中，包括脊索静息和脊索瘤。然而，我们逐渐认识到，病理要复杂得多（表 3.11 和 3.12）。

表 3.11 脊索肿瘤：建议的分类系统

脊索静息	良性脊索细胞瘤	脊索瘤
简单脊索静息		常规脊索瘤
脊椎裂		软骨样脊索瘤
巨大脊索错构瘤		去分化脊索瘤：初级；中级(照射后的、自发的)

表 3.12 脊索瘤与 BNCT 形态特征的比较

参数	BNCT	脊索瘤
骨小梁	保藏的	破坏性的，小的，不显眼的
生长模式	嵌在骨小梁中	浸润性小叶结构
细胞形态	多边形大空泡状脂肪细胞样	富含嗜酸性细胞质的合体细胞索或链
核异型性	缺少或极少	轻度至中度
有丝分裂	无	偶然的
坏死	无	有
细胞外黏液基质	无	有

由医学博士 A.Kevin Raymond 提供

BNCT 良性脊索细胞瘤

良性病变包括历史上公认的椎间盘和椎体的脊索残留物、脊索静止物。更大的病变被称为巨大脊索静息和（巨大）脊索错构瘤各有不同。长期以来，斜坡和大脑底部的类似病变一直被称为硬脑膜脱垂。最近，仅在脊椎内就发现了一种明显的良性病变，并与脊索瘤、良性脊索细胞瘤相关。

脊索的恶性肿瘤为脊索瘤，分为三种亚型。传统的脊索瘤在历史上被称为脊索瘤。软骨样脊索瘤是一种兼具脊索瘤和软骨肉瘤成分的组织学亚型，临床意义尚有争议。第三种亚型是致死性去分化脊索瘤。它类似于其他"去分化"肿瘤：典型的组织学惰性脊索瘤叠加高级别肉瘤(如骨肉瘤、恶性纤维组织细胞瘤)，且预后不良。

良性脊索细胞瘤

定义

良性脊索细胞瘤（BNCT）是一种生长缓慢、生长迟缓的良性脊索细胞增殖。

临床

BNCT 是最近描述的一个实体，实际上是轴向骨独有的。根据最近的观察，这个术语代表了对良性脊索病变的重新解释，也可能包括那些以前被称为巨大脊索静息和巨大脊索错构瘤的实体。然而，对于被称为唾液外翻的病变的适当分类仍然存在一些分歧，这些病变至少看起来有临床病理特征，值得分离。

虽然已经描述了多灶性病变，但 BNCT 倾向于单灶性。病变往往很小，生长是自我限制的。尽管有整个椎体受累的报道，但绝大多数 BNCT 形成的病变直径小于 1 cm，一般接近 0.2~0.4 cm。

到目前为止，BNCT 被描述的年龄范围很广，没有关于性别占优势的声明。骨骼分布与传统脊索瘤相似。

BNCT 几乎总是无症状的。到目前为止，绝大多数都是偶然发现的，要么是在尸检中发现的，要么是在影像研究中发现的，原因与此无关。序列成像的病例显示这是一种生长非常缓慢的病变。它的骨骼分布和罕见的脊索瘤并存病例表明，BNCT 可能使患者更容易发生脊索瘤。

BNCT 预后良好。虽然 BNCT 的治疗没有指征，但建议进行后续的影像检查，以监测继发性脊索瘤的发展。

组织学

组织学上，BNCT 由相对清晰的小梁间板和多面体细胞集合体组成。肿瘤不会侵蚀或破坏松质骨。相反，肿瘤周围是致密的硬化性反应性骨（图 3.172）。

BNCT 缺乏与脊索瘤相关的各种特征。BNCT 中不存在细胞外黏蛋白，因此不存在覆盖在黏蛋白上或通过黏蛋白的肿瘤细胞的弦或链。肿瘤没有小叶结构，也没有细分肿瘤的纤维带。

肿瘤细胞呈双相分布。优势种群模仿脂肪细胞（即脂肪细胞），具有丰富、清晰的细胞质，或者有一个大的透明空泡，或者有多个空泡，呈现出蜘蛛网状的外观。由细胞组成的交替群体具有更强的上皮样性质。后者有丰富的淡粉红色细胞质，其中一些胞浆内有大的 PAS 阳性（淀粉酶抗性）透明小球。在这两种情况下，原子核往往是小的、圆形的、界限清晰的。染色质可以是细小分散的，也可以是深染的。异型性很小，有丝分裂不是特征。

BNCT 的免疫组织化学特征与脊索瘤相似。细胞角蛋白、S-100、EMA、CAM5.2 和短缩蛋白免疫反应阳性。

BNCT 患者可能会出现脊索瘤。因此，了解 BNCT 的知识和组织学解释方面的注意是必要的，以避免过高或过低地称为脊索瘤。

大体病理学

BNCT 的大体特征是缺乏肿瘤特异性病理。相反，皮损的标志是局灶性硬化症。松质骨是通过在原有正常骨上沉积新骨而增厚的。其结果是形成了灰白色到黄白色的骨骼生成区域。尽管肿瘤有组织学外观，但肉质和胶状物质都没有被大体辨认出来（图 3.173）。

放射学

BNCT 在平片上通常是无法检测到的。骨破坏不是 BNCT 手铐放射检查的特征。然而，相关的反应性骨形成常常导致骨内不明确的不透射线区域。一般来说，这是一个相对较小的病灶；但是，可以发生整个骨骼受累。CT 上，BNCT 包括一个小的、边界不清的硬化灶（图 3.174 和 3.175）。MRI 上，BNCT 在 T1 加权像上呈低信号，在 T2 加权像上呈高信号。

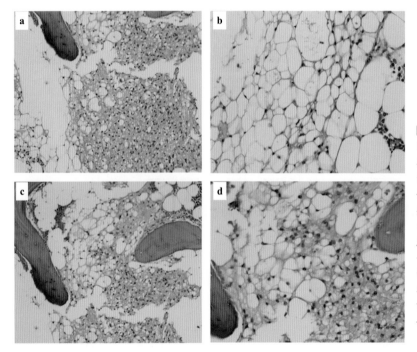

图 3.172 良性脊索细胞瘤。（a）BNCT 肿瘤细胞聚集在松质骨小梁之间。细胞体积大，边界清楚，有丰富的粉红色细胞质。细胞核为圆形到椭圆形，不是非典型的。皮损细胞具有总体上皮质量（HE）。（b）在肿瘤的另一个区域，病变细胞较大，呈空泡状，呈多面体。细胞核小而不明显。该区域的皮损细胞具有与脂肪细胞（HE）相似的特征。（c）在本 BNCT 的另一个区域，存在两种形态的 BNCT 细胞（H 和 E）的混合体。（d）在这个 BNCT 的另一个区域，有两种形态的 BNCT 细胞混合在一起。这是先前肿瘤区域（HE）的更高放大倍数（由医学博士 Fiona Bonar 和医学博士 Michael Klein 提供）

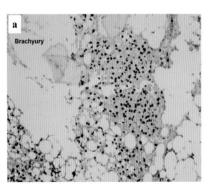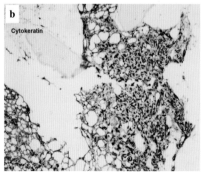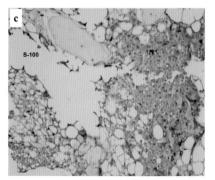

图 3.173 良性脊索细胞瘤。图 3.172 所示的部分。（a）肿瘤细胞内短暂性免疫组织化学染色。（b）瘤细胞胞浆内细胞角蛋白免疫组织化学染色。（c）肿瘤细胞内 S-100 蛋白的胞核和胞浆免疫组织化学染色较强（由医学博士 Fiona Bonar 和医学博士 Michael Klein 提供）

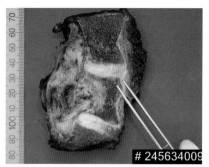

图 3.174　良性脊索细胞瘤。脊索瘤和 BNCT 并存。脊索瘤是局灶性出血性囊性肿块，延伸至前部软组织。黄白色硬化骨区域（红色箭头）对应于 BNCT（由医学博士 Fiona Bonar 和医学博士 Michael Klein 提供）

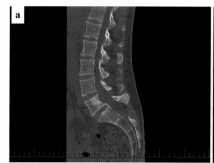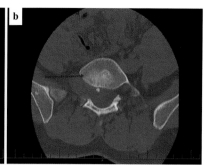

图 3.175　良性脊索细胞瘤合并脊索瘤。（a）全脊椎平片显示一个孤立的硬化区，累及与 BNCT 相对应的骶椎（红色箭头）。（b）CT 显示一个孤立的硬化区，累及与 BNCT 相对应的骶椎（红色箭头）（由医学博士 Fiona Bonar 和医学博士 Michael Klein 提供）

常规脊索瘤

定义

脊索瘤是一种原发于骨的恶性肿瘤，其肿瘤细胞表型与脊索相似。有三种组织学亚型：常规脊索瘤、软骨样脊索瘤和去分化脊索瘤。

人口统计学

脊索瘤的发病率为 0.08/10 万人，约占原发恶性骨肿瘤的 5%~6%。虽然脊索瘤几乎可以发生在任何年龄的患者中，但脊索瘤在 30 岁以下的患者中很少见，最常见的是影响 50 到 70 岁的患者。脊索瘤男性多于女性，男女比例为 2∶1。

脊索瘤，无论出于何种目的，都是脊椎所特有的。在大多数系列中，颅底和骶尾部机制占绝大多数（即 90%）的病例在活动脊柱中的代表性要少得多。在 SEER 数据中发现了一个例外，它表明整个脊柱的分布相对均匀。发生在颅底的肿瘤比骶尾部病变早大约十年，很可能是由于生长缓慢的肿瘤有不同的空间限制所致。有趣的是，至少有一个系列显示出不同部位的性别差异：55% 的颅底肿瘤是男性，而 71% 的骶骨肿瘤患者是男性。最近，有文献记载的脊索瘤发生在轴骨以外的骨骼，甚至软组织，描述为周围型脊索瘤。脊索瘤在非洲黑人中很少见，但对所有其他种族的影响大致相同。

脊索瘤独特的上皮样组织学和中轴骨的定位，特别是脊椎的两端，导致了许多关于脊索瘤起源的猜测。

在历史上，根据组织学和骨骼分布的相似性，人们认为脊索瘤是由脊索残留物引起的。最近，这种直接联系受到了质疑，并成为至少一次详细讨论的主题。至于前驱病变，一些脊索瘤与良性脊索细胞瘤相关。少数是家族性的，与一种特殊的遗传变异有关：短链基因的复制，这是脊索发育所必需的转录因子。偶尔，它们也与结节性硬化症有关。然而，目前认为大多数脊索瘤的发生是零星的，其中至少有 7% 与短臂基因的扩增有关。脊索残留物、错构瘤、良性脊索细胞瘤和脊索瘤可能代表着一些遥远的原始事件的不同进化和表达，但目前定义起源充其量是推测的。

临床

最初的脊索瘤表现在很大程度上取决于肿瘤的部位和大小。肿瘤发生在脊柱，肿瘤生长并产生肿块效应，导致局部神经和 / 或脊髓压迫引起的各种症状；颅神经和颅底病变，其余为脊神经。

颅底脊索瘤通常表现为头痛、颈部疼痛以及与颅神经压迫或破坏有关的症状，例如复视、视野缺陷或面神经麻痹。局部生长可能会影响鞍区，导致垂体功能障碍。生长不良可能导致鼻咽部肿块。

骶尾部病变通常与骨盆疼痛有关，骨盆疼痛可能累及尾骨尖端（即尾椎疼痛）。局部生长可以是任何方向的，并累及邻近的椎骨、椎管、神经和 / 或软组织。但是，腹膜后的前部生长通常占主导地位，并可能导致直肠检查可触及的巨大肿块。质量效应可能导致脊髓、神经或器官受压，导致肠道、膀胱或性功能障碍。

脊索瘤的自然病史是局部持续生长，全身性播散的发生率相对较低。转移发生在 5%~43% 的患者中，但在很大程度上被局部复发所掩盖。肺、骨和皮肤通常是转移的部位。

手术过去和现在都是首选的治疗方法。直到最近，手术几乎总是不完整，导致残留疾病和局部复发，本质上是取消手术。一般来说，重复手术可能会增加几年的功能性生存时间，患者最终会死于局部疾病的并发症。

然而，最近外科技术的发展使得大多数脊椎和骶尾部肿瘤获得完全切除的可能性更高。然而，这些技术中的一些技术可能需要牺牲正常结构，这使得手术的"限速因素"使患者愿意忍受的功能丧失（例如，膀胱、肠道、性和 / 或活动）的量。每当边缘关闭时，外照射治疗就成为治疗的一部分。目前已有的化疗药物对脊索瘤的治疗效果不佳。

据报道，采用现代治疗方法，骶尾部脊索瘤患者的总 5 年和 10 年存活率分别为 60%~95% 和 40%~60%。据报道，活动脊柱的存活率为 55%，局部复发率为 62%~75%。

随着外科手术和质子放射治疗的应用，颅底脊索瘤的存活率有所提高。然而，41%~46% 的人在 69 个月内出现局部进展。预后不良的因素是大肿瘤、女性和患者年龄大于 40 岁。

从历史上看，脊索瘤几乎都是致命的，局部疾病导致的死亡是常态，全身转移在很大程度上被归因于医学上的好奇心。然而，随着手术为主的综合治疗的日益成功，以及对非颅底脊索瘤的可预测的持久局部控制，脊索瘤转移的生物学后果可能具有更大的意义。

警告

骶尾部脊索瘤可能非常接近直肠，是经直肠穿刺活检的诱人靶点；毕竟，经直肠前列腺穿刺活检是一种常规操作。然而，有解剖学方面的考虑，取消了后路经直肠穿刺针活检。在前面，直肠 - 前列腺界面由一系列致密结缔组织组成，可以接受前列腺针刺活检；任何污染都局限于血运不佳的致密结缔组织。直肠后

方被内脏腹膜覆盖，内脏腹膜将直肠与腹膜隔开，而后方腹膜后脊索瘤被壁层腹膜覆盖。任何后部经直肠活检都会导致腹膜缺损，这可能是肿瘤渗漏和腹内污染的来源，并导致类似于卵巢癌合并腹膜软骨瘤病的临床情况。因此，经直肠活检只能是最强烈的劝阻！所有的活组织检查都应该从后方进行，采用经皮途径，在确定手术时可以去除受污染的软组织。

组织病理学

低倍镜下，脊索瘤呈分叶状细胞片状渗入正常骨小梁之间，包围并吞噬骨小梁。当肿瘤扩展到骨膜下并最终扩展到真正的软组织时，皮质被渗透、侵袭和破坏，导致病理性骨折。骨破坏往往是广泛的，而反应性骨变化往往可以忽略不计。

肿瘤由纤维血管间隔弧形纵横交错，将肿瘤分成大小不一的小叶（图 3.176）。较小的小叶似乎是含有极少量黏蛋白的肿瘤细胞的实心球体。整体表现表明，随着肿瘤的生长，肿瘤小叶内黏蛋白的产生和聚集增加，使脊索瘤具有黏液性。黏蛋白是无实体的，呈灰蓝色，看起来细小和 / 或有"泡沫"。

脊索瘤的肿瘤细胞呈典型的柱状或高立方，呈典型的上皮样，轻度不典型(图 3.176a)。细胞核是深色的，圆形到椭圆形，相对较小，核膜清晰不规则和高度可变的染色质，范围从细小的分散到泡状，但核膜上经常出现染色质凝聚的成分。染色质污浊可能代表退行性改变（所谓的"古老"或"假对齐"外观）。核仁可能存在，但很小。有丝分裂很少见。

细胞质通常很丰富，可以是高度嗜酸性的，也可以是可变的空泡化的。透明的空泡可以是大的和孤立的，并导致细胞核的周边移位，导致印戒细胞的出现。空泡可能更小、更多，导致细胞模仿脂肪细胞。但大多数细胞往往有许多小空泡，呈现出泡状外观，这就是所谓的含唾液细胞。在小叶周围可能有细胞压缩，使肿瘤细胞具有梭形细胞性质。

肿瘤细胞似乎相互粘连，并具有合体生长模式，从而形成巢、链或条带。在较小的小叶中，只有最少的黏蛋白，肿瘤细胞可能呈现出类似肝脏结构的板状组织（图 3.176）。在较大的小叶中，大小的增加很

大程度上是中央小叶黏蛋白池的结果，这反过来又导致肿瘤细胞移位到外围层，链条或绳索穿过黏蛋白并明显覆盖在黏蛋白上。

在较大的小叶中，肿瘤细胞位于两个位置：肿瘤细胞向小叶边缘凝聚，形成链条和绳索的外围和细胞穿过黏蛋白，显然覆盖在黏蛋白上。

几乎总是有广泛的继发性出血、坏死、炎症和纤维化改变。肿瘤侵袭导致病理性骨折、骨坏死、破骨细胞迁移和少量反应性骨形成。

脊索瘤的上皮样细胞通常对上皮标志物 CK、AE1/AE3、CK8、CK19 和 EMA 呈免疫反应。短索细胞的免疫反应对脊索分化既敏感又特异。一些研究人员报告说，在许多脊索瘤病例中，S-100 蛋白呈阳性。其他可能显示非诊断性免疫反应的标记物包括 CEA、GFAP 和 INI1。

特殊的染色是非特异性的，但胞浆内糖原（即 PAS）和胞外酸性黏多糖（即阿尔新蓝）呈阳性，漂亮的玻片，但非特异性。

大体

大体而言，脊索瘤是由直径从毫米到厘米的重叠和交错的小叶组成的结节状肿瘤（图 3.177）。小叶完好无损，虽然可压缩，但很坚固。随着切片和限制的丧失，脊索瘤被发现是一种半固态肿瘤，具有不同数量的可表达黏蛋白。小叶肿瘤替代并填满母骨的髓腔，渗透并破坏松质骨和皮质，同时接触到邻近的骨和覆盖的软组织。肿瘤可延伸至受累骨骼元素的上、下方。它可能向后延伸，累及椎管、椎弓和覆盖的软组织。

然而，切面是光滑的、半透明的灰色到蓝灰色的闪闪发光的肿块，由精致的隔膜细分成充满黏液的小叶和囊肿。脊索瘤的颜色变化很大，很大程度上是继发性改变的结果。退化的变化产生了黄绿色的颗粒，对肿瘤的某些部位质量较高。出血区域为红色、黑色或黄色和棕色，具体取决于血液分解产物和炎症的状态。肿瘤 / 正常软组织界面几乎不可避免地由压缩的纤维结缔组织组成。

放射学

无论位置如何，脊索瘤都会形成破坏性的、透射线的肿块。然而，脊柱 / 枢椎极端的解剖学特征会使影像解释复杂化。骶尾部病变一般大于 10 cm，而颅底病变一般较小（即 2~5 cm）。

骶骨病变的 AP 平片表现具有欺骗性；软组织和

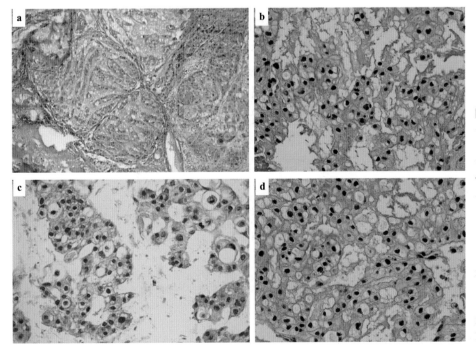

图 3.176 脊索瘤。（a）脊索瘤形成由纤维血管间隔排列的充满黏液的小叶。肿瘤细胞的索状和链状覆盖并穿过黏蛋白（HE，40×）。（b）空泡化的肿瘤细胞链在黏蛋白内形成链（HE，100×）。（c）较小的"自由漂浮"的肿瘤细胞簇，呈细小、模糊的黏蛋白。这些高度液泡化的细胞被称为生唾液细胞（HE，200×）。（d）在黏蛋白含量极低的小叶中，肿瘤细胞通常看起来更粘连，呈板状排列（HE，200×）（由医学博士 A. Kevin Raymond 提供）

肠道气体模式甚至可以掩盖大的病变（图3.178a）。侧向平面胶片视图通常更好。但CT和MRI已成为评价骶尾部影像的标准（图3.178b）。脊索瘤在T1加权像上呈低信号，而T2加权像上显示分叶状高信号病变，并伴有内部分隔。CT显示为破坏性的分叶状不均匀肿块，皮质变薄、破坏，肿瘤向上覆软组织扩散，尤其是向后腹膜的前向扩散可能是压倒性的。MRI对软组织扩展和病变范围的细微和特异度的评估效果最佳。

相对较小的颅底病变可能涉及蝶枕区、垂体区和/或鞍区的相对细微变化。悬崖区可能会被摧毁。可能会有软组织沿着颅底延伸到鼻咽部。同样，CT和MRI最适合于这些检查（图3.179）。

累及活动脊椎的病变往往是溶解/原始混合的，但其他方面不具特异性。肿瘤本身是放射透明的。放射性密度相当于肿瘤/正常界面的正常骨和反应性骨。

软骨样脊索瘤

定义

软骨样脊索瘤（CH-CD）是脊索瘤的一个双相亚型，在组织学上有典型脊索瘤和常规软骨肉瘤的组织学证据。

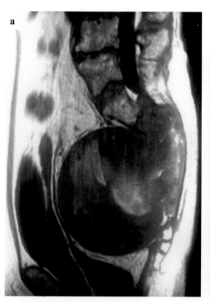
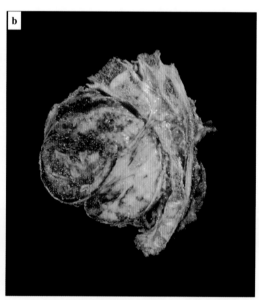

图3.177　脊索瘤。（a）核磁共振成像显示，大部分骶尾部结构被肿瘤破坏，肿瘤扩散至上复的软组织和脊柱。（b）大体标本显示，肿瘤广泛破坏了骶骨和尾骨，肿瘤向后腹膜延伸。S-2神经被肿瘤包裹。脊索瘤也已侵入并向上延伸至椎管(由医学博士A. Kevin Raymond 提供）

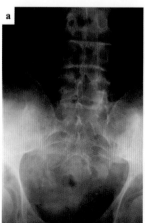
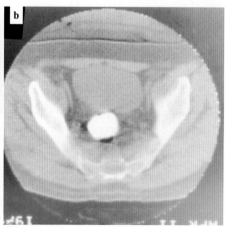
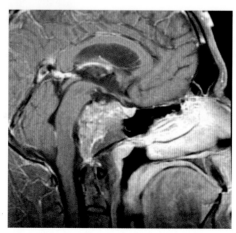

图3.178　脊索瘤。(a)骨盆平片难以解读。有迹象表明骶骨受到了一定程度的破坏，但上面覆盖着软组织变化和肠道气体，使细节变得模糊不清。（b）CT（同一病例）显示一个透射线的肿块，破坏了大部分骶体和翼状突起，并延伸至覆盖的腹膜后。尽管靠近结肠，但腹膜污染的高概率禁止经直肠活组织检查

图3.179　脊索瘤。头颅MRI（T2加权像）显示颅底区域有一高信号病变

临床

CH-CD 最初由 Heffelinger 和 Dahlin 在 1973 年描述为调查的产物,该调查涉及一名患有颅底脊索瘤的意外长期幸存者,并由此对该机构的脊索瘤经验进行了回顾。

绝大多数 CH-CD 患者的病变发生在颅底,其中最大的是 22 例中的 19 例。女性比男性更容易受到影响,男女比例约为 2∶3。与整个脊索瘤家族相比,CH-CD 的患者群体似乎更年轻。然而,与那些发生在颅底的病例相比,CH-CD 和 C-CD 的影响年龄相似。

CH-CD 的体征和症状与其他颅底病变相似,很大程度上是由于颅内压升高和局部结构受压,特别是颅神经受压所致。常见的症状包括复视、视野缺陷和头痛。有时局部生长可导致鼻腔或咽部肿块。

首选的治疗方法是手术加术后放射治疗。

初步数据显示,CH-CD 比 C-CD 具有惊人的生存优势。CH-CD 的最终预后很差,继发于局部侵袭性肿瘤的关键部位,拒绝不受限制的手术途径,导致不可避免的一系列事件:手术不完整,局部复发,反复手术 / 手术,最终患者因局部生长失控而死亡。然而,在 CH-CD 中,从最初的表现到最终患者死亡之间的时间似乎出人意料地延长。在最初的系列中,7 年后无一例颅底 C-CD 存活,平均存活 4 年。相比之下,60% 的 CH-CD 患者存活 15 年,平均存活 15.8 年。

随后,CH-CD 作为一种独特的临床病理实体的存在受到了质疑,作者认为 CH-CD 实际上代表了软骨肉瘤的一种形式。几十年来,这个话题一直是病理学家争论不休的话题,讨论近乎尖刻。尽管分歧仍在继续,但大多数研究人员目前认为 CH-CD 是一个独特的组织学实体,至少有一定的生存优势。

组织病理学

组织病理学上,CH-CD 是一种双相病变,软骨肉瘤与脊索瘤并列。区分软骨基质和细胞外黏蛋白是至关重要的(图 3.180)。

可见中、低度透明软骨分化的区域。透明软骨的识别增加了鉴别软骨基质和脊索瘤黏液成分的信心。与此并列的是上皮样植酸细胞的链状和索状附着在黏液背景上的区域(图 3.181)。

免疫组织化学研究正如预期的那样,对受尊敬的组织进行了研究。不幸的是,SOX-9 似乎在脊索瘤和软骨肿瘤中都有表达。

大体

CH-CD 标本起源于颅底,标本很少超过刮除组织的小碎片。一般说来,这些组织由闪亮的、半透明的、灰白色到银色的半固态组织的小碎片组成,可以独立提交。肿瘤通常附着在松质骨碎片的间隙上。

放射学

CH-CD 的 X 线表现与传统的颅底脊索瘤相似。肿瘤表现为一种膨胀性放射状透明肿块,侵蚀和破坏毗邻的骨骼,同时压缩邻近的重要结构。偶尔可以发

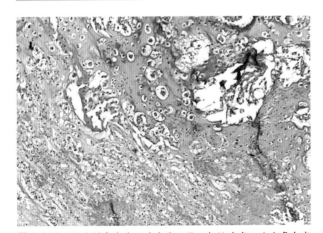

图 3.180　软骨样脊索瘤。肿瘤是一种双相性病变:右上角含有灰蓝色透明软骨小叶(低度软骨肉瘤)。(b)相反,左下角是由其他类型的带状物和链状物组成的

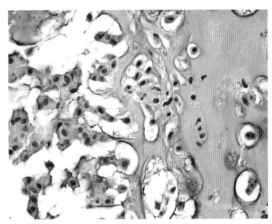

图 3.181　软骨样脊索瘤。视野右侧出现双相低级别软骨肉瘤。视野的左侧被带有小群和短链的脊索瘤(HE, 200×)生唾液细胞的黏蛋白所取代(由医学博士 A. Kevin Raymond 提供)

现点状钙化的小斑点，推测与 CH-CD 软骨成分的区域相对应。肿瘤可能向前方和下方生长，导致鼻咽部肿块。

去分化脊索瘤

定义

去分化脊索瘤（dd-CD）是一种两期性肿瘤，其中有一些常规脊索瘤的成分与高级别肉瘤并列。

临床

弥漫性脊索瘤是一种罕见的侵袭性脊索瘤。人口统计数据（年龄、性别、骨骼分布）dd-CD 的与常规脊索瘤相似。dd-CD 以主要和次要形式出现。在罕见的原发病例中，典型的脊索瘤和叠加的高级别肉瘤都出现在最初未经治疗的病变中。继发性包括发生于全身或局部复发的高级别肉瘤，这是一种典型的常规脊索瘤。绝大多数的 dd-CD 发生在常规脊索瘤的外照射治疗后，这种脊索瘤可能或可能没有接受过不完整或可疑完整的手术，因此代表了一种放射后肉瘤。

该病的自然病史是局部复发和全身性播散，在不到 2 年的时间内死亡率一致。治疗通常是多种多样的，而且不成功。到目前为止，还没有发现一种系统疗法对 dd-CD 有效。

组织病理学

与其他去分化肉瘤一样，dd-CD 是一种双相性肿瘤。肿瘤的大部分是由典型的分泌细胞的索状和链状结构组成的，这些细胞穿过、覆盖并包裹着充满黏液的小叶（图 3.182）。与脊索瘤并列而不是逐渐转移或混合，但尖锐的界面是高级别肉瘤；最常见的是高级别骨肉瘤、未分类的梭形细胞肉瘤（即恶性纤维组织细胞瘤）、纤维肉瘤，极少数情况下也包括其他肉瘤（如横纹肌肉瘤）。高度恶性肉瘤通常大量出现，但有时也可能是散在的小病灶。免疫组织化学研究的结果与脊索瘤和高级别肉瘤的预期结果相同。

大体

由于大体标本的稀有，关于大体标本细节的具体信息很少。在 MD Anderson 癌症中心看到的两个例子中，有大片典型的小叶发亮、半透明、银灰色到黄褐色的黏液性脊索瘤，与典型的棕褐色至灰白色骨肉瘤和 MFH 并列。在骨肉瘤的病例中，矿化骨的产生很明显。叠加的是继发性的坏死和出血改变，以及反应性和炎性因素以及血液破裂产物。

放射学

dd-CD 的放射平片、CT 和 MRI 成像研究与常规脊索瘤相似（图 3.183）。然而，T2 加权成像上所见的分叶状、均匀的高信号图像并不存在。相反，高级别肉瘤的区域会导致不均匀的图像，高信号和低信号的交替和混合区域。

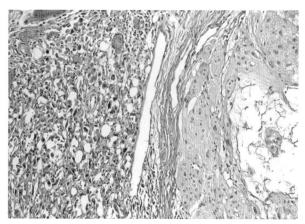

图 3.182 去分化脊索瘤。这是一个双相肿瘤。幻灯片右侧有致密的常规脊索瘤。左侧为高级别多形性肉瘤（HE，100×）（由医学博士 A. Kevin Raymond 提供）

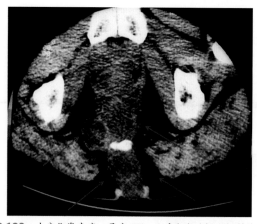

图 3.183 去分化脊索瘤。骨盆 CT：几乎完全破坏了仅剩的极小的不透射线的骨头碎片。肿瘤正向腹膜后前方扩散。在后方，肿瘤已经扩展到软组织，并形成了一个臀部间肿块（由医学博士 A. Kevin Raymond 提供）

第六节　造釉细胞瘤

定义

造釉细胞瘤长期以来被认为是一种罕见的低度双相恶性肿瘤，由淡淡的梭形细胞和上皮样成分组成。这是一种有局部复发倾向且潜在致命性转移概率较低的肿瘤。

临床

造釉细胞瘤一直被认为是一种独特的实体，主要影响长骨。随着大量病例和经验的积累，有人认为"造釉细胞瘤"并不代表单一的实体，而是一系列与骨纤维异常增生症有潜在联系的相关疾病。该造釉细胞瘤家族包括分化型或骨纤维异常增殖型造釉细胞瘤、传统型造釉细胞瘤和去分化造釉细胞瘤。这些"实体"之间的确切关系和意义仍有待调查。

传统造釉细胞瘤（c-Ad）最初由 Mair 在 1900 年描述，随后成为广泛文献的主题。c-Ad 发生在任何年龄段，但在 20 岁有一个深刻的高峰，在 30 岁有一个较小的高峰，加起来有 70% 的病例。男性和女性受影响的人数大致相等。虽然几乎任何骨骼都可能是主要部位，但 c-Ad 显示出对胫骨的强烈偏好（即 > 80%），腓骨的偏爱程度要小得多。肿瘤多发于原发骨内，约 10% 的病例可同时累及胫骨和同侧腓骨。可能存在骨内跳跃性转移。当累及胫骨时，c-Ad 几乎不可避免地出现在胫骨前部骨干皮质内。

c-Ad 是一种生长缓慢的肿瘤，轻微的症状可能在很长一段时间内被忽视。自然历史是侵袭性的局部生长，首先在骨骼内，然后延伸到软组织。尽管人们经常错误地认为 c-Ad 的攻击行为仅限于局部延伸，但 c-Ad 是一种完全恶性的肿瘤。转移性疾病发生在 25%~30% 的患者中，累及区域淋巴结、肺和 / 或骨骼。临床上明显的转移可能是一种长期现象，在初步诊断后 17 年内变得明显。

没有有效的系统治疗，治疗就是外科手术。不完全的手术（即刮除、边缘切除）实际上保证了局部复发，并使患者面临更大的全身转移风险。目前，可选择的治疗方法是广泛切除或截肢加正常组织袖套，即切除切缘为负。目前预计的长期存活率估计为 80%。

组织病理学

c-Ad 形成一个或多个肿块，由以皮质为中心的片状肿瘤细胞组成，渗透到邻近的髓腔；可能存在跳跃

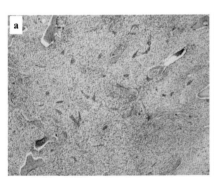
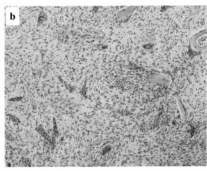
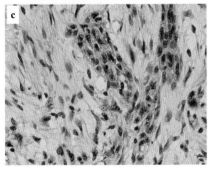
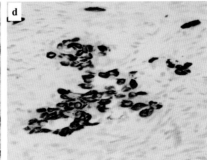

图 3.184　成釉细胞瘤。（a）肿瘤由无害的梭形细胞组成，核圆形至椭圆形，细胞质丰富，嗜酸性。纺锤形细胞可能具有片状图案。此外，还有随机排列和形状的编织骨小梁，由更大的细胞排列，模仿骨纤维异常增殖症的结果。更重要的是，即使在低倍数下，也有看起来像是上皮细胞的孤岛（HE，20×）。（b）更高的放大倍数证实了肿瘤的三相性：旋转的梭形细胞、成骨细胞排列的骨和上皮细胞岛（HE，100×）。（c）具有鳞状分化特征的大上皮样细胞巢。背景为无害的梭形细胞，胞浆和间质细小，给人以水肿的印象（HE，200×）。（d）上皮细胞胞浆内有很强的细胞角蛋白（CK，AE1/AE3 免疫反应，200×）（由医学博士 A. Kevin Raymond 提供）

性转移，肿瘤可能侵犯其上的软组织。c-Ad 是一种双相性肿瘤，包括上皮细胞和梭形细胞成分（图 3.184）。上皮细胞的数量和浓度各不相同，在水肿性、纤维性或纤维性间质中呈孤岛状。上皮细胞可能以一种或多种组织学模式存在：基底样细胞、管状细胞、鳞状细胞、梭形细胞或骨纤维异型增生样。梭形细胞有小的、圆形的、椭圆形或梭形的核，核中有常染色质或异染色质。嗜酸性细胞质丰富，但密度大小不一，界限不清。这个梭形细胞通常呈片状。肿瘤可能呈带状分布，上皮成分在中心更明显，逐渐过渡到以梭形细胞为主的外围，这可能与反应性骨过渡。可能有继发性的坏死、炎症、纤维黄瘤改变和 / 或囊性形成。

上皮成分对多种细胞角蛋白（CK-AE1/CK-AE3、CK-14、CK-19）和 EMA 呈阳性反应，而对其他如 CK8、CK18 呈阴性反应。梭形细胞成分不会被细胞角蛋白染色。上皮样细胞和梭形细胞对波形蛋白进行染色。

自从 c-Ad 首次被描述以来，上皮样成分的起源一直是争论的焦点。

大体

造釉细胞瘤的肉眼大体外观在很大程度上继发性特征的作用。肿瘤本身是一种相当典型的鱼肉乳白色，呈米色，柔软，有弹性。然而，造釉细胞瘤常常伴随着大量的骨形成。在后一种情况下，肿瘤呈硬化性灰白至棕褐色外观，与硬化性骨质疏松症一致（图 3.185）。可有退行性改变或病理性骨折叠加。较大的病变常常延伸到髓腔，并可能取代大部分髓腔。可能存在跳跃性转移；多灶性可能局限于母骨（如胫骨），也可能累及胫骨和腓骨。

局部软组织肿瘤复发，肺转移倾向于灰白色、米色到棕褐色。在作者所见的有限数量的病例中，非骨性复发中没有出现骨成分（图 3.186）。

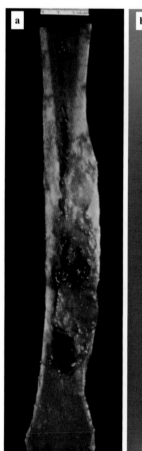
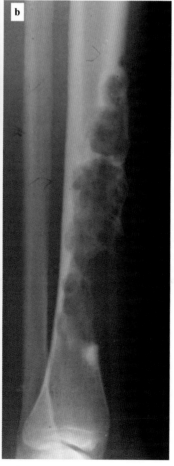

图 3.185 造釉细胞瘤。（a）肿瘤在胫骨中部内侧形成偏心的皮质肿块。肿瘤的软组织呈灰白色和乳白色。有灶性出血和广泛的骨形成。（b）平片（AP）显示以皮质为基础的放射透明病变，整体呈肥皂泡结构。肿瘤 / 正常界面处有硬化性骨形成（由医学博士 A. Kevin Raymond 提供）

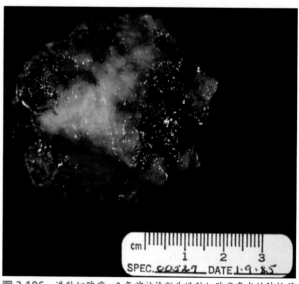

图 3.186 造釉细胞瘤。3 年前被诊断为造釉细胞瘤患者的肺转移（由医学博士 A. Kevin Raymond 提供）

放射学

造釉细胞瘤最初是皮质内的病变，在那里形成破坏性的透射线肿块。随着时间的推移，有数量不等的反应性骨形成，通常集中在病变的髓腔一侧（图3.185）。CT 和 MRI 都增加了对病变的详细分析，而 MRI 最好地评估了病变的程度和多灶性疾病的可能性。

第七节　骨巨细胞瘤

定义

骨巨细胞瘤（GCT）有一个漫长而复杂的鉴别诊断（表 3.13）。在许多方面，这种差异可以概括为任何带有动脉瘤样骨囊肿成分的疾病。绝大多数的鉴别

表现为伴有退行性改变的原发性骨肿瘤，继发性动脉瘤性骨囊肿。识别原始的基本病理过程是诊断特异性和适当治疗的关键。诊断几乎不可避免地包括临床和病理证据的完全整合。

从历史上看，最难区分的是 GCT、棕色肿瘤甲状旁腺机能亢进症、动脉瘤性骨囊肿和巨细胞修复性肉芽肿。虽然组织学特征可以在很大程度上排除 ABC 和巨细胞修复性肉芽肿，但临床整合使这项任务变得更容易。

另一方面，GCT 和棕色肿瘤在组织学上是难以区分的。临床参数对正确诊断至关重要。GCT 对次生生长中心、骨骺有明显的定位倾向。棕色肿瘤不是，它往往是干骺端病变。相比之下，甲状旁腺机能亢进症患者在不寻常的部位表现出独特的骨吸收，例如，指尖末端丛生。考虑到棕色肿瘤的病因，血清钙和甲

表 3.13　骨巨细胞瘤的鉴别诊断

肿瘤	年龄（十年）	性别（M/F）	位置	放射学	大体	组织病理	
						巨细胞	基质细胞
GCT	3 和 4，2 和 5	2：3	骨骺 - 骨痂	偏心；溶解的膨胀性肥皂泡，浸润性	肉质，柔软，浅黄褐色 ± 出血性；红黑相间	均匀分布	统一的"单核基质细胞"裸核，核与 GC 相同
棕色肿瘤（甲状旁腺功能亢进）	6 和 7 > 5 和 8	1：2	任何地方（指、锁骨、L= 脊柱、骨盆）	任何、溶解、可扩展	肉质、囊性 ± 出血灶	局灶性、周围含铁血黄素和出血	纤维母细胞
ABC	2 和 1 > 3	2：3	干骺端	偏心裂解、膨胀、肥皂泡	充血囊肿	局限性出血，周围出血	可变的"单核基质细胞"，成纤维细胞
巨形细胞	2 和 3	2：4	上颌、下颌	透光的	柔软、多肉、褐色	大量含铁血黄素或出血	纤维母细胞
NOF	2 和 1	5：4	干骺端	偏心：皮层下肥皂泡	肉质，柔软，棕色，出血 ±	焦点小，出血	细长主轴，小细胞细胞质
软骨母细胞瘤	2	2：1	骺端	透光和斑点 Ca^{2+}	海滩上的小石子	很少，焦点 ± 周围出血	"煎蛋"富含粉红色细胞质
CMF	3 和 2 > 1	3：2	干骺端	朗讯、w 环和斑点 Ca^{2+}	海滩上的鹅卵石	少见，灶性 ± 周围性出血	"煎蛋"富含粉红色细胞质
UBC	1 和 2	平等	干骺端	朗讯和小梁	膜清晰液体	围绕胆固醇裂隙的焦点	囊壁
纤维异常增殖症	2 > 2.3 和 4	1：1	干骺端	磨砂玻璃	坚固、坚硬、砂砾到颗粒状	少见，灶性周围性出血	水肿型背景下的短梭形细胞
骨化性纤维瘤	2 和 3	2：3	上颌、下颌	混合的裂解、猛烈的	多骨的	数量少，重点突出	纤维基质中的板层骨
成骨细胞瘤	2	3：1	脊椎，后部元素	混合的裂解、猛烈的	颗粒状、灰白色充血	随机骨基质	类骨质衬里的成骨细胞
骨肉瘤	2 和 3	3：2	干骺端，任何	任何、混合的、抒情的、猛烈的	任意 ± Ca^{2+}	随机、临近出血	间变性细胞产生类骨质

状旁腺激素的分析结果是至关重要的。

骨巨细胞瘤

定义

长期以来，传统的骨巨细胞瘤（GCT 或 c-GCT）一直被认为是一种病因不明的组织学双相肿瘤。GCT 倾向于发生在继发性骨化中心，当适当治疗时，有一种相对惰性但不可预测的生物学行为。

临床

在美国临床上，GCT 估计占良性骨肿瘤的 22%，占所有骨肿瘤的 6.6%。相比之下，它是中国最常见的骨肿瘤。

GCT 最常影响的是第三和四十年的患者，以及第二个十年的后五年，即骨骼成熟期。女性比男性更容易受到影响，男女比例为 2∶3。最常见的受累部位是股骨远端、胫骨近端和桡骨远端。较少受累的是骶骨、脊柱、胫骨远端和骨盆。在大多数情况下，肿瘤选择性地累及受影响骨骼的次级骨化中心（即骨骺、骨突）。当 GCT 起源于脊柱时，它倾向于累及椎体，而不是骨母细胞瘤优先累及的后方因素。有趣的是，少见的儿科 GCT 病例往往起源于干骺端。

疼痛是最常见的主诉。然而，根据疼痛的部位不同，5%~10% 的患者可能伴有肿胀、肿块增大、活动范围受限和病理性骨折。

在绝大多数（＞95%）的病例中，GCT 表现为良性的局部侵袭性肿瘤，在未完成治疗后有局部复发的倾向。转移发生在一小部分病例中，其行为是不可预测的；有些表现为惰性、非侵袭性的肺部病变，而另一些则表现为进行性的恶性过程。一小部分病例是多中心的，同样少数病例与高级别肉瘤的证据有关。

选择的治疗方法是完全手术切除，这种手术的形式在过去几十年中不断演变。最初，刮宫被认为是适当的治疗。然而，单纯刮除后局部复发率＞75%。相比之下，刮除和填塞后的复发率有不同的报道，为 25%~50%。

广泛切除加金属内假体置入是一种选择。虽然假体提供了肿瘤完全切除的最大潜力，几乎消除了局部复发，但它带来了不同的后果。由于多种机制，假肢

最终会失效并需要更换，例如骨折、松动、感染等。在最初以假肢为目标的老年人群中，假肢失败是预期寿命与假肢半衰期的函数，问题较小；假肢往往比患者更长寿。然而，在较年轻的患者中，不仅存在失败的问题，而且随着时间的推移，多次失败的可能性很高，每次失败之后都会进行假体置换和随之而来的组织牺牲。最终，有可能达到这样的境地：从解剖学上讲，置换不再可行，必须进行更多令人虚弱的手术，关节融合术或截肢。因此，尽管金属内假体取得了成功，但我们希望在可能的情况下避免使用它们，这导致了对替代治疗形式的研究，以避免顺序假体失败的后果。

在绝大多数病例中，刮除后复发是由于松质骨和皮质骨间隙内残留的微小疾病所致。为了扩大刮除过程以消除残留的肿瘤负担，人们已经研究了多种方法：使用减小口径的刮除术、高速骨钻孔、液氮清洗和苯酚安装的顺序刮除。许多（如果不是大多数）外科医生采用所有或大部分这些技术，以确保根除残留肿瘤。

同时，人们认识到，GCT 复发在放射学上与移植过程中发生的"堆积"的重组骨屑没有区别，并有助于延迟识别局部复发。为了避免这个问题，放弃了用骨片填充，取而代之的是使用甲基丙烯酸甲酯来填充手术缺损并提供有功能的骨。这有几个优点：第一，复发必须发生在甲基丙烯酸甲酯之外，这反过来提供了一个不透射线的背景，在这个背景下可以很容易地监测复发。第二，结合甲基丙烯酸甲酯成分产生的放热反应提供了刮除的热延伸。

如上所述，少数 GCT 是多中心的。尽管多中心性对较年轻的 GCT 患者有一定的偏好，但在临床上与 c-GCT 相似。每个病变都被视为原发病变，其预后与 c-GCT 相似。

过去，GCT 的治疗多采用外照射治疗。虽然相对有效，但 GCT 治疗后的放射后肉瘤发病率很高；在第一系列中，接受放射治疗的 30 名 GCT 患者中有 21 人发展为放射后肉瘤。因此，只要有可能就避免放射治疗，手术仍然是首选治疗方法。然而，在某些情况下（例如，肿瘤大小、位置或其他医学因素），手术是不可能的，而放射治疗是唯一的治疗选择。

一个特殊的协会值得一提的是。由于未知的原因，发生于 Paget 病的 GCT 是一种异常侵袭性的肿瘤，死亡率接近 50%。

最近人们认识到 GCT 在功能上依赖于 RANK/RANK-L 信令系统。尝试使用 RANK-L 抑制剂（例如，denosumab）治疗已经获得了不同程度的成功。虽然手术仍然是手术可及肿瘤的首选治疗方法，但地诺单抗等药物可能会在手术不可行的病变的治疗中占有一席之地。

组织病理学

在低倍镜下，肿瘤形成相对均匀的、破坏性的、超细胞的蓝色／紫色的肿瘤细胞片状。残留的正常组织很少，如果有的话，也与肿瘤有关。然而，肿瘤、出血、坏死和反应性／炎性改变的交替区域赋予了可变性。肿瘤侵犯皮质，并在肿瘤／正常界面的骨小梁之间隐匿。

组织学上，GCT 是由多核破骨细胞样巨细胞和单核细胞组成的双相性肿瘤。无论是数量多还是数量少，巨细胞往往均匀分布在任何给定的肿瘤中。然而，血肿周围的巨细胞可能更多，在有退行性改变、坏死或纤维化的区域，出血和数量减少。单个核细胞有圆形到椭圆形的核，核膜清晰，染色质分布均匀，核仁小

而不明显。最小的细胞质往往是纤细的，界限不清；单核细胞本质上是裸露的细胞核。单核细胞和多核巨细胞（即破骨细胞）的核在所有目的和目的上都是相同的，即所谓的核同一性。当存在有丝分裂时，单核细胞中存在有丝分裂，多核巨细胞中不存在有丝分裂（图 3.187）。

附加的重叠组织学特征可能是广泛的，反映出血、炎症、囊肿形成、坏死或变性。出血可能是大量表现为类似于动脉瘤性骨囊肿的表现，即 ABC（图 3.188）。炎性和退行性改变可能导致类似非骨化性纤维瘤、感染、变性或梗死的图像。这些组织学特征通常不妨碍对主要外科标本的解释。另一方面，继发性病理学可能会阻碍对小活检的评估，因此强调了在组织病理学诊断中结合临床和放射学结果的必要性。然而，继发性改变可能是如此广泛，以至于需要更多的样本来确定可行的、诊断性的 GCT。

大体

在无明显退行性改变的情况下，GCT 的大体表现为相对柔软、均匀、边界清楚、有点分叶状的肿块，并有浸润性。颜色为淡褐色或"淡黄褐色"，类似甲状旁腺组织（图 3.188）。经常提到的红色到红黑色肿瘤是那些有大量出血和 ABC 样改变的肿瘤。出血

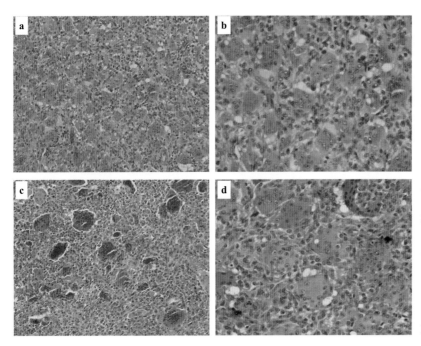

图 3.187　骨巨细胞瘤。（a）巨细胞瘤是一种双形性肿瘤，由多核破骨细胞样巨细胞和单核基质细胞组成。破骨细胞倾向于均匀分布于病变各处（HE，40×）。（b）双形性肿瘤，其中单个核细胞具有最小的界限不清的细胞质，即所谓的裸核。单核细胞和破骨细胞的核看起来相同，即所谓的核同一性（HE，200×）。（c）巨细胞瘤是由多核破骨细胞样巨细胞和单核基质细胞组成的双形瘤。破骨细胞倾向于均匀分布于病变各处（HE，40×）。（d）巨噬细胞瘤是一种双形性肿瘤，其单个核细胞具有极少的界限不清的细胞质，即所谓的裸核。单核细胞和破骨细胞的核看起来是一样的，即所谓的核同一性（HE，200×）（由医学博士 A. Kevin Raymond 提供）

和反应性改变常常掩盖潜在的 GCT。同样，可能需要广泛的采样来确定组织学诊断的 GCT。

局部复发的表现一般与原发肿瘤相似。然而，有光谱和局部软组织肿块呈小叶状形态，蛋壳状钙化和小叶周边。肿瘤本身的切割面是淡黄褐色的。然而，正常/肿瘤交界处的边缘是钙化的（图 3.189）。

放射学

放射学上，GCT 形成一种破坏性的溶骨性病变，明显倾向于累及次级骨化中心，在管状骨中，次级骨化中心意味着累及"骨端"的骨骺和突起。病变呈分叶状，常有"肥皂泡"现象。肿瘤/正常骨界面往往是浸润性的，而不是其他具有明确界面的可能是硬化性的模拟病变（例如 ABC）。这些特征，加上对疾病程度和肿瘤内液体分层的更好分析，在 CT 和磁共振成像中更容易被观察到（图 3.190）。

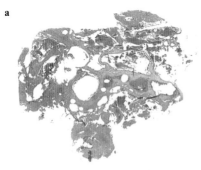
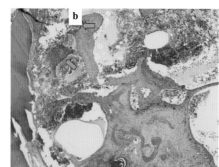

图 3.188　骨巨细胞瘤。（a）动脉瘤性骨囊肿样改变在 GCT 中是常见的，而且可以是广泛的。因为最终的治疗方式是由任何潜在的原发肿瘤决定的，所以在标本中寻找残留的原发病理是至关重要的。在大多数情况下，这是相对简单的（HE，扫描整个座架，1×）。（b）双形性：在此例中，残留的原发肿瘤局限于膜内的小病灶（绿色箭头）（HE，20×）（由医学博士 A. Kevin Raymond 提供）

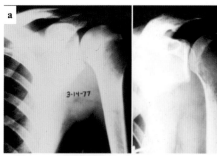
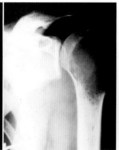
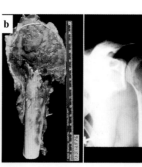

图 3.189　骨巨细胞瘤。尽管 GCT 被认为是良性的，但它可能是局部侵袭性的：（a）左侧的平片（AP 片）：最初的表现。累及大结节的溶解性病变。右侧 X 光片：6 周后随访，平片显示整个肱骨近端几乎完全破坏。（b）右：切除肱骨近端。GCT 替代了整个肱骨近端干骺端和骨骺。皮质变薄，病理性骨折。GCT 切割面为典型的淡黄褐色

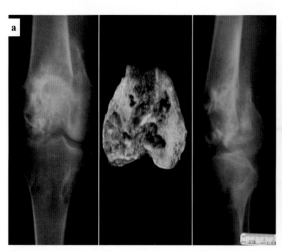
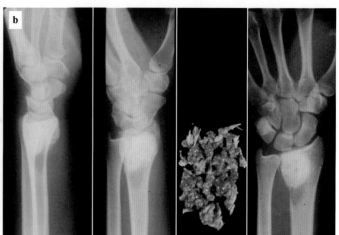

图 3.190　骨巨细胞瘤，局部复发。平片（AP 片和侧片）和大体标本。（a）虽然 GCT 在刮除后复发，并填满了骨屑，但没有复发的嫌疑。影像研究被解释为与合并移植物一致。因踝间骨折行手术切除。GCT 表现为棕褐色和粉红色的肿瘤病灶，与融合的骨屑混合在一起。（b）长期刮除和粘连后复发。肿瘤复发不能发生在甲基丙烯酸甲酯内，因此必须发生在邻近组织中。溶瘤性肿瘤与不透射线的甲基丙烯酸甲酯之间的对比可简化复发检查，并可更早、更有把握地识别复发肿瘤

分子学

从分子史上看，GCT 一直被归类为来源不明的肿瘤。最近的研究表明，肿瘤性单核梭形细胞代表前成骨细胞。已发现该细胞表达Ⅰ型胶原、碱性磷酸酶、骨钙素、基质金属蛋白酶和护骨素等与成骨细胞分化相关的因子。此外，肿瘤细胞利用等级 /RANK-L 信号系统，导致适当的组织细胞招募和刺激破骨细胞的形成、分化和成熟。本质上，我们所认识的 GCT 的组织学外观在很大程度上是对基本未被注意的潜在肿瘤细胞发出的信号的反应。有证据表明，P63 的存在可能有助于区分 GCT 和 GCT 的其他鉴别诊断要素。

"恶性"骨巨细胞瘤

定义

骨巨细胞瘤是一种与骨巨细胞瘤生物学相关的恶性肿瘤。

临床

临床上，"恶性骨巨细胞瘤"（即 m-GCT）的概念是难以捉摸的，在使用一个近乎误用的术语时，似乎笼罩在争论和混乱之中。术语 / 现象 m-GCT，或 GCT 中的恶性，更多的是一个口语化或"缩写术语"，指的是一些临床病理情况。

在绝大多数病例中，m-GCT 实际上是一种继发性现象，代表了放射后肉瘤的一种形式。在这种情况下，其他典型的 GCT 接受放射治疗。在大多数情况下，GCT 位于解剖区域，再加上肿瘤的大小，完全手术切除的可能性是否定的。在某些情况下，患者拒绝手术。经过一段潜伏期（通常是几年）后，这些患者中多达三分之一的人会发展为放射后肉瘤（图 3.191）。肿瘤表现为局部"复发"，高级别肉瘤（如骨肉瘤、纤维肉瘤）表现为局部"复发"或随后的转移。高度恶性肉瘤的生物学行为、治疗和最终预后是一个重要因素。

GCT 可发生类似于软骨肉瘤和骨旁骨肉瘤的去分化。在大多数病例中，恶性成分是一种高级别肉瘤（如骨肉瘤、梭形细胞肉瘤），与其他典型的常规 GCT 相关（图 3.192）。这种自发的高级别成分可能与原发肿瘤一起出现，在局部复发或作为全身转移。

所谓的良性转移性骨巨细胞瘤：一小部分（即 < 5%）的典型骨巨细胞瘤会导致系统性转移，而这些转移在组织学上与典型的常规骨巨细胞瘤是无法区分的（图 3.193）。在许多情况下，这些肺转移在生物学上是惰性的，不会影响预后，本质上是一种血管运输现象，而不是真正的侵袭性转移。然而，在这些病例中，有一小部分患者的转移过程与更典型的恶性肿瘤相似。

动脉瘤性骨囊肿

定义

动脉瘤性骨囊肿是一种破坏性的良性骨肿瘤，由充满血液、膜结合的囊肿形成的多房性囊肿组成。

临床

动脉瘤性骨囊肿（ABC）于 1950 年由 Jaffe 首次描述，它有两个重要的分型，即原发和继发 ABC。原发性 ABC 是一种相当特殊的临床病理实体，约70% 的病例与 USP6 基因重排有关。继发性 ABC 由组织学上与原发 ABC 相似的成分组成，叠加在原发骨肿瘤上，实际上是一个出血性退变过程。潜在的病变通常是良性的（例如，骨巨细胞瘤、成骨细胞瘤、软骨母细胞瘤、纤维结构不良）。然而，ABC

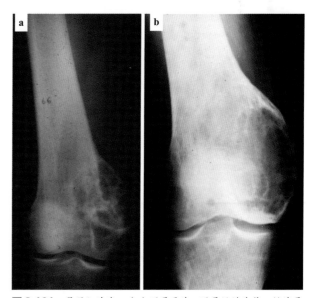

图 3.191 骨巨细胞瘤。（a）股骨平片：股骨远端为偏心性溶骨性病变，呈肥皂泡状，与骨巨细胞瘤一致。在 GCT 刮除和填塞后多次局部复发后，采用高剂量外照射治疗。（b）股骨平片：放射治疗结束 12 年后，患者出现新的疼痛。平片显示累及股骨远端的混合性溶血性 / 爆裂性破坏性病变。手术标本证实诊断为放射后骨肉瘤（由医学博士 A. Kevin Raymond 提供）

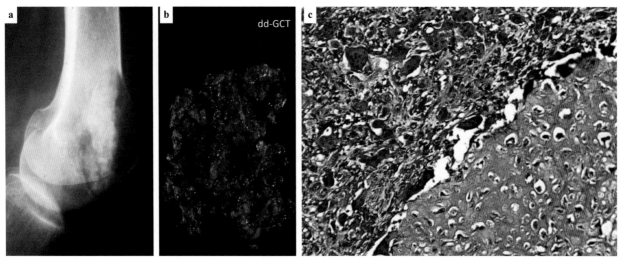

图 3.192   恶性骨巨细胞瘤：去分化骨巨细胞瘤。（a）膝关节（侧面）平片。股骨远端有一混合的溶骨性／爆裂性病变。患者之前曾接受过刮除和移植。标本被诊断为骨巨细胞瘤。（b）大体标本：病变复发，患者接受第二次刮除。（c）骨巨细胞瘤合并骨肉瘤：去分化骨巨细胞瘤（由医学博士 A. Kevin Raymond 提供）

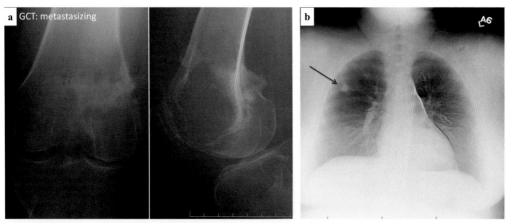

图 3.193   恶性骨巨细胞瘤：所谓良性转移性骨巨细胞瘤。（a）膝关节平片（AP 和外侧）。除病理性骨折改变外，本病为典型的骨巨细胞瘤。（b）胸部平片（AP）显示转移的病变被切除，组织学证实为传统的骨巨细胞瘤（由医学博士 A. Kevin Raymond 提供）

的改变可能与骨肉瘤有关。继发性 ABC 与任何公认的 ABC 相关遗传异常无关。临床、放射学和组织学学科的密切相关是骨病理学的前提；这在巨细胞或 ABC 样病变中尤其有用，因为相当大比例的继发性 ABC 病例保留了基本原发病理的放射学特征。

ABC 可见于广泛的年龄段，但最常影响 20 岁的患者，较小程度上影响生命的第一个十年，男性和女性均等。它可以影响任何部位的骨，包括髓内和皮质面，但最常发生在股骨、胫骨、脊柱和肱骨。椎体受累多见于后方，即棘突和横突。

患者最常出现的疼痛可能与肿块有关，也可能与肿块无关。可能会发生病理性骨折。其他症状通常与病变大小、软组织受累和部位有关。脊椎病变可能与继发于脊髓或神经压迫的各种症状相关。ABC 的自然病史是渐进性生长、潜在的器官不稳定和骨折。目前已经提供了一系列的治疗选择；然而，填塞或黏固刮除似乎提供了最好的治愈机会。局部复发可能发生在多达 10%~30% 的病例中，并且几乎总是通过再次手术治愈。

组织病理学

ABC 由膜包裹的充血囊肿组成（图 3.194）。这些膜由嵌入在从"水肿性"到纤维性的背景基质中的单个核细胞组成。单个核细胞有圆形、椭圆形到纺锤形的细胞核，染色质从精细分裂到异染色质不等。它

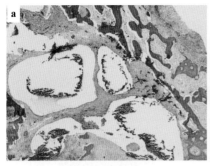
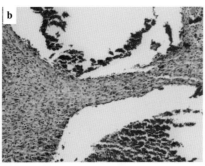

图 3.194 动脉瘤性骨囊肿。（a）ABC 是由包绕充血囊肿（HE 20×）的波状膜层构成的。（b）膜由无毒的单核细胞和成纤维细胞在胶原蛋白的背景下组成。破骨细胞见于出血区域，特别是位于膜和充血囊肿之间的界面（HE，40×）（由医学博士 A. Kevin Raymond 提供）

们有不同数量的粉红色，以清除细胞质。潜在的肿瘤细胞被认为是相对非特异性的梭形细胞。破骨细胞可能数量众多，通常集中在出血部位。组织细胞和淋巴细胞数量较少。梭形细胞和单个核细胞与破骨细胞一起延伸至囊膜表面。ABC囊肿不是由内皮细胞排列的。退行性改变（例如，伴有炎症反应的坏死）通常是骨折的一种功能。

ABC 膜通常含有少量的类骨和骨，通常是细长的分支。可能存在骨性/软骨性混合先兆的钙化基质。后者通常被称为 ABC 的蓝骨。

ABC 中可能存在一些坚实的领域，这些领域值得特别考虑。固体区域可能仅仅是已经描述的细胞元素的浓缩。然而，这些是任何潜在的原发非 ABC 病理最可疑的区域。

ABC 的鉴别诊断类似于骨巨细胞瘤。还需要注意的是，也有一些 ABC 的例子，在这些例子中，囊肿的形成很少或没有。这种情况被称为 ABC 的固体变种。这些病例与巨细胞修复性肉芽肿具有相同的组织学特征，一些人认为这两种病理过程之间可能存在联系。到目前为止，分子分析表明，至少有一部分涉及手部和脚部骨骼的病变可能代表 ABC。

大体病理学

大体上，ABC 由一团复杂的充满血液的囊肿组成。切除标本后，整体外观呈海绵状，外观类似于一袋血（图 3.195）。囊肿被薄而细腻的棕褐色薄膜包裹着，围绕着红色到红黑色的血液和凝块。残留皮质通常由肿瘤周边的蛋壳薄骨组成。这些特征在刮除标本中可能很难欣赏。

同样，实性区域值得特别考虑，因为它们是继发性 ABC 中最有可能发生任何潜在原发病变的部位。

有趣的是，根据手术室的观察，ABC 在无顶手术时不会喷血。后者的观察表明，潜在的病理过程不是起源于血管。

放射学

ABC 的平片表现是一种偏心的、有时是中央性的、破坏性的、溶骨性病变（图 3.195）。绝大多数病变发生在髓腔内，但也有一小部分肿瘤发生在皮质顶部和骨膜下。在长骨中，ABC 往往是干骺端病变，而脊椎病变则偏向于后部、横突和棘突。ABC 往往是透射线的、边界清晰的病变，整体呈肥皂泡结构。与骨巨细胞瘤不同的是，骨巨细胞瘤往往具有浸润性肿瘤/正常界面，而 ABC 的移行区往往狭窄、界限清楚，而且往往是硬化性的。ABC 的整体表现通常被描述为肿瘤/正常骨的气球状或动脉瘤性扩张。

CT 可以提供更多的成像细节，包括对 ABC 内部结构和肿瘤/正常界面的分析。结合 MRI，CT 可以识别 ABC 囊肿内的实性区域，并确定疾病的范围。MRI 还可以识别 ABC 囊肿内的液体水平（图 3.196）。后者是不同流体密度的函数，可能需要一段时间的不活动才会出现。

巨细胞修复性肉芽肿

定义

巨细胞修复性肉芽肿（GCRG）是一种巨细胞/梭形细胞混合性病变，优先累及颌骨和手足骨骼。关于这一家族病变的概念化正在过渡中，GCRG ABC 和 Solid ABC。

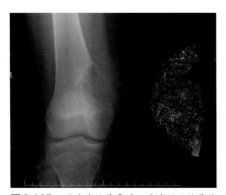

图 3.195 动脉瘤性骨囊肿。平片显示该骨骼未成熟患者股骨远端干骺端有扩张性放射状透明病变，累及股骨远端干骺端。肿瘤／正常交界处（即过渡区）狭窄，交界处有硬化，提示这是一个良性或生长非常缓慢的过程，是一个自发退化和愈合的过程（由医学博士 A. Kevin Raymond 提供）

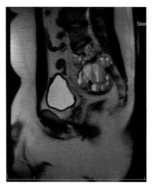

图 3.196 动脉瘤性骨囊肿。脊柱 MRI（矢状面）。美国广播公司破坏了大部分的骶骨。注意病变内的线性液位

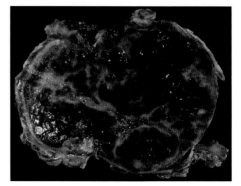

图 3.197 巨细胞修复性肉芽肿。肿瘤形成柔软的红褐色至棕褐色肿块，内部有部分分隔。有多个出血灶（由医学博士 A. Kevin Raymond 提供）

临床

1953 年，Jaffe 首次报道了临床 GCRG 与颌骨病变的关系。1980 年，Lorenzo 和 Dorfman 将这一概念扩展到包括手部和足部的病变。有趣的是，后两位作者煞费苦心地强调了 GCRG 和 ABC 之间的形态相似之处，暗示了一种潜在的共同病因。偶发性损伤涉及长骨。最近，有人建议更好地将颌外病变归类为实性动脉瘤性骨囊肿。

GCRG 可以作为一种自发的单纯性形式发生，也可以作为一系列综合征的一部分发生。这种一神论形式影响的患者年龄非常广泛，在 20 岁达到了顶峰。与手部和足部的病变相比，颌骨病变往往涉及更年轻的人群。患者往往表现为疼痛和肿胀。颌骨病变往往发展迅速，导致整容面部畸形、牙齿移位和功能障碍。无论在哪个部位，其自然历史都是一个不断增大、干扰功能和病理性骨折的过程。

在手术可及的地方，刮宫是首选的治疗方法。局部复发可能发生，并可通过复治控制。在有限的手术无法到达的部位，可选择的治疗形式（例如，放射治疗和 RANK 配体抑制剂）以一定的频率使用。

在形态上与 GCRG 相似的病变可见于许多综合征：大猩猩症（SH3BP2 基因突变）、1 型神经纤维瘤病（NF1 基因突变）、Noonan 综合征（PTPN11 基因突变）和 Jaffe-Campanacci 综合征。

组织病理学

低倍镜下，GCRG 形成相对清晰的粘连性肿块，对邻近正常骨的渗透极少。主要成分是平淡的梭形细胞、非特异性单核细胞和胶原背景下的破骨细胞。破骨细胞往往比骨巨细胞瘤更小，细胞核更少。此外，破骨细胞可能聚集在出血区域周围。反应性骨不可避免地存在。轻度慢性炎症和含铁血黄素沉积的继发性改变常见。

组织学鉴别诊断包括 GCT 或 ABC 鉴别诊断：骨巨细胞瘤、ABC、甲状旁腺功能亢进症棕色瘤、非骨化性纤维瘤、骨化性纤维瘤。

大体病理学

刮宫是预期的标本，而切除标本是例外。大体上，GCRG 形成一种出血性棕色到棕褐色的相对清晰的病变（图 3.197）。切面呈脆性和砂砾状，反映了底层及周围的反应性骨和混杂的正常骨。肿瘤内囊肿常形成。

放射学

在平片上，颌骨病变是边界清楚的透射线病变，常常有些硬化。病变可能有小梁或分隔，导致多房性病变。对于较大的病变，会出现牙齿移位。CT 和 MRI 增加了囊性病变的细节。

2

第二部分
头颈部及胸部

Head & Neck and Thorax

第四章 眼内肿瘤的部分病理问题

(Selective Pathology of Intraocular Tumors)

原著 Patricia Chévez-Barrios　Linda Alejandra Cernichiaro Espinosa

译者 王 强

审校 徐欣华

第一节 简介

视网膜母细胞瘤是儿童最常见的眼内恶性肿瘤，也是世界范围内最常见的眼内恶性肿瘤。葡萄膜黑色素瘤是成人最常见的眼内恶性肿瘤。这一综述性章节包括了上述两种肿瘤诊断和预后方面的关键临床特征及重要组织学表现。

第二节 视网膜母细胞瘤

定义

发生于年轻儿童视网膜的恶性肿瘤，可能是遗传性或散发性，可能是双侧或单侧。视网膜母细胞瘤（Retinoblastoma, Rb）是 Rb1 基因的致病性变异（即突变）所致。控制细胞周期的 Rb1 基因编码 Rb 蛋白。遗传型视网膜母细胞瘤好发于儿童并形成眼外恶性肿瘤。1809 年，Wardrop 根据病理大体所见，推断视网膜母细胞瘤是一种发生于视网膜的肿瘤。Virchow 认为该肿瘤的细胞来源为神经胶质细胞，并将该肿瘤命名为视网膜胶质瘤（glioma of the retina）。19 世纪末，Flexner 和 Wintersteiner 基于该肿瘤具有典型的菊形团（其实是试图形成光感受器）而认为是来源于神经上皮，因此他们将其命名为神经上皮瘤（neuroepithelioma）。目前这些菊形团已经得到了正名。

Verhoeff 认为这一视网膜肿瘤是来自视网膜母细胞、未分化的胚胎视网膜细胞。20 世纪早期，Verhoeff 提出了视网膜母细胞瘤的名称。20 世纪中期，眼科病理学家 Lorenz Zimmerman 提出了一种高分化良性肿瘤亚型，即视网膜细胞瘤（retinocytoma）。Gallie 等根据临床表现，对具有相同良性表现的这一肿瘤提出了"自发的视膜母细胞瘤"（retinoma）这一名称。尽管视网膜母细胞瘤在视网膜中的具体细胞来源还不清楚，但目前的观点认为视网膜母细胞瘤发生自视网膜的前体神经元干样细胞（precursor neuronal stem-like cell）。该细胞可表达见于神经元细胞/感光细胞的不同标记。

遗传学

视网膜母细胞瘤具有染色体 13q14 处 Rb1 基因的双等位失活。约 40% 的患者其致病变异为种系突变；其中 30% 为新生（de novo）突变，10% 为遗传自双亲之一。其余 60% 病例的致病变异发生于视网膜前体细胞（详见表 4.1）。双打击学说支持这样的观点：两种情况下都是视网膜中的第二等位基因发生突变，形成视网膜的肿瘤。遗传性视网膜母细胞瘤中，单侧视网膜母细胞瘤患者白细胞（和所有视网膜外的细胞）及肿瘤细胞中均可检出 Rb1 基因致病性缺失，证实存在种系性突变。这对于家族咨询、指导其他肿瘤早期诊断目的下的随访频率来说，是个非常有价值的信息。10% 的单侧视网膜母细胞瘤患者无家族史及种系突变，需定期随访检查新发视网膜母细胞瘤。这一长期随访实践中，DNA 分析可通过对无种系突变家族成员减少不必要的随访评估来降低医疗费用。此外，

DNA 分析还可促进其他家组成员的遗传学咨询，因为他们发生 RB 基因突变相关肿瘤的风险可能也较高。需要新鲜肿瘤标本才可以做全面的遗传学检测，因此，单侧视网膜母细胞瘤摘除眼球前需做好充分的计划。

表 4.1　视网膜母细胞瘤遗传学及特征

特征部位	确诊时年龄（平均）	遗传性病例的比例	散发性病例的比例
单侧	24 个月	15%	60%
双侧	9~12 个月	25%	0%

诊断

该肿瘤无须活检证实即可治疗，以避免肿瘤细胞播散至眼外。该肿瘤一般发生于儿童，平均年龄 2 岁。如肿瘤局限于眼内，则约 95% 或更高比例的视网膜母细胞瘤可治愈。有眼外播散的患者约 80% 可出现转移性病变。表现为白瞳症（瞳孔反射白光）的儿童视网膜肿物伴钙化，高度提示视网膜母细胞瘤（表 4.2）。影像学检查对于证实视网膜母细胞瘤的诊断非常关键。比如，B 超检查一般会发现眼内有高回声、伴钙化的肿物。荧光血管造影可见富于血管的肿瘤，可用于鉴别诊断。光学相干断层扫描（optical coherence tomography, OCT）可发现发生于视网膜内的小的早期肿瘤。核磁共振（magnetic resonance imaging, MRI）主要用于排除隐匿的眼外蔓延，并筛查颅内病变，如松果体母细胞瘤（三侧性视网膜母细胞瘤）。计算机断层成像（computerized tomography, CT）扫描并不适用于 12 个月以前的儿童，以避免辐射。

表 4.2　视网膜母细胞瘤的临床表现

初期表现	进展期表现
白瞳症（最常见表现）	重度突眼
虹膜异色症	水肿
出血	淋巴结肿大
斜视	视力异常
炎症（蜂窝织炎，结膜水肿）	眼外肿物

视网膜母细胞瘤最常见临床鉴别诊断为 Coats 病（Coats disease，又名外层渗出性视网膜病变）、弓蛔虫病（toxocariasis）、持续性胎儿血管化（persistent fetal vasculature，也称为永存胎儿血管）。不过，这三者中最常见也最有挑战性的是类似外生型视网膜母细胞瘤的 Coats 病。Coats 病表现为视网膜多发血管异常及不同程度的渗出性视网膜脱落。超声中无真正的肿物或钙化，提示 Coats 病。

注：罕见情况下，细针抽吸活检适用于排除视网膜母细胞瘤。年龄大、葡萄膜炎的不常见表现、Coats 病，都是活检适应证的实例。不过要由经验丰富的眼科肿瘤医师进行，以避免肿瘤细胞播散的可能。然后由经验丰富的眼科细胞病理医师解读相关结果，因为类似视网膜母细胞的情况（如来自视网膜的神经元细胞）可能会被错误的解读为视网膜母细胞。

治疗

视网膜母细胞瘤的治疗方案众多，具体取决于年龄、病情严重程度、肿瘤为单侧还是双侧。具体方案如激光 / 光热（photothermal）治疗、冷冻治疗、全身性静脉化疗、（眼部）动脉注射化疗、近距离放疗、玻璃体内化疗、眼球摘除等。极少数患儿仍进行外照射放疗。眼内视网膜母细胞瘤的国际分类是根据肿瘤特征、目前治疗方案保留眼球的可能性而做出的。A~C 组是局部治疗可治愈的肿瘤。静脉化疗及动脉化疗则用于可保留眼球情况下不同严重程度的病变。不过，D 组和 E 组是否需摘除眼球、还是保留眼球的情况下进行治疗，目前还有争议，具体决策一般根据对侧眼睛的状态而定。

病理

对肿瘤进行检查后，应将眼球置于福尔马林中并固定至少 24 小时后再充分取材。大体上，该肿瘤有两种主要生长方式，对应肿瘤的不同特征及预后：

外生型（图 4.1a~c）：肿瘤发生于视网膜，朝向脉络膜生长入视网膜下间隙（图 4.1a），常形成视网膜下的种植（图 4.1b）。该类型的肿瘤突破 Brush 膜并侵入脉络膜的风险较高。

内生型（图 4.2a~c）：该型肿瘤生长入玻璃体腔，

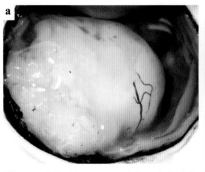
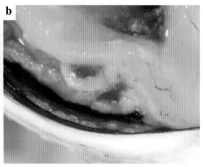
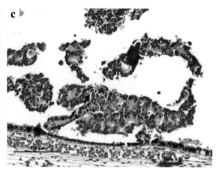

图4.1　外生型视网膜母细胞瘤。（a）外生型视网膜母细胞瘤大体所见，肿瘤位于眼后极，被覆视网膜（血管及黄斑），自视网膜处朝向深褐色脉络膜生长。（b）外生型肿瘤的大体所见，在视网膜下种植，表面为被覆脉络膜的视网膜色素上皮。（c）表面被覆视网膜色素上皮的视网膜下种植镜下所见（视网膜下间隙与脉络膜之间的是色素性单层上皮）

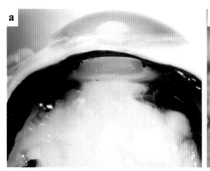
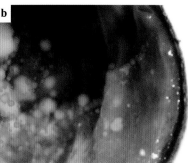
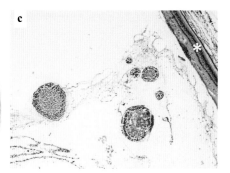

图4.2　内生型视网膜母细胞瘤。（a）内生型视网膜母细胞瘤大体所见，自视网膜生长入玻璃体并朝向眼前房，直达晶状体的后方。（b）大体可见肿瘤与视网膜相连（左侧）且玻璃体（最边缘）内有肿瘤生长，肿瘤漂浮于玻璃体内并在周围视网膜生长。（c）玻璃体内种植，在视网膜（＊所示）前方可见球形肿瘤组织。较大的瘤灶中央有坏死，较小的瘤灶为实性。背景为粉尘状种植

形成玻璃体种植。

播散的肿瘤成分可进入眼前房和／或视神经，并形成新的肿瘤播散且进一步侵犯周围组织。具体有三种类型的播散：球形（实性或伴中央坏死）、粉尘状、云絮状。这一分类方法有助于治疗效果的判断。肿瘤的浸润可表现为播散或肿瘤直接累及。

镜下所见

该肿瘤为视网膜母细胞构成，瘤细胞中等至较大，核浆比高。细胞核的染色质呈胡椒盐样，核分裂活跃，伴凋亡细胞（图4.3a）。肿瘤可形成Flexner-Wintersteiner菊形团（即中央有衬覆膜结构的明确腔隙）（图4.3b）。也可有Homer Wright菊形团（腔隙内为胞质凸起）（图4.3c）。部分肿瘤有光感受器或神经分化（花束状，fleurettes），这些细胞无核分裂或凋亡（图4.3d）。如肿瘤仅由花束状结构构成，则称之为视网膜细胞瘤（retinocytoma/retinoma）。

视网膜母细胞瘤起自视网膜的核层（图4.4a）。

如肿瘤超出该范围，则富于血管的区域会出现坏死，嗜酸性坏死灶形成地图样表现（图4.4b）。坏死区常见局灶营养不良性钙化（图4.4b），这是视网膜母细胞瘤临床诊断的一个重要特征。坏死区较大的时候，部分血管或基底膜可呈嗜碱性着色（DNA沉积所致），形成Azzopardi现象（图4.4c）。

预后

复发及转移的组织学高危因素有视神经切缘处存在肿瘤、视神经板后方（postlaminar）视神经浸润（图4.5a）、巨大脉络膜侵犯（任一直径大于3 mm和／或肿瘤触及巩膜）。图4.5b示巩膜侵犯（上）及巨大脉络膜侵犯（下）。其他特点还有侵犯眼前房、虹膜新生血管形成并伴青光眼、广泛坏死（大于90%）。

病理报告

报告内容应包括：明确视网膜母细胞瘤的诊断，生长方式，坏死的比例，脉络膜的受累（浸润灶的最大径）及视神经的受累（视神经板前方或视神经板后

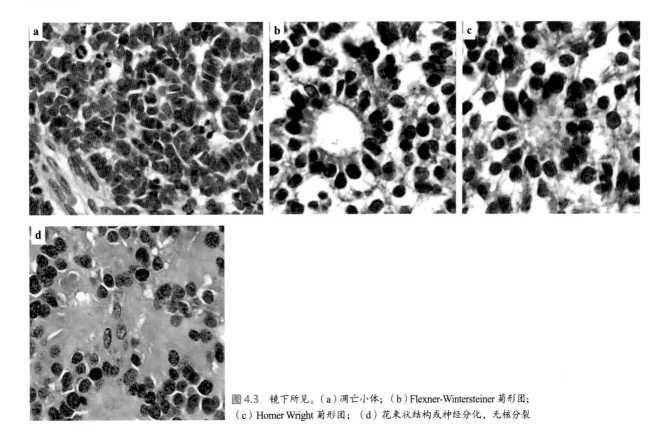

图4.3　镜下所见。（a）凋亡小体；（b）Flexner-Wintersteiner 菊形团；（c）Homer Wright 菊形团；（d）花束状结构或神经分化，无核分裂

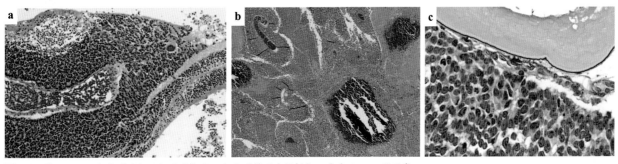

图4.4　镜下所见。（a）肿瘤位于视网膜核层；（b）营养不良性钙化；（c）Azzopardi 现象

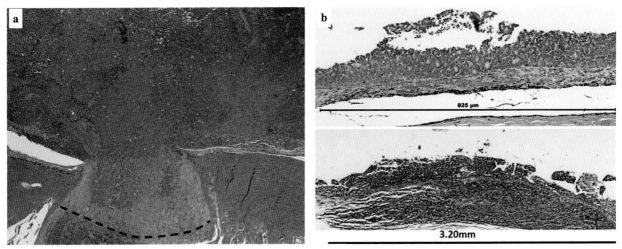

图4.5　组织病理学中的高危特征。（a）视神经板后方视神经浸润；（b）巨大脉络膜侵犯

方），视神经切缘情况，其他特征如虹膜新生血管形成、视网膜脱落。

美国癌症联合会（American Joint Committee on Cancer, AJCC）第八版根据肿瘤分期、淋巴结受累情况、远处转移情况对视网膜母细胞瘤进行分期。该分期将眼内肿瘤归为Ⅰ期（pT1-3）；眼眶处有肿瘤、但无淋巴结转移（N0）或远处转移（M0）的眼外肿瘤（pT4）归为Ⅱ期。Ⅲ期肿瘤与Ⅱ期基本相同，但伴淋巴结转移（pN1），Ⅳ期则是任意 pT 分期、任意 N 分期但伴有远处转移（临床或病理证实）。AJCC 分期中，首次加入了遗传信息：HX 为遗传信息未明，H0 指的是高敏检测结果为阴性，H1 为患者具有 RB1 的治病亚型，或有视网膜母细胞瘤家族史。

第三节　葡萄膜恶性黑色素瘤

定义

葡萄膜恶性黑色素瘤是成人眼内葡萄膜处（虹膜、睫状体、脉络膜）最常见的原发肿瘤。该肿瘤发生于葡萄膜的树突状黑素细胞（dendritic melanocytes）。部分患者具有遗传易感性，可能会有家族性 BAP1 综合征。约 50% 的葡萄膜恶性黑色素瘤发生转移。肝脏为葡萄膜恶性黑色素瘤的好发转移部位。90% 的患者在死亡时具有肝脏转移。

临床表现

临床表现取决于肿瘤部位。视觉症状是肿瘤的肿物（压迫）所致（表 4.3）。睫状体的恶性黑色素瘤不会很显著，除非肿瘤增大到导致晶状体浑浊或导致继发性青光眼。脉络膜处的肿瘤可能会有典型的蘑菇样形态，伴小灶的视网膜剥离，表现为视网膜色素上皮的改变。视神经受侵罕见。肿瘤播散可通过导血管（emissary vessels）至眼外组织或通过涡状静脉进入全身循环。

诊断

该肿瘤的诊断主要是基于临床表现；但影像学（超声、荧光血管造影、光学相干断层成像）可提高诊断的准确性。直到前不久，该肿瘤的治疗一直是无须活检证实的。不过，预后分子检测的出现，需要在确定性治疗前取得肿瘤细胞。

治疗

如肿瘤小至中等而无青光眼，可进行近距离放射治疗。其他所有情况（肿瘤较大）由于视觉效果有限，均应摘除眼球。根据眼部黑色素瘤合作研究（Collaborative Ocular Melanoma Study, COMS）的报道，转移方面的预后与治疗方案无关。

组织病理特征

应测量肿瘤的基底处（与巩膜接触处）大小及高度，因为这些数据具有预后意义，因此会用于分期。较大的肿瘤转移可能性增加（图 4.6a）。组织病理学上，肿瘤由梭形和 / 或上皮样黑色素瘤细胞构成。梭形细胞为 B 型，有核仁，细胞核卵圆形或圆形（图 4.6b）。上皮样细胞可大可小，细胞核较大（图 4.6c）。免疫组化表明肿瘤为黑素细胞祈愿。黑色素瘤中 HMB-45 和其他广谱黑素标记致密着色，但一般不表达 S100（图 4.7a）。核分裂指数一般低（图 4.7b）。分期所需核分裂应在 40 倍高倍视野下进行计数。

表 4.3　不同解剖部位脉络膜恶性黑色素瘤的比例、遗传学表现及预后

部位	占所有脉络膜恶性黑色素瘤的百分比	遗传学突变	仅从部位来说的预后
虹膜	5	GNAQ，GNA11，EIF1AX，BAP1；低转移潜能	大部分为良性经过
睫状体	5~6	MAP-K，GNAQ/GNA11，BAP1（3 号染色体单体），SF3B1，EIF1AX，PRAME	预后欠佳，如转移
脉络膜	90	MAP-K，GNAQ/GNA11，BAP1（3 号染色体单体），SF3B1，EIF1AX，PRAME	更多取决于细胞类型、肿瘤大小、遗传学表现

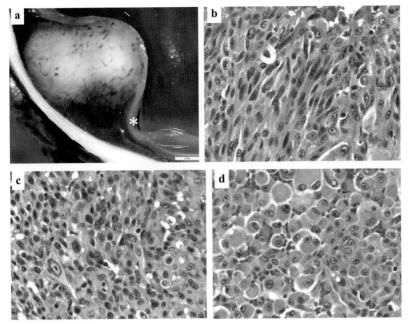

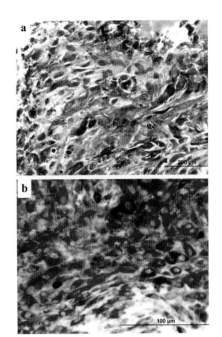

图4.6　病理特征。(a)脉络膜黑色素瘤,呈蘑菇样表现,伴小灶视网膜剥离(*示视网膜)。(b)梭形黑色素瘤细胞,胞质拉长,有核仁。(c)上皮样黑色素瘤细胞,伴显著核仁。(d)既有B型细胞、又有上皮样细胞的混合型

图4.7　免疫组化。(a)常规(HE)染色,有部分色素的梭形黑色素瘤。(b)免疫组化HMB45(胞质红色)及Ki67(胞核深褐色)双染,葡萄膜黑色素瘤一般为低增殖指数

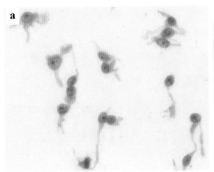

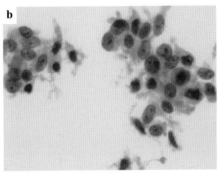

图4.8　细胞学,液基Pap染色。(a)细胞数量少,肿瘤细胞为梭形,胞质纤细。(b)黑色素瘤细胞中的圆形、上皮样细胞簇,伴显著核仁,混有梭形细胞

细胞病理

活检一般是在置入放射源的时候进行。所取组织可能会送分子检测而并无细胞学检查。不过,还是建议细胞学检查以证实分子检测结果。分子检测(尤其基因表达谱)并未检测黑色素瘤细胞,而是检测正常细胞的情况下,相关结果会表现为低转移风险。细胞学特征一般为形态温和、细胞数量少(图4.8a)。大部分为梭形细胞,胞质纤细,偶见核仁,伴或不伴色素(图4.8b)。部分肿瘤有上皮样细胞,伴较大的圆形细胞核。

鉴别诊断

需鉴别诊断痣(尤其虹膜处的较小病变)、黑素细胞瘤(melanocytoma)、血管瘤、视网膜色素上皮腺瘤(retinal pigment epithelium adenomas)、腺癌。

病理报告

病理报告应包括:确定恶性黑色素瘤的诊断,瘤细胞的类型。上皮样细胞超过30%的肿瘤应视为上皮样恶性黑色素瘤。大部分为混合型恶性黑色素瘤(梭形细胞及上皮样细胞混合)。瘤细胞的大小及其他特征也应报告,后者如侵犯情况、眼外播散。AJCC手册中有个表格,根据肿瘤大小进行分组,这也用于最终的分期。该表格也是根据COMS研究结果做出的。

第五章　耳部及颞骨肿瘤

(Tumors of the Ear and Temporal Bone)

原著　Juan C. Hernandez-Prera　Bruce M. Wenig
译者　王　强
审校　周炳娟　王　旭

第一节　简介

　　耳是负责听力和平衡的感觉器官，可分为三个独立的组成部分，即外耳及外耳道、中耳、内耳。后者完全位于颞骨的岩部之内。外耳及外耳道的最常见病变为皮肤肿瘤，如鳞状细胞癌、基底细胞癌、恶性黑色素瘤、Merkel 细胞癌。这些肿瘤类型在皮肤肿瘤部分详细讲述。本章主要介绍仅见于且主要位于耳上述三个部分的肿瘤。此外，由于症状及影像学特征有所重叠，因此来自中耳和内耳的肿瘤归为同一组。

第二节　外耳及外耳道肿瘤

耵聍腺腺瘤

　　耵聍腺肿瘤为产生耵聍的变异（modified）大汗腺（耵聍腺）形成的良性肿瘤。这类腺体位于外耳道软骨部分（即外侧）的真皮内。一般说来，耵聍腺肿瘤并不常见，但却是外耳道最常见肿瘤之一。耵聍腺肿瘤可根据肿瘤类型做出特异诊断，且其分类包括了良性和恶性肿瘤。相应的，应避免应用耵聍腺瘤（ceruminoma）这一通用名称。基本的良性耵聍腺肿瘤为耵聍腺腺瘤，但其他的耵聍腺来源良性肿瘤还有多形性腺瘤、乳头状汗管囊腺瘤。

临床特征

　　耵聍腺腺瘤在男性比女性多见，年龄分布宽泛，但最多见于 30~60 岁。症状有外耳道缓慢生长的肿物或阻塞，耳聋，少见情况下有耳部流出物。

治疗及预后

　　所有良性耵聍腺肿瘤的治疗选择都是完全手术切除。可出现复发，但一般是由于手术切除不完全所致。

病理特征

　　耵聍腺腺瘤为境界清楚的息肉样或圆形肿物，直径 1~4 cm。肿瘤被覆皮肤，溃疡不常见。组织学上，耵聍腺腺瘤为黏膜下、无包膜但境界清楚的腺体增生（图 5.1）。腺体大小不一，可有多种生长方式混杂，如实性、囊性、乳头状（图 5.1）。常见筛状或背靠背的腺体生长。腺体由两层细胞构成。内层或腔面的上皮细胞为立方状或柱状，胞质嗜酸性，呈大汗腺细胞的断头分泌特征（顶端凸起）（图 5.1）。相反，外层有肌上皮 / 基底细胞分化，细胞为矮立方状至梭形，细胞核深染（图 5.1）。内衬的细胞中可见金黄色至棕色、颗粒状表现的色素，这就是耵聍。一般细胞并无多形性及核分裂。

特殊染色

　　该肿瘤胞质内及管腔内可见淀粉酶耐受的 PAS 阳性或黏液卡红阳性物质。免疫组化管腔细胞 CK7 呈弥漫强阳性，同时 CD117 阳性。外层细胞阳性表达 CK5/6、p63、p40、S-100 和 SOX10（图 5.1）。超微结构检查可见上皮细胞分化（大汗腺细胞）及肌上皮细胞分化。上皮细胞具有大汗腺细胞特征，如顶端分

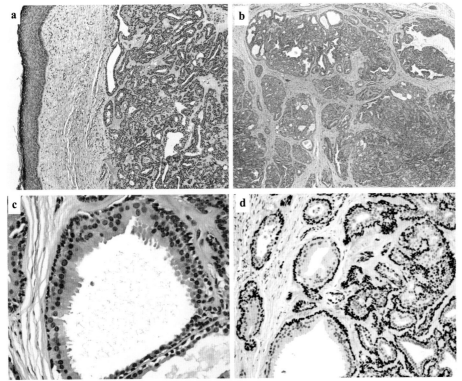

图 5.1　耵聍腺腺瘤。（a）耵聍腺腺瘤一般发生于真皮或黏膜下，表现为无包膜但境界清楚的肿物，由透明样变间质分隔的大小不一腺体构成。（b）可见多种生长方式，如腺样、囊性、乳头状。（c）腺体由两层细胞构成，分别是内侧(管腔面)的上皮样细胞及外侧的肌上皮细胞，前者表现不一，自立方状至柱状均可，胞质嗜酸性，有大汗腺细胞的断头分泌特征（顶端凸起），后者立方状至梭形，细胞核深染。（d）外侧（肌上皮）细胞 p63 阳性，但也表达 CK5/6、p40、S-100 及 SOX10（未示）

泌、微绒毛、细胞连接、分泌颗粒、囊泡、脂滴、含铁小体。

其他良性耵聍腺肿瘤

耵聍腺多形性腺瘤并不常见。其组织学构成与涎腺来源多形性腺瘤相似，如上皮细胞、肌上皮细胞比例不一的混合并伴软骨黏液样间质。此外，由于腮腺和外耳道紧邻，因此作出耵聍腺多形性腺瘤诊断之前应排除腮腺肿瘤可能。

乳头状汗管囊腺瘤是一种具有大汗腺分化的良性皮肤附属器肿瘤，一般发生于伴有器官样痣的头皮及面部区域。不过，该肿瘤也可发生于外耳道的耵聍腺，并表现为和发生于更常见皮肤部位肿瘤相同的组织学特征。

鉴别诊断

耵聍腺腺瘤的鉴别诊断包括中耳腺瘤、耵聍腺腺癌（详见后述）。中耳腺瘤为中耳来源，可以做出鉴别。不过，偶有中耳腺瘤可穿破鼓膜，表现为外耳道肿物，此时与耵聍腺腺瘤鉴别会有一定困难。罕见情况下，耵聍腺腺瘤也可累及中耳。耵聍腺腺瘤的组织

学诊断特征可用于和中耳腺瘤的鉴别，如存在大汗腺分泌及胞质内耵聍。免疫组化标记可以显示耵聍腺瘤中存在真正的肌上皮分化，这一特征在中耳腺瘤并不存在。此外，还有些中而腺瘤表达神经内分泌标记，如 Syn、CgA，这一特点并不见于耵聍腺腺瘤。耵聍腺腺瘤和腺癌的鉴别是根据后者具有恶性细胞学特征和 / 或浸润性生长。

耵聍腺腺癌

耵聍腺腺瘤对应的恶性病变一般称之为耵聍腺腺癌，包括了一组异质性病变，如"经典型"（耵聍腺）腺癌、腺样囊性癌、黏液表皮样癌。

临床特征

耵聍腺腺癌人口统计学数据与耵聍腺腺瘤相似。与耵聍腺腺瘤不同的是，耵聍腺腺癌患者更多见伴有疼痛。

治疗及预后

耵聍腺腺癌的治疗方案为整块的手术切除，位于中耳或颅骨受累的病例需更彻底的手术。建议补充放疗。转移罕见，可转移至局部淋巴结及肺部。耵聍腺

腺样囊性癌及黏液表皮样癌需广泛手术切除，并加或不加补充放疗。耵聍腺腺样囊性癌的预后一般与涎腺相应肿瘤相似，如短期生存预后（如 5 年）相对好，但长期（如 10~20 年）生存预后差。

病理特征

有助于鉴别"经典型"耵聍腺腺癌和腺瘤的常规组织学特征有：存在显著的细胞核多形性，核分裂活性增加（可伴或不伴非典型核分裂），失去耵聍腺腺瘤中的双侧细胞排列（图 5.2）。此外，耵聍腺腺癌具有浸润性，可侵及神经周围和 / 或骨组织。

低级别耵聍腺腺癌为高分化肿瘤，仍保持有大汗腺形态（胞质顶端凸起）（图 5.2），具有管状 - 腺性和 / 或筛状结构，具有明确的浸润证据。其谱系另一端的表现，即高级别耵聍腺腺癌，则属于低分化腺

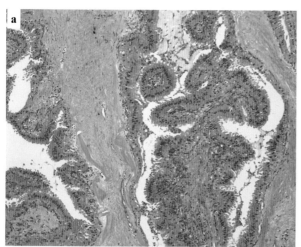

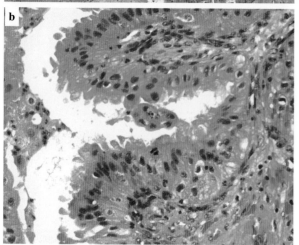

图 5.2 耵聍腺腺癌。（a，b）外耳道腺性肿瘤，具有浸润性（未示），其特点为伴断头分泌的大汗腺样细胞，细胞核具有多形性、深染，核浆比增加（图中部），失去耵聍腺腺瘤中的双层表现

性肿瘤，此时无大汗腺特征，形成不规则腺性结构，呈束状及实性片状生长。

其他恶性耵聍腺肿瘤

除"经典型"耵聍腺腺癌外，其他类型耵聍腺恶性肿瘤还有腺样囊性癌、黏液表皮样癌。这些肿瘤形态上与涎腺相应肿瘤相同，读者可参考本著作中涎腺肿瘤相应章节，会有更为全面的介绍。

鉴别诊断

高分化耵聍腺腺癌很难与相应良性肿瘤鉴别，主要是根据其浸润性生长而得以识别。相反，耵聍腺来源的低分化耵聍腺腺癌根据其位于外耳道，排除转移性腺癌后，则可以确诊。

由于腮腺和外耳道紧邻，所以耵聍腺腺样囊性癌及黏液表皮样癌的鉴别还要注意腮腺类似肿瘤的直接蔓延。因此在诊断外耳道原发腺样囊性癌及黏液表皮样癌之前，要排除腮腺相同肿瘤的可能。此外，外耳道皮肤的小汗腺螺旋腺瘤也可能会误诊为腺样囊性癌。

第三节　中耳及颞骨肿瘤

胆脂瘤

胆脂瘤是一种局灶破坏性病变，其特点是存在形成囊性结构的复层鳞状上皮、导致中耳角化物蓄积。不要将胆脂瘤视为真正的肿瘤性病变，不过它的确表现出肿瘤性特征，如细胞不受控制的生长、破坏性生长。因此，本章也会讨论胆脂瘤的临床病理特征。文献中对胆脂瘤还有其他名称，如角质瘤、表皮样囊肿、中耳表皮包涵囊肿等。根据其临床表现和提出的病理机制，胆脂瘤可进一步分为获得性及先天性。

获得性胆脂瘤

临床特征

胆脂瘤好发于男性，最常见于 20~40 岁。大部分获得性胆脂瘤发生于鼓膜的松弛部并蔓延至 Prussak's 间隙。Prussak's 间隙的侧方边界是鼓膜松弛部

（Schrapnell's 膜），内侧为锤骨颈，上方与接近盾板（scutum）处的鼓膜边缘松弛部相连，下方为锤骨的侧方或锤骨短突。最初，胆脂瘤广泛破坏中耳间隙及乳突之前可能并无临床表现。相应症状如听力丧失，出现恶臭、疼痛，也可能会伴有发生于中耳顶部的息肉或伴鼓膜穿孔。耳镜检查可见中耳有白色碎屑，具有诊断价值。获得性胆脂瘤也可发生于外耳道。外耳道胆脂瘤一般发生于年龄较大患者，表现为耳部溢脓、单侧慢性疼痛，但并无传导性听力减退。胆脂瘤治疗上应完整切除所有组织学成分。如未能完全切除，可能会出现进展及破坏性生长，如广泛骨质破坏并可导致听力减退、面神经麻痹、迷路炎、脑膜炎、脑脓肿。

病理机制

中耳胆脂瘤的病理机制还未完全阐明，但目前认为是鳞状上皮自鼓膜内陷入中耳所致。上皮进入中耳的机制可能是多种事件的结合，包括鼓膜穿孔尤其是松弛部，其次为感染，伴咽鼓管梗阻或阻塞继发性导致鼓膜长期负压所致鼓膜内陷或收缩入中耳。胆脂瘤发生的其他机制还有外伤性植入、中耳上皮的鳞状化生、先天性衍生、角质细胞增生所需旁分泌及自分泌细胞信号通路的活化。此外，少数研究表明表皮生长因子受体（epidermal growth factor receptor, EGFR）及转化生长因子 α（transforming growth factor α, TGF-α）的过表达可能有助于该病变中的细胞增生。

尽管和中耳的肿瘤名称相同，但外耳道胆脂瘤的病理机制不同。该肿瘤可能是外耳道微小创伤导致骨缺损，继而出现骨膜炎、骨髓炎的结果。后续周围鳞状上皮在受累骨组织处内陷并出现增生。

先天性胆脂瘤

临床特征

少数胆脂瘤为先天性，文献中曾被称为表皮样囊肿。该病变发生于鼓膜完整、无慢性中耳炎的中耳。病变无性别差异，大部分病例发生于婴儿及儿童早期。先天性胆脂瘤发生于中耳前上壁，最常见首发症状为传导性听力减退。

病理机制

目前认为先天性胆脂瘤是来源于小克隆的表皮细胞，即表皮形成（epidermoid formations）。这些结构可见于妊娠 15 周后颞骨内中耳外侧前上表面，一般在出生后第一年内消失。不过，如表皮形成未能消失，则推测会继续生长并形成先天性胆脂瘤。

胆脂瘤病理

不管是什么原因引起的，胆脂瘤都表现为囊性、大小不一的白色至珍珠色肿物，囊内有奶酪样或水样颗粒状物。组织学诊断是根据在中耳内查见复层角化鳞状上皮而得出，一般伴有上皮下纤维结缔组织或肉芽组织及角质碎屑（图 5.3）。角化鳞状上皮的细胞形态温和，且具有成熟现象而并无异型增生证据。尽管性质为良性，但胆脂瘤具有局部破坏潜能，组织学

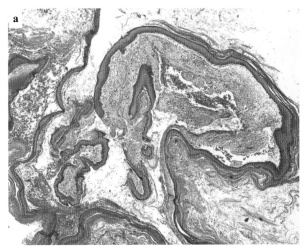

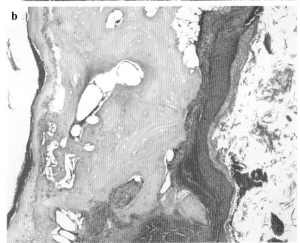

图 5.3　胆脂瘤。（a）胆脂瘤的组织学诊断，在于中耳间隙内查见角化鳞状上皮。角化鳞状上皮具有细胞学上的成熟现象，细胞形态温和，无异型增生改变。有大量无细胞的角质碎屑（板层状物），仅发现角质碎屑而无相应的上皮，不能诊断胆脂瘤；（b）紧邻骨组织（中耳听小骨）的胆脂瘤。尽管胆脂瘤被视为非肿瘤性病变，且为良性鳞状上皮构成，但也可出现浸润性生长并有破坏能力

上可表现为复层角化鳞状上皮与下方骨组织紧密相邻（图 5.3）。

胆脂瘤一般单独出现而无其他病理改变，但也可与其他中耳病变并存，如慢性中耳炎、鼓室硬化症、耳部息肉、中耳腺瘤、获得性脑膨出等改变。

特殊染色

胆脂瘤并无特异性免疫组化染色指标，CK 和 p63 阳性是意料之中的。

鉴别诊断

中耳胆脂瘤的组织学表现是良性角化鳞状上皮，如标本明确取自中耳，则诊断相对容易。不过，仅有角质碎屑并不能诊断胆脂瘤，应注意仔细判读。比如栓塞性角化症（keratosis obturans）患者外耳道活检标本可见呈板层状的轻度受压角化鳞状上皮。栓塞性角化症推测是由于鳞状上皮成熟缺陷，并自外耳道向侧方移行，导致外耳道的骨骼面内有角质碎屑聚集及骨组织受侵蚀。与胆脂瘤不同的是，栓塞性角化症为双侧病变，表现为急性传导性听力减退、严重疼痛、耳道增宽。

中耳鳞状细胞癌也应和胆脂瘤鉴别，二者区分主要是根据异型增生或显著恶性细胞学特征并伴浸润性生长所致的间质显著促纤维结缔组织增生。胆脂瘤并不会转化为鳞状细胞癌。

中耳腺瘤

临床特征

中耳腺瘤是来源于中耳黏膜、具有上皮分化及不同程度神经内分泌分化的良性肿瘤。也曾称之为中耳神经内分泌腺瘤（neuroendocrine adenoma of the middle ear, NAME）。中耳腺瘤患者男女性别均等，患者年龄分布宽泛，但最常见于 20~40 岁。中耳腺瘤可影响中耳的任何部分，如咽鼓管、乳突间隙、听骨、鼓索神经。该肿瘤相关的最常见症状为单侧传导性听力减退。除胀满感外，也可出现耳鸣、头晕，而疼痛、溢脓、面神经麻痹罕见。耳镜检查可见鼓膜完整，肿瘤局限于中耳间隙内。部分情况下，该肿瘤可穿破鼓膜并表现为外耳道肿物。比较典型的影像学表现中，中耳腺瘤表现为相对缺少血供的软组织密度，无破坏、浸润或糜烂等表现。

中耳腺瘤的发生并无病原学因素，其发生也和慢性中耳炎无关。中耳腺瘤可见同时存在胆脂瘤，但二者之间尚无已知的关系。

治疗及预后

中耳腺瘤的治疗为手术完全切除。如病变较小且局限于中耳，手术可相对保守；伴更广泛结构受累的较大病变也可稍激进，如乳突切除术。长期以来，中耳腺瘤被归为良性/惰性生物学行为的肿瘤。肿瘤复发是由于手术切除范围不足，甚至可在首次切除数年后，部分病例可能具有局部侵袭性。报道的中耳腺瘤出现淋巴结及远处转移，以及罕见情况下该肿瘤导致的死亡，都对其良性性质做出了挑战。相应的，已有人提出中耳腺瘤可能是低级别恶性肿瘤，并称之为中耳类癌（carcinoid tumor）。类癌这一名称也指神经内分泌癌谱系中的高分化神经内分泌癌，这一谱系还包括了中分化神经内分泌癌（不典型类癌）、低分化神经内分泌癌（包括小细胞型及大细胞型）。伴神经内分泌分化的中耳腺瘤是否该归为神经内分泌癌谱系，还是个没有答案的问题，但鉴于并非所有的中耳腺瘤都有神经内分泌分化，且大部分中耳腺瘤（包括伴神经内分泌分化者）生物学行为均为良性，这都不支持将其归为神经内分泌癌谱系中。

病理特点

中耳腺瘤为灰白色至红褐色、质韧至质实肿物，触之无出血。组织学上，该肿瘤无包膜，呈管状-腺样结构，并可呈实性、片状、梁状、囊性、筛状等生长方式（图 5.4）。肿瘤性腺体呈单个分布或背靠背排列（图 5.4）。光镜下，大部分腺体为单层立方状至柱状细胞构成，但免疫组化中可见内层为扁平细胞、周围外层有一圈立方状细胞（详见后述）。瘤细胞一般为嗜酸性胞质，细胞核圆形至卵圆形、深染，偶见核仁。部分细胞可能呈显著浆细胞样表现，这在实性生长显著的区域更为明显（图 5.4）。可见细胞多形性，但并不显著。核分裂及坏死并不常见。间质成分稀少，可自纤维性至黏液样不等。

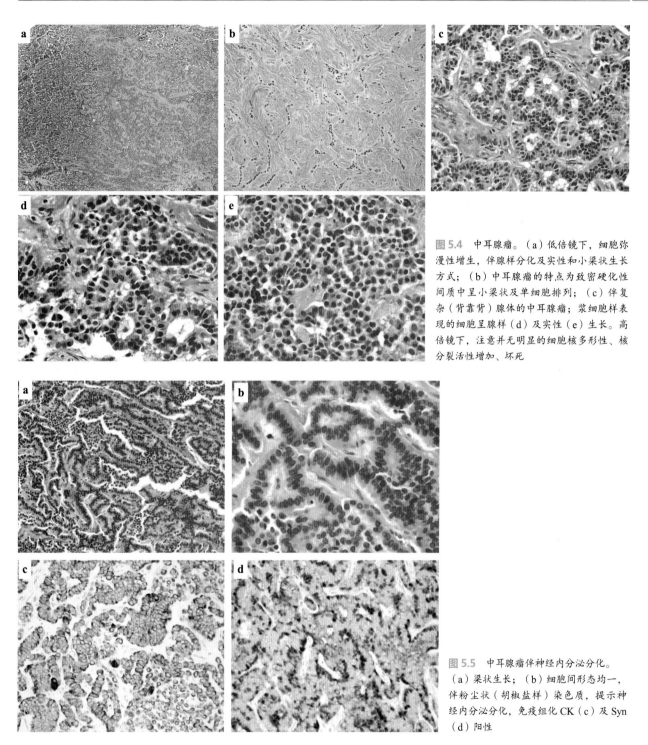

图 5.4　中耳腺瘤。（a）低倍镜下，细胞弥漫性增生，伴腺样分化及实性和小梁状生长方式；（b）中耳腺瘤的特点为致密硬化性间质中呈小梁状及单细胞排列；（c）伴复杂（背靠背）腺体的中耳腺瘤；浆细胞样表现的细胞呈腺样（d）及实性（e）生长。高倍镜下，注意并无明显的细胞核多形性、核分裂活性增加、坏死

图 5.5　中耳腺瘤伴神经内分泌分化。（a）梁状生长；（b）细胞间形态均一，伴粉尘状（胡椒盐样）染色质，提示神经内分泌分化，免疫组化 CK（c）及 Syn（d）阳性

特殊染色

　　组织化学染色可见腺腔内黏液，但胞质内并无着色。免疫组化检查可见瘤细胞程度不等的表达 CK，如 AE1/AE3、CAM5.2。CK7 阳性主要见于内层管腔上皮，而 CK5/6、p63 则主要在外层基底细胞着色。S100 可存在部分阳性，但并无真正的肌上皮分化。

伴神经内分泌分化的中耳腺瘤

　　免疫组化及超微结构层面的神经内分泌分化证据，在中耳腺瘤早已有所发现。这种情况下，病变中细胞的染色质为粉尘状或团块状，呈经典的"胡椒盐"样和 / 或表现为神经内分泌肿瘤的特征性结构（如缎带状、条索状、器官样生长）（图 5.5）。有一项或

多项神经内分泌标记的着色，如 CgA、Syn（图 5.5）。此外，NSE、血清素（serotonin）、人胰多肽（human pancreatic polypeptide）等也可阳性。尽管该肿瘤中存在血管活性物质，但类癌综合征极少与中耳腺瘤有关。

　　中耳腺瘤存在神经内分泌分化，已成为分类学中的一个争议之处，因为有作者称该肿瘤最好应归为中耳类癌。但伴神经内分泌分化的中耳腺瘤最好视为中耳腺瘤谱系的一部分，而不是将其视为单独肿瘤类型。支持统一命名的证据包括：该肿瘤上方被覆的增生性中耳上皮内有 CgA 阳性的细胞，这类肿瘤绝大部分为良性生物学行为。不过，伴转移的中耳腺瘤罕见病例报道具有神经内分泌分化，表明至少部分肿瘤行为

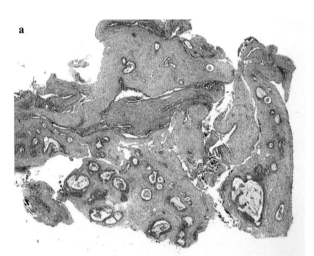

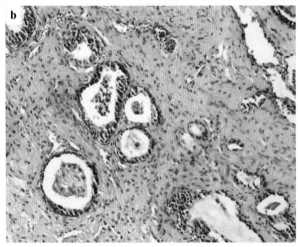

图 5.6　慢性中耳炎中的腺上皮化生。（a）与中耳腺瘤不同，慢性中耳炎中的腺体排列随意，并无中耳腺瘤中的弥漫性增生。此外，背景改变为慢性中耳炎，如纤维化、局灶钙化（鼓室硬化症）。裂隙样间隙衬覆立方状上皮，为中耳及乳突的正常衬覆上皮形成的化生性腺体。（b）高倍镜下，右上角可见中耳的立方状上皮，纤维性间质中可见无特殊表现的腺体

表现为真正的类癌 / 高分化神经内分泌癌。

鉴别诊断

　　中耳腺瘤的鉴别诊断主要有颈鼓室（jugulotympanic）副神经节瘤、脑膜瘤、前庭神经鞘瘤（听神经瘤）。这些肿瘤的病理特征详见后述。慢性中耳炎的情况下可见腺上皮化生，可能会考虑到中耳腺瘤可能性。慢性中耳炎中的腺性增生为局灶性、杂乱分布，一般发生于有某些组织学特征的情况下，如伴纤维化及钙化的慢性炎症（图 5.6）。中耳腺瘤可穿破鼓膜并类似外耳道肿瘤，如耵聍腺腺瘤。这两种肿瘤的组织学表现和免疫组化特点有显著不同，因此应很容易鉴别。

　　中耳原发的腺癌罕见，如有发生，一般见于伴长期慢性中耳炎病史的老年人。组织学上，中耳腺癌的细胞形态有恶性特点，如细胞核显著增大、分裂活性增加（伴或不伴非典型核分裂），有坏死（单细胞性坏死和 / 或融合的坏死灶）及浸润。需要注意的是，由于中耳位置狭小且所有肿瘤（包括良性及恶性）均有随着时间逐渐生长的能力，因此中耳腺瘤也可出现亲神经性甚至紧邻骨组织，因此出现这些表现且仅有这些表现并不能诊断为恶性，细胞学特征才能鉴别中耳腺瘤（无恶性细胞学特征）和腺癌（有恶性细胞学特征）。最后，做出中耳腺癌诊断前，应排除其他远处部位（如前列腺、肾脏、其他）腺癌转移到中耳的可能。

中耳副神经节瘤（鼓室副神经节瘤）

　　中耳副神经节瘤是发生于肾上腺外、神经嵴来源副神经节而位于中耳或颞骨区域的神经内分泌肿瘤。中耳副神经节瘤被认为是中耳最常见的肿瘤，约占头颈部区域所有副神经节瘤的 30%。其同义词还有颈静脉球瘤、鼓室血管球瘤。

临床特征

　　中耳副神经节瘤在女性要比男性多见，好发于 40~70 岁。高达 85% 的肿瘤发生于颈静脉球附近，因此在中耳或外耳道形成肿物。约 12% 起源于 Jacobson 神经（舌咽神经的鼓室支）并表现为中耳内侧鼓岬（medial promontory）水平的肿瘤。少部分（3%）病例起自 Arnold 神经（交感神经耳后支）并发生于外耳

道。中耳副神经节瘤起自副交感神经系统的副神经节，大部分病例中均缺乏儿茶酚胺分泌。相应的，其症状也与肿物影响有关，最常见为耳鸣、耳部搏动、传导性听力减退。其他报道的症状还有胀满感、溢脓、疼痛、出血。此外，也可出现神经系统异常，如一条或多条颅神经（Ⅸ、Ⅹ、Ⅺ、Ⅻ）功能异常、小脑功能障碍、吞咽困难、声音嘶哑，这些与该肿瘤的侵袭性有关。

中耳副神经节瘤常有局部侵袭性并侵入相邻结构，包括（但不限于）颞骨及乳突。CT 扫描一般可见软组织密度肿物，均一增强，并有周围骨结构破坏证据。中耳副神经节瘤富于血供，因此颈动脉血管造影可见病变由相邻大动脉供血。磁共振检查，该肿瘤表现为 T1 加权相低信号，T2 加权相等信号 / 高信号，注射造影剂后信号增强。副神经节瘤的另一磁共振特征是独特的胡椒盐样表现，尤其容易见于大于 2 cm 的病变中。

副神经节瘤可能有遗传性，最常见为常染色体显性遗传。不管起源部位如何，已知至少 30% 的病例具有遗传性，目前至少已报道了 19 个易感基因的种系突变。一般说来，头颈部副神经节瘤报道的种系突变概率高达 45%，发生于中耳的肿瘤有三分之一具有这一改变。大部分突变主要累及假性缺氧（pseudo-hypoxia）相关通路有关的基因，已确认琥珀酸脱氢酶（succinate dehydrogenase, SDH）复合体（SDHA，SDHB，SDHC，SDHD，SDHSF2）为遗传性副神经节瘤最常见的病因。副神经节瘤综合征 1 型（para-ganglioma syndrome type 1, PGL-1）的易感基因 SDHD 突变是中耳副神经节瘤中最常见的遗传学事件。一般说来，伴 PGL-1 的患者特点为容易出现多灶性肿瘤（55%~60%），常累及头颈部（85%），转移风险相对低（4%~5%）。也要注意的是，种系突变也可见于明显为散发的病例。除 SDHD 突变外，SDHAF2、SDHB、SDHC 也曾报道于中耳副神经节瘤。

根据出现局部淋巴结转移或远处器官转移的情况，约 5% 的中耳副神经节瘤报道为恶性。这些肿瘤的组织学表现与其生物学行为无关，且与其他部位副神经节瘤相似，其恶性潜能主要是由潜在种系突变所

致。有趣的是，中耳副神经节瘤中较低的恶性概率与 SDHD 突变副神经节瘤中报道的转移风险有关。

中耳副神经节瘤也称为鼓室副神经节瘤。即使报道中认为是同一病变，但区分颈静脉和鼓室的副神经节瘤具有重要的临床及治疗意义，因此，按照发病部位或发病部位结合肿瘤累及范围进行的分类方案已发展为主要根据病变发生时的解剖部位和病变累及的解剖部位进行分类。

治疗及预后

以往认为，完整手术切除是中耳副神经节瘤的治疗方案，颞下窝入路（infra-temporal fossa approach-es）专用于颞骨副神经节瘤的切除。不过，手术可导致颅神经损伤或其他严重副作用。此外，该类病变的部位及浸润性常阻碍完整切除。术前栓塞也可用于减少肿瘤供血并易于手术切除，减少相关并发症。放疗最初仅用于无法切除肿瘤或残余病变的治疗，但密切已发展为中耳副神经节瘤的一线治疗方案。

病理特征

大体上，中耳副神经节瘤为息肉状、红色、易碎肿物，位于完整的鼓膜后或外耳道内。其大小不一，自数毫米至完全充满中耳间隙，甚至侵入周围结构的较大肿物。发生于中耳的肿瘤与其他肾上腺外副神经节瘤组织学表现相同。其特征性表现为细胞巢或所谓 "zell-ballen" 结构（图 5.7）。肿瘤巢周边及分隔的间质为大量纤维血管组织。尽管该结构为副神经节瘤的特征性表现，但也可见于其他肿瘤，如其他中耳腺瘤（伴或不伴神经内分泌分化）、神经内分泌癌、恶性黑色素瘤、癌。副神经节瘤主要为主细胞构成，细胞形态圆形或卵圆形，细胞核均一；染色质分散；胞质丰富、嗜酸性、颗粒状或空泡状（图 5.7）。位于细胞巢周边的是支持细胞，这是变化了的施万细胞。光镜下支持细胞难以识别。可见细胞及细胞核的多形性，但这些特点并不提示恶性。核分裂及坏死并不常见。副神经节瘤缺乏腺样分化或腺泡分化。

光镜检查常很容易识别出副神经节瘤。不过，包括中耳及颞骨在内的所有部位副神经节瘤并无典型器官样（zell-ballen）生长方式的情况也并不少见。另外，

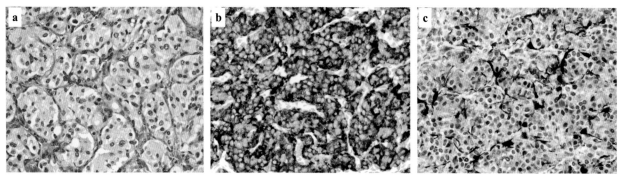

图 5.7　鼓室副神经节瘤。（a）典型的器官样或细胞巢状生长方式，瘤细胞为圆形或卵圆形、均一报销的细胞核，染色质分散，胞质丰富嗜酸性或空泡状。支持细胞位于细胞巢周边，但光镜下难以识别。副神经节瘤的免疫组化特征有主细胞 Syn 弥漫阳性（b），主要位于周边的支持细胞 S100 阳性（c）

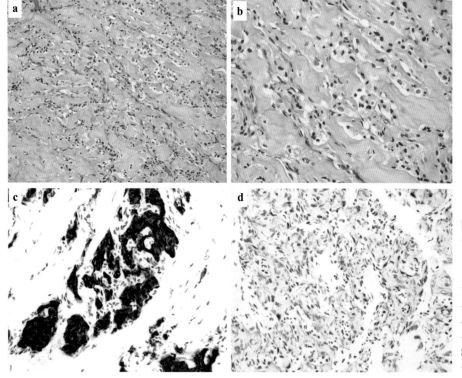

图 5.8　鼓室副神经节瘤。（a,b）伴致密纤维性间质的时候，典型器官样生长方式可变得不明显或缺失。这种情况下可能对副神经节瘤做出过度诊断，并可能提示为其他肿瘤类型，和 / 或可能考虑为恶性肿瘤，尤其伴浸润性生长证据时。典型的免疫组化表现，Syn（c）及 S100（d）的着色模式可以帮助我们做出准确诊断

这一特征性形态学表现可能会因人为因素而变得不明显或缺失，如手术操作和 / 或致密纤维间质挤压肿瘤细胞呈不规则巢状、岛状、条索状（图 5.8）。无典型生长方式的时候可能会导致诊断困惑。这些组织学结构可能会形成浸润性表现，可能导致错误的判读为低分化恶性肿瘤。这样的病例中，网状染色及免疫组化（详见后述）可辅助（中耳）副神经节瘤的诊断，网状染色可显示出背景中围绕在巢状结构周围的纤维血管。

特殊染色

常见部位副神经节瘤的特征性免疫组化、中耳副神经节瘤特异性免疫组化有主细胞 Syn、CgA 阳性，S100 及 SOX10 在周围支持细胞阳性（图 5.7 和图 5.8）。肿瘤也可为酪氨酸羟化酶阳性，这是儿茶酚胺合成的限速酶。不过，鉴于中耳副神经节瘤属于副交感神经，因此 CgA 和酪氨酸羟化酶的阳性可能较弱甚至阴性。主细胞和支持细胞程度不等的表达 vimentin。包括 CK 在内的上皮标记一般为阴性。不过，也曾有过少见的 CK 阳性副神经节瘤报道。所有的副神经节瘤均应常

规进行 SDHB 免疫组化，这一指标的表达缺失有助于检出 SDH 突变型副神经节瘤、但与具体突变基因无关。免疫组化 SDHB 检测检出 SDH 突变型肿瘤的敏感性为 100%，而特异性为 84% 至 94% 不等。细胞核着色缺失（不表达）为 SDHB 染色的"阳性"结果。需要注意的是，SDHB 染色阴慎重解读，因为部分有 SDHD 突变的肿瘤在 SDHB 免疫组化检测中并不会出现着色的完全缺失，而会表现为弱阳性，此时可能会错误的解读为仍有着色。

鉴别诊断

中耳副神经节瘤的鉴别诊断主要有中耳腺瘤、脑膜瘤、前庭神经鞘瘤。大部分病例中，该肿瘤的形态学结合临床表现及影像学特征，可以作出准确诊断。如组织学表现无法区分中耳副神经节瘤和其他相似病变，免疫组化可以区分。

前庭（听神经）神经鞘瘤

前庭神经鞘瘤，文献中也称为听神经瘤，是起源于第Ⅷ对颅神经中施万细胞的良性外周神经鞘瘤。

临床特点

前庭神经鞘瘤占所有颅内肿瘤的比例高达 10%，占所有小脑桥脑角或内耳道肿瘤的比例高达 90%。过去的几十年里，前庭神经鞘瘤的发生率显著升高，可能是头颅影像学检查增多导致亚临床病例检出所致。前庭神经鞘瘤似乎稍多见于女性，可发生于任何年龄，但常见于 30~70 岁。前庭神经鞘瘤大部分累及第Ⅷ对颅神经的前庭部，而不是耳蜗部。一般来说，进行性感音性听力减退为提示性症状，其次为耳鸣、眩晕、平衡失调。随着病变进展，肿瘤增大，可能会压迫其他颅神经（第Ⅴ、Ⅶ、Ⅸ、Ⅹ、Ⅺ对）、小脑甚至脑干。

该肿瘤大部分为散发性、单侧性，但高达 10% 的病例为双侧性，为神经纤维瘤病 2 型（neurofibromatosis type 2, NF2）的特异性表现。与散发性前庭神经鞘瘤不同，发生于 NF2 患者的肿瘤一般发现于年龄较轻时（10~20 岁）、生长迅速并容易侵犯蜗神经及面神经。30 岁以前的听神经瘤（或与 NF2 相关的另一肿瘤——脑膜瘤）患者均应考虑到 NF2 的可能。

NF2 基因的种系失活性突变是一种综合征。NF2 基因位于染色体 22q12，编码肿瘤抑制蛋白 merlin。Merlin 功能缺失是前庭神经鞘瘤病理机制的关键，有趣的是，部分散发性病例中也可见 NF2 基因的体细胞性双等位突变。

大部分前庭神经鞘瘤累及内耳道并导致显著的不对称性增宽，或耳门（porus acusticus）糜烂。耳道外的任意部分进入小脑桥脑角一般均为球形，这两种成分结合起来，常形成圆筒冰激凌样表现。磁共振中，细胞性神经鞘瘤表现为相对桥脑来说 T1 加权相低信号、T2 加权相高信号，重加权 T2 成像三维序列中相对脑脊液为显著低信号。

治疗及预后

以往，前庭神经鞘瘤的治疗方案认为是手术完整切除，但最近认为该肿瘤的治疗需要多学科综合处理。除手术外，该肿瘤目前的治疗方案包括定期影像学检查随访、体外射线治疗、立体定向放疗。治疗方案的选择应根据个人体质、健康状态、预期寿命、症状进行个体化选择。

病理特征

大体检查，前庭神经鞘瘤境界清楚，灰白色至黄色，质韧至质实，可有囊性变。肿瘤大小自数毫米至最大径高达 4~5 cm 不等。组织学上，该肿瘤具有身体其他部位神经鞘瘤的诊断性特征，如境界清楚至有包膜（由于组织碎片状切除，所以有包膜或境界清楚这一点可能并不明显），瘤细胞的细胞核拉长、弯曲，胞质分界不清（图 5.9）。此外，可见富于细胞区（Antoni A）和细胞稀疏区（Antoni B）混杂在一起，细胞核栅栏状（Verocay 小体）。核分裂数量一般稀少，细胞多形性并不明显。也可见退行性改变，如囊性退变、坏死、透明样变、钙化、出血。神经鞘瘤血供丰富，特点为透明样变的薄壁大血管。

特殊染色

免疫组化可见 S100 和 SOX10 弥漫强阳性（图 5.9），三甲基组蛋白（trimethyl histone, H3K27ME3）仍有表达。CK、CgA、Syn、CD34 及 STAT6 阴性。

鉴别诊断

前庭神经鞘瘤应主要鉴别脑膜瘤、中耳副神经

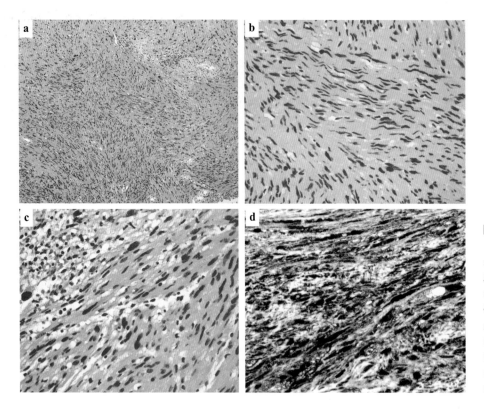

图 5.9　前庭（听神经）神经瘤。（a）富于细胞区呈束状至席纹状生长；（b）肿瘤细胞的特点为细胞核拉长、波浪状，胞质分界不清；细胞核无明显多形性，核分裂活性不高；（c）反应性改变可有局灶细胞核多形性、深染，但并无弥漫性细胞核多形性、无核分裂活性增加的情况下，仅此不能做出恶性诊断；（d）免疫组化 S100 弥漫强阳性（细胞核及胞质着色）

节瘤、孤立性纤维性肿瘤，合理应用免疫组化可以作出鉴别。上述肿瘤均不表达 S100 和 SOX10。与包括前庭神经鞘瘤在内的良性外周神经鞘瘤（benign peripheral nerve sheath tumors, BPNST）不同，恶性外周神经鞘瘤（malignant peripheral nerve sheath tumors, MPNST）的特点为细胞核中至显著多形性，核分裂活性增加并可包括非典型核分裂，有坏死。此外，MPNST 中 S100 表达降低或阴性，H3K27ME3 无表达，而该标记在 BPNST 中为弥漫强阳性。

脑膜瘤

脑膜瘤是发生于和硬脑膜窦相连、形成蛛网膜绒毛的蛛网膜细胞的良性肿瘤。

临床特点

脑膜瘤约占所有颅内肿瘤的 13%~18%，属于小脑桥脑角处第二常见的肿瘤。最常见的情况下，中耳及颞骨内的脑膜瘤是颅内肿瘤直接播散所致，但也可发生自异位蛛网膜细胞。中耳及颞骨脑膜瘤在女性比男性多见，最常见于 40~50 岁。少见情况下可发生于儿童。对头颈部来说，中耳及颞骨为异位脑膜瘤的最常见部位。受累部位有中耳、颞骨、外耳道、咽鼓管，或多处受累。中耳脑膜瘤的临床表现主要有进行性听力减退，其次为中耳炎、疼痛、头晕、眩晕。一般说来，NF2 患者发生脑膜瘤记录增加，但该综合征相关的中耳及颞骨脑膜瘤发生率似乎较低。诊断脑膜瘤，影像学检查首选磁共振，其特点为 T1 加权相上的等信号。

治疗及预后

中耳及颞骨脑膜瘤的治疗为手术完整切除，可治愈。不过，约三分之一的病例会有复发。

病理特征

中耳及颞骨脑膜瘤的组织学特点和颅内相应肿瘤相似。该部位最常见的组织学亚型为脑膜皮型脑膜瘤（WHO Ⅰ级），肿瘤细胞巢呈分叶状生长，由数量不等的纤维组织分隔（图 5.10）。肿瘤细胞巢呈轮辐状，细胞胞质淡染、分界不清，细胞核圆形至卵圆形或梭形（图 5.10）。可见核内假包涵体及砂粒体，但数量一般比颅内脑膜瘤者要少。可见轻度细胞多形性，核分裂不常见。

特殊染色

脑膜瘤免疫组化中，可不同程度表达 EMA、波

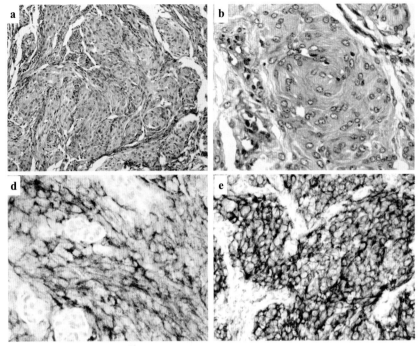

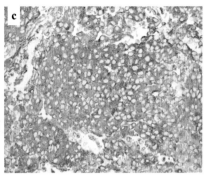

图 5.10 内耳道脑膜瘤（脑膜皮型）。（a）纤维血管组织分割的细胞巢或分叶状结构。（b）瘤细胞的细胞核为圆形至卵圆形或梭形，胞质淡染，细胞分界不清。免疫组化阳性指标有 vimentin（c）、EMA（d）、生长抑素受体 2a（e）

形蛋白、孕激素受体（图 5.10）。此外，生长抑素受体 2（somatostatin receptor 2, SSTR2）被视为脑膜瘤的敏感标记物（图 5.10）。

鉴别诊断

与中耳腺瘤不同，脑膜瘤一般 CK 阴性，但也有 CAM5.2 弱阳性的报道。脑膜瘤并不会如前庭神经鞘瘤那样同时表达 S100 和 SOX10，且神经内分泌标记阴性，可排除副神经节瘤。

内淋巴囊肿瘤

内淋巴囊肿瘤为发生于颞骨的罕见肿瘤，大部分为 von Hippel-Lindau（VHL）综合征的表现。文献中曾有多种名称来描述该肿瘤，如内淋巴囊腺瘤、内淋巴囊腺癌、内淋巴囊低级别乳头状腺癌、Heffner 肿瘤。需要注意的是，中耳侵袭性乳头状肿瘤的名称也曾作为内淋巴囊肿瘤的同义词，但目前认为这是两种不同的病变（详见后述）。

临床特征

患者无性别差异，年龄分布宽泛，自 10 岁前直至 80 岁均可发生。最常见症状为单侧感音性听力减退，病程 6 个月至 18 年不等。其他症状还有耳鸣、眩晕、共济失调、颅神经功能受影响。病变中心最多见于颞

骨后内侧面。肿瘤播散至后颅腔时，可因此而导致考虑为肿瘤起源于颅内；不过，目前广为接受的是这一罕见肿瘤起源于前庭导水管内的内淋巴囊上皮。早期临床表现为前庭病变，肿瘤在影像学上的位置，内淋巴囊内可能查见原位成分，均支持这一假说。

内淋巴囊肿瘤的诊断，要注意患者临床有无 VHL 综合征的可能，因为约 70% 的病例与这一常染色体显性家族性癌综合征有关。估计约 11%~16% 的 VHL 患者有此肿瘤，高达 90% 的患者会出现双侧病变，32% 的病例中以内淋巴囊肿瘤为该综合征的首发表现。此外，内淋巴囊肿瘤中已有 VHL 基因失活的报道。

治疗及预后

尽管大部分内淋巴囊肿瘤表现为惰性生物学过程，但部分肿瘤可以出现局部侵袭性，且也证实有罕见的转移性病例。相应的，内淋巴囊肿瘤被视为低级别恶性。并无组织学特征可以预测临床行为，但 VHL 综合征患者的肿瘤可能更具侵袭性，可累及蝶骨斜坡或蝶骨翼。因此，这类患者可进行早期听力筛查检测，且可以早期手术切除。

治疗上选择手术完整切除，有望治愈。对于进展期病例，可能需要进行包括乳突切除术和颞骨切除术

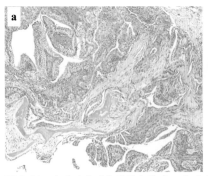
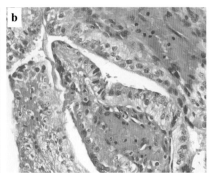
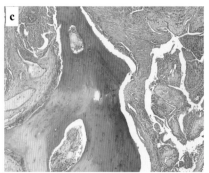

图 5.11　内淋巴囊（乳头状）肿瘤。（a）乳头状及局灶囊性生长；（b）本例中，上皮成分明显为单层立方状细胞构成，胞质嗜酸性；（c）骨组织受侵犯，证明该肿瘤有侵袭性

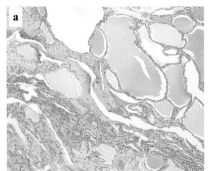
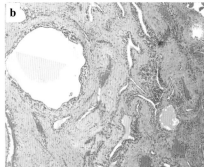
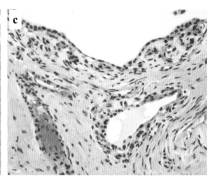

图 5.12　内淋巴囊肿瘤。其他形态学表现可有：（a）囊性生长，囊内有胶质样物质，类似甲状腺滤泡；注意图中下方的肉芽组织样增生；（b,c）肉芽组织样表现及囊性灶，囊腔内衬肿瘤细胞呈扁平至立方状，细胞分界不清

在内的根治性手术。局部复发一般是手术切除范围不足所致，总体预后取决于病变范围及是否充分切除。肿瘤相对较小时，较早检出及切除可以保存听力并减少对听力及前庭功能障碍的影响。

病理特征

内淋巴囊肿瘤具有程度不等的乳头状及囊性结构（图 5.11）。乳头及囊性结构衬覆的肿瘤细胞表现不一，至扁平或萎缩至立方状不等（图 5.11）。一般可见单行排列的细胞，但偶有显著的双层细胞。不过，"外层"细胞可能是间质成分，因为这些细胞并不表达上皮标记。瘤细胞胞质淡染嗜酸性至透明表现，细胞核均一，圆形至卵圆形。细胞核位于细胞中央或排列朝向腺腔。可见细胞边界，细胞膜分界不清的情况也并不少见。部分病例中可见腺性结构及滤泡结构，其内常有嗜酸性物质，类似甲状腺胶质（图 5.12）。无显著多形性，核分裂活性增加，坏死。部分病例中，肿瘤细胞并无显著细胞分界，且呈肉芽组织样表现（图 5.12）。存在慢性炎症、纤维化、

含铁血黄素沉积、胆固醇裂隙所致肉芽肿、营养不良性钙化等，可能使得情况进一步复杂化。这种情况下，该肿瘤可被误判为反应性病变。

特殊染色

胞质内可见淀粉酶敏感的 PAS 阳性物质，胶质样物质则不管是否淀粉酶消化均有着色。内淋巴囊肿瘤的上皮性，可通过其弥漫表达 CK（AE1/AE3 和 CK7）得以证实。同时程度不等的表达 EMA、S100、vimentin、NSE、GFAP、Ber-EP4、Syn、Leu-7。未见 Tg 和 TTF1 的阳性，但曾有细胞核表达 PAX8、细胞膜表达 CA-IX 的报道（图 5.13）。一般并不表达肾细胞癌标记及 CD10。超微结构层面，内淋巴囊肿瘤具有细胞间连接复合体、微绒毛、基底膜、粗面内质网、胞质内糖原、分泌颗粒。

鉴别诊断

鉴别诊断包括其他中耳及颞骨的肿瘤、中耳腺瘤、副节瘤。尽管如此，临床、影像学及病理特征独特的内淋巴囊肿瘤还是很容易和这些肿瘤鉴别的。鉴

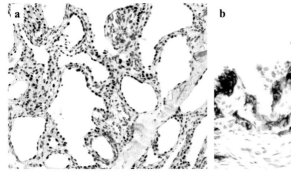
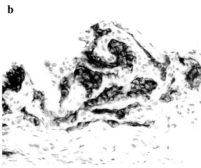

图 5.13　内淋巴囊肿瘤。免疫组化除表达 CK 及程度不等表达 EMA、S100、vimentin、NSE、GFAP（均未示）外，还可表达 PAX8（a）（细胞核着色）及 CA-IX（b）。尽管有甲状腺滤泡样表现且免疫组化 PAX8 阳性，但 Tg 和 TTF1 为阴性

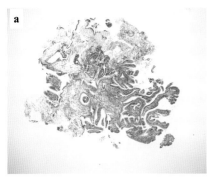
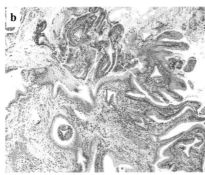
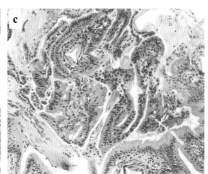

图 5.14　侵袭性乳头状肿瘤。（a, b）该肿瘤的特点为伴纤维血管轴心的复杂乳头状结构；（c）乳头被覆立方状至柱状上皮，细胞核形态均一，具有数量不等的嗜酸性胞质

别诊断还要考虑脉络膜乳头状瘤、转移性高分化甲状腺癌、肾透明细胞癌、血管母细胞瘤。后两者也常见于有 VHL 综合征的患者。

侵袭性乳头状肿瘤

侵袭性乳头状肿瘤是一种组织学来源未明的上皮性肿瘤，属于一种独特的中耳及颞骨肿瘤。

临床特征

侵袭性乳头状肿瘤罕见，文献中仅有数例报道。患者似乎男性多于女性，发病年龄范围宽泛，但最多见于 30~40 岁。症状有听力减退、耳痛、流脓，患者确诊前一般症状持续数年。影像学检查部分病例可见充满右侧中耳的软组织、不透明影，但大部分患者有颞骨岩部顶端部分的广泛受累，可侵及小脑桥脑角及小脑。侵袭性乳头状肿瘤部分病例报道于 VHL 综合征患者，但目前尚未证实有强有力的联系。

治疗及预后

完整手术切除仍是该肿瘤的肿瘤手段。有一项研究表明该肿瘤中有表皮生长因子（epidermal growth factor receptor, EGFR）活化。因此，有人提出这种肿瘤中 EGFR 靶向治疗可能会有临床效果。

病理特征

组织学上，侵袭性乳头状治疗的特点为具有明确纤维血管轴心的复杂乳头状结构（图 5.14）。乳头被覆形态温和的矮立方状至柱状上皮细胞，细胞核形态均一，胞质嗜酸性。

特殊染色

肿瘤细胞总是表达广谱 CK，可见 GFAP、S100 程度不等的表达。免疫组化 Ki-67 在表面上皮为低增殖指数。

鉴别诊断

侵袭性乳头状肿瘤是中耳腺瘤的组织学亚型、还是可归为内淋巴囊肿瘤的形态学谱系，目前还有争议。与侵袭性乳头状肿瘤不同，中耳腺瘤一般并无复杂乳头状结构，一般并无广泛骨质破坏，且并非位于岩骨顶端的中心。另一方面，已有肿瘤局限于中耳的明确病例报道，这种情况并不支持其为内淋巴囊来源。不论起源的具体部位是哪里，侵袭性乳头状肿瘤似乎具有独特的临床及组织学特征，证明其不同于中耳腺瘤

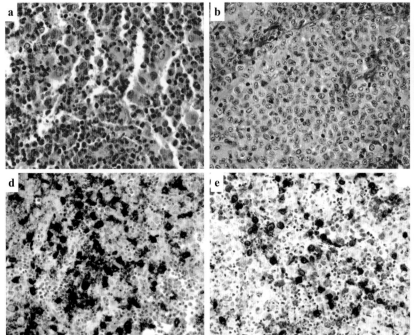

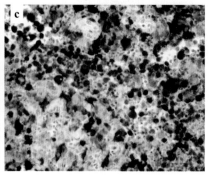

图 5.15　颞骨朗格汉斯细胞组织细胞增生症。（a，b）朗格汉斯细胞增生，细胞的核膜呈分叶状和/或有凹陷（肾形核）。伴嗜酸性细胞浸润的程度在不同病例可以不一，可自有大量嗜酸性粒细胞（a）至仅散在嗜酸性粒细胞（b）不等。免疫组化朗格汉斯细胞表达 S100（c）、CD1a（d）及 langerin（e）

或内淋巴囊肿瘤。

中耳及颞骨的其他原发肿瘤

中耳或颞骨也可发生其他不常见的原发良性肿瘤。组织学类似真正鼻腔鼻窦乳头状瘤（包括内翻型）的鼻腔鼻窦型乳头状瘤在中耳也有报道。这类肿瘤可在这些部位自发发生而无鼻腔鼻窦等处的受累，但部分为同时发生。该部位的其他不常见原发良性肿瘤还有原发间质肿瘤，包括血管瘤、脂肪瘤、骨瘤、骨母细胞瘤、软骨母细胞瘤、畸胎瘤。

中耳黏膜原发的鳞状细胞癌罕见，大部分病例均与长期慢性中耳炎有关，一般病史持续超过 20 年。做出中耳原发鳞状细胞癌的诊断之前，必须排除转移性病变及周围部位原发肿瘤的直接累及。

中耳及颞骨的横纹肌肉瘤最常见表现为外耳道或中耳息肉状病变，一般发生于儿童及幼儿。这种情况下的临床表现可能与耳道息肉相似。这种病例大部分为胚胎性横纹肌肉瘤、包括葡萄簇状亚型。

约 1%~2% 的骨肉瘤发生于颞骨，部分与 Paget 病、纤维结构不良或放疗有关。颞骨也有软骨肉瘤的罕见病例报道，该部位的病例一般临床侵袭性行为稍差一些。

中耳及颞骨的其他原发肿瘤还包括淋巴造血系统疾病，如非霍奇金淋巴瘤、霍奇金淋巴瘤、浆细胞肿瘤。也很重要的一点，要注意颞骨是朗格汉斯细胞组织细胞增生症（LCH）累及骨骼的最常见部位之一。颞骨 LCH 的组织学及免疫组化特征与所有其他部位的相应特征相似，如有朗格汉斯细胞，伴或不伴致密嗜酸性细胞浸润（图 5.15），朗格汉斯细胞的特点为细胞核增大、空泡状，核膜分叶状和/或有凹陷（肾形核），病变细胞免疫组化表达 S100、CD1a、langerin（图 5.15）。

转移至中耳及颞骨的肿瘤（继发性肿瘤）

累及中耳及颞骨的转移性肿瘤几乎可以来自任一器官。转移性肿瘤最常见来源于乳腺、头颈部、肺部、前列腺。其他可转移至该部位的肿瘤还有恶性黑色素瘤、甲状腺癌、肾细胞癌。后两种肿瘤应鉴别内淋巴囊肿瘤。虽然转移至该部位的时候，常发生于病程晚期，但部分病例可能是首发表现。转移至颞骨的肿瘤一般是血行播散所致，但继发性受累也可能是周围肿瘤的直接播散导致，如头颈部鳞状细胞癌、脑膜癌病、颅内原发肿瘤。

第六章　口腔及颌面部肿瘤

Neoplasma of the Oral and Maxillofacial Region

原著　Roman Carlos　Mario Jose Romanach
译者　王　强
审校　周炳娟　申　青

第一节　牙源性肿瘤

生牙上皮肿瘤

简介

强调颌骨的特殊性非常关键，因为牙源性上皮巢是牙齿发生的结构，为正常存在的结构。具体表现为牙周韧带内 Malassez 上皮巢，或未萌出牙齿冠部周围有退变的釉质上皮。这些可能是上皮性肿瘤及牙源性囊肿的来源，也可能是上皮和间质混合型肿瘤的来源。

成釉细胞瘤

成釉细胞瘤是除牙瘤之外的最常见牙源性肿瘤。该肿瘤发生于牙源性上皮，约占所有牙源性肿瘤的三分之一。大部分病例位于骨内，影响下颌骨及上颌骨的牙齿萌出区，下颌骨后方在最常见受累部位（80%）。少见情况下可发生于口腔外，基本都位于牙龈黏膜及牙槽黏膜。

临床、影像学及流行病学特征

成釉细胞瘤大部分都无症状，为牙齿影像学检查中偶见，或显著进展期的情况下皮质骨显著受累而发现。该肿瘤有局部侵袭性，病变为实性/多囊、单囊或外周的时候，大部分为缓慢生长，但显著取决于其临床和组织学亚型。促纤维结缔组织增生性亚型最为少见，但境界常更为清晰，与实性或多囊性成釉细胞瘤的浸润性不同，因此可能预后更好，适于不那么激进的手术治疗。但发表的随访数据仍有限。

该肿瘤年龄分布宽泛，可能有地域差异。在美国，

该肿瘤在 10~20 岁并不常见，但部分拉丁美洲国家尤其是中美洲，该年龄组患者更为常见。全球来说，患者平均年龄 33 岁。如此前所注意到的一样，65% 以上的病例发生于下颌骨后部（升支的磨牙区）。影像学上，典型表现为多囊性透光区，这对应更常见的经典型或多囊性亚型，约占所有病例的 75%~80%。完整的单囊性及境界清楚的病变并不少见，部分、但并非全部属于单囊性亚型。要强调的重点是，实性病变也可能有单房性表现。存在影像学上的透光区，并混有不透光的区域，仅见于部分组织学分类为促纤维结缔组织增生的亚型，有时影像学类似良性纤维-骨性肿瘤。

组织学特征

所有的成釉细胞瘤均为牙源性上皮构成，基底层呈栅栏状，细胞核极向反转，因此基底细胞呈特征性成釉细胞表现（图 6.1~6.12）。

大部分肿瘤中，这是一项显著特征，但部分病例尤其伴继发性炎症时，可能仅为局灶性。

成釉细胞瘤有三种主要组织学亚型：实性/多囊性，单发囊性，促纤维结缔组织增生型。实性成釉细胞瘤最常见的结构为网状，但也有其他表现如滤泡状、棘皮瘤样、颗粒细胞型，后者最为少见。不过，单个肿瘤可具有一种以上的组织学结构。

根据定义，单囊型成釉细胞瘤在普通 X 线及 CT 成像中表现为单囊。一定要特殊注意的是，考虑为单囊型成釉细胞瘤时，决不能根据切除活检或在多囊性肿瘤中做出诊断。这一诊断只有在对手术标本进行全

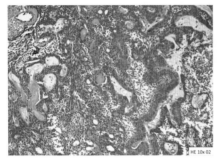

图6.1　实性成釉细胞瘤：基底层细胞呈栅栏状，细胞核深染、极向反转。中央的细胞黏附性差，结构类似发育中牙齿的星形网状。注意其诱导作用，形成局灶的非钙化性嗜酸性无细胞基质

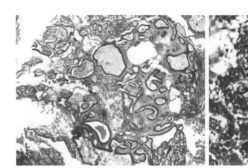

图6.2　成釉细胞瘤：低倍镜下呈实性及微囊状结构。注意基底细胞层的显著栅栏状及深染

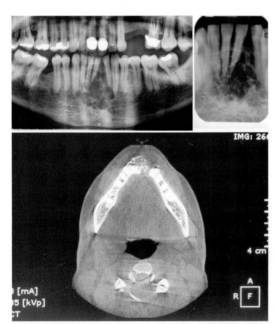

图6.3　一例44岁男性的实性成釉细胞瘤，影像学表现为多囊性、"蜂窝状"表现。注意同一病例CT中的皮质骨破坏

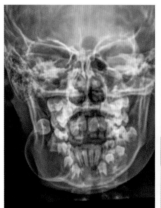
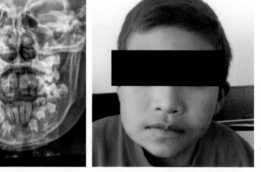

图6.5　一例9岁男孩的显著囊性亚型成釉细胞瘤。导致相邻牙齿移位、牙根吸收。皮质扩张导致面部显著不对称。肿瘤伴有未萌出的磨牙

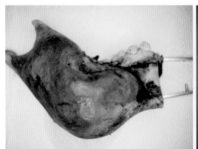
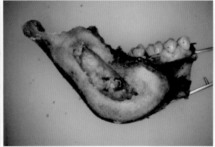
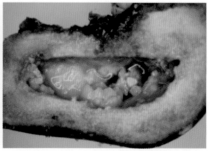

图6.4　"假单囊性"成釉细胞瘤的大体表现，皮质骨受累。一定要注意，该肿瘤中的实性成分浸润骨组织并有腔内的实性增生。该病例与这位18岁男性的未萌出第三磨牙有关。如仅对囊性区进行切除活检，可能会错误的诊断为单囊性成釉细胞瘤而造成对病变处理不足，导致几乎可以肯定出现复发。因此，单囊性成釉细胞瘤的诊断必须只能在完整切除的病变中才能做出，以排除纤维包膜的壁内浸润或侵及周围正常骨组织。注意周围骨组织的浸润及壁内增生

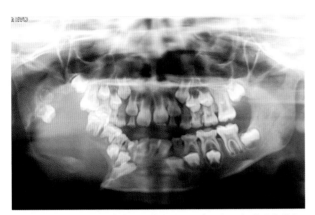

图 6.6　一例伴成釉细胞瘤的 8 岁女孩。注意右侧下颌骨牙齿移位、皮质扩张

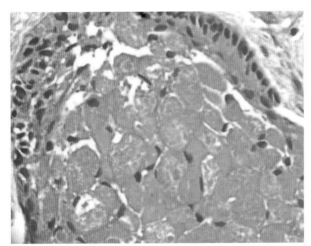

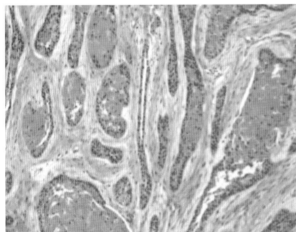

图 6.8　图 6.7 病例的组织学表现，表现为不常见的实性成釉细胞瘤颗粒细胞亚型

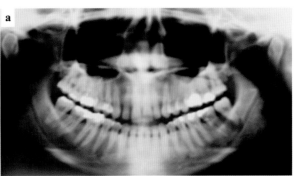

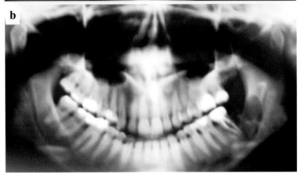

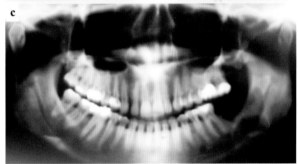

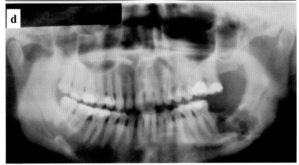

图 6.7　一例 49 岁女性、治疗不充分的颗粒细胞型成釉细胞瘤随访，可以回顾性观察该肿瘤的生物学行为。8 年期间（1998、2000、2001、2006）的复发及进展速度。（a）最初的表现诊断为"牙源性囊肿"。（b）根管治疗后随访 2 年，期间做了拔牙及刮除治疗。注意病变不再表现为单房囊性。（c）初次 X 线检查后 3 年、最近根管治疗及"积极"刮除后 1 年。（d）最初影像学检查、不必要的根管处理及不充分手术治疗后 8 年。成功的整块切除并随访 12 年

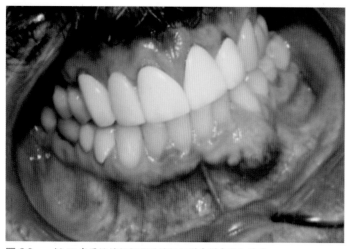
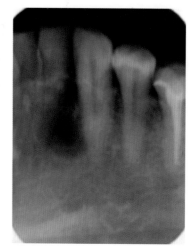

图 6.9　一例 58 岁男性的促纤维结缔组织增生型成釉细胞瘤

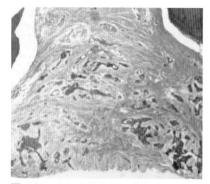
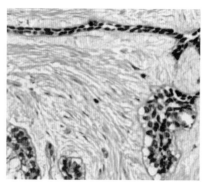
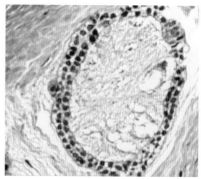

图 6.10　促纤维结缔组织增生型成釉细胞瘤：表现为肿瘤岛位于致密排列胶原性间质内。注意图上方的化生性骨形成。这是仅有的一种可见化生性骨形成的成釉细胞瘤，与肿瘤性上皮无关

图 6.11　与经典型成釉细胞瘤不同，促纤维结缔组织增生型成釉细胞瘤中的肿瘤性上皮表现为扁平状，类似随意伸展的表现。注意，其中的栅栏状结构、深染、细胞核极向反转，都不如经典型成釉细胞瘤中显著

图 6.12　促纤维结缔组织增生型成釉细胞瘤：偶见环状表现，中央可见纤细纤维性、无细胞性物质

面检查后才可以做出，因为部分肿瘤可能局灶具有实性区或具有囊壁或骨侵犯。这与预后及治疗方案的选择有关。实性成釉细胞瘤的不同组织学亚型对于治疗或临床行为来说并无影响或差异。

如前所述，丛状成釉细胞瘤为最常见的亚型，由相互吻合的牙源性上皮束构成，基底细胞层具有特征性的栅栏状及深染表现，中央为疏松排列的上皮细胞，后者黏附性差，类似牙齿发生过程中造釉器的星形网状表现。相反，滤泡型成釉细胞瘤具有类似组织学特征，但为上皮岛构成、而不是丛状亚型中特征性的成釉细胞束。棘皮瘤样成釉细胞瘤与滤泡亚型相似，但中央有鳞状化生。颗粒细胞亚型中有特征性胞质颗粒状的大细胞，组织学特征类似颗粒细胞瘤。

促纤维结缔组织增生型成釉细胞瘤是最少见的亚型，具有呈明显玻璃样变的显著纤维间质且常有骨岛形成。后者仅见于这一亚型的成釉细胞瘤。有趣的是，广泛散在于透明样变纤维性间质内的上皮岛常有压迫表现，上皮岛无序分布，很难确定其特征性的栅栏状结构及细胞核的极向反转。这一特殊亚型很少具有其他实性成釉细胞瘤的浸润性特征，因此进行相对保守的手术、完整摘除后，其复发率非常低。这可能是因为肿瘤内纤维性间质导致实性结构更为显著，而其中上皮岛数量较少。

就单囊性成釉细胞瘤来说，必须高度警惕，尤其对于非亚专科病理医师来说，不要把这一亚型和其他类型的牙源性囊肿混淆，特别是含牙囊肿，因为这两

种病变内都常见有未萌出牙齿的牙冠。

外周型成釉细胞瘤并不常见，其组织学特征非常相似。实际上，甚至极为罕见的情况下，常规 HE 切片中可能无法区分口腔黏膜的基底细胞癌和外周型成釉细胞瘤，这两种病变可通过免疫组化 CK19 鉴别，因为该指标可表达于牙源性上皮、而不表达于表层鳞状上皮。与骨的其他肿瘤一样，组织学表现应注意结合影像学特征。

预后及治疗

手术可用于成釉细胞瘤的治疗。实性亚型及多囊性亚型须整块切除，且肿瘤距切缘至少 0.5 cm。因此，关键是结合高质量 CT 或口腔颌面锥形束 CT（Cone Beam Computed Tomography，CBCT）来评估具体每一例肿瘤的范围。单囊性成釉细胞瘤的治疗要保守一些，因为其诊断指南在对全部标本进行镜检的基础上才能做出。因此有作者建议进行剜除并周围截骨。不过，如果镜下检查证实有囊壁受侵犯，则复发风险高，可能需要补充手术，并因此带来经济和并发症方面的问题。单纯刮除复发率高，可高达 80%。一般说来，下颌骨病变相比上颌骨肿瘤来说，复发率更低。这可能是因为上颌骨处解剖结构复杂难以进行广泛切除所致。

成釉细胞癌

临床、影像学及流行病学特征

成釉细胞癌是经典型实性成釉细胞瘤对应的恶性病变。该肿瘤临床侵袭性行为更加明显，具有恶性组织学特征。尽管镜下具有明确的恶性证据，如血管及神经的侵犯，但该肿瘤局部转移或远处转移的可能较低。

即使部分肿瘤临床有明确的恶性肿瘤特征（图 6.13~6.15），但有时候该肿瘤在临床及影像学特征方面貌似良性。部分成釉细胞癌很可能是自发产生，但也可能是良性成釉细胞瘤发生了恶性转化，但这一点还有争议，公开的文献中也还缺乏明确证据。一例支持这一论点的病例详见图 6.16，其中 Ki67 表达明显升高见于组织学具有细胞多形性区域，以及其他有恶性特征的区域。

组织学特征

该肿瘤还有成釉细胞瘤的某些经典组织学特征，尤其是基底细胞层的栅栏状结构及细胞核极向反转。不过，还存在细胞核显著多形性、核分裂增加、与继发性炎症无关的局灶坏死、显著核仁（图 6.17，图 6.18）。

该肿瘤常有局灶或广泛伴鳞状细胞癌特征的鳞化区域。不过，不要和骨内原发的癌混淆。

较大的良性成釉细胞瘤可侵蚀皮质骨，并出现伴表浅炎症及坏死

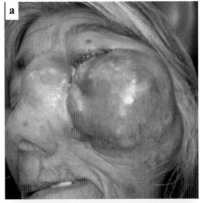

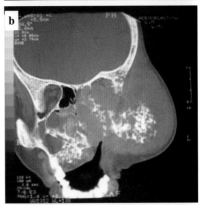

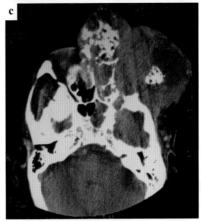

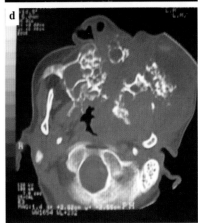

图 6.13　一例 76 岁女性，证明成釉细胞瘤可能有侵袭性行为，因此对其正确治疗尤其是影响上颌骨时的治疗提出了真正的挑战

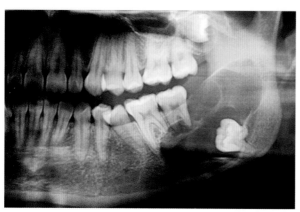

图 6.14　本例表现为多囊性透光区，境界清楚，与其浸润性特征相反。如本例所示，这是最常见的部位，常伴有未萌出的牙齿。注意周围磨牙牙根散在吸收表现

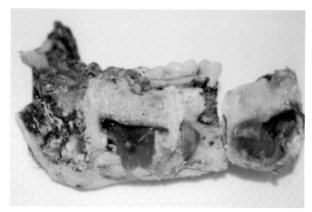

图 6.15　大体表现，可见实性及囊性区，注意向周围骨组织的浸润

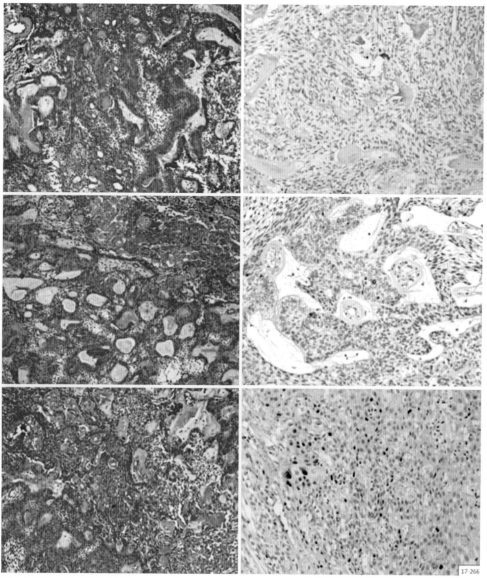

图 6.16　尽管可能具有科学上及专业上的争议，但此前为良性成釉细胞瘤出现恶性转化的情况是可能的，如本例所示。同一肿瘤中明确可见 Ki67 的表达具有显著差异，且与细胞多形性增加区直接对应，提示可能为恶性转化，这一现象类似癌在多形性腺瘤中

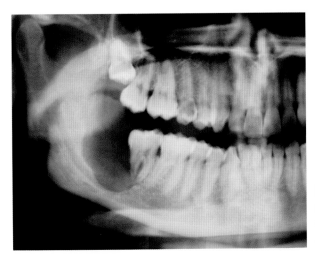

图 6.17 新生成的成釉细胞癌，导致下牙槽神经感觉异常。需要注意的是，此前曾有第三磨牙拔除病史，这也体现了对所有手术组织包括拔除牙齿相关的软组织均应进行组织学检查的重要意义。注意相邻磨牙远中根的吸收

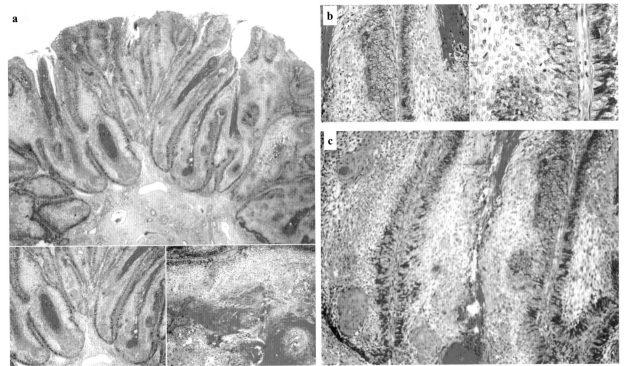

图 6.18 成釉细胞癌。（a）低倍观，可见显著角化，细胞核深染，基底细胞增生，细胞多形性明显。整个肿瘤特征相似。（b）同一肿瘤，高倍镜下可见显著异型性的棘层增生区域。（c）该肿瘤的其余高倍视野可见细胞多形性，细胞核深染，核分裂增加，多个明显的核仁，伴鳞状细胞癌特征的棘层增生区域

的继发性损伤，这些情况可导致细胞学非典型改变，这时候为反应性改变，但可能与恶性病变混淆。因此对较大肿瘤应特别注意，这样的情况尤其多见于发展中国家。

即使世界卫生组织将恶性成釉细胞瘤视为转移性、良性组织学表现的成釉细胞瘤，但这可能是一种错误的诊断。如本文病例之一所示，良性成釉细胞瘤可出现继发性恶性转化。因此，所谓的"良性"成釉

细胞瘤可能是具体病变大体检查过程中取材不足或不全面所致。

治疗及预后

预后主要取决于部位。上颌骨肿瘤复发率及死亡率较高。该部位解剖复杂，所以难以达到阴性切缘，可能可以解释这一差别。恶性的组织学分级对于预后也很关键，包括 Ki67 表达增加。治疗可采取完整的整块切除并达手术切缘无瘤状态。术后辅助放疗的

获益，目前尚不明确。最近有研究提出成釉细胞瘤中 BRAF-V600E 表达与更具侵袭性的行为有关。根据这些结论，该肿瘤包括良性及恶性的成釉细胞瘤未来均有望实施应用 BRAF 抑制剂进行靶向治疗。

牙源性钙化上皮瘤（Pindborg 肿瘤）

牙源性钙化上皮瘤（calcifying epithelial odontogenic tumor, CEOT）是一种罕见的良性上皮源性牙源性肿瘤，可发生于任何年龄，但确诊时平均 40 岁。无性别差异，但男性患者似乎比女性患者年轻 10 余岁。下颌骨要比上颌骨更常见（2 : 1）。也有罕见的骨内肿瘤，约占 10% 以下（图 6.19~6.21）。

大部分肿瘤无症状、缓慢生长，但也可导致骨质膨胀。大部分肿瘤影像学表现为境界清楚、透光 - 不透光混杂影，伴数量不等的钙化组织。罕见情况下，该肿瘤可表现为完全透光。

组织学特征

CEOT 诊断可能很困难，因为其特征之一是细胞丰富、细胞核具有显著多形性，这可能会与癌甚至转移性肿瘤混淆。细胞核较大、深染，核膜清晰，周围为数量不等的显著胞质。一个重要特点是产生淀粉样牙源性蛋白，其特征在刚果红染色或免疫组化中与淀粉样物相同。该肿瘤可具有多种组织学结构，如实

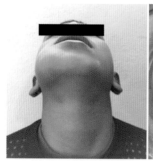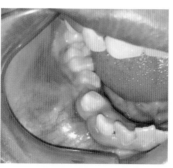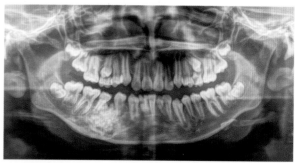

图 6.19   本例为一 10 岁男孩，可见 CEOT 肿瘤患者年龄分布宽泛。本例中，肿瘤导致皮质骨显著扩张，因此面部不对称。全景 X 线片可见主要为不透光病变，但影像学表现不一，如该肿瘤也可表现为显著透光或仅为透光区

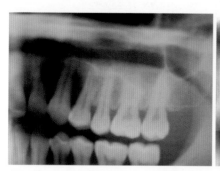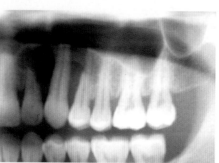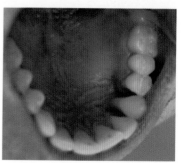

图 6.20   这是一例 34 岁男性的 CEOT，影像学可见全部为透光区。两次 X 线间隔 5 年。检查发现问题后患者拒绝手术，因此随访可知该肿瘤的生长速度。有趣的是，该病变具有显著的牙周缺损，最终导致该患者决定接受手术治疗

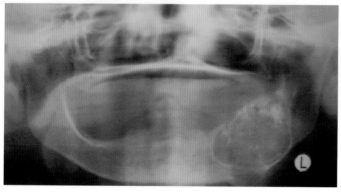

图 6.21   一例 77 岁无牙女性的 CEOT，肿瘤位于左侧颌骨后下侧。注意为透光区 - 不透光区混杂，并有皮质骨显著扩张。这也证实该肿瘤的影像学表现多样、年龄分布宽泛

性、条索状、微囊型、梁状。另一重要特征是存在显著的细胞间桥，单个细胞的细胞黏附性缺失。核分裂极低或大多不可见。钙化物质常可形成同心环状，即所谓的 Liesegang 环，但也可产生大量无细胞的钙化、无定型物质。文献中曾报道了一种罕见的透明细胞亚型，因此需要特别注意，不要将其与透明细胞型牙源性癌或肾细胞来源的转移性透明细胞癌混淆（图 6.22~6.27）。

CEOT 一般边缘呈浸润性，但相比成釉细胞瘤来说复发率显著较低，完整手术切除后估计为12%~15%。因此，大部分病例无须整块切除。

牙源性腺瘤样瘤（adenomatoid odontogenic tumor, AOT）罕见情况下，局灶组织学表现可类似 CEOT 甚至完全相同，不过，目前认为这一现象可发生于 AOT 组织学谱系之内，鉴于 AOT 预后显著较好，因此不要如此前所提出的那样认为是杂交瘤或碰撞瘤。

治疗及预后

治疗应选择局部手术切除。剥除并对周围骨组织进行截骨似乎也可以。尽管具有浸润性，但其复发率相对低，为12%~15%。不过，密切随访非常关键。

牙源性腺瘤样瘤

临床、影像学及流行病学特征

牙源性腺瘤样瘤（adenomatoid odontogenic tumor, AOT）是一种牙源性良性上皮性肿瘤，一般约占牙源性肿瘤的5%。尽管大部分为实性，但也有囊性亚型的少见情况。其得名来自该肿瘤大部分（但并非全部）镜下可见导管样结构。影像学上，AOT 表现为界清肿物，呈完全透光表现，或可有数量不等的疏松分布、小灶性钙化（不透光）结构。近80%发生于犬牙区及前磨牙区，上颌骨受累概率为下颌骨的两倍。发生于前臼齿后方者即使有也极为罕见。大部分肿瘤位于骨内，约5%~8%位于牙龈组织周围，位于这一部位可能和周围牙齿正常萌出时将病变推挤出骨外有关。女性要比男性多见（2:1）。10~30岁确诊的病例比例略高于80%（图6.28~6.30）。

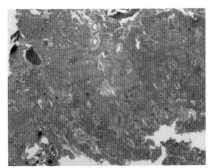

图 6.22 CEOT 低倍观。注意小的钙化结构及淀粉样物沉积，刚果红染色呈双折光表现

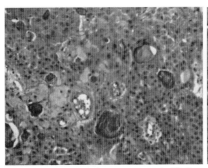

图 6.23 同一肿瘤高倍观，可见圆形钙化，类似 Liesegang 环，并可见嗜酸性的淀粉样物沉积

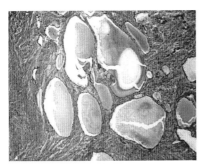

图 6.24 罕见的微囊性亚型 CEOT。由于该肿瘤具有特征性的细胞学多形性，因此必须注意不要和转移性腺癌混淆

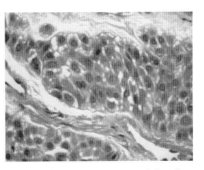

图 6.25 CEOT 中的上皮样细胞常见有显著细胞核多形性，可能会与恶性肿瘤混淆。注意有显著细胞间桥，这是该肿瘤诊断的镜下标志性特点

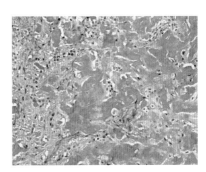

图 6.26 CEOT 中淀粉样物的刚果红染色

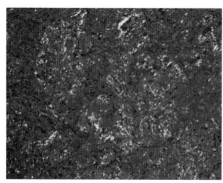

图 6.27 刚果红染色，偏振光下可见淀粉样物呈双折光的苹果绿表现

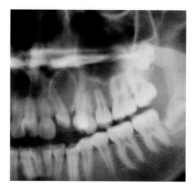

图 6.28 一例 17 岁女性的 AOT，表现为境界清楚的单房、透光囊肿，位置处于左上犬牙旁

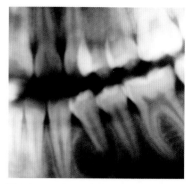

图 6.29 一例 15 岁女性的 AOT，类似炎症所致的牙根囊肿。这一现象是由于牙齿逐渐萌出所致

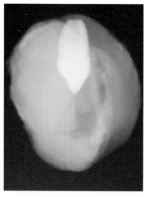
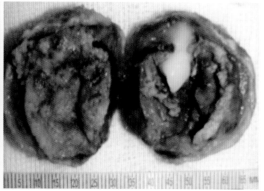

图 6.30 伴牙冠及未萌出牙齿（犬牙）的 AOT 大体表现。这是 AOT 的常见特征，尤其与上、下前磨牙和犬牙有关

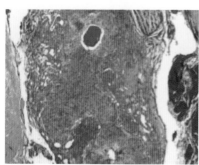

图 6.31 低倍镜下可见周围纤维性包膜。即使低倍镜下也可见导管结构

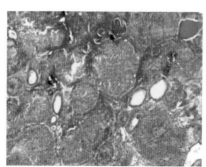

图 6.32 梭形上皮样细胞呈轮辐状排列。此倍数下导管样结构更为明显。部分肿瘤中可能确实这类结构

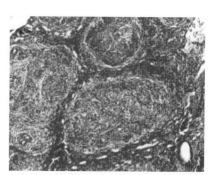

图 6.33 高倍镜下可见 AOT 的特征性轮辐状结构。基底细胞层无栅栏状结构及深染表现，可能会错误地诊断为成釉细胞瘤

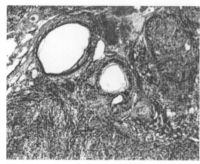

图 6.34 同一肿瘤可见含特征性导管样结构的区域，AOT 也因此而得名

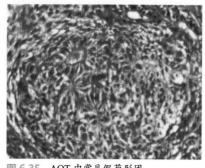

图 6.35 AOT 中常见假菊形团

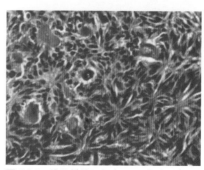

图 6.36 淀粉样物沉积在 AOT 中并不少见

牙源性腺瘤样瘤境界清楚，周围总是有纤维性包膜包裹。肿瘤为梭形上皮细胞构成，多形成花环状结构和/或导管样裂隙。大部分肿瘤具有少量纤维性间质。导管腔衬覆立方状上皮，细胞核多位于远离腔面处，类似腺体组织中细胞的固有特点。不过，该肿瘤并无分泌，也无腺性成分。有时管腔内及假菊形团中央可见无细胞的嗜酸性蛋白样物质。这些物质刚果红染色可为阳性，类似淀粉样物。少数情况下，导管结构可完全缺失。可见小滴状钙化。有作者将其解释为釉质形成趋势。也可能查见牙本质，具体可自缺失、局灶至较大区域。此时需要特别关注，不要将该肿瘤与成釉细胞瘤混淆，诊断后者可能会导致不必要的广泛手术或根治性手术（图 6.31~6.36）。

治疗及预后

治疗可进行单纯剜除。复发极为罕见。

牙源性鳞状细胞瘤

临床、影像学及流行病学特征

牙源性鳞状细胞瘤（squamous odontogenic tumor，SOT）是一种罕见的上皮来源牙源性良性肿瘤，最初报道于 1975 年。该肿瘤发生于上颌骨及下颌骨的概率均等，性别分布近似。大部分肿瘤为骨内，但也有发生于牙龈或牙槽黏膜的罕见外周型病例报道。大部分患者并不会有临床症状，该病变为牙齿常规 X 线检查检出。该肿瘤的来源可能为存在于牙周韧带内的 Malassez 上皮巢或位于牙龈、牙槽黏膜内的牙板上皮巢。因此，很多肿瘤在影像学上可能表现为境界清楚

的根尖区三角形透光区。罕见情况下，该肿瘤最大径超过 1.5 cm。也常有肿瘤在表浅牙槽或牙根内表现为其他组织结构（scope out pattern）。

组织病理学特征

该肿瘤的镜下特征具有显著特点，由良性表现的鳞状上皮呈岛状构成，伴致密或中等致密的纤维结缔组织支撑。肿瘤岛常见单个角化不良细胞，少见情况下在肿瘤岛中央也可见角质囊肿样成分。需要注意的是，没有基底细胞的栅栏状结构及深染，之所以强调这一特征很关键，是因为该肿瘤常被误诊为成釉细胞瘤，会导致患者接受不必要的过度手术。也要注意不要将该肿瘤与骨内原发的境界清楚的癌混淆，因为肿瘤细胞岛并无细胞学多形性，一般无核分裂。偶有病史较长的含牙囊肿可能会出现显著牙源性鳞状上皮样增生，此时必须与 SOT 鉴别（图 6.37）。

治疗及预后

建议治疗方案为保守手术或剜除。罕见复发。

混合型牙源性肿瘤

成釉细胞纤维瘤

临床、影像学及流行病学特征

成釉细胞纤维瘤为罕见的、真正混合型牙源性肿瘤，为类似牙乳头的牙源性间质和成釉细胞型上皮巢及上皮条索构成，无类似牙本质和牙釉质的硬组织形成。

肿瘤常累及下颌骨后方区域，患者年龄平均 15 岁，男性稍多。一般表现为体积缓慢增大、无症状性生长，偶见导致皮质骨扩张及颜面部畸形。

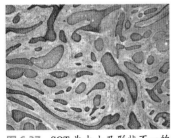

图 6.37　SOT 为大小及形状不一的随机散在鳞状上皮岛构成，组织学表现形态温和，基底细胞层并无成釉细胞瘤中的栅栏状及深染表现（承蒙 Dr. Fabio Ramoa Pires 允许）

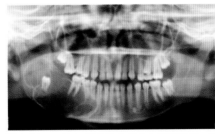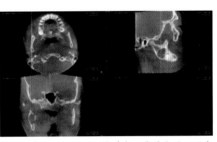

图 6.38　一例 11 岁女性的成釉细胞纤维瘤，发生于最常见的部位，影像学表现为透光区，可为单囊或如本例一样为多囊。CBCT 成像可见皮质骨扩张、变薄

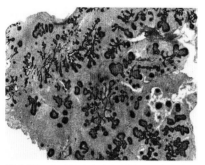

图 6.39 牙源性上皮在黏液样、细胞中等量间质内呈岛状及束状分布。即使低倍镜下，上皮中基底细胞也有明确的栅栏状结构及深染表现

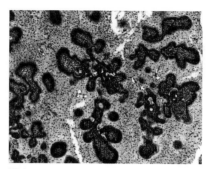

图 6.40 稍高倍数下，该肿瘤中上皮成分的成釉细胞型结构高度特异。黏液样纤维性间质细胞中等量。核分裂不常见

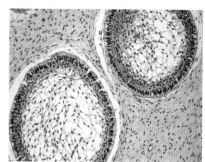

图 6.41 成釉细胞纤维瘤中上皮成分及间质成分的细节。一般肿瘤性上皮岛中央呈纺锤形，周边呈栅栏状，细胞核深染，一般呈远离基底膜的极向反转表现

影像学上，56% 的病例表现为境界清楚的小的单房囊性透光区，80% 的病例伴阻生齿，尤其第一和第二恒磨牙。较大病变中一般可见多囊性。牙根吸收及皮质穿孔不常见（图 6.38~6.41）。

组织学特征

伴星形细胞的黏液间质成分类似造釉器的牙乳头，支撑着细长的柱状或立方状细胞束，细胞束偶有增厚，有时类似造釉器的滤泡期。成釉细胞纤维瘤罕见情况下可形成牙体硬组织，可称之为成釉细胞纤维牙本质瘤或成釉细胞纤维牙瘤，尤其伴局灶皮质骨扩张的病例，最近已将其更好地归为发育中牙瘤的谱系（图 6.39）。

治疗及预后

儿童的较小肿瘤可以保守治疗，病变广泛且有浸润性则要进行根治性治疗。治疗后患者还应长期临床随访，因为可能出现远期复发，这种情况可能与该肿瘤的肉瘤样转化有关，形成成釉细胞型纤维肉瘤。

成釉细胞纤维牙瘤

临床、影像学及流行病学特征

根据我们的意见，该肿瘤是极为罕见的牙源性肿瘤。我们认可世界卫生组织的相关标准，即此前文献中报道的大部分成釉细胞纤维牙瘤（ameloblastic fibro-odontoma, AFO）病例实际为发育中的复杂性或复合性牙瘤。不过，我们并不赞同将这一重要病种从牙源性肿瘤分类中去除。这主要是因为该肿瘤临床具有侵袭性、不受控制的生长，而这些特点并不会出现于牙瘤中。根据定义，牙瘤为缓慢生长的病变，实际上是牙齿组织的错构性增生，因此即使有些病例可达到较大体积，但其生长速度必须与正常发育中的牙齿相似；且如本章所述，牙瘤一般会随着年龄增长、到达正常牙齿组织所在解剖部位后会完成发育而停止生长。相反，成釉细胞纤维牙瘤为生长迅速的肿瘤，具有不受控制的生长能力，且可能会有恶性转化风险，这一点在成釉细胞纤维瘤中已被接受。十分有趣的是该肿瘤对应的恶性病变、成釉细胞纤维 - 牙源性肉瘤（ameloblastic fibro-odontosarcoma）仍保留在了牙源性肿瘤分类中，不过我们认为其中有些问题是相互矛盾的，如良性和恶性二者的组织发生相似。成釉细胞纤维牙瘤的生物学行为似乎与成釉细胞纤维瘤相似。

影像学上，较常见的表现是含数量不等钙化结构的多囊性透光区，可能类似或等同于牙齿组织的密度，常类似牙齿样结构。透光与不透光成分的比例不一，但真正成釉细胞纤维牙瘤中大部分病例以软组织为主，因此影像学表现为透光区为主（图 6.42 和 6.43）。

组织学特征

成釉细胞纤维牙瘤中的软组织成分类似成釉细胞纤维瘤中所见，具体为两种成分——原始表现的疏松排列间质组织（类似牙乳头），并有数量不等的条索状、束状表现成釉上皮。成釉细胞纤维牙瘤中也有钙化沉积的牙釉质、与上皮组织紧密接触或相邻的牙本质。钙化组织常成熟为小的牙齿样结构。由于和牙瘤的镜下特征几乎相同，因此病理必须密切结合临床。牙瘤

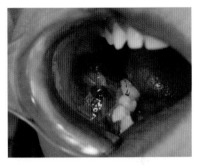

图 6.42　15岁男性，下颌骨处生长迅速的肿物，导致皮质骨显著扩张，面部不对称。注意周围牙齿有移位

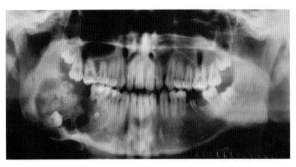

图 6.43　图 6.42 病例的口腔全景 X 线检查，可见多囊性透光区，其中有类似牙影样的不透光结构。注意相邻磨牙及前磨牙牙根有吸收

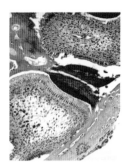

图 6.44　牙源性上皮与牙釉质及牙本质紧密相邻

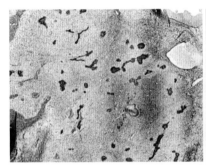

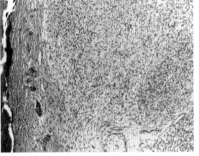

图 6.45　与良性病变相反，黏液样间质细胞密度显著增加，上皮岛的数量减少

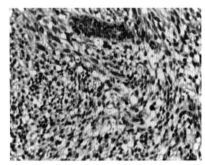

图 6.46　成釉细胞纤维牙瘤中的肉瘤区，细胞高度丰富，细胞核有多形性，仅有少量上皮岛

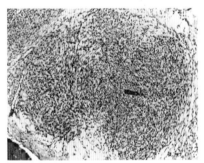

图 6.47　本例中的恶性成分细胞显著增多，背景为黏液样。注意牙源性上皮仅存在于病变周边，与薄层皮质骨相邻

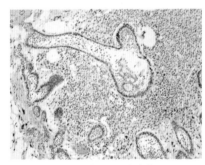

图 6.48　成釉细胞纤维肉瘤中表达 p53

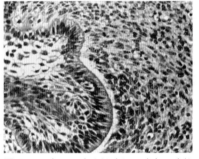

图 6.49　富于细胞的间质组织并有细胞核多形性，常见核分裂，与组织形态表现温和、有特征性成釉细胞特点的上皮岛相邻

一般境界清楚，容易与周围骨组织分离，而成釉细胞纤维牙瘤呈浸润性生长（图 6.44~6.49）。

成釉细胞纤维肉瘤

成釉细胞纤维肉瘤被认为是成釉细胞纤维瘤对应的恶性病变。大部分病例中，仅有间质成分为组织学恶性表现。文献中仅有不足 80 例报道，男性稍多。大部分肿瘤发生于下颌骨，与相应良性肿瘤的解剖学分布相似，患者多在 10~20 岁确诊。目前逐渐接受的是，该肿瘤为此前已有的成釉细胞纤维瘤继发性恶性转化。

组织学特征

成釉细胞纤维肉瘤中组织学恶性的成分为间质，仍保持其黏液样表现，但细胞更为丰富，细胞核有多形性，常见非典型核分裂。有趣的是，随着组织学恶性级别的增加，其上皮成分逐渐变得不明显并倾向于消失。因此，部分作者提出这样的假说：某些影响上颌骨及下颌骨的骨内纤维肉瘤可能是牙源性起源。该肿瘤的组织学级别与局部侵袭性有关，但证实其预后较差的进展性方面证据尚显不足（见图 6.45）。

预后及治疗

其治疗为根治性手术切除。辅助化疗或放疗的获益尚未明确。鉴于出现远处转移的患者比例不足 5%，因此如手术切缘达到阴性的情况下，总体生存率预计为 85%。死亡主要是由于无法控制的局部病变。局部淋巴结转移罕见，因此可避免进行常规的颈部淋巴结清扫手术，除非临床和 / 或影像学检查有相应提示。

牙源性成釉细胞瘤

临床、影像学及流行病学特征

这一牙源性肿瘤仍存在争议。这可能是所有牙源性肿瘤中最为罕见者，文献中仅有 25 例左右的报道。不过，一项对这些病例的重要综述断定，仅有 11 例符合严格的诊断标准。最新版 WHO 头颈部肿瘤著作中，将该肿瘤排除在牙源性肿瘤分类之外，原因是目前尚未完全了解该肿瘤或仍需广泛讨论。争议之一可能是"该病变是此前存在的牙瘤形成的成釉细胞瘤"这一假说。按照我们的观点，已发表的 11 例明确诊断病例与此理论相反，因为这些肿瘤在不同区域（包括周边）都有和肿瘤性成釉细胞上皮显著区分的、明确的牙齿组织。此外，浸润至周围骨组织的病变边缘也有此特征。我们得出这一观点，不仅是根据前述文献中重要综述所述，同时所述 11 例中有 1 例是我们已发表并经过了充分讨论的病例，组成了前述 11 例的一部分。

毫无疑问，有些成釉细胞瘤、其他亚型牙源性肿瘤及囊肿已报道称与牙瘤有关，其中牙源性黏液瘤是唯一的例外。这也包括了部分此前报道的牙源性成釉细胞瘤。这是合乎逻辑的，因为牙瘤属于错构性增生，具有未萌出牙齿的胚胎来源成分，因此牙瘤及未萌出牙同样有可能会发生大部分已知的牙源性肿瘤及囊肿。如果牙源性成釉细胞瘤而不仅是成釉细胞瘤起源于此前存在的牙瘤这一观点是正确的（如部分已发表的病例所证实的那样），那么牙瘤成分必须主要局限于中央或局限于牙瘤成分的周边；类似未萌出牙齿的牙冠或围绕在任何牙齿牙根周围的牙周韧带。不过，真正的牙源性成釉细胞瘤证实与原始间质组织相延续，这可进展为产生不同成熟阶段的成熟牙齿组织，但并非总是如此。历史上早已在 Kramer 编撰、1992 年出版的第二版 WHO 著作中明确了这一特征，但这不可能出现于单纯性牙瘤。此外，成釉细胞瘤和形成数量不等成熟牙齿组织的原始间质组织成分具有相同的生长速度，这一现象也不会出现于经典牙瘤中。

组织学特征

牙源性成釉细胞瘤中有上皮成分，其组织学特征和经典型成釉细胞瘤相同，主要呈丛状或滤泡状排列。这一成分和原始至致密排列的间质组织混杂在一起。需要指出的是，部分病例中原始间质组织的中央并不会进展形成成熟牙齿组织，因此部分病例中可能很难查见质硬的牙齿组织。这在经典型牙瘤中是不可能出现的表现。不过，部分病例（如我们所发表的一例）会有大量的小牙齿（denticles）或流产的牙硬质。如前所述，这一特点也存在于该肿瘤周边的浸润性区域（图 6.50~6.52）。

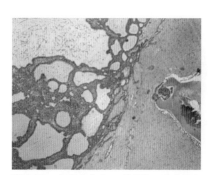

图 6.50 本例发生于 18 岁男性。肿瘤的上皮成分具有成釉细胞特征，本例中呈丛状表现。上皮周围可见成熟的间质组织，其中有小的上皮岛和牙本质基质形成原始牙齿样结构（承蒙 Adalberto Mosuqede-Taylor 教授允许）

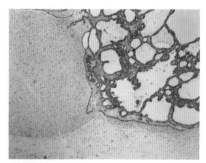

图 6.51 图 6.50 同一例，可见成釉细胞上皮区域和不成熟间质组织移行，后者类似乳头，并不会进展形成质硬的牙齿组织（承蒙 Adalberto Mosuqede-Taylor 教授允许）

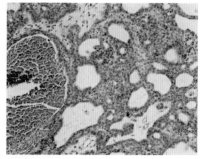

图 6.52 图 6.50 同一病例中的成釉细胞上皮，其中有增生的扩张毛细血管（承蒙 Adalberto Mosuqede-Taylor 教授允许）

治疗及预后

牙源性成釉细胞瘤与成釉细胞瘤具有相似的局部浸润性表现及复发率。因此，治疗也是整块切除并达手术切缘阴性。必须长期随访。

牙源性始基瘤

临床、影像学及流行病学特征

牙源性始基瘤（primordial odontogenic tumor, POT）是最近才得以明确的一种独特混合型牙源性肿瘤，其特点为原始牙源性外胚层组织增生，周围有牙源性上皮。牙源性始基瘤多发生于年轻人的下颌骨后方，表现为未萌出牙齿牙冠周围的境界清楚透光区。周围牙齿移位及牙根吸收，骨皮质显著扩张一般比较明显。大部分病例都容易剜除，目前尚无复发的病例报道。

牙源性始基瘤的名称，是由 Mosqueda-Taylor 等人于 2014 年首次提出的，他们报道了一组 6 例此前未得到认识的牙源性肿瘤，其特点类似原始牙乳头及滤泡，发生于成年前的错位或未萌出牙齿部位。此后，英文文献中又确认了 5 例。

前述牙源性始基瘤病例为 6 例男孩，5 例女孩。7 例患者为 10~20 岁，4 例为 10 岁前，年龄中位数为 12.1 岁（3~19 岁不等）。9 例发生于下颌骨，2 例发生于上颌骨。影像学上，牙源性始基瘤表现为单腔或双腔透光区，并有 7 例与未萌出的第三磨牙有关，有 4 例与第一或第二乳磨牙有关。病变大小中位数 4 cm，所有病例均有显著的皮质骨扩张，主要是口部及口底骨的皮质。两例上颌骨的病例均有上颌窦受累。实际上大部分病例均有相邻牙齿的移位及牙齿吸收表现。

组织学特征

镜下表现方面，牙源性始基瘤表现为有纤维包裹的、境界清楚的实性肿物，富于细胞至类似牙乳头或原始牙源性间质成分的疏松纤维黏液样组织构成多分叶状，间质成分一般围绕在立方状至柱状上皮细胞周围，类似釉器的内侧上皮。增生的纤维组织类似正常牙齿发生过程中原始阶段（原基期）的被覆上皮性牙源性组织合并存在，是关键的诊断性特征。牙源性始基瘤一般由纤维性假包膜包裹，境界清楚，上皮呈立方状至柱状，类似釉器的内侧上皮，完全或部分被覆

在增生间质的周边，而间质成分为纺锤形及星形纤维母细胞，随机散在于数量不等的黏液样至胶原性纤维组织中。上皮成分可以有成釉细胞分化，偶见局灶有钙化物质形成，而间质成分可呈显著黏液样表现。上皮呈连续的双层结构，周围有内陷的间质成分，偶见末端呈一定程度膨胀的游离表现，具有微囊及诱导现象。因此由于斜切，上皮巢可见于紧邻表面上皮的间质成分中。上皮陷入的镜下特点，导致牙源性始基瘤呈典型的多分叶状结构，表现为容易从周围骨组织中剜除的实性界清肿瘤。

迄今为止，随访 6 个月至 20 年不等的资料中，牙源性始基瘤还未见复发的报道。牙源性始基瘤容易导致骨皮质扩张并达到显著程度，尤其对于儿童患者更是如此。不过，周围柱状上皮及纤维假膜导致肿瘤

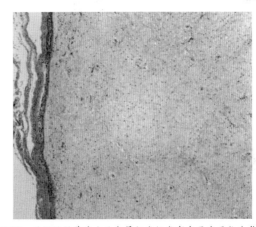

图 6.53　牙源性始基瘤主要由紧邻类似发育中牙齿牙乳头或外胚层间质的疏松至中等致密纤维黏液间质构成。该组织完全由衬覆柱状至立方状的纤细上皮包绕，这些上皮类似釉器中的内侧上皮（承蒙 Adalberto Mosuqede-Taylor 教授允许）

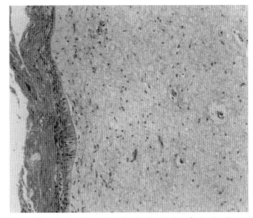

图 6.54　图 6.53 中同一肿瘤的高倍细节（承蒙 Adalberto Mosuqede-Taylor 教授允许）

境界清楚，所以适于保守的手术剜除且预后较好（图 6.53 和 6.54）。

牙瘤

临床、影像学及流行病学特点

牙瘤是最常见的牙源性肿瘤。有些牙瘤为发育异常（错构瘤）而不是真正的肿瘤，由上皮及间质组织构成釉质、牙本质、骨质、髓质样物而组成。该肿瘤一般发生于 20 岁前，无性别差异。根据组织排列的方式，牙瘤分为复合型及复杂型。复合型牙瘤中，我们发现有大量结构形成，类似尖牙；而复杂型牙瘤中为类似牙釉质、牙本质、牙骨质的质硬组织构成，但形态并无牙齿的表现。不过，有时候同一牙瘤中可见两种表现。

复合型牙瘤大部分伴未萌出的恒牙，常见于上颌骨的前部。该肿瘤完全无症状，为确定恒牙未萌出原因时而得以诊断。罕见情况下，我们还观察到一例复合型牙瘤有部分小牙的萌出。其诊断为影像学检查而做出，表现为有数组小牙。

复杂型牙瘤一般伴有未萌出的恒牙，但更常见于下颌骨的后部。复杂型牙瘤无症状，但可达到比复合型牙瘤更大的体积，这种情况下累及的范围更大。其诊断也是影像学检查做出，但并不能排除是复合型牙瘤。该肿瘤表现为周围有一窄圈透光区的钙化肿物。影像学表现可能与单个牙瘤或牙骨质 - 骨异常增生（focal cemento-osseous dysplasia）混淆。伴阻生牙、周边有一圈透光区（提示纤维性包膜）、患者年龄，有助于影像学对这类病变的鉴别。

复合型牙瘤的影像学表现取决于其发育分期，可表现为透光区、透光 - 不透光混杂，最终为不同表现。最初阶段，该肿瘤完全透光，我们必须鉴别成釉细胞纤维瘤或其他非钙化性牙源性病变，包括含牙囊肿。混合期（透光及不透光）应鉴别其他混合

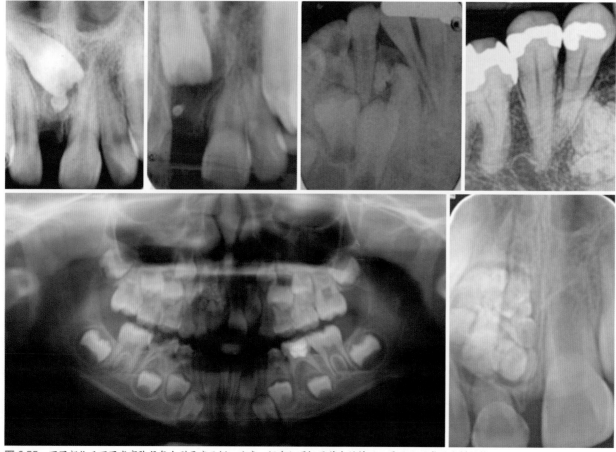

图 6.55　不同部位及不同发育阶段复合型牙瘤示例。注意，偶有阻碍恒牙萌出的情况。易见小牙或牙齿样结构

型牙源性病变，如钙化性牙源性囊肿、成釉细胞型纤维牙瘤（图 6.55）。

组织学特征

组织学检查中，复合型牙瘤表现为大量小牙，并有牙釉质、牙本质、牙骨质及牙髓。复杂性牙瘤由大量牙本质构成，并有内含髓质的釉质（脱钙后丢失）空腔、类似牙髓的结缔组织及某些类似牙骨质的结构。

牙瘤患者可通过保守手术治疗，预后极好、无复发。部分牙瘤可持续多年且并不导致任何问题，可能在老年患者常规影像学检查而发现。类似复合型牙瘤的残牙可见于畸胎瘤中（图 6.56~6.59）。

成牙本质影细胞瘤

临床、影像学及流行病学特征

成牙本质影细胞瘤（dentinogenic ghost cell tumor, DGCT）是一种良性牙源性肿瘤，由浸润性成釉细胞型上皮增生构成并伴基底样至星型网状细胞，其中有数量不等的影细胞及牙本质样物质。

目前为止仅有不足 50 例报道，大部分来自

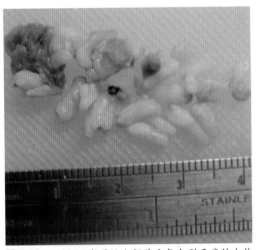

图 6.56 一例 16 岁男性上颌前方复合型牙瘤的大体表现

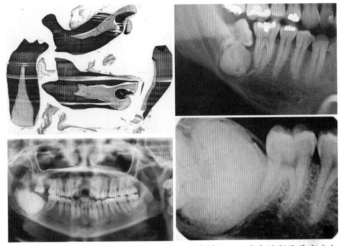

图 6.57 三例不同的复杂型牙瘤。未见牙齿样组织。病变的影像学密度与牙硬质近似

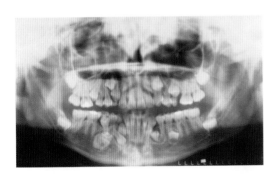

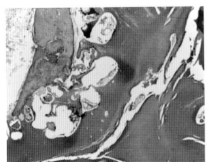
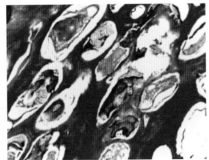
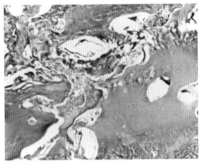

图 6.58 本例 11 岁男性病例，突显了单个或多个牙瘤与多生牙的关系，如本例，是 Gardner 综合征的重要组成部分。本例患者肠镜检查证实有腺瘤性息肉。该患者无家族史，可能有基因突变。因此，查见牙瘤为患者提供了早期诊断及预防性治疗的可能

图 6.59 复杂性牙瘤钙化组织切片，可见杂乱分布的牙齿组织，包括釉质基质、牙本质或牙本质样物、牙髓成分

40~60岁的亚洲男性。一般发生于上颌骨及下颌骨的后方区域，下颌骨稍多见。影像学上，该肿瘤主要表现为单囊或透光-不透光的混合性病变，境界清楚，导致骨皮质逐渐膨胀，偶有牙根破坏。几乎半数患者称有疼痛症状（图6.60~6.62）。

组织学特征

镜下表现可见成釉细胞样上皮增生，深染的基底样细胞呈片状分布，其间混有影细胞，后者为异常角化，偶可见钙化。诊断需查见牙本质或牙骨质样物质，具体可表现为周围结缔组织的透明样变或诱导，是成釉上皮信号通路所致的结果（图6.63~6.65）。

治疗及预后

根据文献中的病例报道数据，这是一种局部侵袭性治疗，其生物学行为累及成釉细胞瘤。因此，治疗应广泛切除，且患者应长期随访。

牙源性纤维瘤

牙源性纤维瘤是一种成熟纤维结缔组织伴数量不等、貌似无活性牙源性上皮构成的罕见肿瘤，伴或不伴钙化表现。目前认为有两种亚型：中央型或骨内牙源性纤维瘤，外周型或骨外牙源性纤维瘤。

外周型更为常见，女性比男性多见。大部分患者在10~40岁之间确诊。外周型肿瘤主要见于前牙龈区。

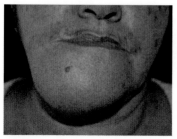

图6.60　一例49岁女性成牙本质影细胞瘤，累及下颌骨前方，这是该肿瘤的常见部位。注意由于骨皮质扩张，部分区域有显著畸形表现

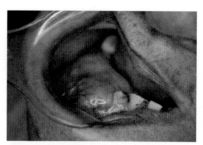

图6.61　图6.60同一患者口内观，可见骨组织显著扩张

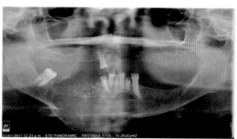

图6.62　口腔全景X线检查，可见多囊性膨胀性透光区，内含小灶钙化物质

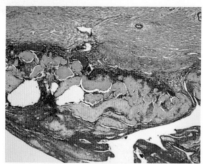

图6.63　成釉上皮表现为基底样细胞，与牙本质类物质直接相邻。这是该肿瘤诊断所必需的

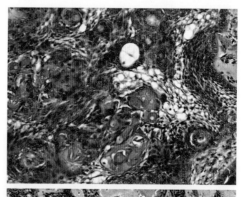

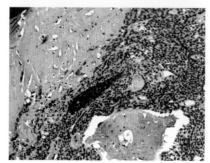

图6.65　免疫组化β-连环蛋白（20×）

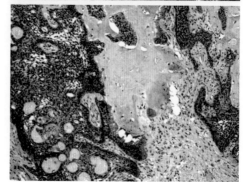

图6.64　伴成釉细胞特征的牙源性上皮，其中有灶性影细胞

中央型牙源性纤维瘤在上颌骨及下颌骨的发生概率近似。发生于上颌骨时，该病变一般位于第一磨牙前方，而发生于下颌骨时，约半数见于第一磨牙远侧。中央型牙源性纤维瘤无症状，但病变较大时可出现疼痛、牙齿脱落、皮质骨扩张。该肿瘤影像学一般表现为透光性病变，可为单囊（较小）及多囊（较大），边缘为骨皮质，导致相连牙齿移位及牙根吸收。

组织学特征

镜下为胶原样至纤维黏液样结缔组织形成的显著增生，境界清楚但无包膜，其中有无活性表现的小岛状牙源性上皮，数量不一。可见伴成釉上皮的矿化牙本质或釉质样物质及淀粉样物，类似早期的钙化上皮性牙源性肿瘤。此外，如结缔组织显著黏液样且无上皮岛的时候，关键是要鉴别牙源性纤维黏液瘤。偶有中央型牙源性纤维瘤中央可伴有巨细胞肉芽肿。颗粒细胞亚型牙源性纤维瘤主要为间质颗粒细胞构成，其行为似乎与经典型牙源性纤维瘤相似。有些作者认为所谓的硬化性牙源性癌是牙源性纤维瘤谱系中的恶性病变。最后，牙源性上皮的错构性增生偶可见于增大的牙冠旁囊肿，此时可误诊为牙源性纤维瘤（图6.66~6.70）。

治疗及预后

治疗一般为完整手术剜除及刮除的保守治疗。部分肿瘤需拔除相邻牙齿。复发罕见。

牙源性黏液瘤 / 纤维黏液瘤

牙源性黏液瘤是一种相对罕见的良性牙源性肿瘤，来源于神经嵴发生的牙乳头中牙源性间质，表现为散在于大量黏液样细胞外基质中的梭形细胞。现在认为这是位于牙瘤和成釉细胞瘤之后、第三常见的牙源性肿瘤。虽然该肿瘤为牙源性的概念已广为接受，但还没有确凿证据支持这一点，只是因为其发生于牙槽骨这一特殊位置而已。

牙源性黏液瘤一般确诊于10~30岁，50岁后罕见。60%的病例发生于女性，主要位于磨牙区，下颌比上颌稍多见。该肿瘤生长缓慢、无症状，但部分病例也有迅速生长表现，可能与肿瘤内黏液样物质蓄积有关。较小的病变可能仅在常规影像学检查中发现，而较大病变可导致皮质骨扩张、穿孔。与其他牙源性肿瘤一

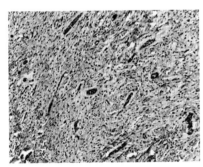
图6.66 细胞密度中等的纤维性间质，其中有牙源性上皮构成的数量不等的上皮岛或纤细条索

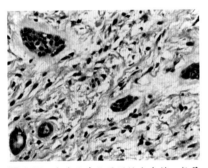
图6.67 含有小岛状牙源性上皮的、数量中等的纤维间质高倍观，部分上皮岛周围有透明样变嗜酸性物质（诱导现象）

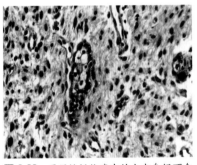
图6.68 牙源性纤维瘤中的上皮岛偶可含有透明细胞。图中最右边的上皮岛可见非典型细胞，因此需认真判读，不要将富于上皮的牙源性纤维瘤和钙化性上皮性牙源性肿瘤（Pindborg肿瘤）混淆

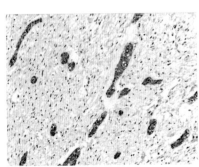
图6.69 牙源性纤维瘤中，免疫组化CK（AE1/AE3）显示出纤维性间质中有上皮岛

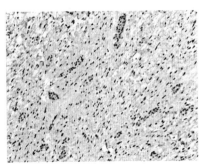
图6.70 牙源性纤维瘤中，牙源性上皮岛免疫组化表达CK19

样，病变处牙齿可能会脱落或有牙根的吸收。

影像学上，牙源性黏液瘤表现为单囊或多囊性透光病变，大部分境界清楚或边缘欠清。多囊性最为常见，骨小梁多呈直角排列，因此有作者将这一现象形容为类似"网球拍"。不过，很多病例中，病变的影像学可能类似肥皂泡，类似于成釉细胞瘤所见，或类似牙源性角质囊肿、骨内血管瘤、中央型巨细胞肉芽肿。单囊型如伴有未萌出牙齿，则类似其他牙源性病变，尤其牙源性囊肿。

该肿瘤的大体表现极有特征。肿物呈凝胶样，切面均质、灰白、半透明，高度提示牙源性黏液瘤。不过，如有大量胶原纤维形成（纤维黏液瘤），则可见质地更为实性（图 6.71~6.74）。

组织学特征

该肿瘤需镜下检查，在伴数量不等胶原纤维的大量黏液样间质中随机散在星型或梭形细胞才能确诊。透明样基质富于酸性黏多糖，主要为透明质酸，可通过阿辛兰染色显示。少数病例中偶可见牙源性上皮残余，这并非诊断所必需。对于儿童或青少年、胶原性间质呈致密排列的病例来说，一定要鉴别幼年性孤立性黏液纤维瘤，后者也可呈黏液样背景。因此，建议进行免疫组化 SMA 检测鉴别二者（图 6.75）。

治疗及预后

手术切除，较小病变可剔除，较大病变需根治性

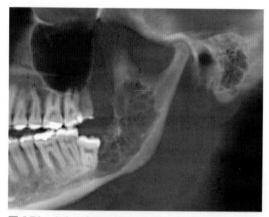

图 6.71　发生于左侧下颌骨升支的牙源性黏液瘤。注意为多囊性表现，部分区域类似杂乱排列的网球拍样。这是最常见的影像学表现

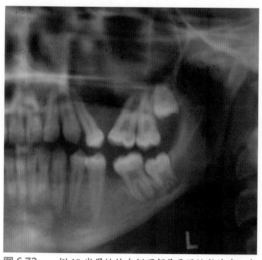

图 6.72　一例 18 岁男性的左侧下颌骨牙源性黏液瘤，表现为牙根间的单囊性病变，这一表现在该肿瘤并不常见。注意周围牙齿有移位

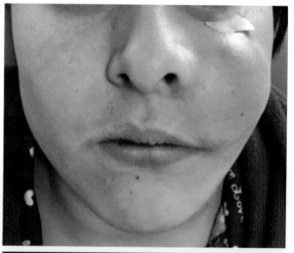

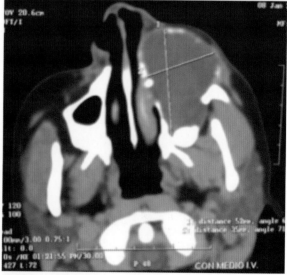

图 6.73　一例 26 岁女性的下颌骨较大牙源性黏液瘤。该肿瘤导致面部不对称，皮质骨有破坏并扩张至周围软组织

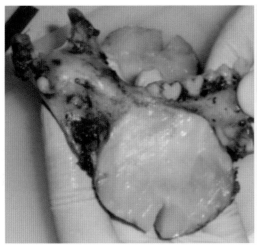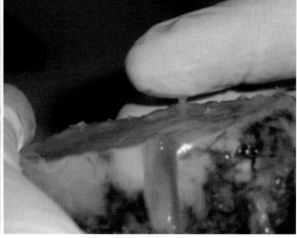

图 6.74　牙源性纤维黏液瘤大体表现，呈典型的胶样表现，并伴黏性基质

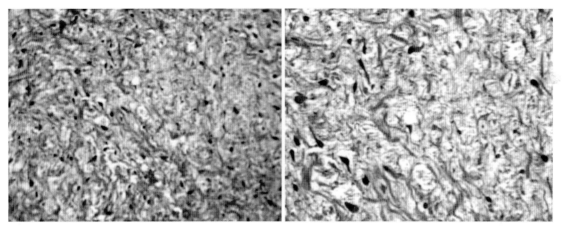

图 6.75　牙源性黏液瘤含有随机分布的梭形细胞，偶见星型细胞及圆形细胞。核分裂极为罕见，或大部分无核分裂

整块切除并达手术切缘阴性。尽管复发率可达 25%，但预后一般较好。上颌骨较大病变手术难度大，因为其紧邻重要结构，具有解剖学上的局限性。

成牙骨质瘤

临床、影像学及流行病学特征

成牙骨质瘤是一种相对罕见的牙源性肿瘤，其特点为有钙化的牙骨质样组织形成，可直接沉积于牙根处。该肿瘤占所有牙源性肿瘤的 1%~6%，文献中有约 100 例报道。

绝大部分病例发生于下颌骨磨牙区及前磨牙区，显著好发于第一、第二磨牙。大部分患者在 30 岁前确诊，年龄分布近似。上颌骨磨牙区及前磨牙区较少见。一般可见面颊及舌部/腭部皮质骨肿胀，其特征性临床表现为疼痛，尤其是在夜间，阿司匹林效果较

好。其结构类似骨样骨瘤，但这两者并无相关性。尽管生长缓慢，但如不处理，该肿瘤可生长至较大，导致相邻牙齿的牙根移位。与恒牙相关者罕见。

影像学上，该肿瘤表现为境界清楚的不透光肿物，周边有紧邻周围牙根的纤细透光区，也可表现为破坏性影像学表现。这些结果几乎可以视为成牙骨质瘤所特有。大体表现为钙化性肿物，平均大小 2 cm，与周围牙齿牙根相连（图 6.76 和 6.77）。

组织学特征

镜下表现方面，可见表面有成牙骨质细胞的牙骨质样物质呈放射状条索样。牙骨质样物质为具有不规则反转线的嗜碱性，类似骨的 Paget 病中所见。其形成是胖梭形、有活性的成牙骨质细胞围绕骨小梁，中间夹杂含有扩张血管及破骨细胞型多核巨细胞的纤维

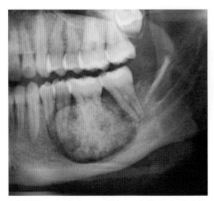 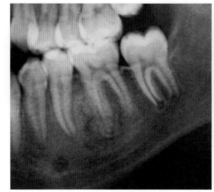 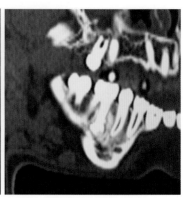

图 6.76 20 岁女性，紧邻下方第一磨牙牙根处有一疼痛性、不透光的界清肿物。这是该肿瘤的最常见发生部位。注意相邻牙齿的牙根有移位，周边有一圈透光区，是该肿瘤中生长更为活跃的部分

图 6.77 一例 19 岁男性、成熟度差一些的成牙骨质瘤。CBCT 可见病变与下颌第一磨牙的近中根直接相连

血管性间质。肿瘤周边钙化基质的放射线为成牙骨质瘤高度特征性的表现，但也可累及颌骨的骨母细胞瘤，但后者并非源自牙根表面，也不会与牙根表面相连。钙化物质的沉积常可类似非典型类骨质，因此必须高度注意，避免将该肿瘤与骨肉瘤混淆。有鉴于此，与其他骨肿瘤一样，必须结合影像学所见。成熟早期或成熟中期影像学上可完全透光，随着肿瘤成熟，逐渐进展为影像学上的不透光。

治疗及预后

该肿瘤的治疗方案为包括受累牙根在内的完全剜除、刮除，其次要刮除周围骨组织和受累牙齿，一般与肿瘤直接相连。复发是由于肿瘤切除不完全所致。

第二节　其他发生于颌骨的肿瘤

婴儿色素性神经外胚层肿瘤

临床、影像学及流行病学特征

婴儿色素性神经外胚层肿瘤（melanotic neuroectosermal tumor of infancy, MNETI）显著好发于上颌骨的前部，报道的病例近 70% 发生于这个部位。大部分病例为出生后第一年得以确诊。个别病例为先天性。关于该肿瘤的胚胎起源有几种理论，但最广为接受的是来源于神经嵴。该肿瘤以往曾有多种名称，如错构瘤（progonoma）、视网膜原基瘤（retinal anlage tumor），但目前都不再应用。该肿瘤的特点为生长迅速，可使得包括骨皮质在内的骨组织扩张并破坏；常有未萌出的乳牙脱落，并表现为在病变内"漂浮"。表面黏膜肿胀，常较完整，散在棕褐色至蓝色不等的色素沉积。较大病变可突出于口腔外。肿瘤一般境界清楚，但影像学特征提示为界限不清的病变。尿液中香草苦杏仁酸（vanillylmandelic acid, VMA）水平高，手术切除后可迅速恢复至正常水平。恶性病例极为罕见（图 6.78 和 6.79）。

组织学特征

婴儿色素性神经外胚层肿瘤为小圆形、核深染、胞质极少的细胞形成巢状或片状的双相型肿瘤，这些细胞类似神经母细胞瘤中细胞。第二种细胞类型为体积稍大的立方状上皮细胞，细胞核空泡状，周围胞质内有数量不等的黑色素颗粒。这两种细胞类型的比例在不同肿瘤并不一致。一般小圆形细胞形成巢状、其中混有含黑色素颗粒的细胞。核分裂罕见。肿瘤细胞有密度不等的纤维细丝或纤维性间质支持。

免疫组化检查，较大细胞表达 CK、EMA、GFAP、S100、HMB45，较小细胞表达 CD56 和 Syn；两种细胞均表达 NSE、PGP9.5、CgA。最近有一项研究指出，间质 M2 型极化巨噬细胞可能通过调节肿瘤

生长和/或作为肿瘤间质重塑因子而参与了婴儿色素性神经外胚层肿瘤的发病（图6.80~6.84）。

治疗及预后

尽管婴儿色素性神经外胚层肿瘤生长迅速并有骨破坏，但可通过手术完整剜除并刮除周围骨组织而进行保守治疗。大部分肿瘤境界清楚，易于和下方骨组织分离。少部分肿瘤可能会有恶性潜能，但其真正比例难以评估，因为报道的恶性婴儿色素性神经外胚层肿瘤绝大部分均为非转移性病例。有鉴于此，强烈建议长期、密切随访，并持续监测尿液中香草苦杏仁酸的水平。术后水平仍异常，可能与未完整切除有关。

颌骨幼年性孤立性肌纤维瘤

临床、影像学及流行病学特征

颌骨幼年性孤立性肌纤维瘤是发生于儿童及年轻人颌骨的特殊类型肌纤维瘤。成人病例为散发。该肿瘤与婴儿肌纤维瘤病无关。其生长速度较快，90%的患者年龄为3~16岁。散发的先天性病例也有报道，

但有多个名称，如旧称"纤维肉瘤样先天性纤维瘤病"。该肿瘤位于骨内，累及下颌骨要比上颌骨多见。大部分肿瘤并无症状，除非伴继发性创伤及炎症，此时可生长至破坏皮质骨并穿入牙龈黏膜。该病变影像学表现不一。累及下颌骨升支的肿瘤多为多囊性，而上颌骨及下颌骨前方的多为单囊性。该病变影像学中边界容易判定。

由于临床具有侵袭性、镜下也有某些侵袭性特点，因此部分病变曾被误诊为低级别肉瘤，且因此而进行了不必要的根治性手术和/或其他抗癌治疗并导致显著并发症。本章所用名称比较特殊，且是根据尚未发表的11个病例而考虑的（图6.85~6.87）。

组织学特征

显微镜下，该肿瘤为黏液样至中等致密胶原性间质构成，其中有中等量及大量梭形间质细胞，部分呈肌纤维母细胞表现。纤维性间质形成相互交织束状，但并无纤维肉瘤时的鱼骨状表现。核分裂常见，但未

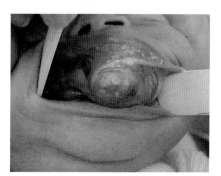

图6.78　一例3个月男婴的婴儿色素性神经外胚层肿瘤，影响了正常的母乳喂养。大部分病例发生于这一解剖位置，注意散在棕色色素颗粒

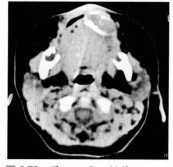

图6.79　图6.78同一例的CT，可见上颌骨前方有破坏。皮质骨局灶被破坏

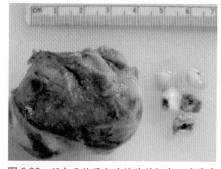

图6.80　福尔马林固定后的外科标本，境界清楚，并可见伴黑色素成分的深棕色区。为降低复发风险，发育中的乳牙及恒牙牙胚也已随肿瘤去除

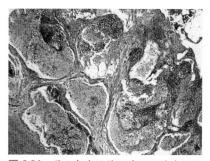

图6.81　婴儿色素性神经外胚层肿瘤低倍观，可见小圆形、核深染细胞混有细胞核空泡状、胞质透明表现的较大细胞构成的双相型、巢状结构

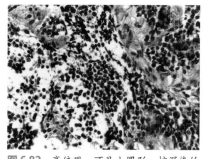

图6.82　高倍观，可见小圆形、核深染的细胞巢及单个细胞。右上角有少量体积稍大细胞其中含有黑色素颗粒

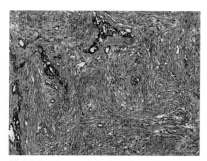

图6.83　本例细胞密度稍等，伴排列更为致密的胶原性间质。注意有大量黑色素颗粒的细胞围绕呈导管样结构。这是一种少见的镜下亚型。低倍镜下小圆形细胞并不明显

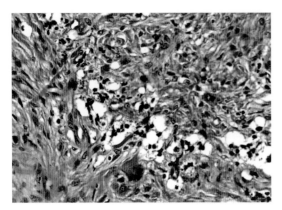

图 6.84　图 6.83 同一例高倍观，可见细胞核深染的小圆形细胞显著，形成小簇状或表现为单个细胞并占据空腔处。也有少量较大细胞

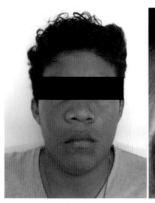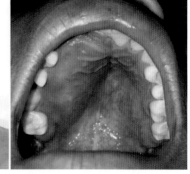

图 6.85　一例 15 岁男性，右侧面颊中间、上颌骨内有一生长迅速的肿物，导致颜面部不对称；该肿瘤大体导致腭部及颊部骨组织膨胀。无其他症状

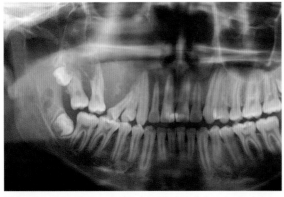

图 6.86　口腔全景 X 线检查，可见较大的单囊透光区，扩张至上颌窦并取代相邻牙齿的牙根

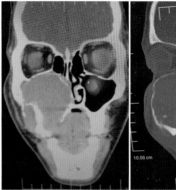

图 6.87　图 6.86 同一病例的 CT，可见肿瘤范围。较小的钙化为残余骨小梁

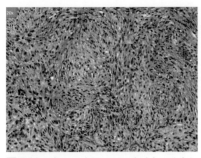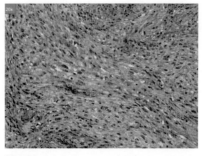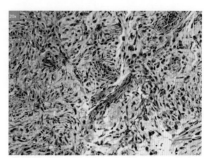

图 6.88　富于细胞的梭形细胞增生，具有轻至中等程度异型性，偶见核分裂。细胞核呈梭形及星形表现，纤维组织形成相互交织的束状

图 6.89　该肿瘤不同区域高倍观，可见细胞具有轻度异型性。HE 切片中血管不易见

图 6.90　同一肿瘤的这一区域，细胞核异型性增加，但核分裂低。该肿瘤局灶可见黏液样表现

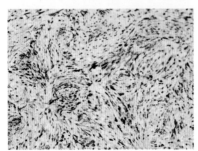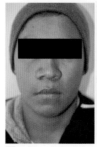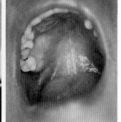

图 6.91　免疫组化，该肿瘤弥漫强阳性表达 SMA。其他平滑肌标记如钙调蛋白、HHF-35 也为阳性

图 6.92　免疫组化 Ki67，在这一特别的病例中估计为 12%。少数病例这一指标的阳性比例可高达 20%，但并无转移潜能

图 6.93　本例患者行保守剜除术后 3 年随访。无复发迹象。其他患者已有随访高达 12 年者。11 例随访至少 3 年的病例中，无一出现复发

见非典型核分裂。血管较少，血管不易，除非免疫组化 CD34 或 CD31 显示血管成分。

该肿瘤镜下特点与纤维瘤病及低级别纤维肉瘤非常相似。因此，进行平滑肌抗体免疫组化检测非常关键，包括 SMA、calponin、HHF-45。Desmin 总是阴性，vimentin 正如所料的强阳性表达。细胞增生标记，尤其是 Ki67 阳性比例 3% 至 15% 不等。由于该肿瘤部分呈黏液样表现，因此一定要与牙源性纤维黏液瘤鉴别。尽管大规模牙源性纤维黏液瘤报道中，有少量病例表达平滑肌标记，但这实际可能是幼年性孤立性肌纤维瘤的黏液样亚型，尤其发生于年轻患者时（图 6.88~6.92）。

治疗及预后

治疗方面选择保守的手术切除。复发罕见，恶性转化目前尚无报道（图 6.93）。

第三节　头颈部区域的面部中央及中线肿瘤

结外 T/NK 淋巴瘤，鼻型
临床、影像学及流行病学特征

T/NK 淋巴瘤鼻型是一种具有特殊地域分布的高级别侵袭性肿瘤。该肿瘤发生于鼻咽部的淋巴组织，导致鼻腔鼻窦处迅速坏死，并扩展至腭部和口咽部。该肿瘤导致血管破坏，这一点加之肿瘤坏死因子导致临床可见高级别坏死。大部分肿瘤伴继发性感染，这一点常干扰临床医师，使他们常用抗生素治疗，导致肿瘤迅速进展，这种类型的淋巴瘤尤其好发于部分亚洲国家及拉丁美洲，后者最高发报道于墨西哥、危地马拉、秘鲁。有趣的是，这也是拉丁美洲中三个印第安人最多的国家，这些人可能与亚洲人有共同的遗传学背景。该肿瘤与 EBV 有关，该病毒感染是诊断该肿瘤所必需。除临床上皮肤和黏膜的坏死外，患者常表现为单侧或双侧的眼睑水肿，这是临床预后差的表现。常见腭骨及黏膜的破坏，并穿透，与颅内相通，

CT 常见鼻中隔、鼻甲、上颌窦侧壁的破坏。大部分为单侧，较大病变可有双侧受累。选择可以让病理医师做出准确诊断的合适部位活检非常关键。与其他部位不同，如未受累的情况下，腭部黏膜为最佳选择，尤其是无溃疡的黏膜。在拉丁美洲尤其是危地马拉，结外鼻型 T/NK 淋巴瘤几乎总是发生于社会经济地位低下并有玛雅人种背景者。这是一个需要进一步研究的流行病学结果（图 6.94~6.97）。

组织学特征

这种淋巴瘤的大部分区域具有广泛坏死，并伴亚急性、弥漫性炎症细胞浸润，病变内广泛散在非典型淋巴细胞，尤其血管周围区域；大部分病例中可见血管壁坏死表现为特征性的血管周透明样变坏死，可能为纤维素沉积。肿瘤细胞表达 T 淋巴细胞标记，如 CD3、CD45RO。大部分病例表达 CD56，这一点对于 NK 淋巴瘤高度特异，但有少数病例，约 2%，可能为 CD56 阴性。小部分非肿瘤性 B 淋巴细胞可表达 CD20，这常见为继发性炎症细胞浸润的一部分。100% 的病例原位杂交中 EBV 阳性。这一点是诊断所必需的。一个主要的并发症为嗜血综合征，可见于该类淋巴结患者的比例约 3%，即伴有高铁蛋白血症、肝功能异常和其他死亡率 100% 的并发症（图 6.98~6.104）。

治疗及预后

尽管该肿瘤极具侵袭性，但放疗、化疗联合治疗情况下，死亡率估计为 45%。儿童及女性患者似乎预后比成年男性要好；不过，预后主要取决于该肿瘤的临床分期。

第四节　口腔及颌面部的假瘤

鼻硬结病（呼吸道硬结）
临床、影像学及流行病学特征

鼻硬结病（rhinoscleroma, RS）是一种由鼻硬结克雷白氏杆菌（Klebsiella rhinoscleromatis, KS）导致的

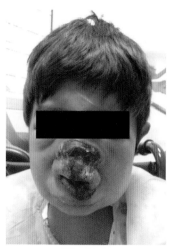

图 6.94　10 岁男性，表现为特征性的鼻腔鼻窦区破坏及坏死，周围有红肿及显著水肿尤其是眼睑处，且本例为双侧病变

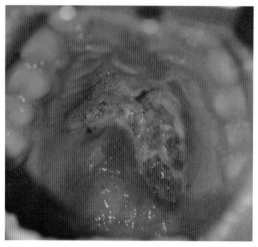

图 6.95　13 岁男性，腭部破坏。临近中央溃疡的红肿区域，是活检的理想区域

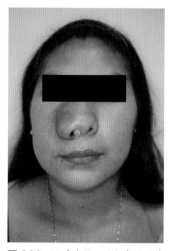

图 6.96　22 岁女性，右侧鼻腔显著病变。肿胀主要是由于水肿、继发性亚急性感染所致。这种淋巴瘤本身主要形成坏死所致的破坏

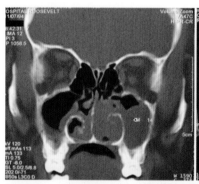

图 6.97　一例 22 岁女性的冠状面及矢状面 CT，可见鼻中隔、鼻甲破坏，部分腭骨破坏，并侵及上颌窦

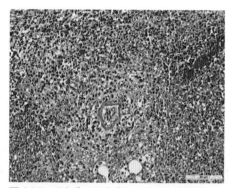

图 6.98　形态单一的中等大小淋巴细胞浸润，细胞核具有非典型，伴有继发性炎症。图中央处血管可见特征性的、血管壁透明样变表现的坏死

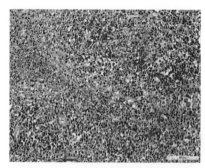

图 6.99　结外 T/NK 淋巴瘤，鼻型，特征性的图像。图中左侧，有坏死及显著非特异性炎症细胞聚集。图中下方及右方，主要为肿瘤性淋巴细胞，导致血管破坏并有血管外的红细胞渗出

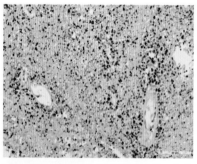

图 6.100　肿瘤细胞 Ki67 阳性率高，尤其在血管周边，这也就是该类淋巴瘤特征性的血管中心型特点

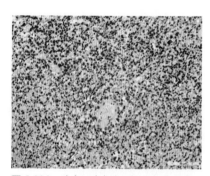

图 6.101　肿瘤细胞表达 CD3。与该类淋巴瘤中其他所有肿瘤标记一样，肿瘤细胞密集区主要见于部分坏死或显著坏死的血管周边

慢性肉芽肿性病变，流行于非洲、中美洲及南美洲、东欧、东亚、中国的部分地区。这种病变最初是1870年Hebra和Konn描述的，当时认为是肿瘤性病变。后来，1877年Mukulicz在活检标本中发现有典型的泡沫样细胞，才确定了其真正的名称。Von Frisch分离出了鼻硬结克雷白氏杆菌。尽管其名字为鼻硬结克雷白氏杆菌，但并非仅感染鼻部，上、下呼吸道的其他部位也可感染。临床上，这种病变很容易和肿瘤混淆，确诊必须活检。几乎所有有临床表现的患者都有较长病史，病变缓慢增大。临床症状和体征有鼻衄、恶臭、阻塞单侧或双侧鼻腔气道的缓慢长大肿物。病史较长的情况下，可能会侵及腭部黏膜及口咽部某些结构，临床可能与结外鼻型T/NK淋巴瘤混淆。不过，鼻硬结病病史较长，诊断该淋巴瘤时鼻硬结病是必须彻底排除的一种重要临床情况。这两种病变具有相同的流行病学特征，尤其是几乎总是发生于极端贫困地区或经济社会发展水平低下人群（图6.105）。

组织学特征

显微镜下，鼻硬结病由两种炎症细胞构成，成熟的浆细胞形成片状，其中易见泡沫样组织细胞，后者胞质透明、内有紧邻细胞膜内侧的病原体。浸银染色很容易识别出鼻硬结克雷白氏杆菌，尤其Warthin-Starry染色。常见表浅上皮的溃疡，导致病变上方部分有继发性亚急性炎症细胞浸润，可能会导致组织学上诊断困难。部分病例可能会有纤维化区域，部分作者提出这和症状及体征的持续时间无关（图6.106）。

治疗及预后

主要治疗方案为抗生素。在主要感染灶得到控制之前，应避免手术修复，以避免血行播散。

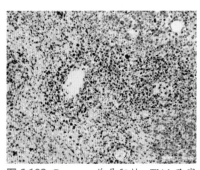

图6.102. Granzyme总是阳性。TIA1及穿孔素表达结果不一

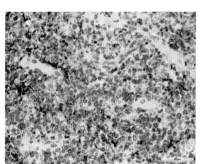

图6.103　CD56呈特征性的细胞膜阳性

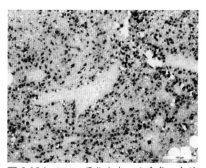

图6.104　EBER原位杂交，几乎每一个肿瘤细胞都为阳性。该类型淋巴瘤中EBER阳性率100%，且是诊断所必需的

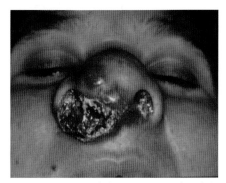

图6.105　一例19岁女性，玛雅人后裔，鼻部逐渐增大的肿物6年

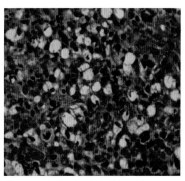

图6.106　鼻硬结病的特征性表现，混有特征性的泡沫样组织细胞或所谓的Mukulicz细胞

第五节　坏死性涎腺化生

临床特点

坏死性涎腺化生是一种并不常见的反应性病变，临床及组织学方面均可类似恶性。最初是由 Abrams、Melrose 及 Howell 于 1968 年提出的。该病主要发生于硬腭或软硬腭交界处。该病变的破坏性很迅速，这一临床特点可能会和恶性病变混淆。约 2/3 的病例累及腭部后方。其病因未明，但病理机制与缺血性坏死有关。尚无已知的易感因素，但这种情况可见于临床具有雷诺现象的类风湿患者。病变可自发缓解（图 6.107）。

组织学特征

镜下表现为特征性的腺泡坏死，但基底膜轮廓尚存，涎腺外周结构仍部分保存。这是一个重要的组织学特征。导管结构出现鳞状化生，其中可能会有角化不良细胞及中等程度上皮异型。这可导致病理医师误诊为高分化鳞状细胞癌或黏液表皮样癌。病理医师必须了解这一可能会误判为癌的情况，且误诊的情况下患者会接受不必要的癌症相关治疗并带来大量并发症（图 6.108 和 6.109）。

治疗

一旦在组织学上做出诊断，只有在患者出现疼痛时才应对患者进行临床随访和症状缓解。病变在 6~8 周的时间段内自发消退。

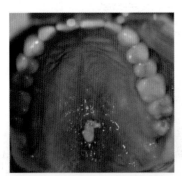

图 6.107　迅速进展的腭部后方深溃疡。75% 的病例发生于这一部位。本例持续了 2 周

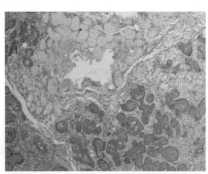

图 6.108　紧邻坏死涎腺腺泡周围有化生性鳞状上皮岛，伴显著假上皮瘤样增生，但腺泡整体结构尚存（承蒙 Adalberto Mosqueda-Taylor 教授允许）

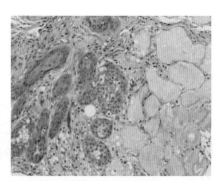

图 6.109　高倍镜下特点更为明显

第七章　涎腺肿瘤

Tumors of the Salivary Gland

原著　Diana Bell　Michelle D. Williams　Adel K. EI-Naggar
译者　王　强
审校　赵文明　常　颖

第一节　简介

涎腺肿瘤罕见，具有显著异质性，约占所有头颈部肿瘤的 2%~3%，总体发生率约为（2.5~3）例 /10（万人·年）。大涎腺为最常受累部位，约 80% 发生于腮腺，10%~15% 发生于下颌下腺，5%~10% 发生于舌下腺及小涎腺。发生于腮腺的肿瘤大部分（80%）为良性，而发生于下颌下腺、舌下腺及小涎腺的更可能为恶性。涎腺原发恶性肿瘤约占所有头颈部癌的 5%~10%，占所有癌的 0.3%。一般说来，涎腺肿瘤发生于中、老年（平均 56 岁），仅 2%~3% 发生于 10 岁以下儿童，男性比女性多见。

第二节　儿童的涎腺肿瘤

儿童涎腺肿瘤大部分为非上皮性，主要为血管源性。最常见的上皮性恶性肿瘤为黏液表皮样癌，其次为腺泡细胞癌，二者合计约占 60%。该年龄组最常见良性上皮性肿瘤为多形性腺瘤。一种罕见的先天性肿瘤 - 胚胎瘤 / 涎腺母细胞瘤（embryoma/sialoblastoma）可发生于出生前，并在婴儿早期表现为胚胎性、原始的基底样上皮细胞呈肿瘤性生长。该肿瘤主要发生于腮腺，可认为是低度恶性。需鉴别诊断基底细胞腺癌和腺样囊性癌。

涎腺肿物细针穿刺评估

细针穿刺（fine needle aspiration, FNA）可用于涎腺肿物的初步评估。这一操作的主要适应证及价值主要在于排除淋巴瘤及淋巴网状病变、炎症及肉芽肿性病变、良性反应性病变、周围或远处部位的转移性肿瘤。某些肿瘤类型中，不要期望 FNA 可以做出明确诊断，如涎腺混合型肿瘤，基底细胞肿瘤或嗜酸细胞肿瘤，因为此时缺乏正常与肿瘤的交界；囊性病变在 FNA 后可塌陷，这也是其确定之一。不过，外科医师可通过这一检测得出恶性诊断，尤其用于手术范围设计的时候。

有临床意义的重要特征必须在病理报告中体现：①肿瘤大小；②组织学诊断；③恶性分级（如果有的话）；④切缘情况；⑤神经周围侵犯；⑥（大涎腺）腺体周围组织的侵犯。

组织病理学

表 7.1 为涎腺肿瘤的简单分类。

表 7.1　涎腺肿瘤简单分类

肿瘤性质	肌上皮 / 上皮	上皮
良性	肌上皮瘤	嗜酸细胞瘤
	多形性腺瘤	基底细胞腺瘤
恶性（癌）	肌上皮	黏液表皮样
	上皮肌上皮	涎腺导管
	基底细胞涎腺	腺样囊性，实性
	腺样囊性	基底细胞涎腺
	终末导管	腺泡细胞

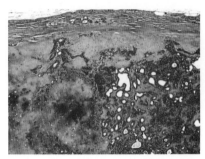

图 7.1 多形性腺瘤中的软骨及导管成分

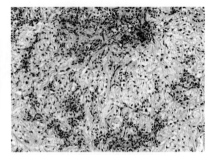

图 7.2 多形性腺瘤（黏液样间质）

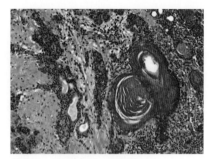

图 7.3 多形性腺瘤（鳞状分化）

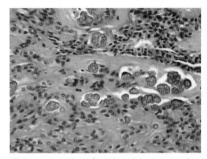

图 7.4 伴结晶的多形性腺瘤

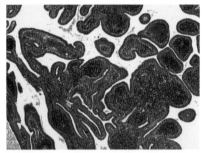

图 7.5 Warhin 瘤中的嗜酸性导管增生，并伴淋巴细胞性间质

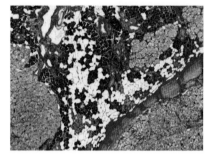

图 7.6 嗜酸性化生

良性肿瘤

多形性腺瘤

多形性腺瘤是最常见的涎腺良性肿瘤，主要发生于腮腺。临床上，这类肿瘤表现为良性临床经过，由于有卫星结节形成而有局部复发趋势。罕见情况下，部分多形性腺瘤可转移，但仍维持其良性表型特点。组织学上，该肿瘤表现为不同的细胞学成分，上皮及肌上皮细胞位于程度不等的黏液样和 / 或软骨性间质背景中（图 7.1~7.4）。显著化生的鳞状上皮、导管上皮、皮脂腺、脂肪组织等并不少见，可能会导致鉴别诊断困难。

染色体核型分析发现有重现性及特异性细胞遗传学异常，40% 以上有 t（3;8）（p21;q12），少部分有 12q14~15 区的重排。后者包括涉及 12q14~15 与染色体 9p12 或其他不同配体的易位和 / 或同一断裂点的转位。20% 以上的多形性腺瘤中也可检出随机克隆性异常。微卫星重复标记分子检测，8 号染色体长臂和 12p 区域常见杂合性缺失。多形性腺瘤中有两个特异性遗传学标记，染色体 3p21 处的 PLAG1 是最常见的上调基因，但它在多形性腺瘤发生中的生物学意义还

不清楚。

第二个重现性及特异性染色体异常发生于 12q14~15，导致 HMGA2 基因过表达。该基因为结构因子，通过结合富于 AT 的 DNA 而调节转录。多形性腺瘤及 PLAG 转化细胞微阵列分析已确定出了大部分与生长因子无关的基因，如 IGF、BDGF1、CRABP2、SMARCD1、EFNB1。综合这些结果表明，PLAG 基因通过诱导生长因子而促进肿瘤生成。

Warthin 瘤及嗜酸性肿瘤

Warthin 瘤是第二常见的良性涎腺肿瘤。该肿瘤几乎总是发生于腮腺内或腮腺旁的淋巴性间质。组织学上，该肿瘤表现为淋巴性间质内嗜酸性上皮增生，伴或不伴囊腔形成（图 7.5）。嗜酸性肿瘤具有谱系性，自结节性嗜酸细胞增生（图 7.6）、腺瘤、癌等均有描述，且很可能与 Warthin 瘤有关（图 7.7 和 7.8）。目前的分子及细胞遗传学研究表明，这类病变大部分表现为正常核型，约 10% 具有细胞遗传学异常；最常见细胞遗传学异常为 t（11;19）（q21-22;p13）。相同的易位及其融合基因产物 CRTC1/MAMAL2 也可见于黏液表皮样癌。两种肿瘤中可以发现同一异常，加之报道

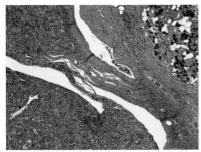

图 7.7　嗜酸细胞瘤

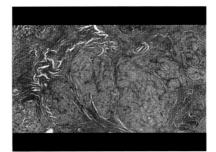

图 7.8　嗜酸细胞癌

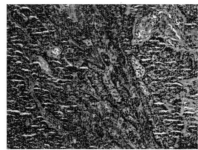

图 7.9　涎腺基底细胞腺瘤（注意周边细胞栅栏状）

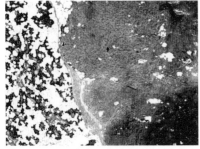

图 7.10　涎腺基底细胞腺瘤，同时有多形性腺瘤

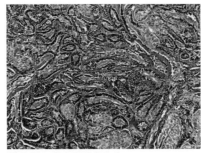

图 7.11　皮肤的同名肿瘤

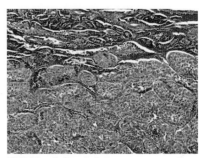

图 7.12　基底细胞腺癌

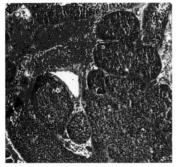

图 7.13　涎腺基底细胞腺癌

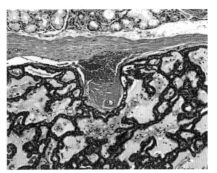

图 7.14　管状腺瘤

中发生率近似，表明它们之间具有遗传学相关性。总体说来，这些数据均支持这类肿瘤中容易转化为黏液表皮样癌或嗜酸性癌的部分有相同克隆起源。

基底细胞肿瘤

基底细胞腺瘤及癌罕见，约占所有涎腺肿瘤的2%~3%。由于该肿瘤和其他肿瘤具有细胞形态学上的相似性，因此导致诊断困难也不少见。该肿瘤一般为形态温和基底细胞增生，形成巢状和 / 或条索状，细胞间有形态均一的嗜酸性物质沉积（图 7.9~7.13）。由于该肿瘤并不常见，仅有少数病例进行了遗传学分析；少量病例中常见细胞遗传学改变为 8 号染色体三

体，但其他细胞遗传学异常也有报道，如 t（7;13）易位。对这类肿瘤的 CGH 分析表明有 2、6、7 号染色体的缺失，1 号和 8 号染色体的获得，12q 的扩增。这类肿瘤的分子分析也常见染色体 16q12~13 的杂合性缺失，该区域包括了 CYLD 基因。

管状腺瘤

这是一种罕见的涎腺良性肿瘤，其特点为柱状上皮细胞呈双层条索状、巢状及梁状结构。该病变一般境界清楚，有包膜（图 7.14）。管状腺瘤的鉴别诊断包括基底细胞腺瘤、腺样囊性癌，偶可鉴别困难，尤其是在活检标本中。由于其罕见且为良性，因此该肿

瘤的分子检测极为罕见。

肌上皮肿瘤

　　肌上皮肿瘤是指几乎均为肌上皮细胞构成的肿瘤，该肿瘤罕见，占所有涎腺肿瘤的比例不足 1%。部分肿瘤可有局灶多形性腺瘤区域。肌上皮肿瘤具有多种形态学表现，如浆细胞样、梭形细胞、透明细胞和 / 或上皮特征等（图 7.15~7.18）。当前对这类病变的分子遗传学数据较少，影响了对其发生或生物学明确结论的得出。少数病例细胞遗传学分析报道了非特异性染色体异常，不足以得出其对该肿瘤作用的结论。部分良性及恶性肌上皮肿瘤中检出 WT1 mRNA 上调，但这一事件在肿瘤发生中的致癌性作用尚不清楚。

恶性肿瘤

黏液表皮样癌

　　黏液表皮样癌约占涎腺恶性肿瘤的 30%，最常见于儿童及青少年。根据细胞密度及结构特点，黏液表现样癌表现为 3 种独特形态学分级（图 7.19~7.23）。黏液表皮样癌的特点为常见独特易位，这可能是部分该肿瘤发生中的初始事件。黏液表皮样癌中的几种细胞遗传学异常有 t（11;19）（q21;p13）易位，可仅为此异常或伴有其他非特异性异常。

　　该易位的克隆性分析，发现涉及染色体 19p13 上 MECT1（CRTC1/WAMTP）基因 1 号外显子（图 7.3）和染色体 11q21 区 MAML2 基因 2~5 号外显子的融合基因。MAML2 为 mastermind 基因家族成员之一，编

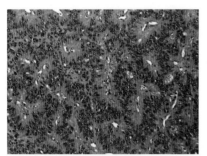

图 7.15 肌上皮瘤（器官样结构）

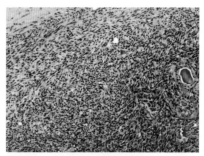

图 7.16 肌上皮瘤（梭形细胞）

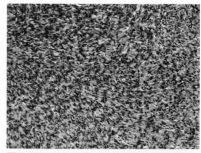

图 7.17 肌上皮癌：梭形细胞栅栏状表现

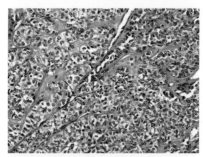

图 7.18 肌上皮癌（透明细胞型）

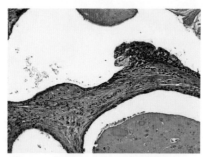

图 7.19 黏液表皮样癌（低级别囊性）

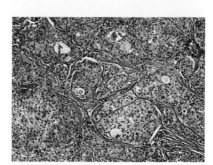

图 7.20 黏液表皮样癌（中间级别）

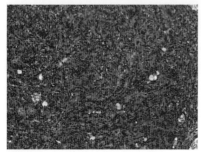

图 7.21 黏液表皮样癌（高级别）

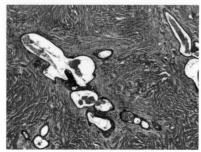

图 7.22 黏液表皮样癌（硬化型）

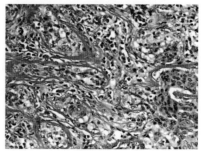

图 7.23 黏液表皮样癌：硬化型，伴嗜酸性粒细胞增多，稍高倍观

码结合于 CSL 转录因子及 Notch 受体细胞内结构域的核蛋白而活化 Notch 靶基因。融合配体为 CRTC1（MECT1），这是高度保守的 CREβ/cAMP 共活化基因家族成员之一。对一组黏液表皮样癌的融合转录研究表明，融合阳性肿瘤和肿瘤级别较低、预后较好之间有相关性。融合阴性的黏液表皮样癌可源自不同通路，可能为生物学上的不同病变。该结果也表明，无融合转录时这一肿瘤生物学行为更具侵袭性。散发性 Warthin 瘤和黏液表皮样癌中均可查见融合转录，且两种肿瘤可共同存在，支持这类肿瘤发生早期或病因方面有共同性的观点。

涎腺导管癌及癌在多形性腺瘤中

涎腺导管癌及与多形性腺瘤无关的腺癌、癌在多形性腺瘤中的情况，与乳腺导管癌有显著相似性（图 7.24~7.27）。这类肿瘤有三分之一以上可见 HER-2 过表达及 EGFR、AR 的阳性。

腺样囊性癌

腺样囊性癌是涎腺第二常见的恶性肿瘤，且临床上为恶性程度最强的。腺样囊性癌临床病程惰性，但易于神经周围侵犯。腺样囊性癌有 3 种表现，绝大部分肿瘤中均有这些表现，但具体比例不一。具体包括管状、筛状、实性形态学亚型（图 7.28~7.32）。管状和筛状表现的情况下，肿瘤为肌上皮和导管上皮构成。对该肿瘤的细胞遗传学研究发现在染色体 6p、9p、17p 常见异常，最多见异常为 6q 区。

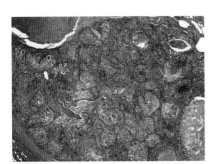
图 7.24 癌在多形性腺瘤中（涎腺导管型）

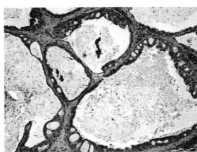
图 7.25 涎腺导管癌（囊性）

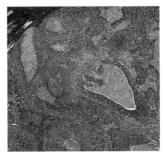
图 7.26 涎腺导管癌

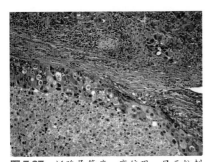
图 7.27 涎腺导管癌：高倍观，显示粉刺状坏死

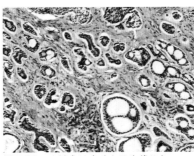
图 7.28 腺样囊性癌（主要为管状）

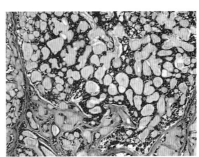
图 7.29 腺样囊性癌（筛状）

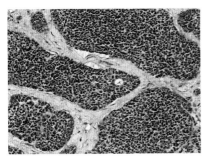
图 7.30 腺样囊性癌（实性）

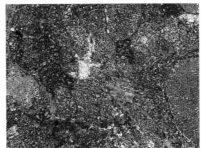
图 7.31 伴去分化成分的腺样囊性癌

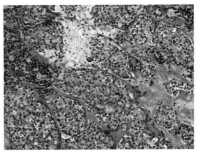
图 7.32 伴高级别转化的腺样囊性癌

腺泡细胞癌

　　腺泡细胞癌为一种独特的涎腺恶性肿瘤，几乎总是发生于腮腺。该肿瘤具有程度不等的腺泡特征，且形态学有所重叠（图7.33~7.36）。该肿瘤一般为低级别、惰性的癌，偶见表现为伴大量核分裂、坏死、淋巴结转移的高级别癌。此外，有几例转化为去分化或间变性癌的报道。该肿瘤细胞遗传学及分子检测极少，并无定论。一项研究指出了常见的等位基因缺失所在的染色体区域，包括4p15-16、6p25-qter、17p11，表明这些区域可能包含与该肿瘤发生有关的关键基因。另一项多样本的腺泡细胞癌研究中，可见多项克隆性改变，提示为多克隆起源。去分化腺泡细胞癌的研究表明这一转化与cyclin D1下调有关。缺乏证实及随访研究，限制了这些结果在这一肿瘤中的意义。

分泌性癌

　　这是最近认识到的一种亚型，主要是从腺泡细胞癌中分出来的。该肿瘤的特征在于肿瘤细胞巢呈小叶状增生，主要为肿瘤性小管、腺管、乳头状微囊性结构，且管腔内有内容物，类似乳腺分泌性癌（图7.37~7.39）。肿瘤细胞一般不表达DOG-1，表达mammagloin、S100。

涎腺多形性腺癌（终末导管癌）

　　一种以肿瘤内生长方式不一、具有形态单一的细胞成分为特点的涎腺恶性腺癌（图7.39~7.41）。硬腭是最常见的部位，但罕见情况下也可发生于大涎腺。该肿瘤占小涎腺恶性肿瘤的19.6%。由于无包膜，该肿瘤一般浸润周围组织，常见神经周围浸润。该肿瘤复发率约17%，局部转移比例约9%。

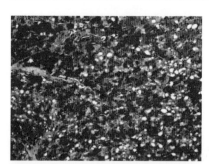

图7.33　腺泡细胞癌（经典型）

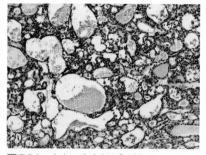

图7.34　腺泡细胞癌（微囊型）

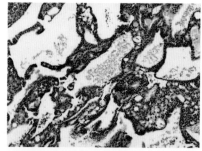

图7.35　腺泡细胞癌（大囊型）

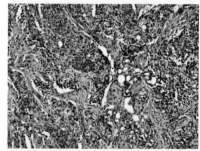

图7.36　伴去分化成分的腺泡细胞癌

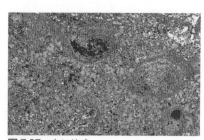

图7.37　分泌性癌

图7.38　分泌性癌FISH检测，ETV6断裂

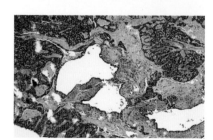

图7.39　多形性腺癌

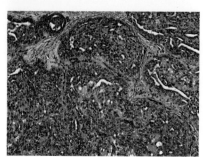

图7.40　多形性癌，高倍观

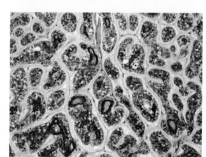

图7.41　上皮肌上皮癌

上皮肌上皮癌

这一罕见病变为低级别恶性、惰性病程，主要为肌上皮肌导管两种肿瘤细胞构成（图7.41）。组织病理学方面，该肿瘤由相对显著透明的肌上皮细胞、内侧立方状及均一导管细胞构成，形成导管及小管结构。

罕见涎腺肿瘤及病变

鳞状细胞癌

罕见的情况下，鳞状细胞癌可原发于小涎腺。但必须排除其他部位的转移。报道中的罕见原发癌还有小细胞癌、大细胞癌（图7.42和7.43）和淋巴上皮样癌（图7.44）。

非上皮性肿瘤

非上皮性肿瘤约占所有涎腺肿瘤的5%以下。它们是来自涎腺支持结缔组织的病变，最常见的为血管瘤、脂肪瘤、神经纤维瘤、血管外皮细胞瘤。这类病变的生长方式和镜下特点与其他部位者相同。

原发淋巴瘤

淋巴瘤极为罕见，主要见于腮腺。原发淋巴瘤大部分为MALT型。可以发生于腮腺内淋巴结或腮腺实质。绝大部分为滤泡B细胞来源，罕见情况下有T细胞来源者。

转移至涎腺的肿瘤

最常见转移至大涎腺，尤其腮腺，最常见转移肿瘤类型为鳞癌，其次为皮肤的恶性黑色素瘤。这主要是因为面部皮肤淋巴引流所致。血行播散至腮腺的肿瘤类型主要为肾癌、乳腺癌、肺癌。转移至下颌下腺者极为罕见，因为并无腺体内淋巴结。上皮性肿瘤罕见，主要为恶性。

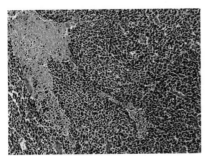

图7.42　小细胞癌

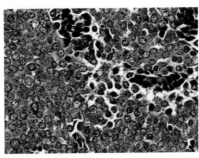

图7.43　大细胞癌

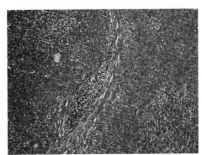

图7.44　淋巴上皮样癌

第八章　鼻窦及颅底肿瘤

Sinonasal and Skull Base Tumors

原著　Diana Bell　Michelle D. Williams　Adel K. EI-Naggar

译者　王　强

审校　李金梅　冀雅铭

第一节　简介

　　鼻窦及颅底区可发生诸多恶性肿瘤。这类肿瘤大部分为低分化或未分化恶性肿瘤，特征有重叠并造成诊断困难。除错构瘤及畸胎瘤等瘤样病变外，最常见良性肿瘤为施耐德乳头状瘤。

第二节　施耐德乳头状瘤

　　施耐德乳头状瘤占所有鼻腔鼻窦肿瘤的0.4%~5.0%，根据其生长方式和组织学特征可分为外生型、内翻型、圆柱细胞型。外生型主要发生于鼻中

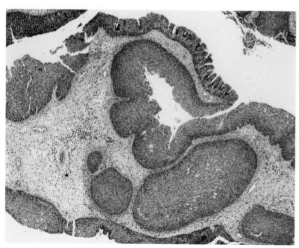

图 8.1　施耐德乳头状瘤

隔，但也可发生于鼻腔及上颌窦。该肿瘤一般为单发，罕见情况下伴有恶性转化。组织学上，该肿瘤表现为具有纤维血管轴心、被覆增生非角化鳞状上皮和 / 或移行上皮。主要应与乳头状鳞状细胞癌鉴别。后者表现出恶性细胞学特征并有间质浸润。这类病变易于复发，复发概率高达 22%~40%。内翻型乳头状瘤约占所有乳头状瘤的 45%，其特点为上皮成分内陷入间质，形成内翻型生长（图 8.1）。最常见于鼻腔及鼻旁窦，罕见于鼻中隔。该病变也因高复发率和进展为癌的风险高而臭名昭著。内翻型乳头状瘤衬覆的上皮多为非角化型、复层、鳞状上皮并伴空泡、上皮内微囊及急性炎症细胞。恶性转化可表现为分化型或低分化鳞状细胞癌，伴或不伴异型性证据。存在角化，总是与癌有关。内翻型乳头状瘤需要鉴别其他类型施耐德乳头状瘤。复发率约为 45%~75%。这类病变的分子研究罕见。不过，已有单克隆证据的报道，但未见与进展有关的特异性遗传学异常。

第三节　涎腺型肿瘤

　　发生于这些位置的涎腺肿瘤来自小涎腺，形态学特征与发生于大涎腺及小涎腺的肿瘤相同（图 8.2）。区别在于其有包膜，相关难度在于评估切缘状态。最常见良性肿瘤为多形性腺瘤，最常见的恶性肿瘤依照降序依次为腺样囊性癌、黏液表皮样癌、腺泡细胞癌、

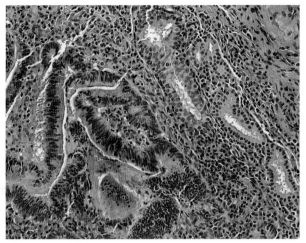

图 8.2 肠型腺癌

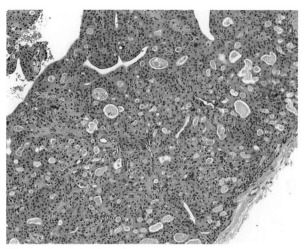

图 8.3 非涎腺型腺癌

非特殊类型腺癌。鉴别诊断主要为转移性癌及非涎腺的浆黏液性癌。

第四节 非涎腺型腺癌

这种腺癌可分为浆黏液型及肠型（图 8.3）。浆黏液型可能来自鼻腔浆黏液腺、衬覆的呼吸型上皮，一般为高分化腺癌。肠型类似结直肠处腺癌。肠型非涎腺型腺癌发生于呼吸道上皮，最可能是由于木屑或皮革化学处理过程中的暴露所致肠上皮化生。该肿瘤发生于具有前述危险因素的中老年个体。该肿瘤的表现与肠道肿瘤相似，如有黏液产生、印戒细胞形成。该肿瘤的生物学行为一般为侵袭性，大部分患者死于3 年内。分子检测及表型研究发现该肿瘤与肠道腺癌具有相同的分子改变。

第五节 鳞状细胞癌

鼻腔鼻窦处癌约占所有恶性肿瘤的 3%，大部分（70%）为鳞状细胞来源。绝大部分发生于上颌窦，少部分发生于鼻腔其他部位。几种病原学因素与该肿瘤的发生有关，其中最常见的致病因素为镍及二氧化钍的暴露。该肿瘤一般发生于 40~60 岁男性。组织病理学上，可表现为角化型鳞癌或非角化型鳞癌。

其他类型鳞癌如疣状癌、梭形细胞鳞癌、基底样鳞癌等也有描述。该肿瘤的鉴别诊断主要有转移、成釉细胞瘤、内翻型乳头状瘤。该肿瘤的生物学行为取决于部位及分化程度，鼻腔癌患者要比鼻旁窦肿瘤患者预后好。

第六节 鼻腔鼻窦未分化癌

该肿瘤特点为缺乏分化表现，男女发病均等（图8.4）。组织学上，表现为类似Ⅲ型鼻咽癌的未分化癌。该肿瘤生物学行为具有侵袭性，表现为进展期。由于其未分化特点，可能会和该部位的多种未分化肿瘤混淆。具体包括低分化鳞状细胞癌、鼻咽癌、神经母细胞瘤、恶性黑色素瘤、淋巴瘤、小圆细胞肿瘤。免疫组化及分子标记对于这类肿瘤的鉴别诊断很关键，尤其小的治疗前活检标本中。

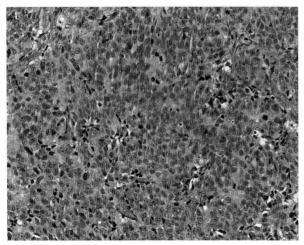

图 8.4　鼻腔鼻窦未分化癌

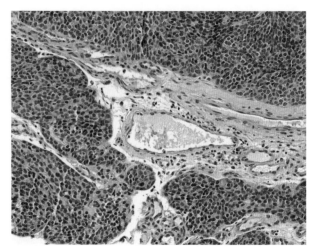

图 8.5　鼻腔鼻窦嗅母细胞瘤

第七节　神经内分泌癌

　　鼻腔鼻窦处的神经内分泌癌相比喉部来说并不常见，可分为典型（高分化）类癌及非典型类癌（中分化）和低分化癌（小细胞及大细胞）。最常见亚型为低分化，一般发生于鼻腔并累及筛窦和上颌窦。男女发病均等，患者年龄分布广泛。其诊断和鉴别诊断主要根据有角化形成和其他神经内分泌标记。

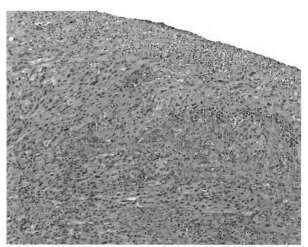

图 8.6　鼻腔鼻窦恶性黑色素瘤

第八节　小圆细胞肿瘤及神经母细胞瘤

　　是具有小圆形肿瘤细胞和基底样肿瘤细胞的一组肿瘤，在这一部位并不常见（图 8.5），具体包括神经母细胞瘤、横纹肌肉瘤、神经内分泌癌（小细胞）、Ewing 肉瘤/神经外胚层肿瘤。尽管年龄较低患者多见，但年龄大者也可发生这类肿瘤。男女发生率相近。目前并无已知与这类肿瘤发生有关的易感因素，最有可能与其发生有关的是家族性因素和遗传性因素。这类肿瘤的诊断很有难度，尤其首次活检中，主要依赖于辅助免疫组化及分子标记。

第九节　鼻腔鼻窦恶性黑色素瘤

　　鼻腔鼻窦原发的恶性黑色素瘤极为罕见，约占所有恶性黑色素瘤的 1%，占鼻部恶性肿瘤的 2.4%。该肿瘤最常见的部位为鼻腔及鼻旁窦、鼻中隔、鼻腔侧壁、中鼻甲及上鼻甲。组织学上，细胞为小圆形、未分化表现，常有黑色素颗粒。该肿瘤具有高度侵袭，易于复发。一般发生于中、老年，但可出现于任何年龄。该肿瘤鉴别诊断包括该部位的所有小圆形未分化肿瘤（图 8.6）。

第十节　纤维性及血管性肿瘤

这类肿瘤分为良性、低级别两类，前者如纤维瘤病、纤维瘤、黏液瘤、血管瘤、神经鞘瘤、血管周细胞瘤，后者如孤立性纤维性肿瘤、低级别纤维肉瘤。其诊断基于组织病理学特征，治疗主要为手术。

第十一节　牙源性肿瘤

牙源性肿瘤也可表现为鼻腔鼻窦部位，尤其上颌窦，具体包括钙化性牙源性肿瘤及成釉细胞瘤。这类肿瘤最重要的鉴别诊断为内翻型鳞状上皮乳头状瘤、鳞状细胞癌。这类肿瘤一般发生于年轻及中年人，临床表现为良性或局部破坏性肿瘤。不过，成釉细胞瘤也可转化为更为恶性的成釉细胞癌。这类肿瘤完全切除可治愈。

第十二节　畸胎癌肉瘤

畸胎癌肉瘤是一种极为罕见的癌，可导致治疗困难。该病种的组织发生尚不清楚，但可能来自肝细胞。组织学上，该肿瘤的特点为存在不成熟的神经成分及恶性上皮和间质的肿瘤成分。该肿瘤主要发生于中老年男性。治疗为手术切除并术后放化疗。

第十三节　鼻腔鼻窦未分化癌

这一未分化癌缺乏鳞状分化和／或腺性分化，且无淋巴细胞性间质。这是一种罕见病变，其诊断必须是排除其他已知原发病变后才可以作出。患者大部分

为高加索人，年龄分布宽泛。最常见部位为鼻腔及筛窦。其鉴别诊断宽泛，包括神经内分泌癌、大细胞淋巴瘤、相邻部位的未分化癌。NUT 癌的鉴别要点在于存在鳞状分化并表达 NUT 蛋白。

第十四节　NUT 癌

这是一种新近得以认识的具有鳞状表现的上皮性恶性肿瘤，表现为睾丸核蛋白（nuclear protein in testis, NUT）基因阳性。该肿瘤一般位于鼻腔及鼻旁窦，多见于中线部位。

组织病理学上，该肿瘤形态学表现为特征性的伴局灶鳞状特征的未分化或低分化癌。因此，必须进行 NUT 蛋白染色。其鉴别诊断范围广，包括该部位的上皮性、淋巴细胞性、间质性、神经外胚层来源肿瘤（图 8.7）。

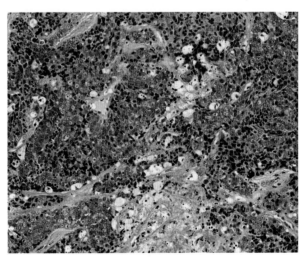

图 8.7　鼻腔鼻窦 NUT 癌

第十五节　淋巴增生性病变

非霍奇金淋巴瘤是鼻腔鼻窦处最常见的淋巴增生性病变。具体不同的亚型来说，该部位以 NK/T 细胞淋巴瘤为主。

T 细胞（NK 细胞）淋巴瘤一般主要影响中年或老年男性。据报道，该级别多见于亚洲人。最常见表现为面部容貌损毁并伴梗阻症状。该疾病与 EBV 关系极为密切。组织学上，该病变特点为多形性细胞浸润，如淋巴细胞、浆细胞、组织细胞、嗜酸性细胞等，并伴坏死。

该病变要注意鉴别感染，尤其是真菌感染，还要注意鉴别 Wegener 肉芽肿。无 EBV 病毒感染及抗中性粒细胞胞质抗体，可排除后者。

第十六节　双相型肉瘤

这一低级别的鼻腔鼻窦肿瘤发生于鼻腔及鼻旁窦，迄今为止报道的患者年龄 24~85 岁不等。女性比男性多见（3：1）。组织学特征为梭形细胞呈鱼骨样排列形成的境界不清的肿瘤，可有鹿角状血管。细胞学上，细胞并无核分裂或高级别特征，如坏死，这一点有助于和滑膜肉瘤的鉴别（图 8.8）。

免疫组化方面，双相型肉瘤的得名是因为有"神经"分化及"肌性"分化且免疫组化有 SMA、calponin、S100（散在细胞）的阳性，EMA、CK、desmin 局灶阳性。SOX10 明确阴性。支持这一肿瘤为独特类型的原因，在于存在涉及 PAX3 和 MAML3（最多见）或 NCOA1（部分病例）的重现性易位 t（2;4）。

第十七节　分子及遗传学表现

颅底肿瘤分子遗传学进展仍局限于小圆细胞肿瘤，包括 Ewing 肉瘤、滑膜肉瘤、横纹肌肉瘤。已在上述部分肿瘤中发现有特殊易位导致致癌性融合转录，目前可用于其诊断及治疗分层。对 Ewing 肉瘤和外周原始神经外胚层治疗来说，80% 可检出 t（11;22）（q24;q12）所致的 EWS/FLI-1 基因。神经母细胞瘤和横纹肌肉瘤中也可检出该融合基因。PAX-FKHR 融合基因也可用于诊断并指导腺泡状横纹肌肉瘤的治疗。未来检出特异性融合，可更好地对这类肿瘤做出诊断及分类。

图 8.9 所示显示了鼻窦未分化肿瘤的标记物选择。

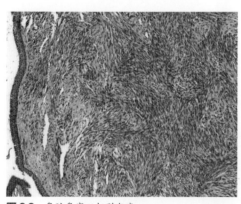

图 8.8　鼻腔鼻窦双相型肉瘤

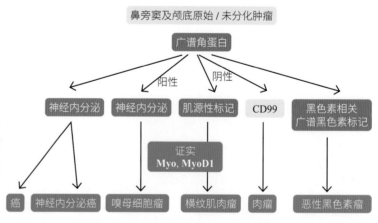

图 8.9　鼻腔鼻窦未分化肿瘤的标记物选择策略

第九章　甲状腺及甲状旁腺肿瘤

Thyroid and Parathyroid Tumors

Diana Bell　Michelle D. Williams　Adel K. EI-Naggar
译者　王　强
审校　孙吉瑞　冀雅铭

第一节　甲状腺

甲状腺结节是最为常见的临床情况之一，可触及结节在成人高达 7%，影像学检出结节高达 60%。这些结节绝大部分为反应性或良性肿瘤，仅 10% 为恶性。甲状腺癌的发生率逐渐增加，美国每年有近六万例甲状腺癌确诊。虽然绝大部分增加的甲状腺癌与影像学检查的增加有关，但其他因素也可能有影响。美国甲状腺癌学会提出了相关指南，希望可以降低甲状腺癌"过诊断"的情况，尤其是对小于 1 cm 的甲状腺结节而言。

甲状腺癌绝大部分、95% 以上为滤泡细胞来源，其余病例来自滤泡旁 C 细胞。甲状腺癌可进一步分为"高分化"癌、低分化癌和间变性癌，前者包括甲状腺乳头状癌、滤泡癌、Hurthle 细胞癌。甲状腺癌分类的意义在于反映其生物学进展的差异。

病理学

细胞学

细针抽吸活检（fine needle aspiration, FNA）是甲状腺结节评估的一线诊断方案，常在超声引导下进行。FNA 是一种微创、价格低廉且高度敏感及特异的检查。甲状腺结节 FNA 标本可诊断为下述六个反映其肿瘤风险的分类之一（表 9.1）。甲状腺 FNA 的意义体现在诊断经典型乳头状癌、大部分髓样癌、间变性癌。其主要局限性在于滤泡性病变，因为这种情况下的细胞学特点在良性和恶性病变有所重叠。中间型（Bethesda 分组 Ⅲ 及 Ⅳ）约占甲状腺结节的 15%~20%，其恶性概率为 15%~30%。FNA 标本中经典细胞学评估、结合辅助检查，有望进一步对这一分类进行分流。可供商用的检测有 FNA 标本中通过基因表达谱来"排除"癌，分子检测确定与甲状腺癌有关改变的"确定性"检测。

表 9.1　甲状腺 FNA 的 Bethesda 分类

Bethesda 分类	诊断	恶性风险
Ⅰ	无诊断意义	5%~10%
Ⅱ	良性	0%~3%
Ⅲ	意义未明的非典型（atypical of undetermined significance, AUS）	10%~30%（6%~18%）[a]
Ⅳ	滤泡性肿瘤或可疑滤泡性肿瘤	25%~40%（10%~40%）[a]
Ⅴ	可疑恶性	50%~75%（45%~60%）[a]
Ⅵ	恶性	97%~99%（94%~96%）[a]

[a] 这一数据是如果将伴乳头状核的非浸润性甲状腺滤泡性肿瘤（noninvasive follicular thyroid neoplasm with papillary-like nuclei, NIFTP）计入良性时的结果，这就降低了恶性风险的 ROC 曲线，如括号内所示（参考 Cibas 及 Ali 的文献）

组织学

反应性、增生性病变

甲状腺结节可为局灶性或多灶性，代表着形态学成熟程度不等的滤泡性增生，并伴无包膜的结节形成。多结节性甲状腺肿是一种反应性病变，可为弥漫性、双侧性，或发生于纵隔，无症状。甲状腺肿 FNA 标本中存在显著胶质，可将这类结节归为良性；不过，非典型、微滤泡、细胞数量增加等，可导致 FNA 中做出中间型病变的诊断。组织病理学表现为细胞数量不一，伴滤泡增生，无包膜。可见纤维化、钙化及退行性变区。伴厚包膜的结节需全面评估以排除滤泡性肿瘤。

良性及交界性病变

滤泡性腺瘤

腺瘤的特点为境界清楚的滤泡性肿瘤。镜下可表现为微滤泡、梁状、大滤泡的增生，且与周围正常甲状腺实质显著不同（图 9.1）。细胞核仍为圆形、深染。腺瘤的主要鉴别诊断为滤泡性增生（甲状腺肿）及滤泡癌。嗜酸细胞成分反映的是胞质内大量线粒体，这是腺瘤的一种亚型（Hurthle 细胞亚型），很可能是继发于细胞呼吸应激所致。这类肿瘤的生物学行为类似于相应滤泡性肿瘤的生物学行为。

交界性滤泡性肿瘤

该类别下有多种诊断名称。这一分类包括非典型滤泡性肿瘤、恶性潜能未定的滤泡性肿瘤。需鉴别诊断的其他低危型肿瘤有包裹性滤泡癌、仅有局灶包膜侵犯的微浸润性滤泡癌（图 9.2）。对于无法明确诊断为癌的病例缺乏共识性、明确的病理及临床标准，也说明对其诊断无法达成共识。因此，形态学上肿瘤介于腺瘤和有包膜侵犯、有血管侵犯的分化型滤泡癌之间。主要表现为包膜完全或部分增厚，包膜轮廓不规则，滤泡特征不同于相邻甲状腺实质。最近纳入了一种新的滤泡性肿瘤病变，即具有甲状腺乳头状癌核特征表现的情况（伴乳头状核的非浸润性甲状腺滤泡性肿瘤，noninvasive follicular thyroid neoplasm with papillary-like nuclei, NIFTP）。这一类型指的是无包膜或血管侵犯的包裹性滤泡性肿瘤、仅有滤泡形成而无真正的乳头。

分化型癌

滤泡型

滤泡癌占所有甲状腺恶性肿瘤的 5%~10%。相比男性来说，一般好发于中年女性。该肿瘤在碘缺乏地区发生率高，提示持续性 TSH 刺激对去发生有影响。该肿瘤的诊断是根据查见厚包膜并有包膜和/或血管的穿透。该组肿瘤可进一步做如下分类：浸润灶局限于包膜内的微浸润性，微小包膜浸润可有可无（+/-）但有血管浸润（需要进一步判定血管浸润数量 < 4 还是 ≥ 4）的包裹性血管浸润性（图 9.3），多处包膜浸润，并侵及周围甲状腺实质，且常有血管浸润的广泛浸润性。滤泡癌一般为单发，可表现为或首发为转移性，一般见于骨、肺和/或脑。患者表现为可触及的单发冷结节，放射性碘摄取中为高摄取。Hurthle 细胞癌采取相同的诊断标准，只是细胞有显著嗜酸性胞质、核仁显著时候才做这一诊断。

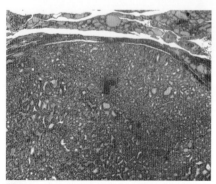

图 9.1　滤泡性腺瘤：表现为境界清楚的甲状腺结节，常为微滤泡构成

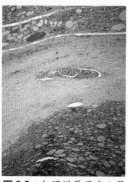

图 9.2　包膜增厚区有血管侵犯的滤泡癌

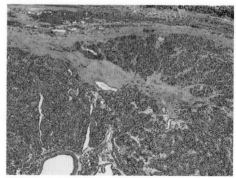

图 9.3　Hurthle 细胞癌：侵透厚包膜

乳头型

甲状腺乳头状癌是所有甲状腺癌中最为常见的类型，占所有甲状腺肿瘤的80%以上。可发生于任何年龄，好发于45~54岁之间。女性远比男性多见，但女性患者、年轻患者一般比老年患者或男性患者预后较好、生存时间长。桥本甲状腺炎与甲状腺乳头状癌发生率升高之间有显著间接相关。尽管有时很难确定，但甲状腺乳头状癌75%以上为多灶性。甲状腺乳头状癌可表现为甲状腺肿物（80%）或表现为淋巴结转移灶（20%）。甲状腺乳头状癌的标志性表现，为查见衬覆立方状或柱状细胞、细胞核透明和/或有核沟的乳头状结构（图9.4）。细胞核特征尤其有助于滤泡亚型的诊断。常见（40%）砂粒体，为同心圆型钙化。甲状腺乳头状癌有几种临床病程侵袭性强的组织病理亚型（高细胞亚型、靴钉亚型）。不过，对这些分类缺乏病理共识、缺乏有长期随访的前瞻性研究，限制了这些亚型的意义。甲状腺乳头状癌的临床侵袭性不一，取决于性别、年龄、肿瘤大小，年龄较大男性以及较大侵袭性肿瘤患者病程更具侵袭性。

甲状腺乳头状癌的其他亚型还有弥漫硬化亚型、实性乳头状癌。这些亚型可发生于儿童，不要和低分化癌混淆。弥漫硬化亚型中，鳞状化生常见于硬化性、桥本甲状腺炎背景中，并有广泛淋巴细胞浸润（图9.5）。实性亚型甲状腺乳头状癌中，细胞核的特点仍存在，但并无高级别特征如坏死、核分裂增加。辐射暴露、药物和/或环境因素是发生甲状腺乳头状癌的危险因素。

未分化癌

无伴滤泡分泌证据的滤泡和/或乳头状特征的甲状腺恶性肿瘤，在本章归为未分化癌。该肿瘤可根据具体情况诊断为低分化和间变性（图9.6）。

低分化癌

这一组织学亚型为独特类型，可自发产生或由高分化肿瘤进展而来（图9.7）。2007年都灵共识（Turin conference）中确定了低分化癌的诊断标准（表9.2）。肿瘤缺乏滤泡或乳头结构，常呈岛状生长。肿瘤细胞形态单一，无间变性癌中的细胞学间变性表现。鉴别诊断主要为髓样癌。低分化甲状腺癌免疫组化中，瘤细胞表达TTF-1和PAX8，可仍有Tg的表达，降钙素及神经内分泌标记阴性。其行为比完全分化的肿瘤要更具侵袭性。

表9.2　甲状腺低分化癌的诊断标准

各种情况	诊断标准
肿瘤生长情况	肿瘤呈实性、梁状或岛状生长
细胞核特征	无甲状腺乳头状癌的细胞核特征
核分裂情况	核分裂≥3个/10HPF，或有坏死

间变性癌

甲状腺间变性癌（anaplastic thyroid carcinoma, ATC）是最具临床侵袭性的肿瘤，占所有甲状腺恶性肿瘤的5%。该肿瘤最多见于老年人，女性比男性多见（3:1）（图9.8）。

临床上，患者表现为快速生长的颈部肿物，伴或

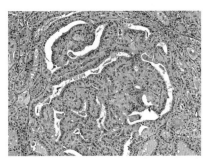

图9.4 经典型甲状腺乳头状癌：衬覆细胞核拉长，透明并有核沟，偶见核内假包涵体细胞的纤维血管性乳头状结构

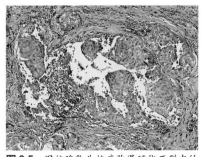

图9.5 甲状腺乳头状癌弥漫硬化亚型中的显著鳞状化生

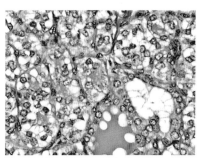

图9.6 实性亚型甲状腺乳头状癌：呈实性生长，仍有细胞核透明的滤泡状结构，可用于和低分化甲状腺癌的鉴别

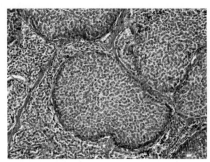

图9.7 甲状腺低分化癌：常见表现为岛状生长，细胞核形态单一

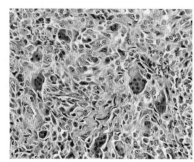

图9.8 甲状腺间皮性癌：多形性细胞呈片状生长，并伴瘤巨细胞

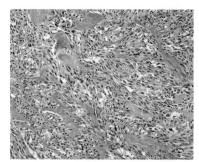

图9.9 甲状腺髓样癌：形态学表现不一，本例中细胞呈显著梭形，并穿插有"无定型"表现的淀粉样物

不伴同时出现的远处转移。虽然甲状腺间变性癌可自发形成，但大部分发生于此前存在的分化型甲状腺癌，最常见于乳头状癌。这类肿瘤的切除标本中可查见分化型癌的证据。有助于甲状腺间变性癌发生或转化的因素仍不清楚。组织病理学上，该肿瘤表现为高度恶性的肿瘤细胞并伴异质性特征及广泛肿瘤坏死。最常见病理表现为肉瘤样（梭形细胞型）、巨细胞亚型、鳞状亚型。该肿瘤的鉴别诊断有上消化呼吸道的肉瘤样癌、原发肉瘤（罕见）、恶性黑色素瘤、转移至甲状腺的肿瘤。淋巴瘤也可表现为类似长期桥本甲状腺炎基础上的病变，FNA中应做排除。如CK阳性（85%），有助于确定其为高级别癌；不过即使CK表达缺失，有病史的情况下甲状腺间变性癌仍为首选诊断。免疫组化PAX8阳性（50%）也有助于支持其为甲状腺来源，因为TTF-1和Tg罕见表达（10%）。由于患者表现为进展期，大部分确诊时已不适合手术。所有甲状腺间变性癌均为AJCC分期Ⅳ期，也表明其总体预后差。

髓样癌

甲状腺髓样癌来自神经外胚层起源的C细胞，占甲状腺癌的2%~5%（图9.9）。其发生率在男性和女性近似。20%~30%的病例为遗传性（多发性内分泌肿瘤Ⅱ型），与RET致癌基因种系突变有关。RET基因突变的位置与肿瘤发生风险及发生年龄有关。RET M918T为最具侵袭性的遗传学突变，也可发生于半数散发性肿瘤。散发性肿瘤表现为单发甲状腺肿物，且可伴副瘤综合征。家族性肿瘤一般为多灶性，且

发生于年龄较轻时，可能发生于儿童。

该肿瘤最常见的部位是甲状腺上2/3处的侧方，此处可见大量C细胞簇。组织病理学上，肿瘤为小至中等大小的上皮样至梭形细胞呈巢状及条索状，常见均一的细胞核。肿瘤簇周围有纤细血管及纤维组织包绕。类似淀粉样物的致密均质嗜酸性物质并不少见。这些物质的淀粉样物性质可通过刚果红染色偏振光观察证实。肿瘤细胞可为圆形或梭形，细胞核深染，呈神经内分泌特征的团块状表现。胞质可自红染至嗜酸性不等。甲状腺髓样癌中偶见血供丰富和/或色素，这一点和其他神经内分泌肿瘤一样。

免疫组化降钙素及其他神经内分泌标记有助于确定肿瘤性质。肿瘤也可表达TTF1，PAX8阳性结果不一，因此不要用于这种情况下的分类。甲状腺髓样癌最常见的转移部位为局部淋巴结、肺部、肝脏、骨。最重要的预后因素为分期。确诊时存在淋巴结转移，则生存率下降，远处转移风险增加。推荐对所有甲状腺髓样癌患者进行遗传学筛查，可检出有望通过早期检出、预防性甲状腺切除而获益的家族成员。MEN 2B患者一般在儿童期发生肿瘤，具有早期转移的侵袭性病程，而MEN 2A患者肿瘤发生晚，如肿瘤早期检出则总生存率高。该肿瘤的鉴别诊断包括神经内分泌癌、肾细胞癌的转移，以及包括低分化甲状腺癌在内的微滤泡性甲状腺肿瘤。

硬化性黏液表皮样癌

这是一种罕见于甲状腺的恶性肿瘤，一般伴桥本

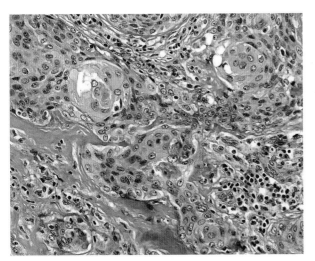

图 9.10 硬化性黏液表皮样癌：为数量不等的鳞状细胞岛，偶伴黏液细胞构成，背景为纤维化及伴嗜酸性粒细胞的混合性炎症细胞浸润

甲状腺炎。其特点为浸润性硬化性间质，伴鳞状细胞巢，偶见黏液细胞。间质特点为大量嗜酸性粒细胞浸润。在鉴别伴鳞状特征甲状腺癌时，应考虑这一病种（图 9.10）。

甲状腺肿瘤分子检测

遗传学

RAS 基因突变不仅常见于甲状腺癌，也可见于腺瘤。RAS 点突变与甲状腺肿瘤早期发生有关。伴 RAS 基因突变的腺瘤是否为生物学恶性病变，还不清楚。PPARγ/PAX8 重排也曾报道于滤泡癌和腺瘤，说明这可能是这类肿瘤发生中的早期事件。

甲状腺乳头状癌中，BRAF V600E 点突变是最常见的突变，在该肿瘤中的比例高达 70%。包括 601 号位点在内的其他 BRAF 突变也可发生，但更常见于滤泡亚型而不是经典组织学表现中。10 号染色体 RET/PTC 重排也可发生于甲状腺乳头状癌，且与患者年龄更轻和 / 或有辐射史有关。由于易位筛查并不常见，因此其真正发生率还不清楚。

伴 RET 基因重排的甲状腺乳头状癌具有异质性，一般为惰性，罕见表现为转移。该组肿瘤中，涉及 RET 基因 5' 末端和 RET 激酶区域上游启动子的染色体重排导致嵌合产物 RET/PTC 过表达。由于缺乏 RET 基因的氨基末端序列及跨膜结构域，因此 RET/PTC 定位于胞质。迄今为止发现的所有氨基末端融合配体都含有同二聚体化结构域，介导 RET/PTC 致癌蛋白激酶区的二聚体化和活化。RET 突变的髓样癌特点为发病早、容易转移至淋巴结和远处器官。RET 原癌基因编码广泛表达于神经内分泌细胞的受体酪氨酸激酶（RTR）。甲状腺髓样癌中有 RET 胞质内或胞质外激酶结构域的点突变。肿瘤生长方面常见的主要原因是有 RET 激酶的结构性活化。导致 RET 活化的分子机制及病理生理学范围较广。

最近也有研究通过分析 RAS 和 BRAF 基因而证实了甲状腺癌通过间变性表现向分化型的转变。TP53 突变也罕见于甲状腺乳头状癌，在低分化癌中的发生率升高至 20%~30%，在间变性癌中升高至 > 50%。Galectin-3 是 β- 半乳糖苷 - 结合凝集素家族成员中的抗凋亡分子。已有研究提出 galectin-3 表达的改变是甲状腺恶性病变的诊断标记。

基因组学

已经对几种甲状腺肿瘤进行了基因表达分析。这些研究中有些报道了 MET、SGRPINA、FNI、CD44、DPP4 的上调和 TFF3 基因的下调。尽管基因组学分析可以确定甲状腺肿瘤，并在癌内分出不同的生物学类型，但临床用这些分析做诊断的意义还有限。恶性生物学标记物以及更重要的预后意义，还有待发展。侵袭性疾病中一种新兴标记物为端粒酶反转录酶（telomerase reverse transcriptase, TERT）启动子突变。甲状腺癌中的研究表明，有 TERT 启动子突变的情况下预后不同，且这可能会伴有 BRAF V600E 突变的概率增加。

第二节 甲状旁腺

甲状旁腺来自第三和第四对鳃囊，妊娠第 5~6 周即可见。人类大部分有两对甲状旁腺，3% 仅有 3 个腺体，高达 13% 的患者具有 4 个以上腺体。正常甲状旁腺有包膜，质软，灰褐色至红褐色，每一枚重量

30~40 mg。甲状旁腺细胞为主细胞排列呈小叶状，其间散在脂肪细胞和血管性间质（图 9.11）。正常甲状旁腺内细胞间脂肪组织在同一腺体内也并不一致，因此在活检标本中可能无法反应腺体的总体构成。此外，脂肪组织的比例随年龄而变化，儿童时较丰富，成人时约为 40%。临床上，甲状旁腺功能亢进可以是原发，继发于腺体功能亢进；也可以是继发，即甲状旁腺受刺激后继发于血清低钙所致；还可以是三发性，即长期继发性甲状旁腺功能亢进基础上甲状旁腺出现自主功能。包括甲状旁腺激素和血清钙的生化评估可以鉴别上述临床情况。原发性甲状旁腺功能亢进表现为所有四个腺体的甲状旁腺增生，而不同于外科手术中常见的临床情况 - 自主功能性甲状旁腺瘤。目前的影像学进展可以对功能亢进的甲状旁腺做出明确定位。此外，术中甲状旁腺激素水平测定可帮助外科医生确定切除甲状旁腺的影响。

甲状旁腺增生

甲状旁腺增生是一种病理性表现，其特点为甲状旁腺细胞增加、细胞间脂肪组织减少（图 9.12）。有程度不等的结节形成。主细胞也可表现为嗜酸性或透明改变。所有四个腺体可出现程度不等的腺体增大、细胞数量增多。甲状旁腺增生可为原发，为 MEN 1 型综合征的表现，也可为系统性病变，如缺钙、维生素 D 改变、肾脏疾病的表现。如因慢性肾功能衰竭所致的长期甲状旁腺增生，则甲状旁腺腺体可出现纤维化、钙化和 / 或出血，不要误判为甲状旁腺恶性病变。

甲状旁腺腺瘤

甲状旁腺腺瘤是一种良性肿瘤，是甲状旁腺功能亢进的最常见原因，约占所有（甲状旁腺功能亢进）病例的 80% 以上（图 9.13）。甲状旁腺腺瘤女性比男性多见（3：1），多见于中年人。90% 的腺瘤见于甲状腺周围，其余可见于纵隔、腹膜后、甲状腺内等。甲状旁腺腺瘤大小和重量不一，目前常在有显著临床症状出现之前经常规实验室检查而检出。甲状旁腺瘤一般为均一的主细胞构成，最常见排列呈巢状或腺样结构，后者类似甲状腺滤泡。也可出现囊性结构。腺瘤的结节内无脂肪细胞，但偶见出现于结节周围。半数腺瘤可见一圈正常或受压的甲状旁腺细胞背景。腺瘤也可完全为嗜酸性细胞或"水样透明"甲状旁腺细胞构成，甲状旁腺脂肪腺瘤为单纯性错构性或高分泌性（腺瘤）。

恶性潜能未定的甲状旁腺肿瘤（非典型甲状旁腺腺瘤）

偶见甲状旁腺腺瘤表现出某些可疑恶性的特征，如肿瘤内纤维化、包膜受累、梁状生长，但缺乏明确的恶性证据，如甲状腺、肌肉的侵犯或脉管的受累。这种病变也并无高增殖指数。这类病变可因难以完整切除而出现局部复发，但大部分都不会复发。非典型腺瘤的名称也被 WHO 采纳用于这种情况下。第八版 AJCC 分期中，该组肿瘤被记做 Tis。

甲状旁腺癌

甲状旁腺癌是一种罕见肿瘤，可为容易局部复发

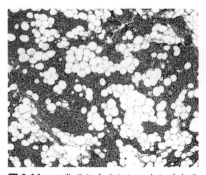

图 9.11 正常甲状旁腺组织，主细胞与显著细胞间脂肪组织混杂在一起

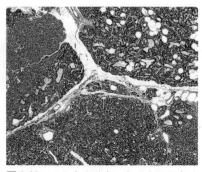

图 9.12 甲状旁腺增生，表现为甲状旁腺细胞数量增多，伴程度不等的结节形成，脂肪成分消失

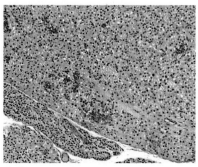

图 9.13 甲状旁腺瘤：表现为细胞密度增加、境界清楚的结节。嗜酸性腺瘤细胞形态学与背景中周围的正常主细胞有所不同

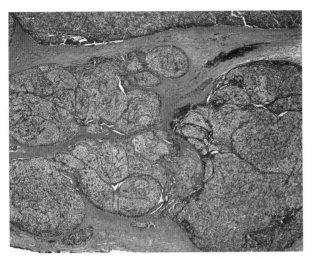

图 9.14　甲状旁腺癌：表现为致密纤维束，并有浸润性生长所致的结构破坏

的低级别，也可为伴远处转移并出现无法控制高钙血症的高级别（图 9.14）。男性及女性发病概率均等，主要为 50~60 岁人群。甲状旁腺癌占甲状旁腺功能亢进患者的比例不足 2%，血清钙水平常 > 14 mg/dL；部分患者可能并无激素活性。该肿瘤表现为实性肿物，常因为其浸润性而难以切除。组织病理学方面，该肿瘤特点为程度不等多形性的细胞呈浸润性生长，常为实性或梁状结构，伴坏死及核分裂，且可能为病理性核分裂。甲状旁腺内杂乱的宽大、透明样纤维束将其

分割为不规则巢状。血管浸润是癌的标志。低级别癌增殖指数可能与腺瘤中 < 5% 的增殖指数之间有所重叠。区分良恶性的 Ki67 独特阈值并未确定。伴转移的患者大部分死于甲状旁腺激素产生所致的无法控制的高钙血症，5 年和 10 年生存率分别为 82%、66%。

甲状旁腺病变的分子分析

高达 50% 的甲状旁腺病变中报道有染色体 11q13 区 MEN1 基因突变或 11q 区的缺失。

一种家族性相关、名为甲状旁腺功能亢进 - 腭部肿瘤综合征的病变中已发现有 CDC73 基因的改变，该基因编码的蛋白是 parafibromin。散发性及家族性 CDC73 改变已发现与部分甲状旁腺癌有关。由于 CDC73 改变导致免疫组化中 parafibromin 表达缺失，因此已有人提出这一辅助检查可用于临床。虽然腺瘤中 parafibromin 表达完整，但癌中也仅有部分为该蛋白缺失。仍需进一步验证其在诊断和治疗中的作用。Cyclin D 和 RB 基因的改变也常见于甲状旁腺癌。Cycling D 过表达也可特征性出现于甲状旁腺结节状功能亢进及腺瘤。导致甲状旁腺癌的病理机制还非常不清楚，仍需进一步分子研究来确定改善患者预后的特定通路。

第十章　头颈部肿瘤病理

Pathology of Head and Neck Tumora

原著　Diana Bell　Michelle D. Williams　Adel K. EI-Naggar
译者　王　强
审校　孙吉瑞　王　旭

头颈部鳞状细胞癌（head and neck squamous carcinoma, HNSC）是世界范围内第五常见的癌，每年新发病例约 50 万。它们发生于上呼吸衬覆的鳞状黏膜，主要为有显著危险因素病史的个体，如吸烟者、酗酒者、人乳头瘤病毒感染者。不过，具有这些危险因素者仅 20% 发生鳞状细胞癌。

自早期的癌前、浸润前病变直至浸润性鳞状病变的鳞状肿瘤发生，是衬覆于上消化呼吸道的鳞状上皮内分子遗传学改变的连续累积。尽管其发生时间和进展事件的顺序还大部分未知，但某些明确的表型改变与浸润前病变有关。进展期异型增生向浸润性癌的进展是一个复杂的、综合的细胞学及结构改变，是上皮和宿主间质成分相互作用所致关键性通路异常的结果（图 10.1）。

组织病理学

头颈部黏膜病变的治疗和处理，是根据活检或切除标本中的组织病理学评估而做出的。

口腔癌前病变

口腔黏膜大体异常是指无明确病因的上皮出现大体改变，可宽泛的描述为白斑和红斑。这类病变进展为浸润性癌的风险显著不一，白斑进展为癌的风险为 3%~16%，红斑进展为癌的风险为 30%~50%（图 10.2）。

白斑

白斑是指持续存在的、病因未明的白色区域。该病变可表现为散发均质性病灶或界限清楚的非均质性病灶。一般说来，非均质性病变相比均质性病变来说风险更高。白斑大部分发生于重度吸烟患者，其部位和表现根据地域、所用烟草的方式和性质的不同而不同。病变活检组织病理学检查可明确诊断，并排除类似病变，如扁平苔藓，还可确定有无异型增生。组织学上，白斑的特点为上皮增生并伴角化过度和 / 或角

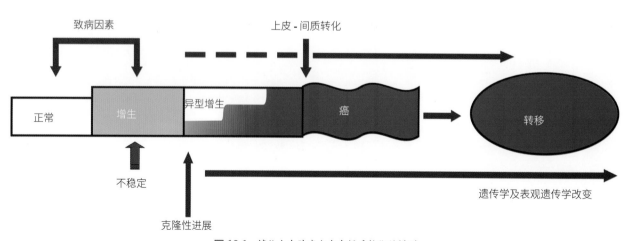

图 10.1　鳞状上皮肿瘤上皮向间质转化的模型

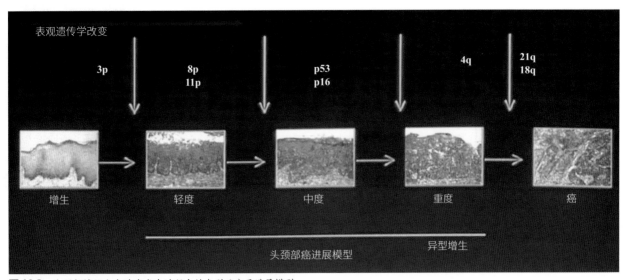

图10.2　头颈部鳞状上皮肿瘤发生过程中的表型及分子进展模型

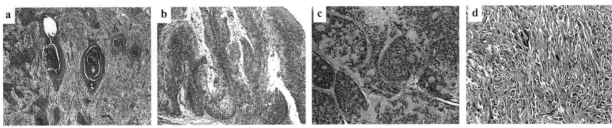

图10.3　鳞状细胞癌亚型组图：（a）经典型；（b）乳头状；（c）基底样；（d）肉瘤样

化不全。这种病变中出现异型增生，预示着鳞状上皮出现进展性改变，表现为基底细胞极性改变、细胞核特征的改变，可根据异型增生细胞特征的程度而分为轻、中、重度。

红斑

红斑是指大体表现为红色的鳞状黏膜，可表现为均质性或非均质性红色黏膜，伴或不伴白斑。红斑代表的是组织芯上异型增生的末期，进展为浸润性鳞状细胞癌的风险最高。重度异型增生和微浸润性癌（＞3 mm）一般均为完整切除，不必清扫颈部淋巴结。浸润大于 5 mm 的病变应进行颈部淋巴结清扫。

疣状病变

疣状增生和癌大体均表现为白色、菜花样隆起的肿物，主要位于口腔。疣状增生和癌在临床和病理学上特点相似且有所重叠。疣状增生可人为规定为表面菜花状生长，向黏膜下轻度浸润。二者均常表现为口腔和喉部病变，且纯粹为这种病变的情况下转移潜能极低。疣状癌一般发生于口腔及喉部，为局部浸润性

病变，纯粹为这种病变时罕见转移。组织学上，该肿瘤为高分化，为宽基底的推挤性浸润。仅在广泛切除后才能做出诊断，因为只有此时才可见病变的边缘及全部深度。因此，组织学诊断一般是比较武断的，鉴别诊断主要为学术性问题，因为这两种病变均需完整切除。

鳞状细胞癌亚型

鳞状细胞癌具有多种独特表型，具有不同的好发位置及生物学行为，具体包括疣状型、乳头状、基底样、肉瘤样（图10.3）。

经典型鳞状细胞癌

这是最常见的亚型，一般根据鳞状上皮改变的程度、角化的状态而分级为高、中、低分化癌。这类病变的浸润性方式也可影响浸润、转移、血管和神经周围侵犯的范围。一般说来，宽大的浸润性前缘要比指状浸润性前缘的恶性程度低。

乳头状鳞状细胞癌

乳头状鳞状细胞癌一般发生于喉部或鼻腔，为

外生性表现，组织浸润程度轻微。有人提出与低危型 HPV 感染有关，但具体尚不清楚。乳头状鳞状细胞癌一般比其他形式的鳞状细胞癌侵袭性差，疣状型除外。

基底样鳞状细胞癌

这是一种特殊的高级别临床细胞癌亚型，好发于下咽部、扁桃体及舌底部。其特点为高度恶性的均一基底样细胞，伴局灶鳞状分化及胶原样物沉积。最近有报道称，该肿瘤发生于舌底时，因为属于口咽部的一部分，因此与高危型 HPV 感染有关。形态学上，肿瘤特点为均一的基底样细胞增生，伴坏死，局灶突然转变为空泡样区（此处原文为 luteinization）。该肿瘤可与实性腺样囊性癌及神经内分泌癌混淆。

肉瘤样鳞状细胞癌

肉瘤样鳞状细胞癌有两种形式：外生型、溃疡浸润型。外生型一般见于喉部及下咽处，可伴或不伴经典型鳞状细胞癌。这种类型和纯粹肉瘤的鉴别，是结合形态学和免疫组化 CK 染色做出的。外生型患者临床经过可能比内生性者相对好。

病毒相关鳞状细胞癌亚型

口咽部癌

越来越多的证据将 HPV 视为某些头颈部鳞状细胞癌发生中的病原学因素。目前的数据表明，这类病例大部分为包括扁桃体在内的口咽部病变。血清 HPV-16 阳性患者发生口咽部癌患和肛门生殖器癌的风险高，进一步支持这一观点。头颈部鳞状细胞癌患者中 HPV 发生率尚不完全清楚，相关数据自 < 5% 至 > 70% 不等。这一差异可能与多种因素有关，如人群、肿瘤部位、HPV 检测方法、组织学亚型方面的不同。与经典型鳞状细胞癌有关的传统危险因素可能在地方性人群中起到了继发性作用而非首要作用。仅有明确的致癌亚型乳头状瘤，尤其 HPV-16 及 HPV-18 才被视为头颈部鳞状细胞癌肿瘤发生中的病原学因素，HPV16 基因中的 E6、E7 基因结合于肿瘤抑制基因 p53 和 Rb，并使得 p16-IK4 抑制因子上调，导致细胞周期调节异常，肿瘤发生。有趣的是，这类肿瘤相比经典型鳞状细胞癌来说侵袭性差，对于传统治疗方案较敏感。不过，很明显，HPV-16 主

要存在于 50% 以上的口咽部鳞状细胞癌患者。病毒 DNA 整合入细胞核基因组，是恶性转化的关键步骤，具体为病毒 E6、E7 基因整合入人类基因组。HPV-16 的 E6 基因与 p53 抑癌基因结合，后续导致口咽部鳞状黏膜不受控制的增生。也已明确，p16 表达升高是 HPV 感染的替代性标记。报道称约 10%~60% 的头颈部鳞癌患者有 HPV 感染，具体取决于人群及部位。这种类型肿瘤患者疗效较好，无经典危险因素，预后更好。E6 导致 Rb 蛋白失活、转录因子 E2F 释放、p14 和 p16 蛋白上调。视为 HPV 感染替代性指标的 p16 过表达，在无活性 p16 病例中可能为阴性。一项研究中，发现 < 60 个拷贝 / 细胞的低病毒载量与生存时间之间有正相关；不过，后续较大规模研究未能证实这一结果。组织病理学上，这类肿瘤大部分为低分化基底样和 / 或鼻咽部未分化鳞状细胞癌。经典型角化型鳞状细胞癌也可作为该类肿瘤的一部分。

鼻咽癌

鼻咽癌是鼻咽区一种特殊的未分化癌。根据其组织学表现，鼻咽癌可分为分化型鳞状细胞癌（WHO Ⅰ级）和伴淋巴细胞性间质的未分化癌（WHO Ⅱ级或 Ⅲ级）。第一种情况的组织学特征与高分化鳞状细胞癌相似，而第二、第三种情况为高度未分化的癌、伴淋巴细胞性成分。鼻咽癌与 Epstein-Barr 病毒感染有关，尤其来自远东及中东地区的国家，而西半球患者与此有关可能性不大。这类肿瘤对放疗高度敏感。

有临床意义的不良病理特征

下述组织病理学特征被视为与复发风险高、治疗失败有关，必须纳入病理报告中：①组织学低分化；②条索样及单细胞浸润；③神经周围侵犯；④切缘近（< 5 mm）；⑤切缘存在高级别异型增生；⑥淋巴结转移灶有结外受累。

生物学标记

对头颈部鳞状细胞癌分子及生物学研究、肿瘤发生机制的了解，主要基于 Slaughter 等于 1953 年提出的区域特征（field characterization）的概念。这一概念假定危险因素导致整个消化会显得黏膜表面都容易发生鳞状细胞癌。少部分无高危因素和 / 或短期暴露于

这些因素的患者，可能有遗传易感性发挥了作用。这一概念假定鳞状细胞癌的发生是鳞状上皮细胞中分子和/或生物学改变逐步递进的结果。

目前还没有明确的、可接受的分子标记物被整合入鳞状细胞癌的诊断和处理。

主要基因

p53 基因：p53 是位于染色体 17p 上的肿瘤抑制基因。该基因是头颈部鳞状细胞癌中最常见的突变基因，可见于约 50% 的病例。长期有高危因素暴露患者的肿瘤更常见该突变。p53 突变大部分为碱基转换（G：T），但也可见错义突变，主要位于 5 号和 9 号外显子之间。

p16 基因：p16 是位于染色体 9p21 上的另一肿瘤抑制基因。细胞周期强有力的抑制因子 p16 的缺失导致不受控制的增生。与 p53 不同，p16 突变在头颈部鳞状细胞癌中并不常见。相反，p16 启动子及 1 号外显子超甲基化是其功能丧失的主要机制。

Cyclin D1 基因：cyclin D1 是位于染色体 11p 扩增子内的关键性细胞周期基因，在进展期癌前病变和浸润性病变中也可见高度扩增。该基因的多态性与发生鳞状细胞癌的风险增高有关。

p63 基因：p63 基因是 p53 基因家族成员之一，位于染色体 3q27~29 区域。p63 是正常上皮发生的关键基因，参与了几种上皮性肿瘤的发生。p63 具有两种不同启动子，产生两种不同的蛋白产物，分别为保留转录活性结构域的形式（TA p63）及缺失转录活性结构域的形式（ΔNp63）。

这两种形式在羧基末端经过不同的剪切，形成六种亚基（每个三种）（α、β、γ）。对头颈部鳞状细胞癌中该基因及其主要亚基的研究表明他们对肿瘤发生具有重要作用，尤其 ΔN 亚型。该亚型过表达阻断头颈部鳞状细胞的分化及转移，促进增生，可能是这类肿瘤中部分患者可能的治疗靶点。

Notch One

几种生长因子受体通路的改变在头颈部鳞状细胞癌的发生及进展中也起了关键作用。已确定了几种影响信号通路、阴性头颈部鳞状细胞癌生物学行为的生长因子，具体包括 EGFR、Ras、NFκB、TGFβ、PI3K/AKT/mTOR 通路。

表皮生长因子受体

表皮生长因子受体（epidermal growth factor receptor, EGFR）位于 17 号染色体短臂，编码表达于几种上皮细胞的跨膜酪氨酸激酶受体。EGFR 活化是鳞状细胞癌发生过程中的重要早期事件。EGFR 是富于胱氨酸配体结合域的跨膜糖蛋白受体，具有短的跨膜序列及胞内酪氨酸激酶结构域和羧基脚手架（scaffolding）结构域。EGFR 家族成员活化可以是配体依赖性、也可以是非配体依赖性。

非依赖性活化是突变或过表达所致和其他 Grb 家族成员同源性二聚体化或异源性二聚体化的结果。头颈部鳞状细胞癌中 EGFR 的配体非依赖性活化与碱基转换突变 EGFR 亚基 III 有关。配体结合于 EGFR，导致磷酸化并触发信号级联反应，使得下游分子活化，细胞增生增强。EGFR 过表达已纳入头颈部鳞状细胞癌的病理报告，与侵袭性行为、不良进展、对抗 EGFR 靶向性治疗有效有关。该基因热点区外显子突变研究已得出了阴性结果。不过，这类肿瘤中部分报道称拷贝数量增加。目前，抗 EGFR 抗体免疫组化检测是对该基因最常用的评估方案。不过，目前还不知道和头颈部鳞状细胞癌中的活性及治疗效果相关性更好的是其活化形式（磷酸化）还是完整 EGFR 形式。关于 EGFR 的兴趣及可用数据，已导致了对头颈部鳞状细胞癌中分子靶向小分子抑制剂的研究。新型抗 EGFR 酪氨酸激酶活性已用于临床实验，作为单一因素或多因素制剂，且取得了某些成功（有效率 10%~15%）。配体（EGF、TGF2、双向调节因子、肝素偶联 EGF）偶联导致多种酪氨酸残基在羧基末端的抗磷酸化作用，此处为 SRC 及其他蛋白与转换性有丝分裂信号相互作用之处。

血管内皮生长因子及纤维母细胞生长因子

血管内皮生长因子（vascular endothelial factor, VEGF）及纤维母细胞生长因子（fibroblast growth factor, FGF）及其受体的表达增加，与血管生长及头颈部鳞状细胞癌的侵袭性行为有关。这一生长因子的调节主要是通过缺氧诱导因子 -1α（hypoxia-inducible factor-1α, HIF-1α）依赖性过程、HIF-1α 非依赖性过程进行，且涉及 PI3K 和 AkT 通路。

最近已有人源化 VEGF 单克隆抗体（贝伐珠单抗）在进行测试，并显示出有抑制血管生成的作用。

PI3K/AkT/mTOR 信号通路抑制剂

这些信号通路的活化在头颈部鳞状细胞癌的发生及进展中起重要作用。PI3K 基因突变导致头颈部鳞状细胞癌中的细胞转化。该通路的修复也可导致 PI3k 磷酸化和表达的抑制，这是头颈部鳞状细胞癌放疗耐受的原因。此外，AkT 通路的活化可导致 EGFR 过表达、增强对靶向治疗的耐药。雷帕霉素靶蛋白（mammalian target of rapamycin, mTOR）已表现出调节关键细胞过程的作用，包括活力、增生、存活、转录。

不过，mTOR 抑制剂可导致这些因素的负反馈，可能导致 PI3K 及 AKT 的活化，并可能与 mTOR 抑制剂相互作用。针对多条信号通路的多制剂或单一制剂可能是一个理想方案。

生物学标记及头颈部鳞状细胞癌

头颈部鳞状细胞癌高危患者的早期诊断，是改善该疾病治疗及预后的关键。类似的，预测其生物学行为、预测其对非手术治疗的效果、预测毒性，也是对患者管理及靶向治疗进行分层的关键。因此，确定敏感及可重复性标记是取得相关成功的关键。组织学基础上的分析，需要准确并可重复性地反映其潜在病理过程及生物学过程。这些过程在不同个体之间及单个个体之间是动态变化的。病变因素定量化，同时存在的非肿瘤性病变的定量化，是准确解读并排除假阳性、假阴性结果所必需的。将组织学评估和生物标记物结果整合到一起，可能才是头颈部癌患者风险评估的最佳模型。

第十一章 胸部病理学

Thoraclc Pathology

原著 Neda Kalhor Annikka Weissferdt Cesar A. Moran
译者 李 杰 王林茹 谢宇彤 李 众
审校 李金梅 周 星

第一节 引言

在胸腔解剖结构中，可出现多种肿瘤和肿瘤样病变。胸部病理学的多样性本质上是一种"基本外科病理学"类型的实践，因为不仅可以看到多种原发性肿瘤，而且胸部也是转移性疾病的常见部位。因此，我们对"胸部"病理学的认知和实践需要对基本外科病理学有足够的了解，这样将有助于组织病理学发现与临床和放射学信息的正确关联。

虽然本章的重点将放在对肿瘤疾病的描述上，但我们不能忽视对许多肿瘤样的病变的识别，这类病变在鉴别诊断中发挥重要作用。如果可能的话，这些肿瘤样的情况将被包括在单独的标题中，而在其他领域，它将在鉴别诊断中加以说明。尽管读者期望读到所有胸部病变的病理学表现，但我们在确保突出重点的前提下，尽量介绍胸部病理学最重要的内容，尤其重点关注原发性胸部肿瘤病理学。

为了给读者增加可读性和条理性，本章将分为三个最重要的胸部病理学组成部分，包括：①肺部病理学；②胸膜病理学；③纵隔病理学。

诚然，在众多文献和专业书籍中，涉及上述三部分的病理学专著已经非常多了，因此，本章本着增加易读性的原则组织编写这部分的内容。本章内容可能有和其他文献、专著内容不同的观点，也可能有作者的一些个人见解，主要是因为在这些领域中还存在一些有争议的观点和话题，编者尝试在保留观点的同时平衡各方观点和认识。

肺部病理学

正如在本章开头所述，肺部疾病分类的谱系是非常庞杂的，肺部原发肿瘤按照不同分类谱系分开描述。一般来说，遵循的如下顺序：①上皮性肿瘤（非小细胞肺癌、神经内分泌癌、涎腺型肿瘤）；②双相性肿瘤；③间叶性肿瘤；④血管肿瘤；⑤淋巴造血系统肿瘤；⑥起源不明确或者可能起源于异位组织的肿瘤；⑦良性肿瘤和肿瘤样病变。

在日常工作中，我们经常会在必要的情况下运用不同的辅助手段来解决每个疾病的诊断问题，这包括免疫组化染色和分子病理技术。值得注意的是，对这些辅助手段的使用应该是从实际工作需要和实用角度出发，而不是一味从文献中去借鉴，并不是所有文献中推荐的一些标记物都有助于实际诊断工作。此外，在适当的情况下，可以将常用生物标志物的讨论内容纳入诊断报告中。然而，必须强调的是，基于有助于明确诊断和治疗方案制定的目的，上述有关免疫组化、生物标志物及分子病理学的讨论内容应该以辅助参数的形式呈现在病理报告中。

第二节 非小细胞癌

目前，肺恶性上皮性肿瘤，尤其是非小细胞癌是日常病理诊断工作中最重要的内容，一方面这些肿瘤是日常诊断工作中最多见的肿瘤，另一方面有关这类肿瘤分类和命名都在不断变化，也给我们诊断工作带来很大影响。此外，随着生物标记物和分子病理技术的新进展，我们在非小细胞癌精准诊断方面的工作也发生了很多变化。将肺恶性上皮肿瘤分类为小细胞癌和非小细胞癌已成为历史，在现在日常的诊断工作中，我们通过一些的检测手段给肿瘤一个明确的病理诊断命名，同时这些检测手段也给患者接受正确的治疗措施提供决定性信息。

毋庸置疑的是，某些肿瘤实体的命名、分期和特定名称的某些变化难免引发争议和讨论。即使上述变化看起来似乎能被完全理解并能解决日常的诊断问题，但事实却截然相反。因此，我们应当尽力将我们在标本中所发现的信息准确的传递给临床医生，以避免不必要的沟通障碍、误解和理解偏差。

作为病理医生，我们倾向于描述不同肿瘤的特定生长模式，实际情况是，随着目前更多特异性免疫组织化学抗体和分子技术的使用，这一组被称为肺原发性非小细胞癌可分为三种基本类型：①腺癌；②鳞状细胞癌（腺鳞癌）；③大细胞癌。

许多近期的有关这个主题的文献，尤其是关于生长方式的文献，都指出应用免疫组化染色的方法来诊断过去基于描述性术语的诊断。以"肉瘤样"癌举例，如果应用一组合适的免疫组化染色标记物，这类肿瘤很大一部分将被诊断为普通型肺癌。

虽然大多数肺腺癌的诊断都不会带来什么挑战，现在使用的肿瘤命名方法给外科病理医生带来很大的不必要的负担。需要重点关注的是，任何类型分期为T1N0M0的原发非小细胞癌均只需要接受外科手术切除治疗。出于学术目的，一些人想进一步分析这类肿瘤的分子特征，但这些分析结构不会对治疗决策产生任何影响。然而，现在的命名规则的改变并没有给这类患者的治疗效果带来改观。然而，一些学者提出肿瘤命名的改变可能会减少患者外科切除的范围，这仍是个争论的话题，当然争论的焦点是外科医师争论手术方式的问题，并不是病理医生选择诊断名词问题。尽管有人尝试创建一组组织病理学特征来预测转归，

但在日常工作实践中，病理学分期仍是预测临床结果最重要的工具。

关于肺非小细胞肺癌生长模式的分类方法有很多。有一些描述术语不仅在少见组织学特点中至关重要，在一些具有类似特征的肺外肿瘤也十分重要，这些肿瘤有可能被误诊为转移性疾病。因此，我们做了描述这些肿瘤生长模式多样性的尝试。

临床特征

总的来说，非小细胞肺癌患者的临床表现非常不特异，很难通过临床表现来区分腺癌、鳞癌或者大细胞癌，大多数诊断为非小细胞肺癌的男性、女性患者的年龄都在 60 岁左右。临床上，患者表现出的症状取决于肿瘤的大小和解剖部位。当肿瘤位于肺周围的时候，往往在肿瘤体积比较大的时候才会出现症状。这些症状有胸膜痛、胸腔积液和胸痛。反之，中央型的肿瘤往往在肿瘤体积比较小的时候就会产生早期症状，包括咳嗽、喘息、咯血、憋气以及阻塞性肺炎。有些患者可能会表现为副肿瘤综合征，比如库欣综合征、肢端肥大症、抗利尿激素异常分泌等。

原位腺癌，伴贴壁生长方式的高分化腺癌，肺泡上皮非典型腺瘤样增生

十几年来，非小细胞癌的分类经历了一些变化，这些变化主要集中在腺癌。无须多言，这些变化不论是 WHO 发布的，还是其他文献发表的，实际上并没有一组本着建立临床病理联系的实际病例系统性收集报告出来。所有出版物中的争议我们都会选择性地回顾。最近基于最新文献和论文的数据，关于腺癌的分期系统已经建立起来。我们关注到有关腺癌的变化，主要探讨最近如何理解"原位腺癌"一词的含义问题，这是新分类中出现的新名词。实际上，原位腺癌这一称谓是代替原来的"细支气管肺泡癌"及"高分化腺癌"，这两个诊断名称是由 Liebow 于 1961 年提出的。这一名称的引入，主要是为了平息关于此类病变的争论，而争论的焦点是更倾向于是肺泡癌还是肿瘤进展后的气道累及，Liebow 为了满足争论双方的诉求，将此类病变名称命名为"细支气管肺泡癌"。近年来有大量类似这类生长方式以及具有转移潜能的病例报道

出来。有一些研究明确支出决定患者预后转归的因素是病理学分期，而非肿瘤生长方式。然而，这种肿瘤的命名法并没有采纳这些文献和专著中的点，而且在没有病例报告佐证的情况下就发布了这些命名办法。

一些关于此类肿瘤实体的事实还是值得一提的。

在 2004 版的 WHO 分类专著中，作者们将细支气管肺泡癌定义为一种具有贴壁生长方式的肿瘤，同时缺乏血管、胸膜和间质浸润。这些作者们坚持使用细支气管肺泡癌这个术语，他们在该书中从未使用过"原位"这个词。作为这种改变的平台，作者使用 Noguchi 等人关于小腺癌的论文作为参考。然而，当我们仔细阅读 Noguchi 等人的论文后，发现作者将 28 例细支气管肺泡癌分为 A 组和 B 组，而在文中实际报告的病例数有所变化，Noguchi 明确记录关于细支气管肺泡癌的病例情况中，这种肿瘤可以有淋巴组织侵犯及胸膜侵犯。因此，WHO 作者们对于这种肿瘤的观点和定义在最开始的时候就是存在瑕疵的。存在这类情况的肿瘤是相当少见的，而我们报告过类似病例。

在 2004 版 WHO 分类中，细支气管肺泡癌是的定义如前所述，此外这类肿瘤也严格限定为直径在 0.6~3.0 cm 之间。这种分类方法被对此高度关注的人所采用，而这类肿瘤只有满足肿瘤大小的前提下才能在报告中提出。在这里，我们还需要强调，在具有相似组织学特征但肿瘤最大径为 3.1 cm、3.2 cm 或更高的肿瘤中，按照 WHO 的标准诊断为普通型腺癌，将不再评估肿瘤中是否有贴壁生长方式、缺乏胸膜侵犯、淋巴组织或者兼职浸润。那么，基于贴壁生长方式评估的肿瘤的方法，将会成为一种新的分类方法。直径小于 0.5 cm 的肿瘤病变被命名为非典型腺瘤样增生；直径在 0.6~3.0 cm 之间的肿瘤被命名为原位腺癌；直径大于 3.0 cm 的肿瘤被命名为普通型腺癌。

回顾世界卫生组织 2004 年对腺癌的评估，对细支气管肺泡癌的定义中的一个重要问题——作者将细支气管肺泡癌定义为原位腺癌，但没有说明"原位"这一术语，同时严格限定了肿瘤大小。现在世界卫生组织的作者们问题是如何将细支气管肺泡癌这一名称

从分类中去掉。在 2004 年至 2015 年间，大量有关肺腺癌分类的论文专著对原位腺癌这一概念投入了格外关注。不只一篇文章在标题中使用了原位腺癌这一名称。人们肯定会很好奇，为什么有关腺癌命名出现如此大的变化，但没有这类病例临床病例联系的分析，哪怕将分期为 T1N0M0 的普通腺癌与此类肿瘤病变进行对比，以此说明这种命名的改变是必需的。

2015 年，世界卫生组织出版了新的分类，正如人们所期望的那样，在过去十年中保持不变的作者们有足够的机会解决实际工作中的问题，解决问题的方法是基于更翔实的信息和对实际病例的回顾，以此来支持他们的观点。然而，在世界卫生组织 2015 年出版的新书中，作者们不仅没有提供有关原位腺癌临床病例联系的翔实信息，而且还保留了相同的参考文献，并增加了另外 10 篇参考文献，其中对所有病理分期的腺癌与所谓的原位腺癌进行了比较分析。从逻辑上讲，T3 期肿瘤与 T1 期肿瘤生物行为肯定是不同的，作者们决定不包含或讨论实际病例的临床病理相关性，这与他们的发现是相悖的。

一点重要的补充，在原位腺癌这个新名称之外，还有一个新的名称，即所谓"微浸润性腺癌"，这种肿瘤的定义是：在具有贴壁生长模式的原位腺癌的基础上，出现了直径为不少于 0.5 cm 的间质浸润灶，值得一提的是，如果原位腺癌这个概念对临床的影响是存在争议和疑问的话，在此基础上衍生的肿瘤肯定是不存在的。

在上一版世卫组织分类中没有提及的文献中，分析了超过 100 例分期为 T1N0M0 腺癌的临床病理相关性，其中包括对所有肿瘤进行了评估及临床转归的分析。这些肿瘤不仅包括普通型腺癌，同时也包括具有不同比例的细支气管肺泡癌模式的所谓原位腺癌的病例（纯贴壁模式）。实质上，这组病例是唯一一组将分期为 T1N0M0 的原位腺癌与同样分期为 T1N0M0 的其他类型腺癌进行临床转归的对比研究的报告。文章作者发现当将临床分期作为分析因素时，原位腺癌这个分类名称的使用对改善患者临床转归起不到任何有意义的帮助。作者不仅质疑了关于腺癌这个名称的

改变，同时也指出这样的改变与临床转归之间没有相关性。需要再次指出的事实是，不用考虑组织病理学生长模式的特征，一旦肿瘤分期为 T1N0M0 时，患者需要接受的治疗就是完整的手术切除治疗。对这类患者的外科手术方式选择是在对患者的所有临床特征和影像学表现充分分析的基础上做出的。此外，对肿瘤结节分期进行正确分析并记录在案非常有必要。逻辑上讲，如果肿瘤结节最大径是 1.0 cm 的话，那就没有必要时进行全肺叶切除手术，当然这类手术方式的选择是由外科医生决定的。这类问题以及其他关注肺癌命名分期问题的文献逐渐发表。值得一提的是，文献中提及小腺癌或者肺结节的患者占 15%，也提到对这类患者进行正确的临床分期。我们提出一个重要的问题，如果肿瘤分期为 T1N0M0，并具有贴壁生长模式，那为什么要将"细支气管肺泡癌"这个名称改为"原位腺癌"，这二者的临床相关性是什么？现实工作中还有更多问题，同一个肿瘤，现在测量最大径是 3.2 cm，按照理解这个肿瘤应为 T2 分期的普通型腺癌。似乎当前的定义和术语更改没有经过仔细评估，而是经过精心挑选以满足个人偏见。

此外，对当前术语的局限性和可能的陷阱提出了许多不同的问题：①这个诊断术语在小活检标本中是不能使用的；②这个诊断术语在细胞学标本中是不能使用的；③谁测量的肿瘤直径数据作为治疗前的最终数据：影像学测量数据；病理学测量的数据（其中病理学测量的数据包括有，这些测量值之间至少相差 1 mm 以上并不少见，如果在贴壁生长型肿瘤中 T1 和 T2 之间存在差异，该怎么办？影像学测量和病理学测量之间存在差异，该怎么办？）。

不幸的是，新术语的支持者似乎并未考虑到新命名系统可能存在的不足，仍需要在新命名系统与临床病例相关性方面做很多工作。

组织病理学特征

这类肿瘤从大体上看，一般表现为肺内的毛玻璃样结节，由于手术切除肺肿瘤样本很多时候是段切除或者楔形切除，常常不容易观察到境界清楚的结节。从我们的经验看，某些病例的标本中，能发现一个实

性区，某些标本中，单个或者多发小结节需要对切除大体标本进行触摸才能发现。我们还是积极推荐对切除的肺标本进行广泛取材，而且我们建议对大体可识别的肿瘤结节进行完整的组织学评估。

细支气管肺泡癌、原位腺癌及 AAH 的组织学特征是和相似的，并且常常混合存在。AAH 和另外二者的区别仅仅是肿瘤大小的不同。肿瘤直径不超过 0.5 cm 的结节一般诊断为 AAH，肿瘤直径在 0.6~3.0 cm 之间的肿瘤一般诊断为具有细支气管肺泡特征或者贴壁生长方式特征的高分化腺癌，或者诊断为原位腺癌（图 11.1~11.5）。

这类肿瘤的一个显著的结构特征是肿瘤细胞围绕肺泡结构排列，衬覆在肺泡壁上，且没有间质浸润。肿瘤细胞形态温和，可见透亮胞质和圆形的细胞核，核仁不明显，核分裂象少见或者缺乏，无坏死和出血。肿瘤一般位于肺膜下，一个重要的特征就是在许多病例中位于相同或者不同肺叶内可见多个大小不一的肿瘤结节。我们认为这种特征表面肿瘤是多原发，而认为是多灶性 AAH。在过去的文献中，也曾报描述过多结节生长模式的细支气管肺泡癌，而且这种情况时常发生。此外，肿瘤常常多灶发生并具有黏液特征，在过去的文献中，有些肿瘤被称为支气管炎型细支气管肺泡癌，主要是这类肿瘤中表现为多结节发生，形态表现为贴壁生长方式并产生黏液。现在的分类中显然是忽视了这种形态特征或者将这类肿瘤排除在原位腺癌之外，因为这类肿瘤的直径往往超过了 3.0 cm。现在分类将这种多灶发生的肿瘤作为肿瘤分期评估的证据。

有必要强调一些研究试图将非典型腺瘤性增生（AAH）与腺癌发展联系起来。在 Moriet 等的综述中阐明有一系列证据证明 AAH 与腺癌有明确的联系。有趣的是，作者表示在现版的 WHO 分类中将 AAH 列为一种浸润性前病变，那么也带来一个问题，如果 AAH 是一种浸润前病变，那么 AAH 应该被理解为真正的原位癌，但在分类表中并没有按这种说法被提及。Selamat 等作者在对所谓原位腺癌和腺癌进行对照甲基化研究的时候曾发现，在肺腺癌发生的不同时间点

出现了特定病灶的高度甲基化状态，该课题组发现在14%的AAH病例中出现了这样的情况，在AAH中出现高甲基化状态的病灶从1个到超过5个不等。多于5个病灶出现高甲基化状态的AAH患者比例为2%。有趣的是，作者在对AAH中高甲基化病灶的记录中，8个患者的AAH肿瘤直径超过5 mm，那么我们有理由怀疑这些诊断为AAH的肿瘤是不是就是具有细支气管肺泡模式的小腺癌或者就是所谓的原位腺癌。更重要的是，他们的研究显示当肿瘤的直径生长到大于或等于2 mm的时候，那么AAH就变为BAC（细支气管肺泡癌），当肿瘤直径生长到超过3 mm的时候，就变为微浸润性腺癌，当肿瘤直径生长到超过1 cm的时候，就变为浸润性腺癌，当肿瘤直径生长到直径超过2 cm的时候，就变为浸润性腺癌伴淋巴结转移。所有这些参数再次对当前的命名法产生了一些疑问，

因为为支持当前命名法的变化而提供的大小与本研究得出的结果不同。McIntire等评估了细支气管肺泡癌、腺癌和AAH的EGFR基因拷贝数状态，作者证实在4/8例的腺癌病理，每个细胞核有超过5个EGFR信号，这显示了拷贝数的增加。在4/9例的AAH病例中，发现超过3个EGFR信号/细胞核，而在分散的细胞核发现了高达6个EGFR信号/细胞核；而在7/12例细支气管肺泡癌中，发现了超过8个EGFR信号/细胞核。Gu等评估了39例可疑多原发原位腺癌的病例，作者表明那些肿瘤结节数量有限的多灶原位腺癌，以及N0期的患者具有很长的生存时间，这样的结论不适合那些T4期或M1期的患者。Kobayashi等在对是否正在生长的肺毛玻璃结节（GGO）进行遗传分子特征分析的研究中，证实在3个AAH病例中，有一个病例出现了EGFR阳性，在另外10个病例中，有9

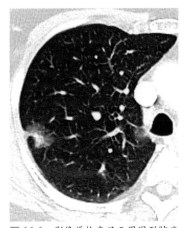

图 11.1 影像学检查显示周围型肺癌呈圆形毛玻璃结节影

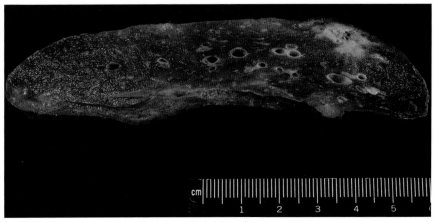

图 11.2 周围型肺肿瘤的肺切除标本；可见肿瘤位于肺膜下

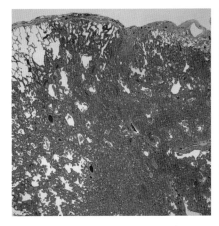

图 11.3 细支气管肺泡、高分化腺癌、原位腺的低倍镜观察

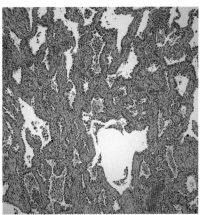

图 11.4 中倍镜贴壁生长方式为主的腺癌

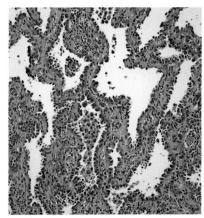

图 11.5 高倍镜显示该肿瘤具有轻度异型性并缺乏核分裂象

个病例出现了相似的特征，作者推断在 3/4 的手术切除的 GGO 病例呈现 EGFR、KRAS、ALK 或 HER-2 阳性，当一个 GGO 结节呈现基因突变阴性的时候会被认为没有生长活性。有趣的是 Liu 等评估了 78 例表现为多原发 GGO 的肺腺癌病灶，作者发现 EGFR 的突变率为 48.7%（37/78），腺癌中 EGFR 突变率比 AAH/ 原位腺癌中突变率高，19 号外显子缺失和 L858R 突变是最常见的 EGFR 突变类型，但在不同亚型的肺腺癌中 EGFR 突变状态并没有差异。在 EGFR 突变患者中，突变的不一致性为 92.1%。作者推测从多发 GGO 的不同 EGFR 突变状态来看，这些多发病灶都是独立发生。Sivakumar 等在一项对 22 例 AAH 和肺腺癌患者进行深度 DNA 和 RNA 序列分析的研究中，作者发现 AAH 病变体细胞的 BRAF 突变率是 5/22，其中 4 例的状态符合肺腺癌的特征，4/22 病例出现了 KRAS 的突变，基于上述的发现，他们认为在 AAH 中具有不同的 BRAF 和 KRAS 通路。

基于目前能查到的有关 AAH 和原位腺癌的文献中，有些文献认为从 AAH 到原位腺癌及微小浸润性腺癌是一个连续发展的过程。Weichert 和 Warth 基于这些肿瘤的总生存时间为 100% 支持这种肿瘤连续演进的观点。但其他的一些学者对这样的观点表达了一些疑虑和担忧，例如，Klebe 和 Henderson 在一篇名为"恶性肿瘤前驱病变的现实与猜想"中这样总结：①虽然对肺癌发展研究有用的学术概念，但即使在特征相对良好的肿瘤前驱病变中，其临床实用性也极为有限；②已经有很好的分子学证据证明不是所有的肺癌的演进都是按阶梯式的方式进行的；③导致不同类型肺癌的分子途径明显不同和多样，但同一类型的癌症可能通过不同的途径发生。

有趣的是，尽管人们是否接受从 AAH 到原位腺癌再到微小浸润性腺癌再到明显的侵袭性腺癌是一个持续的发展过程，但仍有一些事实尚未明确界定：①如果认为 AAH 是浸润前病变，而且浸润前病变通常定义为缺乏浸润证据的肿瘤，那么 AAH 就等同于原位腺癌了。②如果 AAH 是浸润前病变，同时还有另一个病变叫原位腺癌，那么 AAH 是如何进展为原

位腺癌的？是否通过病变的大小来区分这两者？要知道，一种浸润前病变（AAH）是不能进展为另一种浸润前病变的（原位癌）。③在组织学上，如何解释肺原位腺癌进展为微浸润性腺癌，而肺内不止一种类型的表面上皮；④如何解释一个直径超过 3.2 cm 且具有贴壁生长方式的肿瘤应诊断为普通型腺癌？

然而，不管这些病变的已知或未知，新提出的肺癌分期系统，特别是这些病变的分期系统如下：Tis，原位癌；T1 肿瘤，不超过 3 cm，缺乏胸膜侵犯；T1a（mi），微小浸润性腺癌；T1a，肿瘤小于 1 cm；T1b，肿瘤大小在 1~2 cm 之间；T1c，肿瘤大小在 2~3 cm 之间。

有人认为这种分期系统忽略了癌前病变 AAH，而这可能代表了真正的原位腺癌。有人甚至可以争辩说，将 AAH 纳入该模式将使目前的腺癌病理命名法失败。

腺癌及亚型

有关肺腺癌的分级也是一个没有取得普遍共识的方面。在日常的病理活检工作中，我们书写的病理报告中会体现肿瘤的分级，这种分级常常是在肿瘤的生长方式基础上做出的。因此，腺癌的分级系统如下：①高分化腺癌：肿瘤在低倍镜下可见明显增生的腺体取代正常肺实质。腺体由柱状上皮细胞构成，细胞中等大小，细胞核椭圆形或圆形，核仁明显，有丝分裂活性存在但不高，可见局灶性坏死，但大多数情况坏死区不常见。②中分化腺癌：肿瘤的组织学特征可能与高分化腺癌相似，然而，腺体增生程度、大小、形态存在很大差异，有丝分裂很常见（图 11.6）。③低分化腺癌：腺样结构不常见，肿瘤常常呈实性生长模式（图 11.7），肿瘤细胞核的不典型性和有丝分裂活性非常明显。

免疫组织化学特征

在日常工作中，由于诊断肺腺癌的标记物有甲状腺转录因子 1（TTF-1）、NapsinA 和 CK7，上述标记物在肺腺癌中一般阳性表达，一些大型研究显示肺腺癌中 TTF-1 的阳性率约 76%~85%，然而需要指出的是，TTF-1 不限于在肺腺癌中阳性表达。在甲状腺肿瘤、子宫内膜腺癌以及一些泌尿生殖道和胃肠肿瘤也会出

现 TTF-1 的阳性表达。同样，NapsinA 也会在一些妇科肿瘤中呈阳性表达。因此，对免疫组化结果的判读和解释需要结合影像学和临床信息综合考虑，在那些既往有胃肠道腺癌、乳腺癌、妇科肿瘤、肾肿瘤的病例，常常需要一组免疫组化标记来判定肿瘤的来源。

肺腺癌的亚型

肺腺癌的生长模式有很多种描述方式：腺瘤样、微乳头、筛状、肠型、子宫内膜样、Warthin 样、嗜酸细胞、透明细胞、肝细胞样。

富于黏液的癌（所谓胶样癌）

长期以来，有关该肿瘤演进的争论一直都存在，诸如黏液性囊腺瘤、多房囊性癌、黏液性囊性肿瘤、由黏液性囊腺瘤发展而来的腺癌及交界性黏液性肿瘤这些名词在文献中时常被用到，然而，这些名词可能是同一肿瘤，那就是"肺胶样癌"。

该肿瘤的大体表现为囊性结节，具有柔软的质地和胶冻样的外观。低倍镜下该肿瘤可见囊性区域或者广泛的黏液蓄积，局部可见肺泡壁衬覆黏液型上皮，这个特征可能只出现在送检样本中的一个局部区域，在其他区域，单个或者成簇排列的恶性肿瘤细胞漂浮在黏液湖中。肿瘤一般缺乏坏死和出血，核分裂象罕见或缺如（图 11.8 和 11.9），少数病例可见富于黏液的区域和普通腺癌区域的过渡。最近，Zenaly 等报告了一组 13 例胶样癌病例的免疫组化结果，结果显示 13 例病例肿瘤细胞表达 CK7、CK20 和 CDX2，TTF-1 的阳性率只有约 50%，NapsinA 为阴性，而表面活性剂载脂蛋白只有 1 例阳性表达，作者也对本组病例进行了分子检测，发现 2 例出现了 KRAS 突变，而 EGFR 和 EML4-ALK 均为阴性结果。

由于胶样癌的免疫组化特征与一些其他肺外具

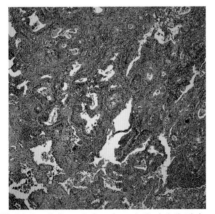

图 11.6　中分化腺癌：表现为异型腺体增生，可见核异型

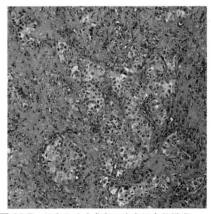

图 11.7　低分化腺癌常表现为实性生长模式

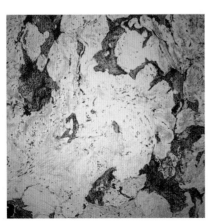

图 11.8　胶样癌显示富含的黏液湖形成

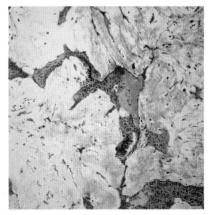

图 11.9　高倍镜下肺胶样癌显示部分肺泡上皮被黏液型上皮取代

有类似形态学特征的肿瘤类似,所以诊断过程中必须结合患者的临床既往病史,同时也要进行一组免疫组化标记物检测以排除转移性肿瘤。肺外具有相似形态学特征和免疫组化特征的肿瘤包括来源于胃肠道、泌尿生殖道和乳腺的肿瘤。

印戒细胞腺癌

这种肿瘤更多见于胃肠道,原发于肺实质具有大量印戒细胞特征的腺癌并不常见。一些文献报道了这种特殊肿瘤的特征,这种肿瘤一般具有腺泡生长模式,肿瘤细胞排列呈小条索和小巢状(图 11.10和 11.11),高倍镜肿瘤细胞中等大小,具有透亮的胞质,细胞核偏向细胞一侧,可见局灶性坏死,核分裂象有,但不多见。特殊染色黏液卡红显示细胞内黏液。免疫组化特征方面,肿瘤细胞阳性表达 TTF-1、CK7,不表达 CK20,同时肿瘤细胞也表达 MUC-1 和 MUC-2。

考虑到在胃肠道和乳腺也会发生具有类似组织学特征的肿瘤,因此有必要进行一组免疫组化标记检测,尤其是临床需要的时候。

乳头状腺癌

原发肺乳头状腺癌并不常见,形态学上具有和甲状腺肿瘤类似的特征(图 11.12 和 11.13)。诊断该肿瘤的挑战是巨大的,不论是在小活检样本还是在手术切除中。该肿瘤的组织学特征表现为界限清楚的乳头状结构,肿瘤细胞排列呈大小不等的条索,并可见纤维血管轴心,肿瘤细胞可见核沟和透明的胞质,还可以见到砂粒体。具有乳头和微乳头结构的肿瘤已经在以乳头结构为主的腺癌中描述过。由于甲状腺癌可以有上述类似形态特征,所以必须考虑该肿瘤有其他部位转移而来的可能性,同时需要进行多个标记物的免疫组化染色,TTF-1 是不足以完成鉴别诊断的,因此还需要加上 TG 和 PAX-8 以排

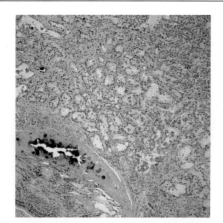

图 11.10 肺腺癌:可见由印戒样细胞构成的腺体

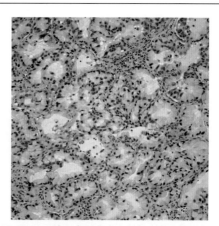

图 11.11 肺印戒细胞癌:在高倍镜下可见典型的印戒细胞

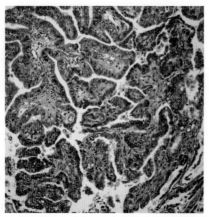

图 11.13 乳头状腺癌:在高倍镜下可见中等程度的细胞非典型性,缺乏核分裂象

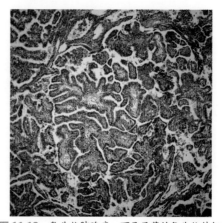

图 11.12 乳头状肺腺癌:可见显著的乳头状特征

除肺外肿瘤的转移，尤其是甲状腺肿瘤的肺转移。

鳞状细胞癌

由于腺癌分级系统的推出，在我们的日常活检工作中，我们书写的鳞状细胞癌病理报告中也有一个分级系统，这个分级系统也存在个人主观差异性，虽然如此，这个分级系统对区分具有类似组织学特征的转移性疾病还是有帮助的。鳞状细胞癌有如下分级系统：①高分化鳞状细胞癌：肿瘤中可见广泛的角化，细胞间桥易见（如图 11.14 和 11.15），肿瘤细胞中等大小，可见嗜酸性胞质，肿瘤细胞核呈圆形、卵圆形，核仁不明显，核分裂象多少不一，肿瘤细胞多形性不明显，可见小灶或没有肿瘤性坏死和出血；②中分化鳞状细胞癌：肿瘤组织中的角化特征和非角化特征多少不一，可见肿瘤内出血和坏死区域，通常可见核分裂象和细胞多形性；③低分化鳞状细胞癌：肿瘤多呈实性生长模式，缺乏角化（图 11.16 和 11.17）。然而，有一些

病例中可见单个细胞角化，肿瘤细胞核分裂象和细胞多形性常见，可见广泛的坏死和出血。

免疫组化特征

尽管大多数鳞状细胞癌并不需要进行免疫组化染色，但在低分化鳞状细胞癌中，不仅有必要进行免疫组化染色，而且还对鉴别低分化鳞状细胞癌、低分化腺癌或者大细胞癌十分必要。日常工作中，我们常常运用 p63、CK5/6 和 p40 来诊断鳞状细胞癌，需要注意的是，大约 30% 的腺癌病例可表达 p63，大约 10% 的腺癌病例可见 CK5/6 呈阳性表达，而且间皮瘤也可以表达 CK5/6，在上述抗体中，p40 是一个相对可靠的标记物。但需要注意的是，一些肺腺癌、神经内分泌癌和间皮瘤也可以表达 p40，阳性率从 1% 到 18% 不等。

诊断肺原发鳞状细胞癌的时候，需要着重关注患者是否有头颈部鳞状细胞癌的病史。一般认为 p16 在

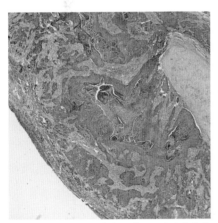

图 11.14　低倍镜所示高分化鳞状细胞癌的角化

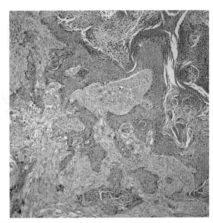

图 11.15　高倍镜显示鳞状细胞癌的角化特征

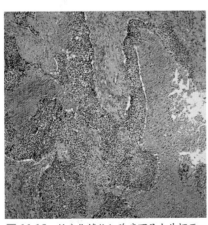

图 11.16　低分化鳞状细胞癌可见大片坏死

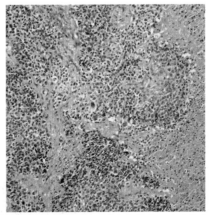

图 11.17　高倍镜下显示低分化鳞状细胞癌缺乏角化，并可见明显的核异型性

诊断头颈部 HPV 相关性鳞状细胞中具有非常重要的价值，但有文献报道大约 25% 的肺原发鳞状细胞癌可表达 p16。

大细胞癌 - 多形性癌 - 肉瘤样癌 - 巨细胞癌

从肿瘤定义看，这类肿瘤显示"非鳞非腺"分化特征，在现版的 WHO 分类中，这类肿瘤以一种相当模糊的方式进行了分组，这种分类方式可能并不恰当，也可能是因为这类肿瘤具体特征和定义并不明确。例如，肺母细胞瘤、多形性癌、巨细胞癌和肉瘤样癌被列为同一组肿瘤。本书将只讨论大细胞癌、巨细胞癌、多形性癌和肉瘤样癌，因为这些肿瘤非常相似。而肺母细胞瘤和癌肉瘤将在显示混合性上皮间质肿瘤这一节讨论。

大细胞癌

在当下这个免疫组化和分子生物学时代，大细胞癌的最终诊断应那些不能显示腺癌或鳞癌的组织学、免疫组化和 / 或分子特征的肿瘤。诊断腺癌可以用肺细胞标志物如 TTF-1 和 napsin A，诊断鳞状细胞癌可以用 p40、CK5/6 和 p63，采取以上策略，可以将大多数肺癌的诊断和亚型明确，然而，由于大细胞癌不具有任何一种非小细胞肺癌特定亚型的特征，大细胞癌占非小细胞癌的比例不超过 2%，多年来，有人认为大细胞癌更可能属于腺癌的范畴。

肉瘤样癌 - 多形性癌 - 巨细胞癌

"肉瘤样"是一个古老的术语，它描述的肿瘤的基本组织学是梭形细胞增殖。由于这些上皮性肿瘤可能与真正的间叶性肿瘤相似，"肉瘤样"癌这个术语已经被使用了很多年。然而，在目前的免疫组织化学和分子生物学时代，最重要的方面是尽可能使诊断的具体化，以便治疗医生可以利用这些信息来采取更具体的治疗措施。因此，有必要使用辅助手段对这些肿瘤进行适当的分类。关于"肉瘤样"癌描述的一些重要文献，要么是在免疫组织化学时代之前，要么是免疫组织化学不如现在发达的时候，一个重要的例子就是对"多形性癌"的描述，Fishback 等人报道了 78 例肿瘤显示两种成分：梭形细胞和肿瘤性巨细胞，正是这种特殊的关联导致作者将这些特殊肿瘤命名为多形性癌，然而，值得一提的是，在报告的病例中，超过 50% 的病例表现为腺癌或鳞状细胞癌的组织学分化特征，此外，值得强调的是，1994 文献发表时使用的免疫组织化学与现在应用的广谱抗体是不同的，当年，报告多形性癌的作者仅限于使用角蛋白染色，而现在，我们拥有丰富的肺细胞和鳞状标记物，可以帮助我们更正确地分类梭形和巨细胞成分的特征。基于这一论断，我们最近评估了 86 例不同编码命名肿瘤的免疫组化特征，包括肉瘤样癌、多形性癌或巨细胞癌，为了确定肿瘤的梭形细胞成分是否可以进一步分类，我们进行了更广泛的免疫组化染色，免疫组化套餐包括一些基本标记物以及肺细胞和鳞状细胞标记物：低分子量角蛋白 CAM 5.2、CK7、TTF-1、Napsin A、CK5/6、桥粒蛋白 3、Sox2、calretinin 和 D2-40。41% 的病例梭形细胞 TTF-1 阳性，而 NapsinA 在 20% 的病例中呈阳性，p40 和角蛋白 5/6 阳性率分别为 8% 和 9%。桥粒胶蛋白阳性仅占 3%。基于这些发现，可以得出结论，最初标记为"肉瘤样"或"多形性"癌的肿瘤中有 42% 为腺癌，14% 为鳞状细胞癌。基本来说，如果充分使用免疫组织化学染色，可以将大约 55% 的确诊为多形性癌或肉瘤样癌的病例重新分类，如果再加上分子检测手段，这个比例可能还会增加。另一方面，我们已经能够识别出四种不同的类型的与纯巨细胞癌或与多形性或肉瘤样癌相关的巨细胞，这四种类型的巨细胞包括：①合体滋养细胞型；②肺细胞型；③破骨细胞样型；④裸细胞型。在这种情况下使用免疫组织化学染色对正确地将这些巨细胞亚分类很重要，使用人绒毛膜促性腺激素、TTF-1、napsin、CD68 和角蛋白在这些肿瘤的鉴别中起着重要作用。然而，值得一提的是，与"肉瘤样"或"多形性"癌相反，单纯巨细胞癌的发生是相当罕见的。

根据我们对"肉瘤样""多形性"或"巨细胞癌"研究的经验，我们提出了一种新的"肉瘤样"癌的二次分类，表 11.1 和 11.2 描述了非小细胞癌，特别是肉瘤样癌和巨细胞癌的鉴别方法（图 11.18~11.24）。

表 11.1　肺肉瘤样癌的免疫组化诊断

抗体	梭形细胞鳞癌	去分化鳞癌	梭形细胞腺癌	去分化腺癌	梭形细胞大细胞癌	圆形细胞大细胞癌
TTF-1	-	-	+	-	-	-
Napsin A	-	-	+	-	-	-
P40	+	-	-	-	-	-
P63	+	-	-	-	-	-
Keratin 5/6	+	-	-	-	-	-
Keratin	+	+	+	+	+	+

表 11.2　肺巨细胞癌的免疫组化诊断

抗体	肺细胞巨细胞癌	合体滋养细胞型细胞癌	破骨巨细胞型巨细胞癌	裸细胞型巨细胞癌
TTF-1	+	-	-	-
Napsin A	+	-	-	-
HCG	-	+	-	-
CD68	-	-	+	-
Keratin	+	+	+	+

缩写：HCG 为人绒毛膜促性腺激素

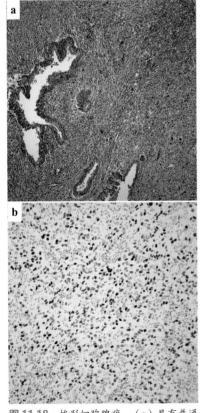

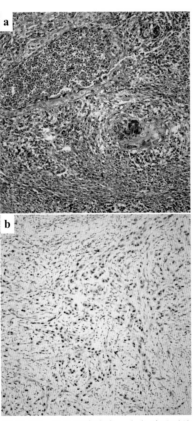

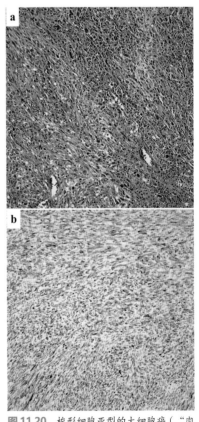

图 11.18　梭形细胞腺癌。（a）具有普通腺样成分和梭形细胞成分；（b）梭形细胞成分表达 TTF-1

图 11.19　梭形细胞鳞癌。（a）普通型鳞癌区域可见角化，以及梭形细胞成分；（b）免疫组化染色显示梭形细胞成分表达 P40

图 11.20　梭形细胞亚型的大细胞癌（"肉瘤样癌"）。（a）肿瘤细胞由梭形细胞构成，肿瘤性梭形细胞从形态学及免疫表型上均缺乏向腺及鳞癌分化的特征；（b）免疫组化显示肿瘤细胞表达细胞角蛋白

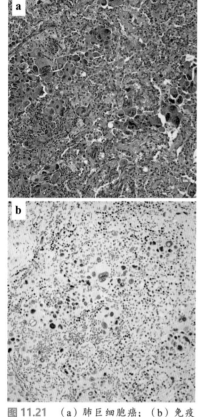

图 11.21 　（a）肺巨细胞癌；（b）免疫组化显示巨细胞表达 TTF-1

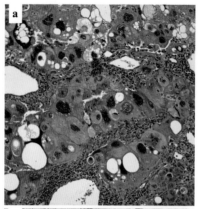

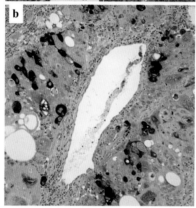

图 11.22 　（a）具有合体滋养细胞特征的巨细胞癌；（b）免疫组化染色显示肿瘤细胞表达 HCG

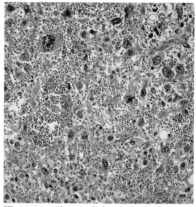

图 11.23 　肺巨细胞癌：裸细胞型，可见造血细胞，是该肿瘤的特征

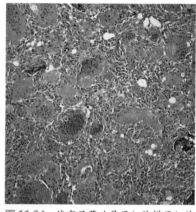

图 11.24 　伴有显著破骨巨细胞样巨细胞成分的肺癌

梭形细胞成分中阳性或阴性

梭形细胞癌：鳞状细胞癌常规区域＋梭形细胞成分阳性鳞状标记。

去分化鳞状细胞癌（SCC）：常规区域的鳞状细胞癌＋梭形细胞癌无鳞状标记。

梭形细胞腺癌：常规腺癌＋梭形细胞成分肺细胞标志物阳性。

去分化腺癌：常规腺癌＋梭形细胞成分肺细胞标志物阴性。

梭形细胞大细胞癌：梭形细胞癌角蛋白阳性，鳞状细胞和肺细胞标志物阴性。

圆细胞大细胞癌：角蛋白阳性的大细胞癌，鳞状上皮和肺细胞标志物阴性。

梭形细胞成分呈阳性或者阴性表达

梭形细胞癌，即普通型鳞状细胞癌区域＋表达鳞状细胞标记的梭形细胞成分；去分化鳞状细胞癌（SCC），即普通型鳞状细胞癌区域＋不表达鳞状细胞标记的梭形细胞成分；梭形细胞腺癌，即普通型腺癌＋表达肺泡上皮标记的梭形细胞成分；去分化腺癌，即普通型腺癌＋不表达肺泡上皮标记的梭形细胞成分；梭形细胞大细胞癌，即梭形细胞表达细胞角蛋白，但不表达鳞和肺泡上皮标记物；圆形细胞大细胞癌，即表达细胞角蛋白但不表达鳞及肺泡标记物的大细胞癌。

非小细胞肺癌的免疫组化和分子病理诊断

在日常实践中，有一些生物标志物是诊断非小细胞癌中普遍需要的，这些标记物通过免疫组化方法检测，包括细胞间充质上皮转化（c-MET）、BRAF、程序死亡配体 -1（PDL-1）。

在对 4454 例非小细胞癌的 meta 分析中，Pyo 等人发现 c-MET 在腺癌中高表达，这与预后不良相关，然而，这种阳性表达与性别、吸烟史或淋巴结转移等其他细节无关。在一项不同的研究中，Park 等通过免疫组织化学检测 MET 表达，以及通过 FISH 检测 MET 的扩增情况，检测了 300 多例腺癌，作者认为 MET 扩增与蛋白质表达之间存在着显著相关性。另一方面，其他研究者发现晚期肺癌中发现 MET 的阳性和阴性与患者的总体生存率没有相关性，或者 MET 的状态可能不是选择靶向治疗的最佳方法。就 BRAF 而言，有文献证明，使用 VE1 单克隆抗体似乎比抗 B-Raf 更好。另外，据估计，BRAF 突变在腺癌中约占 5%，在鳞状细胞癌中不到 1%。据观察，V600E 突变的肿瘤具有侵袭性的生物学行为，这种突变在 80% 具有微乳头状特征的癌中观察到。在 KRAS 和 BRAF 免疫组织化学和基因分型的比较研究中，Piton 等人认为检测 BRAF（V600E）的突变具有 100% 的特异性和敏感性。目前，PD-L1 的表达已经引起了广泛的关注，因为它可以指导治疗决策。值得强调的是，在解释免疫组化染色结果时，应了解两个因素：①所用抗体的类型；②膜染色阳性率。至少需要对 100 个细胞进行评估，这种染色的结果才有意义。在 Copper 等的一项研究中，包括 Ⅰ ～ Ⅲ 期的非小细胞癌，作者认为至少 50% 的细胞表现出任意强度的细胞膜染色才能判定为阳性结果，该研究观察到约 7% 的鳞癌、12% 的大细胞癌和 5% 的腺癌中有 PD-L1 的阳性表达。另外，值得强调的是，PD-L1 表达与 EGFR 和 Kras 突变、淋巴结转移或肿瘤大小之间似乎没有关联。

双相分化（上皮 / 间质）肿瘤

实质上，在肺实质内发生上皮和间质性混合瘤是很少见的，不超过肺部恶性肿瘤病例总数的 1%~2%。这类恶性肿瘤的典型代表是两种不同的肿瘤：肺母细胞瘤和癌肉瘤。

值得强调的是，目前 WHO 的作者在肉瘤样癌分类中包含了这两种肿瘤，然而，我们认为这是一个错误，因为这些双相分化肿瘤实际上显示了真正的间质分化，与梭形细胞癌的上皮性特征是完全不同的。因此，这一节专门讨论这两种肿瘤，另外，值得强调的是，

我们认为肺母细胞瘤这种特殊的肿瘤是单相和双相谱系之间的某一种状态。因此，这两种组织病理学生长模式都将在肺母细胞瘤的背景下进行讨论，这一观点在许多关于肺双相肿瘤的回顾分析中一直被保留。一般来说，这些肿瘤没有特殊的治疗方法，大多数情况下，该肿瘤都尽可能进行手术切除治疗。

肺母细胞瘤

肺母细胞瘤的命名归功于 Spencer，他发现了肺肿瘤和肾母细胞瘤之间的相似之处，以前的术语包括肺胚胎瘤和癌肉瘤的亚型，1998 年，Nakatani 等提出了胎儿型腺癌这个术语。临床上，与其他肺内肿瘤一样，患者的临床症状取决于肿瘤的位置，中央型的肿瘤可能在肿瘤体积比较小的时候就会产生早期症状，包括咯血、咳嗽、呼吸困难和其他与气道阻塞有关的症状，另一方面，外周型的肿瘤体积可能更大，而不同部位的肿瘤也会产生不同的症状。该肿瘤多见成年人，中位年龄为 35 岁。

在组织学上，肺母细胞瘤可分为两种主要的生长模式：单相型和双相型。

单相型肺母细胞瘤

顾名思义，这种亚型的肺母细胞瘤仅由上皮细胞组成，这些上皮细胞通常以腺样生长方式排列，取代了正常的肺实质。腺体特征和其组织学细节与 11~18 周发育的胎儿肺相似，高倍放大显示腺体呈背靠背排列，腺体由柱状细胞组成，细胞核向周围移位，细胞质透明（图 11.25）。在某些区域，可以观察到小巢细胞团，称谓鳞状细胞样桑葚体，这种结构可在约 85% 的病例中观察到，该结构是诊断肺母细胞的有力证据。核分裂象、细胞多形性、坏死或出血并不常见，然而上述特征常常可作为将肺母细胞瘤分为低级别和高级别的指标。同样需要强调的是，这种单相肺母细胞瘤在少见情况可能与另一种非间叶来源的恶性肿瘤具有相关性，肺母细胞瘤相关黑色素瘤的病例已经被报道，而在我们的日常工作也曾遇到过与肺母细胞瘤具有相关性的其他恶性肿瘤。

组织化学染色在肺母细胞瘤的诊断中起着重要作用，因为 PAS 可以显示这些细胞中存在糖原，而细

胞内黏蛋白的消化后 PAS 染色和黏液卡红染色是阴性的。此外，免疫组化可能有助于肺母细胞瘤的诊断，有些肿瘤细胞可显示 β- catenin 呈阳性表达。此外，单相型肺母细胞瘤可表达 CEA、CAM 5.2、EMA 和 TTF-1，桑葚体也可表达 CgA 和 Syn。

双相型肺母细胞瘤

这种双相型肺母细胞瘤中上皮成分的特征与单相型肺母细胞瘤相似，该亚型除了腺体成分外，间质也是肿瘤的一部分，形态表现为具有不同程度异型性的梭形细胞，间质梭形细胞成分常缺乏特异性分化，可表现为向骨骼肌、骨骼或软骨特征分化，该亚型的肺母细胞瘤，细胞异型性和核分裂象较常见（图 11.26）。此外，出血和坏死区域比单相型更常见，在最大的一组肺母细胞瘤的报告中，Koss 等发现体积较大的双相型肺母细胞瘤预后较差。

双相肺母细胞瘤的组织化学和免疫组化特征与单相母细胞瘤相似。然而，由于这些肿瘤显示出真正的肿瘤性间质成分，因此通常使用其他标记物来确定间质成分的确切性质，所以，可能需要使用其他间质标记物，如 desmin、caldesmon、Myo-D 和 SOX-10 等。

肺癌肉瘤

尽管传统上，癌肉瘤和肺母细胞瘤经常被放在一起讨论，但这两种肿瘤都有不同的组织学特征，可以轻松地将它们区分开来。与肺母细胞瘤一样，肺内原发的癌肉瘤很少见，文献中只有少数较大宗的病例报告，Kika 首先对这种肿瘤进行了描述，在此之后，其他学者对这个特殊的肿瘤也提出了一些其他的观点。该肿瘤也被现版 WHO 归到肉瘤样癌这一大类中，然而实际上，这种肿瘤的上皮成分表现为特异性的上皮分化，比如鳞状细胞癌分化，而间质成分通常表现为横纹肌肉瘤或血管肉瘤，或者其他类型恶性间叶性肿瘤。因此，这个肿瘤没有肉瘤样病变，它是一种真正的上皮 / 间叶肿瘤。

临床上，这种肿瘤在 70 岁以上的老年人中更为常见，其症状可能因肿瘤的大小和位置而有所不同。

癌肉瘤的组织学特征是非常有特点的，一般来

说，肿瘤表现出两种不同的成分：上皮成分常常表现为鳞状细胞癌，一般为高或者中分化鳞状细胞癌，也可表现为普通型腺癌，虽然上述两种分化特征是最常见的，但有时也可表现为小细胞癌或大细胞癌。另一方面，间质成分可表现出不同类型的软组织肿瘤分化特征，其包括横纹肌肉瘤（图 11.27）、血管肉瘤、软骨肉瘤或骨肉瘤，一般来讲，恶性间叶性肿瘤是很容易识别的，如果使用免疫组化染色有助于我们分析肿瘤的成分，可选择的标记物有 Myo-D、desmin、caldesmon、CD34、CD31、D2-40 等。

肺神经内分泌肿瘤

这种肺肿瘤包含了一组肿瘤，尽管它们可能具有神经内分泌分化的共同特征，但它们不一定具有相似的临床行为。尽管这些肿瘤中的绝大多数表现为不同分化程度的神经内分泌癌，但肺副神经节瘤需要与神经内分泌癌区别开来，因为这是一种不同的肿瘤。尽管神经内分泌癌已经有 100 多年的历史了，但是对于它们的具体分类还没有一个普遍的共识。多年来，文献中出现了许多分类和命名法，但没有任何一个得到普遍认同，一些作者提出了三方命名法，而另一些作者则主张采用四方命名法，其中一些分类基于不同的目标，包括细胞起源、肿瘤行为或临床意义和可重复性方面。尽管这些肿瘤的命名已经争论了很多年，但不一定应该质疑这些命名方法，而应该对这些肿瘤的组织学分级方法提出疑问。

关于组织学分级在我们的日常工作中，我们在外科切除标本中诊断来自肺或胸腺的胸神经内分泌癌的组织学标准如下：①类癌样微瘤：小于 0.5 cm 且无坏死和 / 或有丝分裂活性的病变；②高分化（低级别）神经内分泌癌：一种直径 > 0.5 cm、核分裂象 < 3/10HPF 的肿瘤病变，可见点状小灶坏死（图 11.28）；③中分化（中等级）神经内分泌癌：肿瘤大小 > 0.5 cm，核分裂象 > 3/10HPF。粉刺坏死或广泛坏死（图 11.29）；④低分化（高级别）神经内分泌癌：小细胞型 > 10 个分裂象 /10HPF，坏死明显（图 11.30）；大细胞型 > 10 个分裂象 /10HPF，坏死明显（图 11.31）。

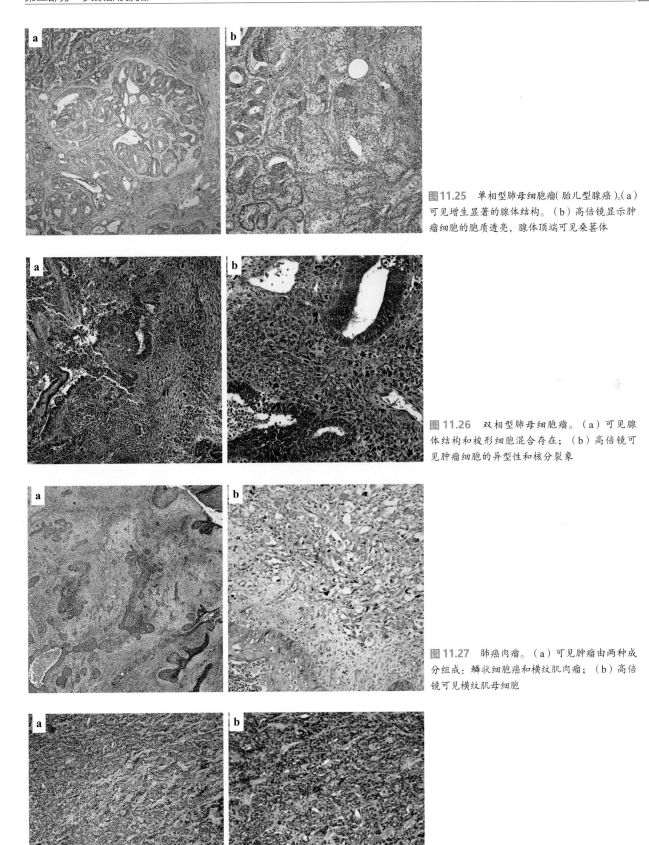

图 11.25 单相型肺母细胞瘤(胎儿型腺癌)。(a) 可见增生显著的腺体结构。(b) 高倍镜显示肿瘤细胞的胞质透亮，腺体顶端可见桑葚体

图 11.26 双相型肺母细胞瘤。(a) 可见腺体结构和梭形细胞混合存在；(b) 高倍镜可见肿瘤细胞的异型性和核分裂象

图 11.27 肺癌肉瘤。(a) 可见肿瘤由两种成分组成：鳞状细胞癌和横纹肌肉瘤；(b) 高倍镜可见横纹肌母细胞

图 11.28 高分化神经内分泌癌。(a) 显示肿瘤细胞呈巢状排列模式；(b) 高倍镜显示肿瘤细胞轻度异型，缺乏细胞核分裂象

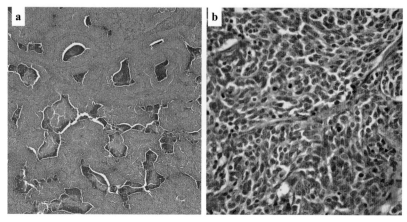

图11.29 中分化神经内分泌癌(非典型类癌)。(a)可见粉刺样坏死;(b)高倍镜可见核分裂象

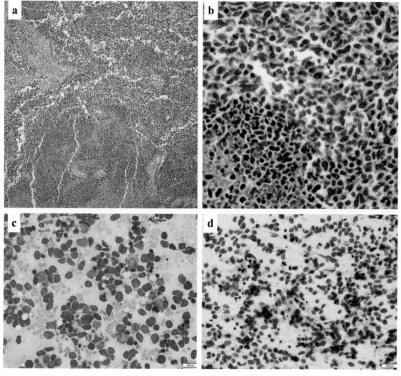

图11.30 小细胞神经内分泌癌。(a)可见局灶性坏死;(b)肿瘤细胞生长活跃,肿瘤细胞缺乏核仁;(c)小细胞印片;(d)某些病例的细胞学样本往往能较好地显示细胞形态学特征

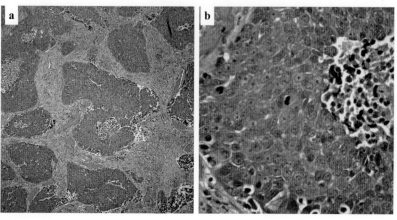

图11.31 大细胞神经内分泌癌。(a)可见片状坏死;(b)高倍镜下肿瘤细胞可见明显的核仁。非小细胞肺癌中神经内分泌标记物表达是诊断大细胞神经内分泌癌的必需条件

然而，这种组织学分级在日常诊断工作并不能完全遵循，例如，低、中级别肿瘤的诊断一般见于活检样本的报告中，在这种情况下，我们只描述肿瘤的组织学特征，并描述在可供评估的材料中，分裂象计数和坏死情况，如果想进行更明确的分级，就应该完整切除肿瘤进行评估。另一方面，高级别肿瘤的组织也有差异，例如，在一些小细胞癌的病例中，活检样本一般都很小，在进行核分裂象计数时，不足以计数 10 个或以上高倍镜视野，此时，对核型、不明显的核仁和单个细胞坏死的小细胞进行全面的组织学评估将有助于肿瘤的诊断，由于中 - 低级别肿瘤与高级别肿瘤的治疗方案不同，鉴别这两类肿瘤显得十分重要。

临床和病理学特征

临床上，肺神经内分泌癌与多种临床症状有关，包括类癌综合征、抗利尿激素分泌不当和库欣综合征，这种肿瘤可以发生在任何年龄组，但更常见于年龄在 50~70 岁之间的成人。根据肿瘤的位置不同，症状也会有所不同，中心型的肿瘤会产生气道阻塞的症状，而周围型肿瘤则可能无症状。高级别肿瘤多见于晚期患者，在高级肿瘤的病例中，这些患者的治疗和预后取决于诊断时的分级和分期。中 - 低级别肿瘤的生存率比高级别肿瘤好，中 - 低级别肿瘤是可以考虑手术切除治疗的，而小细胞癌患者则不符合手术切除的条件；大细胞神经内分泌癌患者常行手术切除并辅以其他治疗。

大体上，低 - 中级别肿瘤的最大直径可能在 1~10 cm 以上，而中央型的肿瘤可表现为息肉样阻塞气道。肿瘤一般呈浅棕色，表面均匀光滑，偶可见坏死和出血的区域，报告中需要描述这些区域并取材，这些区域的组织学成分可能会使肿瘤分级提升。在高级别神经内分泌癌的病例中，特别是小细胞癌，在诊断时常发现纵隔受累，这些病例通常不会进行手术切除。通常大细胞神经内分泌癌通常可被切除，主要是因为这些肿瘤虽然没有包膜，但肿瘤边界清楚，且只有局部坏死和出血区域。在组织学上，神经内分泌微瘤和高分化神经内分泌癌（低级别癌）的区别在于肿瘤的大小，0.5 cm 或以下的

肿瘤被定为神经内分泌微瘤，而 0.5 cm 以上的被定为低级别癌。低级别神经内分泌癌的组织学特征是排列规则的肿瘤细胞巢，其可见分散的纤维结缔组织将肿瘤细胞巢分隔开。高倍镜显示增生的肿瘤细胞呈小 - 中等大小，细胞核圆形，核仁不明显，细胞排列成不同大小的条索、缎带状或巢状。细胞增殖相当均匀，一般不表现出核异型性或有丝分裂活性增加。不少文献描述了几种组织学生长模式，然而，肿瘤的分级基本上还是基于对核分裂象和坏死的评估。由于中等级别的肿瘤与低级别的肿瘤具有相似的组织学生长模式，为了将这两种肿瘤区分开，那么对核分裂象和坏死的评估就十分必要。前述的组织学生长模式包括：①梭形细胞：增生的肿瘤细胞主要为梭形细胞，肿瘤细胞呈小束状排列，小束状排列的肿瘤细胞巢被纤薄的纤维结缔组织小血管分隔开；②嗜酸细胞：在这种生长模式中，肿瘤由小到中等大小的细胞组成，细胞核呈圆形，核仁不明显，可见大量嗜酸性细胞质，在某些情况下，可能存在大的嗜酸性细胞（所谓的嗜酸性母细胞）；③色素型：在这些肿瘤中，部分区域可见黑色素颗粒，而肿瘤细胞的排列方式可表现为其他任何类型；④黏液型：局部区域可见细胞外黏液物，肺神经内分泌癌很少表现出广泛的黏液成分；⑤透明细胞：这种生长模式的组织学特征是肿瘤局域透亮细胞质，有时还需要鉴别其他类型的肿瘤，例如具有透明细胞特征的非小细胞癌；⑥淀粉样间质型：该类型肿瘤常规组织学表现为普通型神经内分泌肿瘤或者梭形细胞型，但肿瘤间质可见广泛透明变性，类似于淀粉样物质；⑦血管扩张型：肿瘤显示扩张的区域含有红细胞，类似于血管间隙；⑧骨化生：该类型肿瘤常规组织学表现为普通型神经内分泌肿瘤或者梭形细胞型，在病灶区肿瘤可能显示骨化区域。

而高级别肿瘤的组织学特征则有所不同，对于小细胞癌，如本节前面所述，诊断材料通常是一个小的活检，这些肿瘤很少手术切除，因此，诊断标准也有些不同，我们要在小活检标本中基于小细胞的增殖、核型、单细胞坏死和多少不一的核分裂象数量来做出

诊断。另一方面，大细胞神经内分泌癌的诊断可能更具争议性，大细胞的形态特征是肿瘤细胞增生，细胞排列呈假腺样、缎带状和花环状，可见广泛坏死或类似坏死，高倍镜显示肿瘤细胞呈中等大小的细胞，可见大量嗜酸性胞浆，细胞核圆形到椭圆形，核仁突出，可以理解为具有神经内分泌特征的非小细胞癌。然而，重要的是在评估这些肿瘤时提到三种可能性：①肿瘤显示神经内分泌癌生长模式，同时也表达神经内分泌免疫组化标记物；②肿瘤显示神经内分泌癌生长模式，但不表达神经内分泌免疫组化标记物；③肿瘤不具有神经内分泌癌生长模式，但局灶表达神经内分泌免疫组化标记物，如 Syn 和 CD56。

我们认为第 1 种情况和第 2 种情况代表临床病理工作的真实情况，然而，我们也认为第 3 种情况也包括了相当一部分常见的非小细胞癌病例（腺癌或鳞状细胞癌），其中肿瘤细胞也会出现神经内分泌分化，一些作者认为这种分化不具有临床意义。

免疫组化特征

日常应用中最常见的神经内分泌标志物包括 CgA、Syn 和 CD56。此外，经常会配套使用 TTF-1、CK7、napsin A 和 CDX-2，尤其是在其他部位有类似肿瘤病史病例，需要排除转移的可能性。从免疫组化表型特征指出神经内分泌癌的一些特点是很重要的。CgA 是一种特异性更强但敏感性较低的抗体，而 CD56 则较敏感，但与突触素在某种程度上相似，另一方面，TTF-1 虽然被认为是肺泡上皮细胞标志物，但在小细胞癌中，无论其起源地为何，它都是阳性的，TTF-1 和 napsin 在大细胞神经内分泌癌中有不同程度的表达。由于这些肿瘤的特异性和敏感性之间存在差异，因此在评估神经内分泌肿瘤并将结果与肿瘤的形态学特征相关联时，进行广泛的免疫组化染色需要谨慎而充分考虑。

目前，Ki-67 已成为神经内分泌癌诊断的重要指标。5% 的阳性阈值是判断低级别肿瘤的一个标准。然而，同样重要的是要强调的是，在小活检样本中区分低级别和中等级别神经内分泌肿瘤是很重要的，小活检样本体积较小，较容易评估所有区域的坏死和分

裂象数量，尽管 Ki-67 染色结果可能和组织学特征不匹配，我们需要结合送检的样本类型来解释免疫组化染色结果的差异性，那么在手术切除的标本中，坏死和核分裂象可能更明显，并且无须 Ki-67 就可以更容易地对肿瘤进行分级。

分子生物学特征

到目前为止，对于低或中等级别的肿瘤，还没有特异的分子标记可以用于靶向治疗。此外，对于高级别肿瘤，基因表达谱分析的结果难以区分小细胞和大细胞神经内分泌癌，但这也有利于解释"高级神经内分泌癌"的这个通用的诊断。

肺副神经节瘤

这种肿瘤发生在肺实质内非常罕见，文献中只有少数病例报道。副神经节瘤和传统的神经内分泌癌可能具有相似的组织学特征，在小的活检中对两种肿瘤的鉴别诊断带来重大挑战。

肺副神经节瘤的临床特征也可能与其他肺肿瘤相似，没有特征性表现，大多数情况下，该肿瘤作为功能性肿瘤被报道。

很难根据肿瘤的大体外观将低级别和中级别神经内分泌癌明确区分。组织学上，肺副神经节瘤的特征与其他部位的副神经节瘤相似。实质上，肿瘤细胞呈巢状和缎带状排列，肿瘤由中等大小的增生的肿瘤细胞和大细胞混合构成，大细胞具有奇异的细胞核和明显的核仁，并可见多核细胞虽然肿瘤细胞具有显著的核异型性，但核分裂象并不多见，肿瘤间质可见广泛的玻璃样变区域以及大量扩张的血管，出血和坏死在副神经节瘤中并不常见的。

免疫组化方面，副神经节瘤与神经内分泌癌具有相似的神经内分泌标志物表达特征，副节瘤一般表达 Syn、CgA 和 CD56，但不表达细胞角蛋白，这与神经内分泌癌是不同的。最近，在对 46 例神经内分泌癌和副神经节瘤的研究中，作者发现副神经节瘤的角蛋白（CK）、napsin a 和 TTF-1 通常是阴性的，大约 50% 的副神经节瘤对 GATA3 呈阳性。对神经内分泌肿瘤和副神经节瘤的鉴别是非常重要的，主要是因为副神经节瘤在完全手术切除后预后良好。

涎腺型肿瘤

据文献报告，发生于肺实质的涎腺型肿瘤是相当罕见的。这类肿瘤通常表现为一个肿瘤家族，为了避免与其他更常见的肺非小细胞癌误诊，应加以重新认识。此外，这些肿瘤的临床表现比许多传统的非小细胞癌好。这类肿瘤通常发生于涎腺组织，最常见的类型是多形性腺瘤（混合瘤），当这类肿瘤发生于肺内时，其发生率相当低。

在这一节中，我们将按照它们在肺部出现的频率来讨论这个家族的肿瘤。此外，为了更全面地了解这些肿瘤，黏液腺腺瘤也将在本节中介绍，因为该肿瘤在某些肿瘤的鉴别诊断中也起着重要作用。发生的顺序如下：①黏液表皮样癌；②腺样囊性癌；③腺泡细胞癌；④多形性腺瘤，恶性混合瘤（不包含多形性腺瘤）；⑤上皮肌上皮癌；⑥透明变性透明细胞癌；⑦嗜酸细胞肿瘤。

临床特征

肺部涎腺型肿瘤的总体临床表现非常相似，因此，所有的临床表现将一并讨论，因为没有临床特征可以精确鉴别两个涎腺型肿瘤，大多数涎腺型肿瘤都发生于大气道或者周围（中央型），通常表现为气道阻塞症状，包括呼吸困难、咳嗽和咯血。肿瘤没有显著性别差异，这类肿瘤在成人中更为常见，但黏液表皮样癌尤其常见于儿童年龄组和年轻成人。利用影像学技术确定肿瘤是否有肺外累及十分重要，影像学检查有助于确定肿瘤的确切位置和可能累及的范围。这些肿瘤一般只占肺部原发肿瘤的1%~2%，需要强调的是，肺内的涎腺型肿瘤与涎腺内的同类型肿瘤具有相似的形态学特征，且原发于肺内的涎腺型肿瘤一般预后良好，因此必须获得确切的临床病史，以确定肿瘤的原发部位。

黏液表皮样癌

到目前为止，该肿瘤时文献报道最多的涎腺型肿瘤，Yousem 和 Hochholzer 描述了 58 例发生于肺的黏液表皮样癌，这组患者包括 27 名女性和 18 名男性，年龄在 9~78 岁之间。其中 7 名患者年龄在 20 岁以下。在这项研究中，作者将 MEC 分为低级别和高级别两

组，并对患者进行了 2~372 个月的随访。45 例诊断为低度恶性肿瘤的患者只接受了单独手术治疗，而部分高级别肿瘤患者则接受额外的药物治疗，同时在高级别肿瘤组观察到了淋巴结转移和侵袭性的临床行为。在过去的几十年里，文献中报告了多组黏液表皮样癌的病例，上述文献也基本上认为将黏液表皮样癌分为低级别和高级别十分重要和必要，这为临床治疗和预测肿瘤生物学行为提供了很好的信息。组织学分级较低且局限于肺的肿瘤通常表现为较为惰性的临床表现，对这些肿瘤的治疗选择是完全手术切除，具有高级别组织特征并伴有淋巴结累及的肿瘤可能更具有侵略性的行为，需要考虑给予治疗。在一些研究中，作者将肿瘤分为低、中、高三个分级，然而，这样的分级模式并没有提供比低级别和高级别二分法更具意义的结果。有趣的是，在最近报告的一组病例中，Chih Cheng 等人报道了 41 例患者，作者认为肿瘤分级不影响患者的预后，这其中有 15 名患者有结节状肿物（无论是 N1 期还是 N2 期），作者并没有描述肿物的详细情况，也没有描述这些患者接受哪些治疗，而该研究也证实了之前的观点，那就是累及淋巴结的肿瘤更具有侵袭性的生物学行为。Molina 等通过对腺样囊性癌与黏液表皮样癌的比较研究，发现黏液表皮样癌的患者的预后优于腺样囊性癌患者。

病理学特征

肿瘤的直径一般在 1~5 cm，大的肿瘤直径可超过5 cm，中心型肿瘤一般呈息肉样外观，肿瘤边界清楚，一般没有包膜，肿瘤质地较软，切面可见少量黏液，切面呈浅棕色至棕褐色，一般没有坏死和出血区域，如果大体检查可见坏死和出血，必须对这些区域进行取材，以便对肿瘤进行更好的组织学评估。

显微镜下，低级别肿瘤细胞在低倍镜下表现为条索样、实性岛状排列模式（图 11.32），有些病例中可出现间质玻璃样变性。高倍镜下，肿瘤细胞呈中等大小，肿瘤细胞核呈圆形或者卵圆形，核仁常不明显，肿瘤细胞胞质呈嗜酸性，有些病例可呈现透明胞质。位于这些表皮样细胞之间，可见产黏液的上皮细胞（所谓的黏液细胞）。有些区域可出现

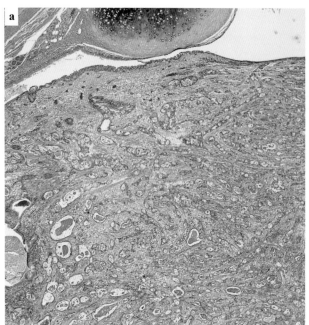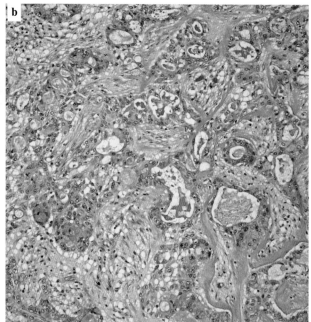

图 11.32 低级别黏液表皮样癌。（a）可见腺样及囊状结构。（b）可见表皮样细胞及黏液分泌细胞（黏液细胞）

囊性变及细胞外黏液，细胞异型性和肿瘤细胞核分裂象不常见，一般缺乏角化。高级别黏液表皮样癌的形态学特征，是在低级别肿瘤的基本形态基础上，会出现核分裂象增加和细胞异型性的升级，可出现出血和坏死。低级别和高级别肿瘤的鉴别要点在于核分裂活性、细胞异型性、坏死及出血。

免疫组化特征

文献报道的大量病例显示，这些肿瘤对表达与鳞状细胞分化相关的大多数常规上皮标志物，如 p40、CK5/6 和 p63，也可表达 CK7、CEA 和 Muc5AC，而 TTF-1 和神经内分泌标志物阴性。

分子特征

最近文献报道了用 MAML2 诊断 MEC，尽管该分子标志物检测更多应用于涎腺的黏液表皮样癌的诊断，但也有一些研究是在肺肿瘤中进行的。唾液腺肿瘤中 MAML2 阳性的报告从 50% 到 90% 不等。低级别组织学肿瘤更有可能显示 MAML2 阳性。然而，重要的是要强调的是，MEC 的诊断仍然基于形态学基础，而 MAML2 的作用只是辅助诊断。此外，MAML2 目前被用作诊断辅助手段，它在预测行为或治疗决策方面没有作用，另外，需要强调的是，MEC

也可能显示 EGFR 突变，这在将来可能在这些肿瘤的治疗中发挥作用。

鉴别诊断

鉴别诊断最大的问题是小活检样本由于样本取材的局限性导致形态学观察的不全面，那么就需要对可供评估的组织充分观察，鉴别诊断将包括传统的鳞状细胞癌、黏液腺腺瘤和玻璃样变性透明细胞癌。

腺样囊性癌

腺样囊性癌的发生率依次为 MEC。这种肿瘤在成人中更为常见，但其发病年龄在 25 至 80 岁之间。一些研究表明，男性的肿瘤比女性稍多见。此外，在一些报告中强调肿瘤在诊断时的分期对这些患者的预后起着重要的作用。然而，总的来说，腺样囊性癌是一种生长缓慢的肿瘤，但可能转移到胸腔外。

病理学特征

肿瘤的最大尺寸为 1~5 cm，当肿瘤位于气道中央部位时，也可能出现息肉样改变，肿瘤通常边界清楚，但没有包膜。

组织学上，腺样囊性癌有三种不同的生长模式：圆柱状（图 11.33）、小管状、实性。圆柱状生长模式是最常见的也是最容易识别的。锯齿状排列在肿瘤

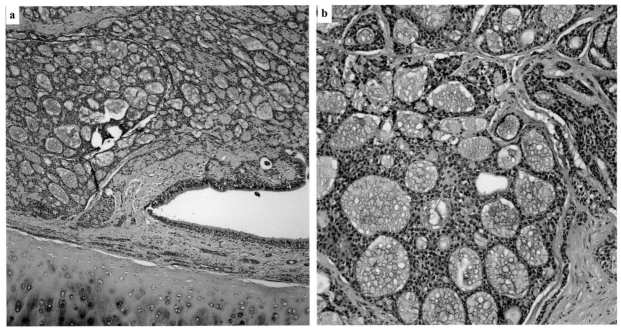

图 11.33　肺腺样囊性癌。（a）可见典型的圆柱形生长模式；（b）高倍镜显示肿瘤细胞缺乏活跃的核分裂象和细胞异型性

细胞中可见的岛状结构，肿瘤细胞巢由薄的纤维结缔组织隔开，高倍镜观察，囊性区域由两排小到中等大小的细胞构成，细胞质稀少，细胞核呈圆形或多角形。肿瘤的特征性表现为在这些细胞结构的管腔内存在黏液样分泌物，肿瘤缺乏多形性、高核分裂象、广泛坏死和 / 或出血。管状生长模式显示肿瘤细胞以小腺体样模式排列，肿瘤细胞形态特征与圆柱状型细胞相似。在实体生长模式中，肿瘤细胞排列成片状排列，没有任何特定的形态分化特征。该型中，细胞异型性和分裂象明显增加，而且在实性型的腺样囊性癌中可见普通型的形态特征。

免疫组化和分子特征

与肺其他涎腺型肿瘤相似，这些肿瘤的免疫表型表现为肌上皮分化。肿瘤细胞角蛋白、波形蛋白、S-100 蛋白和平滑肌肌动蛋白呈阳性。在某些情况下，可见明显的基底膜样物质，使用Ⅳ型胶原可能会有所帮助。其他可能有助于诊断的免疫组化染色包括 Myb、DOG1 和 CD117，它们可能在肿瘤细胞中呈阳性表达。

分子研究表明，这种肿瘤在某些情况下也可能显示 MYB 重排和 t（6:9）（q22-23;p23-24）。

鉴别诊断

对显微镜下的肿瘤生长模式的判断在鉴别诊断中十分重要，具有圆柱瘤样结构模式的腺样囊性癌一般较容易识别，而有时带来挑战的往往是判断肿瘤的来源问题，这需要密切结合患者的既往病史。对于管状型肿瘤的鉴别诊断中，普通型肺腺癌是首先考虑的，我们可以借助免疫组化染色辅助诊断，主要是运用相关抗体显示肿瘤是否有肌上皮分化特征。实体型的鉴别诊断就显得难度更大一些，尤其是在小活检样本中，因为这种生长模式在普通型腺癌也可以观察到，手术样本中，大体检查和肿瘤部位的观察有助于鉴别诊断。

腺泡细胞癌

这种肿瘤也被称为 Fechner 肿瘤，以纪念 1972 年 Fechner 博士首次对这种肿瘤的描述。从最初的描述开始，这种肿瘤就零星地被报道过，到目前为止最大宗的病例报告是对 5 例腺泡细胞癌的描述。这种肿瘤很少见，没有性别差异，多见于成年人。与其他涎腺型肿瘤不同，腺泡细胞癌更常见于肺叶周围部位。虽然肿瘤有可能广泛分布于胸腔外，但肺腺泡细胞癌被认为是一种低度恶性肿瘤，手术切除肿瘤是最好的治疗手段。

病理特征

大体上，这些肿瘤的大小从 1~5 cm 不等，肿瘤质地软，切面棕褐色到浅棕色，坏死和出血少见。组织学上，最常见的生长模式是腺泡型，低倍镜下可见分叶状结构，肿瘤细胞排列成条索状或腺样结构（图 11.34）。肿瘤的小叶结构被纤维结缔组织分隔，并伴有炎症改变，肿瘤细胞胞质透亮，细胞核向周围移位，呈印戒细胞样，细胞多形性和分裂象不易见。少数肿瘤细胞胞质呈嗜酸性，嗜酸性肿瘤细胞呈小片状排列，肿瘤细胞片巢被纤维结缔组织分隔为纤细的巢状结构，肿瘤细胞中等大小，可见居中的细胞核，核仁不明显，核分裂象和细胞异型性不显著。此外，少数情况下，还可以看到囊性或乳头状囊性改变。

组织细胞化学、免疫组化和超微特征

组织化学染色方面，PAS 和黏液卡红染色具有重要的辅助诊断价值，由于肿瘤细胞内富含糖原，PAS 染色呈阳性，而黏液卡红染色为阴性，这些特征与肿瘤细胞超微结构特征有关，电镜下显示存在大量电子致密颗粒（未成熟的酶原颗粒）。免疫组化染色在诊断中的作用欠佳，目前还没有一种特异性的免疫染色标记物具有诊断性价值，细胞角蛋白、EMA、淀粉酶、α-1ACT、TTF-1 和 napsin 可能在肿瘤细胞中呈阳性表达。目前，电子显微镜检查对腺泡细胞癌的诊断更为可靠。

鉴别诊断

最重要的是要将腺泡细胞癌与普通型腺癌进行鉴别，由于肿瘤细胞呈 PAS 染色强阳性、黏液卡红染色阴性，这需要我们结合形态学特征正确解读上述特征结果，避免误诊。由于免疫组化染色作用有限，目前尚无特异性抗体能完全鉴别腺泡细胞癌。

多形性腺瘤（混合瘤）

原发于肺内的多形性腺瘤十分罕见，该肿瘤多见于 35~75 岁的成年人，女性患者稍多。肿瘤可表现为中央型或者周围型包块，这种肿瘤可表现为良性肿瘤，也可伴发恶性肿瘤，即所谓的癌在多形性腺瘤中。对于良性型的肿瘤，完整手术切除是最佳治疗选择，而对于伴有其他恶性成分的肿瘤，可能需要额外的治疗。

病理学特征

这些肿瘤的直径从 1~5 cm 以上不等。肿瘤质软，切面呈浅棕色。组织学上，在良性多形性腺瘤中，肿瘤实质内可见多种成分混合嵌入软骨黏液型间质之间（图 11.35），可见局限性软骨分化区域，肿瘤通常可见囊性结构和上皮结构，肿瘤细胞由小到中等大小不等，肿瘤细胞核圆形到椭圆形，核仁不明显，细胞质中等。一些病例可见肿瘤细胞呈梭形，另一

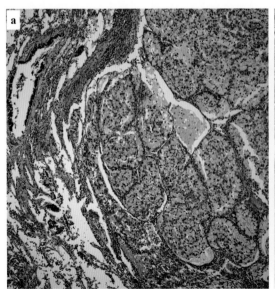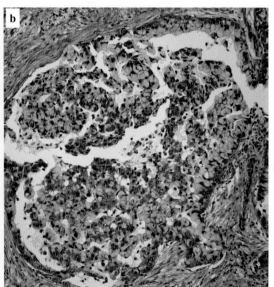

图 11.34 肺腺泡细胞癌。（a）显示腺体增生。（b）肿瘤细胞内可见典型的胞质颗粒

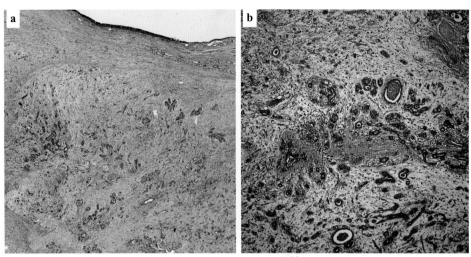

图 11.35　肺多形性腺瘤。（a）可见不同形态的腺体嵌入疏松的间质中。（b）高倍镜下可见腺样结构，缺乏细胞异型性

些病例中可见肿瘤细胞呈浆细胞样特征，细胞可能具有浆细胞样外观。上述特征或者肿瘤组成成分可出现于癌在多形性腺瘤中病例中，而恶性肿瘤成分可以是恶性上皮性肿瘤，可表现为常见的涎腺型肿瘤，比如黏液表皮样癌或者腺样囊性癌，也可表现为恶性间叶性肿瘤（肉瘤）。

免疫组化染色在混合瘤诊断中的应用相当有限，当肿瘤有恶性成分时，免疫组化染色标记物项目可针对特定的肿瘤成分进行调整。

鉴别诊断

在小活检中，准确诊断多形性腺瘤并不容易，这取决于送检样本是否具有足够的代表性，而手术切除样本的诊断和鉴别诊断就容易得多。

上皮肌上皮癌

这是另一种罕见的肺原发涎腺型肿瘤。该肿瘤常见于成年人，没有性别差异，可发生于任何肺段，虽然普遍认为该肿瘤为低度恶性，但文献亦有少数出现淋巴结转移的病例报告。该肿瘤的最佳治疗方式是完整手术切除。

病理学特征

肿瘤生长于支气管腔内，直径从 1~5 cm 以上不等。肿瘤质地软，切面呈浅棕色。组织学上，低倍体显示增生的腺体结构被纤维结缔组织分隔，腺体

大小不一，有些腺体的管腔中含有嗜酸性的无细胞物质（图 11.36）。这些腺体的特点是由两种不同的成分组成：①腺腔内层（内层上皮成分由小到中等大小的细胞组成，细胞核圆形到卵圆形，核仁不明显，细胞质稀少）；②腺腔外侧成分（肌上皮细胞，由透明的细胞质和细胞核组成）移向细胞周围。然而，在某些区域，这些肿瘤可能表现为梭形细胞、广泛的玻璃样变和鳞状分化，偶可见坏死区，细胞异型性不明显，核分裂象少见，在少数病例中，有淋巴结转移的报告。

免疫组化和分子特征

与其他涎腺型肿瘤一样，常可见肌上皮分化，肿瘤细胞一般可阳性表达细胞角蛋白、S-100、SMA、TTF-1、波形蛋白和 SOX10，IV 型胶原染色可显示腺腔周围的基底膜样物质。分子病理方面，在一些上皮 - 肌上皮癌病例中检测到 Hras、Kras 和 Nras 的突变。

鉴别诊断

这种肿瘤易与普通型腺癌混淆。然而，由于上皮肌上皮癌由上皮细胞和肌上皮细胞两种细胞构成，仔细识别形态特征后鉴别二者并不困难。此外，使用免疫组化染色来确定肿瘤的肌上皮性质可能有帮助。

玻璃样变性透明细胞癌

该肿瘤仅有少数发生于肺实质内的报道。因此，

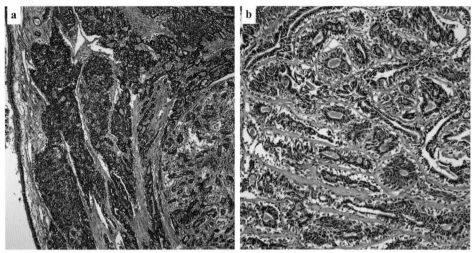

图 11.36　上皮 - 肌上皮癌。（a）低倍镜下可见腺体增生；（b）高倍镜下可见腺体由两层细胞构成，即上皮细胞（内层）和肌上皮细胞（外层）

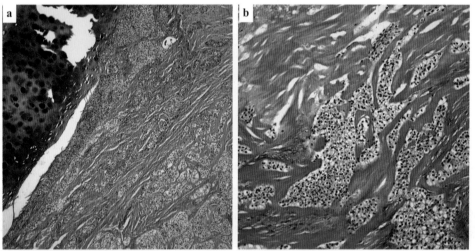

图 11.37　肺玻璃样变性透明细胞癌。（a）可见具有透亮胞质的肿瘤细胞增生；（b）高倍镜下，可见透明细胞嵌入致密玻璃样变性的间质中

很难明确判断其恶性潜能。然而，这种肿瘤的行为可能是低度恶性的。手术切除是首选的治疗方法。

病理学特征

肿瘤的直径可能在 1~5 cm 之间。肿瘤切片质软呈棕褐色，肿瘤没有明显的坏死或出血区域。组织学上，肿瘤的特征性表现是肿瘤间质可见广泛的玻璃样变性区域，在这些玻璃样变性的区域中，可见嵌入其中的肿瘤细胞片巢，肿瘤细胞体积中等大小，细胞核圆形到椭圆形，细胞质透亮，肿瘤细胞可能排列成由纤维结缔组织隔开的条索索状或小岛状（图11.37），细胞异型性不明显，肿瘤细胞核分裂象少见。

免疫组化特征

该肿瘤也可呈现肌上皮分化，因此，肿瘤也可表达角蛋白、S-100 蛋白和 SMA。

鉴别诊断

该肿瘤很容易与黏液表皮样癌混淆，两种肿瘤均可见透明细胞并伴有广泛的玻璃样变性。玻璃样变性透明细胞癌缺乏黏液分泌细胞，但这种特征在小活检中可能并不容易识别和区分。

黏液腺腺瘤

虽然这个肿瘤不一定属于肺涎腺型肿瘤的家族，但在这里讨论它，因为它很可能来自支气管内膜黏液腺，并且该肿瘤也显示出一些在其他涎腺型肿瘤中可能看到的特征。

该肿瘤罕见，在文献中多为个案报告，英文文献最大宗的病例报告来自 England 和 Hochholzer，这二位从美军病理研究所的档案中报告了 10 例，并记录分析了文献中先前报告的 41 例病例。肿瘤一般发生在 25~67 岁之间的成人，没有性别差异。该肿瘤一般呈中央型，因此，患者可能会出现气道阻塞的症状，然而，文献也有无症状病例的报道。

病理学特征

大体上，该肿瘤体积通常偏小，但最大直径可能在 1~5 层面之间，肿瘤境界清楚，质地柔软，切面呈黏液状，可观察到囊性改变。组织学上，肿瘤的主要特征是肿瘤组织分布于支气管上皮和软骨板之间，不侵犯肺实质。肿瘤显示正常黏膜下腺体明显扩张，腺腔内可充满黏液分泌物（图 11.38），在某些区域，肿瘤可能表现出炎症反应，然而，肿瘤可能具有从显著的黏液性腺体到稀少间质的连续变化过程，肿瘤还可出现囊性变，囊腔可内衬鳞状上皮，有的病例可出现上述特征的混合存在。通常可见胆固醇裂隙引起的肉芽肿和腺上皮鳞状化生。

免疫组化特征

免疫组化对诊断该肿瘤作用有限，实际上，肿瘤细胞的免疫组化表达特征取决于肿瘤组织中组织类型的种类，肿瘤诊断的基本还是依据形态学特征。极个别病例报告中提到使用 MALM2 可能有助于将该肿瘤与黏液表皮样癌鉴别。然而并非所有的黏液表皮样癌都是 MAML2 阳性。

鉴别诊断

诊断的难点和重点是和黏液表皮样皮样癌的鉴别，尤其是在小活检病例中，常常由于取材和形态观察的局限，鉴别二者非常困难，即使在外科手术切除标本中，鉴别诊断也很困难，然而，形态学上，由于黏液腺腺瘤不侵犯肺实质，同时使用 MAML2 可能有帮助，但是，如上所述，一些黏液表皮样癌的 MAML2 阴性。而且黏黏液表皮样癌的免疫组化特征可能与黏液腺腺瘤相似。总之，黏液腺腺瘤与黏液表皮样癌的诊断需要结合形态学、病史、生物学行为、免疫组化及分子检测等综合考虑。

间叶性肿瘤

肺原发的间叶性肿瘤谱系较为广泛，与在软组织发生的肿瘤本质相同。表 11.3 列出了被描述为肺原发

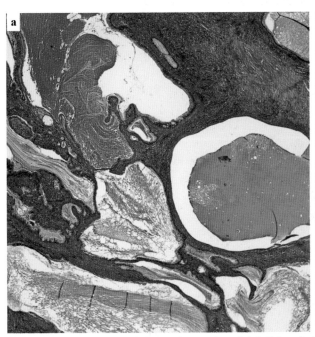
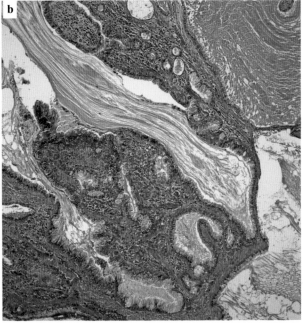

图 11.38 黏液腺腺瘤。（a）在低倍镜下可见扩张的腺体结构。（b）腺腔内充满黏液，缺乏细胞异型性和核分裂象

肿瘤的肉瘤。然而，与上皮性肿瘤相比，肺肉瘤的发生率较低。此外，有必要获取良好的临床病史，以确定肿瘤是否原发于肺。骨性和软骨性、神经源性、肌源性、组织细胞性和纤维母细胞性的肿瘤，均在肺描述过。然而，在本节中，我们将讨论这些最常见的肿瘤：①良性肿瘤（错构瘤）；②恶性肿瘤（平滑肌肉瘤、滑膜肉瘤、肺内孤立性纤维性肿瘤）。

表 11.3　其他肺原发性肉瘤

肉瘤列举
软骨肉瘤、骨肉瘤、恶性血管球瘤、恶性纤维组织细胞瘤、纤维肉瘤、横纹肌肉瘤、恶性外周神经鞘瘤（MPNST）、PNET/尤因肉瘤、肺动脉肉瘤（内膜肉瘤）

目前，这些肿瘤是日常工作中最常见的，但也可能给诊断带来问题。

肺错构瘤

肺错构瘤是肺最常见的间叶性肿瘤。它可发生在任何年龄，但更常见于成年人，无性别或肺段的差异。通常患者没有任何症状，影像学上表现为肺实质内的一个孤立、界清的病变。手术切除是治疗的首选，且可治愈。

大体上，这些肿瘤边界清晰，最大直径从 1 cm 到超过 5 cm 不等。由于存在大量的软骨或骨性成分，所以它们可以是质软的，抑或质硬。肿瘤呈分叶状，也可能含有一些脂肪组织。组织学上，这些肿瘤很容易识别，它们表现为软骨与脂肪组织的混合，以及特征性内陷的呼吸道上皮（图 11.39）。软骨样成分中可以看到局部的非典型性。免疫组织化学在错构瘤的诊断中不起作用，因为其典型特征足以在形态学基础上作出诊断。

肺平滑肌肉瘤

平滑肌肉瘤是肺最常见的肉瘤之一。相比对应的良性平滑肌瘤，肺的平滑肌肉瘤更常见。

虽然已有较多病例报道，但实际仅有一小部分的病例。临床上，该肿瘤多见于成人；然而，在儿童和年轻人发生的肿瘤已被描述过。由于这些肿瘤可能发生在中央和外周部位，这些患者的症状可能会因肿瘤的位置而有所不同。

病理特征

这些肿瘤被描述为边界清晰，致密，颜色从棕褐色到白色。可见出血和坏死区域。这些肿瘤的大

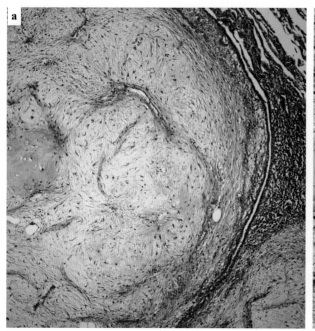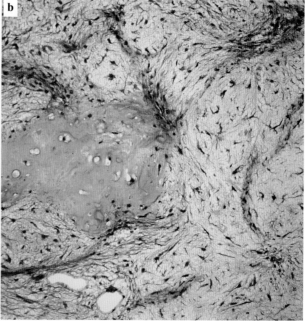

图 11.39　肺错构瘤。（a）示软骨黏液样病变，注意内陷的呼吸道上皮；（b）高倍镜示软骨和软骨黏液样成分

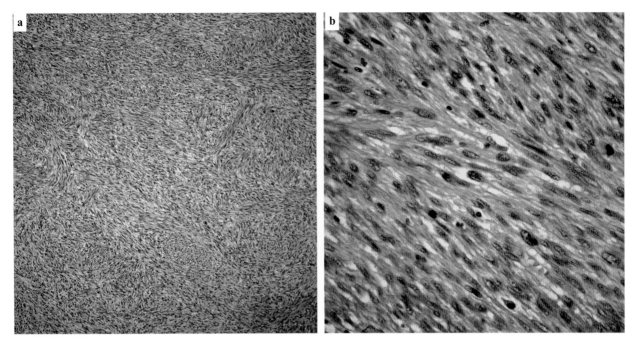

图 11.40 中级别平滑肌肉瘤。（a）示梭形细胞簇状增生；（b）核异型性和核分裂活性

小不等，位于中心的肿瘤往往比外周的小。然而，其最大直径可达 10 cm 以上。组织学上，这些肿瘤的分级建议如下：

低级别平滑肌肉瘤

梭形细胞增生伴轻度细胞异型性，每 10HPF 核分裂象为 1~3 个（1~3 个核分裂 ×10HPF）。通常无坏死和出血。

中级别平滑肌肉瘤

梭形细胞增生，细胞异型性更明显，核分裂象为每 10HPF 4~8 个（4~8 个核分裂数 ×10HPF）。通常无坏死和出血（图 11.40a、b）。

高级别平滑肌肉瘤

实性细胞和梭形细胞增生，并伴有坏死和/或出血。肿瘤可呈 HPC 生长模式；细胞多形性和核异型性明显，每 10HPF 核分裂象超过 8 个（> 8 个核分裂 ×10HPF）。可能存在血管侵犯（图 11.41）。

免疫组织化学特征

有几个肌源性标记通常用于帮助诊断平滑肌肉瘤。这些抗体包括平滑肌肌动蛋白、desmin、myoD 和 caldesmon，它们在平滑肌肉瘤中的表达程度不同。

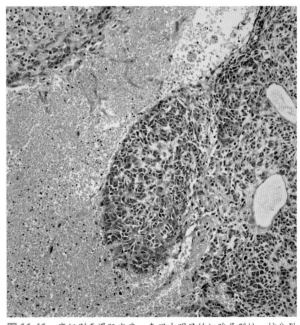

图 11.41 高级别平滑肌肉瘤：表现出明显的细胞异型性、核分裂象和坏死

低级别肿瘤可能对这些标记物有更强的亲和力，而在高级别肿瘤，肿瘤的抗原性可能缺失，导致一些标记物仅局灶着色或完全不着色。值得强调的是，一些平滑肌肉瘤上皮性抗体，即角蛋白染色呈阳性。

鉴别诊断

在平滑肌肉瘤的鉴别诊断中，任何其他梭形细胞肿瘤都应考虑在内，不仅应包括间叶性肿瘤，还应包括比其他肉瘤更常见的肉瘤样癌。在某些情况下，需要使用更广泛的抗体。另一种可能显示肌源性标记阳性染色的，主要发生在肺实质的肉瘤是横纹肌肉瘤；因此，必须谨慎地考虑形态学、免疫组织化学，或两者结合，来鉴别这两种肿瘤。毋庸置疑，肺原发性横纹肌肉瘤非常罕见。

滑膜肉瘤

该肿瘤是软组织内类似肿瘤在肺内的对应物。最早于 1995 年在肺部描述了该肿瘤，自那以后，其他小系列的病例陆续在文献中提及。在对该肿瘤的最初描述中，肿瘤被描述的年龄范围很广，从 16 岁到 77 岁不等，没有任何特定的性别偏好。所描述的症状也是可变的，这可能不仅与肿瘤的位置有关，而且与肿瘤的大小有关。此肿瘤在早期文献中可能被诊断为纤维肉瘤；然而随着免疫组织化学染色的使用和现在的

分子诊断，该肿瘤已经更容易被识别。

病理特征

大体上，这些肿瘤最大可达 10 cm 以上。它们边界清晰，呈黄褐色，可能有坏死和 / 或出血的区域。组织学上，这种肿瘤的单相变异型在肺内最常见。低倍镜可见边界清晰的肿块取代肺实质。肿瘤呈梭形实性增生，由拉长的细胞组成，胞浆稀疏，核卵圆形（图 11.42a, b）。肿瘤也可能显示类似血管外皮样的区域、黏液样区域、神经样区域和钙化。在一些病例中，可见坏死和出血。

免疫组化和分子特征

肿瘤的特征性表现为角蛋白阳性染色（图 11.42c）和上皮膜抗原（EMA）。然而，这种阳性着色是可变的，通常是局灶的。此外，其他可能有助于诊断的染色包括 Bcl-2、CD-99、TLE（图 11.42d）和 Fli1，而 S-100 蛋白可能在肿瘤细胞中显示局灶

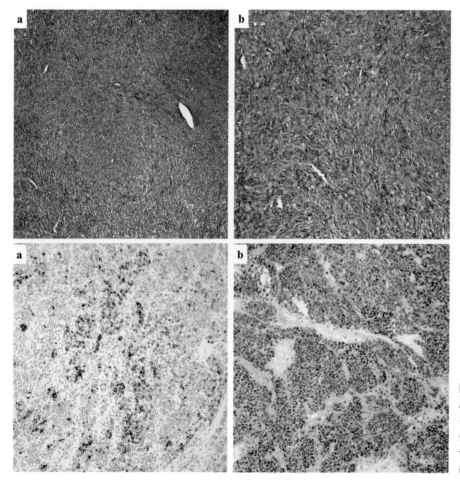

图 11.42　肺单相型滑膜肉瘤。（a）肿瘤细胞显示梭形细胞增生；（b）高倍放大显示肿瘤细胞核异型性和核分裂活性；（c）角蛋白免疫染色显示肿瘤细胞局灶阳性；（d）TLE 免疫组织化染色显示肿瘤细胞阳性

阳性着色。一般情况下，滑膜肉瘤 CD34、CD-31、STAT6、desmin 和 actin 呈阴性。在目前的分子诊断时代，这些肿瘤通常表现为 X；18 易位和 SYT-SSX 融合基因，这可能为诊断提供另外的支持。

肺内孤立性纤维性肿瘤

这种肿瘤在浆膜表面更为常见。然而，该肿瘤分布广泛，几乎在每个器官系统都有描述。直到最近，该肿瘤仅在肺实质部位有零星报道。然而，Rao 等报道了一系列共 24 个病例，患者年龄从 44 岁到 83 岁不等。

病理特征

大体上，这些肿瘤也可能更大，最大直径可超过 10 cm。它们边界清晰，浅褐色，有一个轻微的分叶状切面。可见坏死和出血。组织学上，在 Rao 等人的报道中，作者根据核分裂活性和有无坏死，将这些肿瘤分为低、中、高级别。在本报道的 24 例中，只有 2 例分级为高级别肿瘤，多数病例的核分裂计数小于 5×10HPF。此肿瘤生长形态多样，可能与许多传统肉瘤相似。常见的类型包括血管外皮样、单相滑膜肉瘤样、神经样和纤维组织细胞样等。然而，该肿瘤的特征性表现为梭形细胞增生，细胞稀疏区和丰富区混合存在、明显的扩张血管和广泛的胶原化区域（图 11.43a, b）。仔细评估坏死、出血和核分裂活性区域是非常重要的。

免疫组织化学特征

使用免疫组织化学染色可以帮助诊断该肿瘤。通常在肿瘤细胞中显示阳性染色的标记物包括 CD34、Bcl-2、CD-99 和 STAT6（图 11.43c~e）。后一种染色可能更有助于与其他具有相似免疫表型的肉瘤鉴别，即滑膜肉瘤。

肺血管肿瘤

发生在肺内的血管肿瘤范围很广，从良性到恶性不等。有趣的是，恶性肿瘤似乎比良性肿瘤更常见，而且很可能会对诊断带来一些挑战。因此，本节只讨论那些特殊的肿瘤。

三种最重要的原发性血管肿瘤和可能在诊断中造

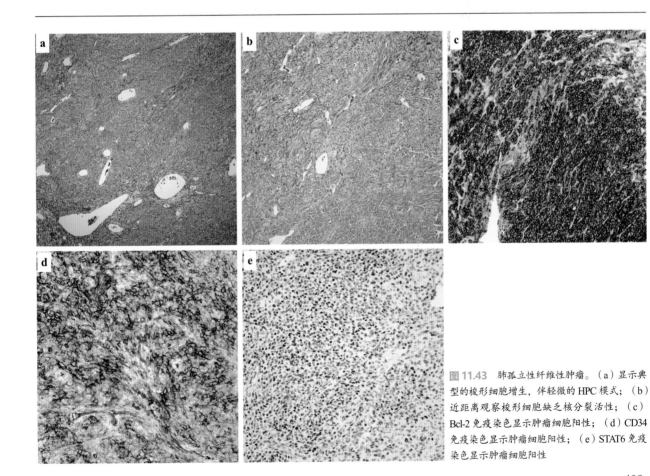

图 11.43　肺孤立性纤维性肿瘤。（a）显示典型的梭形细胞增生，伴轻微的 HPC 模式；（b）近距离观察梭形细胞缺乏核分裂活性；（c）Bcl-2 免疫染色显示肿瘤细胞阳性；（d）CD34 免疫染色显示肿瘤细胞阳性；（e）STAT6 免疫染色显示肿瘤细胞阳性

成重大问题的肿瘤是上皮样血管内皮瘤（EH）、血管肉瘤、卡波西肉瘤。

需要强调的是，由于这些肿瘤同源，它们不仅具有相似的免疫组织化学表型，而且可能具有相同的临床表现。例如，这类病例中常见的双侧肺结节的存在，在一般情况下会增加转移性疾病的可能性，但这种评估并不一定适用于这些肿瘤。因此，仔细的形态学观察对于评估这些肿瘤至关重要，而评估核分裂活性、细胞异型性、坏死等形态学特征对这些肿瘤的最终解释起着重要的作用。

目前，有几种血管标记物用于诊断这些肿瘤。这些标记包括 CD34、CD-31、D2-40、ERG、Ⅷ因子和 Ulex europaeus。据报道，在一些肿瘤中，即上皮样血管内皮瘤，显示阳性染色的其他标记物包括 FLI-1、ER 和 PR。此外，EH 和血管肉瘤的角蛋白染色都可能呈阳性，这在有限的免疫组化标记物中可能导致错误的解释。利用 FISH 和 RT/PCR 检测 t（1;3）（p36;q25）易位，WWWTR1-CAMTA1 融合基因，以及 YAP1-TFE3 融合基因，已在 EH 中有所报道。对于卡波西肉瘤，有些病例 HHV8 呈阳性。

如果可能的话，这些患者的治疗方法是手术切除肿瘤结节，随后可能会进行额外的药物治疗。这些患者的预后将取决于 EH 的病变范围。由于卡波西肉瘤常与 AIDS 相关，这些患者的预后将取决于该疾病潜伏的进程。

病理特征

由于双侧肺结节取代肺实质，这些肿瘤很少像其他常规肿瘤一样被切除。因此，最有可能的是肺内结节的楔形活检，而肺内结节可能大小不一。这些肿瘤的组织病理学有所不同。

上皮样血管内皮瘤：肺结节取代正常肺实质。这些结节可能处于不同的发展阶段，表现为硬化性结节、突出的软骨黏液样背景、显著的细胞增生而背景不明显。细胞形态为中等大小，有的呈印戒状，胞浆空泡状，大量红细胞外渗（图 11.45）。细胞排列呈索条状或片状。细胞异型性不显著，核分裂活性较低或缺失。坏死和钙化区域罕见。

血管肉瘤：与 EH 相反，该肿瘤没有通常与 EH 相关的软骨黏液样背景。血管肉瘤显示肿瘤结节取代了肺实质，但这些结节显示更多的细胞结构，能够识别血管腔隙，衬覆的内皮细胞呈鞋钉样（11.45）。在某些情况下，肿瘤可显示显著的梭形细胞形态，但是在另外一些病例中，肿瘤可显示上皮样形态。

卡波西肉瘤：不规则分布的肺内结节，类似 EH 或血管肉瘤。然而，该肿瘤主要表现为梭形细胞增生，细胞异型性和核分裂活性。此外，肿瘤内可见大量的红细胞外渗，梭形细胞成分内可见透明小球（图 11.46）。

肺的淋巴增生性病变

肺原发性淋巴瘤并不常见，只占肺原发性恶性肿瘤总数的一小部分。然而，当它们发生时，也可能表现出广泛的分化谱系。然而，在实践中，确定肺是否是继发性淋巴结内淋巴瘤或其他部位淋巴瘤的原发灶是很重要的。虽然肺可被不同的淋巴增生性疾病所累及，但在本节中我们只讨论那些更常见或更可能主要影响肺的疾病。在这方面，这里将提出的疾病实体包括：边缘 B 细胞淋巴瘤（黏膜相关淋巴组织型，MALT）、弥漫性大 B 细胞淋巴瘤（DLBCL）、间变性大细胞淋巴瘤（ALCL）、淋巴瘤样肉芽肿病（LYG）、霍奇金淋巴瘤（HL）。

重要的是要强调使用免疫组织化学研究来正确地分类这些肿瘤是至关重要的。然而，形态学和免疫组织化学并不一定能确定原发部位。因此，密切联系临床非常重要。

边缘区 B 细胞淋巴瘤（MALT 型）

它可能是肺中最常见的原发性淋巴瘤，约占肺全部淋巴瘤的 60%。Koss 等人报道了一项 161 例非霍奇金淋巴瘤的研究，以今天的命名术语和免疫组织化学特征来看，其中许多淋巴瘤可被归类为 MALT 型。Herbert 等人报道了 9 例肺淋巴瘤，在这些病例中，作者观察到肿瘤长期局限于肺实质内，这使得作者认为淋巴瘤起源于支气管相关的淋巴组织。L'Hoste 等人在一项 36 个病例的研究中报道了类似的情况。此后，不同的研究也报道了类似的情况。

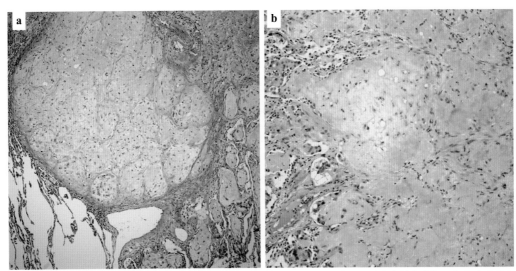

图 11.44　肺上皮样血管内皮瘤。（a）可见结节状非典型细胞增生，包埋在疏松的黏液样基质中；（b）高倍放大显示印戒细胞样形态

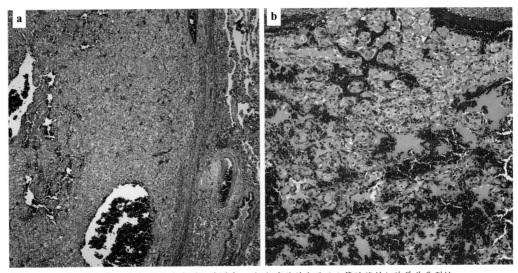

图 11.45　肺血管肉瘤。（a）显示非典型细胞增生；（b）高倍放大显示血管腔隙的细胞学非典型性

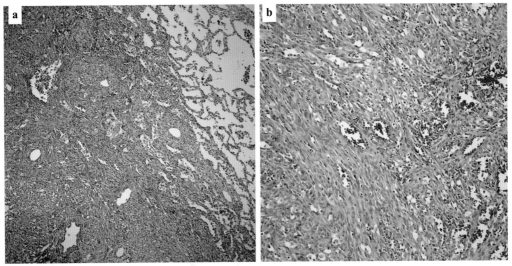

图 11.46　肺卡波西肉瘤。（a）显示梭形细胞增生；（b）高倍镜显示外渗的红细胞

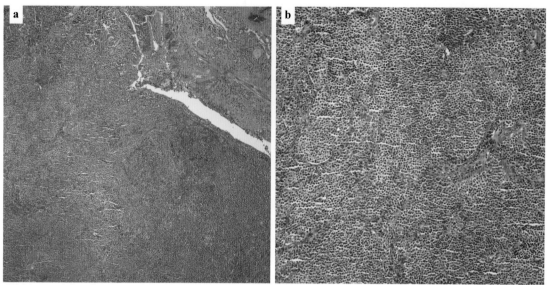

图 11.47 原发性肺 MALT。（a）显示气道受累；（b）非典型性单核细胞样增生

临床上，MALT 型淋巴瘤多见于 30 岁以上的患者。肿瘤可累及单侧肺或双侧肺。可能的相关性疾病包括胶原血管疾病和 Sjogren 综合征。影像学诊断通常显示肺部大小不一的肿块，通常在 2~5 cm 之间。不存在肺门淋巴结肿大。

病理特征

低倍镜可以看到界限清晰的肺部肿块，也可以看到不同大小的肺结节。高倍镜显示淋巴样组织增生浸润上皮结构（支气管上皮），形成所谓的淋巴上皮病变。淋巴细胞小，核轻度不规则，核周围有清晰的细胞质空晕（图 11.47）。肿瘤也可表现为浆细胞样。肿瘤也浸润胸膜，可见 Dutcher 小体。可能存在的其他组织学特征包括非干酪样肉芽肿性炎、多核巨细胞和胆固醇结晶肉芽肿。生发中心的存在或缺失不应被解释为支持或排除 MALT 型淋巴瘤的诊断。

免疫组化特征

免疫组化染色对本病的诊断具有重要作用。常见的免疫组化染色包括使用 B 细胞和 T 细胞标记。肿瘤显示 CD20 阳性，CD3 阳性程度不等。此外，肿瘤细胞也可能出现 Bcl-10、Bcl-2、CD79a、CD19 染色阳性，而 CD5、Bcl-6、Bcl-1、CD23、CD10 染色阴性。在一些报道中，肿瘤细胞 CD20 和 CD43 阳性。此外，MALT 淋巴瘤可能显示 IgM、IgA 和 IgG 重链。к 和

λ 也常用于评估单克隆性。t（11;18）可在约 50% 的肿瘤中发现。

弥漫性大 B 细胞淋巴瘤

DLBCL 约占所有肺淋巴瘤的 10%。临床上和影像学上，DLBCL 表现出与 MALT 型淋巴瘤相似的特征。因此，诊断严格依据组织病理学。

病理特征

通常肿瘤表现为大小不等的肺内肿块。组织学上，非典型淋巴样增生，由中等到大细胞组成，核圆形到卵圆形，核仁明显（图 11.48）坏死和核分裂活性常见。淋巴样增生通常侵及胸膜和气道结构。细胞的多形性和异型性很容易鉴别。

免疫组化特征

DLBCL 典型表现为 CD20 和 CD79 阳性（B 细胞标记物），T 细胞标记物阴性（CD3，TdT）。通常使用 к 和 λ 来确定克隆性。

间变性大细胞淋巴瘤（ALCL）

ALCL 是一种罕见的原发性肺淋巴瘤。临床和影像学表现无特异性，可见于其他肺肿瘤或肺淋巴瘤。肿瘤可发生在任何年龄组，没有任何特定的性别偏好。

病理特征

组织学上，肿瘤呈片状分布，由中等到大细胞组

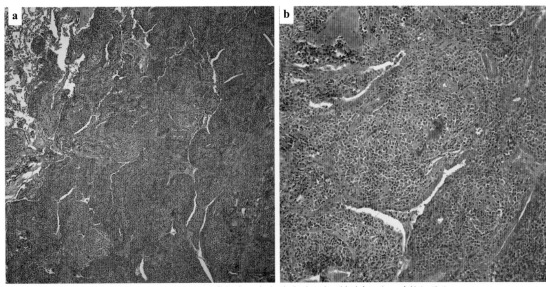

图 11.48　弥漫性大 B 细胞淋巴瘤。（a）侵犯肺实质；（b）非典型性淋巴样增生，大细胞核仁明显

成，胞浆丰富，核圆到卵圆形，核仁明显。在某些情况下，肿瘤可能表现为梭形细胞的生长模式。

在 ALCL 中观察到的重要特征包括多核巨细胞的存在、明显的细胞学异型性和核分裂活性。在一些病例中可以看到坏死区域。由组织病理学特征，ALCL 容易被误诊为肉瘤样癌或多形性癌。

免疫组织化学特性

ALCL 的诊断免疫谱包括 CD30、CD3 和 ALK 染色阳性。然而，需要强调的是，在 50% 以上的 ALCL 病例中，EMA 呈阳性，在一些不寻常的病例中，肿瘤也可能呈角蛋白阳性。一般来说，肿瘤 CD15 呈阴性。

淋巴样肉芽肿病（LYG）

这是一种以血管为中心和具血管破坏性的淋巴样组织增生。它的名字来源于最初的观察者发现该肿瘤同时具有肺淋巴瘤和 Wegener 肉芽肿病的特征。在一项 152 例 LGY 病例的回顾性研究中，作者发现该肿瘤可在从儿童到成年的患者中广泛出现，且有轻微的女性优势。临床和放射学上，LYG 可以模拟任何其他淋巴瘤或其他非淋巴造血恶性肿瘤。肺外受累常见，受累器官包括皮肤、脾脏、肝脏和中枢神经系统。该肿瘤的病因一直存在争议，包括 T 细胞淋巴瘤、B 细胞淋巴瘤和反应性 EBV 感染。目前，

我们认为 LYG 代表了一种多形性浸润方式，含非典型数量的 EB 病毒感染 B 细胞，混合有反应性 T 细胞。因此，LYG 的评估和分级采用的系统是基于 EBV 感染的细胞数量。本系统如下：①1 级：病灶每个高倍视野内有少于 5 个细胞，无坏死；②2 级：病灶每个高倍视野包含 5~20 个 EBV 感染细胞，伴有局灶坏死；③3 级：病灶每个高倍视野显示大片状的 EBV 感染细胞，伴坏死，细胞形态单一。这种类型被认为是弥漫性大 B 细胞淋巴瘤的一种亚型。

组织学上，LYG 的特征是结节取代正常肺实质，通常位于胸膜下。非典型淋巴样增生特征性地以血管为中心分布，并伴有血管破坏（图 11.49）。近距离观察可见浸润性大细胞，混合小淋巴细胞、浆细胞和组织细胞。这些大的细胞可能是单核或多核的，在某些区域可能模拟 Reed-Sternberg 细胞。纤维蛋白样坏死常见，并与非典型浸润相关。

免疫组织化学特征

目前，LYG 被认为是表达 EBV 的 B 细胞克隆性肿瘤，可能存在大量的多克隆 T 细胞。基因重排多见于 3 级病变。在反应性浸润中，可见 CD2、CD3 和 CD4 阳性的辅助 T 淋巴细胞。较大的细胞通常为 CD20 和 CD79a 阳性。此外，EBV 隐匿膜蛋白在大细胞中也呈阳性。

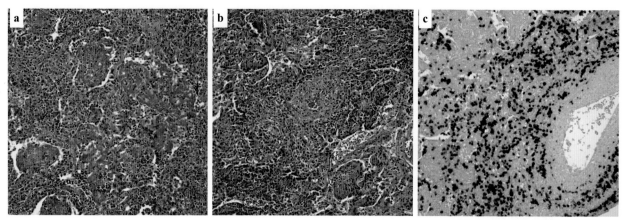

图 11.49　淋巴瘤样肉芽肿病（LGY）。（a）显示纤维蛋白样渗出物区域；（b）LGY 显示血管中心性分布；（c）EBER 显示大片感染细胞

霍奇金淋巴瘤（HL）

在大多数病例中，霍奇金淋巴瘤累及肺常为继发性事件；然而，在不寻常的情况下，霍奇金淋巴瘤可为原发性累及肺实质。多年来，这种情况已经被记载，现在，众所周知肺可发生原发性 HL，但这种情况罕见。在一些胸部 HL 的大宗病例系列中，有限的病例数量说明肺部原发性 HL 非常罕见。Yousem 等报告了 15 例肺原发性 HL 病例。根据他们的经验，这种肿瘤女性比男性更常见，患者年龄从 19 岁到超过 80 岁不等。这些患者的症状被报道为多变的，影像学诊断显示在肺实质中有单个肿块或肺结节。作者认为，肺 HL 的诊断标准应包括：霍奇金淋巴瘤的组织病理学；肿瘤局限于肺内，淋巴结未受累；其他部位无肿瘤。

病理特征

肺内 HL 的组织学特征与淋巴结相似。HL 可以表现为结节性硬化、淋巴细胞为主和混合细胞的生长模式。肿瘤的扩散可使间质、气道和胸膜受累，而 Reed-Sternberg 细胞的存在是诊断的标志。

免疫组化方法通常用到，HL 通常在 R-S 细胞中显示 CD15 和 CD30 染色阳性。此外，HL 中 ALK1 和 EMA 呈阴性。这有助于与 ALCL 鉴别。

肺部的少见肿瘤

肺实质还可发生多种肿瘤，这些肿瘤的诊断可能会带来很大问题，不仅因为它们不寻常的组织学形态和小活检的局限性，而且还因为这些肿瘤出现在肺中的罕见性。这些肿瘤的种类很广泛；然而，在这一节中，我们将讨论在日常实践中相对常见的肿瘤。

炎性假瘤（肌纤维母细胞瘤）

一般来说，炎性假瘤已经被术语肌纤维母细胞瘤所取代；然而在肺，炎性假瘤这个术语一直被保留。重要的是，尽管名称可能提示"真正的良性"病变，但这些肺肿瘤可能具有局部侵袭性的生物学行为，如果肿瘤不完全切除会导致复发。

通常肿瘤会累及邻近结构，如胸膜和膈肌。尽管这些肿瘤的本质仍在猜测中，但解释其发生的理论包括炎症过程或感染过程，即继发于 HHV-8 感染；在某些病例中存在克隆性，或由于它们的复发本质而被认为是真性肿瘤。

临床上，该肿瘤似乎在年轻人中更常见。然而，在一些研究中，作者发现男性略占优势，且肿瘤在老年人中有过报道。患者可能表现出非特异性的症状，包括咳嗽、胸痛、呼吸困难、咯血和发热等。通过影像学检查，肿瘤可能位于中心或周围，肿瘤可能不局限于肺本身，可累及膈肌、胸膜和纵隔。

病理特征

这些肿瘤最大可达 10 cm 以上。通常质软，淡黄色，坏死和出血区域不常见。组织学上，肿瘤的特征性表现为梭形细胞增生，由拉长的细胞组成，梭形细胞核，核仁不明显，胞浆中等量。梭形细胞的增生可呈现一种轻微的席纹状生长模式。在一些区域，梭形细胞的

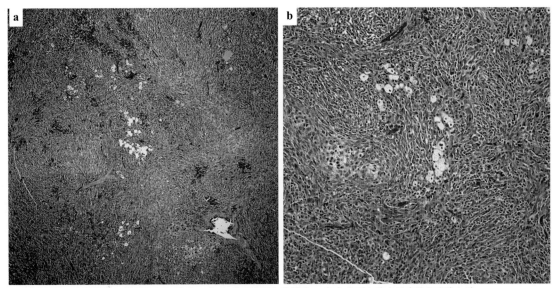

图 11.50　炎性假瘤，纤维组织细胞型。（a）显示梭形细胞增生；（b）梭形细胞中混有簇状泡沫细胞

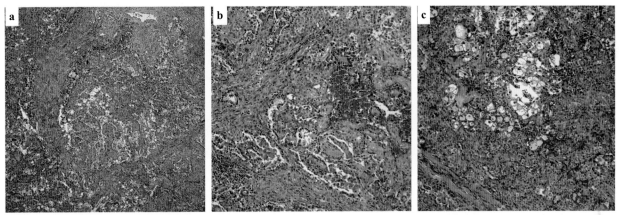

图 11.51　硬化性肺细胞瘤（硬化性血管瘤）。（a）显示实性和乳头状区域；（b）有两种细胞成分：间质细胞和立方形细胞；（c）实性区域（间质细胞）混合有泡沫状巨噬细胞

增生混合有簇状的泡沫状巨噬细胞（图 11.50）。另外，肿瘤可显示强弱不等的炎症成分，通常由浆细胞组成。在某些病例中，可以观察到 Touton 型多核巨细胞、胆固醇结晶肉芽肿、玻璃样变性和钙化。细胞异型性、核分裂活性、坏死和/或出血并不常见。虽然在大多数情况下，我们可以看到这两种成分呈不同的强度，但在少数情况下，肿瘤可能以任何一种成分为主。

免疫组织化学染色有助于炎性假瘤的诊断。使用 actin，vimentin 和 CD68 通常可突出标记细胞的增生。此外，目前还采用 ALK-1 和 p80 免疫组化染色进一步证实诊断。然而，对于后一种染色，需要强调的是，使用这些标记可能约有 50% 的肿瘤染色不呈阳性。

硬化性肺细胞瘤（硬化性血管瘤）

Liebow 等人创造了"硬化性血管瘤"一词，因为这种肿瘤的组织学特征相似于发生在皮肤的类似肿瘤。然而，需要强调的是，尽管该肿瘤的一些组织学特征类似于血管肿瘤，但它已被证明并非血管源性，目前的研究表明该肿瘤具有肺细胞分化。临床上，该肿瘤多见于完全无症状的年轻女性。

然而，肿瘤在儿童也有发生，并且在不寻常的情况下，肿瘤也可能累及淋巴结。影像学检查显示肿瘤通常为肺内单发、边界清晰的病变，但在某些情况下，肿瘤可表现为多个肺结节。在这些病例中，完整的手术切除似乎是治疗的选择，尚未有转移性疾病的报道。

病理特征

肿瘤边界清晰,大小不等,从1cm到5cm以上不等。通常肿瘤有出血,无坏死。组织学上,肿瘤表现出不同的生长模式,包括实性细胞增生、乳头状生长模式、广泛硬化和出血。在大多数情况下,所有这些生长模式都可以观察到,而在其他一些情况,一种特定的生长模式可能更占优势(图11.51)。从细胞学上看,肿瘤有两种细胞成分:一种是衬覆在乳头状区域的立方形细胞,另一种是间质中的卵圆形细胞。这些增生的细胞和生长模式可混合存在,也能看到大量泡沫状巨噬细胞,胆固醇结晶肉芽肿和巨细胞。细胞多形性、核异型性和核分裂活性在这些肿瘤中并不常见。

免疫组织化学染色可用于这些病例的诊断,尽管没有任何特异性染色可用于诊断硬化性肺细胞瘤。低分子量角蛋白CAM 5.2、CK7、CK-pan、EMA、MUC1、TTF-1、napsin A、β-catenin、表面活性剂、S-100蛋白、透明细胞抗原等上皮标志物染色阳性。p40和p63染色阳性的病例也有报道。该肿瘤的血管标志物(CD31、CD34、Ⅷ因子)为阴性。由于这些肿瘤具有相对非特异性的免疫表型,因此正确评估肿瘤的形态学特征十分重要。

透明细胞糖瘤（PEComa）

最近,这种特殊的肿瘤与其他肺部疾病,如淋巴管平滑肌瘤病和肺血管平滑肌脂肪瘤,被一些人认为是PEComa肿瘤家族的一部分。但在这里,我们使用其原本的命名"透明细胞糖瘤",以突出其在肺部的不寻常表现,以及组织学和免疫组织化学特征。Liebow对该肿瘤做了最初的描述,从此往后,对该疾病实体的认识都非常少。然而,在女性生殖道和胃肠道也遇到过类似的肿瘤。毋庸置疑,有几种理论可以解释该肿瘤的发生,包括黏液样、神经内分泌、黑色素细胞、Clara细胞、周细胞,以及最近提到的PEComa起源。临床上,患者可出现非特异性症状或完全无症状。影像学诊断通常显示周围肺实质内边界清晰的病变。完整的手术切除似乎是治疗的选择。

病理特征

肿瘤边界清晰,但无包膜,最大直径可达几厘米至5cm以上。肿瘤颜色一般为褐色,表面质地均匀。坏死和出血并不常见。组织学上,肿瘤由中等大小的细胞组成,胞浆透明,核小而圆,核仁不明显(图11.52)。在细胞增生的区域,可看到扩张的血管散在分布,类似于血管肿瘤。然而,需要强调的是扩张血管中,管壁肌层或内皮层无肿瘤细胞浸润。在局灶区

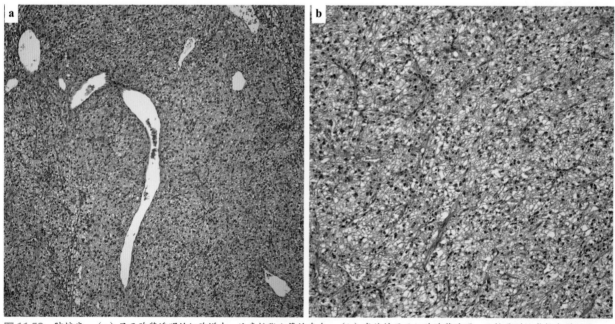

图11.52 肺糖瘤。(a)显示胞浆透明的细胞增生;注意扩张血管的存在;(b)高倍镜显示细胞胞浆透明,无核异型性或核分裂活性

域，肿瘤可表现为轻微的梭形细胞生长模式。一般来说，肿瘤不表现细胞多形性、核异型性、核分裂活性或坏死。

免疫组织化学染色可用于此肿瘤的诊断。CD34、CD1a、HMB45、HMB50、NKIC3、HAM56、cathepsin B、XⅢa 因子和 NSE 等标记物已被报道在透明细胞中免疫组化染色呈阳性。相反，TTF-1、角蛋白、EMA 和 napsinA 在这些肿瘤中一般呈阴性。

颗粒细胞瘤（GCT）

此肿瘤分布广泛，在肺内罕见。多年来，人们提出了几种理论来解释其病因，包括肌源性（最初描述为肌母细胞瘤）、组织细胞性、纤维母细胞性和施万细胞性。目前，这种肿瘤的真正起源仍有争议。当肿瘤发生在肺部时，它倾向于位于中心位置；因此，患者可能会出现呼吸道阻塞的症状，包括咳嗽和呼吸困难。然而，患者也可能完全无症状。大多数病例报告的肺部肿瘤是单发的肿块，尽管肿瘤也可能表现为多灶性。GCT 在成人中更为常见，大多数病例组织学形态良好。对于良性组织学的病例，外科手术切除是治疗的选择，而那些可能表现为恶性特征的病例则可能需要额外的药物治疗。

病理特征

大体上，这些肿瘤通常最大直径小于 5 cm，浅褐色，质地柔软。无出血和坏死区域。组织学上，肿瘤显示成片的中等大小细胞，胞浆呈嗜酸性颗粒状，胞核小而圆，核仁不明显（图 11.53）。在某些情况下，肿瘤可能出现浸润性生长模式，累及邻近支气管周围淋巴结。通常肿瘤累及支气管壁，不累及支气管内腺体及衬覆的呼吸道上皮。无核分裂活性、细胞多形性和核异型性。

免疫组化染色可辅助诊断，肿瘤通常 S-100 蛋白染色呈阳性。其他已报道的阳性染色标记包括 Leu-7、myelin、vimentin、NSE、actin 和 cathepsin B。另一方面，肿瘤中结蛋白、角蛋白、EMA 和 CEA 呈阴性。

肺内脑膜瘤

这些肿瘤多见于脑膜，但在异常部位也有描述，包括肺。然而，与常见的偶然发现的脑膜上皮型结节相反，肺内脑膜瘤很少见，文献中也有一些小系列的病例报道。然而，需要强调的是，在肺实质中出现大量小的脑膜上皮型病灶已被定义为肺脑膜上皮瘤病。最近，一项关于脑膜瘤和脑膜上皮型病变的研究发现，

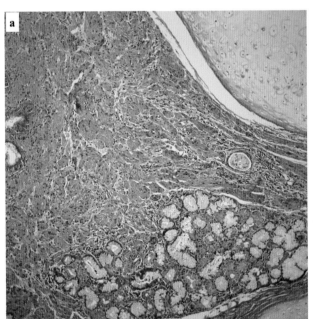
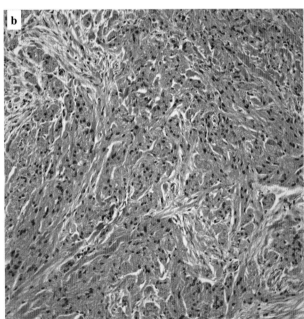

图 11.53　肺颗粒细胞瘤。（a）肿瘤细胞毗邻支气管软骨和支气管内腺体；（b）高倍镜显示细胞具有颗粒状嗜酸性胞浆，无核异型性和核分裂活性

所有这些肿瘤，无论是在肺还是脑膜中，都有类似的遗传学异常，即 NF 基因的缺失。

临床上，该肿瘤多见于成年患者，女性患者有一定的倾向性，可完全无症状。虽然肺部大多数病例描述的是传统上的组织学形态，但是"恶性脑膜瘤"也有描述。对于良性组织学的病例，治疗的选择似乎是完全的手术切除，而对于恶性组织学形态的病例，可以使用另外的药物治疗。

病理特征

大体上，这些肿瘤边界清晰，呈白色，质软，大小不等，最大直径从 1 cm 到 5 cm 以上。坏死和出血的区域并不常见，如果出现，应该警惕恶性肿瘤的可能性。组织学上，两种更常见的生长模式是过渡型细胞和纤维型生长模式。在过渡型中，肿瘤由梭形或卵圆形细胞组成，呈短束状排列，而其他区域呈漩涡状排列。砂砾体通常出现在肿瘤的周围（图 11.54）。在纤维性脑膜瘤中，肿瘤由梭形细胞组成，混合有不同数量的胶原，出血、坏死、细胞多形性、核异型性或核分裂活性区域通常不存在。在恶性脑膜瘤的病例中，肿瘤的特征性表现为细胞多形性和核分裂活性。需要强调的是，不同生长模式的病例已被描述过，包括脊索样和微囊型组织学形态。

免疫组织化学染色常用于辅助诊断。EMA 和 vimentin 的免疫组化染色在这些肿瘤中均呈阳性。然而，其他已报道的，在这些肿瘤呈阳性的染色标记包括角蛋白、CD34、ER 和 S-100 蛋白。

肺内胸腺瘤

胸腺瘤发生在前纵隔以外罕见。这些肿瘤曾被描述发生在前纵隔以外的肺实质内。然而，鉴于这些肿瘤在肺内的罕见性，以及胸腺瘤不常侵犯肺实质，有必要明确有无漏检的前纵隔肿瘤，以及过去有无胸腺瘤的病史。

临床上，这些肿瘤被描述发生于年轻人和年龄在 70 岁以上的老年人。肿瘤显示轻微的女性优势，尽管在某些病例系列中，男性和女性的比例似乎是相等的。临床症状无特异性，可出现胸痛、疲劳、呼吸困难、咯血、肾病综合征，很少出现重症肌无力，部分患者可无症状。通过影像学诊断，肿瘤似乎位于肺的外周，而其他肿瘤可能位于肺门。

此外，与判断前纵隔肿瘤包膜完整性的传统方法相反，这种方法在肺中可能不一样，因为这些肿瘤在肺实质内发生时可能没有明确的包膜存在。因此，决定这些肿瘤临床表现的最重要参数是其是否可被完整切除。

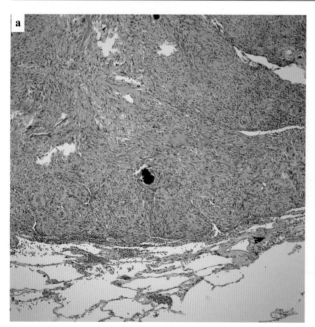
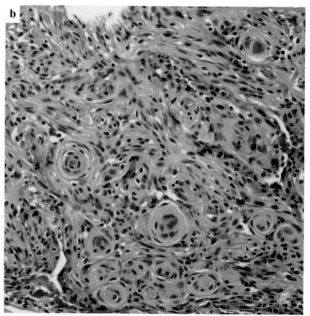

图 11.54 肺内脑膜瘤。（a）显示肺实质被增生的梭形细胞和卵圆形细胞所取代；注意砂砾体的存在；（b）高倍镜显示卵圆形细胞呈漩涡状

病理特征

肿瘤的大小从 1 cm 到最大直径超过 10 cm 不等。边界清晰，浅褐色，质软，可能有或无出血坏死。组织学上，肺内胸腺瘤的特征与纵隔肿瘤相似。肿瘤主要表现为梭形细胞生长模式，或由卵圆形细胞和不同比例的淋巴细胞组成。肿瘤没有细胞多形性、核异型性或增强的核分裂活性。

免疫组织化学染色可帮助诊断；肺内胸腺瘤类似对应的纵隔胸腺瘤，显示 CK-pan、CK5/6 染色阳性，EMA 染色阴性。然而，胸腺瘤也可能显示 calretinin、CD5 和 CD117 阳性染色。此外，淋巴细胞成分可能显示 Tdt 和 B、T 细胞标记阳性，而 CD5 两种成分均可能着色。

肺泡腺瘤

这是一个肺实质内罕见的良性肿瘤，只有很少的文献报道。Yousem 和 Hochholzer 在对 6 例病例的报道中创造了肺泡腺瘤这个术语。临床上，患者要么无症状，要么有非特异性症状。该肿瘤在成人中更为常见，通过诊断影像学，肿瘤通常表现为单一的肺内肿瘤。手术切除肿瘤可治愈这些患者。

病理特征

肿瘤最大直径可达 1~3 cm，可呈囊性并有出血。组织学上，低倍镜可见腺管样和细胞增生，呈囊性外观。高倍镜下，腺样区和囊性区由中等大小的鞋钉样细胞组成，表现为Ⅱ型肺泡上皮细胞，腔内含有无细胞性渗出物（图 11.55）。还可以看到与实性成分的

交替区域；然而，肿瘤没有细胞多形性、核异型性或核分裂活性。

PAS 组织化学染色在囊性结构的腔内渗出物中呈阳性。角蛋白、EMA、TTF-1 和表面活性载脂蛋白的免疫组化染色呈阳性，而血管标志物 CD31、CD34 和Ⅷ因子呈阴性。

原发性组织细胞病变

原发性组织细胞病变在肺内罕见，往往带来诊断的挑战。肺组织细胞病变主要包括朗格汉斯细胞组织细胞增生症、Erdheim-Chester 病、Rosai-Dorfman 组织细胞增生症和幼年性黄色肉芽肿。这些病变可表现为肺内肿块或多发的肺结节。这些病变可能发生于任何年龄的患者。

朗格汉斯细胞组织细胞增生症

这一疾病的其他名称包括嗜酸性肉芽肿和组织细胞增多症 X。然而，目前朗格汉斯细胞组织细胞增生症（LCH）是首选术语。通常表现为多个大小不一的肺结节。结节可向周围肺泡结构延伸，称之为"美杜莎头"。此外，结节可显示由淋巴细胞和浆细胞组成的炎症反应，同时伴或不伴嗜酸性粒细胞和多核巨细胞。这种炎症反应混合有一小部分组织细胞，细胞核呈卵圆形，有核沟。坏死区域不常见，但可能存在广泛的纤维化区域。邻近的肺实质常表现为脱屑性间质性肺炎（DIP）样反应（图 11.56a~d）。免疫组织化学染色在诊断中很重要，S-100 蛋白、CD1a 和 langerin 是重要的染色标记，

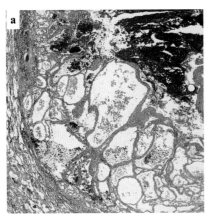
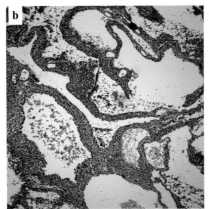
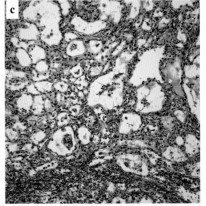

图 11.55　肺泡腺瘤。（a）低倍镜显示正常肺实质与病灶之间的过渡；（b）腺样结构，管腔内有无细胞性渗出物；（c）在某些区域，病变表现为肺泡腔扩张

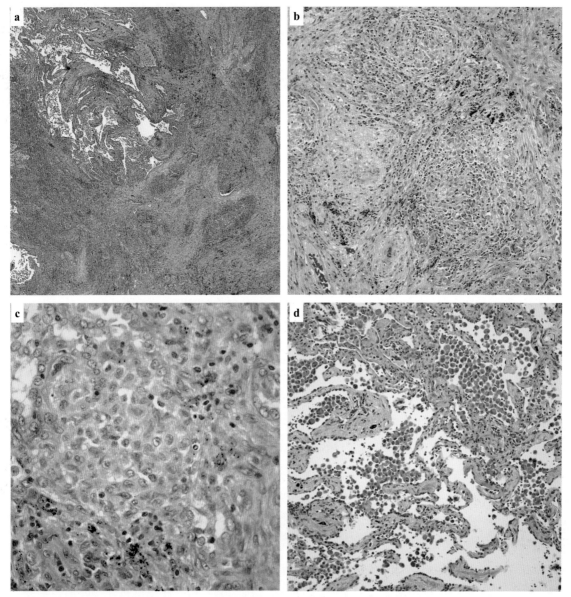

图 11.56 肺 LCH。（a）显示由炎症细胞和组织细胞组成的实质内结节；（b）组织细胞与嗜酸性粒细胞混合；（c）组织细胞高倍镜下可见核沟；（d）邻近肺实质呈 DIP 样反应

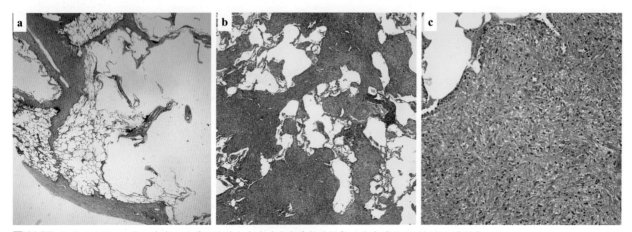

图 11.57 Erdheim-chester 病。（a）主要累及胸膜；（b）病变向肺实质扩散；（c）高倍显示组织细胞增生

在增生的组织细胞中呈阳性反应。

Erdheim-Chester 病

该病通常累及胸膜和肺隔膜，在疾病的晚期，结节累及肺实质。

增生的组织细胞较小，胞浆泡沫状或颗粒状，细胞核小（图 11.57）。与 LCH 相反，炎症浸润不明显，邻近的肺实质可显示肺气肿改变。免疫组化染色 CD68 和 XⅢ A 因子阳性，CD1a 阴性。S-100 蛋白免疫染色不定，可能阳性，也可能阴性。

Rosai-Dorfman 病

也称为窦内组织细胞增多症伴巨大淋巴结病，该病很少首先累及肺实质，可表现为肺部肿块。如其他部位所述，肺的这一病变具有类似的组织学特征，即组织细胞增生，细胞较大，细胞质丰富，有突出的圆形细胞核（图 11.58）。伴随组织细胞增生的是，主要由浆细胞组成的炎症反应，这在所有的 Rosai-Dorfman 病中普遍存在。可有或无伸入现象。组织细胞中 CD68、S-100 蛋白、CD15 和 CD163 的免疫组化染色通常为阳性，而 CD1a 和 XⅢ a 因子为阴性。

幼年性黄色肉芽肿

该病可能是肺中最不常见的组织细胞病变，在文献中很少报道。该病在年轻患者中更常见，也可能表现为皮肤受累，并累及肺部。组织学上，病变表现为小到中等大小的组织细胞增生，有中等量的嗜酸性细胞质和突出的细胞核（图 11.59）。这一过程也可能伴有炎症反应。多核巨细胞的存在有助于诊断，但大多数情况下难以识别。CD68、XⅢ a 因子、CD4 和 S-100 蛋白免疫组化染色呈阳性。然而，组织细胞 CD1a、CD3 和 CD21 呈阴性。

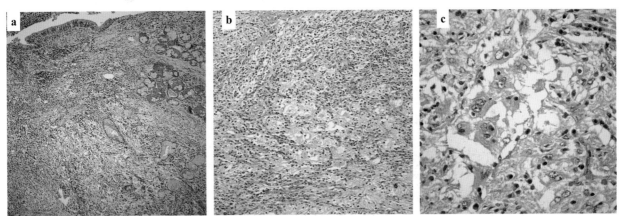

图 11.58　肺 Rosai-Dorfman 病。（a）注意组织细胞和炎症反应；（b）大量组织细胞与炎症细胞混合；（c）Rosai-Dorfman 病的组织细胞较大且核仁突出

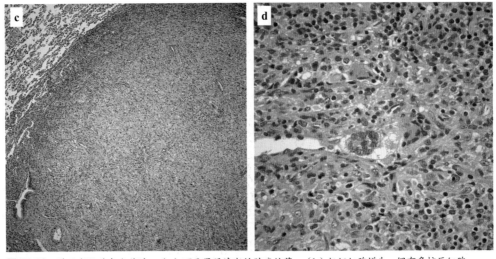

图 11.59　肺幼年性黄色肉芽肿。（a）可见界限清晰的肿瘤结节；（b）组织细胞增生，偶有多核巨细胞

第三节 胸膜病理学

胸膜是胸腔内转移性疾病的常见部位，因为在许多情况下，转移至胸膜的肿瘤可能类似间皮瘤，可应用的辅助检查包括免疫组织化学染色、电镜和最近的分子分析，这些在胸膜肿瘤的最终诊断中起着重要的作用。尽管上皮性肿瘤是最常见的播散于胸膜的肿瘤，可以原发或转移的形式，但胸膜也可能被其他不同谱系的肿瘤所侵犯，包括肉瘤、神经外胚层肿瘤和淋巴瘤。然而，这些胸膜肿瘤的组织病理学特征与那些更常见部位的肿瘤本质上是一样的。因此，在本章中，我们将不强调这类肿瘤，因为其组织病理学特征已在肺部或纵隔的类似肿瘤中进行了描述。表 11.4 描述了胸膜中众多肿瘤中的一部分。在日常实践中，需要病理学家诊断的最常见肿瘤有恶性间皮瘤、假间皮瘤样的腺癌、孤立性纤维性肿瘤。

表 11.4 其他已描述的胸膜恶性或良性病变

其他胸膜恶性或良性病变
上皮样血管内皮瘤、血管肉瘤、滑膜肉瘤、韧带样瘤（纤维瘤病）、PNET、平滑肌肿瘤、黑色素瘤、胸腺瘤、腺瘤样瘤、黏液表皮样癌、上皮肌上皮癌、子宫内膜异位症、淀粉样肿瘤

然而，胸膜中那些肿瘤的组织病理学特征与它们更常发生的那些肿瘤本质上是相同的。因此，在本章中，我们将不再强调此类肿瘤，因为已经描述了在肺或纵隔中具有类似肿瘤的组织病理学特征。表 11.5 描绘了胸膜中已描述的众多肿瘤中的一些。

在日常实践中，需要病理学家进行诊断的最常见肿瘤是恶性间皮瘤、假性间皮瘤性腺癌、孤立性纤维瘤。

恶性间皮瘤

通常，间皮瘤是一种罕见的肿瘤，由于发生与石棉接触有关而经常引起人们的广泛关注。间皮瘤的发生率约为（3~7）/1 000 000，其中男性多于女性。虽然该肿瘤在成年人中更为常见，一般发生于 70 岁左右，但该肿瘤也可能发生在儿童。重要的是，间皮瘤除接触石棉外还与其他病因相关。

临床表现方面，咳嗽、胸痛、呼吸困难、胸腔积液和体重减轻是间皮瘤患者的常见主诉。但是，在肺癌或胸腔外恶性肿瘤患者中也可以看到这种症状。在这种特殊情况下，弥漫性胸膜增厚伴有肺包裹是重要的放射学特征，出现上述特征，通常要考虑间皮瘤。另外，值得一提的是，尽管弥漫性增厚和肺包裹是常见的特征，但间皮瘤也可能以胸膜为基础的肿块出现，就像一些腺癌可能伴有弥漫性胸膜增厚的情况一样即所谓的假性间皮瘤性腺癌。组织活检的组织病理学评估非常重要，该评估最终代表了诊断间皮瘤的金标准。目前，间皮瘤可供选择的治疗方式是肺外肺切除术，该术式包括手术切除肺、脏层和壁层胸膜，以及膈肌和心包膜，这样的手术可以帮助这些患者延长生存时间。另外的治疗手段就是化学治疗，但是，间皮的治疗方案的选择是临床医生基于患者的临床综合检查指标的系统分析基础上而做出的决策。近年来，间皮瘤患者的临床结局似乎因不同的治疗方式而有所改善。基于以上所述，我们认为在间皮瘤的最终诊断中有一些重要参数：①相关的临床病史；②放射学检查；③胸膜活检；④组织病理学评估；免疫组化概况；⑤分子分析：p16 FISH 检测（疑难病例）。

组织病理学特征

间皮瘤的组织学特征表现多样。在大多数情况下，我们日常所见到的间皮瘤是最常见的组织学类型。但是，在某些情况下，可能会遇到一种少见的组织学生长模式，这可能会导致对间皮瘤诊断的不确定。一般间皮瘤分为三大类。

上皮样间皮瘤

上皮样间皮瘤是恶性间皮瘤的最常见组织学。最常见特征是肿瘤细胞由假腺样结构组成的管状 - 叶状生长模式，并伴有乳头状结构和上皮样细胞，但众所周知，间皮瘤还表现出其他类似腺癌的生长模式。这些模式包括印戒细胞样、大量的腺体结构、大量的细胞外黏液样物质，类横纹肌样形态、蜕膜样形态、骨或软骨成分。这些不同的生长方式通常比较少见且并不特异，通常需要进行一系列免疫组化染色进行鉴别并排除其他可能性。需要强调的是，通常恶性间皮瘤的肿瘤细胞一般缺乏明显的细胞异型性、核分裂活性或广泛坏死。一个重要的诊断指标是常可见增生肿瘤细胞侵犯周围脂肪或者骨骼肌，而常常不依赖对细胞学特征的判断，后两个参数对于小活检诊断间皮瘤至关重要（图 11.60）。

肉瘤样间皮瘤

顾名思义，这种间皮瘤的基本生长形态是显著的梭形细胞增生，细胞和核异型性不尽相同。如果肿瘤表现为明显的纤维肉瘤或 MFH 样形态，一般可判断为恶性，然而，肉瘤样间皮瘤的促纤维组织增生变化可能对诊断造成重大问题，因为该肿瘤没有明显的细胞或核异型性，其生长模式和组织学相当温和，粗略地看可能被解释为良性。肉瘤样间皮瘤的另一种变异是淋巴组织细胞样生长模式，其中增生的上皮样细胞

具有组织细胞样外观，并伴有不同数量的淋巴细胞。肉瘤样间皮瘤与上皮样间皮瘤具有同样生物学行为特征，即肿瘤侵犯骨骼肌脂肪组织，这一特征对缺乏典型形态特征病例的诊断十分重要（图 11.61）。

双相型间皮瘤

双相型间皮瘤显示上皮样和肉瘤成分均以不同的比例存在。但是，在小样本活检中，往往不能显示完整的组织学特征，而在手术切除的样本的形态的多样性特征与此前的小活检也会存在差异，手术切除样本因获得足够多的组织能判断形态学特征和生物学行为特征。这导致在诊断双相型间皮瘤时，小活检和手术标本的病理诊断可能存在不一致。

免疫组织化学特性

多年来，随着可用于间皮瘤诊断的免疫组织化学染色抗体标记物的增多，其在间皮瘤诊断中的用途已经发生了变化。过去免疫组化在诊断间皮瘤的应用中，主要目的是为了排除腺癌，也就是主要应用上皮性标记物以排除腺癌，目前这些抗体的使用模式仍在使用，

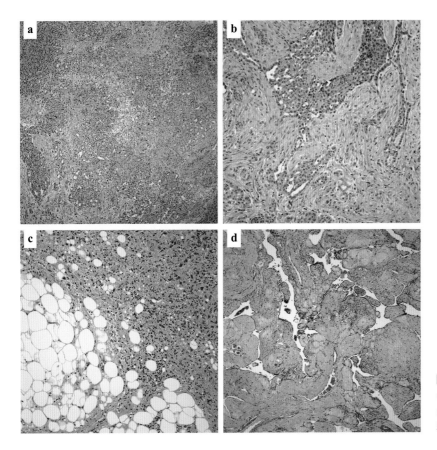

图 11.60　（a）上皮样恶性间皮瘤；（b）恶性肿瘤细胞侵犯纤维胶原组织；（c）肿瘤组织浸润脂肪组织；（d）在某些地方可能还存在乳头状特征

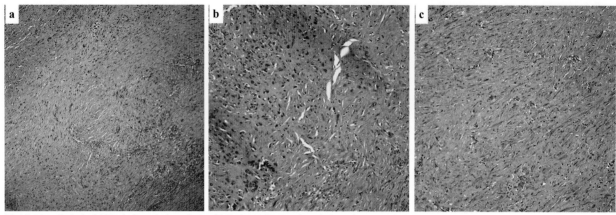

图 11.61 （a）肉瘤样间皮瘤；（b）具有明显核异型性的梭形细胞；（c）具有纤维增生特征的肉瘤样间皮瘤

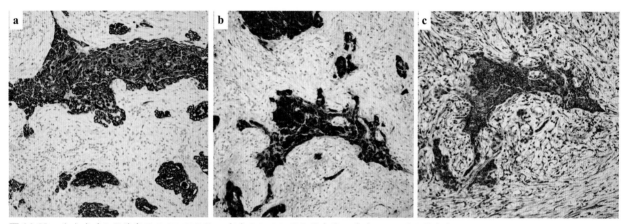

图 11.62 （a）免疫组化染色显示 CK5/6 阳性；（b）Calretinin 呈阳性表达；（c）D2-40 呈阳性表达

但近年来更多的应用间皮"阳性"的标记物以确定是否为间皮肿瘤，但是，我们认为免疫组化标记物使用时需要基于在对肿瘤组织形态学特征的评估的基础之上，避免对所有可疑诊断为间皮瘤病例使用相同的免疫组化标记物染色。

上皮样间皮瘤一般需要与腺癌进行鉴别，因此我们会选用一组较广谱的免疫组化标记，在解决鉴别诊断的问题，通常我们会先用下列免疫组化标记：广谱细胞角蛋白加 calretinin、CK5/6 和 D2-40，这是一组间皮瘤阳性的标记物（图 11.62）。如果怀疑有肺腺癌的可能，需要加染 TTF-1 和 napsin A；合理使用癌症表面抗原染色［例如 CEA、B72.3 和 / 或 CD-15（Leu-M1）］可为排除转移性腺癌提供重要参考。

然而，需要强调的是间皮瘤的所谓"阳性"标志物也可能在非间皮瘤的其他肿瘤中显示阳性染色，例如，Calretinin 在某些癌和胸腺瘤中可阳性表达，

CK5/6 在鳞状细胞癌和某些腺癌中呈阳性，而 D2-40 也是血管标记，因此，对这些阳性标记物的判读和价值的认定应该建立在组织形态学特征基础上。

组织学特征表现为肉瘤样的间皮肿瘤，其免疫组化标记物组合的变化可能就比较大，首先要排除这个肿瘤是真正的胸膜恶性间叶性肿瘤，因此会选用下列免疫组化标记物：广谱角蛋白加 calretinin、CK5/6 和 D2-40；与上皮样间皮瘤不同的是，CEA、B72.3 和 / 或 CD15 在间皮肉瘤样型间皮瘤中作用不大；其他用于排除原发胸膜原发间叶性肿瘤的标志物，包括肌源性标记物 desmin 和 MyoD，血管肿瘤标记物 CD34 和 CD31。

分子特征

当肿瘤的形态和免疫组织化学特征无法明确用间皮的诊断来解释时，p16 FISH 检测为间皮瘤的诊断提供了良好的支持，在这种情况下分析肿瘤抑癌

基因 CDKN2A 的丢失和 9p21 纯合缺失的证据则与间皮瘤的诊断是一致的。然而，此类证据可能并非在所有间皮瘤病例中都存在，并且不同系列的病例中可能显示纯合子缺失的百分比有所不同。通常，p16 FISH 检测可能在大约 50% 的情况下有所帮助。但是，没有大量文献可以适当地证明哪些组织学可能更常见地显示纯合缺失。另外，与 p16 FISH 检测通常伴随使用 BAP1 免疫组织化学染色，间皮肿瘤细胞一般显示表达缺失。

鉴别诊断

上皮样间皮瘤最重要的鉴别诊断是腺癌，肉瘤样间皮瘤和原发的胸膜肉瘤需要鉴别，但胸膜标本小活检中会出现一些情况会给诊断带来挑战。例如，虽然胸膜腺瘤样肿瘤很少见，但它是一种很难明确被排除鉴别诊断，因为胸膜腺瘤样肿瘤具有与上皮样间皮瘤相似的免疫组化特征。在这种情况下，分子 p16 FISH 的运用可能会有重要帮助。在少见情况下，子宫内膜异位可能会在胸膜表面形成结节，这会让医生考虑患者有间皮瘤的可能性，这时翔实的病史和广泛的免疫组化染色有助于明确诊断。相反，对于肉瘤样间皮瘤，常见的鉴别诊断是纤维性胸膜炎，在这些病例中，小活检中可能难以发现肿瘤浸润到相邻脂肪组织或骨骼肌中的组织学特征，而且，二者的免疫组化特征可能相似，在这种情况下，需要借助 p16 FISH 检测进行鉴别诊断。

假间皮瘤性腺癌

这种肿瘤的临床和放射学特征可能与间皮瘤相似。肿瘤通过胸膜表面扩散，可能包裹肺部。文献中报告了一些病例的特征。认识到这种疾病可能性的重要性不仅是因为患者不具备接受全肺切除术的适应证，而且还因为这些患者可能会从可用于治疗方案的其他分子研究中获益。

组织学上，肿瘤与上皮样间皮瘤相似。肿瘤可表现为形态良好的腺体结构、乳头状结构或肿瘤细胞巢团，在这种情况下，使用包含癌症表面抗原在内（如 CEA、CD15 和 B72.3）的免疫组化标记物组合，再加上更特异的标记物（如 TTF-1），将会得到正确的诊断。

组织化学染色（D-PAS 和黏液卡红）的使用也可能在确定细胞内黏蛋白的存在中起重要作用。

孤立性纤维瘤（SFT）

这种肿瘤也有其他的名称，包括局灶性纤维性间皮瘤和间皮下纤维瘤。尽管这种肿瘤多见于浆膜表面，如胸膜，但 SFT 已在许多不同的器官系统中发现。顾名思义，胸膜肿瘤通常以胸膜为基础的肿块，它常通过椎弓根附着在胸膜上。临床上，患者可能会出现不同的非特异性症状，这在很大程度上取决于肿瘤的大小。这些肿瘤患者中常见的一个症状是低血糖，大约 10% 的患者会出现低血糖。

SFT 的组织病理形态学特征比较多样，本质上可类似任何间叶性肿瘤。然而，诊断的一个重要线索是，在大多数病例中，肿瘤在同一肿瘤内呈现不同的生长模式（图 11.63）。在一篇超过 200 例这种肿瘤的报告中，作者根据核分裂和坏死的存在将肿瘤分为良性和恶性。核分裂象以每 10HPF 下四个核分裂象为良恶性的界值。虽然在大多数情况下，这种分类标准常常运用于日常诊断工作中，但我们认为添加形容词"良性"的 SFT 不一定是完全正确的，因为一些病例，组织学表现温和但可能会复发。因此，我们认为建立 SFT 诊断标准要基于核分裂象、坏死、出血或其他可能有助于预测可能的临床行为的相关组织病理学特征，主要是有些情况因为人们无法观察到恶性肿瘤明显的特征或者是侵袭性的行为。

通过免疫组织化学染色，SFT 可能显示 Vimentin、Bcl-2、CD34 和 CD99 呈阳性染色。但是，重要的是要注意，这些标志物也可能在其他可能类似 SFT 的肿瘤（例如单相滑膜肉瘤）中阳性。因此，目前使用 STAT6 是诊断 SFT 的重要辅助手段（图 11.64a~c）。

纵隔病理学

纵隔病理囊括了人体基本的外科病理学知识，在我们看来，可以被视为原发性纵隔肿瘤的疾病范围很广，基本上任何可以在其他解剖部位发生的肿瘤，无论是间叶性、上皮性还是淋巴起源，都可以主要以纵隔肿瘤的形式出现。话虽如此，但重要的是要记住

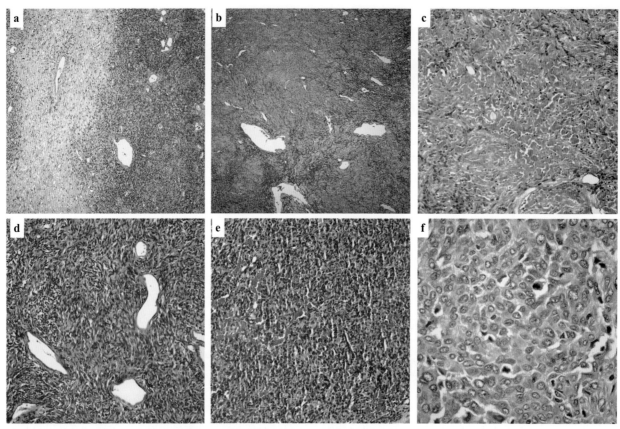

图11.63 胸膜的SFT。（a）显示细胞稀少区和细胞丰富区域；（b）梭形细胞轻度增生；（c）胶原蛋白存在的细胞稀少区；（d）具有血管外皮瘤模式的细胞丰富区域；（e）肉瘤分化明显的SET；（f）有核分裂的SFT

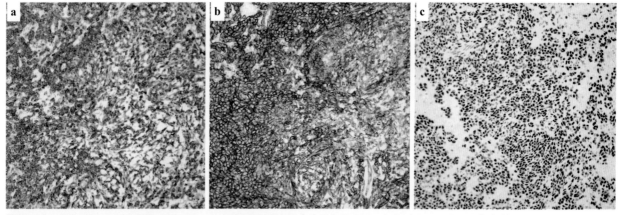

图11.64 （a）对Bcl-2呈阳性表达的SFT；（b）对CD34呈阳性免疫染色的SFT；（c）对STAT6呈阳性表达的SFT

纵隔也是转移性疾病的常见部位。因此，某些疾病的最终病理诊断通常需要良好的临床和放射学相关性信息。应该强调影像学特征在纵隔肿瘤的最终诊断中的必要性和重要性，这不仅是因为它可以提供有关疾病范围的信息，而且还因为它可能会改变特定肿瘤的最终诊断。由于纵隔有不同类型疾病的原因，因此本节将分为不同谱系的肿瘤。

胸腺上皮肿瘤

到目前为止，胸腺上皮肿瘤占了纵隔肿瘤的绝大多数，胸腺上皮性肿瘤组织学特征多种多样，我们力求通过一种简单的分类方法来将胸腺上皮性肿瘤分类：①胸腺瘤；②胸腺癌（非神经内分泌）；③神经内分泌肿瘤。

上述3类肿瘤纵隔中最常见的上皮肿瘤，这些肿瘤表现出形态学异质性、免疫组织化学特征的复杂性和不规律的临床关联。然而，从一般外科病理学的角度来看，胸腺瘤仍代表着罕见的肿瘤，由于它们罕见和没有密切的临床病理相关性，最近引起了更多有争议的问题，这些问题直接涉及其解释临床行为分期和治疗诊断。

历史背景

在 1999 年世界卫生组织（WHO）正式发表《胸腺肿瘤的组织学分型》之前，人们对胸腺的病理学认识不佳，并且对它的重视不足。对此类型肿瘤的大多数病理特征是由美军病理研究所（AFIP）研究归纳的，该机构的著名著作《AFIP 分册》是专门研究胸腺病理学的专著之一。1955 年，AFIP 的第一批分册，以《肿瘤病理学图谱》第五节（分册 19）的名称命名，本分册的作者是 Benjamin Castleman 教授，他在胸腺瘤部分的开头部分阐述了以下观点，人们试图根据细胞类型对胸腺瘤进行分类，最近的研究者 Lowenhaupt 和 Brown 试图将每种胸腺肿瘤归入正常胸腺胚胎发育的相应阶段。许多年以后，这种所谓"新"方法在胸腺肿瘤分类的文献中又重新被提出，此外，Castleman 教授作了如下补充："由于胸腺肿瘤中存在众多形态学变异，对这种胸腺上皮细胞起源的肿瘤进行分类既困难又危险……在这一部分，我们不打算按照细胞类型的方式给胸腺瘤的变异命名。"Castleman 教授对于胸腺肿瘤的分类和概念可能考虑到在胸腺肿瘤的病理取材和显微镜观察中发现的异质性。1975 年，在 AFIP 的第二套丛书中，Rosai 和 Levine 在胸腺肿瘤分类的小标题下说："一旦胸腺瘤这个术语仅限于来源于胸腺上皮细胞的肿瘤（有或没有淋巴细胞成分），则所有其他的分类变异型都是人为强加的"，并且就像 Castleman 教授在 20 年前所做的那样补充说："在本专著中，没有试图给任何特定的变异型一个特定的命名。"1985 年，Marino 和 Muller-Hermelink 重新提出了之前的概念，并在所谓的组织发生分类下，重新提出了根据细胞来源（皮质或髓质）来鉴别这些肿瘤的问题。由于在胸腺肿瘤分类上的影响力回归，WHO 决定组建一

个小组致力于胸腺瘤更具体的分类，但当 WHO 的胸腺肿瘤分类出版后，还是引发了很大的争议。众多学者认为，由少数专家组成的小组制定的胸腺肿瘤制定的分类能否被视为"胸腺瘤的官方分类"。然而，要强调的是，在这些讨论中仅考虑了两种分类方法：1961 年发表的 Bernatz 的分类方法，其根据淋巴细胞的比例将肿瘤分类；另一种是 Marino 和 Muller-Hermelink 的方法，将胸腺肿瘤分为皮质和髓质胸腺瘤。这些专家们讨论分析的结果并没有给出明确的官方分类是什么，而是提出了一个"妥协"的协议，即使用字母和数字来适应之前的两种模式（Bernatz 和 Muller-Hermelink）。然而，一些重要的争议焦点很不幸地被忽略或者错误解读了，有趣的是，所有这些要争议焦点都在 WHO 分类中陈述："……此处选择的术语是基于字母和数字组合的非常用术语。不建议将其作为新的分类，而主要是为了促进许多术语和分类方案之间的比较。"负责胸腺肿瘤分类指导的原始小组的此类声明清楚地表明，字母和数字的使用仅是促进交流的工具，换句话说，WHO 只是将两种分类转述而已。委员会强调希望根据胸腺上皮肿瘤的形态和侵袭程度以及其细胞结构特征来独立评估胸腺上皮肿瘤的重要性。

简而言之，该陈述的意思是诊断时肿瘤的"分期"，可能是预测这些肿瘤预后的最重要因素。

然而，关于胸腺瘤在前言中写到的重要的一点，该陈述指出："分类反映了目前的知识水平，随着经验的积累，肯定需要进行修改。"不幸的是，结果似乎恰恰相反，因为更多的病例已经发表，证明了一些不准确的地方，这些观点基本上被驳回了，而对于维持一个似乎与日常实践脱节的模式的顽固态度，几乎是由强权力而非事实强加的。另一方面，不幸的是，负责对这些肿瘤提供指导的施建小组没有解决一些问题，这些问题包括：①取材（取样）：这个问题被最初的小组忽略或没有恰当地解决，可能代表了胸腺瘤分类中最重要的一个问题；②肿瘤分类是基于小活检样本还是要基于手术切除样本；③需要评估多少张切片才能正确进行分类；④使用哪种分期系统来正确地

分流那些需要额外药物治疗的患者，以及那些可能仅通过手术切除肿瘤而获益的患者。

有趣的是，我们可以回到 Castleman、Rosai 和 Levine 几位医生对于分类和假设的陈述，他们说一旦胸腺瘤的诊断完成，所有其他的细分亚型分类都是人为的。显然，他们的经验和专业知识似乎不仅要解决取材的问题，而且更重要的要解决肿瘤异质性的问题。

现在我们看 2004 年，WHO 的新版本关于肺、胸膜和胸腺肿瘤的内容，在该版 WHO 分类中，不仅胸腺病理被降级为次要角色，当然，更常见的肺肿瘤当然应该占据主要位置，而且现在胸腺成分带来了一些重要的变化：①最初小组的大多数成员得出的结论是字母和数字并不代表一种新的分类，但仅仅在 5 年之后，他们并没有参与到 WHO 这一版本分类的编写中。②这种由字母和数字组成的分类模式现在成为胸腺瘤的官方分类。为什么最初的说法被忽略了？③尽管字母和数字组合分类法出现在本版 WHO 胸腺肿瘤分类中，但这版 WHO 分类臭名昭著，不仅是因为倾向于所谓的组织发生学分类，关键该分类的指导编写者还忽略了对该分类有重要价值的文献。

WHO 2015 年最新版也将采用类似的分类方法，基本上重复了类似的问题。然而，这一次有了一个变化，即对新组织 ITMIG 的认可。

当前命名的 ITMIG 脱离了"胸腺癌研究基金会"的初衷，关于这个组织的细节已经由 Alan Neibauer（不是病理学家或物理学家）在第一次会议的原始报告中很好地阐述了。有趣的是，最初由该基金会发起的组织，主要是美国病理学家和一些以前曾参与该组织的胸外科医生，目前并不是 ITMIG 的成员。回顾过去，世界卫生组织初创小组在《世界卫生组织蓝皮书》第一版序言中提出的关于"胸腺瘤分类几乎肯定需要修改"的声明被忽略了，这几版分类几乎都是与日常实践脱节的，看来这些负责编写胸腺瘤分类的人要将这个目标坚持下去。

临床特征

众所周知，胸腺瘤与包括自身免疫疾病、胶原血管疾病、血液学疾病、肿瘤形成等在内的不同疾病具有多种关联。这些关联已经以多种临床病理学相关性或在针对与肿瘤相关的特定症状的病例报告中呈现。在有关胸腺瘤的最新大宗病例分析报告的文献中，作者从 1470 例胸腺瘤患者中的筛选出有临床信息的 807 例，并对这 807 例患者的临床资料进行分析，作者发现了以下临床症状的联系：出现重症肌无力患者占 17%，合并其他肿瘤形成占 6.8%，合并自身免疫性疾病的占 3.8%。

此外，在对 1470 名患者的分析中，作者发现他们的年龄范围超出了人们的预期。例如，胸腺瘤在 35 岁以下患者中所占比例约为 14%，在 20 岁以下的年轻患者中所占比例较小（1.2%）。这项研究的一个重要发现是仅限于纵隔疾病（包裹性胸腺瘤或微小浸润性胸腺瘤）的患者的百分比，反过来也影响这些患者的生存。作者指出，接近 80% 的患者仅有纵隔病灶，而约 20% 的患者出现了侵袭性病变。此外，作者对 1339 名患者进行了随访，平均随访 69.2 个月，大约 83% 的患者存活且状态良好，这反映了诊断时肿瘤的分期。

通常，胸腺瘤患者的症状表现为与纵隔肿物压迫邻近器官有关的症状。这些症状可能包括呼吸困难、咳嗽、胸痛、吞咽困难等。然而某些患者可能完全没有症状，通常是在常规胸部检查中发现了纵隔肿块。一旦检查发现前纵隔肿块，通常这些患者就需要进行纵隔活检，以确定纵隔肿块的性质是良性还是恶性肿瘤，并确定肿瘤的类型是淋巴系统肿瘤、上皮性肿瘤、生殖细胞肿瘤还是间叶源性肿瘤。胸腺瘤的治疗选择是进行手术切除，大多数患者都能接受手术。但是，有关手术适应证的问题将包括肿瘤的浸润程度和肿瘤是否可切除，胸腺瘤患者的临床结局与浸润程度密切相关。对那些仅限于纵隔病变的患者，完全的手术切除似乎是必要的治疗选择，并且复发的可能性很小。相反，侵袭性的肿瘤需要辅助其他治疗，包括放疗和 / 或化疗。

分类

尽管有许多出版物指出，由于胸腺瘤的异质性和其特殊细胞类型决定预后的风险，很难为胸腺瘤专门命名，但这可能是关于胸腺瘤讨论中争议最大的问题之一。

Bernatz 等在 1961 年提出的胸腺瘤的组织学分类中，根据淋巴细胞比例对胸腺瘤进行了划分，即：①富含淋巴细胞的胸腺瘤 – 肿瘤组织中淋巴细胞比上皮细胞丰富的肿瘤；②上皮丰富的胸腺瘤 – 上皮细胞占优势且淋巴细胞的比例较少的肿瘤；③混合性胸腺瘤或淋巴上皮胸腺瘤 – 淋巴细胞和上皮细胞比例相等的肿瘤。

上述分类是常规的分类，而且常规病理工作中会经常用到该分类。但是，在 1985 年，Marino 和 Muller-Hermelink 提出了一种基于胸腺正常解剖部位（髓质和皮质）的分类系统，称为"组织发生学分类"。在此建议中，肿瘤的划分如下：①髓质性胸腺瘤，具有能重现正常胸腺髓质的肿瘤；②皮质性胸腺瘤，具有能重现正常胸腺皮质的肿瘤；③混合胸腺瘤，同时显示皮质和髓质成分的肿瘤。

通过比较 Bernatz 和 Muller-Hermelink 分类系统，WHO 提出的方案是字母和数字组合，如下所示：① A 型：髓性胸腺瘤、梭形细胞胸腺瘤；② B1 型：皮质胸腺瘤、淋巴细胞丰富的胸腺瘤；③ B2 型：皮质胸腺瘤、混合胸腺瘤 - 淋巴 - 上皮性胸腺瘤；④ B3 型：富于上皮性胸腺瘤、高分化胸腺癌。

另一方面，Suster-Moran 提出了将胸腺肿瘤分为三组的方案，具体如下：①胸腺瘤：WHO A 型、B1 型、B2 型、梭形细胞，淋巴细胞丰富，混合型胸腺瘤，皮质胸腺瘤，髓样胸腺瘤（图 11.65）；②非典型性胸腺瘤：WHO B3 型、富上皮细胞、高分化胸腺癌（图 11.66）；③胸腺癌。

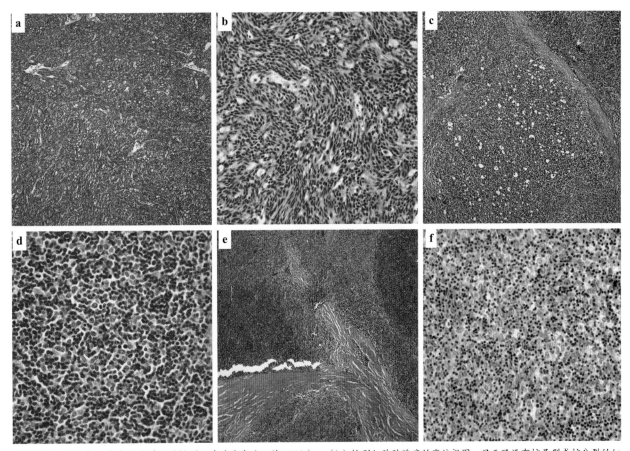

图 11.65　胸腺瘤。（a）低倍镜下的梭形细胞胸腺瘤（A 型 WHO）；（b）梭形细胞胸腺瘤的高倍视图，显示了没有核异型或核分裂的细长细胞；（c）胸腺瘤的低倍镜视图 富含淋巴细胞的胸腺瘤（WHO，B1 型）；（d）高倍镜下显示上皮细胞与大量淋巴细胞混合在一起；（e）混合胸腺瘤（WHO，B2 型）；（f）高倍的视图，显示或多或少的相等数量的上皮细胞和淋巴细胞

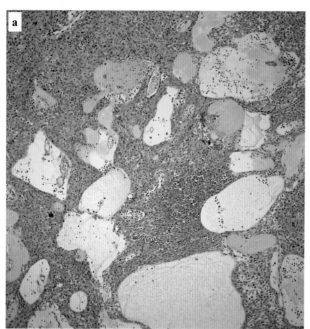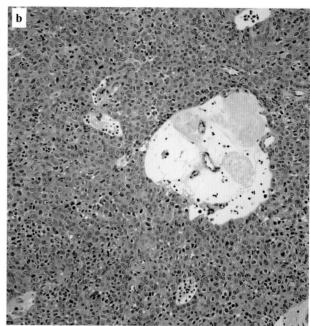

图 11.66 非典型胸腺瘤（WHO B3 型）。（a）肿瘤主要是上皮，只有分散的淋巴细胞；（b）显示局灶性上皮细胞具有圆形核，有些具有核仁，没有核分裂

在这里，需要强调的是前面几版分类方案都没有解决肿瘤异质性的问题，而在后续许多病例报告中已经关注到这个问题。如果采用 WHO 分类建议的疾病名称的话，大部分胸腺瘤不能使用特定名称进行分类，许多研究和出版的文献也反映了这个问题，其他学者推荐使用 Suster-Moran 简化的胸腺瘤分类方法，可提供更好的重现性，这也是我们日常实践中遵循的方法。

同样需要强调的是，由于胸腺瘤的异质性，已经有许多基于肿瘤生长模式的变异型被报告，那么从肿瘤本质上讲，这也使得针对特定类型的胸腺瘤的任何分类的建议都变得非常困难。

分期

关于胸腺瘤的分期问题，是另一个存在争议的话题，许多人认为胸腺瘤的分期是预测肿瘤预后的最佳方法。已经有一些胸腺瘤分期系统提出了，但最受欢迎的分期系统是 Koga 修改过的 Masaoka 系统。然而，使用 Masaoka/Koga 分期系统对胸腺瘤进行的回顾性 meta 分析表明，分期为 I 期和 II 期的没有统计学意义，这也招致学者对这些分期的临床意义产生了怀疑。

在对 250 例胸腺瘤进行研究的病理学家和胸外科医生的经验基础上，他们提出了一个新的分期系统，这个分期系统的应用价值在最近的 1470 病例上得到了再次确认，这项研究认为该分期系统不仅具有应用价值，同时提供了具有统计学意义的临床转归信息。这种分期方案背后的想法是将可能只需要手术获益的患者和可能需要额外治疗的患者进行分类。该分级系统如下：① 0 期：包膜内的胸腺瘤（图 11.67）；② I 期：微浸润肿瘤（经包膜浸润周围脂肪组织）（图 11.68）；③ II 期：II A：肿瘤侵犯胸膜、肺或无名静脉（图 11.69）；II B：肿瘤侵犯心包（图 11.70）；II C：肿瘤侵犯大血管（图 11.71）；④ III 期：III A-肿瘤侵入膈肌（向下转移）（图 11.72）；II B 为胸腔外累及（位于膈肌下方或胸腔入口上方）。

病理学特征

胸腺瘤也可能表现出各种大体表现，包括肿瘤呈实性、囊性和梗死，肿瘤的大小可小到 1 cm，肿瘤的最大尺寸也可超过 10 cm。有些肿瘤界限清楚，而有些肿瘤与周围组织界限不清。

显微镜下，胸腺的组织病理学特征，不同文献报告的描述特征存在差异。笔者认为，由于胸腺瘤的形

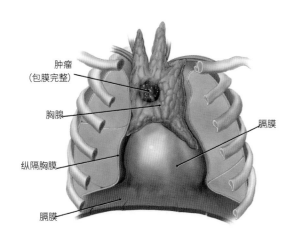

图11.67　0期胸腺瘤的图示（包膜内的肿瘤）（由塞萨尔·莫兰博士提供）

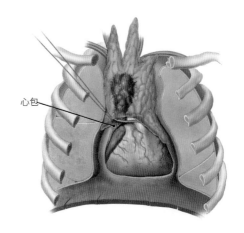

图11.70　ⅡB期胸腺瘤的图示（肿瘤侵入心包）（由塞萨尔·莫兰博士提供）

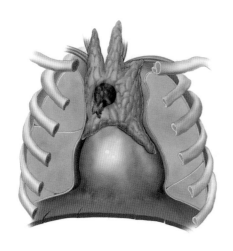

图11.68　Ⅰ期胸腺瘤（微浸润肿瘤）的图示（由塞萨尔·莫兰博士提供）

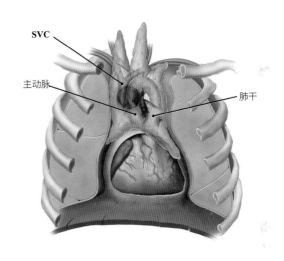

图11.71　ⅡC期胸腺瘤（肿瘤侵犯大血管）的图示（由塞萨尔·莫兰博士提供）

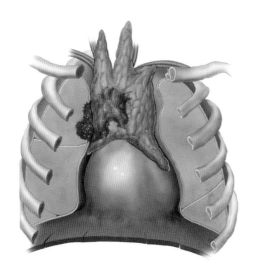

图11.69　ⅠA期胸腺瘤（肿瘤侵犯胸膜、肺）（由塞萨尔·莫兰博士提供）

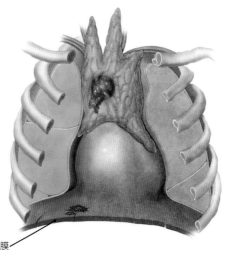

图11.72　ⅢA期胸腺瘤（所谓的向下转移-膈肌肿瘤）的图示（由塞萨尔·莫兰博士提供）

态学异质性，每位病理医生对形态学的描述显然存在主观偏差，有些病理学家尝试根据肿瘤的生长模式对肿瘤的生物学行为进行判定是不准确的，在过去的文献中，形态学表现为梭形细胞（WHO A 型 / 髓样胸腺瘤）的胸腺瘤被归为良性，这种观点显然是不准确的，而我们的观点在其他学者的文献中得到证实，大量尝试根据 WHO 的分类方案对肿瘤进行分类的病例显示，只有不到 50% 的病例可以分类，剩下 50% 以上的病例则表现为复合型组织学特征，这让大家对该疾病命名的有效性提出质疑，如果大量实际诊断病例都归为复合型形态特征肿瘤的话，这说明该分类方法是不合理的。

一般而言，我们知道某些特定生长模式的肿瘤病不常见，例如，梭形细胞胸腺瘤占所有胸腺瘤的比例为约 20%，而对于以淋巴细胞和圆形细胞为主的胸腺瘤占大多数。但是，如前所述，形态学的不确定性主要是由取材部位不同造成的。我们认为至少要对肿瘤

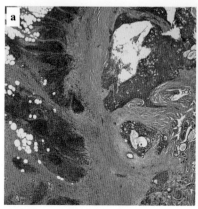

图 11.73　（a）胸腺基底细胞癌；（b）肿瘤没有坏死或有丝分裂活性增强

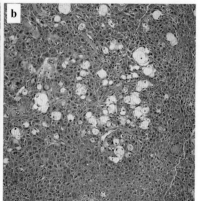

图 11.74　低度黏液表皮样癌。（a）可见邻近胸腺组织；（b）高倍放大显示典型表皮样成分和产生黏液的细胞（黏液细胞）

进行 5 个蜡块的取材才能准确地进行形态学分类。我们的经验是尽量对肿瘤进行广泛取材，对于直径小于 3 cm 的肿瘤进行全部取材，对直径较大的肿瘤，至少每个 1 cm 取材一个组织蜡块，只有这样，才能充分观察肿瘤形态的多样性和异质性。

免疫组织化学和分子特征

尽管胸腺瘤的诊断通常依据形态学特征，有一些研究揭示了这些肿瘤的免疫组织化学特征。在日常实践中，胸腺瘤细胞常常表达 CK5/6、TDT 和 LCA。肿瘤细胞也会表达多克隆 PAX8、calretinin、TTF-1、CD5、CD117、Syn、CD56 和 PDL1，但是，单克隆 PAX8 和 EMA 通常呈阴性。

目前还没有针对浸润性胸腺瘤靶向治疗的特异性分子标记物的报告。但有文献报告一些胸腺瘤的分子学异常。目前看来，就像前述对肿瘤生长模式的研究存在困难一样，由于胸腺瘤中含有大量 T 淋巴细胞成分，对未来涉及 DNA 和 RNA 提取的研究可能会有所启发，同时也可为胸腺肿瘤手术后的其他治疗提供一些指导。

胸腺癌

胸腺癌是罕见的原发性胸腺肿瘤，而在一些文献中，胸腺癌被用作浸润性胸腺瘤的同义词，而胸腺癌和浸润性胸腺瘤是两种不同的临床病理学实体。本节我们将讨论原发性胸腺非神经内分泌癌，尽管胸腺癌的形态学诊断相对简单，但最大的问题是确定肿瘤的原发部位。胸腺癌表现出特有的临床、影像学和病理的关联性，如果单纯从形态学特征来看，胸腺癌没有特征性的病理组织学特征提示源于胸腺。

胸腺癌可分为两类：①低级别癌：基底细胞癌（图 11.73）、角化型高分化鳞状细胞癌、黏液表皮样癌（图 11.74）、上皮肌上皮癌；②高级别癌：分化程度不同的鳞癌、腺癌。

临床特征

文献中报告的大多数是少量病例报告，这也说明胸腺癌是一种少见的肿瘤。在这些病例报告中，作者发现肿瘤的发生年龄范围很广，在儿童和成人中都有报道，没有明显的性别差异，与胸腺瘤不同的是，胸腺癌与重症肌无力的发生没有密切的联系。临床上，患者可出现夜汗、胸痛、体重减轻、厌食、呼吸困难和全身不适等非特异性症状。此外，必须强调的是，在报告的许多病例中，患者已经出现了转移，而且处于肿瘤终末期。

Suster 和 Rosai 报告了两宗大样本的病例报告，作者报告了 60 例胸腺癌病例，年龄在 10 到 76 岁之间，其中 36 名男性和 24 名女性，这 60 例中，有两例存在重症肌无力，有 20 例显示了低度恶性疾病经过。这些病例的临床随访资料显示，60 例胸腺癌中，5 年总生存率为 33%。在最近的一组胸腺癌病例报告中，该组病例不包括神经内分泌癌，作者分析了 65 例胸腺癌，这其中包含了低级别和高级别的病例，作者对 62 例患者进行了临床随访，平均随访 51 个月，58% 的患者存活，26 例患者在 1~165 个月内死亡，平均生存期为 47 个月，5 年的总生存率估计为 65%。

基于现有文献，胸腺癌是侵袭性很强的肿瘤，在病理诊断中提示肿瘤的组织学分级和分期在临床结局的预测中起着重要作用。

分期

由于缺乏大样本的胸腺癌的临床病理相关性数据，现在大家主要运用 Masaoka 提出的胸腺瘤分期的方案用于胸腺癌的分期。但在实际应用中，该方案有许多问题和错误，而有学者在另一些病例中使用改良的 TNM 分期系统，这种分期系统在使用过程的问题许多学者也提出了不同的意见。许多学者也认为缺乏临床病例相关性数据的分期系统会给胸腺癌的分期带来更大的混乱。

另一方面，根据我们诊断胸腺癌的经验，我们基于 33 例胸腺癌所有必要临床信息，制定出改良的 TNM 方法用于胸腺癌分期。该系统的一个重要特征就是要明确是否有淋巴结转移的存在，无论淋巴结在什么位置。我们认为，有淋巴结转移的胸腺癌病例分期至少确定为Ⅲ期，这是与患者的临床转归密切相关的。

我们提出并在日常工作中使用的分期系统如下：①T1：肿瘤局限于胸腺（图 11.75）；②T2：肿瘤侵犯脏层胸膜、肺、心包、大血管、胸壁或膈肌（图 11.76）；③T3：肿瘤累及胸腔外，或者向下膈肌以下区域，或者向上累及胸腔入口（图 11.77）；④N0：淋巴结阴性；⑤N1：胸腔内淋巴结阳性；⑥M1：无远处转移；⑦M1：有远处转移，包括转移至胸腔外淋巴结。

TNM 分期如下所示：①Ⅰ期：T1N0M0；②Ⅱ期：T2N0M0；③Ⅲ期：T3N0M0；④任何 T，N1，M0；⑤任何 T；⑥任何 N，M1。

病理特征

肿瘤的大体常表现为界限不清的纵隔占位，可见浸润性边缘，肿瘤直径从 2 cm 到超过 10 cm 不等。肿瘤切面通常呈实性，可见坏死区域。在以腺癌成分为主的胸腺癌病例中，肿瘤可显示广泛的黏液改变。

在显微镜下，胸腺癌的组织病理学特征也各不相同，大多数形态特征与发生于其他部位的同名肿瘤类似。在确定肿瘤原发于胸腺之前，需要认真分析患者的临床病史和影像学资料，排除其他部位肿瘤转移至胸腺的情况。胸腺癌最常见的形态是不同分化程度的鳞状细胞癌，可见从高分化到低分化的不同分化阶段的鳞癌特征，在高分化（低级别）鳞癌病例中，肿瘤细胞增生活跃，可见角化现象，核分裂象少见，常缺乏坏死，细胞异型性亦不明显。在高级别肿瘤，可见显著的细胞异型性，核分裂象活跃（图 11.78a,b）。有些肿瘤可呈肉瘤样（梭形细胞）细胞生长模式（图 11.78c,d），而有些胸腺癌则可表现为淋巴上皮瘤样癌，部分病例可伴有透明细胞分化特征。亦可见肿瘤细胞呈去分化、间变、横纹肌或肝样特征。所谓的小结节性胸腺瘤的对应癌也已被称为具有淋巴结增生的小结节性胸腺癌。

胸腺腺癌是一种特殊的、重要的组织学变异型（图 11.79），该变异型十分少见，该肿瘤可能被包含在乳

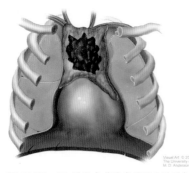

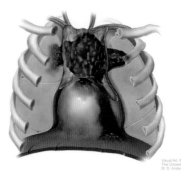

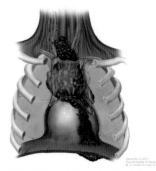

图 11.75　T1 胸腺癌（肿瘤局限于胸腺）　　图 11.76　T2 胸腺癌（肿瘤侵犯邻近结构）　　图 11.77　T3 胸腺癌（肿瘤位于膈下）（由莫兰博士提供）

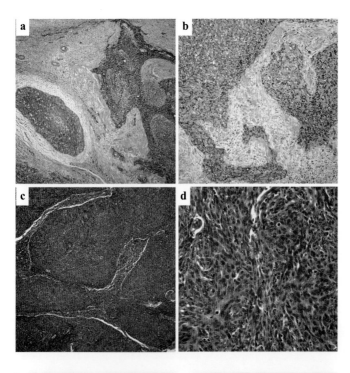

图 11.78　（a）胸腺癌的肿瘤细胞巢被纤维结缔组织分隔；（b）胸腺癌表现为明显的异型性和核异型性；（c）梭形细胞胸腺癌；（d）梭形细胞胸腺癌的有丝分裂活性很容易识别

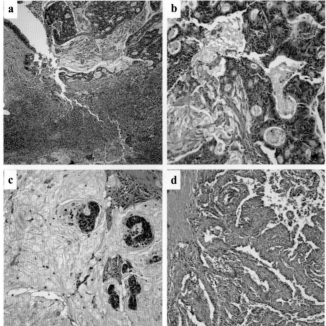

图 11.79　（a）原发性胸腺癌，可见残余胸腺组织；（b）与结肠腺癌特征相似的胸腺癌；（c）伴有广泛黏液成分的胸腺癌；（d）有乳头状特征的胸腺癌

头状胸腺癌内。尽管胸腺腺癌很少见，人们认知该肿瘤已有相当长一段时间了，大多数关于该肿瘤的报告均为个案报告。最近，笔者总结分析了 16 例该肿瘤，本组肿瘤包含了广泛的组织病理学变化，部分病例肿瘤组织内可见具有胶样癌特征的大量黏液成分，部分病例可见腺癌的经典特征，包括具有肠型腺癌特征或者实性成分。笔者的团队在研究中发现，胸腺腺癌常常显示出黏液性和非黏液性组织学特征的混合模式，也可见到乳头状腺癌或者实性腺癌成分。有趣的是，尽管有些病例已经出现了转移，但我们在随访过程发现这些患者具有良好的生存状态。所以，我们认为尽管肿瘤分期是预测预后的重要参数，但仍然要分析其他因素在浸润性肿瘤预后中的影响。

胸腺癌中的低级别肿瘤，其中一些肿瘤与唾液腺中的肿瘤特征相似，例如低级别黏液表皮样癌就具有这种特征，部分肿瘤显示出表皮样分化但缺乏角化，缺乏细胞核异型性和有丝分裂象，并与产生黏液的细胞（所谓的黏液细胞）混合存在。该类肿瘤可见囊性变，这也与涎腺肿瘤类似，也可能表现出类似于多房胸腺囊肿特征。与涎腺肿瘤相似特征的另一种肿瘤是上皮-肌上皮癌，该肿瘤特征性地表现为肿瘤由两层细胞组成的腺体结构增生：腺体内层细胞为上皮细胞，内层细胞为肌上皮细胞，一般缺乏细胞核异型性和核分裂象。胸腺的基底样癌，病理学特征与皮肤的基底细胞癌相似，也可能出现囊性变，该肿瘤的细胞异型性和细胞核分裂象同样不明显。

免疫组织化学和分子特征

一般来说，由于大多数胸腺癌属于鳞癌的范畴，通常应用于胸腺癌的免疫标记物，与常规用于其他部位的鳞状细胞癌标记相同，这些免疫标记包括 CK5/6、p40 和 p63，此外，CD5 也可阳性表达。胸腺癌也可显示神经内分泌分化，但并不能据此将该肿瘤归入神经内分泌肿瘤谱系。然而，在一些胸腺癌的病例中，肿瘤也可以表达其他不同背景中的免疫组化标记，例如，胸腺癌可显示 CDX2、CK7、CK20、CEA 和 CD117 的阳性染色，但一般不表达 PAX8 和 TTF-1。这种免疫组化特征可能会在判断肿瘤特定的器官

来源时带来困难，因为其他器官系统（胃肠道、肺等）也具有类似的免疫组化特征，在确定或者排除肿瘤为胸腺起源之前，仔细结合临床病史和影像学检查是十分重要的。

关于胸腺癌的分子研究，即使有一些这方面的文献报道，但所知甚少，主要可能是由于该肿瘤较罕见。在一项关于 HER 家族受体和配体状态的研究中，作者对 24 例胸腺原发性鳞状细胞癌进行了研究，通过 FISH 检测发现只有一例 HER2 基因扩增，而 EGFR 和 HER2 基因拷贝数增加的病例分别占 8% 和 75%。

神经内分泌癌

虽然神经内分泌癌是胸腺癌谱系的一部分，这些肿瘤的分级和分期对患者的预后起重要的作用，但众所周知，低级别和中级别肿瘤的生物学行为不同于高级别肿瘤。因此，我们将分别讨论这些肿瘤，它们的病理组织学特征评估对于肿瘤正确的分级至关重要。此外，需要强调的是该肿瘤的分期与我们日常工作应用的胸腺癌分期系统一致。

这是另一组罕见性的肿瘤，文献中仅涉及少量的大宗病例报道。此外，与已熟知的神经内分泌癌常发生在胃肠道和肺部不同，对起源于胸腺的中-低级别神经内分泌癌的认识也只有几十年的时间。原发于纵隔的低级别神经内分泌肿瘤（类癌）最初是由 Rosai 和 Higa 描述的，他们报道了 8 个这样的病例。在这篇报道之后，其他一些关于这些肿瘤的综述文章也陆续出现。

临床特征

一些系统性疾病与纵隔神经内分泌癌（类癌）的发生有关，包括库欣综合征、一些神经肌肉疾病、激素紊乱等，另外，更重要的是多发性内分泌肿瘤综合征（MEN Ⅰ型和Ⅱ型）也与该肿瘤相关。在一些文献报道中，有作者指出，约有 50% 的神经内分泌肿瘤具有功能性，常常与 MEN 相关。一篇文献中报道了 80 例纵隔原发性神经内分泌肿瘤，这是迄今为止最大宗的病例报道，作者发现该肿瘤男性更多见，男女比例为 2∶1，且发病年龄范围很广，包括青少年到 80 岁以上的患者。有趣的是，作者还发现约 22% 的

患者有相关的内分泌系统疾病，而28%的患者无症状。其余患者出现了与纵隔肿块相关的症状，包括咳嗽、呼吸困难、胸痛和体重减轻等非特异性症状。此外，在这份80个病例的报道中，作者记录了在11年的时间里，低级别、中级别和高级别癌的患者死亡率分别为32%、48%、90%。

分类

上述报道中明确诊断了低级别癌29例、中级别癌36例、高级别癌15例，故基于这80例胸腺神经内分泌癌的诊断经验，作者提出了这些肿瘤的分类方案，具体分类方法及其各自的定义如下。

低级别神经内分泌癌

类癌、高分化神经内分泌癌、1级神经内分泌癌：肿瘤细胞呈器官样排列，轻度细胞异型性（图11.80a,b），每10个高倍视野下的核分裂数可达3个，可见血管侵犯和点灶状坏死。

中级别神经内分泌癌

非典型类癌、中分化神经内分泌癌、2级神经内分泌癌：肿瘤呈器官样和／或弥漫性生长模式，广泛坏死或粉刺型坏死，中度细胞异型性，核分裂计数为每10个高倍视野下4~10个（图11.81）。在这些病例中也可见到血管侵犯。

高级别神经内分泌癌

低分化神经内分泌癌、3级神经内分泌癌：纵隔内可能存在小细胞癌和大细胞神经内分泌癌两种类型；广泛坏死，弥漫性生长方式，明显的细胞学异型性，每10个高倍视野下的核分裂数超过10个。

值得注意的是，这个分类模式是在手术切除的基础上提出的。由于日常工作中，纵隔镜活检中可供评估的样本较少，最重要的是将高级别癌（小细胞或大细胞神经内分泌癌）与低、中级别癌区分开。众所周知，由于可用于完整组织病理学评估的样本有限，区分低

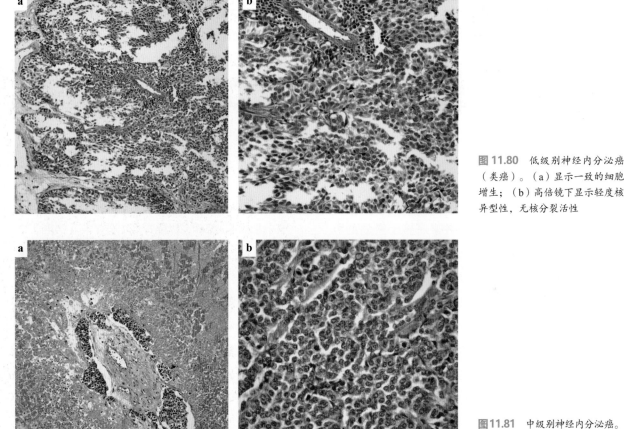

图11.80　低级别神经内分泌癌（类癌）。（a）显示一致的细胞增生；（b）高倍镜下显示轻度核异型性，无核分裂活性

图11.81　中级别神经内分泌癌。（a）显示广泛坏死；（b）核分裂活性容易识别

级别和中级别癌相当困难。

如前所述，这些肿瘤的分级和适当的分期（用于传统癌症的分期）是预测这些患者临床预后的两个最重要的参数。

病理特征

大体上看，这些肿瘤被描述为较大、质软、棕褐色，伴或不伴坏死区域。肿瘤的大小可变，最大直径可从 2 cm 到超过 10 cm 不等。

镜下观，中 - 低级别癌的特点是呈现巢团状生长模式，肿瘤细胞巢被薄的纤维结缔组织分隔。有些肿瘤表现为缎带样和菊形团样，而另一些肿瘤则可能表现为肿瘤细胞呈片状分布。在这些肿瘤中，识别坏死必不可少，仔细的核分裂计数对于正确地将某一肿瘤分类为低级别或中级别肿瘤是至关重要的。这些肿瘤的几种特殊形态学变异型已有描述：①黏液型；②血管瘤样型；③色素型；④梭形细胞型；⑤嗜酸细胞型；⑥囊性型；⑦低级别或中级别癌与高级别癌混合型。

另一方面，高级别癌（主要是小细胞癌）的组织病理学特征与发生在更常见解剖部位（如肺部）的对应肿瘤本质相同。在这些情况下，肿瘤会出现明显的核异型性、核挤压、单个细胞坏死和增加的核分裂活性。胸腺发生大细胞神经内分泌癌罕见，对于特殊的病例，必须特别注意传统胸腺癌伴有神经内分泌分化的可能性。后一种情况比真正的胸腺大细胞神经内分泌癌要常见得多。

免疫组化特征

与发生在其他部位的神经内分泌癌相似，常规应用神经内分泌的标志物。嗜铬粒蛋白、突触素和 CD56 的免疫组化染色有助于诊断疑难病例。此外，肿瘤中角蛋白呈阳性染色，TTF-1 也可呈阳性，而 GATA3 和 PAX8 则常呈阴性。

一个常用的免疫组化标志物是 Ki-67，是作为增殖性标志物来决定肿瘤的级别，鉴于此，我们将其视为一个重要的工具。然而，在小标本活检中，当需要区分低级别和中级别肿瘤的时候，Ki-67 同样会受到取材的限制，而在手术切除的病例中，核分裂计数可以通过显微镜完成，病理医生在诊断时应该意识到坏死的存在可能提示肿瘤为中级别。

生殖细胞肿瘤（GCT）

纵隔原发性 GCT 的发现已经有 100 多年的历史。然而，纵隔可出现不同种类的 GCT，这种命名术语得到认可经过了艰辛的探索。过去，人们不愿意接受纵隔内这些肿瘤的原发性，往往将这些肿瘤当作转移性疾病或以不同的方式解释。纵隔内的 GCT 与发生在其他更常见部位的 GCT 有相似的组织病理学特征，如性腺或卵巢，这并不奇怪，因为这些肿瘤都发生在中线，具有相似的组织学特征。仔细询问临床病史和（或）行体格检查，对于排除转移性疾病非常重要。

M-GCT 所遵循的命名法与其他器官系统的命名法相似，只有少数语义上的变化。此外，建议这些发生在纵隔的肿瘤任何时候都应进行分期，因为分期对这些患者的临床预后至关重要。然而，需要强调的是，对某种特殊的 M-GCT 进行正确分类和分期均存在局限性。在目前的实际工作中，常见的情况是，一旦在小活检中诊断为 M-GCT，患者很可能会进行纵隔肿块的切除手术。手术切除的肿瘤通常表现为坏死，其中 GCT 真正的肿瘤成分可能不容易识别，可能仅在小活检中才能检到活的肿瘤细胞。这样给评估肿瘤的组织病理学特征以及正确的分期带来困难。此外，还需要强调的是，尽管这些肿瘤在纵隔中的确切起源仍未明确，但将这些肿瘤认定为胸腺 GCT 而非纵隔 GCT 可能更为合适。

临床特征

一般来说，M-GCT 是不常见的肿瘤。一些有关 M-GCT 的文献报道这些肿瘤的发生率在 1%~20%，而一些作者指出成人和儿童的发生率可能为 15%~24%。纵隔 GCT 最大宗、最全面的研究是一份关于 322 例原发性 M-GCT 的报道。在这份报告中，作者注意到这些肿瘤以男性为主，男女比例为 9∶1，并观察到女性患者的 M-GCT 为畸胎瘤。显然，M-GCT 在年轻男性中更为常见。

在临床症状方面，M-GCT 患者可能完全无症状或出现与纵隔肿块压迫邻近器官有关的非特异性症状，这些症状包括咳嗽、呼吸困难、胸痛、发热、心包炎或上腔静脉综合征。部分患者可能出现血液系统恶性肿瘤，而其他患者可能有相关的 Klinefelter 综合征。影像学诊断对于评估这些肿瘤有重要作用，一些研究发现约 20% 的畸胎瘤存在钙化，在一些病例中，牙齿和油脂的存在是畸胎瘤的重要特征。M-GCT 患者的临床预后取决于肿瘤的类型。对于成熟性畸胎瘤，手术切除可治愈，而对于未成熟性畸胎瘤，有人指出，临床行为可能取决于患者的年龄——年轻患者比年长者临床经过更好。然而，同样需要强调的是，在这些病例中，未成熟成分的百分比，无论是 20%、50% 还是 90%，都可能直接影响临床行为。伴有恶性成分的畸胎瘤也是如此，恶性肿瘤成分的百分比会影响临床预后。但是，需要提到的是，有大量肉瘤成分的畸胎瘤，提示恶性程度增加。对于精原细胞瘤来说，临床预后与诊断时肿瘤的分期有关。在 120 例精原细胞瘤的报告中，少数病例有胸腔内和胸外转移的病变。在这 120 例患者中，有 65 例的平均临床随访时间为 10 年，这组患者中只有 16 例死亡。最近的研究显示，在较小的病例系列中，5 年生存率为 100%。非精原细胞瘤患者的临床预后可能不同，因为这些肿瘤可能表现得更具侵袭性。在纵隔绒毛膜癌的病例中，肿瘤通常在患者已经发生转移的时候才被确诊。

目前的治疗方法可能已经显著改善了 M-GCT 患者的生存率，主要是非精原细胞瘤的患者。

分类

基于对纵隔肿瘤的最大宗病例研究，作者提出了这些肿瘤的分类方法。该分类法与性腺中对应肿瘤的分类法基本一致，只是在语义上做了一些改变，而且在诊断畸胎瘤时采用了更具体的方法，因为这类肿瘤可能表现出成分的多样性，这可能会对提示患者的临床预后起到重要作用。其分类如下：①畸胎瘤；②成熟性；③未成熟性；④伴有恶性成分：Ⅰ型，与另一个 GCT 混合（精原细胞瘤、卵黄囊瘤、胚胎性癌、绒毛膜癌）；Ⅱ型，与恶性上皮肿瘤混合（腺癌、鳞状细胞癌等）；Ⅲ型，与恶性间叶肿瘤混合（横纹肌肉瘤、血管肉瘤等）；Ⅳ型，上述成分的任何组合，

即精原细胞瘤、胚胎性癌、绒毛膜癌、混合性 GCT。以上任何肿瘤的组合，不含畸胎瘤成分。如果存在畸胎瘤成分，则应将肿瘤归入畸胎瘤的不同类型之一。

此外，尽可能提供畸胎瘤或混合性 GCT 不同成分的大致百分比是非常重要的。这些信息可能有助于指导临床决定治疗方案。

分期

在对 M-GCT 进行分类的同时，作者还阐述了这些肿瘤的分期：Ⅰ期，肿瘤局限于纵隔，没有侵犯到邻近器官，如胸膜或心包；Ⅱ期，肿瘤在大体或镜下侵入邻近结构，如胸膜、心包、大血管；Ⅲ期，转移性疾病；Ⅲ A，转移至胸腔内器官（淋巴结、肺等）；Ⅲ B，胸腔外播散。

病理学特征

大体上，M-GCT 常为较大的肿块。畸胎瘤病例中，这些肿瘤表现为皮脂、毛发、软骨或其他结构的存在，这使畸胎瘤易于诊断。在非畸胎瘤的病例中，肿瘤可能大而质软，伴或不伴坏死出血的区域。通常这些肿瘤边界不清，可有浸润性边界。在一些非畸胎瘤中，肿瘤还可能出现明显的囊性变。一般来说，M-GCT 体积较大，最大直径可从几厘米到 15 厘米以上不等。这些肿瘤的组织学特征都很明确，因此，将分别介绍。

畸胎瘤

这类肿瘤的特点是存在三个胚层的组织，因此，这些肿瘤会出现软骨、皮肤附属器、神经胶质、肠或呼吸道上皮、肌肉等。成熟性畸胎瘤常见到胰腺组织的存在。需要强调的是，这些组织都是成熟组织。关于未成熟性畸胎瘤，这些肿瘤的特点是未成熟的神经上皮细胞形成小管或菊形团结构，伴中性粒细胞浸润。这些神经成分可能与其他成熟成分有关联。对于具有恶性成分的不同类型的畸胎瘤，其诊断特征类似于其他器官系统相应的肿瘤，例如鳞状细胞癌、腺癌、横纹肌肉瘤或血管肉瘤。确定这些肿瘤的成分将决定畸胎瘤的类型。免疫组化染色在畸胎瘤诊断中的作用相当有限，但在具有恶性成分的肿瘤中更有价值，尤其在识别特定的肉瘤成分时。在这种情况下，不同的免疫标记物的使用可能发挥重要作用。

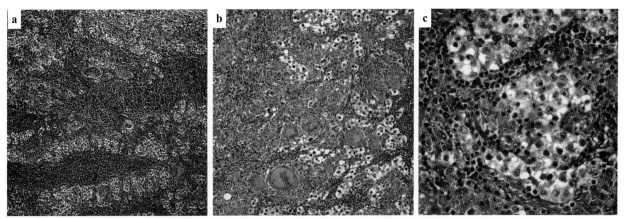

图 11.82　胸腺精原细胞瘤。（a）残留的胸腺组织；（b）伴有肉芽肿性炎症；（c）中等大小的细胞，核和核仁呈圆形

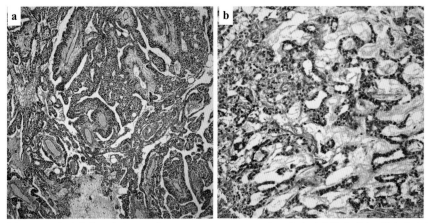

图 11.83　卵黄囊瘤。（a）显示特征性的 Schiller-Duval 小体；（b）伴有核异型性，核分裂活性，黏液样改变

精原细胞瘤

肿瘤的特征性表现为片状的肿瘤细胞呈巢团状生长模式，被薄的纤维结缔组织分隔开，其中包含主要由淋巴细胞组成的炎症反应。肿瘤细胞大小中等，呈圆形至卵圆形，有明显的核仁。一般情况下，肿瘤的核分裂活性和细胞多形性没有明显增加。在一些病例中，肿瘤伴有非干酪性肉芽肿反应或明显的淋巴细胞增生，并有生发中心（图 11.82）。在极少数情况下，肿瘤主要表现为囊性外观，与多房性胸腺囊肿相似。使用免疫组化可能有助于诊断，因为这些肿瘤显示 PLAP、OCT ¾、SALL4、角蛋白和 CD117 的阳性染色，PAX8 和 TTF-1 一般为阴性。

卵黄囊瘤（YST）

这种肿瘤的生长模式变化很大。然而，最常见的组织学特征之一是网状或微囊状的生长模式，其中肿瘤可呈小的腺样或管状结构（图 11.83）。肿瘤细胞小或中等大小，细胞核呈卵圆形，核仁不明显，位于松散的纤维结缔组织或黏液样基质中。另一个重要的组织学特征是胞浆内和胞浆外的透明小珠。核分裂活性在这些肿瘤中并不明显，可见到坏死区域，但通常是局灶性的。Schiller-Duval 小体的存在是卵黄囊瘤的特征，是诊断的重要线索。然而，同样重要的是要记住，卵黄囊瘤的几种生长模式已被描述，包括肝样、肉瘤样（梭形细胞）、肠上皮样和囊性。因此，在纵隔肿瘤中见到不寻常的组织学形态时考虑卵黄囊瘤的鉴别诊断非常重要。YST 的免疫组化染色包括 α- 甲胎蛋白（AFP）、角蛋白、vimentin、PLAP、EMA 和 SALL4 等，这些标记物通常在肿瘤细胞中呈阳性。

胚胎性癌（EC）

通常 EC 与 YST 相关，单纯的 EC 很少见。在组织学上，该肿瘤显示由大细胞组成腺样结构，细胞核呈圆形至卵圆形，核仁突出（图 11.84）。细胞和核

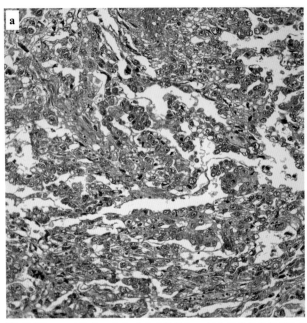
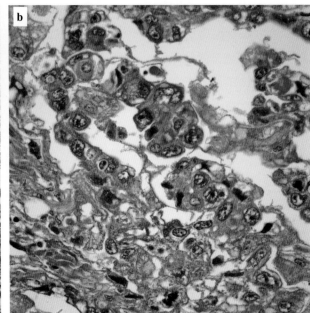

图 11.84 胚胎性癌。（a）显示腺样结构；（b）显著的核异型性和明显的核仁

异型性、核分裂活性常见。坏死和出血区域也很常见。

免疫组化染色常用于辅助诊断，包括使用角蛋白和 AFP。此外，EC 还可显示 CD30 和 EMNA 的阳性染色，在应用的免疫组化标记物有限，再加上患者较年轻时，可能导致间变性大细胞淋巴瘤的错误诊断。在这种情况下，使用 ALK1 或其他标记物被证明是有用的，可适当排除淋巴瘤的可能性。

绒毛膜癌

此肿瘤的组织学特征非常明显，通常可见细胞滋养层细胞和合体滋养层细胞位于出血或坏死背景中。细胞多形性和核分裂活性常见。免疫组化显示，这些肿瘤通常为人绒毛膜促性腺激素（HCG）阳性染色。其他也可显示阳性的标记物包括 PLAP、EMA、AFP 和角蛋白。

恶性间叶性肿瘤

这种类型的肿瘤作为原发性纵隔肿瘤相当罕见。然而，人们认识到它们的存在已经有一段时间了。几乎所有软组织起源的间叶性肿瘤都可能原发于纵隔，无论是前纵隔还是后纵隔。纵隔的原发性间叶性肿瘤范围广泛，超出了本节的范围。已有来源于脂肪组织、血管、平滑肌、骨骼肌、成纤维细胞、骨和软骨等的肿瘤被描述为纵隔的原发性肿瘤。因为软组织和纵隔

肿瘤的诊断组织病理学特征相似，在本节中，我们将只介绍一些最常见的肿瘤，因为大多数肿瘤已经在软组织病理一节中介绍过。

脂肪肉瘤

一般来说，脂肪肉瘤的发生率约为 15%，当这些肿瘤位于纵隔时，这一比例明显降低。这些肿瘤在纵隔主要以病例报告或小系列的病例来描述，可发生于前纵隔腔或后纵隔腔。

临床特征

这种肿瘤似乎在成年人中更为常见，但在某些情况下，这些肿瘤也发生于儿童。临床症状的出现与肿瘤的大小有关，肿瘤可能会压迫邻近结构，引起非特异性症状，如咳嗽、胸痛、呼吸困难或上腔静脉综合征。在一项 28 例前纵隔脂肪肉瘤的报告中，Klimstra 等发现女性和男性的发病率几乎相等，发病年龄从 14~72 岁不等。40% 的病例中，患者无任何症状。28 例患者中有 23 例提供了随访资料，显示 15 例患者生存，7 例复发，8 例死亡。没有转移性疾病的报告。Han 和 Fletcher 描述了类似数量的患者，作者均报道了转移性疾病。另外，Ortega 报道了 18 例后纵隔脂肪肉瘤，患者均为成年人，年龄在 29~87 岁。作者还报道了两名患者出现转移性疾病。

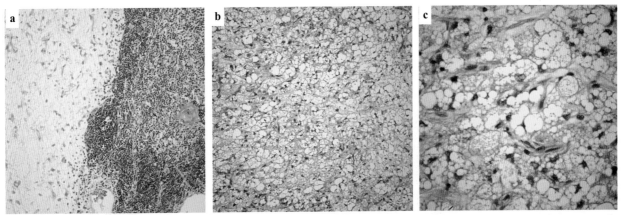

图 11.85 （a）纵隔脂肪肉瘤，可见残余胸腺组织；（b）脂肪肉瘤显示缺乏坏死和增加的核分裂活性；（c）脂肪肉瘤中存在脂肪母细胞

对于这些患者的治疗，手术完全切除是最理想的方法，然而，在不可能完整切除时，或在有高级别组织学形态的情况下，额外的治疗可能是必要的。

病理学特征

大体上，这些肿瘤最大直径可达 30 cm 以上。它们质软，黄色，分叶状。坏死和出血可能发生，但不常见。

显微镜下，相似于软组织中脂肪肉瘤不同亚型的肿瘤，也在纵隔被描述过（图 11.85）。根据已有的关于这种肿瘤的不同系列报道，似乎最常见的组织学形态是高分化 / 非典型性脂肪瘤性肿瘤，它的特点是成熟的脂肪组织伴分叶状结构，被薄的纤维结缔组织分隔，与非典型区域交替出现，该区域可见脂肪母细胞和非典型单核或多核细胞，也可见到硬化区域，然而，核分裂活性增加、坏死和出血罕见。纵隔中已有描述的另一种脂肪瘤亚型是黏液样 / 圆形细胞脂肪肉瘤，其特征是肿瘤具有黏液样基质，并有纤细的毛细血管网。低倍镜下，这些肿瘤呈"肺水肿样"外观。高倍观察可见印戒细胞样的脂肪母细胞。在某些情况下，增生的肿瘤细胞是小的、圆形至卵圆形的原始细胞。核分裂活性增加、坏死和出血不见。纵隔脂肪肉瘤的另一种亚型是多形性脂肪肉瘤，顾名思义表现为细胞多形性，存在非典型性的单核或多核巨细胞，也有坏死。核分裂活性很容易识别。纵隔中还有一种罕见的亚型是所谓的上皮样脂肪肉瘤，特征是肿瘤细胞增生呈上皮样外观，类似于分化差的癌。在这些病

例中，脂肪母细胞的识别有助于正确诊断。纵隔脂肪肉瘤的其他特征包括去分化肿瘤或存在横纹肌分化。

免疫组织化学和分子特征

尽管脂肪肉瘤的诊断大多数情况下根据形态学，但对于某些不常见的亚型，免疫组化染色的应用可能有助于诊断。肿瘤可出现程度不等的 S-100 蛋白染色。已有报道应用 FISH 检测 MDM2 基因扩增，在一些去分化脂肪肉瘤的病例中，STAT6 也呈阳性。然而，我们推测类似于软组织中脂肪肉瘤的分子改变也可以在纵隔脂肪肉瘤中发生，包括 DDIT3、EWSR1 和 FUS 重排以及细胞遗传学。

上皮样血管内皮瘤（EH）和血管肉瘤

这两种肿瘤是目前纵隔中最常见的恶性血管源性肿瘤，这里将它们一并介绍，因为这两种肿瘤具有一些共同的组织学和免疫组化特点。

临床特征

与纵隔其他软组织肿瘤一样，EH 或血管肉瘤的病例报道罕见，在大多数情况下，发生于纵隔的肿瘤都是在软组织肿瘤的大宗病例系列中被描述或者仅作为病例个案被报道。最大的纵隔 EH 病例系列报告了 12 个病例，3 例女性，9 例男性，年龄在 19 岁到 62 岁之间。患者表现出与压迫邻近结构相关的非特异性症状。对 12 例患者中的 9 例进行随访，发现 7 例患者在 2~21 年后仍存活，1 例患者复发并因手术并发症死亡，另外 1 例患者死因不明。作者认为，纵隔 EH 理想的治疗方法是完整切除肿瘤。

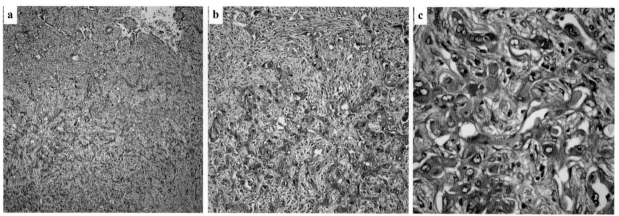

图 11.86　上皮样血管内皮瘤。（a）显示缎带样的肿瘤细胞；（b）上皮样细胞与梭形细胞混合；（c）上皮样细胞缺乏核分裂活性，并吞噬红细胞

类似的还有纵隔血管肉瘤，大部分对该肿瘤的认识，来自病例报道或软组织血管肉瘤的一般描述。原发性纵隔血管肉瘤最大宗的病例系列报道了 9 例年龄在 25~62 岁之间的患者，他们也像 EH 一样出现非特异性症状。其中 6 例患者的随访资料显示，4 例患者在 6~36 个月内存活，1 例患者在 48 个月后复发，1 例患者在确诊 10 个月后死亡。

病理学特征

大体上，EH 被描述为一个边界清晰的肿瘤，最大直径从几厘米到超过 10 cm 不等。肿瘤表面具有弹性，有出血区域。另一方面，血管肉瘤通常被描述为边界不清晰的肿块，伴浸润性边缘。肿瘤较大，最大直径可达 10 cm 以上，通常有出血。

镜下观，纵隔 EH 的组织学特征与其他部位发生的 EH 相似（图 11.86）。增生的肿瘤细胞呈圆形、卵圆形至梭形，排列成条索状或巢团状。高倍镜显示上皮样细胞，核位于中央，核仁不明显。肿瘤没有明显的细胞异型性或增加的核分裂活性。然而，在某些病例中，每 10 个高倍视野中可以看到多达 3 个核分裂象。增生的肿瘤细胞通常位于黏液样基质中。在某些病例，肿瘤还可能显示破骨细胞样巨细胞的存在。

另一方面，血管肉瘤虽然具有 EH 的一些特征，但在分化谱系上存在差异。在低级别肿瘤中，我们可以发现相互吻合的血管腔和较大的充满血液的扩张区域，毛细血管样增生，以及衬覆非典型内皮细胞样的裂隙状管腔。在某些病例中，可识别出实性、乳头状、黏液样区域。75% 的病例常出现坏死，核分裂活性每 10 个高倍视野中有 2 到 5 个不等。

免疫组织化学和分子特征

由于这两种肿瘤本质上都为血管源性，它们可能会表现出相似的免疫表型，即传统标记物如 CD34、CD31、Ulex 和 Ⅷ 因子的阳性染色。此外，ERG 和 D2-40 也可能在这些肿瘤中呈阳性染色。一些病例还可显示角蛋白、EMA 染色阳性，而 CD10 阳性在 EH 的一些病例中也有报道。在分子水平上，WWTR1 和 CAMTA1 基因重排在 EH 中有所报道，而血管肉瘤中尚未有报道。

平滑肌肉瘤

平滑肌肉瘤是一种罕见的纵隔肿瘤，虽然文献中有其发生的记载，但主要以病例报告为主。然而，将可能来自食管壁或胸壁的肿瘤与真正的纵隔平滑肌肉瘤区分开是很重要的。

临床特征

纵隔平滑肌肉瘤最大宗的病例系列报道包括 7 名男性和 3 名女性，年龄在 26~71 岁。有趣的是，3 个肿瘤位于前纵隔腔，7 个位于后纵隔腔。一些患者无症状，而另一些患者出现非特异性症状。对 6 名患者进行了 2~7 年的临床随访，其中 3 例死亡，2 例复发，2 例无病生存。基于此报告，作者指出，肿瘤的组织学分级和诊断时肿瘤累及的范围，对这些患者的临床预后起重要作用。

病理学特征

纵隔平滑肌肉瘤的分化谱系与软组织的对应肿瘤相似。肿瘤可为低级别，特征是梭形细胞增生，无明显核异型性，核分裂活性低，通常 1~2 个 /10HPF。中级别肿瘤通常表现为更多的细胞异型性，细胞核深染，核分裂活性为 3~5 个 /10HPF。高级别肿瘤通常表现为坏死区域显著的核异型性和核分裂活性增加，通常大于 10 个 /10HPF。

免疫组化特征

平滑肌肉瘤通常表达 vimentin、平滑肌特异性肌动蛋白、平滑肌肌动蛋白、desmin、caldesmon 和 Myo-D。一些平滑肌肉瘤也可能出现角蛋白染色阳性。然而，平滑肌肉瘤中血管标志物、Bcl-2、S-100 蛋白、TLE1、HMB45 和 CD68 均为阴性。

横纹肌肉瘤

纵隔腔内不寻常的肿瘤，尤其纯粹的横纹肌肉瘤，诊断时必须特别小心，因为横纹肌肉瘤是纵隔畸胎瘤病变的常见成分。因此，基于小活检的诊断应该谨慎，因为它可能代表其他肿瘤的组成部分。

仅有的小系列病例报告之一报道了 3 名男性，1 名女性，年龄在 19~27 岁，他们表现为非特异性症状和前纵隔腔的肿块。4 名患者在诊断时出现转移性疾病，经随访，其中 3 名患者在首次诊断后 6 个月死亡。这些患者可能会接受药物治疗。

病理学特征

在上述病例中，肿瘤的最大直径从 4 cm 到大于 10 cm 不等。此外，肿瘤可能出现坏死和出血区域。

镜下观，肿瘤可能表现出与软组织肿瘤相似的特征，即腺泡样、胚胎样和多形性生长模式。肿瘤细胞可由单一增生的小圆形细胞、梭形细胞或成片的多形性细胞组成。通常，横纹肌母细胞为较大的细胞，有偏心位的细胞核和丰富的嗜酸性细胞质，据此可快速诊断为横纹肌肉瘤。有程度不等的坏死区域和增加的核分裂活性。

免疫组化方面，横纹肌肉瘤显示 desmin、myo-globin 和 Myo-D 阳性染色。在某些病例中，角蛋白也

可能呈阳性染色。在分子水平上，我们推测在软组织横纹肌肉瘤中所描述的类似分子改变也可能在纵隔横纹肌肉瘤中出现，即 FOX01 融合基因、MYOD1 突变和 PAX3/7 融合基因。

孤立性纤维性肿瘤

纵隔的此类肿瘤是发生于浆膜表面（如胸膜）类似肿瘤的对应病变。在胸腔，这种肿瘤也被描述为肺部浆膜面肿瘤。Witkin 和 Rosai 报告了 14 例 27~70 岁的患者，并认为这些肿瘤位于纵隔。就像发生在胸膜部位一样，一些患者可能出现低血糖，而另一些患者可能出现非特异性症状。本报告的临床预后并不一致，一些患者死于该肿瘤，而其他人存活无复发。基于这一经验，作者指出具有明显肉瘤样区域的肿瘤可能更具有侵袭性，而较大的肿瘤复发的风险更大。

纵隔孤立性纤维性肿瘤的组织病理学和免疫组织化学特征与发生于胸膜或肺部浆膜面的肿瘤基本相同。通常肿瘤显示由梭形细胞和数量不等的纤维胶原（或所谓的绳索状胶原）组成的细胞丰富区和细胞稀疏区交替出现。此外，肿瘤可能表现出不同的生长模式，包括 HPC 样、鲱鱼骨样、神经样、血管瘤样，伴或不伴明显的肉瘤区域，后者可能类似一些软组织肉瘤。侵袭性肿瘤多见出血和坏死区域，核分裂象数目从无到大于 10×10HPF 不等。

免疫组化上，已知这些肿瘤 vimentin、CD34、Bcl-2 和 STAT6 阳性。一般来说，肿瘤中上皮、血管和肌源性标记呈阴性。

滑膜肉瘤

如本章前一节所述，滑膜肉瘤广泛分布于胸腔，它被描述为一种原发于肺、胸膜和纵隔的肿瘤。因此，正确记录肿瘤在胸腔的位置，并且确定患者既往有无软组织滑膜肉瘤病史均很重要，因为这些肿瘤常向胸腔内扩散。

纵隔滑膜肉瘤有两个相对大宗的病例系列。最初对该肿瘤的描述要归功于 Witkin 等人，他们描述了 4 名年龄在 40~73 岁之间的患者。对这些患者进行临床随访提示，4 名患者中有 3 人死于该肿瘤。这一特殊肿瘤的最大宗病例系列报道了 15 名年龄在 5~83 岁之

间的患者。有趣的是，在这份报告中作者发现纵隔滑膜肉瘤可以发生在前纵隔或后纵隔位置。因此，这些患者的症状可能会因肿瘤的位置而有所不同。尽管在这15例患者的报告中，一些患者有转移性疾病，但没有更详细的临床随访资料。

病理学特征

大体上，这些肿瘤界限不清，有浸润性边缘，可累及邻近结构，如胸膜或心包。肿瘤大小不一，较大时可大于10 cm，质韧，浅灰色，伴或不伴出血坏死区域。

显微镜下，已经描述了双相型和单相型两种亚型。双相型中，肿瘤由增生的梭形细胞与非典型的腺样结构混合而成。这些成分的比例因不同病例而异。细胞异型性和核分裂活性在这些肿瘤中很容易识别，而且程度不等，核分裂象每10HPF可有2个到5个以上。单相型顾名思义就是完全由增生的非典型性的梭形细胞组成，可有不同的生长模式，包括鲱鱼骨样、血管外皮瘤样或实性梭形细胞增生。细胞异型性和核分裂活性在这些肿瘤中也很容易识别。在这些肿瘤中，不论单相型或双相型，可能有囊性变和坏死出血区域。

免疫组织化学和分子特征

在这些肿瘤中观察到的染色模式类似于特定抗体的表达；然而，一些抗体的着色强度，似乎双相型比单相型更强。例如，角蛋白和EMA等上皮标志物在双相型肿瘤的腺样成分中表达更强，而Bcl-2、CD99、FLI-1和TLE1在梭形细胞成分中表达更强。角蛋白和EMA在单相型滑膜肉瘤的梭形细胞成分中也呈阳性，但着色强度较低。

目前，分子研究的应用可能有助于诊断，尤其是在形态学和免疫组织化学不够典型的情况下。融合基因产物SYT-SSX嵌合RNA约占80%。染色体易位涉及在18q11上的SSY与两个同源基因SSX1或SSX2的融合。

其他肿瘤

如本节前面所述，还有其他间叶源性肿瘤也可发生于纵隔。然而，文献中鲜有报道，在日常工作中，这些肿瘤愈发不同寻常。此外，在不常见的间叶源性肿瘤背景下，在确定肿瘤为原发性纵隔肿瘤之前，应谨慎地获取详细的临床病史。这组混杂的肿瘤包括软骨性肿瘤，主要是软骨肉瘤、脊索瘤和腺泡状软组织肉瘤。这些肿瘤的组织学形态和免疫组化特征与在更常见解剖部位观察到的肿瘤相同。然而，重要的是确定这些肿瘤的原发部位需要仔细联系临床和影像学。

神经源性肿瘤

一般来说，纵隔的神经源性肿瘤多发生于后纵隔；然而，在少数情况下，肿瘤也可能发生于前纵隔。这组肿瘤可发生于所有年龄段的人群；但是，恶性神经源性肿瘤如神经母细胞瘤和节细胞神经母细胞瘤在儿童中更常见，良性神经源性肿瘤如节细胞神经瘤、神经纤维瘤和神经鞘瘤在成人中更常见。而在成人人群中也可以看到其他恶性肿瘤，包括恶性外周神经鞘瘤、外周神经外胚层肿瘤（PNET/Ewing肉瘤）和室管膜瘤。

恶性外周神经鞘瘤（MPNST）

其他囊括在MPNST大类中的肿瘤包含了神经纤维肉瘤和恶性神经鞘瘤。很难估计这些肿瘤在纵隔腔的确切发病率，因为通常它们都是在软组织肿瘤的章节中讨论的。在一项对165例"恶性神经鞘瘤"的研究中，作者将这些肿瘤分为两组，一组伴有von Recklinghausen病背景，另一组不伴该病。作者发现40%的患者有神经纤维瘤病的背景。该肿瘤似乎对两性都有影响，但没有特定的性别偏好，有学者认为神经纤维瘤病背景下的肿瘤可能具有更强的侵袭性生物学行为。在最近的一项75例胸腔内PNST的研究中，作者仅确诊了5例MPNST，其中4例位于脏层胸膜部位，只有1例位于前纵隔。

病理特征

大体上，这些肿瘤呈圆形到卵圆形，浅褐色，通常有出血和/或坏死区域。这些肿瘤的大小是可变的，但最大直径通常在5~8 cm之间。在某些情况下，囊性变可能很明显。

显微镜下，其特征是梭形细胞增生，肿瘤细胞交错排列成束状，细胞核呈栅栏状，以及神经胶质分化。

肿瘤特征性表现为广泛的玻璃样变性、坏死或出血。此外，最常见的是血管周围的玻璃样变性。核多形性和核分裂活性容易识别。这些肿瘤的几种亚型已有描述，包括上皮样、色素性、腺样和伴有横纹肌肉瘤分化（恶性蝾螈瘤）（图 11.87）。

免疫组化染色可帮助诊断，包括使用 S-100 蛋白，它只能着染 50% 的肿瘤。在肿瘤细胞中显示阳性染色的其他标记物有神经丝蛋白、神经元特异性烯醇化酶和 vimentin。也许对诊断最有帮助的特征之一是该肿瘤的超微结构，它可能显示丰富的粗面内质网，发育良好的高尔基体，细胞突起覆盖基膜——所有的施万细胞分化特征。通过分子研究确定 NF1 突变可能在某些情况下有所帮助。

原始神经外胚层肿瘤（PNET/ 骨外尤因肉瘤）

当这些肿瘤出现在胸腔时，又称为 Askin 瘤或胸 - 肺部位恶性小圆细胞肿瘤。在上述文章发表之后，也出现了许多关于该肿瘤的其他文献报道，有研究认为男性好发，也有研究认为女性好发，还有其他学者认为该肿瘤特定地发生于儿童或年轻人。一般来说，PNET 可能会累及儿童、年轻人和年龄偏大的患者，没有任何特殊的性别偏好。然而，当这些肿瘤发生在纵隔部位时，它们可能位于前纵隔或后纵隔，在成年人中可能更常见。然而，这些肿瘤出现在纵隔很罕见。

病理学特征

大体上，这些肿瘤可为最大直径超过 10 cm 的巨大肿块。它们肉眼观边界不清，有浸润性边缘，浅褐色，伴或不伴坏死和出血区域。

显微镜下，肿瘤细胞呈非典型增生，细胞较小，圆形，核仁不明显（图 11.88）。增生的肿瘤细胞可排列成条索状或巢团状，存在假菊团或 Homer-Wright 型菊形团。这些肿瘤出血或坏死区域常见，核分裂象数量不等，容易识别。

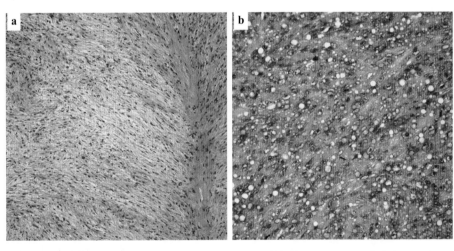

图 11.87　MPNST。（a）显示典型的梭形细胞增生，散在核分裂象；（b）显示上皮样区域，核分裂象容易识别

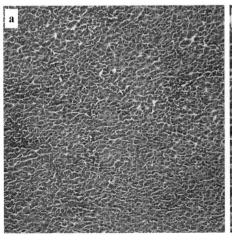
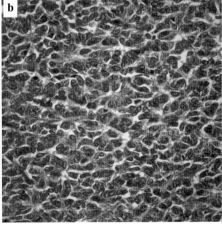

图 11.88　PNET。（a）显示片状的恶性小圆形细胞；（b）高倍镜下观察小细胞核仁不明显

　　免疫组化染色可能有助于诊断 PNET，因为这些肿瘤可能显示 CD99 阳性，突触素和 CD56 染色局灶阳性，而肌源性、上皮细胞、黑色素瘤标记或其他神经内分泌标记阴性。其他染色可能呈阳性的标记物包括 S-100 蛋白、NSE 和 HNK-1。分子研究也可以通过识别 t（11;22）（q24;q12）易位来帮助诊断。

室管膜瘤

　　这是一种罕见的纵隔肿瘤，文献中仅有少量报道。所有报告的病例均为成人患者，无特定性别偏好，且肿瘤均位于后纵隔。这些患者的症状为非特异性，均接受了手术切除。随访资料显示，一些患者存活，其中一名患者有转移性疾病，而其他一些患者死亡。然而，基于所报告的病例数，很难对这些纵隔肿瘤的临床行为的确切性质作出明确判断。大体上，肿瘤最大直径可能大于 5cm，棕褐色，均质柔软，伴或不伴出血坏死。显微镜下，肿瘤表现为由圆形至卵圆形的细胞增生，细胞核圆形，核仁不明显。细胞增生可呈假乳头状和实性生长模式。可见假菊形团和真性室管膜菊形团（图 11.89）。核分裂象数目不等，1~5 个 /10HPF。肿瘤可出现局灶性或大面积坏死。

　　诊断此类肿瘤常用的免疫组化染色包括胶质纤维酸性蛋白（GFAP），其在肿瘤细胞中呈阳性染色，

而 S-100 蛋白、上皮和神经内分泌标记物呈阴性。

神经母细胞瘤：胶质神经母细胞瘤

　　这些肿瘤在儿童中更常见。虽然后纵隔是常见的部位，但成人的前纵隔肿瘤也有报道。在后纵隔肿瘤的大宗病例系列之一中，作者更关注节细胞神经母细胞瘤的发生，并报告了 80 例这样的病例，其中大多数肿瘤发生于儿童或年轻人。所有患者均无神经纤维瘤的病史，约 50% 的患者无症状。基于 72 例患者的随访资料，5 年生存率约为 88%。然而，作者指出生存率与诊断时肿瘤的分期有关。在最近的一项对神经母细胞瘤和节细胞神经母细胞瘤的研究中，患者均为 18 岁以上，作者在超过 25 年的时间里描述了 15 例纵隔（4 例）、腹部、肾上腺和腹膜后的肿瘤患者。作者得出的结论是，手术切除肿瘤可使 I 期患者长期无病生存。在一项长达 30 年的研究中，作者分析了超过 1600 个病例，作者估计神经母细胞瘤的年发病率为 9/1 000 000，中位年龄为 1 岁。在这项研究中，作者解释了神经母细胞瘤的发病率约为总病例的 15%。有趣的是，作者还指出，纵隔和盆腔肿瘤似乎预后较好，而直径超过 10 cm 的肿瘤预后较差。其他作者得出结论，无 N-myc 扩增与较好的预后有关。

　　一般来说，这些患者的症状因诊断肿瘤时的年龄而异，患者可无症状，也可有非特异性症状及代

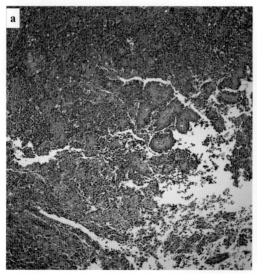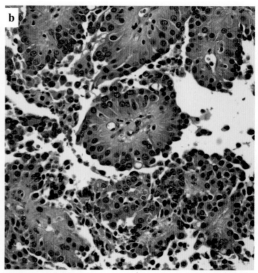

图 11.89　纵隔室管膜瘤。（a）显示乳头状特征；（b）高倍镜显示菊形团

谢障碍。然而，预测临床预后最可靠的参数是诊断时肿瘤的分期。

针对这些肿瘤提出了几种分期系统；但似乎最常用的是国际神经母细胞瘤分期系统（INSS），具体如下：①1期：局部肿瘤全部切除，伴或不伴镜下残留病变；代表性的同侧淋巴结无肿瘤转移，附着于原发肿瘤并被切除的淋巴结在显微镜下可能是有转移的。②2A期：局部肿瘤，未完全切除；代表性的同侧非黏附淋巴结在显微镜下肿瘤阴性；2B期：局部肿瘤，完全切除或不完全切除，同侧非黏附淋巴结镜下有肿瘤转移。增大的对侧淋巴结必须镜下无转移。③3期：不可切除的单侧肿瘤浸润超过中线，有或无局部淋巴结转移；局限性单侧肿瘤，有对侧区域淋巴结转移；中线肿瘤向两侧浸润（不可切除）或有淋巴结转移。④4期：扩散至远处淋巴结、骨、骨髓、肝脏、皮肤和/或其他器官的任何原发性肿瘤(4S期定义的除外)。⑤4S期：局限性肿瘤（定义为1期、2A期或2B期），扩散局限于皮肤、肝脏和/或骨髓（限于1岁以下婴儿）。

国际神经母细胞瘤病理委员会（INPC）提出了一种病理学分类，该分类基于形态良善与否，分为不同亚群。这一分类如下：①节细胞神经瘤，成熟型（神经鞘基质为主）：本质上是一个节细胞神经肿瘤，伴有散在的神经母细胞和/或成熟的神经节细胞，组织学形态良善（图11.90）。②节细胞神经母细胞瘤，混合型（富于神经鞘基质）：介于神经母细胞瘤和节细胞神经瘤之间的过渡性肿瘤。镜下神经母细胞瘤的残留病灶，含有中性粒细胞和神经母细胞。节细胞神经瘤与神经母细胞瘤成分的比例应超过50%，组织学形态良善。③节细胞神经母细胞瘤，结节型（复合成分，富于神经鞘基质/神经鞘基质为主，神经鞘基质缺乏）：肉眼可见神经母细胞瘤结节，神经母细胞瘤和节细胞神经瘤成分的比例因不同病例而异（图11.91）。这一特殊亚型可根据年龄相关性评估、神经母细胞分化级别和核分裂-核碎裂指数进一步细分为形态良善和形态较恶的组织学类型。

这些肿瘤的免疫组化特征是非特异性的，因为这些肿瘤可能对一些标记物染色呈阳性，而这些标记物也在与神经母细胞瘤或节细胞神经母细胞瘤无关的其他肿瘤中表达。这些标记物包括NSE、CD99、PGP 9.5和S-100蛋白，而它们通常对上皮、神经内分泌、肌源性和血管标记呈阴性。

淋巴组织增生性肿瘤

发生在纵隔的淋巴组织增生性肿瘤，其谱系较广，超出了本节的范围。其中一些肿瘤已在血液病理学部分描述。因此，在这一节中，我们将涉及那些在纵隔更常见的肿瘤。这些肿瘤包括：非霍奇金淋巴瘤、原发性纵隔大B细胞淋巴瘤（PMLBCL）、灰区淋巴瘤、淋巴母细胞性淋巴瘤、MALT淋巴瘤、霍奇金淋巴瘤。

原发性纵隔大B细胞淋巴瘤（PMLBCL）

我们认为纵隔PMLBCL在临床上和生物学上都

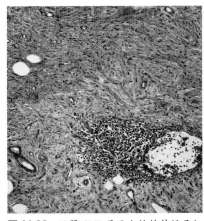

图11.90　纵隔GNB显示小灶的神经母细胞瘤，该肿瘤主要为节细胞神经瘤

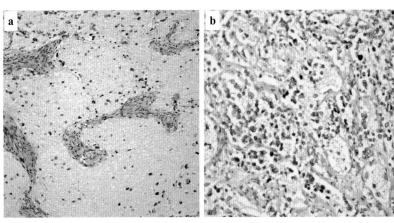

图11.91　（a）GNB显示富含中性粒细胞成分；（b）节细胞神经母细胞瘤（GNB）显示小肿瘤细胞增生，无中性粒细胞

与其他类型的淋巴瘤不同。它似乎在年轻女性中更常见，可能占所有纵隔淋巴瘤的10%。据推测，肿瘤起源于胸腺髓质的B细胞。临床上，这些患者通常会出现较大的前纵隔肿块，压迫邻近的结构并产生与此分布相关的症状。在某些情况下，患者可能会出现上腔静脉综合征。虽然大多数患者肿瘤可被早期发现（Ⅰ期或Ⅱ期），但由于肿瘤体积较大，侵犯邻近结构如胸膜、肺、心包或胸壁等并不少见。这些患者通常需要适当的分期，因为这些患者的临床预后是由诊断时疾病的分期决定的。

组织病理学、免疫组化和分子特征

这些肿瘤的特征是由大细胞组成的单一细胞增生，这些大细胞可以包埋入突出的硬化性背景中（图11.92）。细胞大，核圆，核仁明显，细胞质丰富、透明。在某些情况下，也可出现Reed-Sternberg细胞。这些肿瘤的其他特征包括存在残留的胸腺组织和广泛的坏死。免疫组织化学染色通常用于帮助诊断这些肿瘤。肿瘤多为CD45、CD20、CD23、CD79a、PAX5、

BOB1、OCT2染色阳性。在某些情况下，CD30可呈弱阳性染色。在分子水平，LBCL的9p24染色体带的JAK2基因被激活，PDL1和PDL2出现扩增。有趣的是，已观察到LBCL与结节硬化型霍奇金淋巴瘤共享了约1/3的基因。

灰区淋巴瘤（GZL）

这种类型的淋巴瘤相当罕见，并与LBCL有许多相同的临床特征。然而，灰区淋巴瘤在年轻男性中更为常见，而PMLBCL在年轻女性中更为常见。该肿瘤的组织病理学特征介于PMLBCL和结节性硬化型霍奇金淋巴瘤之间。目前对该肿瘤的研究很少，认为GZL是一种不同的肿瘤，有其独特的分子特征。Eberle等在一项包括纵隔病例的GZL研究中认为，GZL、经典型霍奇金淋巴瘤和纵隔大B细胞淋巴瘤具有相似的基因改变。这些患者的临床预后取决于诊断时疾病的分期。

显微镜下，肿瘤比PMLBCL表现出更多的多形性，特征性表现为成片的大肿瘤细胞，核圆形至卵圆形，

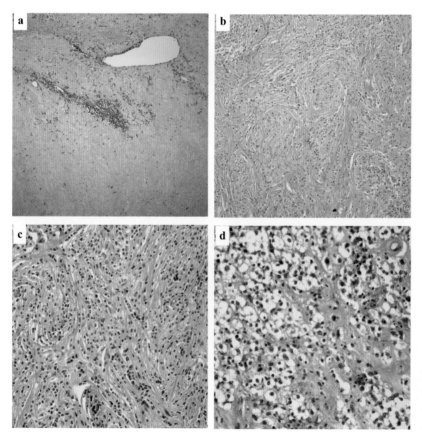

图11.92 （a）纵隔LBCL显示广泛硬化；（b）LBCL显示异型性细胞分隔纤维组织；（c）硬化伴非典型性淋巴样增生，（d）局灶区域显示透明细胞改变

核仁明显，胞浆丰富。在这种淋巴瘤变异型中，也可以看到 Reed-Sternberg 样细胞的存在。在这些肿瘤中常可见到坏死。GZL 的免疫组化染色特征是，肿瘤细胞 呈 CD45、CD30、CD15、CD20、CD79a、PAX5、BOB1 和 OCT2 阳性表达。

淋巴母细胞性淋巴瘤

这种类型的淋巴瘤通常出现在年轻患者，他们可能会出现急性症状，包括由于较大纵隔肿块引起的上腔静脉综合征。纵隔内的肿瘤细胞可以是 B 细胞，也可以是自然杀伤细胞。

显微镜下，肿瘤显示成片的小肿瘤细胞，具有中度到明显的异型性。核分裂活性容易识别，肿瘤可模拟富于淋巴细胞的胸腺瘤或小细胞癌。肿瘤特征性地以弥漫性方式浸润邻近脂肪组织（图 11.93）。

免疫组化上，肿瘤特征性地显示 TdT 阳性染色；然而，在这种情况下，重要的是要记住胸腺瘤也可能显示 TdT 阳性染色，因为它们含有不成熟的淋巴细胞。此外，在纵隔活检中，角蛋白染色也可显示胸腺残存上皮细胞呈阳性。因此，考虑到胸腺瘤在年轻患者中不常见，仔细分析肿瘤的生长模式和现有的临床资料是很重要的。

MALT 型淋巴瘤

这种类型的淋巴瘤在胸腺罕见，并且大部分文献为病例报告。文献中仅有少数的病例系列，病例数较少。一般来说，胸腺 MALT 常被报道与 Sjogren 综合征或其他自身免疫性疾病有关。在我们对 6 例患者

的治疗经验中，我们发现这些肿瘤多为女性，年龄在 48~59 岁。其中两名患者有干燥综合征病史，一名患者有系统性红斑狼疮，一名患者有甲状腺乳头状癌，还有两名患者的症状是非特异性的。需要注意的是，明确胸腺 MALT 淋巴瘤的诊断并不容易，这解释了手术切除的次数，但与纵隔淋巴瘤的医学治疗概念相悖。此外，值得强调的是，这些患者的随访显示，完整手术切除纵隔肿块是一种很好的治疗选择。

大体上，前纵隔肿块常见的是最大直径超过 5 cm 的大肿块，胸腺重量可超过 30 g，此外，肿块可呈囊性，但坏死和出血不常见。

组织学上，低倍镜下可见广泛的淋巴样组织增生的囊性肿瘤。通常可以观察到假上皮瘤样增生、生发中心、胆固醇结晶肉芽肿和残留的胸腺上皮。此外，还可以观察到淋巴样组织增生浸润脂肪组织。浸润灶由小淋巴细胞组成，胞核圆、胞浆透明，单核样细胞增生为其特征（图 11.94）。在某些情况下可以看到浆细胞样分化。

免疫组化上，CD20、CD45、κ 和 λ 链是重要的标记物，有助于诊断 MALT 淋巴瘤。

霍奇金淋巴瘤

一般来说，对于纵隔的原发性淋巴瘤，霍奇金淋巴瘤可能是最常见的类型。它经常发生于年轻个体，女性略多见。患者可表现为纵隔肿块，也可累及肺、心包和胸壁。在 Leopold 等人的一项研究中，作者估计在 12 年的时间里，91% 的 I A 期和 II B 期患者无复发。

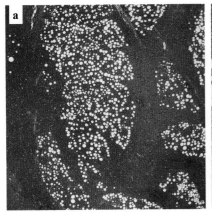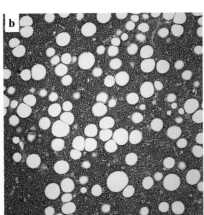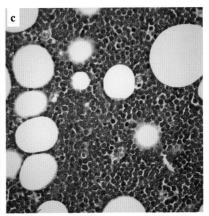

图 11.93 淋巴母细胞性淋巴瘤。（a）呈轻微的分叶状结构；（b）肿瘤细胞浸润脂肪组织；（c）小肿瘤细胞具有核分裂活性

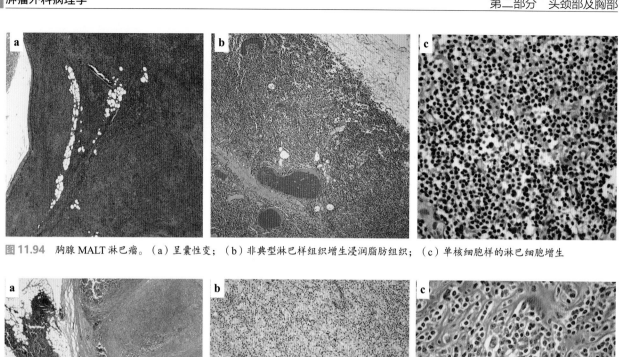

图 11.94　胸腺 MALT 淋巴瘤。（a）呈囊性变；（b）非典型淋巴样组织增生浸润脂肪组织；（c）单核细胞样的淋巴细胞增生

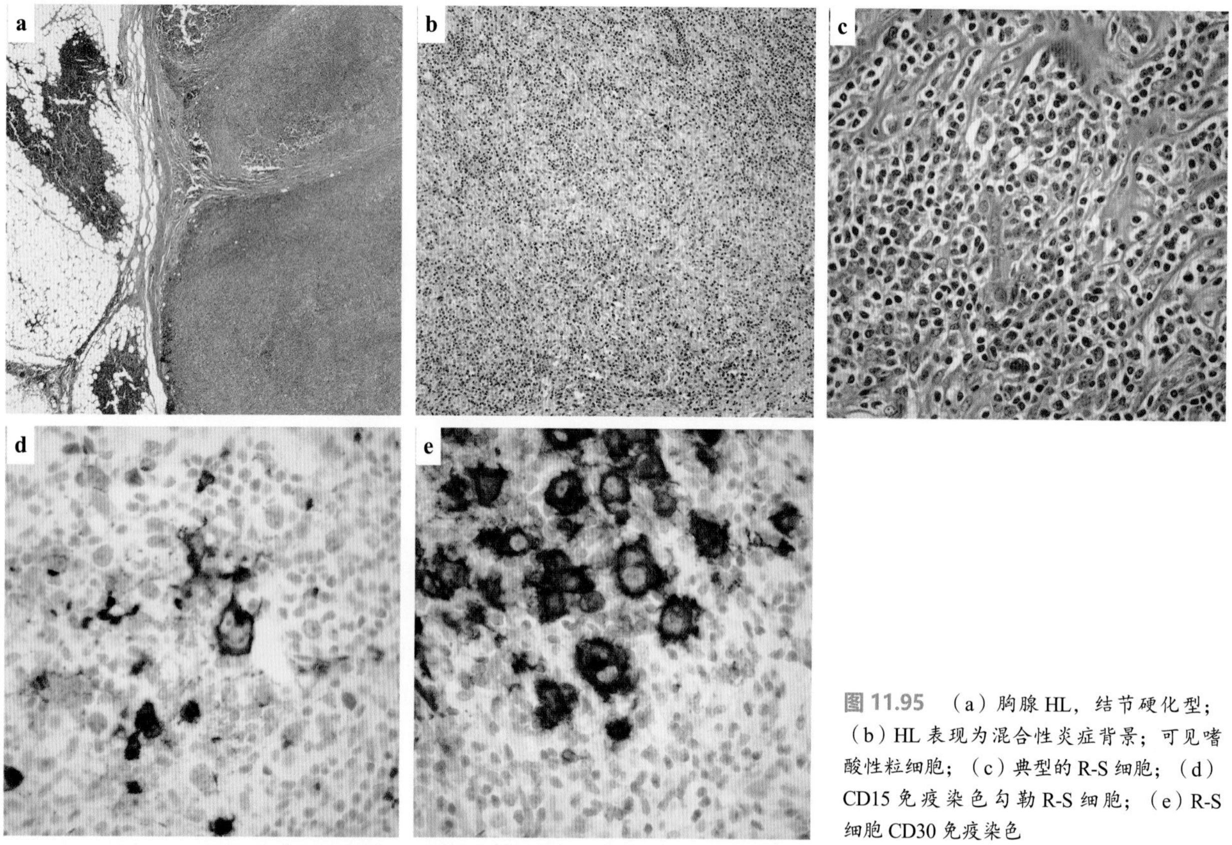

图 11.95　（a）胸腺 HL，结节硬化型；（b）HL 表现为混合性炎症背景；可见嗜酸性粒细胞；（c）典型的 R-S 细胞；（d）CD15 免疫染色勾勒 R-S 细胞；（e）R-S 细胞 CD30 免疫染色

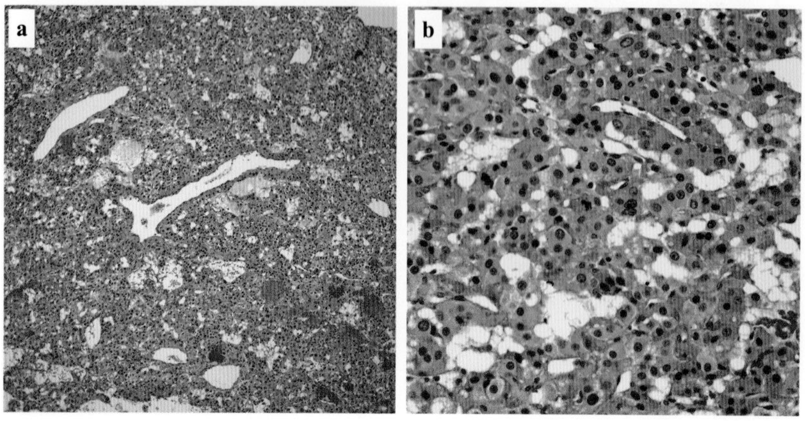

图 11.96　（a）纵隔副神经节瘤，血管扩张明显；（b）副神经节瘤，肿瘤细胞均一增生，细胞核大，核仁明显

Pina-Oviedo 在最近一篇对原发性纵隔霍奇性淋巴瘤的综述中指出，30%~50% 的霍奇性淋巴瘤患者无症状，偶然发现纵隔肿块。此外，大约 1/3 的患者可能会出现 B 型症状，包括发烧、盗汗和体重减轻。其他可能出现的症状包括全身瘙痒、周期性发热（Pel-Ebstein）、饮酒后胸痛，或其他不常见的急性症状，如上腔静脉综合征。

目前的工作中，HL 的诊断与其他类型的淋巴瘤一样，都是通过纵隔活检来完成。纵隔最常见的霍奇金淋巴瘤是结节硬化型经典型霍奇金淋巴瘤。在这些病例中，低倍镜可见纤维结缔组织带分隔的结节状结构。高倍观察，结节中可见混杂的细胞群，包括淋巴细胞、浆细胞、嗜酸性粒细胞和巨噬细胞，并存在大的单核或多核细胞，对应于 Reed-Sternberg 细胞，这是诊断 HL 的标志（图 11.95a~c）。

免疫组织化学染色通常用于辅助诊断 HL。一般情况下，R-S 细胞 CD15 和 CD30 呈阳性（图 11.95d,e），而 CD45、CD3 和 CD20 呈阴性。然而，在某些情况下，CD20 可能表现为弱阳性染色。在这种情况下，考虑间变性大细胞淋巴瘤（ALCL）的可能性也很重要，它很少为原发性纵隔肿瘤。然而，在 ALCL 中，肿瘤也显示 ALK 染色阳性，CD15 阴性。

其他少见的纵隔肿瘤

还有一些不常见的纵隔肿瘤，虽然不代表恶性程度高，但可能会给诊断带来严重问题，尤其是在经纵隔镜的小标本活检时。通常表现为纵隔肿块的三种最重要的肿瘤包括：副神经节瘤、异位甲状旁腺腺瘤、多房性胸腺囊肿、胸腺脂肪瘤。

甲状旁腺腺瘤和异位甲状旁腺腺瘤

这两种肿瘤通常作为神经内分泌癌的鉴别诊断，因为它们都是神经内分泌肿瘤，而非神经内分泌癌。这两种肿瘤都被描述为主要发生于纵隔。然而，在经纵隔镜的小活检中，这些肿瘤的组织病理学特征可能与神经内分泌癌有明显重叠。纵隔副神经节瘤可见于前纵隔或后纵隔，而异位的甲状旁腺腺瘤最常见于前纵隔。

组织学上，副神经节瘤特征性表现为所谓的球丛状（zellballen），大的肿瘤细胞有较大的细胞核（图 11.96）。然而，核分裂活性无或极少。副神经节瘤通常嗜铬粒蛋白和突触素阳性，角蛋白和 TTF-1 阴性。另一方面，异位甲状旁腺腺瘤可能表现为透明细胞和/或嗜酸性改变（图 11.97）。一般来说，这些肿瘤表现为相对均一的细胞增生，缺乏细胞异型性和核分裂活性。嗜铬粒蛋白、突触素、角蛋白和甲状旁腺激素（PTH）等免疫组化染色也阳性。此外，大多数患者临床表现为代谢紊乱。

多房性胸腺囊肿（MTC）

这是一种不常见的前纵隔良性肿瘤。由于本病较罕见，截至目前尚无大宗病例报道。然而，该肿瘤常见于成年人，病因可能与炎症有关。这些患者通常会表现出非特异性症状或完全无症状。病灶通常很大，经纵隔镜活检常难以诊断。大体上，顾名思义，它是一种囊性病变，有多个囊腔并伴有实性区域。囊性病变最大直径可达 10 cm 以上。组织学上，低倍镜

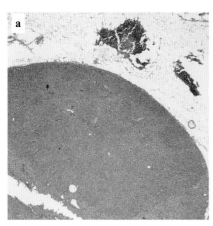
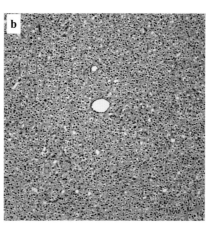

图 11.97 （a）异位甲状旁腺腺瘤，可见邻近的胸腺组织；（b）甲状旁腺腺瘤中的特征性透明细胞

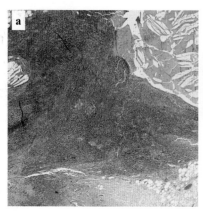 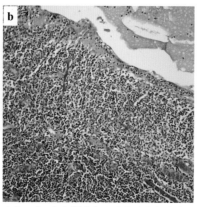

图 11.98　多房性胸腺囊肿。（a）显示囊性改变、淋巴组织增生和胆固醇结晶肉芽肿；（b）伴有淋巴组织增生，囊壁衬覆上皮减少

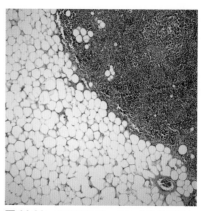

图 11.99　胸腺脂肪瘤：显示成熟的脂肪组织和胸腺组织

显示由矮立方或鳞状上皮衬覆的囊性病变。病灶同时显示淋巴组织增生，存在生发中心，还有残留的胸腺上皮、胆固醇结晶肉芽肿和 / 或假上皮瘤样增生（图11.98）。在一些病例中，假上皮瘤样增生表现出非典型的特征，而在其他病例中，炎症反应可累及邻近的脂肪组织。免疫组织化学在 MTC 诊断中的作用有限，只在怀疑有其他疾病时才有帮助。然而，强调在这些病例中充分取材很重要，因为不同类型的肿瘤已被描述与 MTC 样特征有关。

胸腺脂肪瘤

胸腺脂肪瘤是一种罕见的良性肿瘤。虽然已有的大多数文献都是个案报道，但也有一些大宗系列的病例。肿瘤可发生在任何年龄，没有特定的性别偏好。临床上，患者可出现非特异性症状或仅表现为前纵隔的肿块而无任何症状。放射学上，前纵隔的肿块类似心脏扩大症，但 CT 扫描可观察到软组织混合有脂肪组织的衰减信号。通过纵隔穿刺活检确诊是困难的，这将取决于组织样本的量。如果取到脂肪组织，则更多考虑胸腺脂肪瘤的可能性。然而，如果取到胸腺组织，一种可能是考虑诊断胸腺瘤。确诊通常是在手术切除后，通过鉴别不同比例的胸腺组织和脂肪组织来完成（图 11.99）。在某些情况下，肿瘤以脂肪组织成分为主，只有少量残留的胸腺组织，而在其他一些情况下，胸腺组织显而易见。

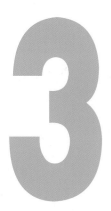

3

第三部分
胃肠道系统、胰腺、肝脏

Gastrointestinal System, Pancreas, and Liver

第十二章　包括胰腺在内的胃肠道系统肿瘤

Tumors of the Gastrointestinal System Including the Pancreas

原著　Melissa W. Taggart　Wai Chin Foo　Sun Mi Lee

译者　刘　倩

审校　周伟洵　陈　红

第一节　胃肠道的基本概念

提纲挈领，本部分将讨论经常遇到的胃肠道肿瘤的相关概念。包括与恶性肿瘤高度相关的炎症与遗传性疾病、神经内分泌肿瘤概述［包括神经内分泌瘤、神经内分泌癌、混合性腺神经内分泌癌（MANEC）］。其他部位特异性疾病的细节请参考相应章节。

第二节　易导致恶性肿瘤的炎症环境

长期存在的慢性炎症，比如反流性食道炎、胃炎（自身免疫性胃炎、幽门螺杆菌胃炎、其他）和特发性结肠炎（克罗恩病、溃疡性结肠炎）、胃肠道的外科手术重建/改道（吻合部位、间隙、造口术），相对于慢性修复性改变，继发的肿瘤也不容忽视。

第三节　易患恶性肿瘤的遗传环境

很多胚系基因突变与管状胃肠道和其他器官的肿瘤相关（表 12.1）。这一章我们会介绍涉及胃肠道很多区域的综合征，其他部位特异性综合征会在相应章节介绍。

表 12.1　涉及多个胃肠道器官的综合征

综合征	影响/涉及的基因	常见胃肠道肿瘤
Lynch 综合征（LS）	MLH1、MSH2、MSH6 PSM2、EPCAM	结直肠腺癌（也可发生于小肠、胃、胰腺）
家族性腺瘤性息肉病（FAP）/衰减型 FAP	APC	结直肠、小肠的腺瘤和腺癌，胃底腺息肉、腺瘤
MUTYH 相关性息肉病（MAP）	MutYH	结直肠和十二指肠腺瘤，结直肠锯齿状息肉，结直肠和十二指肠腺癌
聚合酶校对相关性息肉病（PPAP）	POLE、POLD1	结直肠和十二指肠的腺瘤
Peutz-Jeghers 综合征（PJS）	STK11/LKB1	小肠、结肠、胃错构瘤性息肉（Peutz-Jeghers 型），管状腺癌，胰腺腺癌
幼年性息肉病综合征（JPS）	SMAD4、BM-PR1A	结肠、小肠、胃、结直肠的错构瘤性息肉（幼年型），胃腺癌
PTEN 错构瘤综合征（Cowden 综合征、Bannayan-Riley-Ruvalcaba 综合征）	PTEN	错构瘤（幼年型），结肠的其他息肉

Lynch 综合征（LS）

DNA 错配修复系统中蛋白质功能缺陷会导致 Lynch 综合征（LS）。该系统可修复复制过程中产生的不匹配的核苷酸。这个过程涉及的四种主要蛋白质（MLH1、MSH2、MSH6 和 PMS2）的异常（通常是突变或表观遗传变化，影响表达或功能）已被确定为原因。由于 EPCAM 基因接近 MSH2 基因和其潜在影响（删除 EPCAM 的终端部分可能导致 MSH2 启动子甲基化，从而影响基因的转录），EPCAM 也作为上下游基因包括在内。虽然术语遗传性非息肉病性结直肠癌（HNPCC）和 LS 经常作为同义词使用，但是 LS 适用于 DNA 错配修复酶之一或 EPCAM 基因胚系突变的患者，而 HNPCC 是一个临床术语，要求患者满足所有 Amsterdam Ⅰ 或 Amsterdam Ⅱ 标准。其中 Amsterdam Ⅰ 标准为：① ≥ 3 个亲属患有组织学证实的结直肠癌，其中一位是其余两位的直系亲属，需要排除家族性腺瘤性息肉病；② ≥ 2 代有结直肠癌；③ ≥ 1 个结直肠癌 50 岁之前确诊。Amsterdam Ⅱ 标准为：① ≥ 3 个亲属患有组织学证实的 HNPCC 相关的癌（结直肠癌、子宫内膜癌、小肠癌、输尿管癌、肾盂癌），其中一位是其余两位的直系亲属，需要排除家族性腺瘤性息肉病；②癌症涉及至少两代人；③ ≥ 1 个病例 50 岁之前确诊（图 12.1）。

　　虽然 LS 患者可发生腺瘤性息肉，但其数量未能完全符合息肉病综合征的诊断标准。LS 患者有原发或转移性结直肠腺癌的风险，也可发生其他部位的肿瘤（子宫内膜肿瘤风险增加最高）。发病年龄普遍年轻（平均年龄为 44~61 岁），而散发性结直肠癌患者发病年龄较大（平均年龄为 69 岁）。患者通常有结直肠癌或其他 LS 相关肿瘤（子宫内膜癌、胃癌、卵巢癌、网膜癌、输尿管癌、肾盂癌、胆管癌、脑肿瘤、小肠癌、皮脂腺癌、和眼角膜肿瘤）的家族史。修订版的 Bethesda 指南试图识别出那些至少应该筛查出 DNA 错配修复缺陷的患者（通过免疫组化检测 DNA 错配修复蛋白的表达或通过 PCR 评估微卫星不稳定）。修订的 Bethesda 指南内容包括：①一个患者是 ≤ 50 岁诊断结直肠癌；②任何年龄的同时性、

异时性结直肠癌，或其他 HNPCC 相关的肿瘤（子宫内膜、胃、卵巢、胰腺、输尿管、肾盂、胆管、脑、小肠、皮脂腺、角化棘皮瘤）；③一个患者 60 岁之前确诊 MSI-H 相关的结直肠癌（肿瘤浸润淋巴管、Crohn 样淋巴细胞反应、黏液 / 印戒细胞分化或髓样生长方式）；④ ≥ 1 个直系亲属罹患 HNPCC 相关肿瘤，其中一位诊断年龄小于 50 岁；⑤ ≥ 2 代的一代和二代亲属罹患 HNPCC 相关肿瘤，不论年龄。近来，由于意识到识别这些患者和家族的重要性，很多组织和工作组建议对所有结直肠肿瘤进行 DNA 错配修复系统蛋白表达和 / 或功能的检测。

　　筛查 LS 最常用的方法包括通过免疫组化染色观察肿瘤细胞核 DNA 错配修复蛋白的表达，以及通过 PCR 分析富含核苷酸重复的基因序列［微卫星不稳定性（MSI）分析］。在比较常见的检测肿瘤中，免疫组化染色和 MSI 分析在识别微卫星不稳定肿瘤（散发性和胚系）具有相似的敏感性和特异性（敏感性分别为 92% 和 93%，特异性分别为 89%~99% 和 90%），然而，两种方法侧重点不同（免疫组化是评估蛋白质的表达，而 MSI 分析是评估蛋白质的功能）。有时，一种蛋白可以表达但无功能。其他部位的肿瘤可能没有足够的循环细胞来进行异常 MSI 研究，因此，免疫组化染色评估可能会提供更多信息。免疫组织化学研究的优势包括识别缺陷基因、检测成本低、出结果周期短和操作简便（仅评估肿瘤细胞，大多数实验室可以开展免疫组化染色）。陷阱包括无功能蛋白的表达和新辅助治疗后某些标志物（MSH6）的表达降低。对于大多数病例，通过

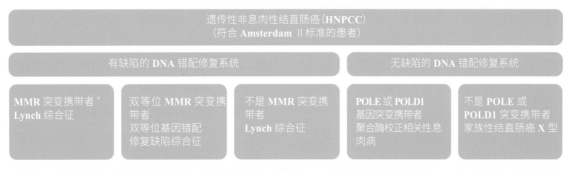

图 12.1　遗传性非息肉病性结直肠癌的亚型（通过免疫组化检测 DNA 错配修复酶表达 / 或通过 PCR 进行微卫星不稳定分析）
⁺MMR 相关基因（MLH1、MSH2、MSH6、PMS2 和 EPCAM）基因突变分析

免疫组化染色可识别出缺陷的蛋白，因此可以进行针对性的确认检测（胚系突变分析）。免疫组织化学染色的缺点包括技术因素（例如，不恰当的固定）导致的染色不稳定以及当小活检中仅存在少量浸润性肿瘤时评估作用有限。通过 PCR 进行 MSI 分析的优点包括高度可重复性，还可以检测出表达但无功能蛋白。缺点是对于某些检测除了肿瘤组织外还需要正常组织。此外，具有 MSH6 突变的患者可分为微卫星稳定（MSS）或 MSI-L。用于识别 MSI-H 肿瘤的新技术已有描述（基于二代测序所提供的有关总突变负荷的信息），但迄今为止尚未广泛使用。

导致微卫星不稳定的胚系基因为 MLH1、MSH2、MSH6 和 PMS2，因此通常会同时检测这四个基因的产物。最常见的突变是 MLH1 或 MSH2，而 MSH6 和 PMS2 突变则较少见。分别需要 MLH1 和 MSH2 来稳定 PMS2 和 MSH6；因此，MLH1 或 MSH2 的表达缺失也将导致 PMS2 和 MSH6 表达同时丢失。但是，通常看不到相反的情况，MSH6 或 PMS2 中的胚系缺陷将导致蛋白表达单独丢失（表 12.2）。EPCAM（MOC-31 或 Ber-EP4）的免疫组化染色无用。

表 12.2 DNA 错配蛋白的免疫组化染色

表达缺失的蛋白	受影响的基因
MLH1 和 PMS2	MLH1
MSH2 和 MSH6	MSH2
PMS2	PMS2
MSH6	MSH6

有时与正常组织相比，MSI 分析评估了肿瘤中富含核苷酸重复序列的基因序列的复制完整性。DNA 错配修复系统缺陷的肿瘤，由于无法修复的 DNA 聚合酶滑移，在微卫星序列中插入或缺失频率很高。

通常使用一组包含单核苷酸和双核苷酸重复序列的基因序列（基于美国国家癌症研究所的建议）。在此分析中，需要正常组织的 DNA 进行比对。其他仅使用单核苷酸重复序列的检测组对 MSI-H 肿瘤的检测也很敏感，包括 5 个用于检测的单核苷酸标记。由

于这些基因序列的高度保守性，在这些测定中不需要正常组织进行比对。

MSI-H 肿瘤患者未检测出胚系突变的情况并不少见。这些患者被称为"Lynch 样综合征（LLS）"（表 12.3）。一些研究估计 20% 的 LLS 患者会出现检测错误，因此，推荐重复检测作为评估这些患者的第一步。这些患者可能在已知的 Lynch 综合征相关基因中发生了突变，这些突变可能无法通过当前的检测方法进行确定，或者可能被误分类为不确定意义（VUS）或多态性的变异亚型。其他考虑因素包括以下事实：可能直接或可能不直接参与 DNA 错配修复过程的其他当前未知但相关的基因可能是引起 Lynch 综合征的原因（例如 EPCAM）。另外，一些 MSI-H 结直肠肿瘤可能是偶发性双等位基因突变的产物（估计高达 60% 的 LLS 患者）。最后，这些因素中的某些因素可能同时发挥作用，因为在某些 MUTYH 相关性息肉病（MAP）患者中可以看到某些 MSI-H 肿瘤中的双等位基因突变。目前，LLS 的随访策略与 LS 相同。

表 12.3 DNA 错配修复缺陷相关的综合征 [a]

综合征	突变状态
Lynch 综合征（LS）	LS 相关基因单等位基因突变 [b]
Lynch 样综合征（LLS）	未检测到 LS 相关基因的胚系突变 [b]
先天性 MMR 缺陷	在一个 LS 相关基因中发现双等位基因发生胚系突变 [b]

[a] 通过 MSI 分析 MSI-H 肿瘤，基于免疫组化或 PCR 的一个或多个 DNA 错配修复蛋白表达缺失
[b] LS- 相关的基因：MLH1、MSH2、MSH6、PMS2 或 EPCAM

很少有患者存在 LS 相关基因的两个拷贝中遗传缺陷（构成性 DNA 错配修复缺陷综合征）（表 12.3）。PSM2 和 MSH6 中的双等位基因突变是最常见的。这些患者通常早在 10~20 岁就发生肿瘤（腺瘤性息肉、胃肠道肿瘤、白血病 / 淋巴瘤）。有些有多个肠腺瘤，大多数患者皮肤有咖啡色斑点。因此，该表型经常与其他遗传综合征重叠，包括家族性腺瘤性息肉病（小肠和大肠腺瘤、胃底腺息肉），Li-Fraumeni 综合征和神经纤维瘤病。

另外，Lynch 综合征也可以合并脑肿瘤（Turcot 综合征；另请参见"家族性腺瘤性息肉病"和"聚合酶校对相关性息肉病"）。

家族性腺瘤性息肉病（FAP）

家族性腺瘤性息肉病是由 APC（腺瘤性息肉病）突变引起一种常染色体显性遗传性疾病，APC 基因在散发性结直肠腺癌中也通常发生突变。大约 1/4 的患者是新发突变，因此不会有家族史来支持息肉病综合征 / 遗传性结直肠癌综合征。APC 是具有多种功能的抑癌基因，可调节细胞增殖和分化。通常，FAP 患者的结肠和直肠有无数（超过 100，通常超过 1000）腺瘤性息肉（图 12.2）。然而，基因型不同，表型也会有相当大的差异。一些患者的腺瘤性息肉数目少（少于 100 个，衰减型 FAP）。这些患者发生瘤变（腺瘤和癌）年龄较晚，发生结直肠腺癌的风险较低，肠外表现较少。新发突变已被描述。

腺瘤性息肉发生在 10~20 岁的年轻患者。如果不进行预防性结肠切除术，则 100% 非衰减型 FAP 患者会发生结直肠腺癌。此外，大多数患者小肠也发生腺瘤性息肉［胆汁释放到小肠（壶腹、壶腹周围十二指肠）区域的密度增加］。十二指肠癌是这些患者第二常见的恶性肿瘤。通常会发生多发性胃底腺息肉，通常伴有异型增生（最常见的是低级别异型增生，很少发生高级别异型增生和癌）。

FAP 还可能与肠外肿瘤 / 病变有关，例如类胶质纤维瘤病、骨瘤、表皮样囊肿和纤维瘤（Gardner 综合征）。也可发生先天性视网膜色素上皮肥大（CHRPE）以及脑部肿瘤（Turcot 综合征）。

MUTYH 相关性息肉病（MAP）

与其他息肉病综合征不同，MUTYH 相关性病息肉是一种常染色体隐性遗传病。这些患者的结肠（腺瘤性和锯齿状）、十二指肠（腺瘤性）息肉和 / 或结肠腺癌略有增加，而息肉数目不多。这些患者发生卵巢癌、膀胱癌和皮肤癌的风险也增加，而十二指肠腺癌的风险轻微增加。MUTYH 基因参与 DNA 氧化损伤修复。值得注意的是，MAP 患者的结肠息肉通常在 KRAS 的 12 位密码子处有一个点突变，该突变用半胱氨酸（G12C）取代了甘氨酸，这种突变仅见于 10% 的散发性结直肠腺癌。一些患者的直肠可见难以计数的增生性息肉（"散布的直肠"），因此，该表型可能与锯齿状息肉病综合征重叠（参见结直肠"锯齿状息肉病综合征"的讨论）。

聚合酶校对相关性息肉病（PPAP）

POLE 或 POLD1 胚系突变的携带者，即在复制过程中在校对活动中相互作用的基因，可发生个数不多的结直肠腺瘤（类似于 MUTYH 息肉病），并可能发展成结直肠腺癌。但是，具体的风险尚不清楚。具有这些突变之一的患者通常会符合 Amsterdam 标准（因此符合 HNPCC 的标准）；然而，他们的肿瘤是微卫星稳定的肿瘤。直到最近，这些患者仍被纳入 X 型家族性大肠癌（FCCTX；参见结直肠肿瘤部分的讨论）。一些患者还会发生十二指肠腺瘤、子宫内膜癌和脑肿瘤。

Peutz-Jeghers 综合征（PJS）

Peutz-Jeghers 综合征是由丝氨酸 / 苏氨酸激酶基因（STK11/LKB1）突变引起的错构瘤性息肉病综合

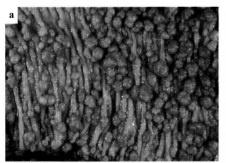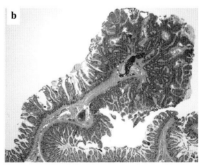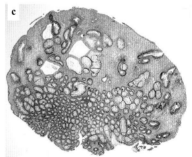

图 12.2 （a）家族性腺瘤性息肉病患者结肠切除标本，可见难以计数的腺瘤；（b）小肠错构瘤性息肉（Peutz-Jeghers 型）；（c）结肠错构瘤性息肉（幼年型）

征，该基因与细胞增殖、凋亡和细胞分化有关。经典的错构瘤性息肉呈分叶状，由紊乱的但通常无异型性的上皮和从黏膜肌层延伸至固有层的平滑肌构成，形成分支状外观。经典的 Peutz-Jeghers 错构瘤更常见于小肠。结肠息肉不常见且定义不明确，有时看起来更像幼年性息肉。尽管在这些患者中胃肠道（主要是消化管腔）是最常见的恶性肿瘤部位，但起源于错构瘤性息肉的癌很少见。这些患者患乳腺癌的风险增加。

幼年性息肉病综合征（JPS）

幼年性息肉病综合征是由于 TGF-β 信号通路内的 SMAD4 或 BMPR1A 缺陷导致的错构瘤性息肉综合征。患者通常在结肠、小肠和胃发生错构瘤性息肉。结肠息肉可与 Peutz-Jeghers 息肉或散发性炎症性息肉有重叠的特征。典型的息肉组织学表现为固有层炎症增加、卵圆形或不规则的腺体扩张、黏液湖、平滑肌从黏膜肌层不同程度的延伸到固有层。有些息肉可以呈多结节性生长。患结直肠癌的风险增加，当胃息肉数量很多时，发生胃腺癌的风险也增加。

PTEN 错构瘤综合征（Cowden 综合征、Bannayan-Riley-Ruvalcaba 综合征等）

PTEN 错构瘤综合征是由 PTEN 突变导致的常染色体显性遗传病，该突变影响细胞周期 G1 的阻滞和凋亡。这些患者可在包括胃肠道（胃、结肠、食管和十二指肠）的任何器官发生错构瘤性病变。幼年性息肉是结肠、胃和小肠中最常见的病变，尽管也可发生其他多种类型的息肉，比如脂肪瘤、炎症性息肉、淋巴组织增生、增生性息肉和腺瘤性息肉。一些研究注意到该综合征患大肠癌的风险略有增加。

第四节　神经内分泌肿瘤

神经内分泌肿瘤是一组由含有神经内分泌颗粒的细胞组成的异质性肿瘤，生物学行为从惰性到侵袭性。这些肿瘤被认为起源于隐窝/腺管上皮中的多潜能干细胞，因此是上皮源性的。它们占比不足胃肠道上皮细胞的不到 1%。神经内分泌细胞合成并分泌至少 14 种不同的物质。总体而言，大多数神经内分泌肿瘤都发生在胃肠道，并且发病率一直在上升，尤其在直肠（可能由于放射学和内镜检查技术使用增加、报告/术语的差异、健康保健获取途径增加、定义变更、数据登记统计或环境因素）。

曾经使用多种分类系统来认识肿瘤。最初，根据肿瘤起源、银染特征、分泌产物和形态对肿瘤进行分类。在 WHO 肿瘤分类的早期版本中，类癌一词用于大多数神经内分泌肿瘤，这些肿瘤不是小细胞癌（包括那些不产生 5- 羟色胺的肿瘤），混合型称为"黏液类癌"或"混合型类癌 - 腺癌"。在后续版本中，不鼓励使用"类癌"一词，并且将高分化神经内分泌肿瘤与低分化（小细胞）神经内分泌癌区分开。高分化神经内分泌肿瘤被分为生物学行为"良性"或恶性潜能未定肿瘤（高分化神经内分泌瘤）和低度恶性肿瘤（高分化神经内分泌癌）。混合型改为"混合性外分泌 - 内分泌肿瘤 / 癌"。

最近，有一种认识为，所有胃肠胰腺神经内分泌肿瘤均具有恶性潜能，根据形态和增殖指标，后者是指 Ki-67（最常使用 MIB1 抗体）或核分裂数，将神经内分泌肿瘤分为神经内分泌瘤和神经内分泌癌。应评估 500~2000 个细胞 Ki-67 染色最多的区域或 10 个高倍视野中核分裂数最高的区域（应评估 50 个高倍视野），即"热点区"。核分裂计数 0~1 个 /10HPF 的肿瘤对应于 1 级，核分裂 2~20 个 /10HPF 对应于 2 级，核分裂 ≥ 20 个 /10HPF 对应于 3 级，或 Ki-67 增殖指数为 3%~20% 对应于 2 级，Ki-67 增殖指数低于和高于此范围分别对应 1 级和 3 级。这些指标通常会保持一致，但如果不一致，则应使用其中的更高级别。形态特征通常但并非总是与级别相对应，因为多形性肿瘤可以是 G1 肿瘤，类似"类癌"的肿瘤也可以具有 G3 肿瘤的增殖指数［进一步讨论参见"神经内分泌肿瘤"（G3）部分］。美国癌症联合委员会（AJCC）已将 WHO 分类的胰腺神经内分泌肿瘤的最新更新用于所有胃肠胰腺神经内分泌肿瘤（表 12.4）。除了纯神经内分泌分化肿瘤，显示神经内分泌和其他上皮分化（通常为腺样分化）的多种分化的肿瘤并不少见。这些肿瘤目前被认为是"混合性腺神经内分泌癌（MANEC）"。

有很多不同的 Ki-67 计数方法，比如目视检查"眼睛扫描"、手动计数、计算机/软件辅助自动计数（图像定量分析），以及对数字图像进行人工分析。每种方法都有其优缺点。尽管有些作者推荐对数字图像进行人工分析是最便宜且可重复性高，但 WHO 并未建议使用任何特定方法。重要的是要认识到每种方法的缺点和陷阱，并在报告中记录特定的增殖指数（不仅仅是简单的分级）并注明所使用的方法。当肿瘤细胞与大量淋巴细胞混合时，Syn 和 Ki-67 双染可能会有所帮助。

神经内分泌肿瘤主要发生在胰腺，其次是胃，可能与遗传综合征（多发性内分泌肿瘤 1 型，von Hippel-Lindau，神经纤维瘤病 1 型和结节性硬化症）有关。家族性小肠 NET 已有描述，与肌醇多磷酸多激酶（IPMK）突变有关。有兄弟姐妹发生直肠神经内分泌肿瘤的报道，包括单卵双胎发生多发性直肠肿瘤，提示对于某些患者，此类肿瘤有家族倾向。进一步研究发现，癌症个体（尤其是神经内分泌肿瘤）的第一代家庭成员患神经内分泌肿瘤的风险增高。

神经内分泌肿瘤（G1 和 G2）

高分化肿瘤（对应于 G1 和 G2）通常表现出典型的"类癌"特征，并具有经典的胡椒盐样细胞核（图 12.3）。然而，神经内分泌肿瘤通常形态学和细胞学特征多样，并伴有不同的间质反应，因此这些肿瘤的鉴别诊断很广（表 12.5 和图 12.4~12.8）。有时细胞核异型性并不少见，但并不总是提示是更高的级别。核仁通常不明显。凋亡小体通常见于 G2 病变。通常看不到肿瘤性坏死；然而，较大病灶的缺血区域（尤其是最常见的近端肿瘤肠系膜肿瘤结节）可以见到。除少数例外，组织学结构与产生激素类型无相关性。

表 12.4　更新的基于细胞增殖指数（热点区）和细胞形态学的神经内分泌肿瘤分类

神经内分泌肿瘤	类型	危险级别	细胞形态学	细胞增殖指数
神经内分泌瘤（NET）	高分化神经内分泌瘤	低级别，G1	< 2 个核分裂 /10HPF[a]	3%~20% Ki-67[b]
	高分化神经内分泌瘤	中级别，G2	2~20 个核分裂 /10HPF[a]	3%~20% Ki-67[b]
神经内分泌肿瘤（NEN）	高分化神经内分泌瘤	G3	> 20 个核分裂 /10HPF[a]	> 20% Ki-67[b]
	小细胞神经内分泌癌			
	大细胞神经内分泌癌			

[a] 计数 50 个高倍视野

[b] 评估 500~2000 个细胞

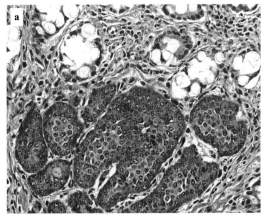
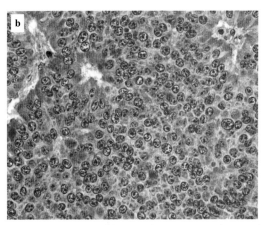

图 12.3　（a）经典的高分化神经内分泌瘤是发生在后肠的嗜铬的神经内分泌瘤，肿瘤细胞呈巢状，细胞呈卵圆形，细胞核位于中央；（b）细胞核苍白、圆形，染色质呈斑点状，胞浆内可见嗜酸性神经内分泌颗粒

表 12.5　神经内分泌肿瘤的组织学特征变异类型

特殊类型	胞浆	结构	间质改变
L 细胞	嗜酸性	实性	黏液样
生长抑素瘤	多形性	巢状	纤维化
神经节细胞性副神经瘤	梭形细胞	腺管状	硬化
管状类癌	印戒细胞	腺泡状	淀粉样变
	富于脂质型	小梁状	软骨样
	横纹肌样	假乳头状	
	浆细胞样	花彩状	
		花环状	
		单个细胞散在	

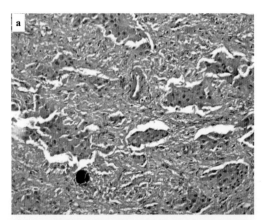

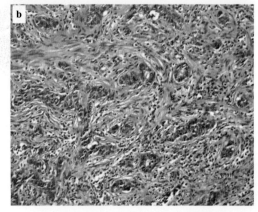

图 12.5　神经内分泌瘤细胞形态多样。（a）胞浆嗜酸；（b）细胞多形并不少见，这种特征并不提示肿瘤为更高级别；（c）偶尔印戒样细胞是肿瘤的主要成分，肿瘤细胞胞浆透亮，其内含有细胞角蛋白和神经内分泌颗粒囊泡，而不是黏液；（d）一些肿瘤细胞胞浆透亮，这种形态常见于 von Hippel-Lindau 患者的胰腺肿瘤；（e）肿瘤细胞胞浆嗜酸、细胞核偏位，呈浆细胞样外观

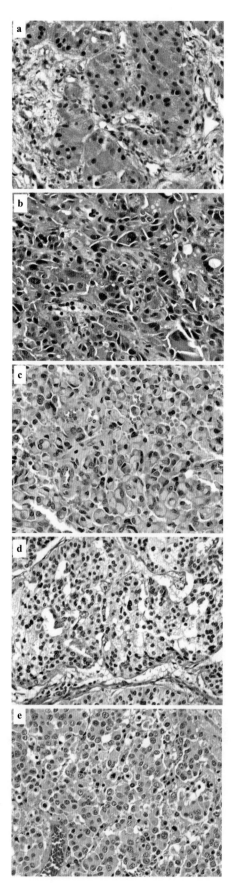

图 12.4　神经内分泌瘤的特殊类型：包括 L 细胞型、生长抑素瘤、神经节细胞性副神经瘤（a）、管状类癌（b）

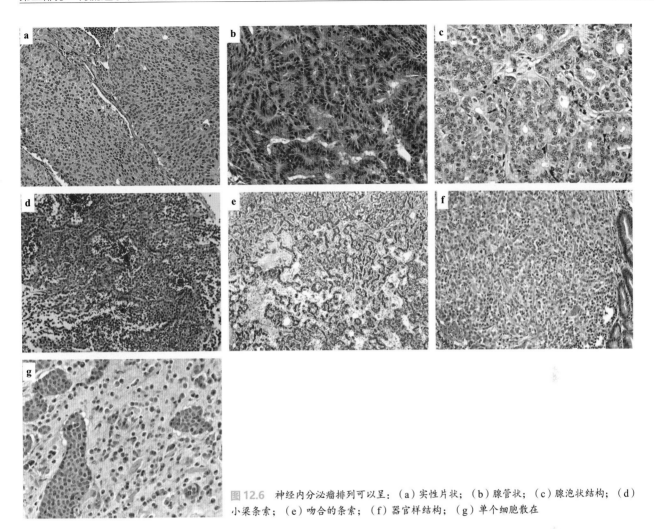

图 12.6　神经内分泌瘤排列可以呈：（a）实性片状；（b）腺管状；（c）腺泡状结构；（d）小梁条索；（e）吻合的条索；（f）器官样结构；（g）单个细胞散在

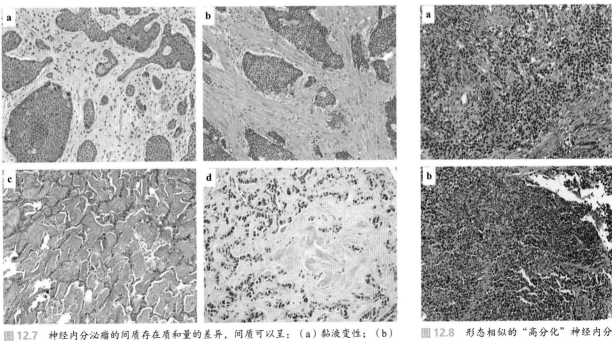

图 12.7　神经内分泌瘤的间质存在质和量的差异，间质可以呈：（a）黏液变性；（b）纤维化；（c）玻璃样变；（d）淀粉样变

图 12.8　形态相似的"高分化"神经内分泌癌。（a）直肠肿瘤 Ki-67 增殖指数 24%；（b）降结肠肿瘤 Ki-67 增殖指数＞95%

神经内分泌瘤（G3）

最近，G3（根据核分裂和／或 Ki-67 增殖指数）被认为是具有低 - 中级别形态学谱系的一组异质性的肿瘤，比如组织学结构通常是低／中级别肿瘤、低核浆比、胞浆丰富和典型的低／中级别核特征。这些肿瘤的 Ki-67 增殖指数往往在 20% 至 50% 之间，远低于更典型的大细胞和小细胞神经内分泌癌。

关于这些肿瘤的信息很少，很多依据当前 WHO 指南，仅根据肿瘤的增殖指数，将肿瘤归为 G3 神经内分泌癌。这种现象在胰腺肿瘤得到最好的体现，但是，在其他部位也可以见到。据估计，大约 1/3 的 G3 神经内分泌肿瘤（仅根据增殖指数定义）可能属于这一类别。这些肿瘤处在 G2 神经内分泌瘤和 G3 神经内分泌癌（具有高级别形态学）之间的中间状态。G3 神经内分泌瘤可能需要采取与大细胞神经内分泌癌不同的治疗策略。值得注意的是，该术语尚未由 WHO 发布，但已被 AJCC 和 CAP 采用。新的研究强调：仅通过形态学来鉴别 G3 肿瘤（G3 NET 和 G3 NEC）存在一些挑战，关于该肿瘤类型的更多信息有待将来研究充实完善（图 12.8）。

神经内分泌癌（G3）

现在神经内分泌癌 G3 被定义为具有高级别形态学和符合 WHO G3 增殖指数的肿瘤。它们分为小细胞型和大细胞型。然而，有些肿瘤可能难以分类。通常，有一些坏死。凋亡小体通常很多。小细胞型具有其他部位小细胞癌的形态学特征，细胞呈实性片状、中等大小，胞浆稀少，核染色质增生，核仁不明显。由于细胞核过度增生，核分裂计数可能无法反映其高增殖

率；然而，免疫组化染色 Ki-67 细胞增殖指数通常＞80%（图 12.9）。

大细胞型可以具有多种形态特征（图 12.10）。通常，肿瘤排列成实性片状或局灶呈巢状，胞浆中等量，核呈囊泡状，可见核仁。可以看到局灶腺或鳞状分化（少于 30% 的肿瘤区域）。有时，肿瘤可呈腺样结构，与腺癌相似。对于这些肿瘤，鉴别诊断是混合性腺神经内分泌癌。通常需要仔细评估组织学特征、组织化学染色（黏蛋白染色）和神经内分泌标记物的免疫组化染色来确定这些肿瘤。大细胞型 Ki-67 增殖指数不定，某些部位（例如胰腺）的肿瘤需要对 Ki-67 进行定量诊断以指导治疗。

混合性腺神经内分泌癌（MANEC）

混合性腺神经内分泌癌是 2010 年版 WHO 采用的术语，这些肿瘤为至少具有一种神经内分泌分化成分和另一种上皮成分（通常是腺癌）的肿瘤，每种成分需占肿瘤的 30% 或更多。两种成分均应是肿瘤性的，并且在组织学上是可识别的。这组肿瘤是异质性的，并且在过去，这些肿瘤被认为是复合性肿瘤，或者最近被认为是外分泌 - 内分泌混合性肿瘤。复合性肿瘤／MANEC 可以表现为紧密混合的成分（在相同的结构或区域内），碰撞的成分（成分彼此独立但相邻）或在单细胞水平上有双重分化的成分（双向分化细胞）（图 12.11）。免疫组化染色（尤其是神经内分泌标志物染色）和黏蛋白的组织化学染色有助于组织学诊断。尽管杯状细胞类癌和腺癌合并杯状细胞类癌通常不表现出 30% 的神经内分泌分化，但这些肿瘤目前被归入 MANEC。

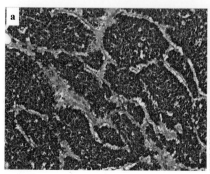
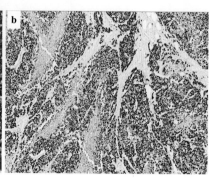

图 12.9 神经内分泌癌小细胞型，显示与其他部位小细胞癌相似的特征。（a）肿瘤细胞呈巢状，核染色质深染，胞浆稀少；（b）免疫组化染色几乎所有肿瘤细胞核 Ki-67 均阳性

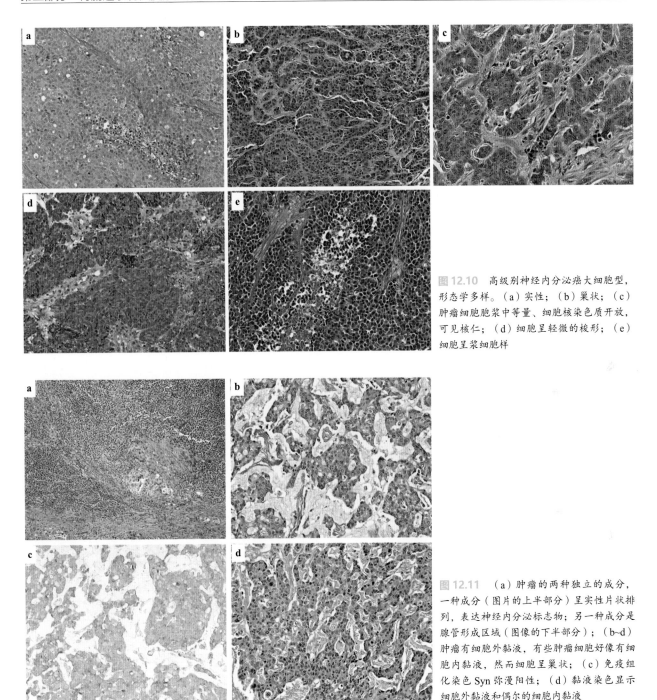

图 12.10　高级别神经内分泌癌大细胞型，形态学多样。（a）实性；（b）巢状；（c）肿瘤细胞胞浆中等量、细胞核染色质开放，可见核仁；（d）细胞呈轻微的梭形；（e）细胞呈浆细胞样

图 12.11　（a）肿瘤的两种独立的成分，一种成分（图片的上半部分）呈实性片状排列，表达神经内分泌标志物；另一种成分是腺管形成区域（图像的下半部分）；（b~d）肿瘤有细胞外黏液，有些肿瘤细胞好像有细胞内黏液，然而细胞呈巢状；（c）免疫组化染色 Syn 弥漫阳性；（d）黏液染色显示细胞外黏液和偶尔的细胞内黏液

发报告时，MANEC 诊断信息不足不利于患者的恰当处理，因为这类肿瘤被认为是"概念性的"。病理报告应注明每种成分所对应的级别（杯状细胞类癌或变异型），因为肿瘤的生物学行为取决于最具侵袭性的成分，并且治疗决策也根据肿瘤最具侵袭性成分 / 类型而定。在胰腺，混合分化的肿瘤现在被分类为混合性神经内分泌 - 非神经内分泌肿瘤（MINEN），

并允许包含除腺癌和鳞状细胞癌之外的其他成分与神经内分泌成分混合。与 MANEC 一样，MINEN 被认为是"概念性肿瘤，而不是独立的肿瘤实体"，并且不排斥进一步描述肿瘤成分（例如混合性腺泡 - 神经内分泌癌）。

免疫组化表达谱

神经内分泌瘤 / 癌对至少一些 CK 阳性，尽管较

高级别的病灶可能表现为局灶阳性和斑片状分布。当 CK-pan 表达较弱时，低分子量 CAM 5.2 有助于评估肿瘤。不同 CK（CK7 和 CK20）和癌胚抗原（CEA）并不是特别有帮助，因为它们在神经内分泌肿瘤中染色不确定。CK20 核旁点状阳性应考虑到转移性 Merkel 细胞癌可能。临床病史和 Merkel 细胞多瘤病毒的免疫组化染色可能会有帮助。

最常用的神经内分泌分化的免疫组化染色是 Syn 和 CgA。Syn 是一种神经元微泡膜蛋白，敏感性较高。Cg（A、B 和 C）是神经内分泌颗粒的主要成分。遗憾的是，目前免疫组化染色试剂仅针对 Cg A。它是一种特异性染色剂，但不如 Syn 敏感，因为某些部位（例如后肠）和某些神经内分泌癌表达 Cg B。

可疑神经内分泌肿瘤时，谨慎地选择这两种标记物。通常，低级别肿瘤对这两种标记物中的一种或两种均呈弥漫阳性，而高级别肿瘤则表现出更多的斑片状和多变的染色。有时腺癌会出现散在神经内分泌细胞，这种情况并不少见。这些肿瘤不应被视为神经内分泌瘤/癌或 MANEC。虽然神经内分泌肿瘤 CD56 和 NSE 呈阳性，但两者均不是特异性标记物，不应单独依靠它们来进行诊断。

一些标志物在人体不同部位的神经内分泌肿瘤有特征性表达，并且当转移性肿瘤是首发症状时，这些标志物可帮助确定原发部位。TTF-1 通常在肺低级别肿瘤中表达，然而，该标志物在高级别神经内分泌瘤/癌中不是特异性的。CDX2 在胃肠胰神经内分泌肿瘤中通常阳性，但是胃肠道不同部位，CDX2 表达也存在差异（中肠肿瘤稳定阳性，而近端前肠肿瘤阳性率较低）。PAX-8 阳性见于直肠、十二指肠和胰腺的神经内分泌肿瘤，胃和阑尾阳性率较低，而回肠则不表达。在许多初步研究中都使用了多克隆抗体。用单克隆抗体没有看到相同的染色模式。据报道，PAX-6 在胰腺神经内分泌肿瘤表达更特异。其他胰腺神经内分泌肿瘤标志物包括 ISL1（Islet-1）和 PDX1；然而，一些十二指肠和直肠肿瘤也会阳性。最近的研究表明，TTF-1、CDX2 和 ISL1 免疫组化组合在确定转移性高分化神经内分泌肿瘤的原发部位

方面总体准确性为 82%。根据临床情况和形态学特征，适当选用其他指标，如 PSA（男性前列腺癌的神经内分泌转化）、GATA-3、ER（乳腺癌伴神经内分泌分化）以及 Merkel 多瘤病毒。

预后因素

预后是根据增殖指数（和肿瘤分级）、发生器官部位以及肿瘤生长的临床环境来确定的。分期需要考虑的因素（肿瘤大小、浸润深度、是否转移）也具有预后价值。某些神经内分泌肿瘤类型（L 细胞肿瘤、管状类癌、神经节细胞性副神经节瘤）很少（如果有的话）发生转移。通常，结直肠和食管的神经内分泌肿瘤往往是高级别。高级别的肿瘤更常见于男性。在一些研究中，较低的社会经济地位和农村生活也与预后差有关。

分期

神经内分泌瘤（G1、G2 和 G3）具有部位特异性的分期标准，与腺癌、神经内分泌癌和混合/复合肿瘤（MANEC）不同。后三种肿瘤类型与同一部位的癌采用相同的分期标准。

第五节　食管、胃和胰腺

食管

在过去的几十年里，美国食管癌的发病率有所上升。这是由于与 Barrett 食管相关的腺癌显著增加导致的。然而，食管癌的发病率已经稳定下来。这一节主要讲述食管的癌前病变及恶性上皮性肿瘤。

正常解剖和组织学

食管是一个管状器官，始于距门齿 15 cm 处，止于胃食管交界处（GEJ）（通常距门齿 40 cm）。食管壁由黏膜层、黏膜下层、固有肌层和外膜组成。食管的血供来源于三部分：近 1/3 由甲状腺上下动脉供应，中 1/3 由支气管动脉、右肋间动脉、主动脉的小分支供应，远端 1/3 由左胃、左膈下动脉、脾动脉以及来自主动脉的小分支供应。静脉引流通过上腔静脉、奇

静脉、胃左静脉和短静脉。与胃肠道其他部位不同的是，食管的黏膜下层有丰富的淋巴管网，这些淋巴液流入黏膜下层和固有肌层中数量不多的淋巴管。沿着食管全长有很多组淋巴结（食道旁、隆突、气管旁、支气管旁和后纵隔）、锁骨上淋巴结、颈内淋巴结、颈淋巴结、气管上部淋巴结和沿着胃小弯的胃左淋巴结。

组织学上，黏膜包括非角化的鳞状上皮、固有层和黏膜肌层。在正常食管中，鳞状上皮中可出现朗格汉斯细胞、淋巴细胞（主要是 T 细胞），偶尔还有黑色素细胞。固有层包含血管和神经。正常情况下也可见到炎症细胞。在正常食管，固有层乳头可延伸到食管的鳞状上皮，厚度可达食管鳞状上皮的一半。黏膜肌层由平滑肌组成，在某些病理情况下黏膜肌可以变薄、分层、增生。黏膜下层由疏松结缔组织组成，除了黏膜下腺外，还可见到较大的血管和淋巴管。黏膜下腺及其相连的内衬鳞状上皮的导管的存在是管状食管的一个明确标志。

鳞状上皮异型增生

与被覆鳞状上皮的皮肤或宫颈相似，鳞状细胞癌的发展经过了从癌前病变到浸润性癌的过程。异型增生可以多灶性，通常位于浸润性癌周边。在两级分类系统，根据异型增生细胞累及鳞状上皮的比例，分为低级别异型增生（轻度或中度异型增生）和高级别异型增生（重度异型增生 / 原位癌）。两级分类系统被美国病理学家学会（CAP）采用，与三级分类系统联合使用。鳞状上皮异型增生的患者患鳞状细胞癌的风险增加。精细的内镜检查并活检是必须的。低级别异型增生可以随访，而高级别异型增生 / 原位癌和表浅浸润性癌可以通过内镜下黏膜切除来治疗。

病理学特征

大体 / 内镜特征

上皮异型增生通常表现为黏膜发红、质脆、易碎，也可表现为黏膜糜烂、斑块和结节。然而，也可以看起来完全正常。窄带成像（NBI）和卢戈氏碘染色可帮助识别异型增生的区域。

镜下特征

鳞状上皮异型增生，上皮通常是增生的。可以仅

仅累及基底层，也可以累及鳞状上皮全层并累及食管腺。后者可发生微小间质浸润。细胞异型增生表现为细胞核 / 浆比增高、染色质明显增粗、上皮极性消失、核分裂增多、细胞和细胞核拥挤重叠。缺少表面成熟现象是异型增生与反应性增生很重要的鉴别点。个别异型增生的细胞可以呈派杰样播散。

鉴别诊断

反应性 / 再生性改变可以与异型增生类似。反应性改变表现为轻微的细胞核增大、核染色质增粗、基底层细胞增生。但一般不会见到明显的核多形性、细胞重叠或拥挤。反应性 / 再生性细胞可以见到核仁，但是很小。经常看到不同程度的表面成熟现象，最重要的是，基底层细胞极性是存在的。接受新辅助治疗患者的活检组织可表现为细胞的显著不典型性，核染色质增粗，细胞核多形性明显。鳞状上皮黏膜再生经常合并炎症，在这种情况下，诊断异型增生要非常慎重。诊断"异型增生，不确定"可能是适当的。遇到诊断困难的病例，可以借助免疫组化如 p53 和 Ki-67，但其作用有限，并未被广泛采用。

Barrett 食管及腺上皮异型增生

Barrett 食管（BE）大多是一种获得性疾病，继发于慢性胃食管反流病（GERD），临床表现为胃灼热、吞咽困难和反酸。BE 见于做了活检的 15% 的 GERD 患者，并更常见于年长者。BE 发展的其他危险因素包括白人、肥胖、食管裂孔疝以及食管下括约肌的静息压降低。美国胃肠病学会对 BE 的定义为内镜下可识别的食管黏膜的柱状上皮化生，组织学证实含有杯状细胞，代表正常食管鳞状上皮的肠上皮化生。按照定义，不包括胃贲门的肠上皮化生，也不包括正常食管胃结合部肠上皮化生（食管缺少柱状上皮）。这个定义是基于肠化是肿瘤发生高风险的事实。然而，肠上皮化生是诊断 BE 的必需条件，并没有达成广泛共识，有基础研究显示食管柱状上皮有无杯状细胞进展到异型增生或癌的风险是相似的。此外，众所周知，没有杯状细胞的柱状上皮黏膜背景也可显示肠型分化的免疫组化和分子特征。BE 是食管腺癌和食管胃结合部腺癌的主要危险因素，其发病率高达同年龄段人

群的 125 倍。

病理学特征

大体/内镜特征

GEJ 是管状食管和最近胃黏膜褶皱交界的解剖标志。鳞柱结合部（SCJ）也称为 Z 线，代表鳞状上皮黏膜和柱状上皮黏膜交界区域。应当指出，SCJ 不一定与 GEJ 一致。因此，SCJ 与 GEJ 的位置和关系应由内镜医师确认。

BE 黏膜呈颗粒状、橙红色，可能伴有糜烂。BE 可分为长段（＞3 cm）、短段（1~3 cm）和超短段（＜1 cm）。长段 BE 异型增生和癌的发生风险较高，且越长，风险越大。BE 可见鳞状上皮黏膜岛，在激光或光消融治疗后更易见到，而在射频消融后较少见。

镜下特征

BE 的特点是黏膜柱状上皮表面和隐窝上皮见到杯状细胞，类似于胃和肠黏膜。在远端食管和 z 线附近会看到更多的杯状细胞。杯状细胞常失去极性且不再与基底膜直接接触，营养不良性杯状细胞也很常见；意义不明。值得注意的是，肠化的类型（完全型与不完全型）在 BE 的诊断或治疗方面没有实际的临床意义。经常看到活动性的炎症，根据炎症的程度，可表现为黏膜糜烂、溃疡和再生，如黏液较少或缺失、轻微的核复层、核染色质增粗、核分裂增多。胰腺腺泡化生、散在神经内分泌细胞化生还有潘氏细胞化生并不罕见。假杯状细胞是筒状的水肿细胞，是诊断 BE 的潜在陷阱。与杯状细胞相比，这些细胞在黏膜表面和隐窝连续分布，就像鳞状上皮。后者称为多层上皮。除了上皮的变化，BE 患者经常会有黏膜肌复制、增厚或磨损。

腺体异型增生

腺体异型增生是 BE 相关腺癌的前驱表现，可以在与腺癌移行区域发现。在美国，对于活检组织 BE 是否伴异型增生的评估分为无异型增生、不确定异型增生和异型增生（低级别和高级别）。异型增生的分级是根据组织结构和细胞学形态异常程度来区分的。虽然低级别和高级别异型增生都缺乏表面成熟现象，

最近描述的隐窝基底部异型增生是指隐窝基底部细胞学异常但表面分化成熟。除了分级，异型增生还可以分为腺瘤型（肠型）和小凹型（胃型）。因为癌经历从肠上皮化生、不同级别的异型增生直至腺癌的连续变化过程，BE 食管的随访策略主要取决于活检组织中对异型增生的评估。

病理学特征

大体/内镜特征

BE 相关异型增生在内镜上可表现为平坦型病变、斑块状、结节状或糜烂。然而，往往无法识别。检出异型增生的可能性与活检是否充分成正比。在一项研究中，间隔 1~2 cm 四象限大块活检显示对检出异型增生具有高度敏感性。很少情况下，异型增生表现为明确的无蒂或带蒂息肉，大小 0.5~1.5 cm，通常位于中段或远端食管。这些腺瘤性息肉样异型增生通常与扁平型异型增生有关。值得注意的是，内镜可识别病变（如息肉、溃疡）比内镜上看着无异常的更有可能隐藏有高级别异型增生和癌。

镜下特征

不伴异型增生的诊断见于两种情况：未见明确的化生和反应性/再生性柱状上皮黏膜化生。由于 GERD 的存在，不伴异型增生的 Barrett 食管组织结构和细胞形态都是不正常的。在结构上，可表现为轻微的隐窝出芽和分支。然而，细胞并不拥挤。在细胞学上，由于炎症和再生，细胞显示黏液缺失和染色质增粗。此外，这些细胞表现为低核浆比，有表面成熟现象，并保持极性。偶尔核仁明显。表面成熟，其特点是核浆比正常，隐窝上半部分和表面上皮的核分层减少，这是无异型增生上皮的特点。

"异型增生不确定"的诊断常应用于炎症或溃疡周边的不典型改变的病例，也适用于由于技术因素（组织严重烧灼）导致或累及隐窝上皮但有表面成熟的不典型性的病例。显著的活动性炎症周边的再生黏膜改变可有轻微的异型性，显示黏液缺失、假复层、核染色质增粗、核分裂增多。然而，表面成熟现象是存在的，从炎症区域到非炎症区域，细胞非典型性越来越轻。

有异型增生

BE 相关异型增生涵盖两种组织学模式。肠型异型增生是目前最常见的，组织病理学特征类似于结肠腺瘤。胃型（或小凹型）次之，锯齿状异型增生更少见。尽管非肠型异型增生可以单独出现，但也常常与食管或紧邻食管的肠型异型增生伴发。识别非肠型异型增生很重要。虽然不容易发现，非肠型异型增生有较高转变成癌的风险，类似于高级别肠型异型增生。不同的组织学模式有各自的诊断标准，然而，小凹型异型增生的诊断标准没有得到共识，可重复性已经被评估。

低级别（肠型）异型增生结构上与不伴异型增生的 BE 类似。细胞学上，细胞变长，黏液缺失，核呈铅笔样，核仁不明显，染色质致密。细胞极性大多保持；然而，如果极性缺失，也仅局限于隐窝底部。这些细胞改变延伸到黏膜表面，异型增生区域与非异型增生区域有一个突然的移行。这种突然的转变也见于杯状细胞，杯状细胞数量减少或消失。

低级别胃型异型增生的特点是柱状细胞胞浆富于黏液，高核浆比，细胞核圆形到卵圆形，核仁明显，染色质开放。缺少核分层，后者在肠型异型增生是典型的。细胞核位于基底部，并且是单层的。核分裂少见。结构上，胃小凹型异型增生是典型的管状而不是绒毛状。

与低级别（肠型）异型增生相比，高级别异型增生既有显著的结构异常也有细胞学异常。结构上，隐窝拥挤，大小和形状均有变化。隐窝还显示出广泛的分支和腔内乳头，在表面上，绒毛状结构是可以辨识的。腺腔内坏死不常见，如果出现，需要怀疑黏膜内腺癌。在细胞学上，有上皮全层的核分层、从隐窝到表面极性明显丧失、隐窝顶部和表面出现不典型核分裂。细胞有明显的多形性。经典的还能观察到黏液缺失和杯状细胞缺失。

高级别小凹型（胃型）异型增生的特征是细胞核增大、卵圆形至圆形、染色质开放，核仁显著。相对于低级别异型增生，核分裂数目增加。最突出的特点是由于细胞核增大和胞浆黏液缺失导致的细胞核浆比增加。结构上，隐窝更拥挤并显示更广泛的分支。

鳞状细胞癌

在世界范围内鳞状细胞癌是最常见的恶性肿瘤，在过去的 20 年里，美国和西欧的发病率已经下降。2005 年，美国鳞癌的整体发生率是每年 2.0 人 /10 万。相比之下，中国的发生率是每年 161 人 /10 万。男性发病率是女性的 2~3 倍，非洲裔美国男性发病率是高加索男性的 4 倍。鳞状细胞癌的高峰发病年龄是人生的第 70 年。最常见的症状是吞咽困难和体重减轻。鳞状细胞癌分为早期（表浅癌）和晚期（进展期）癌。早期癌占所有浸润性鳞状细胞癌的 15%~20%。食管鳞状细胞癌的预后差，5 年生存率为 10%。预后受很多因素影响（患者社会阶层、肿瘤分期、接受的治疗等），肿瘤的扩散范围是最重要的预后因素，区域淋巴结转移和远处转移是生存的独立预后因素。预后差也与淋巴管 - 血管侵犯相关。值得注意的是，肿瘤有活跃的淋巴组织反应与预后好有关。肿瘤分级与生存之间的关系不明确。很多文献显示很多基因突变（如 TP53、ERBB2 等）是独立预后因素，但是没有应用于临床实践。

病理特征

大体特征

多数食管鳞癌发生在食管中 1/3 段（50%），其次是远端 1/3 段（30%）和近端 1/3 段（20%）。肿瘤可表现为溃疡、息肉或轻微的斑块（图 12.12）。

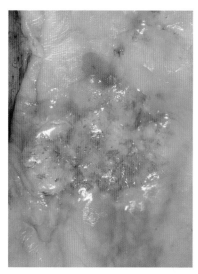

图 12.12　鳞状细胞癌：一个未经治疗的患者，肿瘤表现为略高起的扁平息肉样

镜下特征

鳞状细胞癌的浸润方式分为膨胀性浸润和渗透性浸润。后者是指散在单个和细胞巢团伴有促纤维组织增生性反应，边界不规则。沿着非肿瘤表面上皮或导管上皮内播散，甚至可以见到胃黏膜。有趣的是，一些病例的上皮内播散仅累及非肿瘤性上皮的基底部分。可以看到不同数量的角化。鳞状细胞癌根据鳞状分化程度和细胞核异型性进行分级。核分裂活性可以有用，然而，缺乏严格的适用标准。高分化鳞状细胞癌的特征是显著的角化，含有少量的非角化的基底样细胞。肿瘤细胞排列成片状，核分裂活性低。中分化（2 级）是最常见的诊断类型，包括角化和非角化一系列的组织特征。不像高分化成分，通常见不到角化珠。低分化（3 级）鳞状细胞癌由大的和小的基底样细胞构成，偶见角化，经常见到中心性坏死（图 12.13）。未分化（4 级）鳞状细胞癌缺少鳞状分化的组织学特征但是表达鳞状细胞分化的免疫组化标志物。除了以上介绍的常见的鳞状细胞癌的类型，还有很多组织学变异型。

变异型

基底样鳞状细胞癌较常见于上消化道。由基底样细胞构成，细胞核卵圆形或圆形，染色质开放，缺乏嗜碱性胞浆，呈实性和筛状结构伴粉刺样坏死。经常看到与传统鳞状细胞癌的移行过渡。

疣状癌是一种极其罕见的鳞状细胞癌变异亚型，肿瘤表现为外生的肿块，由伴有角化的高分化肿瘤细胞构成，细胞有轻微的不典型性。值得注意的是，肿瘤显示推挤式浸润而不是毁损式浸润转移不常见。

梭形细胞癌有多个曾用名，如癌肉瘤、肉瘤样癌、化生性癌、伴有间叶性间质的癌。就像其命名提示的，它是鳞状细胞癌伴有梭形细胞成分的变异型。常发生于食管的中和下三分之一段，表现为息肉样肿块。显微镜下，上皮成分是典型的中分化鳞状细胞癌，梭形细胞成分是高级别的，可以出现骨、软骨和骨骼肌分化（图 12.14）。最常见的改变是肿瘤抑制蛋白不活跃或表达缺失，比如 p16/CDK2NA，细胞周期调节蛋白过表达，如 cyclinD1。许多鳞状细胞癌有上皮生长因子受体（EGFR）的高表达，有些文献报道其表达比例高达 92%。一些改变，尤其是 TP53 突变发生率 35%~80%，发生在肿瘤进展的早期和前驱的异型增生。目前，没有针对鳞状细胞癌的合适的靶点。

腺癌

几乎所有食管腺癌都发生于 BE 和慢性 GERD 的背景的下段食管。然而，很多患者先前并没有诊断伴有进行性吞咽困难和体重减轻的 BE。肿瘤与体重增加、BE 的长度、疏松食管下括约肌的药物、吸烟、饮酒、新鲜水果低摄入相关。男性比女性更容易罹患此病。对 BE 患者的监测利于肿瘤的早期发现，

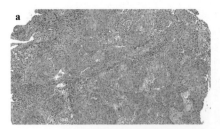

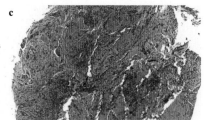

图 12.13　鳞状细胞癌。鳞状细胞癌是根据鳞状细胞分化的程度和细胞核异型性进行分级的。（a）高分化鳞状细胞癌显示显著的角化和角化珠；（b）中分化鳞状细胞癌伴有角化；（c）低分化鳞状细胞癌；（d）P40 阳性

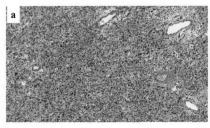
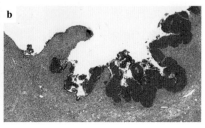

图 12.14　梭形细胞癌。肿瘤有多个曾用名，如癌肉瘤和肉瘤样癌。（a）肉瘤成分由高级别的梭形和多形性细胞构成，无特定分化；（b）上皮成分包括鳞状细胞原位癌，也可以看到经典的浸润性鳞状细胞癌

并改善了预后。很少见的情况，腺癌也可以发生在上段食管的食管入口处。

病理特征

大体特征

未经治疗的腺癌是平坦的、溃疡型的病变。偶尔，他们可以有一个外生、息肉样成分。很少，肿瘤完全呈息肉样。病变通常与 BE 相关。因此，它们通常位于远端食管。累及近端胃并不罕见。先前接受过新辅助治疗的食管，病变经常变扁平或表现为纤维化或红斑的凹陷区域（图 12.15）。

镜下特征

大多数食管腺癌与胃肠道其他部位的肠型腺癌类似，根据腺管形成的比例分为高分化、中分化、低分化。背景黏膜通常能看到高级别异型增生。高分化腺癌要求腺管成分＞95%，腺腔可以扩张或不规则。中分化腺癌要求腺管成分占50%~95%，不同于高分化腺癌，可以见到巢状和筛状结构。低分化腺癌要求腺管成分占5%~49%，很多病例腺管成分很少。另外，实性和片状区域更常见。在低分化肿瘤，可以见到印戒细胞和多形性细胞。然而，像弥漫性胃印戒细胞癌的印戒细胞癌是罕见的。值得特别注意的是，在低分化食管腺癌，可见到覆盖的鳞状上皮派杰样播散（图

12.16）。在新辅助治疗的病例，瘤床通常表现为溃疡和纤维化。黏液湖也可以见到；然而，细胞内黏液既不增加转移和复发风险，也不用于原发肿瘤的分期。如果有残余癌，可表现为伴有显著的细胞学不典型性的单个细胞或小的细胞巢团或腺体，包括怪异的、多形性的细胞核（图 12.17）。如果对新辅助治疗反应差，可见看到更广泛的病变。内分泌细胞，可见于约20%的未经治疗的 EAC，治疗后的病例经常见到，黏液和鳞状分化也可能存在。

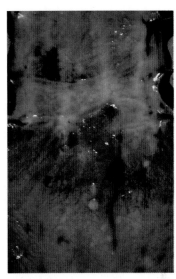

图 12.15 未经治疗的食管胃结合部腺癌：在食管胃结合部和鳞柱交界（Z线）可见一个小肿瘤

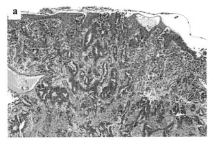 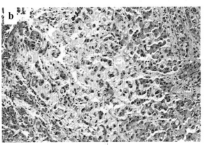 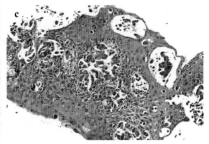

图 12.16 未经治疗的食管胃交界处腺癌。（a）未经治疗的肿瘤，腺癌呈中分化，肿瘤性腺体位于鳞状上皮下；（b）未经治疗的肿瘤，腺癌呈低分化，由低黏附性的单个散在细胞构成，包括印戒细胞和小的细胞团，然而，食管的印戒细胞癌（印戒细胞成分＞50%）是不常见的；（c）在低分化腺癌中，派杰样累及并不少见

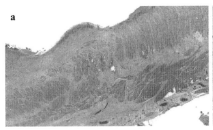 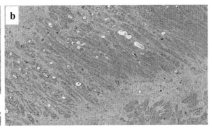

图 12.17 新辅助治疗后的食管胃结合部腺癌。（a）治疗后的瘤床溃疡和广泛的纤维化，累及食管壁和外膜；（b）高倍放大，可以见到残存的腺癌。可见放疗导致的明显的细胞学非典型性

分子特征

EAC 的基因突变谱是广泛和多样化的。然而，目前，只有少数临床可操作的突变。HER2（ERBB2）是用于编码表皮生长因子受体（EGFR）家族中的酪氨酸激酶受体的原癌基因。据报道高达 26% 的病例有这种基因的扩增和过表达。CAP 和美国临床肿瘤学会（ASCO）联合发布了 EAC HER2 检测指南。HER2 状态可以通过多种方式进行评估，包括免疫组化、荧光、色原和银增强原位杂交（ISH）。CAP 和 ASCO 的联合指南指出，应首先进行免疫组化染色，并根据胃癌（ToGA）试验中使用的修订标准进行判读（表 12.6）。ISH 可用于不确定的病例。

鉴别诊断

一般来说，诊断腺癌并不难。然而，当组织有限时，挑战就出现了，反应性改变与异型增生和腺癌的鉴别更加困难。虽然不常见，食管也可发生转移性肿瘤，需要结合临床病史与组织学和免疫组化特征来鉴别原发与转移。

大多数报告的食管黏液表皮样癌肿瘤比较大且呈浸润性生长。其内经常看到 SCC 或未分化癌的成分。预后差，类似于食管的 SCC。一些报告的食管腺样囊性癌病例强调肿瘤与基底样鳞状细胞癌相似。鉴于近 1/4 的 SCC 可以有腺样结构、黏液分泌或筛状成分，大多数黏膜和腺样囊癌的报告可能是 SCC 的变异亚型，即向不同方向分化。当使用相应的唾液腺肿瘤的标准时，这些肿瘤在食道中极为罕见，通常是来自黏膜下腺体的小的食管壁内病变。肿瘤表面被覆的鳞状上皮通常是完整的，是非肿瘤性病变。预后一般良好。

神经内分泌肿瘤

食管的神经内分泌肿瘤极为罕见，其中大多数是神经内分泌癌或混合性神经内分泌癌（神经内分泌癌合并腺癌或鳞癌）。相反，高分化神经内分泌肿瘤并不常见，这可能是由于食管的神经内分泌细胞相对缺乏所致。大多数神经内分泌癌发生于男性的远端食道（男女比例为 6：1），高峰发病年龄是 60~70 岁。然而，发生在近段和中段食管的神经内分泌肿瘤也有报道。尽管对食管神经内分泌瘤或癌患者生存率的研究有限，但其预后与肿瘤的分级和分期有关，这种分类是基于食管癌的分期分类。神经内分泌瘤的预后非常好，区域淋巴结转移和远处转移并不常见。相反，相对于局部肿瘤，伴有远处转移的神经内分泌癌预后较差，生存期较短。由于这些肿瘤罕见，尚无成熟的治疗方案推荐。

病理特征

大体特征

大多数神经内分泌癌和混合性神经内分泌癌表现为大的蕈伞样或溃疡型肿块，可表现为多发肿瘤病灶，并浸润深达食管壁。然而，表浅变异型已被描述。后者表现为小的、息肉样、很少形成溃疡的肿块。

镜下特征

与胃肠道其他部位类似，食管神经内分泌肿瘤的特征是肿瘤细胞排列成巢状、实性或小梁结构，肿瘤细胞较一致，细胞形态温和。神经内分泌癌（分化差的神经内分泌癌）可表现出大细胞或小细胞特征，前

表 12.6   胃和食管胃连接处腺癌 HER2 免疫组织化学（IHC）评分系统

HER2 免疫组化评分	活检标本 HER2 免疫组化表达模式	切除标本 HER2 免疫组化表达模式	HER2 表达评估
0	任何癌细胞无膜着色	无反应或 < 10% 癌细胞膜着色	阴性
1+	癌细胞团 [a] 微弱或隐约可见膜着色（不管着色的癌细胞占所有癌细胞的比例）	≥ 10% 癌细胞微弱或隐约可见膜着色；仅有部分细胞膜着色	阴性
2+	癌细胞团有弱到中度的基底侧膜、侧膜或完全性膜着色（不管着色的癌细胞占所有癌细胞的比例）	≥ 10% 癌细胞有弱到中度的基底侧膜、侧膜或完全性膜着色	不确定
3+	癌细胞团的基底侧膜、侧膜或完全性膜着色（不管着色的癌细胞占所有癌细胞的比例）	≥ 10% 癌细胞基底侧膜、侧膜或完全性膜着色	阳性

[a] 癌细胞团的定义是 ≥ 5 个癌细胞

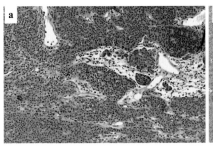 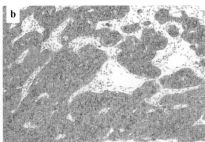 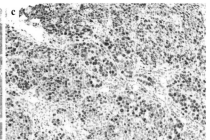

图 12.18　神经内分泌癌。（a）食管 NEC 比 NET 更为常见，肿瘤细胞核浆比增高，染色质深染，与肺的小细胞癌相似；（b）Syn（图示），嗜铬粒蛋白和 / 或 CD56 的免疫组织化学有助于诊断；（c）NEC 的 Ki-67 增殖指数显著增高（＞90%）

者更为常见（图 12.18 和 12.19）。大细胞神经内分泌癌（在较早的文献中称为非典型类癌）由中到大细胞组成，细胞核浆比低，核仁明显和染色质呈泡状，显示出器官样结构，并且通常与 Barrett 食管相关。小细胞神经内分泌癌类似于肺小细胞癌，肿瘤呈实性片状和巢状排列，由圆形或卵圆形细胞组成，染色质深染，核镶嵌样，核仁不明显、坏死，胞浆少。淋巴管血管侵犯和淋巴结转移很常见。在很大一部分病例中，小细胞神经内分泌癌与腺癌或鳞状细胞癌合并发生。大细胞和小细胞神经内分泌癌 CD56、NSE、CgA 和 Syn 阳性，但阳性强度可能不强。重要的是，文献报道小细胞神经内分泌癌 TTF-1 可以阳性。

鉴别诊断

神经内分泌癌应该与低分化和 / 或基底细胞样鳞癌、恶性淋巴瘤鉴别，也应该和来自肺的转移性肿瘤鉴别。

胃

正常解剖及组织学

胃是一个囊性器官，始于食管胃结合部，即胃皱襞（皱褶）的起始，止于幽门。它分为贲门、胃底、胃体、胃窦和幽门。贲门即开始于胃食管结合部的远端。胃底紧邻食管胃结合部。胃体位于角切迹的近端（胃进入十二指肠之前在此处开始变窄）。角切迹的远端是胃窦，由幽门和幽门括约肌与十二指肠分界。胃的黏膜面表现为皱襞，在胃的近端处最明显，当扩张时皱襞变平。胃壁由黏膜、黏膜下层、肌层、浆膜层构成。

胃由两种上皮成分构成，一种是胃小凹上皮，腺

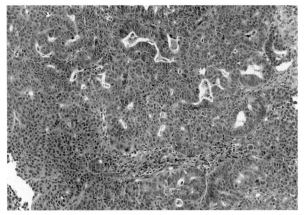

图 12.19　混合性神经内分泌癌：由管状腺癌（右侧）和神经内分泌癌（左侧）构成（每种成分至少占 30%）

体不规则，分布于整个胃，还有固有腺体，胃的不同部位有所不同。小凹上皮由高柱状黏液上皮构成，位于黏膜表面，并具有特征性的丰富的核上黏液，细胞核小，位于基底部，还有颈黏液细胞，它们位于胃小凹基底部，且黏液含量较少。颈黏液细胞被认为是表面上皮和胃腺的祖细胞。构成固有腺体的细胞成分是变化的。在贲门，由黏液细胞和泌酸腺混合组成，或者全部由黏液细胞构成。在胃体和胃底，胞浆嗜酸的壁细胞位于腺体上半部分；胞浆嗜碱的主细胞位于腺体的基底部分；散在小的神经内分泌细胞，很多分泌组胺，被认为是嗜铬样细胞。胃窦和幽门的腺体是相同的，由黏液细胞和神经内分泌细胞构成，后者分泌胃泌素，被称为 G 细胞。在胃体与胃窦交界处可见黏液腺与泌酸腺混合存在（被称为"移行区"黏膜）。

胃腺癌的前驱病变（腺瘤和扁平型异型增生）

扁平和息肉样异型增生（如腺瘤）被公认为胃癌的前驱病变。典型的腺瘤起源于伴有肠上皮化生的萎缩的胃黏膜，但也可见于家族性腺瘤性息肉病的人

群。发病率随着年龄增加而增加。通常没有症状，有时会有提示性征兆，比如当肿瘤增大时会引起出血和胃出口梗阻。腺瘤是浸润癌的前驱病变，有发展成腺癌的潜在风险。然而，由低级别异型增生发展到癌的过程缓慢，不常见（发生率约 25%），而高级别异型增生与胃腺癌的相关性达 85%。

许多胃腺瘤表现为无蒂或有蒂的单发黏膜病变。然而，有些病变是凹陷的。病变周边胃黏膜可能是萎缩的。相比之下，"扁平型"异型增生可以是扁平的、正常的或与周边正常黏膜轻微不同。

大多数胃腺瘤与结直肠腺瘤类似。根据结构特点可分为管状、管状 - 绒毛状、绒毛状，同时根据染色质浓染程度、细胞复层程度、细胞核拥挤程度、结构紊乱程度分为低级别与高级别异型增生。相似的组织学特征也见于"扁平型"异型增生。少数的腺瘤根据形态和免疫表型分为小凹型和幽门腺型，还有一些腺瘤具有胃型与肠型的混合特征。与大多数胃腺瘤相比，幽门腺型腺瘤由立方到矮柱状细胞组成，胞质呈嗜酸性，细胞核呈圆形、形态一致，另外，表达 MUC6 和 MUC5AC。小凹型腺瘤主要表达 MUC5AC，不表达 MUC6。

胃腺瘤与胃息肉的鉴别通常不困难。其他胃息肉包括胃底腺息肉、增生性（或炎症性）息肉、错构瘤性息肉、息肉样异位症、Menetrier 病。

腺癌

腺癌是最常见的胃恶性肿瘤，男性多于女性。癌组织发生与很多环境因素有关，比如：低社会阶层、高盐和烧烤饮食、吸烟、饮酒。多数肿瘤位于胃窦，少部分发生在胃体，发生在慢性胃炎背景上。然而，在美国最近几十年肿瘤发生部位有变化。发生在近端胃的比例在增加。这种肿瘤的临床特征与远端食管 / 食管胃交界处腺癌类似，高加索人发病率高于非洲裔美国人。这种变化背后的原因不清楚，有一些病例，近端胃癌可能是食管肿瘤累及胃。这种明显的转变和内镜的广泛使用有很大关系。无论如何，临床症状体征包括消化不良、食欲不振、体重减轻、出血或贲门 / 幽门梗阻，这些症状主要出现在进展期疾病中。

病理特征

大体特征

胃癌大体上可表现为息肉状、蕈伞样，溃疡型或弥漫型（图 12.20）。溃疡型癌在胃窦最常见，通常在小弯处，而息肉状或蕈伞样癌在胃体部更常见，通常在大弯侧。弥漫浸润型可以是边界不清的斑块或整个胃部弥漫性增厚（皮革胃）。遗传性弥漫性胃癌的癌灶多发，好发于胃体或胃窦移行区。新辅助治疗后，可能没有肉眼可见的肿瘤（图 12.21）。

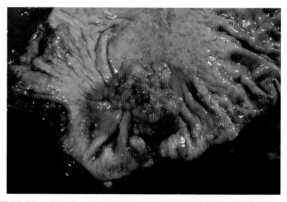

图 12.20 胃腺癌：在这个病例中，腺癌呈息肉样，很可能来源于腺瘤背景或伴有异型增生的增生性息肉 / 炎性息肉

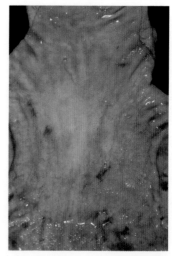

图 12.21 胃腺癌。新辅助化疗后，肉眼肿瘤可能不明显，更多表现为边界不清、质硬的凹陷，与周围黏膜相比更苍白和平坦

镜下特点

胃腺癌可发生在异型增生的息肉中，并具有多种结构特征，包括异型细胞形成管状、腺泡或乳头，以及广泛浸润的单个异型细胞（图 12.22）。细胞也有不同的特征，包括胃型分化（壁细胞、主细胞和

神经内分泌细胞）或肠型分化（肠上皮细胞和潘氏细胞）。可以见到血管和外周神经侵犯，并且是独立的预后因素。考虑到组织学特征的变化，有很多分类系统，比如 WHO 分型、Lauren 分型、Ming 分型等（表 12.7）。在我们机构和 CAP 的癌症报告方案中，使用 Lauren 分类。没有一种分类系统是完美的，并且可重复性存在问题。最近研究提出了分子分型系统（见下）。

在 Lauren 分类中，胃腺癌分为两大类，即肠型和弥漫型，其病因可能不同。第三类，混合型或不确定型，具有肠型和弥漫型癌特征（两种成分比例相当）。肠型腺癌是最常见的类型（超过 50%），其次是弥漫型和混合型。肠型腺癌模拟肠黏膜形态，

由管状和乳头状腺体结构组成，有刷状缘和散在杯状细胞。与弥散型癌相比，这些肿瘤是"局限性的"（图 12.23）。背景胃黏膜可以是胃炎、肠化、异型增生。这种类型与环境因素密切相关，血道转移比后面的分类更常见。弥漫型腺癌是由低黏附性且广泛浸润的单个散在或小的细胞巢构成（图 12.24）。背景胃黏膜肠化生和异型增生时明显腺管分化是不常见的，与肠型腺癌中常见淋巴管血管侵犯相反，腹膜扩散更为普遍。肿瘤细胞分化不同，黏液的组织化学和免疫组化表达不同。通常，胃型分化的肿瘤 MUC5AC 阳性，MUC6 有时阳性，MUC2 和 CD10 阴性。肠型分化的肿瘤通常 MUC2 阳性，CD10 有时阳性，MUC5AC 和 MUC6 阴性。

表 12.7　胃腺癌的分型系统

分型系统	类型 1	类型 2	类型 3
Lauren 分型	肠型腺癌	弥漫型腺癌	不确定 / 混合型腺癌
WHO 分型	管状腺癌、乳头状腺癌	低黏附性癌（包括印戒细胞癌，印戒细胞成分 > 50%）、黏液腺癌	混合型腺癌
Ming 分型	膨胀性浸润	渗透式浸润	—
Goseki 分型	高分化管状腺癌伴细胞内寡黏液、高分化管状腺癌伴细胞内丰富黏液	低分化管状腺癌伴细胞内寡黏液	低分化管状腺癌伴细胞内丰富黏液

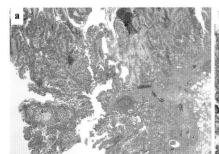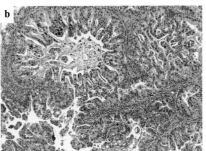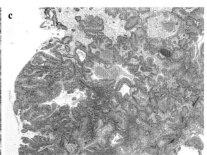

图 12.22　起源于息肉的胃腺癌。（a）起源于腺瘤的黏膜内腺癌；（b）高级别异型增生；（c）起源于伴有异型增生的增生性 / 炎症性息肉的黏膜内腺癌

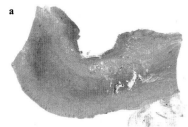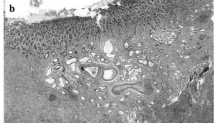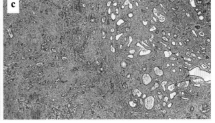

图 12.23　未治疗的肠型胃腺癌（Lauren 分型）。（a）即使在低倍镜下也可以看到肿瘤由腺管样结构组成，浸润胃壁；（b）高倍镜下，可见明显的肠型分化；（c）可见明显的细胞和结构异型性

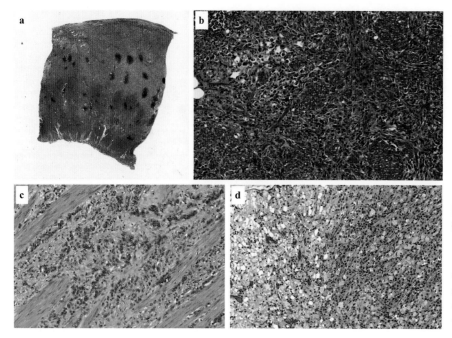

图 12.24　未经治疗的弥漫型胃腺癌（Lauren 分型）。（a）与肠型腺癌相比，弥漫型腺癌在低倍镜下很难看到，但是胃壁明显异常；（b）弥漫型腺癌可由黏附力差的高核浆比的但不含黏液的肿瘤细胞组成；（c）与组织细胞相似的低黏附性的肿瘤细胞；（d）低黏附性的印戒细胞

变异型

髓样癌（也称为伴有淋巴样间质的胃癌和淋巴上皮瘤样癌）与胃肠道其他部位的髓样癌相似，其特征是明显的淋巴浆细胞浸润。肿瘤形成低分化的腺管或实性巢团，肿瘤细胞很大，表现为具有合胞体嗜酸性细胞质的多角形细胞。肿瘤的边缘通常是局限的和膨胀性的。髓样癌常发生在近端胃或残胃。超过 80% 的病例，具有核内表达 EBV 编码的非聚腺苷酸 RNA-1（EBER）的 EBV。髓样癌预后比传统的腺癌要好，5 年生存率 > 75%。

发生于胃的腺鳞癌和鳞状细胞癌非常罕见，不足所有胃癌的 1%。前者是指鳞癌成分至少占 25%。腺鳞癌通常有淋巴管血管侵犯，预后差，可能与诊断时已属肿瘤晚期有关。类似的，鳞状细胞癌诊断时常是晚期，预后也差。这两种肿瘤，鳞状分化的分级不同，CK 表达是有变化的。肿瘤的发病机制尚不清楚，鳞状成分可能是化生、异位或多能干细胞的双向分化。此外，贲门发生的单纯鳞状细胞癌可能源自食管癌的扩散，应排除之。

与传统型腺癌相比，胃癌肉瘤罕见，更常见于男性年轻群体。大多数肿瘤位于幽门，表现为大的、息肉样肿块，预后差。由不同比例的腺管区域和梭形细胞区域构成，后者无论镜下还是免疫组化都显示软骨肉瘤、骨肉瘤、横纹肌肉瘤或平滑肌肉瘤分化。腺鳞和神经内分泌分化已经被报道。曾有一个双相型肿瘤的报道，细胞学良性的腺体分布在平滑肌肉瘤性间质成分中。

产 AFP 的癌，包括肝样癌，不常见，发生率约 15%。这些癌以产 AFP 为特征，可以通过免疫组化和血清学检测。产 AFP 的癌的特征是肿瘤细胞胞浆透亮，形成高分化的腺管、乳头或两者都有，类似于原始的胎儿肠上皮（图 12.25）。这些肿瘤的预后较差，5 年生存率仅为 12%。肝样癌，顾名思义，类似于肝细胞性肝癌，由大的多角形细胞组成，胞浆嗜酸性，偶尔还有胆汁和嗜酸性小球。其内可穿插有传统腺癌的区域。产 AFP 的癌和肝样癌白蛋白（原位杂交），AFP 和 α-1- 抗胰凝乳蛋白酶均为阳性。CEA 也经常阳性。

其他不常见的变异型包括壁细胞癌（或嗜酸细胞癌）、潘氏细胞癌、黏液表皮样癌和具有横纹肌样特征的癌。壁细胞癌的特征是肿瘤细胞呈片状排列，呈多边形，具有丰富的、细颗粒状的嗜酸性的胞浆。有人提出，壁细胞癌的预后要比传统腺癌好。潘氏细胞癌的特点是肿瘤细胞以潘氏细胞分化为主。这些肿瘤

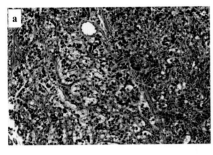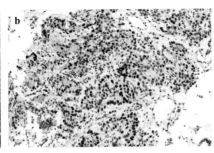

图 12.25　产 AFP 的癌。（a）肿瘤罕见，肿瘤细胞通常胞浆透亮，类似于原始的胎儿肠上皮；（b）肿瘤细胞 SALL4 阳性，提示肿瘤分化原始

细胞的特征是细胞质中有嗜酸性颗粒，免疫组化溶菌酶阳性并不令人感到意外。像唾液腺黏液表皮样癌一样，黏液表皮样癌混合有黏液上皮和鳞状上皮，预后较差。具有横纹肌样特征的癌的特征是细胞黏附性差，多形性明显，染色质呈泡状，核仁明显和独特的核旁透明膜夹杂物，但是在常规腺癌中也可以看到。包涵体免疫组化 vimentin 阳性。这些肿瘤的预后很差。

鉴别诊断

尽管有不同的组织学特征，但胃腺癌的诊断很简单。最重要的是原发癌与转移癌的鉴别。通常，胃转移性肿瘤很少见。最常见的转移来源是黑色素瘤、肺癌和乳腺癌。转移性乳腺小叶癌由于其单排生长模式而应引起特别关注，其类似于弥漫型癌。在这种情况下，由 GCDFP-15、ER、PR、CK7、CK20、GATA3 组成的免疫组化组合可帮助正确诊断。其他免疫组化标记包括 CDX2、MUC2、MUC5AC、MUC6 和 DAS1（在乳腺癌中均为阴性，在胃癌中不同程度阳性）。然而，也有来自肾脏、胰腺、食管、皮肤、睾丸、子宫颈和结肠肿瘤的报道。

分子特征

胃腺癌与抑癌基因（TP53，CDKN2A/p16，APC 和 TGF-β）的遗传改变有关，癌基因（ERBB2、MET）和 DNA 错配修复基因。据报道，多达 40% 的胃癌具有 TP53 突变或基因座杂合性缺失。CDKN2A/p16 的丢失也经常被报道。在大肠癌中有明显影响的 APC 突变也见于多达 76% 的胃腺癌和扁平型异型增生。ERBB2 在某些胃癌（主要是肠型腺癌）中存在扩增，HER2 靶向治疗已使患者受益。与在 CAP 和 ASCO 联合指南对 EAC 进行检测相似，国家综合癌症网络（NCCN）建议对无法手术的局部进展，复发和转移

性腺癌进行 HER-2 检测，应首先进行免疫组化分析，并根据 ToGA 试验中使用的修改标准进行解释（表 12.6）。MET/c-MET 编码酪氨酸激酶受体，在肠型和弥漫型胃腺癌中均经常过表达，并且对该蛋白的抑制可能具有一定功效。

MET 的免疫组织化学表达可能有助于确定合适的患者。但是，尚无达成共识的 MET 免疫组织化学评分系统。值得注意的是，KRAS 突变并不常见。DNA 错配修复基因的体细胞突变在散发性胃腺癌中并不常见。然而，与低微卫星不稳定性（MSI-L）和微卫星稳定性肿瘤相比，散发性高微卫星不稳定性（MSI-H）胃肿瘤明显。

不到 3% 的胃癌与家族综合征有关。E-cadherin、CDH1 的胚系突变见于弥散型家族性胃癌的早发病变。迄今为止，已经报道了大约 50 个家庭。除了弥漫型胃癌，女性患者患乳腺小叶癌的风险增加。建议对这些患者进行预防性全胃切除术，以提高生存率。肠型腺癌可能与 Lynch 综合征有关。尽管患有家族性腺瘤性息肉病（FAP）的患者会出现多发性胃息肉，可能会演变成异型增生，但息肉癌变并不常见。

最近研究已将分子分型纳入胃癌的分类，以更好地对患者进行分层管理（表 12.8）。由于分子分型依赖于昂贵和先进的分子技术，例如 DNA/RNA/全外显子测序，因此在临床应用上受到限制。但是，将 DNA 错配修复蛋白免疫组化、p53、E-cadherin、EBV 原位杂交相结合，可以对胃癌进行相似的分类，分为：① EBV 阳性型；② DNA 错配修复缺陷型；③ E-cadherin 表达异常型；④ p53 表达异常型；⑤ p53 表达正常型。

绒癌

绒癌是极其罕见的胃肿瘤，男女均可发生。更多的是传统的腺癌伴绒癌分化，纯的绒癌非常罕见。多数病例是合体滋养层细胞和细胞滋养层细胞的混合。一些病例伴有血清 HCG 水平升高和 HCG 免疫组化表达。血道播散和淋巴道转移常见。并不让人惊讶的是，这类患者预后差。

神经内分泌癌（小细胞癌）

胃的神经内分泌癌不常见，占胃癌比例不足 1%。肿瘤呈实性或片状生长伴有花环样区域。肿瘤细胞通常小、圆形或梭形，胞浆稀少，基底部呈栅栏状，细胞核呈镶嵌样，核分裂明显。偶尔，更多的是合并传统的腺癌。免疫组化 Syn 和 CgA 阳性。预后差，中位生存期不足 1 年。

神经内分泌瘤

随着胃镜广泛普及，胃神经内分泌瘤（NETs）的发病率逐渐增高，目前，约占所有胃肠道 NETs 的 9%。大多发生在胃体，表现为无症状的多发病变，发生在高胃泌素血症导致的神经内分泌细胞增生的背景上。散发肿瘤不常见，可以发生在胃窦或胃体，通常较大，更具侵袭性，导致临床症状，临床常考虑胃癌。基于临床病理学特征，WHO 将胃 NETs 分为四型（表 12.9）。Ⅰ、Ⅱ、Ⅳ型 NETs 胃酸水平高，自身免疫性胃炎伴有胃酸分泌减少（Ⅰ型）、胃泌素瘤（如 Zollinger-Ellison 综合征，Ⅱ型）、壁细胞分泌盐酸减少（Ⅳ型）。Ⅲ型 NET 是散发性的，不伴有血清胃泌素水平升高。大多数胃 NETs 低度恶性，罕见转移。典型的位于黏膜层和黏膜下层。然而，肿瘤体积大，核分裂多见，合并血管侵犯更容易转移到淋巴结和肝脏。

病理特征

大体特征

多数 NETs 是边界清楚的息肉状病变，大部分位于黏膜下层。较大的肿瘤可能累及胃壁。除肿瘤外，背景胃黏膜可能显示萎缩性改变（Ⅰ型 NETs）或增生性改变（Ⅱ型和Ⅳ型 NETs）。

镜下特征

多数 NETs 细胞形态一致，细胞小圆形，胞浆嗜酸性颗粒状，染色质呈颗粒状。细胞核有轻微的多形性。肿瘤细胞可以呈巢状、小梁状、腺泡状或玫瑰花环样结构。肿瘤细胞形成腺样结构很常见。微结节性增生和 NETs 的临界值为 0.5 mm，如果肿瘤侵入黏膜下层，不管肿瘤大小，均诊断 NETs。除肿瘤外，背景黏膜通常也很独特。在Ⅰ型 NETs 中，泌酸黏膜表现出慢性炎症、萎缩、幽门和肠上皮化生以及肠嗜铬样细胞增生（图 12.26）。相反，在Ⅱ型 NETs 中，背景黏膜显示出特定腺体明显肥厚和壁细胞增生，这是 Zollinger-Ellison 综合征的典型特征。Ⅳ型 NETs 可能同样表现出泌酸黏膜和壁细胞增生，特别是胞浆空泡。免疫组织化学表达神经内分泌标记物，如 CgA、Syn 和 CD56。但是，这些指标并不都是阳性。在这三个标记中，CgA 最特异但最不敏感。尽管 CD56 和 Syn 都比 CgA 敏感，但在我们的实践中通常不使用 CD56。NETs 大多数角蛋白阳性，除了 CK7 和 CK20。此外，CDX-2 的表达通常出现在胃肠道（包括胃）的 NETs，可以谨慎地用于辅助确定肿瘤原发部位。值得注意的是，CEA 表达也很常见，容易误诊为腺癌。除肿瘤细胞外，Ⅰ、Ⅱ和Ⅳ型 NETs 的胃体黏膜还可能表现嗜铬样细胞呈线性、微结节性增生。

鉴别诊断

大多数 NETs 诊断相对容易。然而，罕见情况，会被误诊为腺癌，尤其是活检组织取材局限或人工假象。

胰腺

正常解剖和组织学

正常成人胰腺位于腹膜后，从十二指肠弯曲处延伸至脾门。它可以分为头部（包括钩突）、体部和尾部。腹膜覆盖胰头的前部和下部，仅覆盖胰体和胰尾的前部。胰腺由肝脾动脉以及胰十二指肠下动脉的分支提供血供。

静脉引流通过胰十二指肠上、下静脉，分别排入门静脉和肠系膜上静脉，以及排入肠中静脉的脾中下静脉。淋巴引流从胰头引流到胰十二指肠淋巴结和肝

表 12.8　当前胃癌的分子分类

癌症基因组图谱	EBV 阳性型 EBV-CIMP PIK3CA 突变 PD-L1/2 表达	微卫星不稳定型 Gastric-CIMP MLH1 沉默	基因稳定型 组织学：弥漫型 CDH1，RHOA 突变	染色体不稳定型 组织学：肠型 TP53 突变	
Singapore–Duke			间质弥漫性 低 TP53 突变 低水平 CDH1 突变 组织学：弥漫型	增值扩散 高 TP53 突变 组织学：肠型	代谢扩散 低 TP53 突变 无组织学相关性
亚洲癌症研究组		MSI 胃窦 组织学：肠型 预后好	MSS CDH1 突变 年轻人发病 组织学：弥漫型 预后差	MSS/TP53− 组织学：肠型 预后中等	MSS/TP53+ 组织学：肠型 预后中等

表 12.9　WHO 胃神经内分泌肿瘤类型

	I 型（自身免疫性）	II 型 (Zollinger-Ellison 综合征)	III 型（散发性）	IV 型
占胃 NETs 比例	70%~80%	5%~6%	14%~25%	不常见
肿瘤数目、大小	多发，小	多发，小	孤立的，大；可多发	孤立的，大
神经内分泌细胞增生 （或不典型增生）	常见	常见	缺乏	常见
背景胃黏膜改变	伴有肠化的萎缩性胃炎（胃体）	泌酸黏膜肥大，壁细胞增生	无特殊发现	泌酸黏膜肥大，壁细胞增生
胃泌素水平	升高	升高	正常	升高

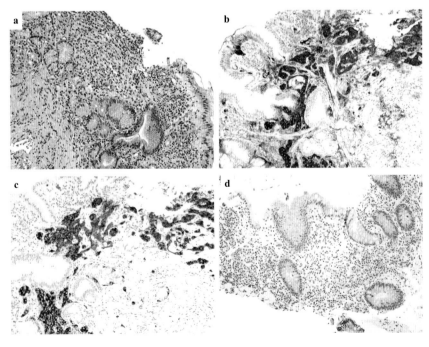

图 12.26　胃 NET。（a）I 型胃 NETs，肿瘤发生在伴肠上皮化生的慢性萎缩性胃炎背景下；（b）CgA 阳性；（c）Syn 阳性；（d）泌酸黏膜萎缩，免疫组化胃泌素阴性

十二指肠韧带淋巴结。胰体和胰尾的淋巴引流进入中肠，肝和脾动脉淋巴结。引流终止于腹腔、肠系膜上、主动脉旁和主动脉淋巴结。

胰腺由外分泌部、内分泌部、导管系统组成。外分泌部构成胰腺实质的大部分，由形成腺泡的柱状到锥状细胞组成。腺泡对新辅助治疗非常敏感。内分泌部主要由胰岛组成，包括 α、β、δ 和胰多肽细胞，以及 D1 细胞和肠嗜铬细胞。

胰腺导管系统由立方到柱状细胞构成，开始于小导管，最后汇入主胰管和胆总管（图 12.27）。

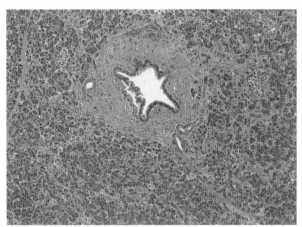

图 12.27　正常胰腺： 此图显示胰腺的外分泌部、内分泌部和导管系统

胰腺上皮内瘤变

胰腺上皮内瘤变（PanIN）是胰腺导管腺癌（PDA）的前驱病变，但也可合并其他肿瘤类型。它代表了胰腺导管上皮异型性不断增加的一个病变谱系，组织学上分为三级（PanIN-1、PanIN-2 和 PanIN-3）。然而，在国际胰腺病学协会的最新出版物中，建议采用两级分类/分级系统。拟议修订版本将 PanIN-1，PanIN-2 归为低级别（"低级别 PanIN"）、PanIN-3 归为高级别（"高级别 PanIN"）（图 12.12）。更改术语是为了与这些疾病的临床处理相一致。

病理特征

PanIN 由异型细胞构成，所有细胞包含黏蛋白，累及胰腺导管。低级别 PanIN，包括 PanIN-1 和 PanIN-2，其特征是变化范围广，前者是高柱状黏液细胞，没有核异型性，极性丧失，后者是柱状黏液细胞，具有核复层，轻度核异型，极性丧失。基于是否有乳头形成和细胞核分层，PanIN-1 进一步分为 PanIN-1A 和 PanIN-1B。PanIN-1A 被定义为缺少后面的特征。高级别 PanIN（PanIN-3）显示明显的细胞核异型性，明显的极性缺失、核分裂多见，乳头簇"漂浮"在管腔中（图 12.28）。

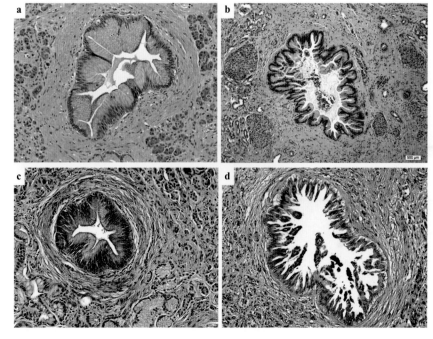

图 12.28　胰腺上皮内瘤变（PanIN）。（a）PanIN-1A（低级别 PanIN）；（b）PanIN-1B（低级别 PanIN）；（c）PanIN-2（低级别 PanIN）；（d）PanIN-3（高级别 PanIN）

导管腺癌和变异型

大多数的胰腺导管腺癌被归入传统的导管腺癌组。第二组包括显示导管起源的变异型。

病理特征

大体特征

胰腺导管腺癌是坚硬的肿块，边界不清楚且有浸润性边界（图 12.29）。在未经治疗的胰腺癌中，肿瘤很容易与相邻的非肿瘤性胰腺区分开。然而，在新辅助治疗后，肿瘤可能难以与纤维化背景分离。根据 AJCC 第 8 版中基于肿瘤大小的 T 分期，这为精准分期带来了挑战。

镜下特征

PDA 的特征是腺体大小不一，浸润间质并破坏正常的小叶结构。在未经治疗的肿瘤中，肿瘤细胞呈方形到柱状，胞浆多少不等，细胞核大小不一。极性丧失是普遍现象。在最常见的模式中，肿瘤细胞形成不规则和不完整的腺管。这种组织学模式在新辅助治疗后的病例可见，但是残留疾病的数量可以变化（图 12.30）。PDA 还可以显示其他组织和细胞学模式，例如泡沫状腺体模式、大导管模式、类似于印戒细胞的空泡模式，类似于鳞状细胞癌的实体模式、小叶癌样和微乳头模式（图 12.31）。除了被认为特别具有侵袭性的微乳头模式，这些模式中的大多数都没有临床意义。

在新辅助治疗后，尚不清楚这些模式是否具有重要意义。几乎总是可以看到淋巴血管和神经周围的浸润。与其他腺体恶性肿瘤相似，我们使用 CAP 推荐的 TNM 分级系统，该系统基于腺体形成的比例。高分化（1 级）腺癌的特征是腺体形成比例超过 95%，中分化（2 级）腺癌要求腺体形成比例为 50%~95%，低分化（3 级）腺癌要求腺体形成比例不到 50%，未分化癌（如下所述）被认为是 4 级。还存在其他分级系统，包括 Kloppel 分级系统和 Adsay 分级系统。无论使用哪种分级系统，组织学分级越高，预后越差，比如 3 级和 4 级的预后差。

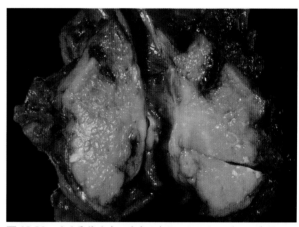

图 12.29　胰腺导管腺癌：肿瘤呈实性、纤维化、浸润性生长，以胰腺主导管为中心

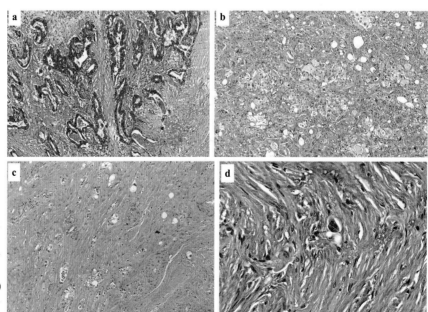

图 12.30　胰腺导管腺癌。（a）未经治疗的肿瘤，腺癌呈中分化，由不规则浸润性腺体组成；（b）未经治疗的肿瘤，腺癌呈低分化，可见流产型腺体、单个肿瘤细胞、肿瘤细胞呈片状排列；（c）治疗后的肿瘤，可见广泛残留的腺癌；（d）然而，残留的腺癌细胞呈单个、散在分布于纤维化瘤床中

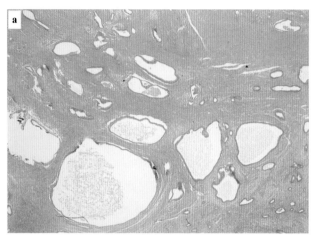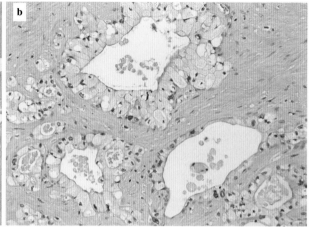

图 12.31　胰腺导管腺癌。（a）大导管模式；（b）泡沫状腺体模式。这两种模式均无任何临床意义

PDA 表达多种角蛋白标记，包括 CK7、CK8、CK18、CK19 以及 EMA（384）。CK20 的免疫组化表达是变化的，大多数为局部和弱染色，黏液性非囊性癌除外。大多数传统的 PDA 还表达细胞表面相关黏蛋白 MUC1、MUC3、MUC4 和 MUC5AC，伴有肠化时 MUC2 表达，伴幽门腺分化时 MUC6 表达。糖蛋白例如 CA19-9、CEA、TAG-72 和 CA-125 通常阳性。值得注意的是，PDA 白蛋白原位杂交始终是阴性的，这在评估 PDA 转移时非常有用。在 Wilentz 及其同事的一项研究中，在 55% 的 PDA 中发现了反映出 SMAD4 失活的 SMAD4 表达缺失，它是腺癌的一个特异性标志物（图 12.32）。

变异型

变异型包括黏液性非囊性癌（胶样癌）、鳞状细胞癌、腺鳞癌、未分化癌、髓样癌和肝样癌。很多肿瘤有经典的 PDA 成分。因此，它们很可能是导管起源的。由于这些肿瘤罕见，其自然病程和分子改变没有被充分认识。

黏液性非囊性癌（胶样癌）的特征为黏液湖中漂浮或附着在边缘的条索状或簇状分布的肿瘤细胞。黏液湖中还可以看到印戒细胞。这些癌通常与 IPMN 或 MCN 相关，并且与传统的 PDA 相比预后更好、临床病程更长。

鳞状细胞癌和腺鳞癌占所有胰腺癌的一小部分，与发生在其他部位的肿瘤类似。纯的鳞状细胞癌极其罕见，如果鳞状成分仅有 30%，则归入腺鳞癌。这两种肿瘤的临床病程与传统的胰腺导管腺癌类似（图 12.33）。

未分化癌组织学图像多样，包括癌肉瘤、肉瘤样癌（或梭形细胞癌）、间变性癌、伴有破骨巨细胞的未分化癌（图 12.34）。上皮样成分表现出明显多形性。如果存在肉瘤样成分，则由非典型梭形细胞或大的间变性巨细胞组成。可以见到异源性分化，如骨骼肌分化、软骨分化和骨分化。伴有破骨细胞样巨细胞的未分化癌的特征是肿瘤中有数量不等的破骨细胞样巨细胞，后者免疫组化 CD68 呈阳性。作为一个整体，未分化癌的预后较差，大多数患者在 2 年内死于该病。

胰腺髓样癌与其他部位的髓样癌类似。肿瘤的特征是分化差，肿瘤细胞呈合胞体样，胞浆嗜酸性。值得注意的是，有明显的中性粒细胞和淋巴细胞浸润。这些肿瘤通常是微卫星不稳定的，并具有良好的预后。

肝样癌很像肝细胞癌，由大的多角形细胞构成、胞浆颗粒状、嗜酸性、细胞核位于中央，有明显的核仁，肿瘤细胞排列成实性片状、巢状或小梁状。该肿瘤罕见。

囊性肿瘤

囊性肿瘤占所有胰腺肿瘤的不到 10%。真正的囊性肿瘤包括浆液性囊腺瘤和 MCNs。导管内囊肿，影像学表现为囊肿，代表胰管扩张。此外，实性肿瘤也可能继发囊性变。

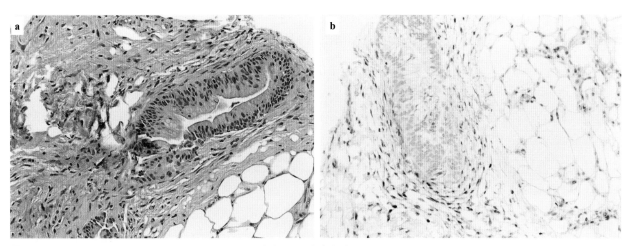

图 12.32　导管腺癌中 SMAD4/DPC4 细胞核表达缺失。（a）HE；（b）免疫组化 SMAD4/DPC4

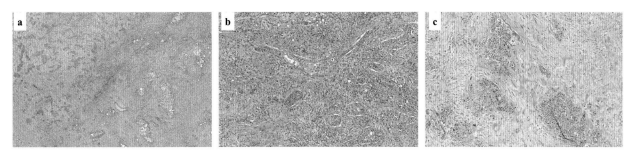

图 12.33　腺鳞癌。（a）肿瘤由鳞状成分（左）和腺体成分（右）组成；（b,c）在鳞状上皮中可能存在局灶性角化

浆液性囊性肿瘤

浆液性囊性肿瘤是真正囊性肿瘤的最常见类型，包括微囊型和大囊型，后者并不常见。多数为良性，浆液性囊性腺癌很少见。在没有可确定的转移灶（出现转移即定义为恶性肿瘤）的情况下，任何典型的浆液性肿瘤均应视为良性。大多数患有微囊性浆液性囊腺瘤的患者没有其他相关疾病，然而，对于多发囊肿患者，应考虑 von Hippel-Lindau 综合征可能。

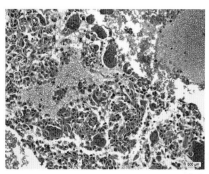

图 12.34　伴有破骨细胞样巨细胞的未分化癌：此肿瘤属于未分化癌类别，其中还包括癌肉瘤、梭形细胞（或肉瘤样）癌和间变性癌

病理特征

大体特征

浆液性囊腺瘤是一种边界清楚的肿瘤，通常由许多小囊肿（直径 > 1 mm 至 1 cm）组成，形成蜂窝状外观。通常包含中央星状纤维性疤痕。然而，在大囊性囊腺瘤中，通常不存在中央疤痕。退行性变化，即出血和大囊退变，在某些情况下可能很明显，并且可能与胰腺假性囊肿类似（图 12.35）。

镜下特征

囊肿内衬一层单层扁平或立方细胞，胞浆透亮，

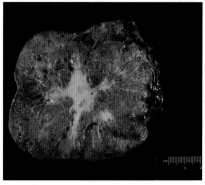

图 12.35　浆液性囊腺瘤：肿瘤由多发小囊构成，具有蜂窝状的外观，可以看到中央纤维化疤痕。但是，在大囊变异型中，通常不存在疤痕

胞质边界清晰，细胞核圆形且密集。胞浆透亮是由于肿瘤细胞富含糖原（图 12.36）。在这些肿瘤中未发现黏蛋白。上皮下间质内可形成显著的毛细血管网，间质透明化。大囊变异型具有相似的细胞学和结构特征。它们表达低分子量角蛋白（除了 CK-pan、EMA、inhibin 和 Mart-1）。导管黏蛋白标记物（MUC1、CA19-9 和 CEA）的染色为阴性或局灶性阳性，尽管 MUC6 通常为阳性。

分子特征

没有临床上可行的基因改变。应当指出，胰腺导管腺癌中常见的基因改变，例如 KRAS 和 TP53 的突变，以及在其他囊性或导管内肿瘤中没有观察到，例如 GNAS 和 RNF43 的突变。鉴于其与该综合征的相关性，VHL 肿瘤抑制基因位于 3p25.3 染色体上，在 10q 染色体上出现了等位基因的丢失。

鉴别诊断

除其他胰腺囊性肿瘤外，转移性肾细胞癌可能是囊性的，类似于浆液性囊腺瘤。淋巴管瘤也是一个鉴别诊断。

黏液性囊性肿瘤

总体而言，MCNs 的恶性率在 10% 到 28% 之间，并且已经表明，它们可能比传统的恶性肿瘤侵袭性小，尤其是在微浸润的情况下。

病理特征

大体特征

MCNs 是单个的多囊性肿块，具有较厚的纤维性包膜。囊肿通常很大，大于 10 cm。与 PDA 和 IPMN 不同，这些肿瘤不与导管系统相通（图 12.37）囊肿之间的间隔通常很薄，但有些可能看起来像是小梁而变厚。并发并不罕见。与 IPMNs 相似，囊肿含有黏液物质。可能会发生出血性退行性改变，类似于假性囊肿。

镜下特征

MCNs 具有特征性的上皮下卵巢样基质，由密集

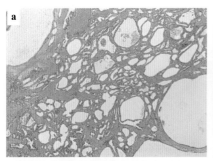 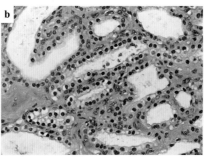 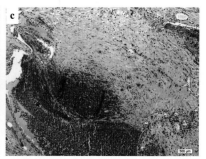

图 12.36 浆液性囊腺瘤：（a）这些肿瘤的界限清楚，通常由许多较小的囊肿（微囊）组成；（b）囊肿内衬柱状上皮细胞，胞浆透亮，细胞边界清楚；（c）在某些情况下，吞噬含铁血黄素的巨噬细胞会很显著

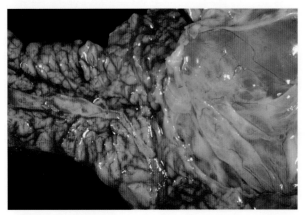

图 12.37 黏液性囊性肿瘤：肿瘤边界清楚，病变多灶，与导管系统不相通（左）

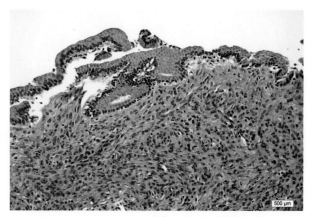

图 12.38 黏液性囊性肿瘤：在这里，既可以看到由黏液性肿瘤细胞组成的上皮成分，也可以看到基质成分。这个病例的上皮成分具有低级别异型增生（MCN，低级别）

的梭形细胞和偶尔丰满的上皮样细胞组成，提示黄素化。上皮成分经常缺失。然而，当存在时，上皮可以是扁平的或形成乳头状，呈立方形到柱状，顶端黏蛋白丰富，细胞核位于基底部（图 12.38）。与 PanIN 相似，在最重区域，根据上皮异型程度分为低度、中度或高度异型增生。

但是，当前的国际胰腺病学协会临床建议是针对两级分类系统的。两级分级系统，低级别和中级别异型增生被归入"MCN，低级"，高级别不典型增生被归为"MCN，高级别"（表 12.10）。MCNs 可以合并浸润成分，这可能是局部的。浸润性成分通常类似于传统的 PDA，但是其他组织学变异型已有报道，比如具有破骨细胞样巨细胞的未分化癌。在免疫组织化学上，上皮细胞的角蛋白和糖蛋白标记阳性。MUC5AC、MUC2 和 CDX2 表达也有报道，但仅在肠道分化的患者中表达。间质细胞 ER、PR、inhibin 和 melan-A 阳性（图 12.39）。

分子特征

在 MCN 中经常看到 KRAS 突变。高级别异型增生和浸润性癌突变的发生率增加。TP53、SMAD4 和 CDKN2A 的突变也出现在 MCN 中，但基本上仅发生在高级别的肿瘤中，包括伴有浸润性成分的肿瘤。MCN 还可以在 RNF43 中保留突变。在一项研究中，大约 50% 的病例具有 RNF43 改变，这在 IPMN 中也有报道。

导管内肿瘤

导管内肿瘤在影像学上可能常常表现为囊肿，但其实是肿瘤位于扩张的导管内。与 MCN 相似，导管

表 12.10　修订的术语改变（PanIN, IPMN, MCN）

当前术语（基于 2010 WHO）	修订后的术语
PanIN-1a	低级别 PanIN
PanIN-1b	
PanIN-2	
PanIN-3	高级别 PanIN
MCN 伴低级别异型增生	MCN，低级别
MCN 伴中级别异型增生	
MCN 伴高级别异型增生	MCN，高级别
MCN 伴有浸润癌	MCN 伴有浸润癌（或浸润癌伴有 MCN）
IPMN 伴低级别异型增生	IPMN，低级别
IPMN 伴中级别异型增生	
IPMN 伴高级别异型增生	IPMN，高级别
IPMN 伴有浸润癌	IPMN 伴有浸润癌（或浸润癌伴有 IPMN）

内肿瘤可经历从异型增生向浸润癌的发展过程。

导管内乳头状黏液性肿瘤（IPMN）

IPMN 与 PanIN 相似，两者均具有异型程度不同的黏液细胞。但是，大多数 IPMN 会导致导管扩张，并且至少 1 cm。相反，大多数 PanIN 都是微小的，小于 0.5 cm。0.5 cm 至 1 cm 之间的病变称为"初期"的 IPMN。

病理特征

大体特征

IPMN 是黏液细胞在导管内增生。腔内黏蛋白和随后的导管扩张不同程度存在（图 12.40）。导管的扩张可能是局部的，也可能影响整个导管系统。这些

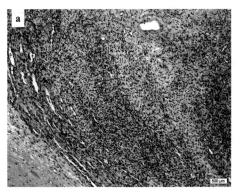
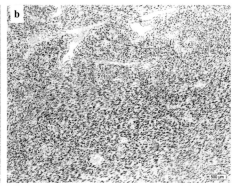

图 12.39　黏液性囊性肿瘤。（a）基质成分与卵巢基质类似，是诊断所必需的；（b）梭形细胞 ER 和 PR 均为阳性

导管内肿瘤可存在于主导管或分支导管中。

镜下特征

IPMN 由形成乳头的产黏蛋白的细胞组成。细胞可能类似于胃型（50%）、肠型（35%）或胰胆管型（15%）上皮。此外，WHO 识别了一种胞浆变异型，但仍不清楚它是不同的实体还是亚型，尽管最近的报道倾向于前者。不同的组织学类型之间经常存在重叠，并且 IPMN 的亚型重复率差。因此，我们机构尚未对其进行报道。与 MCN 相似，在最严重区域，根据细胞异型性程度，异型增生程度分为三个等级，即低级、中级和高级。但是，两级分类系统也在 IPMN 诊断中采用，将低级和中级等级合并为"低级别"，而先前的高级别保持不变（表 12.10 和图 12.41）。提议的更改是为了更好的临床管理，因为前者可以进行观察随访，而后者需要干预。

免疫组织化学是可变的，取决于组织学亚型。与 PDA 相似，IPMN 几乎始终表示 CK7、CK8、CK18 和 CK19，无论其亚型如何。糖蛋白免疫反应性，例如 CEA 和 CA19-9，也经常见到。免疫组化主要是细胞表面黏蛋白表达不同。肠型 IPMN 除 CK20 和 CDX2 阳性外，MUC2 也阳性，而胰胆管型 IPMNs 表达 MUC1 和 MUC6。

分子特征

在 IPMNs 中经常发现 KRAS 突变，报道的频率范围从 30% 到 80%，高级别异型增生和浸润性癌的患者中频率增加。相比 PDA，IPMNs 也可以发现 TP53 和 CDKN2A 突变，但报道较少。在报告的 IPMN 病例的约四分之一中也可见到 STK11 失活和 APC 突变。在 MCN 中见到 RNF43 突变，在 PDA 中未见，在 IPMN 中也以高频率（约 75%）被发现。值得注意的是，在 60% 的 IPMN 中都发现了 GNAS 突变，这在 PDA 或 MCN 中均未报道。据报道，GNAS 突变可上调与黏蛋白产生有关的基因。

导管内囊性乳头状肿瘤（IOPN）

IOPN 最初被描述为独特的导管内肿瘤。然而，由于它与 IPMN 有很多相似的临床病理特征，因此这类肿瘤被认为是 IPMN 的嗜酸细胞亚型，并被列入

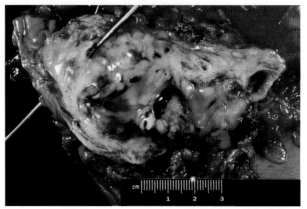

图 12.40　导管内乳头状黏液性肿瘤：胰腺的主要导管被肿瘤的细小叶状体扩张和排列，黏蛋白可见

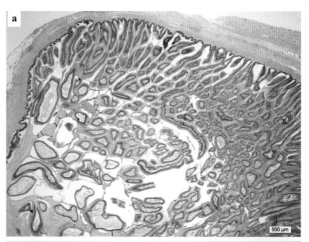

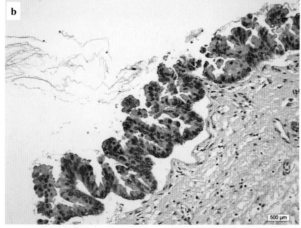

图 12.41　导管内乳头状黏液性肿瘤。（a）该肿瘤由细长的乳头和具有低级别异型增生（IPMN，低级别）的黏液性肿瘤细胞组成；（b）比较而言，这种肿瘤具有起伏的结构，肿瘤细胞显示高度不典型增生（IPMN，高级别）

2010 年 WHO 肿瘤分类。但是，由于其独特的分子特性和生物学行为，许多病理学家仍将 IOPN 视为单独的肿瘤。

病理特征

大体特征

IOPN 通常是大的充满黏液的囊肿，其内为易碎的乳头。

镜下特征

IOPN 具有复杂的乳头状结构，由具有纤细的纤维血管轴心的乳头组成，周围有复层的胞浆嗜酸细胞（颗粒状嗜酸性胞浆和单个突出的核仁）。这些肿瘤具有一定的特征，即含有黏蛋白的上皮内腔高度一致，呈圆形。这种打孔的外观使肿瘤形成了网状结构（图 12.42）。乳头也可融合，形成导管内肿瘤的实体型。后一个发现可能很难与浸润癌区分开。大多数 IOPN 都具有高度的异型增生，浸润性癌起源于此。类似于 IPMN 中发生的黏液性非囊性癌（或胶体癌），尽管浸润性成分通常保留了细胞吞噬的外观，但它也可能与丰富的细胞外黏蛋白有关。免疫组织化学分析，吞噬细胞对 B72.3 呈阳性，CEA 可以阳性。尽管在 IPMN 和 IOPN 中都可以看到间皮素，但是间皮素在后者表达更频繁。相反，claudin-4 表达模式相反。在 MUC5AC、MUC1 和 MUC2 中，免疫反应性没有显著差异。但是，在 IOPN 中更一致地观察到 MUC6 表达。有趣的是，IOPNs HepPar-1（一种线粒体抗原）呈阳性，但对更多肝细胞特异性标志物（如 arginase-1 和白蛋白）呈阴性。

分子特征

值得注意的是，IOPNs 缺乏 KRAS 和 GNAS 突变，而这些突变几乎总是在 IPMN 中发现的。IOPN 中描述的其他基因的突变包括 ARHGAP26、ASXL1、EPHA8、ERBB4、RNF43、PIK3R1 和 PIK3R3。

鉴别诊断

IOPN 与 IPMN 的区别在于其显著的结构复杂性，独特的筛状的结构以及明显的嗜酸性细胞。

导管内管状乳头状肿瘤

导管内的管状乳头状肿瘤（ITPN）占胰腺导管内肿瘤的不到 5%。ITPN 男性女性均可发生，平均年龄分别为 55 岁和 60 岁。出现症状是模糊的，例如腹痛、呕吐和体重减轻。即使存在浸润性成分，其预后也显著好于胰腺导管腺癌。超过 1/3 的患者生存期超过 5 年，即使复发、淋巴结转移或远处转移，也可能长期生存。

病理特征

大体特征

ITPNs 表现为导管内实性肿块，通常累及胰头。可以发生囊性变，但并不常见。

镜下特征

ITPN 由中到明显异型的柱状细胞组成，胞浆稀少，无明显黏液产生。粉刺样坏死并不少见（一项研究中高达 40%），核分裂易见。肿瘤细胞呈腺样排列，腺体背对背，可呈微乳头结构。因为 ITPNs 充满了导管，所以肿瘤可能会部分或全部呈实性（图 12.43）。典型的浸润成分呈不规则腺管结构，细胞多

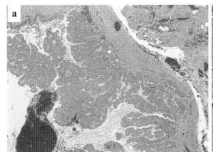
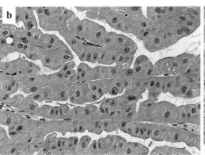
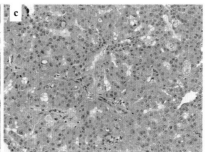

图 12.42 导管内嗜酸性乳头状肿瘤。（a）低倍镜下，也容易理解该肿瘤的导管内生长方式以及胞浆和乳头状特征。（b）乳头由薄薄的血管轴心组成，周围有肿瘤细胞，胞浆嗜酸，细胞核圆形，核仁突出。（c）穿孔（或筛状）外观是由于圆形，含黏蛋白的上皮内腔形成的，这是该肿瘤独有的特征

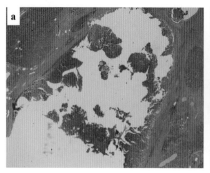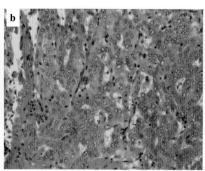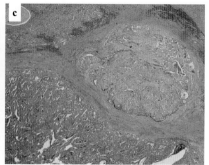

图 12.43　导管内管状乳头状肿瘤。（a）低倍镜显示肿瘤在导管内生长；（b）肿瘤细胞缺乏明显黏液产生，显示高级别异型增生；（c）肿瘤可充满导管，呈实性外观（左），并合并有浸润癌（右）（图片由 Deyali Chatterjee 博士提供）

形性明显，见于 40%~80% 的病例。肿瘤细胞 CK7、CK19 和 CA19-9 阳性。MUC1 和 MUC6 通常阳性，而 MUC2 和 MUC5AC 通常阴性。

分子特征

绝大多数 ITPN 缺乏 KRAS 突变。在一项研究中，一个病例的导管内部分发现了 KRAS 突变（6%）。也可看到 PIK3CA 突变，该突变与 ITPNs 中磷酸化 AKT 的免疫组织化学过表达有关。还发现了 CDKN2A/p16 突变。值得注意的是，未发现 GNAS、HER2、EGFR 和 CTNNB1 基因突变。

鉴别诊断

鉴别诊断包括 IPMN、腺泡细胞癌和神经内分泌肿瘤伴有导管内生长 / 扩散。

腺泡细胞及相关肿瘤

腺泡细胞腺瘤

这些病变顾名思义是良性囊性肿瘤，可能是偶发性的，仅限于少数囊肿，或者肉眼可见，广泛累及胰腺。囊肿由成熟的腺泡细胞和扁平的非黏液细胞（类似于导管上皮）混合排列。前者有时可能被看作是从囊肿发出的肿瘤芽簇。目前尚不清楚这些是否代表真正的肿瘤，因为分子研究未能证明它们是肿瘤性的。因此，一些作者提出了一个替代名词"胰腺的腺泡囊性转化"。无论如何，这些病变是良性的。

腺泡细胞癌

腺泡细胞癌（ACC）占比不足所有胰腺癌的 2%。主要发生在 60~80 岁的成年人，男性多见，儿童少见。症状不典型，黄疸并不常见。有趣的是，一些（通常伴有转移的）患者会出现皮下和骨内脂肪坏死、多关节痛合并血清脂肪酶升高相关的症状。尽管 ACC 不如 PDA 致命，但它是一种侵袭性肿瘤，早期即可出现区域性结节和远处转移灶，包括肝、肺和卵巢。中位生存期 18 个月，很少超过 5 年。然而，与各种化疗方案相关的良好反应已有报道。

病理特征

大体特征

ACC 通常较大，实性，界限清楚（图 12.44）。可见广泛坏死和继发囊性变。但是，囊性部分也可能从一开始就存在，即腺泡细胞囊腺瘤或囊腺癌。肿瘤切面呈小叶状，质软，后者是由于缺乏像在 PDA 中所见的突出的间质成分。

镜下特征

尽管大体上肿瘤边界清，ACC 呈结节状浸润到周围组织中。它们由单一的、中等大小的圆形细胞组成，胞浆丰富，嗜酸性至双嗜性，除纤细的纤维血管带外，间质成分少。胞浆内有酶原颗粒故呈嗜酸性颗粒状。尽管据报道有明显的非典型细胞核，但细胞核通常位于基底部，细胞核圆形，细胞形态较一致。一些人认为突出的核仁是一个特征。核分裂很常见。结构模式可变，可呈实性或腺泡状结构（图 12.45）。模仿神经内分泌肿瘤的小梁生长模式也可以看到，尽管很少见到。在具有新生囊肿的肿瘤中，囊肿相对较小，内衬腺泡上皮。

分子特征

酶的产生对于确诊 ACC 的很重要。酶原颗粒

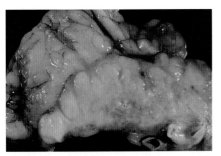

图 12.44　腺泡细胞癌：肿瘤呈实性，与导管腺癌相比，未见明显的纤维化成分

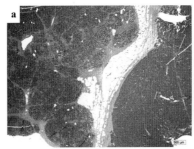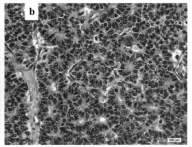

图 12.45　腺泡细胞癌。（a）在低倍镜下，该肿瘤的浆液 / 实性结构模式（右）可能使其难以与正常胰腺（左）区分开；（b）肿瘤细胞呈腺泡样，细胞核位于基底部，胞浆嗜酸性颗粒样，核分裂明显

PAS 染色阳性，并且抗淀粉酶消化。胰酶、胰凝乳蛋白酶和脂肪酶的免疫组织化学染色也呈阳性，比有或没有消化的 PAS 更为敏感和特异。值得注意的是，淀粉酶免疫组织化学通常阴性，也有偶发性 AFP 阳性的报道，在多达 40% 的病例中，散在细胞 Syn 和 CgA 阳性。在这些肿瘤中还描述了白蛋白 mRNA 原位杂交。

　　临床上可检测的突变是有限的。在 1/4 的腺泡肿瘤中发现了导致 MAPK 通路功能性激活的 BRAF 基因融合。此外，在偶发病例和与 Lynch 综合征相关的病例中都发现了错配修复蛋白异常。ACC 中 KRAS、CDK2NA/p16 和 SMAD4/DPC4 均无突变，从而使它们与囊性肿瘤区分开来，而 MEN1、DAXX 和 ATRX 无突变，则使其与神经内分泌肿瘤区分开来。在 APC-β- 连环蛋白信号通路中，APC 和 CTNNB1 突变，已在多达一半的 ACC 中被描述。尽管不常见，多达 31% 的 ACC 病例有 p53 突变。

鉴别诊断

　　神经内分泌肿瘤是主要鉴别诊断。通常，神经内分泌肿瘤细胞更一致，核分裂少，缺少显著的核仁。但是，组织学的差异可能非常轻微。在这方面，免疫组化是有帮助的，因为神经内分泌肿瘤经常弥漫表达 Syn 和 CgA。PAS 组织化学染色也为阴性。

胰母细胞瘤

　　胰母细胞瘤不常见，主要发生 0~10 岁的婴儿及儿童，但也有较大儿童和成人的报道。有些病例发生在 Beckwith-Wiedemann 综合征的患者。至少在儿科患者中，完整的外科手术切除后再进行化疗，通常预后良好。

病理特征

大体特征

　　肿瘤与周围组织边界清，有部分或完整的包膜。切面质软、出血、坏死和小叶状。可见囊性变。

镜下特征

　　胰母细胞瘤具有与 ACCs 相似的组织学特征，低倍镜下呈分叶状结构，细胞丰富、致密、实性。肿瘤细胞呈多形性和单形性，排列成实性片状、小腺泡或小梁状。核仁明显，常见核分裂。可见散在的独特的鳞状细胞巢，一些专家认为这是胰腺母细胞瘤的病理特征。细胞巢呈梭形，可伴有局灶角化，细胞核大，染色质开放。另外，可以看到较小的导管或神经内分泌成分。在极少数情况下，可以看到肿瘤性间叶成分。软骨和骨分化也有报道。

　　与 ACC 相似，腺泡分化可以通过组织化学和免疫组化染色来证明。消化后 PAS 显示胞浆或腺腔中的酶原颗粒。免疫组化胰蛋白酶、胰凝乳蛋白酶和脂肪酶均阳性。无论免疫组化还是血清中都可以检测到 AFP。有趣的是，鳞状细胞巢虽然表达 EMA、CEA 和 β-catenin（核），但并不反映特定的细胞谱系。

分子特征

　　ACC 和胰母细胞瘤不仅组织形态学相似，分子特征也相似。胰母细胞瘤还缺乏导管腺癌中常见的遗传改变。相反，可以看到 β-catenin-APC 信号通路的改变。β-catenin 的免疫组化显示异常核表达，通常在鳞状细胞巢中。

混合性腺泡细胞癌

很少情况下，基于组织学或免疫组织化学结果，腺泡细胞肿瘤会包含其他胰腺肿瘤的 25% 以上成分。这些混合性腺泡细胞癌包括混合性腺泡 - 神经内分泌癌、混合性腺泡 - 导管腺癌以及较少见的混合性腺泡 - 导管 - 神经内分泌癌。后者显示了传统的导管腺癌或黏液性非囊性腺癌（或所谓的胶样癌）的特征。在这两种情况下，腺泡成分通常都占主导地位。通常，这些混合肿瘤的生物学行为类似于纯的腺泡细胞癌。

实性假乳头状肿瘤

实性假乳头状肿瘤是细胞分化不确定的低级别恶性肿瘤，曾经有多种命名：实性假乳头瘤、囊实性瘤、实性乳头状上皮性肿瘤、Frantz 瘤。不足胰腺外分泌肿瘤的 3%。女性明显多见（男性：女性 =1：9），尽管发生在所有年龄组，平均年龄女性 28 岁（范围 7~70 岁）、男性 35 岁（范围 25~72 岁）。与被认识的临床或基因综合征没有相关性。SPN 通常是常规检查或影像检查中偶然发现，但可能伴有腹部模糊的不适、恶心、呕吐和疼痛。腹部创伤后的瘤内出血可产生急腹症。SPN 被认为是恶性的，但生物学行为呈低度恶性。10%~15% 的病例会转移，尤其是肝或腹膜。淋巴结转移很少见。大多数在初次就诊时没有转移的患者在切除后不会发展为转移瘤，并且无瘤生存多年。有长期生存的报道，即使发生转移也可长期生存。很少因肿瘤直接致死。

病理特征

大体特征

SPNs 可发生在胰腺的任何位置，边界清楚，大小 0.5~25 cm（平均 8 cm）。多发肿瘤不常见。切面质软易碎，常由于出血表现为假囊肿。囊内可见坏死物，囊壁可钙化（图 12.46）。

镜下特征

SPNs 有独特的组织学改变，由实性、假乳头、囊性结构混合组成。实性区由低黏附性细胞巢构成，间质有丰富的小血管。远离血管的肿瘤细胞经常出现退化，而小血管周的细胞围绕小血管形成特征性的假乳头状结构（图 12.47）。假乳头区域常合并有充满血液和坏死碎片的大囊。在大的囊性肿瘤，实性细胞巢常在周边。看不到真正的腺样分化。肿瘤细胞小圆形，伴有核沟，胞浆嗜酸性，有时可见嗜酸性透明小体。在囊性退行性变区域，可以看到胆固醇肉芽肿和泡沫组织细胞聚集。尽管肿瘤大体上边界清楚，但经常看到肿瘤细胞浸润到周围的胰腺组织中，并包裹胰腺的腺泡和胰岛。血管和神经周围的侵犯很少见。但是，这些发现均不能说明肿瘤恶性程度增加，因为即使没有这些特征的 SPN 也会转移。罕见的具有高级别成分的 SPN 病例，即高核浆比、坏死和核分裂多见，这些病例临床进展快速并可致命。

SPNs 免疫组化 CD10、CD117、PR、波形蛋白、α1- 抗胰蛋白酶（α1-AT）、β- 连环蛋白（定位在核）阳性。E- 钙黏蛋白表达缺失也能见到。另外，肿瘤表达 CD56、NSE 和 Syn，由于肿瘤形态多样，易误诊为神经内分泌瘤。然而，CgA 不会阳性。CK 表达不典型，会局灶表达。前面提到的嗜酸性透明小体 PAS 染色阳性。

鉴别诊断

SPNs 应该与其他胰腺肿瘤鉴别，尤其是神经内分泌瘤和 ACCs。另外，退变的肾上腺皮质肿瘤可呈假乳头状结构，与 SPN 类似。肾上腺皮质肿瘤 Inhibin 免疫组化阳性，使得两者的鉴别相对简单。

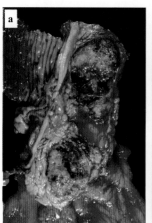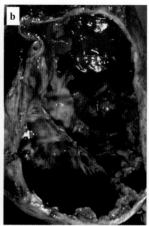

图 12.46　实性假乳头状肿瘤。（a）肿瘤边界清，切面质软，易碎；（b）由于这些肿瘤易碎，包含血液和坏死碎片的囊性退行性变（假性囊肿）并不少见

胰腺神经内分泌肿瘤

在 2010 年 WHO 分类中，根据核分裂活性或 Ki-67 增殖指数将胰腺神经内分泌肿瘤分为两组：胰腺神经内分泌瘤（PanNETs）和胰腺神经内分泌癌（PanNECs）。

胰腺神经内分泌瘤

2010 年 WHO 分类将 PanNETs 分为两组：低级别（G1）PanNETs 的核分裂数 < 2 个 /10HPF 或 Ki-67 增殖指数低于 2%。中级别（G2）PanNETs 的核分裂数为 2~20 个 /10HPF 或 Ki-67 增殖指数 3%~20%。如果核分裂计数和 Ki-67 有冲突（均为热点区域计数），则根据较高的级别来定。这些定义在北美神经内分泌肿瘤学会（NANETS）撰写的 2013 年共识文件中得到了进一步完善。在共识中，低级别（G1）PanNET 被定义为核分裂数 < 2 个 /10HPF 或 Ki-67 增殖指数小于 3%。最近，已经认识到存在第三组 PanNETs。

该组由 "高分化" 的肿瘤组成，但高增殖活性，核分裂数 < 20 个 /10HPF，但 Ki-67 增殖指数大于 20% 但通常小于 40%。该组（称为 "等级不一致" 的 Pan-NET）生物学行为介于 G2 PanNET 和 G3 PanNEC 之间，但分子特征与其他 PanNETs 更加一致。

病理特征

大体特征

PanNETs 边界清，也可呈囊性（图 12.48）。

镜下特征

PanNETs 由相对一致的立方细胞组成，胞浆嗜酸性颗粒状，核圆形，核仁明显（图 12.49）。肿瘤内可散在多形性细胞，但无预后意义。PanNETs 的间质有不同程度的透明化和血管形成。免疫组化方面，PanNETs 通常 CD56、Syn、CgA 阳性（图 12.50）。大多数原发性和转移性 PanNETsIslet-1 和 PAX-8 阳性，有利于确定原发部位。

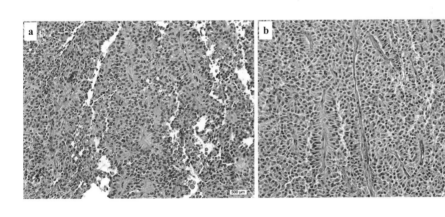

图12.47 实性假乳头状肿瘤。（a）假乳头状外观是由于远离血液供应的区域肿瘤细胞退化引起的。可见特征性的嗜酸性透明小体；（b）肿瘤细胞黏附性差，间质有丰富的小血管。

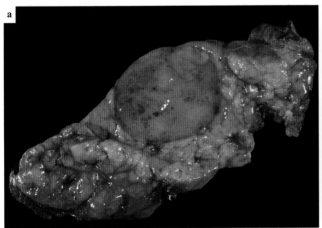
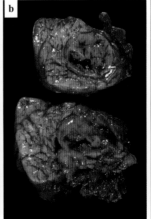
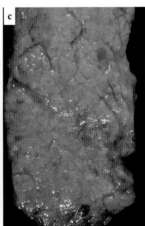

图 12.48 胰腺 NET（a）NET 边界清楚、外表鲜艳；（b）与出血相关的囊性变并不少见，可能与先前的活检或细针抽吸有关；（c）胰腺 MEN 中可见多个小 NETs（或微腺瘤）

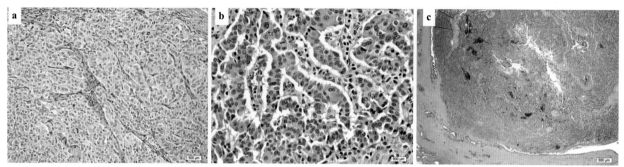

图 12.49 胰腺 NET。（a）肿瘤细胞排列呈粗梁索状，间质稀少；（b）肿瘤细胞呈缎带状排列；（c）胰腺 NETs 在导管内生长并不少见

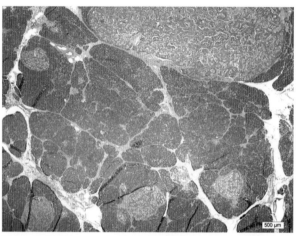

图 12.50 胰腺 NET：在这个胰腺 MEN 中，可见一个 NET（顶部）和四个较小的微腺瘤

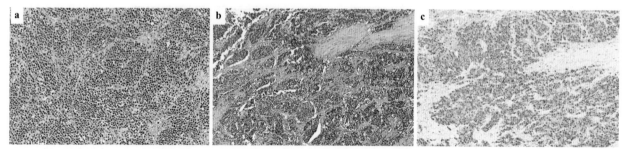

图 12.51 胰腺 NEC。（a）与胰腺 NETs 相比，NECs 核浆比增高，细胞核增生，类似于肺小细胞癌；（b）肿瘤呈浸润性生长；（c）与高级别 NETs 相比，NECs 的 Ki-67 增殖指数明显增高（＞90%）

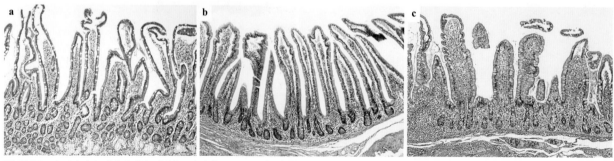

图 12.52 小肠各个组成部分的黏膜特征。（a）十二指肠黏膜，底部为 Brunner 腺；（b）空肠黏膜，绒毛较高，偶见杯状细胞；（c）回肠黏膜，可见大量的杯状细胞和反应性淋巴细胞聚集

分子特征

PanNETs 最常见的重复突变是 DAXX（死亡域相关蛋白）和 ATRX（α地中海贫血/智力低下X连锁）。这些突变在多达 50% 的病例中可见，并导致蛋白质表达损失。ATRX/DAXX 的丢失与转移率增加和总体生存期缩短有关。TP53 突变并不常见。值得注意的是，PanNETs 并无 KRAS、SMAD4 或 CDK2NA/p16 突变。

胰腺神经内分泌癌

在 2010 版 WHO 分类，PanNECs 被定义为神经内分泌肿瘤：核分裂 > 20 个 /10HPF，或 Ki-67 增殖指数 > 20%。该定义进一步完善，导致两组不同的肿瘤，即高增殖活性的"高分化"PanNETs 和真正分化差的 PanNEC。前一组在上一节中讨论，后一组在下面进一步讨论。

病理特征

大体特征

相对于 PanNET 边界清楚，PanNECs 边界不清。

镜下特征

PanNECs 分为两种亚型，即小细胞型和大细胞型。小细胞 NEC 细胞核密集，核仁不明显，类似于肺小细胞癌。大细胞 NEC 核仁明显，胞浆相对丰富。另外，结构多变，从密集的成簇的细胞到实性弥漫片状（图 12.51）。免疫组化在诊断中起着非常重要的作用。PanNECs CD56 和 syn 阳性，对于神经内分泌分化，两者敏感但不特异。CgA 通常阴性。

分子特征

与 PanNETs 不同，PanNECs 不存在 ATRX 或 DAXX 突变，两种蛋白质都表达。也看不到 MEN1 突变。相反，TP53 和 RB1 突变常见，突变率分别高达 95% 和 90%。

第六节　小肠

小肠的正常解剖和功能

小肠是位于腹腔内的盘绕管状器官。它从胃的幽门开始，一直延伸到回盲瓣，成年人的平均长度为 6~7 m。小肠的主要功能是通过小肠绒毛吸收机体摄入的营养。根据位置小肠由三部分组成：十二指肠、空肠和回肠。十二指肠是小肠的最近端，从胃的幽门开始到十二指肠空肠弯曲，呈 C 形围绕胰腺。长约 25 cm。十二指肠可分为四部分：第一部分也称为十二指肠球部，是最近的部分；第二部分包含十二指肠大乳头和小乳头，分别是胆总管和主胰管、副胰管的开口；十二指肠的其余部分是第三和第四部分。

空肠的起点是 Treitz 韧带或十二指肠空肠韧带。Treitz 韧带是一条纤维肌性组织条带，它将远端的十二指肠和十二指肠空肠曲连接于后腹壁。Treitz 韧带远端的小肠被人为分为空肠和回肠。与十二指肠和空肠有明确分界不同，空肠和回肠之间没有明确的解剖学分界。空肠或回肠的长度因人而异，但根据惯例，空肠约占整个小肠的 40%，长 1~2.5 m，主要位于上腹腔。回肠约占整个小肠的 60%，长 2~4 m，位于下腹腔和盆腔内。

小肠的动脉血供来自腹腔干和肠系膜上动脉。淋巴和静脉系统与动脉伴行，前者引流入局部淋巴结和淋巴系统，后者回流进入门静脉。小肠的交感神经来自腹腔和肠系膜上神经丛，副交感神经来自迷走神经的远端分支。

小肠的正常组织学

小肠壁由黏膜、黏膜下层、固有肌层和浆膜层组成（图 12.52）。小肠腔内有与肠管长轴垂直的褶皱，即所谓的环形皱襞。环形皱襞减缓了所摄取食物通过小肠的速度，并增加了吸收面积。小肠最典型特征是黏膜面由无数小肠绒毛组成。小肠绒毛是小肠表面上皮和固有层形成的指状突起，覆盖整个小肠腔表面，以增强营养吸收。正常小肠绒毛呈高的铅笔状结构（高度 360~600 μm；宽度 65~75 μm）。

隐窝是表面上皮的下陷，而绒毛是其上方的突起。不同个体之间存在差异。在十二指肠中，绒毛与隐窝的高度比在 2：1~3：1 之间。需要仔细检查小肠绒毛，以确定其变钝或变短。由于潜在的布氏腺或反应性淋巴滤泡，绒毛可以看起来变短了。上皮呈单层，主要由三种细胞构成，包括肠上皮的吸收细胞、杯状细胞、内分泌细胞，偶见潘氏细胞。在上皮层下面是固有层的核心，其包含淋巴管（乳糜管）、动静脉毛细血管网以及混合存在的浆细胞、淋巴细胞、肥大细胞、嗜酸性粒细胞和巨噬细胞。散在的上皮内淋巴细胞存在于基底膜上方的表面上皮细胞内。通常，每 5 个上皮细胞中大约有 1 个淋巴细胞。上皮内淋巴细胞主要由 T 淋巴细胞，由抑制性 / 细胞毒性 T 淋巴细胞（CD8+）组成。黏膜下层位于黏膜和固有肌之间，由疏松的结缔组织组成，包括炎细胞、脂肪组织、血管、淋巴管和黏膜下神经节细胞（Meissner 神经丛）。

固有肌层由两层平滑肌组成：内环层和外纵层。Auerbach 神经丛和 Cajal 间质细胞位于两层平滑肌之间。浆膜是覆盖小肠和大肠外表面的一层。它由单层立方或扁平间皮细胞组成。下方的浆膜下层是由一薄层的疏松结缔组织构成，其内含微血管和小的神经束。

小肠的每个部分都有其各自特征。十二指肠具有黏膜下的 Brunner 腺，其绒毛的高度短于空肠和回肠。Brunner 腺位于幽门远端，分布在十二指肠的第二部分。他们分泌碳酸氢根离子，以中和进入小肠的消化液、糖蛋白和胃蛋白酶原Ⅱ。空肠具有更明显的环形褶皱（plicae circulares）和较高的绒毛，具有棍状尖端，无 Brunner 腺或 Peyer 斑。回肠的杯状细胞多于其他细胞，并有特定的反应性淋巴滤泡，即所谓的 Peyer 斑。

小肠腺癌

定义和流行病学

尽管小肠覆盖了大约 90% 的胃肠道的表面黏膜，但小肠腺癌罕见，不足胃肠道恶性病变的 3%。然而，

近年来随着内镜技术，如胶囊内镜和单气囊或双气囊 / 深肠镜的发展，SIAs 的发病率有所增加。美国癌症协会估计，2016 年在美国将诊断出约 10 090 例新的恶性小肠肿瘤病例，1330 例由小肠恶性肿瘤导致死亡。男女发病率相当。

小肠肿瘤中，腺癌是最常见的肿瘤，大约占小肠恶性肿瘤的 40%。SIA 最常见的位置是十二指肠（55%），其次是空肠（30%）和回肠（15%）。在十二指肠，大多数腺癌发生在 Vater 壶腹区域。具有遗传性息肉病或与癌症相关的遗传疾病，例如家族性腺瘤性息肉病、Peutz-Jeghers 综合征和 Lynch 综合征的患者发生 SIA 的风险高。

相关易感因素

家族性腺瘤性息肉病（图 12.53）

家族性腺瘤性息肉病（FAP）是由 5 号染色体长臂上的 APC 基因胚系突变引起的常染色体显性遗传疾病。该突变导致 β-catenin 的调节丧失。作为刺激细胞增殖相关基因表达的转录因子，β-catenin 首先在细胞质中积聚，然后在细胞核中积聚。在 20%~50% 的 SIA 中观察到 β-catenin 的细胞核积聚。在结直肠癌中，APC 突变被认为是致癌作用的主要触发因素。SIA 发生的腺瘤 - 癌转化序列已经确定。相对于 CRC 中 80%APC 基因突变率，SIA 中 APC 基因突变的发生率相对较低，约为 10%~18%。尽管与 CRC 相比，SIA 中 Wnt/β-catenin 异常通路和 APC 突变相对不常见，但它们仍然是 SIA 致癌的主要遗传途径。

对于 FAP 患者，十二指肠可能会有多个小的管

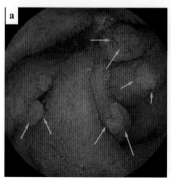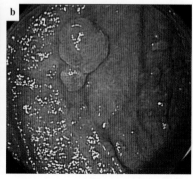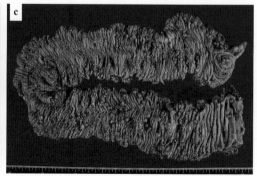

图 12.53　胶囊内镜和内镜逆行胰胆管造影（ERCP）的图像以及 FAP 的大体照片。（a）胶囊内镜检查显示在皱褶的小肠黏膜内有多个大小不等的息肉；（b）ERCP 高倍放大图像显示多个轻微高起于黏膜表面的息肉；（c）全结肠切除标本显示数个伸长的息肉和侧向发育的息肉

状或管状绒毛状腺瘤，SIA 是仅次于 CRC 的第二大常见原发癌。在这些患者中，十二指肠尤其是壶腹周围区域，是小肠最常见的受累部位，占所有病例的50%~80%。在多发性腺瘤性息肉病的背景下，SIA 主要发生在十二指肠（71%）或空肠（29%）。据报道这些患者与一般人群相比，小肠 SIA 和腺瘤的相对风险分别为 330 和 123。如前所述，尽管起源于 FAP 的SIA 占所有 SIA 的 2%~5%，但 SIA 是这些患者中与癌症相关的死亡的主要原因。强烈建议临床上对这类人群进行密切的随访监测。

Lynch 综合征（图 12.54）

DNA 错配修复（MMR）缺陷可能是由于 MMR基因之一（通常是 MSH2 或 MLH1，很少有 MSH6 和PMS2）发生胚系突变引起的，作为 Lynch 综合征的一部分，或者在散发性 SIA 中 MLH1 启动子甲基化。据报道，在 SIA 中，MMR 蛋白缺陷的发生率 5%~35%。十二指肠或空肠肿瘤的 MMR 表型缺陷比回肠肿瘤更为常见。MMR 缺陷的 SIA 患者中，MLH1 启动子甲基化频率较 MMR 缺陷的 CRC 患者少，除了与乳糜泻相关的 SIA 患者。

在与 Lynch 综合征相关的 SIA 患者中，受影响最严重的部位是十二指肠（60%），其次是空肠（35%），受影响最少的部位是回肠（5%）。

Peutz-Jeghers 综合征（图 12.55）

Peutz-Jeghers 综合征（PJS）是由于 19 号染色体短臂上的丝氨酸 / 苏氨酸激酶 11（STK11）基因突变所致的常染色体显性遗传性疾病。在临床上，PJS 患者常有颊黏膜色素斑，胃肠道常有多个错构瘤性息肉。小肠的 PJ 息肉主要见于空肠和回肠。

STK11 是一种抑癌基因，与 TP53 结合以调节TP53 依赖性细胞凋亡途径。STK11 失活是错构瘤性息肉发生和发展为腺癌的早期事件。此外，在 PJS 的腺癌中也发现了染色体 17p 和 18q 中杂合性（LOH）的丧失。已知这些缺失与 PJS 大肠癌中肿瘤播散的高风险有关。

据估计 SIA 累计风险约为 13%。然而，在不到 1%的病例中，PJS 作为遗传性疾病，与 SIA 相关。错构瘤性息肉的上皮细胞可以有异型增生。SIA 似乎起源于错构瘤性息肉内高级别异型增生或原位腺癌。

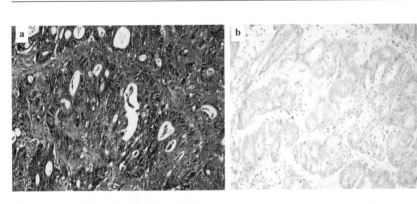

图 12.54　Lynch 综合征患者。（a）小肠中分化腺癌的高倍观；（b）肿瘤细胞 MLH1 表达缺失，而周围的间质细胞和淋巴细胞表达

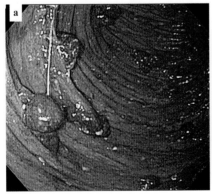
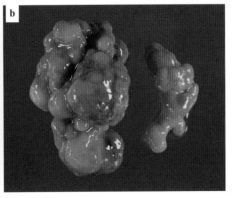

图 12.55　小肠 Peutz-Jeghers（PJ）息肉。（a）肠镜检查显示多个大小不等的 PJ 息肉；（b）大体照片显示 PJ 息肉呈花椰菜样多结节性生长；（c）低倍镜显示息肉的纤维血管轴心，黏膜从其中发出

克罗恩病（图 12.56~12.58）

克罗恩病是一种特发性慢性炎症性肠病，几乎涉及胃肠道的所有部位。克罗恩病中的腺癌显示出炎症—发育异常—癌的顺序。在小肠中，回肠远端是最常受累的部位。克罗恩病 SIA 风险与持续时间和受累位置密切相关。散发性 SIA 通常发生在老年患者中。相反，克罗恩病的 SIA 发生在年轻患者（生命的第四个十年）。据估计克罗恩病 10 年的累积风险约为 0.2%，而 25 年的累积风险约为 2.2%。

据报道，克罗恩病与 5%~8% 的 SIA 病例有关，大部分在回肠远端。我们的经验是，SIA 与克罗恩病的相关性为 8.6%，与特发性慢性炎症性肠病的相关性为 10%。

乳糜泻（图 12.59）

乳糜泻是一种慢性炎症性自身免疫性疾病，由小麦、大麦和黑麦中的面筋蛋白诱导。它发生在成人和儿童中，约占总人口的 1%。从基因上讲，它与携带 HLA-DQ2 或 HLA-DQ8 的人有关。α- 麦醇溶白是麸质的组成部分，是一个 33 个氨基酸的肽序列，可抵抗人体内蛋白酶的降解。在小肠对麦醇溶蛋白的免疫反应可引起炎症反应。乳糜泻的病理特征是小肠损伤，包括上皮内淋巴细胞增多，绒毛结构丧失或萎缩，以及隐窝增生、扩大。这种潜在的炎症过程和对上皮的损害可能导致恶变，增加了 SIA 和小肠淋巴瘤的风险。

与普通人群相比，乳糜泻将 SIA 的相对风险从 10 增加到 30，占 SIA 病例的 3%~7.2%。空肠是最常受乳糜泻影响的部位。乳糜泻相关性 SIA 发生率在不同机构可能会有所不同，小肠乳糜泻的诊断可能会被低估。

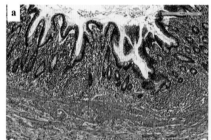
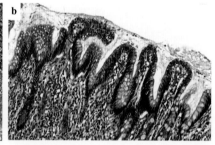

图 12.56　克罗恩病相关异型增生引起的病变或肿块（DALM）。（a）低倍镜下，小肠黏膜表现为弥漫性绒毛变钝，腺体萎缩和固有层淋巴浆细胞浸润；（b）高倍镜下，小肠表面上皮细胞核细长，染色质深染；呈低级别异型增生

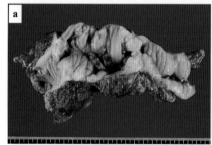
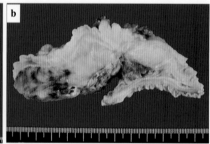

图 12.57　在克罗恩病的背景下出现的腺癌。（a）小肠中心可见棕褐色的溃疡型肿块，小肠狭窄，并有线状深溃疡，表面黏膜呈鹅卵石样；（b）溃疡和蕈伞型肿块累及小肠壁和肠周脂肪组织

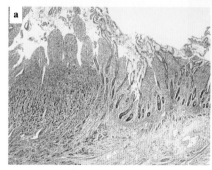
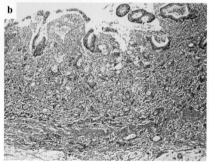

图 12.58　起源于克罗恩病的腺癌。（a）低倍镜下，在慢性活动性结肠炎背景，腺癌累及小肠黏膜和黏膜下层；（b）高倍镜下，伴有细胞外黏液的不规则分布的肿瘤腺体，小肠绒毛变短

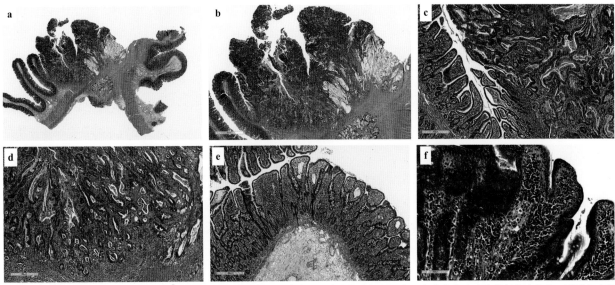

图12.59　乳糜泻基础上发生的腺癌。（a）肿瘤穿透固有肌层并进入肠周围脂肪组织；（b~d）中分化腺癌伴局部黏液产生，周围有致密的淋巴细胞浸润；（e~f）小肠绒毛弥漫性变钝，由于淋巴细胞浸润使固有层范围变大。小肠上皮细胞含有大量上皮内淋巴细胞

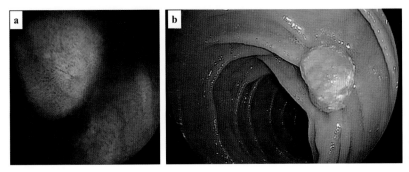

图12.60　小肠病变的诊断工具。（a）胶囊内镜检查显示突出于黏膜表面的息肉；（b）在高倍率下双气囊肠镜可见相同的息肉

临床表现

根据梅奥诊所的数据，SIA 诊断的中位年龄为 62 岁。在一项 222 例原发性 SIA 患者的临床病理分析中，SIA 诊断的中位年龄为 61 岁，平均年龄为 61.6 岁。关于种族分布，主要发患者群是高加索人（75%），其次为西班牙裔（10%）、非洲人（12%）和亚洲人（12%）。男女比例为 1.24∶1，男性稍多。不幸的是，SIA 患者发现时通常已是进展期。最初症状没有特异性，患者难以识别。诊断时，66% 的 SIA 患者出现腹痛。然而，当患者出现肠梗阻（40%）和胃肠道出血（24%）时，通常可以诊断为 SIA。

如果上消化道内镜和下消化道内镜检查均没有确定胃肠道出血的确切部位，则应考虑采用几种诊断程序，例如视频胶囊内窥镜检查或双气囊肠镜检查，以发现小肠的隐匿病变。肠梗阻常见于空肠和回肠肿瘤，而十二指肠肿瘤次之（47% vs 34%）。由于患者被诊断时通常是进展期，因此 38% 的患者在诊断时可能出现同步转移或淋巴结转移。在克罗恩病中，SIA 有时见于梗阻性小肠切除的术后标本。

诊断

有几种革命性的诊断工具，例如计算机断层扫描（CT）、灌肠后磁共振成像（MRI）、视频胶囊内镜和双气囊肠镜。这些新的诊断工具使内镜医师能够广泛地探索小肠的表面，并使早期诊断成为可能（图 12.60）。发现小肠肿瘤方面，CT 或 MRI 敏感性为 85%~95%，特异性为 90%~96% 但是，MRI 结合灌肠可能产生 1.3% 的假阳性和 2% 的假阴性。

视频内镜还显示出高敏感性（88.9%~95%）和特异性（75%~95%），特别是在不明胃肠道出血的病例，但不应在亚急性或急性梗阻的情况下使用。

单气囊或双气囊肠镜可以广泛地探查小肠的黏膜表面，并能取活检用于组织学诊断并在术前放置文身用于定位。另外，该方法能够诊断视频胶囊内镜中检查遗漏的小肠肿瘤。尽管如此，在发现小肠病变方面，双气囊肠镜检查不如视频胶囊内镜检查更方便，但更准确。

腺瘤性息肉

小肠腺瘤很少见，占比不足所有肠腺瘤的 0.05%。小肠腺瘤好发于壶腹周围区域。小肠腺瘤可散发于老年人，或在遗传综合征［如家族性腺瘤性息肉病（FAP）和 MUTYH 相关性息肉病（MAP）］的情况下发生。与结肠腺瘤相似，SIA 也存在从腺瘤到癌的序列转化。

大多数腺瘤无症状，通常在评估其他疾病或遗传综合征的内镜随访检查中偶然发现。基本上，通过上消化道内镜检查、胶囊内镜检查和球囊辅助／深肠镜检查对这些病变的发现作用有限。因此，不推荐使用这些方法进行常规筛查。

病变的位置和大小与临床症状密切相关。位于壶腹远端的大多数腺瘤通常不会有任何症状。但是，一些较大的病变可能会导致完全或不完全的管腔阻塞、肠套叠，如果有溃疡，则会有胃肠道出血。

在形态上小肠腺瘤与结直肠腺瘤相似。它们可以是无蒂的，有蒂的，绒毛状的或管状的。较大的腺瘤（＞1 cm）会更大概率的合并高级别异型增生、

绒毛状结构或浸润性腺癌（图 12.61）。与大肠腺瘤相似，具有绒毛结构的小肠腺瘤比没有绒毛结构的小肠腺瘤，应采取更密切的随诊策略。但是，不同观察者对于报告具有绒毛状结构的小肠腺瘤存在差异。有时，由于小肠具有基础的绒毛状结构，很难确定真正的管状、管状 - 绒毛状和绒毛状腺瘤。发育不良的上皮延伸穿过正常小肠绒毛的上皮层，与绒毛状腺瘤相似。管状腺瘤的最大直径 0.2~3 cm。绒毛状腺瘤通常比管状腺瘤大，可达 10 cm 或更大。它们中的一些可能表现为侧向发育的外观，这会使内镜手术（例如乳头切除术）变得困难或内镜切除不完全。累及肠腔大于 33% 的较大病变应考虑进行手术切除。大多数腺瘤单发，但是多发的小肠腺瘤通常与遗传综合征（例如 FAP）有关。

小肠腺瘤可呈管状、管状 - 绒毛状或绒毛状。低级别异型增生的特征是在上皮细胞下半部分内染色质深染，细胞核细长／铅笔样。它们保持核极性，而没有结构上的异型性。异型上皮内偶尔可见凋亡小体。腺瘤上皮细胞顶端可以胞浆透亮，鳞状细胞团和潘氏细胞化生。与结直肠癌不同，小肠的高级别异型增生没有统一的标准。结构异型比如复杂腺体形成（腺套腺和大腺体）和形成筛状结构被认为是高级别异型增生的最典型特征。

在细胞学上，异型增生的上皮显示细胞复层，染

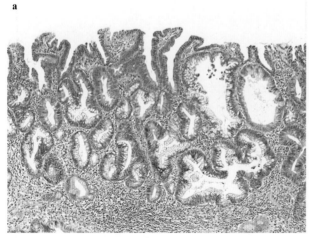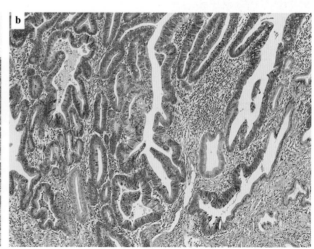

图 12.61　低级别和高级别异型增生。（a）低级别异型增生，细胞核浓染，呈铅笔样，细胞学上上皮轻度异型；（b）高级别异型增生：腺上皮细胞明显异型，复杂腺体形成

色质浓染，细胞核到达腔面，核浆比增加，细胞有非典型性，常见核分裂，凋亡小体。细胞核极性丧失和管腔内可见坏死细胞碎片。

在较大的腺瘤，腺瘤内的黏膜脱垂部分可模仿侵袭性成分。尽管对于小肠中的哪些腺瘤应该进行监视或切除尚无共识，但具有高级别异型增生的腺瘤具有发展为恶性肿瘤的高风险，应该加强筛查或息肉切除术后的随访。高级别异型增生的腺瘤通常需要内镜或手术切除，以防止其进展为浸润性腺癌，并排除活检中遗漏的隐匿性恶性肿瘤。与结直肠腺瘤相似，高级别异型增生、绒毛状结构或腺瘤≥ 1 cm 的患者比其他人的风险更高，应该缩短随访间隔（≤ 3 年）。

内镜通常检查十二指肠大乳头和小乳头的腺瘤。可以进行内镜检查，包括息肉切除术和乳头切除术。外科手术传统上选择包括切除十二指肠腺瘤的胰十二指肠切除术（Whipple 手术）、切除壶腹腺瘤的经十二指肠壶腹部切除术以及小肠其他部位的腺瘤部分

小肠切除术。

腺癌

大体检查

十二指肠是最常受累的部分，占 55%~82%，其次是空肠（11%~25%），回肠较少（7%~17%）。最近 SIA 发生率增高主要是由于十二指肠肿瘤的检出率增加。SIA 可表现为息肉状，溃疡或浸润性生长外观（图 12.62 和 12.63）。在梗阻性或环腔生长的肿瘤，近端小肠可有不同程度的管腔扩张，黏膜表面平坦。在我们的 MDACC 数据中，大体上，肿瘤大小 0.8~15 cm（平均 4.2 cm）。小肠远端的肿瘤（空肠和回肠肿瘤平均 4.4 cm）往往比小肠近端的肿瘤（十二指肠肿瘤平均 3.9 cm）大，因为小肠远端的肿瘤通常无症状，直至进展到晚期。在涉及邻近器官（pT4）的进展期肿瘤中，胰腺和结肠是最常受累的器官。

镜下改变

组织学上与胃肠道其他部位发生的腺癌类似。腺癌表现为结构上和细胞学上的异型性，上皮极性消失，腺体成角，腺体结构复杂或呈筛状，以及单个细胞或孤立的肿瘤细胞团侵入邻近组织中并伴有促纤维组织增生性反应。

SIA 通常起源于先前存在的腺瘤。通常，在切除标本或先前的活检组织中，在肿瘤周围可以发现腺瘤上皮。有时腺癌生长速度比残留腺瘤快很多，可

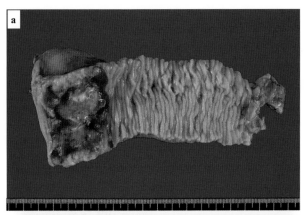
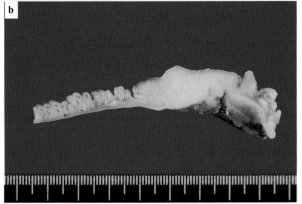

图 12.62 小肠腺癌的大体照片。（a）空肠段显示溃疡和蕈伞型棕色的实性肿块；（b）切面可见肿瘤穿透固有肌层浸润脏层腹膜（pT4a）

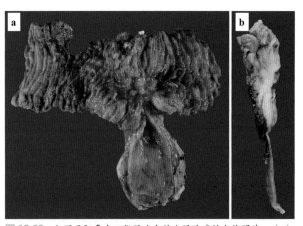

图 12.63 起源于胆囊十二指肠吻合处小肠腺癌的大体照片。（a）吻合部位中央可见浸润的淡黄色实性肿块。（b）切面可见肿瘤穿透固有肌层并浸润肠周围脂肪组织

能就无法发现先前存在的腺瘤。在克罗恩病相关性 SIA 病例，肿瘤会被异型增生的病变或肿块（DALM）包围。我们的数据，SIAs 以中分化为主（64%），其次为低分化（34.6%）、高分化（1.4%）。低分化腺癌可能含有局灶性或广泛性的印戒细胞成分和 / 或细胞外黏液。

通常在腺癌中发现散在的神经内分泌细胞、潘氏细胞以及鳞状细胞。极少见到线性或结节性神经内分泌细胞增生，神经内分泌细胞异型增生或微小的高分化神经内分泌瘤（微类癌）可见于 SIAs 或先前存在的腺瘤（0.5%）。由于病例极少尚未见其预后意义的报道，但到目前为止，这些细胞似乎没有预后意义。

同 CRCs，SIAs 肠周脂肪组织中是否存在不连续的肿瘤结节没有被报道，但是根据我们的经验，经常会发现肠周脂肪组织中存在不连续的肿瘤结节。

免疫组化表达谱

与结直肠腺癌相比，SIA 显示出 CK7 和 CK20 的多变表达。在一项研究中，54% 的非壶腹部 SIA CK7 弥漫阳性，46% 病例局灶阳性，67% 的病例 CK20 阳性。

SIAs MUC1、MUC2 和 MUC5AC 的表达率分别为 53%、57% 和 40%。67% 的病例 villin 阳性，但通常局部阳性。60% 的 SIAs CDX2 弥漫阳性，与结直肠腺癌类似。表 12.11 显示了 54 例 SIAs 中 CK7 和 CK20 的免疫组织化学表达模式。

表 12.11　与大肠腺癌相比，小肠与结直肠腺癌的 CK7 和 CK20 表达情况

CK7/CK20	小肠腺癌	直肠腺癌
CK7+、CK20+	35%（19/54）	5%
CK7−、CK20+	46%（25/54）	95%
CK7+、CK20−	13%（7/54）	0
CK7−、CK20−	6%（3/54）	0

分子特征

由于该疾病罕见，有关 SIA 的分子数据有限。然而由于二代测序 / 大规模并行测序的最新发展，该肿瘤中发现了新的体细胞突变。

最近法国一项研究表明，通过二代测序可以发现多种体细胞突变和基因扩增。在他们的研究中，八个基因的突变频率超过了 5%：KRAS、TP53、APC、SMAD4、PIK3CA、ERBB2、BRAF 和 FBXW7。 使用二代测序技术对 75 个 SIAs 进行的分析显示，大于 5% 的病例，其中 8 个基因存在 0~5 个突变：KRAS、BRAF、TP53、APC、SMAD4、PIK3CA、ERBB2 和 ERBB4。在 76 例 SIAs 中，KRAS 是最常见的突变基因（50%），其次是 TP53 突变（46%）、SMAD4 突变（19.7%）。ERBB2 突变和扩增是 SIA 的特征性分子变化，因为 12% 的病例显示 ERBB2 突变，14.5% 的病例显示 ERBB2 和 ERBB4 都有突变，而 ERBB2 的扩增在 SIA 罕见。SIA 患者通常诊断时已是存在转移的进展期。尽管尚无辅助化疗的成熟方案，转移性 SIA 患者可考虑采用转移性结直肠癌的某些靶向治疗。当前，转移性大肠癌患者可以候选抗表皮生长因子受体（EGFR）单克隆抗体治疗。促细胞分裂原活化蛋白激酶（MAPK）信号通路的激活被认为通过影响癌细胞的生长、增殖和预后来促进结直肠癌变。

通过 RAS、RAF、MAPL 激酶和细胞外信号调节激酶（ERK）激活包括 EGFR 在内的受体酪氨酸激酶和相关的下游信号传导，涉及 MAPK 致癌级联的某些步骤。RAS 和 BRAF 激活突变的存在已被确定为转移性结直肠癌中对抗 EGFR 单克隆抗体西妥昔单抗和帕尼单抗的耐药性的预测因子。根据美国临床肿瘤学会（ASCO）的临时临床意见，建议扩展 RAS 突变测试，其中包括 KRAS 外显子 2（第 12 和 13 号密码子）、3（第 59 和 59 号密码子）中的突变和 4（密码 117 和 146）。外显子 2（第 12 和 13 号密码子）、3（第 59 和 61 号密码子）和 4（密码子 117 和 146）也包括在内。76 例 SIA 病例的二代测序结果表明，5% 的 KRAS 突变发生在外显子 3 和 4（密码子 61 和 146），4% 的 NRAS 突变见于外显子 2（密码子 12）和 3（密码 61）。基于 RAS 突变的这些结果，当考虑使用靶向疗法（例如抗 EGFR 单克隆抗体）治疗转移性 SIA 的患者时，建议进行扩展的 RAS 突变测试。

TNM 分期和预后

第 8 版美国癌症联合委员会（AJCC）最近更新了病理分期系统，除 N 分类外，SIA 与先前的第七版分期系统相似。病理分期见表 12.12。原发肿瘤的 T 分类是根据肿瘤侵犯小肠壁的深度和邻近器官是否受侵犯而确定的。然而，侧向生长包括十二指肠、空肠或回肠的相邻部分不认为是肿瘤累及相邻结构。进展的 T 分类（pT2 和更高的 T 分类）与结直肠肿瘤相似。

相反，早期 T 分类（pT1）与胃的 pT1 肿瘤相似。在胃和小肠，如果肿瘤侵入固有层或黏膜肌层，被认为是黏膜内腺癌（T1a）。然而，在结直肠中，黏膜内腺癌是 pTis 病变而不是 pT1 肿瘤。

治疗

对于局部肿瘤，唯一的治疗方法是外科手术切除加局部淋巴结清扫。边缘状态，如 R1（镜下切缘阳性）或 R2（大体切缘阳性）与临床预后差相关。

表 12.12　AJCC 小肠肿瘤分类（高分化神经内分泌瘤除外）

原发肿瘤（T）	
TX	原发肿瘤无法评估
T0	无原发肿瘤证据
Tis	高级别异型增生 / 原位癌
T1	肿瘤浸润黏膜固有层或黏膜下层
T1a	肿瘤浸润黏膜固有层
T1b	肿瘤浸润黏膜下层
T2	肿瘤浸润固有肌层
T3	肿瘤通过固有肌层侵入浆膜下或延伸至没有腹膜覆盖的肌层组织（肠系膜或腹膜后），而无浆膜穿透
T4	肿瘤穿透脏层腹膜或直接侵及其他器官或结构（包括其他肠管，肠系膜或腹膜后以及浆膜及壁层腹膜；对于十二指肠，为侵及胰腺或胆道）
区域淋巴结（N）	
NX	区域淋巴结无法评估
N0	无区域淋巴结转移
N1	1 个或 2 个区域淋巴结转移
N2	3 个或更多淋巴结转移
远处转移（M）	
M0	无远处转移
M1	有远处转移

AJCC 分期			
分期	T	N	M
0	Tis	N0	M0
I	T1-2	N0	M0
II A	T3	N0	M0
II B	T4	N0	M0
III A	Any T	N1	M0
III B	Any T	N2	M0
IV	Any T	Any N	M1

N 分类是根据切除的区域淋巴结的数目而确定的。N1 是指在 1 个或 2 个区域淋巴结中有转移癌，N2 是指在 3 个或更多区域淋巴结中有转移癌。肠周软组织中不连续的肿瘤结节的存在不包括在 N 分类中，如大肠肿瘤的 N1c 类，这可能是由于有关小肠肿瘤患者中肿瘤结节与其临床结局之间关系的数据有限。M1 是指远处转移和非区域性淋巴结或腹膜转移。

尚未发现辅助治疗的生存获益。先前的回顾性研究结果有争议。尽管缺乏支持 SIAs 进行辅助治疗的证据，但是美国国家癌症数据库的数据显示，化疗的使用率从 1985 年的 8% 迅速增长到 2005 年的 24%。目前正在进行一项针对 R0 切除后 Ⅰ 至 Ⅲ 期 SIA 的前瞻性国际随机试验（BALLAD 研究），以评估化疗的有效性，无论是氟尿嘧啶单药治疗还是联合奥沙利铂。

壶腹腺癌

壶腹部主要和次要的解剖（图 12.64~12.66）

妊娠第 4 周，由十二指肠背侧和腹侧胚芽发生的胰腺出现两个原始结构，这两个原始结构在第七周融合，同时背侧和腹侧的胰管合并形成主胰导管，通过 Vater 壶腹和其他的副导管引流入十二指肠，Vater 壶腹是一个总管道，远侧段胆管和主胰导管汇合后排入十二指肠。

但是，该通道存在解剖学变异，大约 10% 的普通人群没有真正的通用管道。胰管融合后，副胰管通常不与十二指肠单独沟通，并在胎儿发育过程中正常消退。但是，通过小乳头形成的胚通透性是相对常见的。如果副导管是病理状态，则通过小乳头排入十二指肠，该小乳头位于 Vater 壶腹近端 2cm 处。由于小壶腹和残余附属导管的存在，它看起来像十二指肠中的抬高的黏膜病变。有时，内镜医师会对有或没有残余附属导管的小壶腹进行活检，他们将其误认为息肉。

对于大多数成年人，壶腹通道的长度估计小于 5 mm，但每个人的长度可能有所不同。通过 Vater 壶腹排泄的发光物质受随意排列的环绕的平滑肌束（所谓的 Oddi 括约肌）调节。在显微镜下检查 Vater 的壶腹或小壶腹时，它们通常表现出三种不同的上皮成分：小肠上皮、胰胆管型上皮和复层黏液柱状上皮。在壶腹肠腔表面，壶腹黏膜表面升高，表现出典型的小肠上皮，是十二指肠黏膜的延续。在壶腹通道的远端，表面黏膜衬覆复层黏液柱状上皮，类似于胃小凹上皮，从小肠上皮过渡而来。

因为复层黏液上皮含有散布的杯状细胞或破裂的移行上皮细胞进入小肠的隐窝上皮，这些腺体的活检可能使病理学家误认为它们是十二指肠上皮腺体伴有消化性损伤。因此，需要内镜医师和病理学家对活检部位进行仔细确认，以免将壶腹部的移行上皮误认为十二指肠黏膜的慢性炎症伴胃黏液细胞化生。

胰胆管型柱状上皮存在于壶腹管道内腔黏膜表面和 Oddi 括约肌和壶腹壁的胆管周围。偶尔，正常的胰腺组织也存在于壶腹壁内。

定义与流行病学

Vater 壶腹癌是一种罕见的肿瘤，累及十二指肠内胆管和胰管的交界处，约占所有壶腹周围肿瘤的 6%~20%。大多数壶腹癌起源于十二指肠乳头或胰胆管壶腹黏膜。在壶腹周围癌中，壶腹癌是第二大最常切除的肿瘤，占胰十二指肠切除术的 16%~50%。与其他类型的壶腹周围癌（例如胰腺癌或肝外胆管癌）相比，壶腹癌的潜在治愈率更高，这使得壶腹癌患者的预后更好。这些患者的 5 年生存率从 21% 到 64% 不等，预后良好是由于胆道梗阻症状紧急有早期临床表现，能早期诊断以及新的内镜技术的使用。然而，壶腹癌也是异质性肿瘤，被认为与其他类型的壶腹周围癌有生物学差异。

腺瘤和其他前驱病变（图 12.67）

Vater 壶腹肿瘤前驱病变包括肠型腺瘤、非浸润性胰胆管型乳头状肿瘤和平坦型壶腹上皮异型增生。其中肠型腺瘤在诊断时往往已伴有浸润性腺癌。像结直肠癌一样，壶腹腺癌与潜在的肠型腺瘤也具有腺瘤 - 癌序列发展中逐步积累的遗传改变。

壶腹腺瘤可发生在家族性腺瘤病息肉病（FAP）的环境或散发。50%~95%FAP 患者中可能患有壶腹腺瘤，这些病变的终生风险接近 100%。FAP 伴有壶腹腺瘤患者的平均年龄为 41 岁，男女受影响程度相同。相比之下，大多数散发性壶腹腺瘤患者的平均年龄是 61 岁，女性占优势（女 / 男 =2.6∶1）。非浸润性乳头状肿瘤相对少见。12% 的壶腹腺癌与潜在的非浸润性乳头状肿瘤相关。

肠型腺瘤（图 12.68）

在壶腹和壶腹周围腺瘤的病例，息肉被覆三种不同的上皮：胰腺上皮、胆管上皮和十二指肠黏膜，从

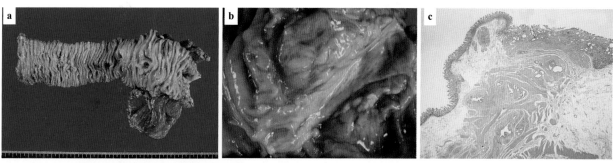

图12.64 （a）Whipple手术标本显示明显的Vater壶腹，管腔轻度扩张；（b）远端胆总管延伸到Vater壶腹；（c）Vater壶腹的显微镜下照片，显示小肠黏膜、十二指肠乳头、Oddi括约肌和胰管

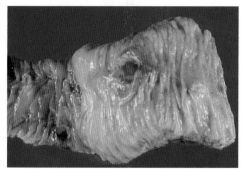

图12.65 十二指肠小乳头的大体照片：扩张的Vater壶腹近端2~3 cm处可见十二指肠小乳头，是副胰管的开口，类似于黏膜息肉

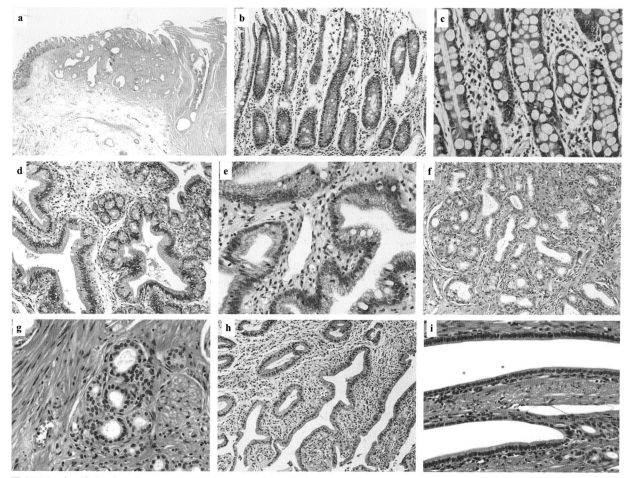

图12.66 壶腹管道是由被覆不同上皮的各种成分组成的复杂结构（a）。图（b）和（c）中显示了主乳头，被覆典型的小肠上皮，由肠吸收细胞、杯状细胞和潘氏细胞组成。图（d）和（e）显示了壶腹管道的远端，被覆复层的黏液柱状上皮，组织学上类似于胃小凹上皮。其内散在少许杯状细胞。图（f）和图（g）显示导管周围有代表性的黏液腺。图（h）和图（i）显示壶腹最近端黏膜表面被覆胆管型上皮，细胞呈柱状或高柱状，核仁位于基底部

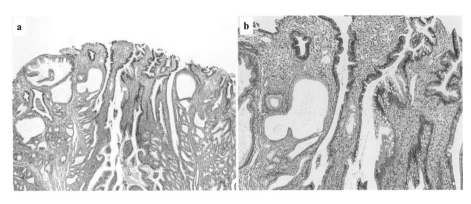

图 12.67 再生性不典型增生与异型增生。（a）壶腹部切除标本表面糜烂，增生性黏液型腺体，中央区域上皮细胞染色质轻度增生，容易误诊为肿瘤性病变；（b）高倍镜下，黏液型腺体表面上皮成熟，核浆比相对较低，是再生性不典型增生

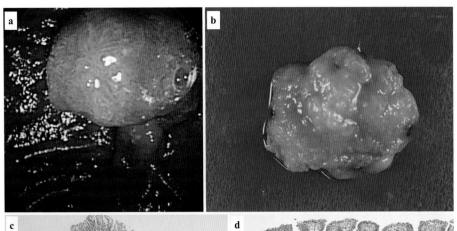

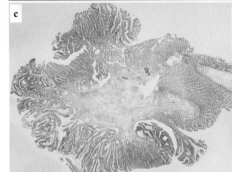
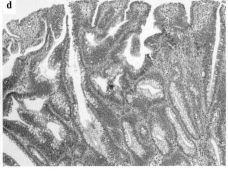

图 12.68 肠型腺瘤。（a）ERCP图像显示发生在 Vater 壶腹的浅棕色黏膜息肉；（b）大体照片显示息肉表面黏膜柔软；（c）低倍镜下，管状 - 绒毛状腺瘤显示黏膜局灶性脱垂，与周围黏膜边界清晰；（d）高倍镜下，管状 - 绒毛状腺瘤不伴有高级别异型增生，与发生在结直肠的病变类似

而导致胆管阻塞性症状，即胆绞痛、急性胆管炎或胰腺炎。

壶腹内乳头状管状肿瘤

最近，Ohike 等人描述了壶腹内乳头状管状肿瘤。在他们的研究中，他们提出这种疾病是壶腹癌的前驱病变。它是一种浸润前肿瘤，可形成肿块，特发在壶腹部，被认为是胰腺导管内乳头状黏液性肿瘤的一部分。他们将这种前驱 / 浸润前病变定义为局限在壶腹内的局部肿瘤。肿瘤主要发生于壶腹管道（＞75%）和 / 或胰管或胆总管的最远端。大体上，肿瘤呈息肉状或乳头状，充满壶腹管道。肿瘤很少（＜25%）累及十二指肠乳头或显示黏膜内病变侵入胆总管或胰管的近端。

组织学上，肿瘤可具有不同程度的乳头状 - 管状结构并伴有异型增生（图 12.69）。最常见的组织学亚型是肠型和胰胆管型的混合型。壶腹内乳头状管状肿瘤似乎是惰性的，与这种肿瘤相关的浸润性腺癌的总体预后要比没有这种前驱病变的好。

壶腹部上皮的扁平型上皮内瘤变（异型增生）

原发性壶腹腺癌主要起源于肠型腺瘤或较少见的非浸润性乳头状肿瘤。一些肿瘤与壶腹内或胰管上皮中潜在的扁平型上皮内瘤变或异型增生有关。

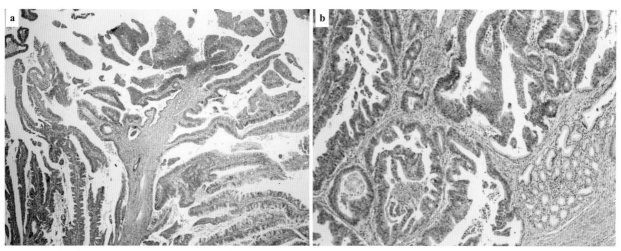

图 12.69　壶腹内管状—乳头状肿瘤相关性腺癌。（a）起源于伴有异型增生的壶腹内管状乳头状肿瘤的浸润性腺癌侵犯纤维血管核心；（b）腺癌延伸至 Oddi 括约肌的胆管周围腺体

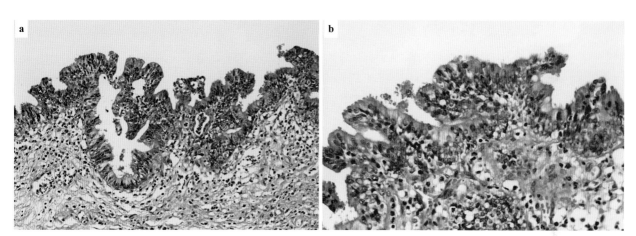

图 12.70　扁平型上皮内瘤变 / 异型增生。（a）壶腹内胆管上皮显示微乳头状结构，并局灶性中性粒细胞浸润；（b）高倍镜下，乳头状结构被覆立体或柱状的异型上皮，具有中度细胞学非典型性和细胞核复层，显著的细胞学非典型性，核分裂和核极性丧失

与其他形成肿块的病变不同，扁平型上皮内瘤变与胆道梗阻无关，在发生浸润癌之前患者通常无症状。扁平型上皮内瘤变可以是纯的扁平状，偶尔可有微乳头状突起。扁平型上皮内瘤变由具有异型性的立方或柱状增生上皮组成，细胞异型性明显，可见核分裂，核极性消失（图 12.70）。

临床表现

大多数壶腹腺癌患者有胆道阻塞性症状，如腹痛、黄疸、恶心和呕吐。壶腹腺癌可出现与胆道梗阻有关的较早症状，因此比其他 SIA 发现要早。FAP 患者发生壶腹腺癌通常是年轻患者，这是由于 FAP 患者通常会随访。

诊断

大体特征

来自胆总管远端、胰头或十二指肠的癌都可能部分或完全累及壶腹。然而，壶腹癌的诊断应仅限于以 Vater 壶腹为中心发生的肿瘤。

镜下特征（图 12.71~12.76）

Vater 壶腹被覆多种上皮，包括小肠和胰胆管树。源自该区域的腺癌分为两种主要的组织学类型，即肠型和胰胆管型，类似于起源的细胞。肠型腺癌比胰胆管型腺癌更为常见。前者的临床行为惰性，但后者的预后较差。因此，这些组织学类型的组织学和免疫组化的区别被认为是重要的。但是，Reid M 等人最近的研究表明免疫组化不如组织学亚型好分，大约 40%

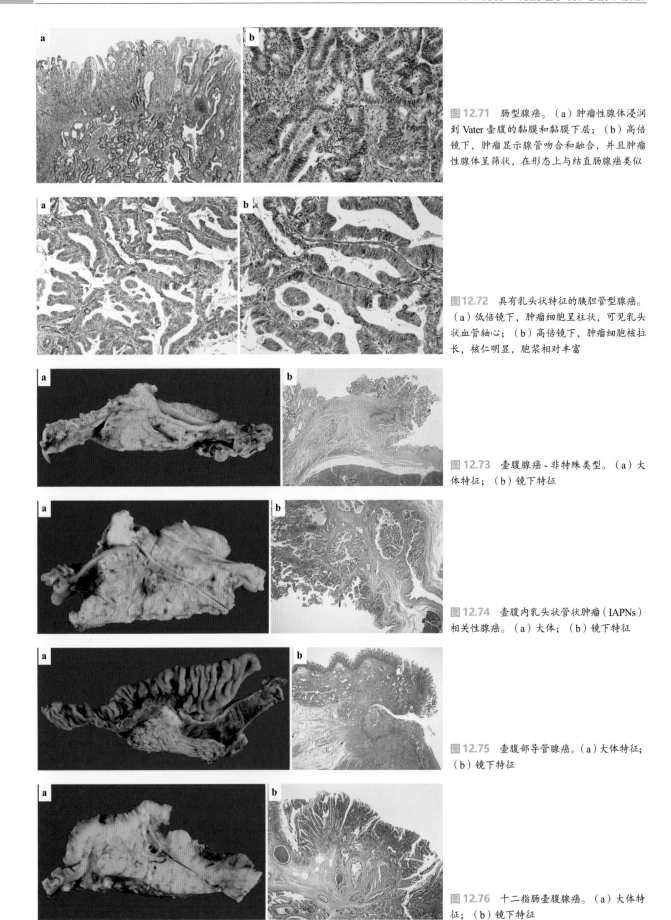

图 12.71 肠型腺癌。（a）肿瘤性腺体浸润到 Vater 壶腹的黏膜和黏膜下层；（b）高倍镜下，肿瘤显示腺管吻合和融合，并且肿瘤性腺体呈筛状，在形态上与结直肠腺癌类似

图 12.72 具有乳头状特征的胰胆管型腺癌。（a）低倍镜下，肿瘤细胞呈柱状，可见乳头状血管轴心；（b）高倍镜下，肿瘤细胞核拉长，核仁明显，胞浆相对丰富

图 12.73 壶腹腺癌 - 非特殊类型。（a）大体特征；（b）镜下特征

图 12.74 壶腹内乳头状管状肿瘤（IAPNs）相关性腺癌。（a）大体；（b）镜下特征

图 12.75 壶腹部导管腺癌。（a）大体特征；（b）镜下特征

图 12.76 十二指肠壶腹腺癌。（a）大体特征；（b）镜下特征

的壶腹腺癌表现出胰胆管和肠型的混合特征。作者建议在混合型肿瘤细胞类型中添加备注占主导的组织学类型。

肠型腺癌在组织学上与小肠或大肠腺癌相似。多数肿瘤具有中 - 高分化的腺管，偶有实性成分。来自邻近部位包括胆总管远端、胰头或进入壶腹部上皮的十二指肠的腺癌累及是相对常见的。这些肿瘤引起的壶腹上皮表面癌变或定植在形态上模拟了原发性壶腹腺癌。

胰胆管型腺癌类似于胰腺和胆管腺癌。这种类型的肿瘤主要是高分化或中分化的肿瘤，例如胰腺导管腺癌。肿瘤由相对分化良好的异型腺体组成，周围是大量的增生性间质。肿瘤细胞呈立方或矮柱状。实性肿瘤细胞巢或单细胞浸润主要见于低分化的肿瘤。胰腺导管腺癌经常延伸至 Vater 壶腹，但其肿瘤主体位于胰腺实质内。由于胰胆管型壶腹癌的预后要好于胰腺导管腺癌，因此，将这种类型的肿瘤与胰腺原发肿瘤进行形态学区分很重要。

根据原发部位和大体外观，壶腹癌可分为四个亚型：壶腹癌 - 非特殊类型（NOS）、壶腹内乳头状管状肿瘤（IAPNs）相关的癌、壶腹导管癌和十二指肠壶腹癌。

壶腹癌 - 非特殊类型仅位于 Vater 壶腹的边缘或乳头处（图 12.73）。与 IAPNs 相关的癌肿块位于扩张的壶腹通道内，累及胆总管和胰管（图 12.74）。壶腹部导管癌是一种浸润性肿瘤，局限于壶腹部导管壁和远端胆总管（图 12.75）。十二指肠壶腹癌是

一种溃疡型和蕈伞型肿块，主要位于 Vater 壶腹的十二指肠表面（图 12.76）。

组织学亚型

腺鳞癌（图 12.77）

小肠原发性腺鳞癌是由不同比例的腺癌和鳞癌成分组成。在关于腺鳞癌的组织发生的普遍假设中，腺和鳞状成分都被认为是来自多能干细胞，后者能够诱导两种细胞类型的恶性转化。根据 WHO 消化系统肿瘤分类，腺鳞癌要求鳞状细胞癌成分至少占 25%。

在某些报道的病例中，鳞状细胞癌成分将在腺癌细胞成分中异质分布。在这种情况下，需要进行免疫组化染色以确认鳞状分化。

胃肠道其他器官中的腺鳞癌在临床上被认为比腺癌相对更具侵袭性，预后更差。然而，由于 Vater 壶腹部腺鳞癌罕见，相关文献报道较少。因此，该变异亚型的预后或临床病理特征尚不清楚。

鳞状细胞癌（图 12.78）

原发性的 Vater 壶腹纯的鳞状细胞癌很少见。Vater 壶腹缺乏鳞状上皮。Vater 壶腹的纯鳞状细胞癌的组织发生仍不清楚。它们可能是由于异位鳞状上皮的恶性转化或壶腹部上皮的鳞状化生引起的。

在慢性炎症背景上壶腹上皮可以发生鳞状上皮化生和恶变，见于胰胆管连接不良、卡罗利氏病、胆总管囊肿、胆总管结石、原发性硬化性胆管炎、蛔虫病或肝吸虫病引起的慢性炎症。像壶腹腺鳞癌一样，与传统壶腹腺癌相比，Vater 壶腹鳞状细胞癌的预后更差。原发的鳞癌非常罕见，重要的是要排除从其他部位（如

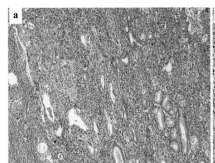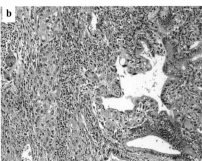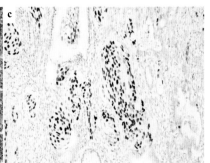

图 12.77　腺鳞癌。（a）腺癌和鳞状细胞癌的混合区域；（b）高倍镜下，可见具有细胞间桥的鳞状细胞癌与邻近高分化腺癌的过渡；（c）鳞状细胞癌成分 p40 强阳性

食管、子宫颈、肺或头颈部）转移而来。

腺癌伴肠母细胞分化／透明细胞癌（图 12.79）

透明细胞癌也被认为是伴有肠母细胞分化的腺癌。这种变异型极为罕见，其特征在于，肿瘤细胞模仿原始肠管或转移性肾细胞癌，肿瘤细胞呈立方形或柱状，胞浆透亮。

肿瘤细胞排列成巢状、条索或实性片状，有些区域有胞浆内黏液。另外，在肿瘤细胞巢之间没有细密的血管结构，后者是转移性肾细胞癌的特征。

与胃肠道其他部位伴有肠母细胞分化的癌相似，伴有肠母细胞分化的壶腹腺癌 SALL4、glypican-3、

CDX2、CK20 和 MUC2 强阳性。甲胎蛋白（AFP）可能也是有用的标记物。然而，据报道某些在胃和壶腹中伴有肠母细胞分化的腺癌不产生 AFP。

肝样腺癌（图 12.80）

该变异型被认为是肿瘤细胞在组织学和免疫组化上类似于肝细胞的腺癌。报道的病例描述了呈片状或条索状生长的多形性肿瘤细胞区域。肿瘤细胞对 AFP、Hep-Par-1 和多克隆 CEA 和 CD10 呈强阳性反应。有时肿瘤细胞内会有瘀胆。

浸润性微乳头状癌（图 12.81）

浸润性微乳头状癌最初在乳腺和其他器官，包括

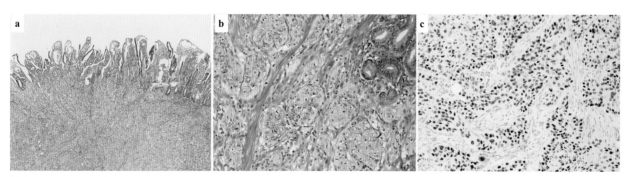

图 12.78 鳞状细胞癌。（a）低分化鳞状细胞癌的致密实性片状细胞巢侵袭到 Vater 壶腹黏膜和黏膜下层；（b）高倍镜下，浸润的实性片状肿瘤细胞多形性明显，可见细胞间桥和较多核分裂；（c）肿瘤细胞细胞核 p40 弥漫强阳性

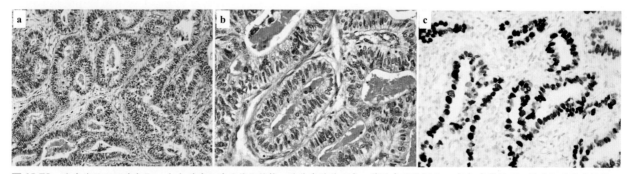

图 12.79 腺癌伴肠母细胞分化。（a）肿瘤细胞呈筛状结构，腺体套腺体现象，管腔内可见坏死；（b）高倍镜下，肿瘤细胞呈高柱状，细胞核拉长，腔内可见嗜酸性坏死；（c）肿瘤腺体 SALL-4 弥漫强阳性

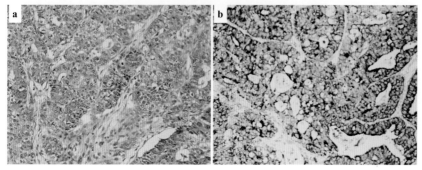

图 12.80 肝样腺癌。（a）肿瘤细胞呈实体或小梁状，被薄的纤维基质不完全包绕；肿瘤由多边形细胞组成，细胞核位于中央、胞浆红染，相对丰富，很像肝细胞；（b）HepPar-1 肿瘤细胞胞浆和胞膜着色

膀胱、肺、大唾液腺、胃和结肠中被描述。在这些器官中，这种变异型与淋巴管血管浸润和淋巴结转移有更高相关性，导致预后不良。由于该变异型非常罕见，壶腹和胰胆管区域的浸润性微乳头状癌尚未得到充分描述。最近，在2005年，Khayyata等人描述了一种壶腹/壶腹周围癌的不寻常变异型，称为"壶腹浸润性微乳头状癌（IMPC）"。

在他们的研究中，他们也发现具有局灶性（>20%）或弥散性微乳头成分的肿瘤经常伴有淋巴结转移和管腔内嗜中性粒细胞聚集。推测Vater壶腹的纯浸润性微乳头状癌的发生率为壶腹癌的1.3%。

组织学上，该变异型由乳头状结构的紧密的小细胞簇组成，类似于淋巴管或血管，无纤维血管轴心。腔隙是人为的组织空间假象，无内皮细胞衬覆。

微乳头状癌成分通常表现出MUC1特征性的极性反转，面对着基质的MUC2膜状染色。同样，EMA在该肿瘤中显示出反转阳性。免疫组化研究，包括Ⅷ因子、Ulex europaeus、CD31、CD34和D2-40以及FLI-1和Erg核染色，将有助淋巴管内癌栓与微乳头成分的鉴别。

印戒细胞癌（图12.82）

大多数肠型或胰胆管型壶腹腺癌是高-中分化的肿瘤。与胃肠道其他器官中发生的印戒细胞癌相比，壶腹部原发性印戒细胞癌相对不常见。诊断时的平均年龄为61岁，年龄范围38~83岁。

根据WHO胃肠道肿瘤分类，印戒细胞癌要求印戒细胞至少要占到50%。肿瘤细胞含有丰富的胞浆内黏液，将细胞核推向细胞周边。和胃肠道其他部位的印戒细胞癌一样，壶腹部的印戒细胞癌也可能与丰富的细胞内黏液有关。

免疫组化染色模式可以将壶腹部印戒细胞癌进一步细分为肠型或胰胆管型。

在报道的病例中，一些壶腹部印戒细胞癌CDX2和MUC2阳性，代表肠型，而另一些CK7、CK8、CK18和CK19阳性，但CK20、CDX2和MUC6阴性，代表胰胆管型。尽管壶腹部印戒细胞癌的预后比传统肿瘤差，但具有肠型免疫组化模式可能比具有胰胆管型免疫组化模式的肿瘤更容易诊断。

未分化癌

胃肠道未分化癌极少见。然而，这些肿瘤在胆

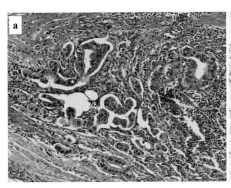
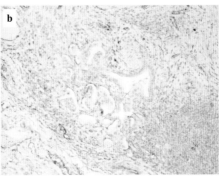

图12.81 浸润性微乳头状癌。（a）可见紧密排列的小簇状乳头状肿瘤细胞，周围见裂隙；（b）D2-40免疫组化染色将有助于排除淋巴管内癌栓

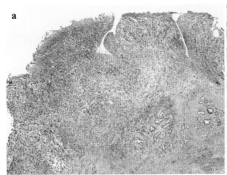
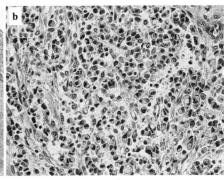

图12.82 印戒细胞癌。（a）Vater壶腹的印戒细胞癌弥漫浸润黏膜、黏膜下层和Oddi括约肌，浸润方式与结肠或胃的印戒细胞癌相似；（b）印戒细胞癌失黏附，胞浆透亮，核偏位和明显的核异型

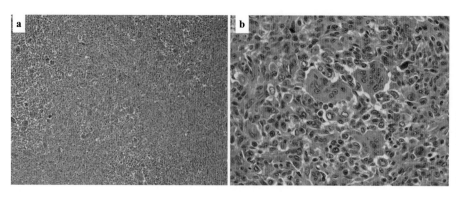

图 12.83　伴有破骨巨细胞的未分化癌。（a）在上皮样肿瘤细胞背景中可见许多散在的多核巨细胞。；（b）巨细胞胞浆包含 5~20 个核，被细胞明显异型的上皮样瘤细胞包围

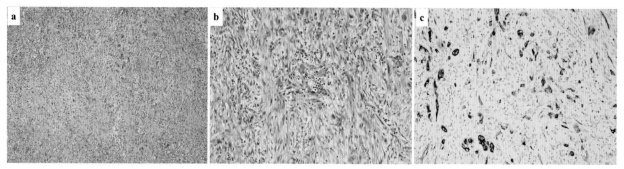

图 12.84　肉瘤样癌。（a,b）梭形细胞杂乱排列，核染色质增生，细胞多形性明显，核分裂多见。肉瘤的组织学特征显示平滑肌肉瘤分化。（c）CK-pan（AE1/AE3）免疫组织化学阳性，表明该肿瘤的细胞起源

囊和胰腺中较常见，但在壶腹和肝外或肝内胆管中却很少。未分化癌几乎没有或没有明确的上皮分化的组织学特征，例如腺或鳞状分化。壶腹通道由胰胆管和肠上皮两种不同的上皮成分组成。从理论上讲，Vater 壶腹的未分化癌可能是由这些成分之一引起的。

壶腹部未分化癌仅有少部分病例报道。这些肿瘤的组织学亚型主要是肉瘤样癌和伴有破骨细胞样巨细胞的未分化癌（图 12.83 和 12.84）。未分化癌的肉瘤样成分是异源性的。该成分可能主要由梭形细胞或间变性大细胞组成，伴或不伴有异源性成分，例如骨、软骨和骨骼肌。肉瘤样成分 CK-pan 和 vimentin 阳性。其他间叶标记包括 myogenin、SMA、MyoD-1，平滑肌或骨骼肌阳性。破骨细胞样巨细胞 CD68 阳性，有时胞浆内可见吞噬的肿瘤细胞。巨细胞被认为组织细胞起源，可能是单核组织细胞。大多数壶腹区域未分化癌病例的生存期为 2 年，预后较差。

免疫组化表达

根据肿瘤细胞的组成，壶腹腺癌具有不同的免疫特性。肠型腺癌通常 CK20、CDX-2 和 MUC2 阳性，而 50% 的肿瘤 CK7 阳性。它们对 MUC1 和 MUC2 呈不同程度阳性。黏液性和印戒细胞癌也表现出相似的免疫组化标记模式，如肠型腺癌。相反，胰胆管型腺癌 CK7 和 MUC1 阳性，而 CK20 和 CDX-2 呈阴性。MUC1 和 MUC2 表达不定。

分子特征

最近对 32 个壶腹癌的研究表明，在胰腺胆管型肿瘤中有更频繁的 KRAS 突变（61%：29%），在肠型肿瘤中 APC 的突变更频繁（43%：17%）。此外，32 例壶腹癌中，有 13%（5 例）ERBB2 的基因扩增和免疫组化阳性。

TNM 分期和预后

美国癌症联合会（AJCC）第 8 版对壶腹部腺癌的分期系统进行了更新。壶腹通道结构（如 Oddi 括约肌）的准确识别似乎强调要划分 T 分期。对于病

理 T 分期，Oddi 括约肌的累及或进一步侵入十二指肠黏膜下将 T1 分为 T1a 和 T1b。肿瘤的大小和累及胰腺实质归入 T3 期肿瘤。T3 分为 ≤ 0.5 cm 的 T3a 病变和侵袭性大小 > 0.5 cm 或胰周或十二指肠周组

织浸润的 T3b 病变。与胃肠道肿瘤不同，肿瘤大小不是病理 TNM 分期的一部分。但是，胰腺的浸润和胰腺内病变的累及程度与临床预后较差有关。确定病理性 TNM 分期的具体标准见表 12.13。

表 12.13　壶腹部肿瘤（不包括高分化神经内分泌瘤）的 AJCC 分类

原发肿瘤（T）	
TX	原发肿瘤难以评估
T0	无原发肿瘤证据
Tis	原位癌
T1	肿瘤局限于 Vater 壶腹或 Oddi 括约肌，或肿瘤越过 Oddi 括约肌（括约肌外侵犯）和 / 或侵犯十二指肠黏膜下层
T1a	肿瘤局限于 Vater 壶腹或 Oddi 括约肌
T1b	submucosa 肿瘤越过 Oddi 括约肌（括约肌外侵犯）和 / 或侵犯十二指肠黏膜下层
T2	肿瘤侵犯十二指肠的固有肌层
T3	肿瘤直接侵犯胰腺（达 0.5 cm），或肿瘤侵犯胰腺 > 0.5 cm，或肿瘤侵犯胰腺外组织或十二指肠外组织，或侵犯十二指肠浆膜面而未侵犯腹腔干或肠系膜上动脉
T3a	肿瘤直接侵犯胰腺（达 0.5 cm）
T3b	肿瘤侵犯胰腺 > 0.5 cm，或肿瘤侵犯胰腺外组织或十二指肠外组织，或侵犯十二指肠浆膜面而未侵犯腹腔干或肠系膜上动脉
T4	肿瘤侵犯腹腔干或肠系膜上动脉和 / 或肝总动脉，不管肿瘤大小
区域淋巴结（N）	
NX	区域淋巴结难以评估
N0	无区域淋巴结累及
N1	1~3 个区域淋巴结转移
N2	≥ 4 个区域淋巴结转移
远处转移（M）	
M0	无远处转移
M1	远处转移

AJCC 分期			
分期	T	N	M
I A	T1a	N0	M0
I B	T1b	N0	M0
	T2	N0	M0
II A	T3a	N0	M0
II B	T3b	N0	M0
III A	T1a	N1	M0
	T1b	N1	M0
	T2	N1	M0
	T3a	N1	M0
	T3b	N1	M0
III B	T4	Any N	M0
	Any T	N2	M0
IV	Any T	Any N	M1

小肠和壶腹部的神经内分泌肿瘤

定义与流行病学

　　胃肠道神经内分泌肿瘤是一组异质性的肿瘤，根据肿瘤的起源、神经内分泌细胞的类型和分泌产物的不同，它们表现出不同的生物学特性和不同的临床行为。最近有关胃肠道神经内分泌肿瘤的监测，流行病学和 SEER 数据表明，这些肿瘤的平均发病率为每年 2.5 例 /10 万。SEER 数据中这些肿瘤的年发病率以 40~50 例 / 百万的比例上升，这归因于肿瘤检测技术的改进以及用灵敏的方法来鉴定肿瘤和测量循环中的肿瘤产物。基于 SEER 数据库的数据，在美国胃肠道神经内分泌肿瘤最常见的部位是小肠（38%），其次是直肠（34%）、结肠（16%）和胃（11%）。

　　传统上小肠神经内分泌肿瘤起源于胃肠道两种不同的胚胎分支，由前肠发育来的十二指肠以及由中肠发育来的空肠和回肠。但是，这种传统方法已不再使用。神经内分泌瘤被认为起源于胃肠道的原始干细胞。

　　尽管大多数小肠神经内分泌肿瘤都是无功能的，但是诊断功能性神经内分泌肿瘤（例如胃泌素瘤、胰岛素瘤）对于患者的治疗和预后至关重要。小肠的功能性神经内分泌肿瘤通常分泌单胺，例如 5- 羟色胺、胃泌素或其他肽类激素。5- 羟色胺的分泌可能导致类癌综合征，是这些患者发病和死亡的主要原因。但是，在临床上必须通过血清学和生理学评估而不是通过相关蛋白的免疫组化标记来确定胃肠道功能性神经内分泌肿瘤。这是因为胃泌素、胰岛素、5- 羟色胺或混合的免疫组织化学表达与临床行为无关。

　　在近端小肠、十二指肠和 Vater 壶腹，均可发生高分化神经内分泌瘤和低分化神经内分泌癌（图 12.85）。男女比例为 1.5∶1，中位年龄为 60 岁。十二指肠神经内分泌肿瘤中有 60%~70% 产生胃泌素，只有三分之一的肿瘤是功能性的并且与 Zollinger-Ellison 综合征有关。其他的十二指肠神经内分泌肿瘤产生生长抑素或其他激素。高级别神经内分泌癌，尤其是小细胞癌，相对不常见。它们通常发生在壶腹周围区域，预后不良。

　　相比之下，远端小肠则主要发生高分化神经内分泌瘤。这些远端小肠发生的高分化神经内分泌瘤生长

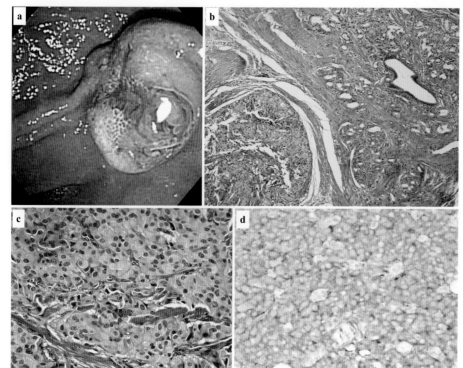

图 12.85　Vater 壶腹的神经内分泌肿瘤。（a）Vater 壶腹处可见一边界清楚的浅黄色结节，表浅糜烂；（b）神经内分泌肿瘤与壶腹 Oddi 括约肌相邻；（c）高倍镜下，肿瘤细胞呈实性巢状排列，胞浆嗜酸；（e）高分化神经内分泌瘤肿瘤细胞嗜铬素阳性

缓慢，并且在出现淋巴结或肝转移之前通常多年无临床症状。大多数神经内分泌瘤患者在诊断时有局部/区域或远处转移。回肠是高分化神经内分泌肿瘤的最常见部位，其次是空肠，很少与Meckel憩室有关。它们倾向是肠嗜铬细胞或表达5-羟色胺的肿瘤。远端小肠低分化神经内分泌癌极为罕见，在克罗恩病背景上发生的肿瘤除外。在小肠黏膜中，存在长期的炎症过程（例如：克罗恩病和乳糜泻）。据报道，在炎症性肠病和乳糜泻背景上发生的小肠神经内分泌瘤的病例相对较少。在炎症性肠病的背景下，神经内分泌细胞增生的潜在机制尚不清楚。

术语和WHO分类

尽管在临床和病理学视角已经使用了几十种不同的术语，例如类癌、神经内分泌癌、神经内分泌肿瘤和内分泌肿瘤，但与当前2010年WHO分类保持一致，本章采用神经内分泌瘤和癌。

原来的2000年和2004年WHO分类根据肿瘤细胞的分化程度和是否存在转移将胃肠胰神经内分泌肿瘤分类为高分化神经内分泌瘤、高分化神经内分泌癌和低分化神经内分泌癌。在以前的WHO分类中，尽管原发肿瘤在形态学上与高分化神经内分泌瘤一致，但如果存在转移，则术语"癌"适用于高分化神经内分泌肿瘤，例如高分化神经内分泌癌。但是，在更新的2010年WHO分类中，术语"高分化神经内分泌癌"被删除，并且在肿瘤分化后使用统一术语"高分化神经内分泌瘤"。

2010年WHO分类标准基于核分裂计数和Ki-67增殖指数，将胃肠道和胰腺的神经内分泌肿瘤分为神经内分泌肿瘤1级和2级（高分化）以及神经内分泌癌3级（低分化）（图12.86和表12.14）。根据其定义，1级是指核分裂数少于每10个高倍视野（HPF）2个，并且/或者Ki-67标记指数小于3%。2级是指每10个HPF的核分裂数为2~20个，和/或Ki-67标记指数3%~20%。3级是小细胞或大细胞癌，核分裂数每10HPF大于20个和/或Ki-67标记指数大于20%。显微镜检查推荐计数至少50个HPF的核分裂数和至少500个细胞的Ki-67标记指数，以便对肿瘤分级进行准确和可重复性的评估。从热点区域开始计数核分裂和Ki-67阳性细胞。

表12.14 2010版WHO分类神经内分泌肿瘤分级系统

WHO分级	核分裂/10HPF	Ki-67增殖指数
G1	< 2	< 3
G2	2~20	3~20
G3	> 20	> 20

在实践中，病理学家有时会遇到胃肠道神经内分泌肿瘤，其形态结构和细胞学与分化良好的神经内分泌瘤一致，但观察到了高增殖活性。这些肿瘤没有表现出分化差的神经内分泌癌的典型特征，无论是小细胞型还是大细胞型。但是，这些肿瘤的Ki-67增殖指数出乎意料的高，Ki-67指数超过20%。遵循当前WHO关于神经内分泌肿瘤的诊断标准，这些高增殖活性的高分化神经内分泌瘤被归入3级神经内分泌癌。

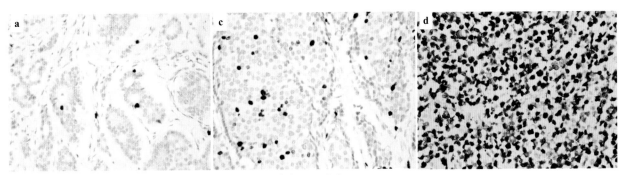

图12.86 神经内分泌肿瘤中的不同Ki-67指数。（a）G1；（b）G2；（c）G3

尽管应该指出的是，最近形态学高分化和高增殖指数的肿瘤已被当前的 AJCC 标准指定为 3 级 "高分化瘤 /NET"，与 WHO 胰腺神经内分泌分类的最新变化相似。研究表明，Ki-67 指数 20%~55% 的 WHO 3 级神经内分泌肿瘤的生存率要好于 Ki-67 指数大于 55% 的患者。与 Ki-67 指数大于 55% 的患者相比，Ki-67 指数为 20%~55% 的人群对铂类化疗没有反应。这项研究表明，可能需要对肿瘤分级进行进一步分类，以符合临床行为和治疗反应。在报告神经内分泌肿瘤时，重要的是要关注形态、核分裂计数和 Ki-67 增殖指数。

十二指肠前驱病变（图 12.87）

在胃肠胰神经内分泌肿瘤中，仅在三种与自身免疫性胃炎和 1 型多发性神经内分泌瘤（MEN）综合征相关的病症中发现了前驱病变：合并自身免疫性萎缩性胃炎的胃 ECL 细胞增生，与 MEN1 相关的十二指肠胃泌素和生长抑素细胞增生以及与 MEN1 相关的胰腺胰高血糖素细胞增生。

在十二指肠，多中心性胃泌素瘤和生长抑素瘤具有潜在的胃泌素和生长抑素细胞增生。胃泌素和生长抑素细胞增生仅见于 MEN1 患者，而不见于散发性十二指肠神经内分泌肿瘤患者。

早期神经内分泌细胞增生已在胃中得到很好的认识和描述。同样，有人提出了类似的分类方法，以区分小肠黏膜或 Brunner 腺内胃泌素细胞和生长抑素细胞生长的模式和数量。根据提议，这些显微镜下所见增生（弥漫、线性和结节性增生）可被定义为单细胞增生、小簇状增生或形成结节。在常规实践中，很难区分这些神经内分泌细胞增生，并且可能与临床不相关。

临床表现

小肠的神经内分泌肿瘤生长缓慢，可能存在多年，没有任何临床症状。小肠神经内分泌瘤患者中只有三分之一可能有腹部间歇性模糊的疼痛。在疾病晚期，患者主要表现为机械并发症，例如小肠阻塞、肠套叠和出血导致严重的腹痛或与生物活性物质 / 激素分泌过多有关的临床症状。类癌综合征见于不到 10% 胃肠道神经内分泌肿瘤的患者。主要临床特征包括潮红、出汗、喘息、腹泻、腹痛、心肌内膜纤维化和糙皮病。血清素、前列腺素、5-HTP、SP、激肽释放酶、组胺、多巴胺和神经肽 K 被认为与神经内分泌肿瘤的临床表现有关。

诊断

临床上，通常无症状患者是其他医学原因做影像学或内镜检查过程中偶然发现。有症状的表现多样：比如伴有腹部模糊疼痛后出现机械性阻塞的突然症状，排便习惯改变，有些表现为与激素分泌相关的模糊的症状，后者常常多年都诊断成其他肿瘤。

影像学包括超声、计算机断层扫描（CT）、磁共振成像（MRI）、生长抑素受体闪烁显像 / 扫描、正电子发射断层显像（PET）、MIBG 扫描、血管造影和内镜检查对诊断胃肠道神经内分泌肿瘤非常有用。

胃肠胰神经内分泌肿瘤的常规病理诊断包括以下内容：确定肿瘤位置 / 起源，测量肿瘤大小，经典组织学图像的确定，基于核分裂和 Ki-67 指数的肿瘤分化评估，如果可以就识别当前的神经内分泌细胞类型，以及识别分析与复发和转移相关的组织学因素。

大体特征

大体上，神经内分泌肿瘤由于肿瘤起源不同而

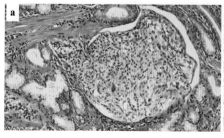
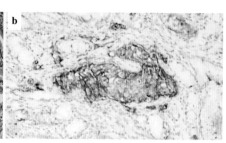

图 12.87 神经内分泌肿瘤。（a）病变位于 Vater 壶腹；（b）神经内分泌细胞 Syn 阳性

具有不同的外观。近端小肠（十二指肠和近端空肠）的神经内分泌肿瘤通常形成轻微增高的病变或息肉样肿块（0.3~2.0 cm），主要累及黏膜和黏膜下层，不侵犯固有肌层。然而，远端小肠（远端空肠和回肠）的神经内分泌肿瘤可形成多中心肿块，累及小肠壁。回肠的神经内分泌肿瘤通常会累及肠系膜并在肿瘤周围产生致密的纤维化间质。大多数神经内分泌肿瘤是边界相对清楚的、均质的肿块。它们可能有一个薄的纤维性包膜或致密的硬化。肿瘤切面浅棕色或黄色、质软。通常，黏膜表面是完整的，没有溃疡，有时肿瘤会侵犯固有肌层和浆膜层。肠系膜中一些穿透深层或浆膜下的神经内分泌肿瘤或转移性结节会在肿瘤周围引起旺炽性的促纤维组织增生性反应，并导致小肠浆膜粘连。肝或肠系膜转移结节可能大于小肠原发性神经内分泌肿瘤。对于小的神经内分泌肿瘤（小于 2 cm），肝脏或肠系膜的转移性病变可能比原发肿瘤更早发现（图 12.88）。

镜下特征

高分化神经内分泌瘤的特征是典型的组织学结构和细胞学表现，与其他器官部位的神经内分泌肿瘤类似（图 12.89）。肿瘤的结构模式通常是类器官样结构，有巢状、脑回状、小梁状、玫瑰花环样、假肾小球样或混合型（图 12.90）。神经内分泌细胞的小巢通常有小而薄的血管间隔。其内的间质呈透明化或淀粉样变纤维化组织的典型特征，而没有增生反应。在细胞学上，肿瘤由胞浆嗜酸的一致多边形细胞组成。它们的核呈圆形，染色质较粗糙（"胡椒盐样"），核仁不明显。在高分化神经内分泌瘤中，除非从溃疡或炎症部位取样，否则细胞学异型性和核分裂并不明显。坏死或出血很少见，但增长迅速的肿瘤中可发生梗死。肿瘤周边常见神经周浸润和淋巴血管浸润。可以进行进一步的免疫组化染色以

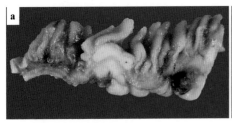
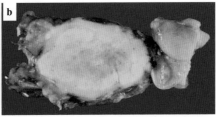

图 12.88　小肠高分化神经内分泌瘤的大体照片。（a）小肠可见一个小神经内分泌肿瘤；（b）肠周脂肪组织或肝脏中发现较大的转移性病变

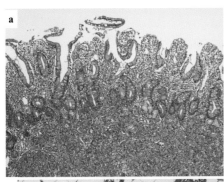
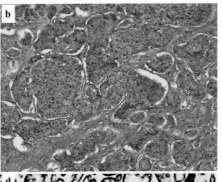
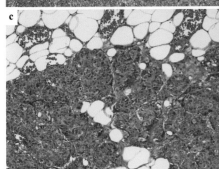
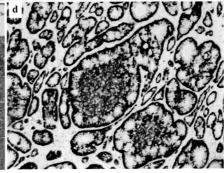

图 12.89　小肠高分化神经内分泌肿瘤的镜下特征。（a）小肠高分化神经内分泌肿瘤累及黏膜和黏膜下层；（b）神经内分泌肿瘤的肿瘤细胞形态一致，核呈圆形一致，核仁显著，染色质呈细颗粒状（胡椒盐样）；（c）小肠系膜转移性神经内分泌肿瘤表现出由血管间隔开的实性细胞巢，核仁尤其突出；（d）肿瘤细胞嗜铬粒蛋白弥漫阳性

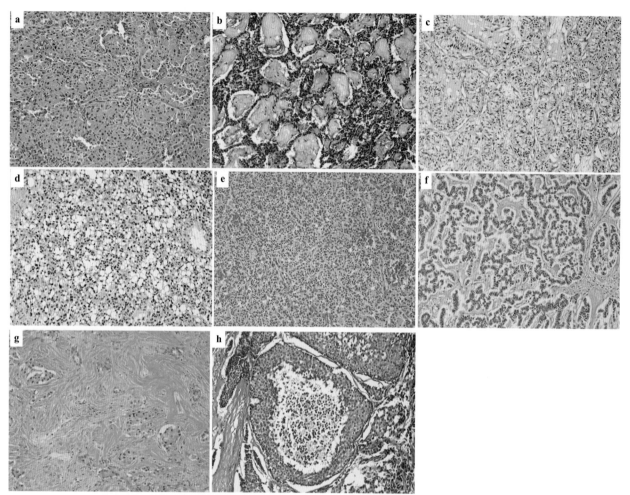

图 12.90　神经内分泌瘤的不同组织学特征。（a）胞浆嗜酸性。神经内分泌肿瘤细胞显示出弥漫性生长模式，并具有丰富的嗜酸性胞浆。对于肝脏这种变异的转移性神经内分泌肿瘤，需要进行免疫组化以将该肿瘤与肝细胞癌区分开。（b）神经内分泌瘤伴间质玻璃样变。神经内分泌肿瘤内部或周边可有局灶性或广泛的透明变间质。（c）神经内分泌肿瘤可呈小梁状、花环状或脑回状生长。细胞核呈栅栏状排列。（d）神经内分泌瘤伴透明细胞变。神经内分泌瘤细胞可以胞浆透亮或类似印戒细胞将细胞核推挤向一边。（e）实性生长方式。（f）神经内分泌瘤伴有硬化性间质。（g）神经内分泌瘤细胞呈假腺样在硬化性间质中生长，类似于腺癌伴有促纤维组织增生性间质反应。（h）神经内分泌瘤伴中央坏死。坏死可见于高分化神经内分泌瘤

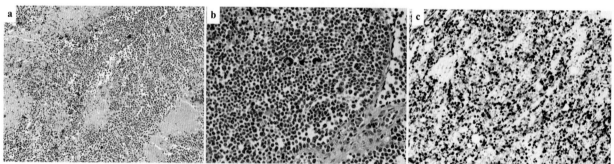

图 12.91　小细胞癌。（a）肿瘤细胞呈弥漫片状分布，伴有多灶性坏死，肿瘤细胞增大，偶有多核细胞；（b）肿瘤细胞大小少于 3 个小淋巴细胞，且胞浆很少，肿瘤细胞核呈镶嵌样，染色质细分散，核仁不存在或不明显；（c）大多数肿瘤细胞核 Ki-67 免疫组织化学染色阳性

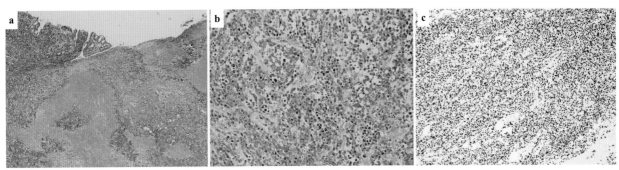

图 12.92　（a）低分化神经内分泌癌，大细胞型；（b）可见地图样坏死；（c）Ki-67 增殖指数约 95%

确认神经内分泌的分化和功能性神经内分泌肿瘤（例如生长抑素瘤）的特征。

低分化神经内分泌癌是伴有神经内分泌分化的高级别肿瘤。根据肿瘤细胞的大小和类似肺神经内分泌癌的核特征，低分化神经内分泌癌分为小细胞癌和大细胞癌两种亚型（图 12.91 和 12.92）。小细胞癌由圆形至梭形小至中等大小（2~4 个淋巴细胞）的肿瘤细胞组成，胞质少，染色质细颗粒状且核仁不明显或不存在。肿瘤细胞紧密相连排列，通常呈实性片状或巢状排列，细胞核呈镶嵌样并受挤压。经常在肿瘤内见到核分裂增多和肿瘤性坏死。根据小细胞癌的这些特征性组织学改变就足以做出诊断，即使在细胞学或小活检标本中也无须进行免疫组化染色。

大细胞神经内分泌癌主要呈实体或巢状结构，肿瘤细胞大，胞浆中等，核圆形或椭圆形，染色质开放，核仁明显。核分裂多见，并见地图状坏死。组织学分级和分化与这些肿瘤的临床行为显著相关。肿瘤分级是指肿瘤细胞的增殖活性，通过核分裂计数和 / 或 Ki-67 增殖指数来确定。

免疫组化表达

神经内分泌标记物包括 Syn、CgA、CD56/NCAM1、Leu7/B3GAT1、PGP9.5 和 NSE。其中，最特异的通用的神经内分泌标记物是 CgA 和 Syn，广泛用于确认肿瘤的神经内分泌分化。Syn 是最敏感的神经内分泌标记，而 CgA 是最特异性的。因此，在所有高分化神经内分泌瘤中，需要标记一种或两种神经内分泌标记。其他神经内分泌标记物，包括 CD56、Leu7、PGP9.5 和 NSE，由于其可以标记无神经内分泌分化的其他肿瘤，因此其特异性较低，可靠性较差。另外，胃肠道中的一些神经内分泌肿瘤表达 CDX2。相关的神经分泌蛋白 / 肽的产生可以通过进一步免疫组化检测。

在低分化神经内分泌癌，胃肠道小细胞癌可以表达 TTF-1，就像肺原发的一样。偶尔，低分化神经内分泌癌 Syn 和 / 或 CgA 局灶或弱阳性。可能需要仔细或高倍镜查看以排除神经内分泌标记物的弱或局灶阳性。诊断大细胞神经内分泌癌，至少一种神经内分泌标记物阳性，以排除低分化腺癌或未分化癌。此外，低分化神经内分泌癌可以出现 BCL2 过表达、RB 蛋白表达缺失和 p53 异常表达。

十二指肠和壶腹部神经内分泌肿瘤

胃泌素瘤

十二指肠是胃泌素瘤最常见的发生部位。十二指肠壁内胃泌素瘤的诊断对于识别致命性溃疡病、Zollinger-Ellison 综合征和潜在的遗传疾病（MEN1 型）很重要。大约 66% 的胃泌素瘤是散发性的。据报道，恶性胃泌素瘤约占散发病例的 40%~85%。

它们通常发生在胃泌素瘤三角中，定义为胆总管囊性扩张部分、下十二指肠的第二和第三部分以及胰腺颈部和体部交界处。相比之下，约 33% 的胃泌素瘤与 MEN I 型相关，表现出不同的临床行为。与散发性肿瘤相比，与 I 型 MEN 相关的胃泌素瘤患者诊断时更为年轻。它们是多发性的小肿瘤，有时甚至生长抑素受体闪烁显像也无法检测到。由于 MEN I 患者胃泌素的这种独特性质，识别出 MEN I 患者所有分泌胃泌素的胃泌素瘤是非常困难的。因此，与散发性胃泌素瘤患者相比，MEN Ⅰ 患者胃泌素瘤的手术治疗可能性较小。

Zollinger-Ellison 综合征与严重的多发性溃疡有关，尤其在十二指肠球后区和空肠近端等不寻常区域，胃肠道出血、梗阻、穿孔、胃食管反流和无法解释的分泌性腹泻。

Zollinger-Ellison 综合征的临床诊断依赖以下几个方面：①在禁食和停用质子泵抑制剂治疗 1 周后，血清胃泌素水平升高；②促胰液素刺激试验阳性；③胃酸分泌过多。胃泌素瘤综合征患者的血清胃泌素水平通常高于 150 pg/mL。胃泌素瘤的镜下特征是高分化神经内分泌瘤，其 Ki-67 增殖指数低。胃黏膜通常表现出与胃酸分泌过多有关的组织学特征，例如溃疡、壁细胞、主细胞、肠嗜铬细胞样细胞增生肥大。

超声、CT、MRI、经皮肝穿刺静脉采样、选择性血管造影、促胰液素血管造影和生长抑素受体闪烁显像等有创性和无创性诊断方法已被用于 Zollinger-Ellison 综合征患者的肿瘤定位。

通过使用定位诊断方法，至少有 50% 的散发性胃泌素瘤患者可以通过手术治愈。为了控制胃酸分泌过多，有效的抑制胃酸药物如奥美拉唑的开发应用改变了胃泌素瘤患者的治疗选择。

生长抑素瘤

生长抑素瘤是神经内分泌肿瘤的一种罕见亚型，仅占胃肠道神经内分泌肿瘤的 4%。不足 10% 的患者出现生长抑素分泌过多的症状，表现为糖尿病、腹泻 / 脂肪泻、胆囊疾病和胃酸过少。40% 的生长抑素瘤发生在十二指肠；50% 起源于壶腹。大多数患者是 40~60 岁，女性多见（男女比例 = 2 : 1）。大多数病例是在评估其他医学问题或非特异临床症状发现的。CT 扫描、MRI、生长抑素受体闪烁显像和 PET 扫描可用于具有生长抑素瘤临床症状患者的肿瘤定位。

与胃泌素瘤或胰岛素瘤相比，生长抑素瘤肿块相对较大。发生在十二指肠的肿瘤最大直径为 0.3~6.0 cm。大多数肿瘤起源于十二指肠或壶腹周围区域。生长抑素瘤的组织学特征与其他神经内分泌瘤相似。它们是高分化的肿瘤。肿瘤细胞呈小梁状、腺泡状、锻带状或筛状结构均匀排列，并被间质隔开，偶尔为致密的间质。

生长抑素瘤最明显的特征是可见砂砾体，尤其是壶腹部的。据报道，68% 的壶腹和十二指肠生长抑素瘤中可见砂砾体。

肿瘤细胞生长抑素弥漫阳性，这证实了该肿瘤的组织学亚型。此外，据报道超过 50% 的十二指肠生长抑素瘤一小部分肿瘤细胞胰岛素、降钙素、胃泌素、肾上腺皮质激素、血管活性肠肽、前列腺素 E_2 和 P 物质免疫反应阳性。

50% 的胃肠道生长抑素瘤诊断时已有转移。最常见的是肝转移，其次是区域淋巴结转移。由于高转移率，手术切除肿瘤和转移性病变对于实现治愈或延长生存期很重要。对于无法切除的肿瘤，生长抑素类似物是缓解相关症状并使肿瘤部分消退的标准疗法。

空肠和回肠的神经内分泌肿瘤

空肠和回肠远端的神经内分泌肿瘤主要是高分化神经内分泌瘤。最常见的类型是产生 5- 羟色胺（EC 细胞），产生 L 细胞、胰高血糖素样肽和 PP/PYY 的少见。这些肿瘤的组织学特征与其他部位的高分化神经内分泌肿瘤相似。特征性的，大多数肿瘤对血清素和其他神经激素肽或胺呈强阳性。分泌 5- 羟色胺的肿瘤对 CDX-2、生长抑素受体 2A 和 CEA 也呈阳性反应。

分子特征

迄今为止，关于小肠神经内分泌肿瘤的潜在分子生物学的研究数量有限。Francis 等报道了 29 例小肠神经内分泌肿瘤的全外显子测序结果和 15 例小肠神经内分泌肿瘤的全基因组测序结果。该研究表明 8% 的测试肿瘤中存在 CDK1B 的插入和缺失。Banck 等报道了 48 例高分化神经内分泌肿瘤的全外显子测序。在他们的研究中，发现 197 个基因的体细胞单核苷酸变异，包括 FGFR2、MEN1、HOOK3、EZH2、MLF1、CARD11、VHL、NONO 和 SMAD1。在 35 例患者中发现了与治疗相关的变化，包括 SRC、SMAD 家族基因、AURKA、EGFR、HSP90 和 PDGFR。AKT1 或 AKT2 互斥扩增是 16 例 PI3K/AKT/

mTOR 信号改变的患者中最常见的事件。

TNM 分期和预后

小肠神经内分泌肿瘤预后影响因素有很多，其中包括肿瘤部位、肿瘤大小和增殖活性（通过核分裂或 Ki-67 指数评估）。最近更新的美国癌症联合会（AJCC）将十二指肠和 Vater 壶腹的神经内分泌瘤以及空肠和回肠的神经内分泌瘤人为分开（表 12.15 和 12.16）。小肠神经内分泌瘤最常见的转移部位是区域和远处淋巴结（72.4%）、肝脏（19.5%）、肺（0.5%）、骨（0.3%）。Gonzalez 等研究结果显示，60% 的小肠神经内分泌肿瘤患者存在肠系膜肿瘤结节。据报道，肿瘤结节与疾病进展和疾病死亡的发生率增加有关。此外，手术时肿瘤结节的存在与疾病引起的进展或死亡增加有关，提示预后不良。

表 12.15　十二指肠和 Vater 壶腹神经内分泌瘤的 AJCC 分类

原发肿瘤（T）	
TX	原发肿瘤难以评估
T0	无原发肿瘤证据
T1	肿瘤仅浸润黏膜固有层或黏膜下层，并且 ≤ 1 cm（十二指肠肿瘤） 肿瘤 ≤ 1 cm 并局限于 Oddi 括约肌（壶腹部肿瘤）
T2	肿瘤浸润肌层或 > 1 cm（十二指肠） 肿瘤穿透括约肌浸润十二指肠黏膜下层或固有肌层，或 > 1 cm（壶腹部）
T3	肿瘤浸润胰腺或胰腺周围脂肪组织
T4	侵犯脏层腹膜（浆膜）或其他器官
区域淋巴结（N）	
NX	区域淋巴结难以评估
N0	无区域淋巴结累及
N1	区域淋巴结累及
远处转移（M）	
M0	无远处转移
M1	有远处转移
M1a	局限于肝脏转移
M1b	至少转移到一个肝外部位（比如肺、卵巢、非区域淋巴结、腹膜、骨）
M1c	肝内和肝外均有转移

AJCC 分期			
分期	T	N	M
I	T1	N0	M0
II	T2 T3	N0 N0	M0 M0
III	T4 任何 T	N0 N1	M0 M0
IV	任何 T	任何 N	M1

表 12.16　空肠和回肠的神经内分泌瘤 AJCC 分期

	原发肿瘤（T）		
TX	原发肿瘤难以评估		
T0	无原发肿瘤证据		
T1[a]	肿瘤浸润黏膜固有层或黏膜下层，≤ 1 cm		
T2[a]	浸润固有肌层或＞ 1 cm		
T3[a]	穿透固有肌层进入浆膜下组织，没有浆膜侵犯		
T4[a]	浸润脏层腹膜（浆膜）或其他器官或邻近结构		

	区域淋巴结（N）		
NX	区域淋巴结无法评估		
N0	无区域淋巴结转移		
N1	有转移的区域淋巴结个数＜ 12 枚		
N2	大的肠系膜肿块（＞ 2 cm）和 / 或广泛的肿瘤结节（≥ 12 个），尤其是包裹肠系膜上血管的		

	远处转移（M）		
M0	无远处转移		
M1	有远处转移		
M1a	仅转移到肝		
M1b	至少转移到一个肝外部位（比如肺、卵巢、非区域淋巴结、腹膜、骨）		
M1c	肝内和肝外都有转移		

AJCC 分期			
分期	T	N	M
I	T1	N0	M0
II	T2 T3	N0 N0	M0 M0
III	T1 T2 T3 T4 T4	N1, N2 N1, N2 N1, N2 N0 N1, N2	M0 M0 M0 M0 M0
IV	T1 T2 T3 T4	N0, N1, N2 N0, N1, N2 N0, N1, N2 N0, N1, N2	M1 M1 M1 M1

[a] 对于任何 T，对多个肿瘤加［m］［TX（#）或 TX（m），其中 X = 1~4，#= 识别出的原发肿瘤数目］；对于具有不同 T 的多个肿瘤，使用最高的 T 分期

更新的 AJCC 分期系统涉及了小肠神经内分泌瘤的转移和肿瘤结节的鉴别。尽管 T 分期在 2010 和 2017 癌症分期系统没有变化，但小肠神经内分泌瘤的 N 和 M 分期有明显的不同。TNM 分期中 N 和 M 分期更细化。远端小肠的神经内分泌肿瘤的 N 分期取决于所累及的区域淋巴结数目和是否存在肠系膜肿瘤结节。相比之下，近端小肠的神经内分泌瘤的 N 分期与 2010 年版 AJCC TNM 分期的 N 分期相同。M 分期取决于肝脏转移、肝外转移、肝内肝外均有转移。

治疗

对于高分化神经内分泌瘤，将原发肿瘤和肠系膜转移灶行外科切除仍然是唯一的治疗方法。肿瘤完全切除将缓解由小肠梗阻或局部缺血引起的症状，并降低复发风险。此外，对于功能性神经内分泌肿瘤患者，将远处转移灶行手术切除也可减轻与类癌综合征相关的症状。

最近使用长效生长抑素类似物治疗晚期小肠神经内分泌肿瘤的临床试验表明，它可以缓解症状，减轻激素相关的发病，延缓肿瘤的进展时间。mTOR 抑制剂依维莫司是正在治疗中的小肠神经内分泌肿瘤患者的另一种治疗选择，正在等待正在进行的 RADIANT-4 研究的确切证据。

低分化神经内分泌癌对铂类化疗药物表现出良好的反应，但是高分化神经内分泌瘤通常对铂类和其他细胞毒性化疗药物耐药。最近针对靶向治疗的临床试验将重新定义进展期的高分化神经内分泌瘤患者的治疗标准。

转移性肿瘤

小肠是胃肠道中最常见的转移性肿瘤发生部位。对于病理学家而言，最具挑战性的问题是将 SIA 与结直肠转移性病变区分开来（图 12.93）。由于 SIA 和转移性结直肠癌之间形态和免疫组化特征相似，这一问题似乎无法回答。但是，两个肿瘤之间的一些组织学、免疫组化或分子差异是有帮助的。

在转移性疾病中，肿瘤通常是多灶性的，没有溃

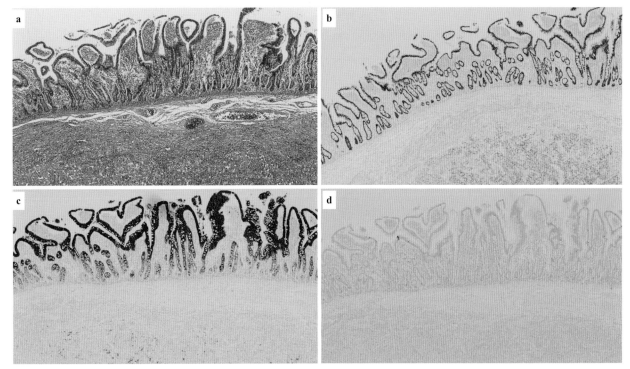

图12.93　转移性结肠腺癌累及小肠。（a）发生在浆膜面的肿瘤累及小肠的固有肌层和黏膜下层。肿瘤的组织学特征与原发性结肠肿瘤相似。（b）肿瘤细胞 CDX-2 弥漫阳性。（c）CK20 局灶阳性；（d）CK7 阴性。考虑到肿瘤在浆膜面生长、与原发肿瘤相似的组织学特征、免疫组化表达谱，支持转移性结肠腺癌而不是小肠原发的腺癌

疡/糜烂，并且通常位于浆膜面，黏膜或黏膜下层受累有限。另外，通常缺乏诸如腺瘤或 DALM 的前驱病变。可以用小肠病变和原发性结直肠肿瘤分别做免疫组化 CK7、CK20 和 CDX-2。二代测序对胃肠道肿瘤的靶向治疗可能会有帮助。

其他常转移到小肠的肿瘤包括恶性黑色毒瘤、肾细胞癌、睾丸/生殖细胞肿瘤以及乳腺癌和妇科恶性肿瘤。这些转移性肿瘤可以通过免疫组化和影像学相对容易地区分。

神经节细胞性副神经节瘤

神经节细胞性副神经节瘤是一种罕见的神经内分泌肿瘤，主要发生在壶腹周围区域。然而，这种肿瘤偶尔发生在胃肠道的其他器官，比如空肠、幽门、食管、胰腺、阑尾，肺也可发生。

神经节细胞性副神经节瘤是一种良性肿瘤，完整切除后可外科治愈。然而，有复发、淋巴结累及、远处转移的报道。

神经节细胞性副神经节瘤患者年龄 15~84 岁（平均 52.3 岁），男女比例为 1.5∶1，男性略多见。神经节细胞性副神经节瘤患者通常表现为定位不准确的腹痛和胃肠道出血，并伴有相关症状。通常发生小肠或胆管阻塞。大多数神经节细胞性副神经节瘤是无功能的肿瘤。总体上，肿瘤为息肉样，带蒂或无蒂的病变，范围从 0.5~10 cm（平均 2.4 cm）。它们通常是边界清楚的棕褐色或黄色实性肿瘤，伴有浸润性的边界。表面黏膜有深溃疡，可引起出血，有或无肿瘤浸润。神经节细胞性副神经节瘤是起源于黏膜下层的肿瘤。发生部位是黏膜下层，通常浸润深部固有肌层或黏膜。

组织学上，神经节细胞性副神经节瘤由三种细胞类型组成：雪旺氏样梭形细胞、神经节细胞和上皮样神经内分泌细胞（图 12.94）。雪旺氏样梭形细胞具有淡染的细长核，不确定的波浪形细胞质，包裹着上皮样细胞和神经节细胞。神经节细胞为多边形或圆形，具有大的泡状核，突出的核仁和丰富的嗜酸性细胞质。上皮样神经内分泌细胞显示卵圆形核，具点状染色质和嗜酸性或嗜双色细颗粒胞浆。像高分化神经内分泌肿瘤，上皮样神经内分泌细胞呈带状、实体巢团、小梁状和假腺状生长。

肿瘤内三种细胞的比例可能有所不同。在大多数情况下，肿瘤内神经节细胞或梭形细胞稀少且分散，很难在 HE 切片观察到。

核分裂象罕见。见不到细胞异型性和坏死。

梭形细胞 S-100（94%）、NSE（45%~84%）、Syn（65%~94%）和 NF（60%~64%）阳性。神经节细胞 Syn（94%）和 NSE（84%~94%）阳性。上皮样神经内分泌细胞 NSE（94%）、CgA（68%~72%）、Syn（50%~90%）和 CK（48%~52%）阳性。

在活检标本中，在诊断十二指肠神经节细胞性副神经节瘤之前应考虑广泛的鉴别诊断。鉴别诊断包括胃肠道间质瘤、平滑肌肿瘤、高分化神经内分泌瘤、腺癌、节细胞神经瘤和副神经节瘤。其中胃肠道间质瘤、平滑肌瘤、高分化神经内分泌瘤和腺癌可以通过组织学和免疫组织化学方法轻松排除。

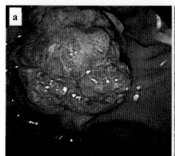
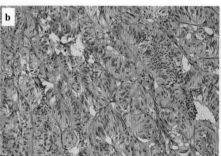
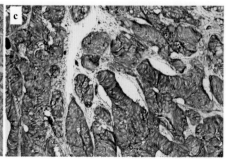

图 12.94　神经节细胞性副神经节瘤。（a）ERCP 图像显示发生在 Vater 壶腹的一个红褐色息肉；（b）施万细胞样梭形细胞的圆形巢，细胞核复层，胞浆嗜酸性波浪状；（c）雪旺氏样梭形细胞 S100 阳性

上皮样神经内分泌细胞或神经节细胞的存在将有助于区分神经节细胞性副神经节瘤与节细胞性神经瘤和副神经节瘤。节细胞性神经瘤缺乏上皮样神经内分泌细胞，副神经节瘤缺乏神经节细胞。

当前，外科手术或内镜切除将是对该肿瘤的治愈性疗法。尽管已有 23 例区域淋巴结转移或远处转移的病例报道，但由于该肿瘤罕见，其临床结果或预后尚不明确。

第七节　结肠和直肠

正常组织学

大肠（结肠和直肠）起于回盲瓣，至于直肠。胚胎学上，结直肠起源于中肠和后肠，由中肠软组织中由上级和下级肠动脉产生的弧形血管提供，直肠也接受来自内肠动脉的血液供应。结直肠组织学上分为三层：黏膜（上皮、固有层和黏膜肌）、黏膜下层（Meissner 和 Henle 神经丛）和肌层（内环形肌和外纵行层与 Auerbach 神经丛）。固有肌层被多少不等的脂肪组织（外膜，如果有浆膜被覆，则叫浆膜下组织）包绕。浆膜为单层间皮，其下为薄的弹力纤维。

黏膜是平坦的，由均匀的直管状腺体和固有层组成，延伸至薄层平滑肌（黏膜肌层）。上皮由柱状细胞（杯状细胞和"吸收"细胞）、少量的神经内分泌细胞、潘氏细胞和其他特异性细胞构成，而在基底部则是未分化细胞。上皮细胞的成分来自隐窝底部的同一祖细胞，并随着细胞迁移到表面而分化，并在数天内凋亡。细胞分化受 Wnt、BMP/TGF-β、Notch 和 EGFR 的调节。潘氏细胞含有溶菌酶，见于右半结肠和横结肠，通常仅见于过去有过慢性损伤的左半结肠。大多数黏膜固有层内可见浆细胞、淋巴细胞，也可见肥大细胞、成纤维细胞、巨噬细胞、多少不等的嗜酸性粒细胞，罕见中性粒细胞。表面上皮中散在淋巴细胞（通常每 20 个上皮细胞中少于 1 个淋巴细胞）。淋巴细胞增多通常见于淋巴上皮复合体。周围神经的小分支，毛细血管和淋巴管延伸到黏膜固有层。偶尔固有层中可见神经节细胞，可能指示先前发生过损伤。

结直肠黏膜因部位和人群的不同可以有细微的差异。年轻患者淋巴细胞聚集更丰富，并常见于近端结肠。有些患者，近端结肠可见更多嗜酸性粒细胞。另外，有些报道显示，右半结肠嗜酸性粒细胞数量有区域和季节的差异。尽管左半结肠腺腔表面常见轻微的锯齿状改变，但罕见情况整个结肠都可见到这种变化。直肠黏膜固有层经常看到黏液变性，在某些患者中可能非常明显。直肠黏膜表面可以有轻微的隐窝结构紊乱（分支、不规则）。

黏膜下层主要由疏松的结缔组织组成，结缔组织中含有淋巴管、动脉、静脉和神经（具有神经丛）和单核细胞，偶尔有淋巴细胞聚集。在回盲瓣，偶尔右近端结肠，黏膜下层的脂肪组织可能增多。固有肌由束状平滑肌和其中的神经元复合体组成。大血管穿透固有肌层，并被少量结缔组织围绕。血管对固有肌层的破坏可能是黏膜的移位（例如假憩室）。

上皮性肿瘤

结肠癌是全世界和美国第三大常见癌症，更为常见的是肺癌和乳腺癌（男性为前列腺癌）。较发达国家发病率高（按降序排列增加的比率包括澳大利亚/新西兰、欧洲和北美），西非的发病率最低。根据最近的监测、流行病学和 SEER 数据，美国新发病例数为 41.0 例/每 10 万人（2010—2014 年数据）。结直肠的上皮性肿瘤包括腺癌、神经内分泌肿瘤、神经内分泌癌和混合型（混合性腺内分泌癌，MANEC）（表 12.17）。腺癌是结直肠中最常见的恶性肿瘤，占肿瘤的 90% 以上。

腺癌

根据人口登记机构的信息，诊断时的中位年龄为 67 岁，男性轻微多见。据报道与其他种族相比，黑种人的发病率更高。最常见的部位是乙状结肠、直肠和盲肠。大多数患者为低分期的肿瘤［局限于原发灶（39%）或转移至局部淋巴结（35%）］。总体而言，由于筛查的普及，自 1990 年以来大肠癌的

表 12.17　2010 年 WHO 大肠癌分类

肿瘤	病变	类型	疾病 / 特征
上皮性肿瘤	恶性前病变	腺瘤	管状、绒毛状、管状 - 绒毛状
		异型增生	上皮内瘤变，低级别
			上皮内瘤变，高级别
		锯齿状病变	增生性息肉
			无蒂锯齿状腺瘤 / 息肉
			传统锯齿状腺瘤
	错构瘤	Cowden 相关性息肉、幼年性息肉、Peutz-Jeghers 息肉	
	癌	腺癌、腺鳞癌、鳞状细胞癌、未分化癌	
	神经内分泌瘤	神经内分泌肿瘤（NET）	NET G1、NET G2
		神经内分泌癌（NEC）	大细胞 NEC、小细胞 NEC
		混合性腺神经内分泌癌	
		EC 细胞、产 5- 羟色胺的 NET	
		L 细胞、胰高血糖素样肽和产 PP/PYY 的 NET	
间叶性肿瘤	—	—	—
淋巴瘤	—	—	—
继发性肿瘤	—	—	—

新发病例数一直呈下降趋势；但是，最近对 SEER 项目数据的研究表明，年龄小于 55 岁的结直肠癌（尤其是直肠癌）发病率正在上升。与更年老患者相比，这些患者的 5 年总体生存率更差。死亡率平均每年下降 2.7%，5 年生存率从 1975 年的 48.6% 增加到 2009 年的 66.4%。

最常见的临床表现包括排便习惯的改变（腹泻或便秘）、直肠出血、不经意的体重减轻、腹痛、腹胀和消瘦 / 疲劳。除了年龄增加和男性，不良危险因素还包括生活方式（红肉和酒精摄入增加、缺乏运动、腹部脂肪增加、吸烟）、家庭状况（腺瘤、结直肠癌的病史、遗传异常）和慢性炎症性疾病。预防措施包括非甾体类抗炎药（NSAID）和一些已批准用于预防 / 减少家族性腺瘤性息肉病（FAP）的腺瘤的 NSAIDs。

发病机制

大多数结直肠腺癌（约 85%）是散发性的，然而，遗传状况不佳可能仍然是某些患者的病因。结直肠癌主要涉及三种分子通路，即染色体不稳定性（CIN）、微卫星不稳定性（MSI）和 CpG 岛甲基化途径（CIMP），以及两个相应的形态学通路，即常规 / 腺瘤 - 癌途径和锯齿状通路；但是，在某些病例，这些通路并不互斥（图 12.95）。这些通路通常对应于特定类型的息肉。染色体不稳定是导致基因突变的最常见路径（无论是数量上还是结构上），尤其是在关键的抑癌基因和癌基因中。微卫星不稳定是涉及 DNA 错配修复基因之一出现异常（请参阅本章导言中有关"林奇综合征"的讨论）。这种改变导致寡核苷酸重复区域的基因组改变（通常是插入或缺失）。第三种通路（也可显示非遗传相关的微卫星不稳定性）CIMP，是由全基因组甲基化导致的，该甲基化使基因（通常是抑癌基因）转录失活。根据在标准面板上检测到的甲基化基因座数目，可以将肿瘤分为高 CIMP 或低 CIMP。高 CIMP 的肿瘤经常见到 BRAF 活化突变。散发的微卫星不稳定性是由 DNA 错配修复酶的表观遗传变化（通常是导致基因沉默的启动子区域的甲基化）引起的（主要是 MLH1）。

恶性病变

一般认为，大多数散发性腺癌起源于腺瘤，通过腺瘤 - 癌路径发生。这种证据包括来自分子异常的逐步积累、结直肠腺癌附近可见残留的腺瘤以及通过筛查降低了腺癌的发生率。

传统的腺瘤是指肿瘤细胞局限于黏膜基底膜内生长。内镜表现可以是扁平的、有蒂的（有茎）或丝状的（图 12.96）。在显微镜下，肿瘤细胞伸长，核染色质深染。凋亡小体可能很显著。接近表面可以见到核分裂象。根据结构特征结直肠腺瘤分为管状腺瘤、管状 - 绒毛状腺瘤、绒毛状腺瘤，应注意更高级别异型增生（结构和 / 或细胞学异型）。存在以下内镜和显微镜下特征的息肉有转变成癌的高风险，需要缩短随访间隔，包括大小（≥ 1 cm）、息肉数目 > 2、绒毛结构、存在高级别异型增生。遗憾的是，高级别异型增生（特别是在小息肉中）不同观察者（包括专家）

之间的重复性较差。

高级别异型增生的特征是结构异常（筛状生长模式）和 / 或更明显的细胞学异常（细胞核极性丧失，核不规则和 / 或明显的核异型）。高级别异型增生的特征通常与浸润固有层的病变（黏膜内腺癌）重叠。幸运的是，结直肠黏膜内腺癌完全切除后，没有（或概率很小）复发。鉴别诊断包括锯齿状息肉伴有传统锯齿状增生。

偶尔，肿瘤性的（和非肿瘤性的）黏膜（上皮及伴随的间质）可异位到黏膜下层（或更深的位置，尤其是有错构瘤综合征的患者），较大的息肉或受到外伤（糜烂、扭转、牵拉、之前的活检），可与浸润性腺癌类似。假浸润的特征包括腺体（至少部分）被固有层包绕（特别是伴有铁血黄素沉积和 / 或组织细胞反应）、腺体扩张、类似于表面被覆黏膜的不典型性、缺乏异型性。偶尔，黏膜下层可见黏液湖。可能发生腺体破裂和不完整的腺体和 / 或相关的黏液湖，从而

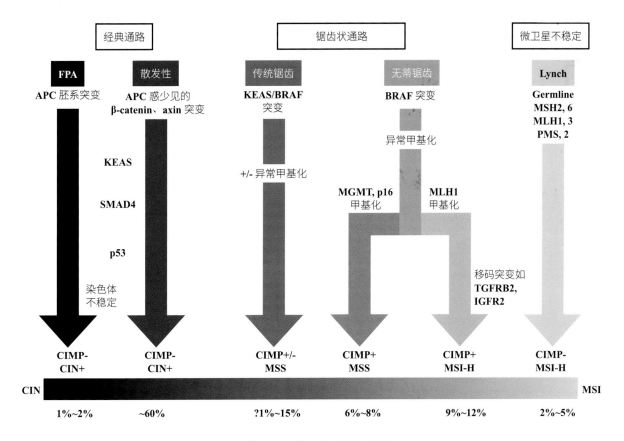

图 12.95　结直肠腺癌的分子通路

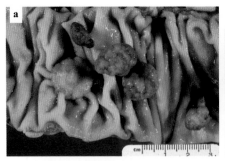
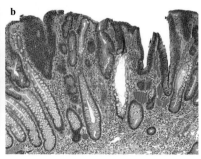

图 12.96　（a）多发性结肠息肉，一个无蒂（左），另一个有蒂；（b）管状腺瘤伴有低级别异型增生，累及黏膜表面

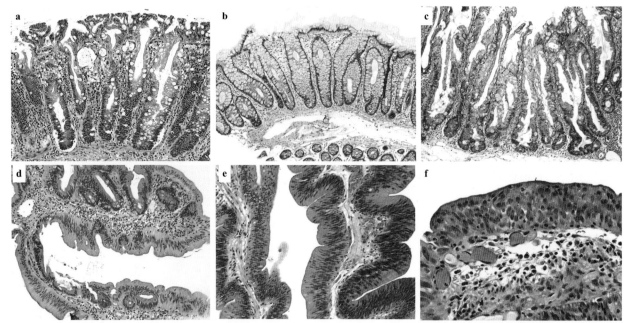

图 12.97　（a）增生性息肉，微泡型；（b）增生性息肉，富含杯状细胞型；（c）无蒂锯齿状腺瘤；（d）传统锯齿状腺瘤；（e）锯齿状息肉伴传统型异型增生；（f）锯齿状息肉伴锯齿状异型增生

引起更多与炎症相关的纤维化反应。但是，通常看不到肿瘤性腺体漂浮在黏液湖中。在有些病例，假浸润与真正的浸润很难区分，并且两种情况并不互斥。附加级别可能会有所帮助。当腺体的细胞和结构异型比表面黏膜更重，缺乏相关的固有层，黏液湖中见到"漂浮的"肿瘤性上皮，腺体出芽，尤其是伴有促纤维组织增生性间质时，可做出浸润性腺癌（深达黏膜）的诊断。

约有 10% 的 T1 期结直肠腺癌息肉切除术/内镜下黏膜切除术后的结肠切除标本会有残余疾病（在原发部位或淋巴结内）。为了做出明智的治疗决策，许多组织学因素需要考虑。最重要的是肿瘤的分级，有无淋巴管血管浸润以及肿瘤与深部切缘的距离。其他

有价值的信息包括：黏膜肌层以下的浸润性成分的深度、肿瘤出芽、无蒂构型、息肉切除的完整性（完整或片状）、切缘是否存在肿瘤性病变（异型增生/癌）、浸润性成分的大小，以及如果发现的话，周围神经有无侵犯。

结直肠也常发生锯齿状息肉，并与浸润性腺癌有关，并（至少局部）具有锯齿状结构特征。常见的锯齿状息肉包括增生性息肉、无蒂锯齿状腺瘤（无蒂锯齿状息肉）和传统的锯齿状腺瘤（图 12.97）。隐窝形状、锯齿结构的深度、细胞类型和增殖带的位置存在差异。

增生性息肉是最常见的病变（占锯齿状病变的75%~90%），通常小（有一些共识性论文认为大于

1 cm 的锯齿状病变具有增生性息肉和锯齿状腺瘤的组织学特征），并且最常发生于远端结肠和直肠。它们是由拉长隐窝组成的扁平的或稍息肉的病变，锯齿状结构位于腺腔的上 1/3 到 2/3 处。病变的细胞通常拉长，具有分层核，无核分裂象。增生性息肉有三种类型（微泡型、富含杯状细胞型和寡黏液型），但不同类型之间没有明显的临床差异。微囊型是最常见的，表现为胞浆富于黏液和簇状的细胞（特别是紧邻固有层）。

偶尔可见隐窝扩张，特别是在直肠和与脱垂相关的病变中（黏膜肌层延伸至其下的固有层）。另外，一些人认为微泡型是无蒂锯齿状和传统锯齿状腺瘤的前驱病变。此外，一些增生性息肉显示黏膜下胶原层增厚。很少见到非典型／多核细胞，这似乎没有任何特殊意义。偶尔，增生性息肉和无蒂锯齿状腺瘤可能与固有层的外周神经有关。尽管被认为是良性的，增生性息肉的确有 BRAF 基因突变，或较少见的 KRAS 基因突变。

无蒂锯齿状腺瘤通常更见于近端结肠，具有与增生性息肉相似的结构和细胞学特征。最大的不同是深部隐窝扩张，通常形成不寻常的形状（L 形、"靴"形、箭头、倒 T 形）。深部隐窝扩张可能是局灶性的，有时可能需要其他指标来鉴别增生性息肉与无蒂锯齿状腺瘤。一些作者认为，任何深部隐窝扩张都应被视为无蒂锯齿状腺瘤；然而，这不是普遍接受的，要求至少有 2~3 个连续的隐窝扩张才能将这些病变归入无蒂锯齿状腺瘤。偶尔，深隐窝可能横穿黏膜肌层并延伸到黏膜下层（以前被称为"反向增生性息肉"）。无蒂锯齿状腺瘤的其他特征包括：明显的锯齿状、隐窝底部的杯状细胞或胃小凹分化、隐窝倒置或不成熟［营养不良的杯状细胞（核极性丧失的杯状细胞）和管腔内的"漂浮的杯状细胞"］，增殖带位置改变了（增殖带位于隐窝的侧面而不是基底部，可以用免疫组化 Ki-67 识别）。无蒂锯齿状腺瘤与浸润性腺癌相关，偶尔无其他的异型性特征（腺癌起源于病变深部）。许多病例是 BRAF 基因突变并且高 CIMP。遗憾的是，由于组织学重叠，一些病变很难归类为增生性息肉或无蒂锯齿状腺瘤，这引起了一些问题，没有传统锯齿

状腺瘤特征的锯齿状病变应根据临床特征（大小和部位）来分类。

传统的锯齿状腺瘤很少见，占比不足锯齿状息肉 1%。许多具有复杂和绒毛状结构，由"铅笔样细胞"组成，该细胞胞浆嗜酸，细胞伸长，但不一定是假复层的。这种改变与传统异型增生类似，但是通常看不到核分裂，免疫组化 Ki-67 增殖指数并未增加，因此被认为是衰老或化生的改变。上皮侧面的小管腔（异位隐窝形成）被认为是该肿瘤的特征。然而，传统（管状）绒毛状腺瘤也有这一特征。最近，上皮本身具有特征性的"小肠样"上皮，显示出平顶的管腔锯齿和狭缝状的裂口，胞浆嗜酸性和刷状缘似乎是更可靠和可重复的特征。

已经描述了一些变异型，例如扁平型、丝状型和富含黏液／杯状细胞型。在这些病灶中发现了 BRAF，或更不常见的 KRAS 突变。除了经典的亚型，息肉还表现出混合特征，即无蒂锯齿状腺瘤伴传统锯齿状腺瘤区域，或无蒂／传统锯齿状腺瘤伴有（管状）绒毛状腺瘤。无蒂和传统的锯齿状腺瘤中均可合并传统的和"锯齿状异型增生"。传统的异型增生类似于（管状）绒毛状腺瘤。锯齿状异型增生具有更多的卵圆形细胞，核位于中心，染色质开放，偶尔胞浆更加嗜酸，其特征与高级别肠型异型增生细胞学特征相似，而没有相关的结构异常。锯齿状腺瘤伴有异型增生（低级别或高级别或锯齿状）被认为是高危进展性息肉。

易患结直肠腺癌的遗传环境

大约 30% 的结直肠腺癌可能有遗传因素参与；然而，目前只有约 5% 的肿瘤具有可识别的突变。最常见的与结直肠腺癌相关的遗传综合征是 Lynch 综合征。其他综合征包括息肉病综合征（家族性腺瘤性息肉病、MUTYH 相关性息肉病、锯齿状息肉病综合征、聚合酶校对相关性息肉病）和某些错构瘤综合征（Peutz-Jeghers 综合征和青少年息肉病）。此外，罕见或未被充分了解的疾病包括 X 型家族性结直肠癌，这是一组满足 Amsterdam 标准但没有缺陷的 DNA 错配修复系统的异质患者。在本章开始部分讨论了胃肠道其他部位受累的情况。有关结肠肿瘤的其余遗传环

境和信息在下面介绍。

Lynch 综合征（LS）

Lynch 综合征患者的病变通常位于右侧。肿瘤通常重而大，但很少有淋巴结转移。许多组织学特征与显示 DNA 错配缺陷的肿瘤有关，无论是散发的还是胚系的。这些肿瘤通常具有黏液、印戒细胞或髓样形态。但是，也可以看到传统结直肠腺癌中的腺管形成（图 12.98）。偶尔，所有这些形态类型可见于同一个肿瘤（形态多样）。一些肿瘤会具有上皮内淋巴细胞增多或肿瘤周围的炎症反应，通常富含淋巴细胞。肿瘤的浸润前缘可见到淋巴细胞聚集（克罗恩样反应）。淋巴细胞反应增强也见于突变负担增加的肿瘤（DNA 错配修复缺陷和 POLE/POLD1 突变；请参见"影响检查点抑制剂治疗的因素"的讨论）。

X 型家族性结直肠癌（FCCTX）

这些患者符合 Amsterdam 标准（因此符合遗传性非息肉病性结直肠癌，HNPCC），但患有微卫星稳定的肿瘤，且无 POLE/POLD1 突变。它们似乎具有常染色体显性遗传模式。FCCTX 是一组异质性肿瘤，可能是由许多突变或潜在的人们了解甚少的情况引起的。

锯齿状息肉病综合征（SPS）

该综合征的特征是多发性锯齿状息肉，包括那些可归类为增生性和无蒂锯齿状息肉（罕见的传统锯齿状腺瘤）。该综合征的标准要求明确息肉的部位和数目。锯齿状息肉病综合征的诊断标准为：①乙状结肠近端≥5 个锯齿状息肉，至少有 2 个＞1 cm 或有更多；②一个个体≥1 个近端型锯齿状息肉，一代亲属患有 SPS；③结肠各处锯齿状息肉累积≥20 个（任何大小）。尽管有些人认为应该扩大标准。这些患者中约有一半有结直癌家族史。这些患者患结直肠癌的风险较大（总体患病率约为 25%~30%），而那些患有进展性息肉（锯齿状息肉伴异型增生或进展性腺瘤）或某些表型的人具有较高的风险。虽然近端息肉多见，但约有 40% 结直肠癌位于直肠、乙状结肠。没有诊断性的分子标记物。遗憾的是，其他发展为锯齿状息肉的息肉综合征，例如 MUTYH 相关性息肉病也可以满足这些标准，因此建议进行遗传咨询和基因检测（参见本章导言中有关"MUTYH 相关性息肉病"的讨论）。

慢性炎症

长期的炎性疾病，如克罗恩病和溃疡性结肠炎，

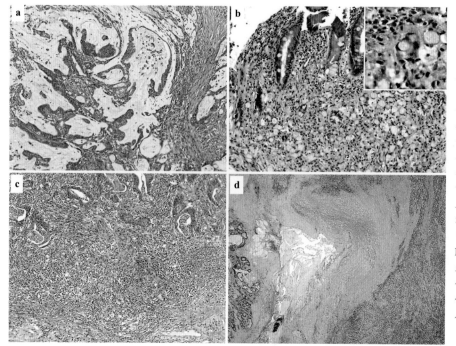

图 12.98   MSI-H 肿瘤中常见的形态变异。（a）浸润性黏液腺癌＞50% 的肿瘤区域有细胞外黏液。黏液中漂浮着具有印戒细胞特征的异型细胞。（b）印戒细胞癌的黏膜活检显示胞浆清晰的卵圆形细胞（胞浆内黏蛋白小球）取代了正常的直肠黏膜腺体。图中可见高倍放大的典型印戒细胞（胞浆内充满透明的黏蛋白小球，将通常为卵圆形的细胞核推向一边，使细胞看起来像戒指）。（c）该肿瘤具有明显的肿瘤周围慢性炎症反应（包括图像的整个下半部分）。浸润的肿瘤性腺体还在上皮内含有淋巴细胞（肿瘤内炎症反应）。（d）MSI-H 肿瘤常见的另一种组织学模式是变化的或混合的组织学。右侧显示传统的腺癌，中间显示黏液分化，图像右侧显示未分化成分，所有图像均在同一肿瘤内

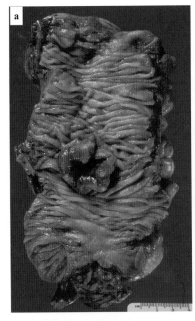
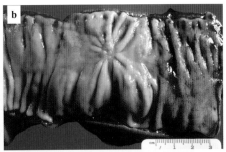
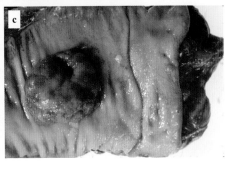

图 12.99 （a）这种溃疡性结肠腺癌表现为溃疡型肿块，中央凹陷，周围隆起；（b）该结肠腺癌是扁平的，边缘呈放射状；（c）息肉状浸润性结肠腺癌

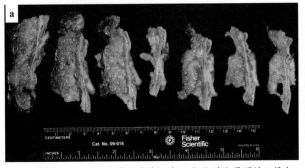
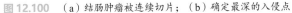
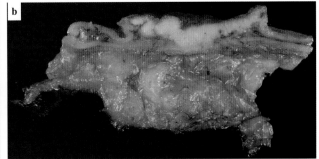

图 12.100 （a）结肠肿瘤被连续切片；（b）确定最深的入侵点

继发的肿瘤仅次于因慢性修复变化和对炎性细胞产生的产物的细胞反应。如果将结肠炎相关癌与散发性结直肠腺癌进行比较，TP53 突变更为常见，而 APC 和 KRAS 突变则少见。炎症程度和持续时间等因素与结直肠腺癌的风险增加相关。溃疡性结肠炎患癌风险更高。黏液性癌、印戒细胞癌和低级别管状腺癌是常见的亚型。

结直肠腺癌的病理特征

大体特征

未经治疗的腺癌通常表现为溃疡或息肉样肿块（图 12.99）。癌可能具有周围的"堆积边界"，可能代表浸润性成分或相关的前驱病变。肿瘤切面通常为棕褐色，边界清，质地均一（图 12.100）。如果存在明显的黏液分化，则可以看到黏液样物质。新辅助治疗后，残余病变可局限于溃疡或瘢痕区域，其表面被完全正常的黏膜所代替。溃疡或瘢痕深处常见纤维化，任何残留的肿瘤都很难（或不可能）通过肉眼识别。

大体类型

结肠和直肠的常见标本类型包括活检、多视镜检查，内镜下黏膜切除，经肛门切除和节段切除。标本的正确定位和固定是必要的。应评估息肉切除标本的碎片数量，标本 / 主要碎片的完整性以及蒂部或横断部位的存在。蒂部或横断面应着墨并一分为二。息肉头周围的多余部分应剥除并放入单独的包埋盒中。

经肛门切除的标本应正确定位并切开，以便于测量肿瘤至最近的指定边缘和深边缘的距离。切除深度的注释可能很重要。偶尔会有淋巴结，这取决于切除的深度。

节段性切除标本通常需要进行与管状胃肠道中的其他部位相同的整体评估，即浸润深度以及与浆膜面和附加切除器官的关系，淋巴结/软组织肿瘤结节/壁外大血管以及周围神经评估和边缘评估；因此，需要有针对性的章节来记录这些关系和结构。在浆膜和非浆膜覆盖的软组织（放射状切除）涂墨后，粗略评估［浆膜异常、直肠系膜全切除（如果适用）、肿瘤位置、肿瘤大小、切缘评估］后，适当固定标本，以便做出最佳的组织学切片。肿瘤的其他部分可以评估前驱病变(肿瘤周围和肿瘤/正常交界)和预后因素［肿瘤分化、形态变化、肿瘤消退等级（如果适用）以及淋巴管血管和外周神经侵犯情况］。

根据部位，管状胃肠道根据有无浆膜衬覆而不同。未被浆膜覆盖的软组织均应被视为切缘，并相应地进行显微镜下评估。由于结肠某些区域（即盲肠），移行区（肝曲和脾曲）的浆膜变化，肿瘤体积大，炎症反应/脓肿或肿瘤侵犯到其他器官，这可能会很困难。识别浆膜最好在新鲜标本上进行。但是，当出现困难时，与外科医生共同评估标本是有帮助的。由于浆膜在显微镜下并不总是可识别的，因此建议对浆膜面（以评估分期）和切面/边缘（以评估切除的完整性）进行不同颜色墨汁标记。

对于直肠肿瘤，直肠系膜完整性评估已成为肿瘤复发和长期生存的重要预后指标（图 12.101）。新鲜标本的评估包括观察直肠中段的大部分，尤其要注意最远端的椎体，以及评估周围切除边缘缺损及其深度。根据表 12.18 中的标准，可以将直肠系膜完整性分为完整、接近完整和不完整。

对于已治疗的肿瘤，建议对肿块进行取材和切片。如果存在残留的肿瘤，可以像未治疗的肿瘤一样进行取材制片。如果存在广泛的纤维化，则需要额外取材以证明治疗效果（肿瘤消退等级）。对于在最初的切片中没有可识别的肿瘤细胞的病变，应将瘤床全部取材（全层切片，以便用显微镜测量放射状切缘到残留

表 12.18　直肠系膜完整性评估

	完整	接近完整	不完整
直肠系膜	完好无损	中等块	不规则，小块
缺陷深度	深度 < 5 mm	无肉眼可见的固有肌层[b]	肉眼可见固有肌层
锥形	无	中等	中等/显著
环周切缘	光滑	不规则	不规则

[b] 插入肛提肌除外

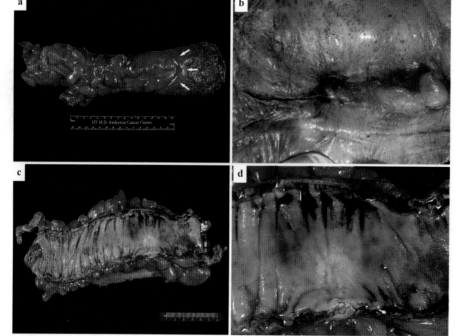

图 12.101　直肠切除标本的大体评估。（a）低位直肠癌切除标本：直肠系膜光滑完整（右）。远端切缘不呈锥形。（b）蓝色区域为直肠切除标本浆膜皱缩区域。对该区域进行充分取材，是保证明肿瘤正确病理分期的关键。（c, d）新辅助化疗后，肿瘤的面积明显缩小，剩下的只有被黑色内镜文身包围的模糊疤痕。需要对该区域进行广泛充分取材（如果不是全部的话），以发现残留肿瘤的微观证据

肿瘤的距离）以评估完整的病理反应（pCR）。

由于癌而切除的结直肠标本的任何其他病变均应评估。对于息肉切除标本，应做出描述（数量、分布、大小等）和息肉的组织学资料。对所有超过 1 cm 的息肉或具有异常特征（溃疡、固定在黏膜下层）的息肉，应根据需要取材以对病变进行分类。在因特发性炎症性肠炎引起的癌中，应描述异常结直肠（和 / 或回肠 / 阑尾）的分布和定性特征（病变 – 糜烂、溃疡、狭窄、息肉、假性息肉、管壁增厚、瘘管、裂隙）。

黏膜异常的区域（糜烂、天鹅绒样的外观、凸起的区域）可能代表了其他区域的异型增生。在这些情况下，尤其是在进行全结肠切除术或近全结肠切除术时，如果发现其他恶性病变，应谨慎地对淋巴结进行分区。取材的淋巴结数目可能会受到很多因素影响，如患者特征（BMI、年龄）、新辅助治疗、切除标本的长度和肠系膜的多少、手术水平、大体取材技术（手动触诊与溶脂化学物质）、肿瘤特征（部位大小、肿瘤免疫原性）和取材者的技能 / 勤奋程度。尽管 AJCC 建议至少取材 12 个区域淋巴结，但应尝试识别所有淋巴结（即使很小，1~2 mm），并且应将所有淋巴结进行显微镜观察，因为一些研究表明：取到的淋巴结数目与预后相关。每个包埋盒中所放淋巴结数目应注明。小于 0.5 cm 的淋巴结可整体放在包埋盒中，但较大的淋巴结应切开放在包埋盒中并对包埋盒进行区分（即每个包埋盒中放一个淋巴结），或在一个包埋盒中以不同方式着墨。大体检查有转移性肿瘤的淋巴结应单独放在包埋盒里。

镜下特征

大多数情况下，腺癌是有腺管形成的肿瘤。浸润性腺体至少有低级别异型性（核染色质深染、假复层、轻微的极性丧失、核分裂象、凋亡小体、胞浆黏液缺失），并经常表现出更高级别的细胞学异型（核浆比增加，染色质开放，核膜不规则，可见核仁）。在早期浸润（浸润固有层），结构通常会变得更加复杂，腺体不规则，吻合或成角，与黏膜肌平行（而不是垂直），筛状结构明显，小的肿瘤出芽或实性生长。当这些异常腺体偶然地分布在正常结肠中时，高度怀疑

肿瘤浸润黏膜肌层更深处。在这种情况下，报告"不能排除更深的浸润"并建议进行重新取材可能是明智的。罕见的情况，肿瘤分化良好，上皮细胞以及结构特征（较大的扩张腺体）的异型性很轻微。遇到这种病例，可能需要与内镜医生沟通（即肿块病变的描述，注射盐水后是否无法隆起）。

深度不同，浸润的标准不同。如上所述，黏膜（固有层或黏膜肌层）浸润的特征是肿瘤性腺体伴有显著的结构异常。肿瘤细胞的真正浸润是突破基底膜（固有层的浸润；即黏膜内腺癌），很难与原位病变（高级别异型增生 / 上皮内腺癌）区分开，特别是当病变灶较小时；然而，这是一个重要的区别，因为第 8 版 AJCC 并未对高级别异型增生 / 上皮内腺癌进行分期。如果病灶完全切除并取材充分，则无须进行区分，因为结直肠黏膜内腺癌几乎没有转移能力，因此不需要进一步干预。如果对切除的完整性有任何疑问，则应进行沟通，并可能需要进行额外医疗干预。

深达黏膜肌层的浸润通常会引起促纤维组织增生性反应（图 12.102）。根据最近的 AJCC 建议，术语浸润性腺癌仅应用于浸润至黏膜肌层的肿瘤。黏膜肌层的浸润通常引起促纤维组织增生性间质反应。间质反应主要由炎性肌纤维母细胞和活化的纤维母细胞产生的产物组成。在几乎是溃疡的肿瘤，其表面可能是绒毛状的。但是，对相关的促纤维组织增生性间质而非正常固有层的认识有助于正确诊断浸润性腺癌而不是腺瘤。罕见情况下，腺癌有浸润但无促纤维组织增生性反应，因此准确诊断很困难。

评估息肉切除术 / 内镜下黏膜切除标本时，确定进一步治疗的基本信息包括分化程度、淋巴管血管浸润（必要时借助免疫组化 D2-40 和 CD31）以及切缘评估（距离）。其他因素，包括肿瘤出芽和黏膜下浸润深度（如果定向准确，并依靠病变的构型），可能会有所帮助。

组织学亚型和分化

传统的腺癌（腺癌，非特殊类型）是结直肠腺癌的最常见类型，被 WHO 和 CAP 认可的腺癌亚型有：传统的腺癌、黏液腺癌、印戒细胞癌、微乳头腺癌、

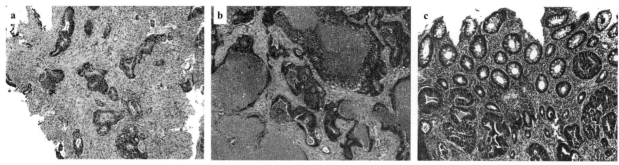

图 12.102 （a）浸润深度达黏膜肌层引起促纤维组织增生性反应；（b）结肠腺癌通常形成含有肮脏坏死的腺体；（c）黏膜下层浸润性癌在腺体深部定植

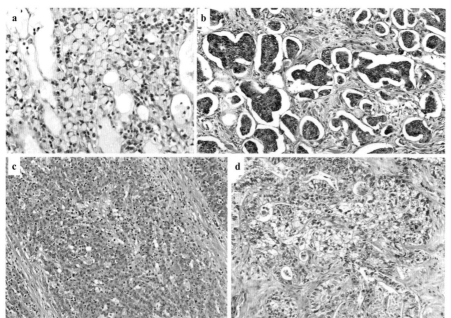

图 12.103 （a）印戒细胞腺癌；（b）微乳头状癌；（c）髓样癌；（d）透明细胞腺癌

髓样癌、锯齿状腺癌、透明细胞腺癌、伴有母细胞 / 生殖细胞分化的癌、筛状粉刺型腺癌。通常，传统的腺癌表现为腺体大小不等，腺上皮细胞呈柱状，细胞核伸长，泡状染色质，细胞质位于顶端。一些细胞呈卵圆形外观腔内坏死很常见。分级是基于腺体形成的比例，最近的指南建议采用四级分类系统 - 高分化（腺管形成比例 > 95%）、中度分化（腺管形成比例 50%~95%）、低分化（腺管形成比例少于 50%），或低级别（分化程度高到中等）和高级别（分化程度低到未分化）。分级仅适用于非特殊类型的腺癌，并且在评估等级时不应包括肿瘤出芽，而应单独注释（见"肿瘤出芽"的讨论）。以下特征高度怀疑 DNA 错配修复系统缺陷和高微卫星不稳定性肿瘤（MSI-H）：肿瘤形态多形性明显、印戒样细胞、黏液性或髓样癌、肿瘤周围或肿瘤内炎性反应增加，或在肿瘤浸润前缘有淋巴细胞聚集。如果不进行常规检测，则应谨慎注释这些特征并除外 MSI-H 肿瘤。

术语"印戒细胞腺癌"和"黏液腺癌"是指分别含有 50% 及以上的印戒细胞或细胞外黏液的肿瘤。印戒细胞腺癌是由低黏附性细胞组成，细胞富含黏液，细胞质将细胞核挤向一边（图 12.103）。肿瘤细胞呈单个或小簇状排列。印戒细胞腺癌的预后较差。微乳头状癌肿瘤细胞呈簇状排列，没有明显腺体形成，肿瘤细胞巢周围有裂隙，很像淋巴管浸润。在乳腺癌和尿路上皮癌中也描述了这种形态。通常，微乳头特征只是其他传统结直肠腺癌的一个组成部分。据报道这

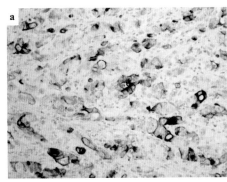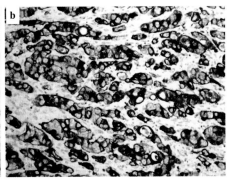

图12.104　MSI-H结肠腺癌。(a)CK20局灶阳性;(b)CK7弥散阳性。该肿瘤CDX2阴性

些肿瘤显示MUC1阳性。淋巴管血管标记物(D2-40、CD31)的免疫组化染色可识别真正的淋巴管血管侵犯。这种形态与预后差相关。

　　髓样癌显示肿瘤细胞呈片状排列,可出现合体样细胞。核呈泡状,经常有核仁。由于这些肿瘤大多数与MSI-H表型有关,因此常见肿瘤内淋巴细胞浸润。尽管大多数肿瘤是高微卫星不稳定,但最近的meta分析显示,髓样癌与传统结肠腺癌的总体生存率没有差异。需要排除神经内分泌癌和混合性腺神经内分泌癌。

　　结直肠的锯齿状腺癌的发生与锯齿状息肉有关。细胞胞浆丰富透明或嗜酸,核呈囊泡状,并形成细胞簇或小的乳头状结构。顾名思义,肿瘤存在锯齿状结构和肿瘤细胞簇。可见细胞外黏液,但无或很少有坏死。如果肿瘤表现出MSI-H,那么其预后要好于传统的结直肠腺癌。起源于无蒂锯齿状腺瘤的锯齿状腺癌,病变通常位于右半结肠。微卫星稳定或MSI-L的锯齿状癌可能来源于传统的锯齿状腺瘤,更常发生在结直肠远端,与传统结直肠腺癌的结局相似。

　　透明细胞腺癌的肿瘤细胞通常呈实性,肿瘤细胞胞浆透明、边界清,细胞核位于中央或稍偏心。可有一些腺体/管腔形成。这些肿瘤罕见,但往往发生在老年男性的左半结肠,似乎与侵袭性病程有关。这些肿瘤中的一些可能代表具有原始形态的肿瘤(成骨细胞分化、产AFP和/或SALL-4、AFP或glypican-3阳性),这种肿瘤更常见于胃癌(肝样或伴肠母细胞分化的癌或具有原始表型的癌)。该肿瘤与卵黄囊瘤有一些形态和免疫表型的重叠。罕见情况,与其他部

位一样,在原发性结直肠肿瘤可以见到生殖细胞分化(绒毛膜癌等)。需要结合临床病史排除生殖细胞肿瘤复发和其他部位具有透明细胞特征的肿瘤(肾细胞癌-透明细胞型,苗勒氏管起源的透明细胞癌)转移。

　　顾名思义,筛状粉刺型腺癌的特征是肿瘤细胞呈筛孔状,腔内有坏死。它们具有与乳腺浸润性筛状癌或腮腺癌相似的特征。这些肿瘤多见于男性,预后差,生存率较低。

　　结直肠肿瘤通常CK20、CDX2、villin、SAT-B2和MUC2阳性。CK7可以局部阳性,偶尔肿瘤细胞仅表达CK7。罕见情况,直肠肿瘤CK7、CK20均为阴性。MSI-H的肿瘤CK20和CDX2可以阴性(图12.104)。

肿瘤出芽

　　肿瘤出芽是指在上皮性肿瘤的浸润前缘存在小的不连续的肿瘤细胞簇。该定义尚未标准化,在大多数研究中,细胞簇要求的细胞数量少于5个。具有预后意义的确切细胞簇数也有所不同。应计算大多数肿瘤出芽的数量("热点"),并且不应将肿瘤出芽纳入等级。在许多情况下,肿瘤出芽的情况在常规染色切片上评估,尽管CK免疫组化染色可能会有所帮助。肿瘤出芽可能有助于识别具有侵袭性生物学行为的早期结直肠腺癌。

淋巴管血管和周围神经侵犯

　　淋巴管血管和周围神经侵犯均与预后不良相关,并在决定治疗时提供重要信息,尤其是在息肉切除术标本和低分期的癌。淋巴管血管侵犯由血管的特征分隔开,小血管的壁薄,没有肌壁或弹性纤维,

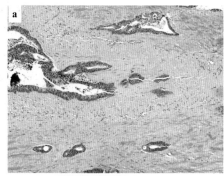 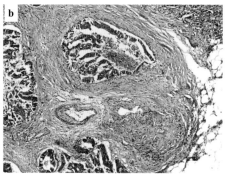

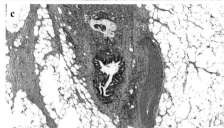 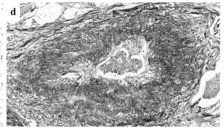

图 12.105　结直肠腺癌大血管侵犯可能很难识别。（a）仍然可以识别出大的肌型静脉的轮廓；（b）肿瘤位于动脉附近（孤小动脉体征）；（c）与动脉相邻的肿瘤从固有肌层突出进入结肠周围软组织（舌状突出）；（d）Gieson 染色显示了大静脉的弹力纤维

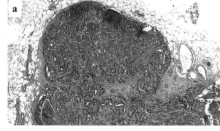 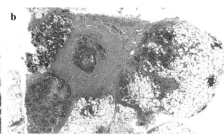

图 12.106　（a）肿瘤几乎完全取代淋巴结；（b）这种不规则的结节以卵圆形结节为中心，该中心可能代表壁外大血管侵犯的软组织延伸

而大血管则表现出其中一种结构。可以通过 D2-40 或 CD31 的免疫组化染色确认或鉴别小血管侵犯（图 12.105）。由于一些肿瘤破坏了血管管腔，大血管侵犯难以识别，无法用免疫组化染色确认内皮细胞。一些组织学特征如"孤小动脉"体征（肿瘤在动脉附近为卵圆形）或"突出舌"体征（肿瘤在从固有肌层延伸至脂肪组织附近的动脉旁的卵圆形灶）提示较大的动脉侵犯。可以通过识别残余血管（平滑肌壁或弹力纤维）来进行确认，特殊染色（弹力纤维的组织化学染色或 SMA 免疫组织化学染色）可能会有所帮助。

淋巴结和软组织肿瘤结节

最近几年，在肿瘤引流区域内的软组织内但远离主要肿瘤的肿瘤结节越来越受到重视。当存在确定的淋巴结，该病灶很容易归类为淋巴结转移；然而，根据大小构型和与淋巴结的相关性，没有相关淋巴结的肿瘤被分为淋巴结转移（淋巴结完全被肿瘤取代）或软组织肿瘤结节。自 2010 年以来，在没有转移至淋巴结的情况下，软组织肿瘤结节使肿瘤升至Ⅲ期。根据最新的 2018AJCC 分期标准，结直肠腺癌中的软组织肿瘤结节被定义为"原发癌淋巴引流区域内的离散肿瘤结节，没有可识别的淋巴结组织或可识别的血管或神经结构"，而不取决于肿瘤结节的形状、轮廓或大小。与血管壁或其残余物（通过 HE 染色或特殊染色证实）或神经相关的沉积物应分别分类为淋巴管浸润或周围神经浸润（图 12.106）。肿瘤结节是预后不良的因素，至少具有阳性淋巴结的意义。在治疗过的肿瘤，将肿瘤结节（N1c 期）与原瘤床处的肿瘤残留（T 期）区分开可能具有挑战性。淋巴结内小于 0.2 mm 的肿瘤细胞团被认为是孤立的肿瘤细胞，不应计数为阳性淋巴结。但是，应在报告中注明（根据 CAP 指南，在备注中说明）。

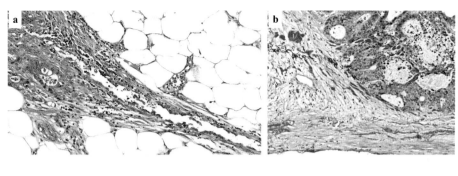

图 12.107 （a）浆膜面可见肿瘤细胞；（b）肿瘤侵犯浆膜下弹力纤维膜（弹力纤维 Van Gieson 染色）目前，不推荐使用这种染色来评估浆膜浸润

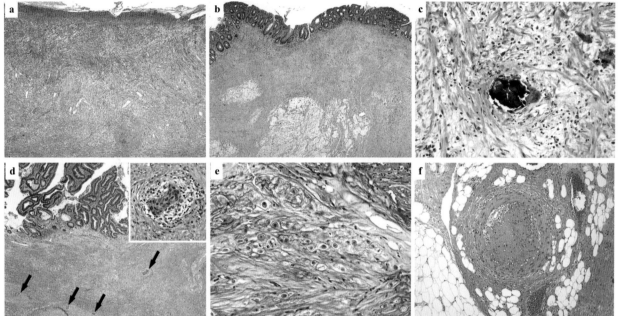

图 12.108 直肠癌治疗后变化。（a）瘤床表面溃疡形成，其下为纤维化，直肠的正常结构被掩盖。这张切片未见肿瘤细胞残留。（b）该肿瘤表面被覆正常直肠黏膜；但是，正常结构被纤维化组织取代。纤维化组织中见不规则的黏液湖（图像下部）。治疗后的黏液湖不能说明肿瘤具有黏液成分。（c）治疗后的肿瘤，钙化周围见异物巨细胞，可见炎性水肿的背景。（d）低倍镜，瘤床处可见残留的管状腺瘤。残留的肿瘤细胞巢散布在纤维壁上（箭头所示）（HE 染色，20×）。图中显示了一个肿瘤细胞巢。（e）新辅助化疗后，黏液湖中可见单个肿瘤细胞。（f）放疗通常会引起反应性改变，比如血管壁的纤维组织增生。在这个肌性血管中，管腔几乎完全被增生的纤维组织和泡沫样巨噬细胞填充阻塞

浆膜侵犯的评估

浆膜穿透的组织学评估存在争议，当肿瘤未活跃在浆膜表面时，其认识可能不足。多项研究评估了先前的浆膜浸润/瘢痕（例如浆膜下弹性板侵犯）的方法；然而，目前尚无共识。根据 AJCC 最新指南和 CAP 最近提出的关于浆膜侵犯的建议：肿瘤在浆膜面，浆膜上的游离肿瘤细胞侵蚀间皮，间皮增生和/或炎症反应，或肿瘤细胞通过炎症与浆膜相邻的穿孔构成浆膜侵犯。如果肿瘤位于浆膜面以内 1 mm 且伴有炎症反应，则不应认定为浆膜侵犯（图 12.107）。当肿瘤细胞位于浆膜附近但不符合目前的浆膜浸润标准时，建议深切组织进一步观察。但不建议使用特殊染色来评估浆膜下弹力层的侵犯。

与治疗相关的变化

化疗和/或放疗后，肿瘤的原发灶和转移灶会有许多变化（图 12.108）。改变范围从肿瘤细胞的局限性变化到完全消失，仅留下纤维瘢痕。肿瘤性腺体的分布会不同，在某些区域，肿瘤大部分仍存在，而在另一些区域，只有纤维化。腺体大小不一，分散不一。偶尔，腺体会扩张、呈囊性，或腺体小、失去腺腔，仅形成小的细胞簇。瘤床可能由纤维化组织和不同数量的炎性细胞组成。可有溃疡形成。黏液湖并不少见，

即使原来的肿瘤没有黏液分化。治疗过的肿瘤会有异物巨细胞反应。可能存在钙化。这些变化也可以在先前包含转移性肿瘤的淋巴结中看到。如果给予新辅助放疗，则可见到血管改变（包括内膜的纤维黏液样扩张，血管腔变窄）。

肿瘤消退分级

辅助治疗后残留在瘤床中的肿瘤细胞数量具有重要的预后意义。已经发布并比较了多种评分系统。当前 AJCC 建议使用 Ryan 等人建立的系统的修改方法对残留在原发部位的肿瘤数量进行评分。值得注意的是，该评分系统仅适用于原发灶内的残留肿瘤，而不适用于淋巴结内的转移灶。

预测 / 预后因素

通常使用多种因素来预测治疗反应和预后。其中，预测因素包括：① RAS 突变评估；② DNA 错配修复系统评估；③ ERBB2（HER2）扩增状态评估。预后因素包括：①完整的病理反应 / 肿瘤消退分级；②肿瘤亚型；③肿瘤特征；④淋巴管血管侵犯；⑤周围神经侵犯；⑥软组织中肿瘤结节；⑦淋巴结转移；⑧ RAS/RAF 突变分析；⑨ DNA 错配修复系统的评估；⑩ ERBB2（HER2）扩增；⑪风险评估工具。尽管最近分子标志物颇受关注，但组织学特征和对新辅助治疗的反应 / 肿瘤消退分级仍是重要的预后特征。肿瘤亚型（如印戒细胞癌、微乳头状癌、透明细胞癌、筛状粉刺型腺癌）、肿瘤特征（高级别形态、肿瘤出芽、肿瘤炎症反应很小）和局部浸润（大血管和小血管侵犯、周围神经侵袭、软组织肿瘤结节）为侵袭性肿瘤生物学行为提供了额外的信息，尤其是在肿瘤 Ⅱ 期。鉴于上皮生长因子（EGFR）抑制剂在转移性结直肠腺癌中的普遍使用，评估下游 RAS-RAF-MAPK 通路的成分（KRAS、NRAS、BRAF）、PD‑L1（程序性死亡配体 1）抑制剂的应用、DNA 错配修复系统的完整性对于确定治疗反应性很重要。

此外，在选择辅助治疗和家庭监护时，了解DNA 错配修复系统的完整性可能是重要的信息。ERBB2（HER2）扩增的评估可能会为一小部分患者

提供治疗选择。KRAS 和 BRAF 的突变与预后差有关。目前，没有足够的证据常规推荐检测 PIK3CA（通过突变分析）或 PTEN（通过免疫组织化学或荧光原位杂交（FISH）的异常。肿瘤突变分析可以同时评估多个基因，其中一些基因在大肠肿瘤中并不常见，但有临床意义，可以进一步行个性化治疗。建议在适当的临床环境中评估大肠癌的遗传原因。风险评估工具在判断肿瘤预后方面非常有前景。

美国病理学家学院、美国临床病理学会、分子病理学会和美国临床肿瘤学会联合发布了有关结直肠腺癌分子检测的最新指南，着重指出了应该进行哪些分子标记，以及分析前、分析中和分析后的因素。在常规福尔马林固定石蜡包埋的组织上可以轻松实现大多数分子异常的检测。通常，转移部位组织是预测标志物的首选组织（如果有）。但是，如果该组织最容易得到，则可以接受原发性肿瘤的检测，因为在原发性肿瘤中观察到的分子变化与转移灶之间存在高度的一致性。DNA 错配修复系统的评估可以在原发灶或转移灶进行。病理学家应根据检查的局限性评估肿瘤的数量。

RAS/RAF 评估

RAS（KRAS/NRAS）和 BRAF 是一个信号配体（有丝分裂原激活的蛋白激酶，MAPK）的一个组成部分，通过配体与表皮生长因子（EGFR）的结合而被激活（图12.109）。RAS 和 BRAF 中的突变通常是单核苷酸点突变。通常，RAS 和 BRAF 突变是互斥的，只有罕见的肿瘤在 RAS 和 BRAF 中均显示出突变，这可能反映了亚克隆 / 肿瘤异质性。

KRAS 突变见于大约 40% 的结直肠腺癌中，被认为是早期驱动突变，在结肠腺瘤中并不罕见。虽然一些研究表明，KRAS 突变是不良的预后因素，但对KRAS 的突变分析最常用于预测对 EGFR 抑制剂治疗的反应。建议检测 KRAS 和 NRAS 突变以预测治疗反应。最常见突变发生在密码子 12 和 13 中（占突变的 95%）；现在更优选用 KRAS 和 NRAS 的扩展面板（包括密码子 12、13、59、61、117 和 146）。当用抗 EGFR 疗法治疗时，RAS 中具有激活突变的肿瘤

患者的存活率要低于野生型 KRAS/NRAS 患者。

大约 10% 的结直肠癌有 BRAF 突变。BRAF 突变几乎只在外显子 15 中发生，特别是在密码子 600 处，用缬氨酸取代了谷氨酸（V600E）。其他较不常见的突变位点包括与密码子 600 相邻的位点。BRAF 突变分析可提供预后信息，有助于确定散发病例中 DNA 错配修复缺陷的胚系突变，可见于高 CIMP 的肿瘤，并且提示对 EGFR 抑制剂治疗反应差。具有 BRAF 突变的微卫星稳定肿瘤通常预后差，且具有侵袭性的临床病程。在 DNA 错配修复系统中散发性缺陷的肿瘤普遍可见 BRAF 突变和 MLH1 启动子的高甲基化。Lynch 综合征的结直肠肿瘤中通常看不到 BRAF 突变。

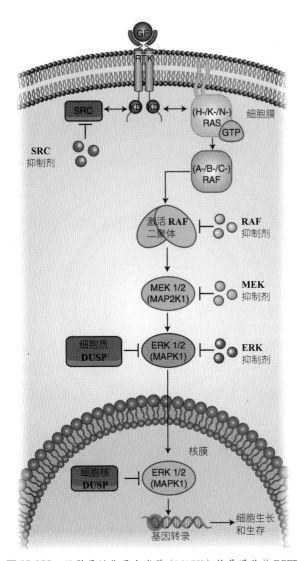

图 12.109 丝裂原活化蛋白激酶（MAPK）信号通路被 EGFR 刺激激活。如果 RAS 或 RAF 具有组成性活性，则细胞表面上的 EGFR 抗体无效

目前，仅在特定患者中推荐将检测作为预后分层，并作为 MSI 检测的辅助手段来评估 Lynch 综合征，但不能预测抗 EGFR 治疗反应。建议选择测序（可能包含在二代测序小组中），因为 BRAF V600E 的免疫组织化学与结直肠肿瘤测序不一致。

DNA 错配修复系统评估

现在建议对 DNAS 不匹配修复系统的完整性进行测试。这些信息对于诊断 Lynch 合症以及提供预后和预测信息至关重要。高 MSI 的肿瘤预后较好，主要在低分期肿瘤。此外，由于早期肿瘤对基于 5- 氟尿嘧啶的化疗反应减少，MSI 的状态对辅助治疗的选择有影响。最新数据表明，DNA 错配修复缺陷的肿瘤对检查点（PD-1、PD-L1 和 CTLA-4）抑制剂反应良好。

本章的导言回顾了对微卫星不稳定性的初步评估。可以用免疫组化染色评估蛋白质表达，用 MSI 分析评估功能。但是，由于测试的局限性，对于部分患者，特别是那些符合 Amsterdam 标准的患者，通过 PCR 和免疫组化染色对 DNA 错配修复酶进行 MSI 分析可能是明智的选择（图 12.110）。值得注意的是，正确选择组织（浸润性腺癌而不是腺瘤）很重要。DNA 错配修复酶（MLH1、MSH2、MSH6 和 PMS2）的免疫组化染色解释要小心，因为可能会出现斑片状和 / 或弱染色。这可能是由于修复问题。为了确保解释的准确性，可能需要将肿瘤与相邻正常组织（成纤维细胞或淋巴细胞）的染色特性（特别是强度）进行比较。核仁着色、核斑点状着色和 / 或核膜染色是人工假象，不应视为阳性染色（图 12.111）。MSH6 的免疫染色在治疗后的肿瘤中可能阴性或阳性细胞数非常少，因此检测治疗前的活检组织可能是最佳选择。偶尔，可以看到不常见的缺失模式。此外，MSH6 引起的 Lynch 综合征患者突变并非罕见地具有 MSI 低（或很少有微卫星稳定的肿瘤）。

散在异常通常（但不是排他性的）由表观遗传变化（MLH1 启动子区域的超甲基化）产生，可以通过 PCR 检测到。此外，散发性高 MSI 的肿瘤患者通常也有 BRAF 突变，而 Lynch 综合征患者很少有 BRAF

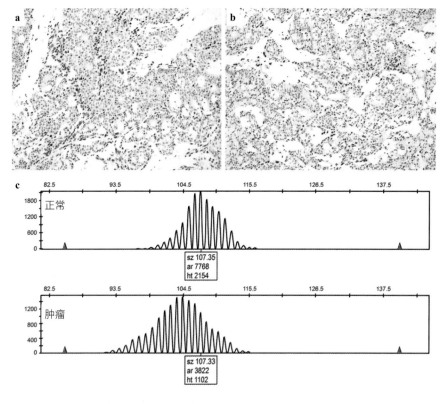

图12.110　DNA错配修复缺陷的评估。（a）MLH1免疫组织化学染色显示肿瘤细胞核表达缺失。该酶的表达在周围的淋巴细胞和基质细胞的核中可见，这些细胞作为阳性内对照。（b）PMS2可以看到类似的染色模式，因为PMS2需要MLH1才能表达。MSH-2和MSH-6的免疫组织化学染色显示在肿瘤细胞和非肿瘤细胞中均保留表达。这种染色模式可以在MLH1基因的偶发或遗传突变中看到。复习家族史和进一步测试（MLH1启动子高甲基化测定、BRAF突变分析以及可能的MLH1胚系突变测试）是必需的。（c）MSI分析中测试的一个基因座BAT40的电泳图。上图显示患者正常组织的DNA，下图显示了肿瘤组织的DNA。峰在肿瘤DNA中扩展移位，表明该基因座中的微卫星不稳定。在该患者中测试的其余四个基因座也显示微卫星不稳定性，表明是高微卫星不稳定性肿瘤

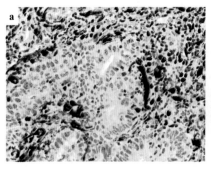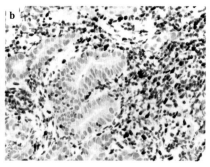

图12.111　（a）这个病例的MLH1斑点状核染色是人为造成的；（b）肿瘤细胞PMS2免疫组织化学染色完全缺失

突变。当肿瘤MLH1/PMS2表达缺失时，可以用免疫组化和PCR同时进行测试。

肿瘤基因分型

现在可以与二代测序同时评估许多分子异常，包括上面讨论的那些。目前，只有上述标志物在大肠腺癌中具有临床意义和/或作用。但是，基因分型可以发现频率突变可能对个性化治疗很重要，并且会增加和巩固我们对发病机制和肿瘤亚型的认识。一些研究支持了结直肠腺癌发展的病原学途径。这些研究还突出了偶发性肿瘤，这些肿瘤可能具有杂合突变谱（例如，染色体不稳定性和CIMP/MSI途径之间存在重叠）。其他研究根据突变数据对肿瘤进行分子亚型，将来可能成为大肠腺癌的分型方式。

ERBB2（HER2）扩增/过表达

ERBB2（HER2/HER2/neu）是表皮生长因子受体家族的一部分，编码上皮细胞表面的酪氨酸激酶受体，并激活多种途径，包括促分裂原活化蛋白激酶（MAPK）。在其他器官的肿瘤中已广泛研究了ERBB2的扩增和erbB-2的过表达。具有这种异常的大肠癌可能与高风险特征有关，可能对抗erbB-2治疗有反应（例如曲妥珠单抗），因此，对于接受抗癌治疗的转移性KRAS野生型肿瘤患者可能具有预测价值EGFR疗法。

只有一小部分（2%~10%）结直肠腺癌显示

HER2 扩增。不到 2% 的大肠癌显示 HER2 突变。HER2 扩增可通过原位杂交进行评估，通常用荧光探针（FISH）进行标记。与乳腺癌和胃食管癌不同，与HER2 扩增相关的免疫组织化学染色模式 / 评分系统目前尚未完全达成共识（图 12.112）。如在胃食管肿瘤中一样，膜染色可以是周围的、基底外侧的或侧面的。一些滑动研究表明，超过 50% 的肿瘤细胞强烈的膜染色对应于 HER2 扩增。具有模棱两可模式的肿瘤（11%~49% 的肿瘤细胞强阳性着色，或 ≥ 50% 的肿瘤细胞中等强度着色）可疑 HER2 扩增。最近的研究表明，包括评估 HER2 扩增在内的全基因组测序可能与使用免疫组化和 FISH 进行的传统检测具有相似的结果。

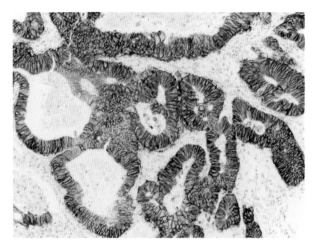

图 12.112　该结直肠癌 Her-2/neu 免疫组织化学染色显示基底侧膜强阳性。该染色模式对应于 HER2 扩增

影响检查点抑制剂治疗的因素

随着免疫疗法的出现，对与肿瘤相关炎症反应（肿瘤微环境）及其产生机理的评估变得越来越重要。目前的免疫治疗靶点包括针对 PD-1（位于活化的 T 细胞，B 细胞和 NK 细胞上），其配体 PD-L1（肿瘤或间质细胞）和 CTLA-4（在活化 T 细胞表达上调）。这些分子抑制天然的炎症反应。由于某些肿瘤（通常具有高水平微卫星不稳定性或 POLE 突变的肿瘤）突变负荷增加，异常肽可能以新抗原的形式呈现在细胞表面，从而引起炎症反应，例如高微卫星不稳定的肿瘤。这些肿瘤的 PD-L1 免疫组织化学染色趋于增加。其他研究表明，与 CD4+ 或 CD8+ T 细胞相比，调节性 T 细胞增加的肿瘤的生存期较差。此外，CD45RO+ 记忆性 T 细胞和 CD8+ 细胞毒性 T 细胞淋巴细胞数量的增加与存活率的提高相关，并与结直肠腺癌的肿瘤复发和分期成反比，表明免疫评分在预后中的作用。

胚系结肠癌检测

较年轻（小于 50 岁）、具有结直肠腺癌家族史、具有遗传性大肠或息肉病综合征的表型特征、具有十个或更多累积性腺瘤性息肉的患者需要进行遗传咨询和进一步的胚系评估。最近，通常是基于患者的表型和临床病史决定要评估的基因。但是，现在商业公司可以同时检测许多具有高或中度癌症风险的基因。这样可以进行更高效廉价检测，对表型含糊的或没有结直肠癌家族史的患者可能是有益的。检测中偶尔会发现通常与结直肠癌风险无关的高风险癌基因，但在临床上仍可能具有重要意义。

分期

腺癌、高级别神经内分泌癌（小细胞型和大细胞型）以及结肠和直肠的鳞状细胞癌均按第 8 版美国癌症联合委员会（AJCC 8）的标准进行分期。根据 CAP 的建议，混合性腺神经内分泌瘤也应与腺癌一起分期。神经内分泌瘤，包括 G1 和 G2，以及高分化 G3，按照结肠和直肠神经内分泌瘤的标准分期进行。基本的分期标准仍与上一版相似，其变化集中在转移性病变的重新分类，肿瘤沉积物的澄清以及对有助于临床治疗的其他因素的识别上。

为明确起见，累及回盲瓣的癌和齿状线或肛门直肠环附近的癌（临床上）应根据结直肠腺癌的标准分期。该标准明确表示浸润黏膜固有层（黏膜内腺癌）但不包括高级别异型增生（有时很难区分）的 Tis 是属于肿瘤的。T 分类是根据肿瘤的浸润深度（黏膜下层、固有肌层、结肠周围软组织），是否穿透浆膜及是否累及相邻结构。必须在粘连中识别出微观肿瘤，因为这是 pT4a。侵犯外括约肌和 / 或肛提肌的癌被分类为 pT4b。肿瘤距边缘的距离必须大于 1 mm，才能将其视为阴性。

大血管的侵犯（"带有弹力层和 / 或平滑肌层的内皮细胞衬覆的空间"）应与小血管的侵犯区分开来。

淋巴结阳性的定义为转移性肿瘤 ≥ 0.2 mm；否则，N 分类应视为 N0（i+）。由于这些肿瘤的预后较差，因此将腹膜癌与转移到远处器官或部位的癌（pM1c 类）分开。

现在将肿瘤结节定义为"原发癌淋巴引流区域内的离散肿瘤结节，没有可识别的淋巴结组织或可识别的血管（通过常规 HE 染色，弹力纤维染色或其他染色证实确定）或神经结构。"因此，血管或周围神经侵犯不应被视为肿瘤结节。与肿瘤大小、形状或轮廓无关。此外，在治疗后，由病理学家确定软组织肿瘤结节是代表真正的肿瘤结节还是原发肿瘤部分残留。肿瘤结节与淋巴结转移癌一起被归入 pN1c。

神经内分泌肿瘤

神经内分泌瘤罕见，由于近 10 年来术语的变化，基于大型人群数据库中的信息可能无法完全反映其发病率。胃肠道神经内分泌肿瘤的基本情况请参考本章导言部分。

恶性前病变

结直肠神经内分泌肿瘤尚无公认的恶变前病变。可以看到低级别和高级别病变起源并与腺瘤性息肉相关（图 12.113）。实际上，小的神经内分泌肿瘤（"微类癌"）可以见于腺瘤基底部（尤其是伴有更严重的特征 - 体积大，绒毛状成分，高级别异型增生）。神经内分泌增生通常见于异型增生上皮周边。它们可以起源于散发性肠型腺瘤以及与家族性息肉病综合征相关的肠腺瘤，并且一些表现出 β-catenin 的核染色异常，表明 Wnt/β-catenin 通路参与了腺瘤和神经内分泌瘤的发展，并进一步支持了这两种肿瘤有共同的祖细胞。这些肿瘤大多数以缓慢的方式起作用，治疗尚不清楚。然而，由于与进展性息肉有关，因此需要谨慎地完全去除这两个成分。在一些患者的直肠中也有多灶性神经内分泌肿瘤的报道，其中一些较小，使神经内分泌增生 / 异型增生与"神经内分泌瘤"之间的区别模糊（图 12.114）。

神经内分泌瘤（G1 和 G2）

低级别肿瘤最常见的发生部位是大肠近端和远端。但是，大肠中的肿瘤通常由产生 5- 羟色胺的肠嗜铬细胞（更常见于结肠肿瘤）或产生胰多肽 / 肽 YY（PP/PYY）的 L 细胞（常见于直肠）组成。由肠嗜铬细胞组成的肿瘤表现出经典的神经内分泌特征，巢状生长方式，胡椒盐样染色质，明显的嗜酸性的神经内分泌颗粒。L 细胞肿瘤通常呈条索状排列。神经内分泌瘤的免疫组化染色已在本章导言中回顾。值得注意的是，直肠神经内分泌瘤免疫组化嗜铬粒蛋白可能阴性，而前列腺酸磷酸酶（PSAP）阳性。

结肠和直肠神经内分泌瘤约占所有胃肠道神经内分泌的 15% 和 30%。男女发病率无明显差异。这些肿瘤往往发生在 50~60 岁。结肠神经内分泌瘤在发现时往往更大（> 2 cm）且已有转移。结肠神经内分泌瘤的总体 5 年生存率约 60%，而肿瘤局限、淋巴结阳性和发生转移患者的 5 年生存率分别为 76%、72% 和 30%。直肠神经内分泌瘤通常是 G1，小（小于 1 cm），并局限于黏膜下层。然而，更大的体积和静脉侵犯与淋巴结转移有关。直肠神经内分泌瘤的

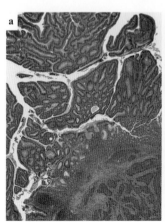
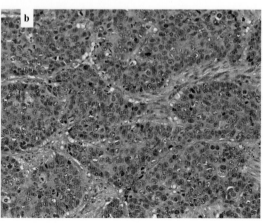

图 12.113　（a）起源于盲肠管状 - 绒毛状腺瘤的高级别神经内分泌癌（大细胞型）；（b）肿瘤细胞呈巢状，肿瘤细胞大，边界不清，染色质开放，可见核仁

5 年总体生存率为 88%，而肿瘤局限、淋巴结阳性和发生转移患者的 5 年总体生存率分别为 94%~100%、49%~74% 和 15%~37%。

高分化神经内分泌瘤（G3）

最近，已在胃肠道中识别出低级别形态但 Ki-67 指数大于 20%（但通常低于 50%）的肿瘤，其中有很多信息来自胰腺原发的肿瘤。这些肿瘤的生物学行为介于神经内分泌瘤 G2 和神经内分泌癌 G3 之间。

高级别神经内分泌癌（G3）

高级别神经内分泌癌占结直肠神经内分泌肿瘤的大部分。结直肠发病率是不同的。大多数患者发病年龄 60~70 岁。这是侵袭性肿瘤，大多数患者表现为转移性疾病，中位生存期为 10~15 个月。最常见的亚型是大细胞型。

混合性腺神经内分泌癌（MANEC）/混合神经内分泌-非神经内分泌肿瘤（MINEN）

结直肠 MANEC 患者 60 岁左右，男性略多。许多肿瘤发现时已有淋巴结转移。神经内分泌成分是最常见的高级别神经内分泌癌，尽管名称为"腺神经内分泌"，但某些肿瘤的非神经内分泌成分是鳞状增生。

分子异常

与低级别神经内分泌瘤相比，高级别神经内分泌癌和混合性腺神经内分泌癌拥有与腺癌相似的遗传特征（APC、KRAS 和 BRAF）。伴有神经内分泌分化的肿瘤和腺癌基因突变频率不同。MANEC 显示高频率的 BRAF 突变和 TP53 突变、低频率的 APC 和 KRAS 突变，而高级别神经内分泌癌则具有更高频率的 APC 突变。基于突变分析，MANEC 的两种成分可能来自多潜能细胞的克隆。一些高级别神经内分泌癌和 MANECs 可显示高水平的微卫星不稳定。

预后/预测标记

肿瘤细胞增殖指数及分级可能是这些肿瘤最重要的预后指标。分期参数、更深的浸润和淋巴结转移，提示较差的预后，并且原发部位（如直肠）也起作用。在更高级别的肿瘤（G3 NEC 和 MANEC）中，一些与结直肠腺癌相同的遗传学异常可能在临床上是可行的。

分期

第 8 版 AJCC 分期手册介绍了结直肠神经内分泌肿瘤 G1、G2 和高分化 G3 的分期标准，而 T 分期的标准是基于肿瘤大小（小于等于或大于 2 cm）和肿瘤的浸润深度。N 分期仅基于淋巴结是否转移，不再赘述。M 分期是根据有无肝脏和/或其他肝外部位的累及进一步分期。关于肿瘤结节、淋巴管血管/周围神经侵犯以及淋巴结转移癌以外的散在肿瘤细胞没有进一步说明。高级别神经内分泌癌（G3）分期同腺癌。

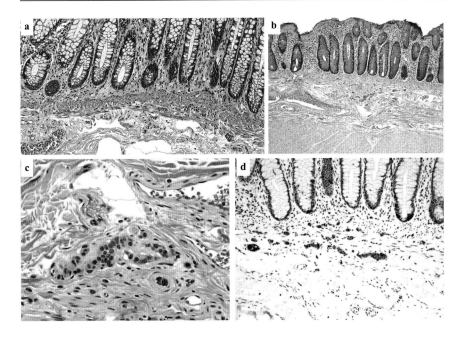

图 12.114 （a，b）该患者中存在多个小灶的神经内分泌细胞，病灶累及深层黏膜，包括黏膜肌层和黏膜下层浅层；（c）高倍镜显示神经内分泌细胞形态温和，偶见胞浆内嗜酸性神经内分泌颗粒；（d）Syn 免疫组织化学染色显示神经内分泌细胞增生

杂类肿瘤

胃肠道其他原发性肿瘤很少见，包括未分化癌、梭形细胞癌、伴鳞状分化的癌和发生在子宫内膜异位症基础上的子宫内膜癌、难以分类的癌（图12.115）。根据定义，未分化癌无腺管形成、无黏液产生、无神经内分泌、鳞状或肉瘤样分化。结直肠可以原发间叶性肿瘤和淋巴瘤（更多详细信息请参考软组织肿瘤和淋巴瘤章节）。转移性肿瘤也必须考虑到，尤其是形态学不典型时，大部分病变位于黏膜深处，有结直肠以外的恶性肿瘤病史（图12.116）。在极少数情况下，肿瘤可能是起源于尾肠囊肿的神经内分泌肿瘤和肠型腺癌（图12.117）。

具有鳞状分化的原发性结直肠肿瘤

偶尔，在腺瘤和结直肠腺癌局灶区域可见鳞状分化。后者不应被诊断为腺鳞癌，腺鳞癌的诊断需要更广泛的鳞状分化。另外，结直肠纯的原发性鳞状细胞癌很少发生。大多数发生在远端直肠。肿瘤必须与肛管鳞状上皮分开，并且必须排除其他部位的转移。病因不清楚。一些肿瘤与炎症环境有关，并且一小部分患者有结直肠腺癌的病史。其他理论包括多能干细胞的鳞状分化或在鳞状化生基础上发生的恶性转化。与肛门鳞状细胞癌不同，该肿瘤似乎不是由 HPV 驱动的。

起源于子宫内膜／输卵管内膜异位症的结直肠苗勒氏癌

由米勒残留物引起的米勒癌（子宫内膜样和透明细胞腺癌）可在结肠和直肠中形成壁内肿块，并被误认为是结直肠腺癌，尤其是在最初的活检中。子宫内膜异位通常在肿瘤附近发现。免疫组织化学染色（PAX-8，ER，CDX2）可以帮助做出准确的诊断。

其他形成肿块的病变

其他类似浸润性腺癌的病变包括反应性病变，如炎症息肉、孤立性直肠溃疡综合征、创伤和错构瘤性息肉的黏膜异位（"假浸润"），疟疾和深在性囊性结肠炎（图12.118）。淋巴瘤在造血系统恶性病变部分讨论。

第八节　阑尾

阑尾肿瘤：正常组织学

阑尾是结肠的附属器官，起源于盲肠底部的大肠束带处（图12.119）。阑尾有多种体位，盲肠后位最

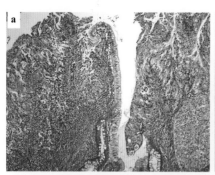
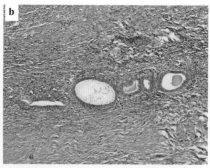

图 12.115　（a）在子宫内膜异位症基础上发生的子宫内膜癌与原发性结肠腺癌相似；（b）癌旁可见子宫内膜异位

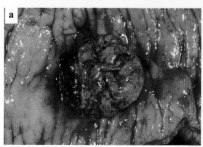
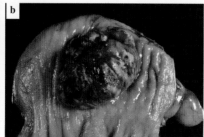
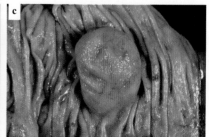

图 12.116　转移性和间叶性肿瘤可以与原发性结直肠癌类似。（a）子宫内膜样癌；（b）恶性黑色素瘤；（c）胃肠道间质瘤

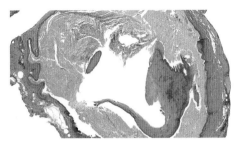

图 12.117　尾骨囊肿不常见，但可能合并恶性肿瘤

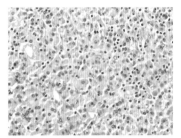

图 12.118　结肠软斑病形成肿块。组织细胞胞浆嗜酸，含有嗜碱性内含物，偶尔被细胞质透明物包围

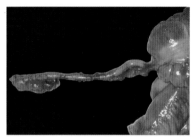

图 12.119　正常阑尾起源于盲肠底部的大肠束带处，很多标本，阑尾表面被覆浆膜，除非有炎症和／或粘连

常见。组织学上，阑尾的结构和细胞组成与结肠相似，但略有不同。黏膜聚集体更常见（尤其在年轻患者），黏膜隐窝不规则。黏膜肌层欠发达，在淋巴聚集区缺失。黏膜下可见脂肪浸润，类似于盲肠。良性神经增生可以很广泛，并且伴随脂肪浸润，尤其在阑尾远端，可以破坏管腔（阑尾腔的纤维脂肪性闭塞，阑尾神经瘤）。除发生粘连外，阑尾被覆浆膜（即使在盲肠后位）。阑尾血供来源于系膜脂肪组织内的血管。

上皮性肿瘤

　　阑尾肿瘤罕见，占比不足胃肠道肿瘤的 1%、阑尾肿瘤约占所有阑尾手术标本的 1%。不幸的是，多数阑尾肿瘤临床无法识别，这些病例常被认为是急性炎症（急性阑尾炎）。在一些研究中，最常见的阑尾肿瘤是高分化神经内分泌瘤。其他研究显示腺癌（黏液型和非黏液型）是最常见的阑尾上皮性肿瘤，然而，这是基于人口登记处的数据，可能处在仅仅有"恶性类癌"报道的时期。在日常工作中，很明显的，高分化神经内分泌瘤是常见的偶发肿瘤。阑尾部位其他常见的肿瘤包括低级别阑尾黏液性肿瘤、杯状细胞类癌伴或不伴癌的成分、腺癌（黏液型和非黏液型）（表 12.19）。两种不同的肿瘤同时长在阑尾并不少见。转移性肿瘤必须除外。

神经内分泌肿瘤

　　常见的神经内分泌瘤是高分化神经内分泌瘤（G1和 G2）。在阑尾，高分化神经内分泌瘤（G3）和高级别神经内分泌癌是极其罕见的。最新的术语改变已在本章前言部分讨论。

表 12.19　2010 版 WHO 阑尾肿瘤分类

肿瘤	类型	疾病／特征
上皮性肿瘤	—	—
前驱病变	腺瘤	管状、绒毛状、管状绒毛状
	异型增生	上皮内瘤变，低级别；上皮内瘤变，高级别
	锯齿状病变	增生性息肉、广基锯齿状腺瘤／息肉、传统锯齿状腺瘤
癌	腺癌	黏液腺癌、低级别阑尾黏液性肿瘤、印戒细胞癌
	未分化癌	—
神经内分泌肿瘤 a	神经内分泌瘤（NET）（肠嗜铬细胞，L 细胞）	NET G1、NET G2
	管状类癌	
	神经内分泌癌（NEC）	大细胞 NEC、小细胞 NEC
	混合性腺神经内分泌癌	—
	杯状细胞类癌	
间叶性肿瘤	平滑肌瘤	
	脂肪瘤	
	神经瘤	
	卡波西肉瘤	
	平滑肌肉瘤	
淋巴瘤	—	
继发性肿瘤	—	

a 进一步讨论见相关章节

高分化神经内分泌瘤（G1、G2 和 G3）

阑尾最常见的是高分化神经内分泌瘤（原来的"类癌"）。一般，肿瘤体积小，常被偶然发现（约占所有阑尾手术切除标本的 1%）。高分化神经内分泌瘤多显示经典型"类癌"的特点，由肠嗜铬细胞构成。次常遇到的高分化神经内分泌瘤包括 L 细胞瘤和管状类癌（图 12.120）。由于最新 AJCC 版本的更新，在G3 范围内，低级别细胞形态但是具有高的细胞增殖指数的肿瘤描述甚少（"高分化神经内分泌瘤"）。

流行病学

由于胃肠道神经内分泌肿瘤的诊断术语的变化，这些肿瘤的真实发病率可能不会从大型人口登记处反映出来。神经内分泌瘤常发生于女性。平均年龄40~50 岁。如果肿瘤位于阑尾盲端，大多数肿瘤没有症状。类癌综合征罕见，除非肿瘤是转移性的。阑尾高级别神经内分泌癌罕见，基本没有相关发病率的数据。

组织学特征

神经内分泌肿瘤的常见组织学特征已在本章前言重点讨论。大多数肿瘤由分泌五羟色胺的肠嗜铬样细胞（EC）细胞构成，显示经典型"类癌"特征，细胞大小一致，只有局灶细胞显示多形性（所谓的神经内分泌细胞不典型增生）类似于回肠的肿瘤。典型的细胞呈巢状排列。核染色质呈斑点样（"胡椒盐"），核仁不明显。胞浆特征多变但通常嗜双色性，胞浆中等。经常见到丰富的薄壁血管。高分化神经内分泌瘤至少一种神经内分泌指标（至少 Syn）阳性和 CK 核旁点状阳性。

高分化神经内分泌瘤的变异亚型

管状类癌（曾用名：腺类癌 - 管状型）在阑尾经常被描述（图 12.121）。这种惰性肿瘤通常是显微镜阅片时偶然发现，肿瘤通常小。比 EC 细胞肿瘤细胞黏附性低，肿瘤细胞非连续性分布，排列呈腺样或小梁状结构（后者类似于 L 细胞肿瘤）。黏液染色可显示腺样结构里的黏液，提高了诊断杯状细胞类癌或腺癌的可能性。特异的免疫组化可显示细胞构成，结合结构特征，可以进一步区分这些肿瘤实体。

可以见到胞浆透亮的神经内分泌瘤（透明细胞类癌），胞浆透亮通常提示肿瘤伴黏液分化的可能性比较大（比如杯状细胞类癌或腺癌）。肿瘤的浸润方式（巢状或实性生长）和特殊标记（黏液染色阴性、Syn 弥漫阳性、嗜铬素有时阳性）为精准诊断提供了线索。

L 细胞瘤通常为显微镜下发现，目前不作为单独的类型（简单诊断为高分化神经内分泌瘤），讨论是为了提高对神经内分泌瘤的认识。浸润方式与直肠 L 细胞神经内分泌瘤相似，肿瘤细胞呈小条索状排列，胞浆少，细胞轻度异型，排列呈小条索状，期间为纤维性间质。

影响预后的因素

阑尾的高分化神经内分泌瘤罕见转移，病变局限或转移至区域淋巴结的患者 5 年生存率较高。有远处转移的患者，5 年生存率降至 30% 左右。管状类癌生物学行为惰性。阑尾切除标本中的高分化神经内分泌瘤，肿瘤大小和周围软组织侵犯是最重要的预后因素。另外应该注明提示浸润的指标比如淋巴管血管侵犯和外周神经侵犯的情况。位于阑尾根部的肿瘤需要进行

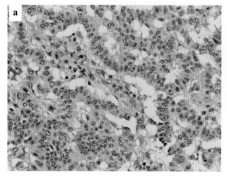
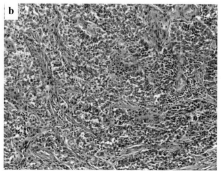

图 12.120　经典的神经内分泌瘤形态。（a）肿瘤呈条索状分布，细胞核大小形态一致，染色质呈斑点状；（b）这个特殊的神经内分泌肿瘤胞浆透亮，然而可见显著的神经内分泌颗粒

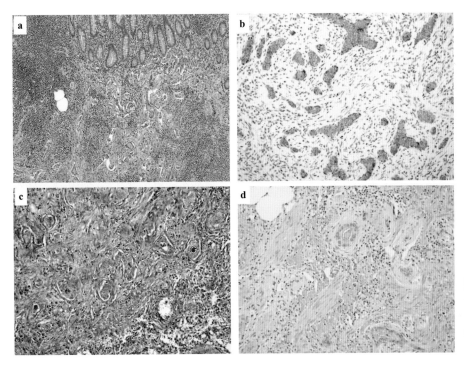

图12.121　（a）管状类癌细胞呈小条索或管状排列，最常见的部位是阑尾；（b）肿瘤细胞 Syn 阳性；（c,d）管腔内黏液 PAS 染色和黏液卡红染色阳性

外科干预。更晚期的疾病，应该评估区域淋巴结转移情况，可提供更多的预后信息。肝脏是肿瘤常见的转移部位。血清 CgA 水平与疾病负荷呈正相关。

大体检查和评估

通常情况，神经内分泌瘤位于阑尾盲端，大体标本检查很难发现；所以，常规对阑尾盲端取纵切面做病理切片。如果大体上能识别，肿瘤常边界清楚，切面棕褐色或黄色。精准的肿瘤大小测量和浸润深度判断可以帮助判定是否需要进行外科干预。取材更多信息请参考阑尾腺癌取材大体评估部分。

高分化神经内分泌瘤的分期

高分化神经内分泌瘤（包括 WHOG1、G2、罕见的 G3）的分期不同于阑尾癌（传统的腺癌、LAMN/HAMN、未分化癌、杯状细胞类癌、腺癌合并杯状细胞类癌、混合性腺神经内分泌癌）。T 分期是基于肿瘤大小和周围软组织侵犯或更远区域侵犯（外周神经侵犯或直接侵犯其他器官或结构）。任何淋巴结转移都被定义为 T1。根据有无肝脏和/或其他肝外部位（包括腹膜）转移分为 M1a、M1b 或 M1c。

高级别神经内分泌癌（G3，大细胞型或小细胞型）

高级别神经内分泌癌罕见，显示胃肠道其他部位神经内分泌癌的典型特征。少数病例报道阑尾高级别神经内分泌癌和其他部位的神经内分泌癌一样，是一种侵袭性肿瘤。

混合分化的肿瘤（混合性腺神经内分泌癌和杯状细胞类癌混合）

本章引言部分对混合性腺神经内分泌癌（MANEC）进行了细节性的讨论。虽然阑尾可以发生其他形式的混合性腺神经内分泌癌，但阑尾腺和神经内分泌分化最常见的肿瘤是杯状细胞类癌（及其系列），尽管该类型并不总是满足神经内分泌成分占 30%。

杯状细胞类癌曾有许多名称（腺类癌 - 杯状细胞型、黏液性类癌、双向分化的肿瘤、隐窝细胞癌、隐窝细胞肿瘤、微腺型癌）。它是一种独特的肿瘤，几乎只在阑尾发生（直肠、胆管和胃可罕见发生）。由于大多数与急性阑尾炎有关，因此通常大体检查难以发现。阑尾发生此肿瘤时，通常唯一的表现是阑尾壁弥漫增厚。

镜下，看不到上皮前驱病变。肿瘤通常始于黏膜深层，并蔓延至阑尾壁。肿瘤由多种细胞类型组成小的圆形到卵圆形细胞巢，细胞核排列在细胞巢的周边（图 12.122）。最主要的，也是最易识别的是腺样细胞有显著的胞浆内球形黏液（杯状细胞）。其他细胞类型包括神经内分泌细胞、潘氏细胞、肠型细胞和双向分化的细胞（在组织学 / 免疫表型和超微结构水平均同时具有腺和神经内分泌分化的细胞）。这些细胞巢是肿瘤的特征，偶尔与真正的隐窝没有区别。当肿瘤浸润固有肌层时，这些细胞巢通常会被压缩成拉长的结构，当平切时，与具有印戒细胞形态的单个细胞很相似。当肿瘤浸润阑尾周围软组织时，又可以看到经典的肿瘤组织形态。偶尔，肿瘤伴有黏液湖形成，其内可见肿瘤性上皮。即使在黏液湖中，仍然可以看到经典的肿瘤细胞巢结构。单细胞或不规则 / 拉长的结构提示肿瘤向普通的（腺）癌转化。

普通腺癌成分并不少见（腺癌在杯状细胞类癌中，混合型腺癌 - 杯状细胞类癌），这在许多研究中都与更具侵袭性的病程有关。尽管存在纯杯状细胞类癌，但很少见。组织学特征和将这种成分与背景杯状细胞类癌区别开来所需的癌变数量存在很多争议。Burke 等人首先报道当普通的腺癌占肿瘤的 75% 以上时，提示更加侵袭性的病程（图 12.123）。Tang 等进一步

将癌性成分分为印戒细胞型（杯状 / 印戒细胞排列在不规则的大细胞簇中，无融合成片；低黏附性的细胞；明显的细胞学异型性和相关的异型增生）和低分化型（至少 1 个低倍视野 /1 mm² 不能与低分化腺癌区分，可以是腺体形成，融合的成片印戒细胞或未分化癌）。这两种亚型在 p53、MUC1 和 MUC2 免疫组织化学上表达不同，并且印戒细胞型 5 年疾病特异性存活率为 36%，低分化型时生存率为零。没有这些特征的杯状细胞类癌肿瘤表现良好，没有任何患者在 5 年内死亡。当按癌性成分的数量对肿瘤进行分类时，癌成分为 25%~50% 的患者的生存率介于癌性成分小于 25% 的患者和癌性成分占多数的患者。后者生存率与明显腺体来源的阑尾低分化腺癌相似。最近，使用组织学特征（例如细胞非典型性、肿瘤周围促纤维组织增生性间质和实性生长模式）的简化评分系统与 Tang 分类相关，并预测总生存期。

杯状细胞类癌肿瘤的癌性成分通常具有多种形态学特征，其中一种肿瘤表现出许多不同的形态学特征（图 12.124）。这些在转移性病变（尤其是在卵巢）中有很好的体现。肿瘤转移到卵巢作为首发部位并不少见，对肿瘤形态多样性的认识可提示阑尾是原发部位。最常见的形态原发部位的杯状细胞类癌肿瘤的癌

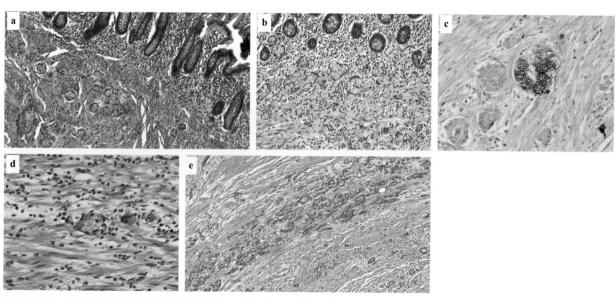

图 12.122　（a）杯状细胞类癌肿瘤由弥散的肿瘤细胞巢组成，细胞巢通常位于黏膜底部；（b）在大多数情况下，细胞巢中的主要细胞是杯状细胞；（c）杯状细胞黏液卡红染色阳性；（d）偶尔可以看到正常的阑尾隐窝中常见的其他细胞，例如潘氏细胞；（e）一些肿瘤神经内分泌成分增加

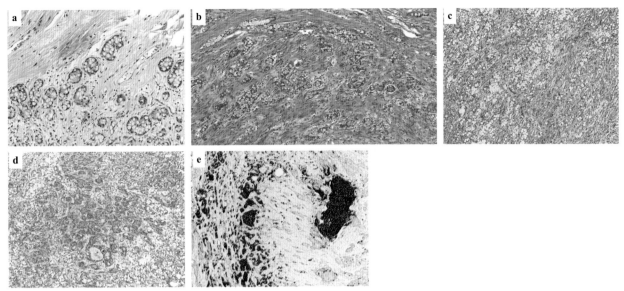

图 12.123　（a）腺癌在杯状细胞类癌中至少局灶成分很容易识别为杯状细胞癌；（b）在某些区域，肿瘤密度超过单纯的杯状细胞类癌肿瘤，并且某些细胞巢变大且不规则；典型的杯状细胞类癌肿瘤细胞巢散布在整个肿瘤分化过程中；（c）肿瘤的这一区域与纯的印戒细胞癌很难鉴别；（d，e）尽管大多数患有杯状细胞类癌且伴有普通癌转化的肿瘤表现出腺样分化，但一些肿瘤的神经内分泌分化程度却有所提高（图 e 中的免疫组织化学染色为 Syn 染色）

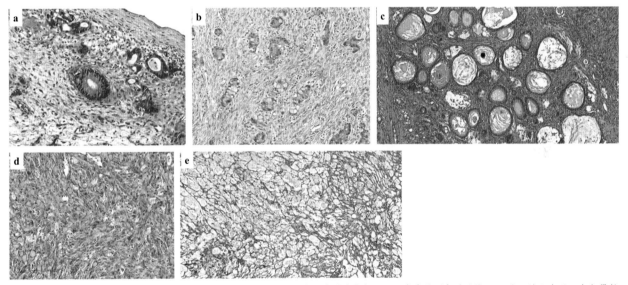

图 12.124　杯状细胞类癌肿瘤中发生的普通的癌（腺癌在杯状细胞类癌肿瘤中）可以具有多种形态（图像 b、d 和 e 均取自同一个卵巢转移病例）。（a）卵巢转移性肿瘤可见到隐窝样结构；（b）在这个转移区域，可见与传统杯状细胞类癌肿瘤相似的结构；（c）可以存在分化好的簇状的腺结构；（d）可见普通的印戒细胞腺癌；（e）在其他区域，黏液成分包围印戒细胞

性成分包括印戒细胞癌和黏液腺癌。

　　肿瘤通常单克隆 CEA 和 CDX2 弥漫阳性。多数 CK20 优势表达，有些肿瘤 CK7 表达不定。神经内分泌成分可以用神经内分泌标记物（Syn 和嗜铬蛋白）标记。如果识别出杯状细胞类癌的经典组织学特征，通常不需要做这些染色。尽管名称中包含"类癌"一词，但如果杯状细胞类癌肿瘤中神经内分泌分化成分

不到 30%，仍分类为 MANEC。当存在普通的癌成分时，侵袭性成分中神经内分泌的分化通常会增加。

　　杯状细胞类癌肿瘤是神经内分泌肿瘤所独有的，不能用传统的高分化神经内分泌肿瘤评估。肿瘤分期参照腺癌。在这些肿瘤中周围神经和淋巴血管侵犯是普遍存在的。即使没有普通的癌，淋巴结转移也不少见。这些肿瘤还具有向结肠扩散到腹腔的倾

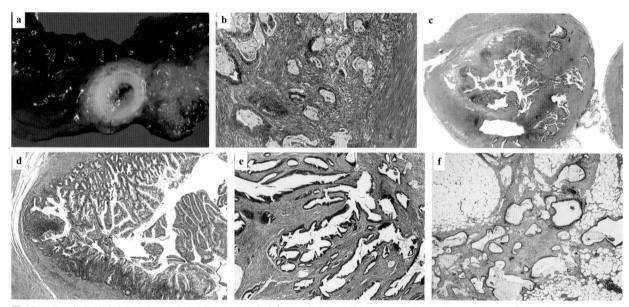

图 12.125　（a）黏膜肿块延伸到阑尾周围软组织的阑尾横截面；（b）组织学切片显示具有常规浸润性特征的黏液腺癌（腺体不完整、成角、伴间质纤维组织增生）；（c）发生在阑尾的普通型腺癌；（d）在其他切片，肿瘤与锯齿状息肉伴经典的细胞学异常增生有关；（e）阑尾高分化（非黏液性）腺癌；（f）阑尾转移性高分化普通型腺癌伴有黏液分化特征，累及大网膜

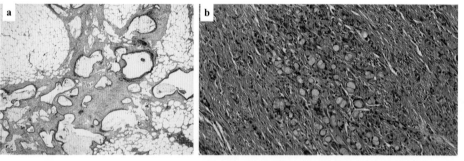

图12.126　阑尾印戒细胞腺癌。（a）有细胞外黏液；（b）无细胞外黏液

向（通常只能在显微镜下看到），并且卵巢受累是常见的。晚期复发（多年后）并不罕见。应用 Ki-67 免疫组织化学染色评估肿瘤增殖是否可作为预后因素仍不明确。

腺癌

　　与胃肠道其他部位一样，阑尾腺癌显示传统的浸润的特征（不规则腺体伴有间质反应）。这些肿瘤可以是黏液性和非黏液性的（图 12.125）。这些肿瘤可起源于无蒂的腺瘤或锯齿状息肉。其他亚型包括印戒细胞腺癌，尽管印戒细胞癌是一种常见的形态学模式，可以在杯状细胞类癌伴有腺癌转化（即癌 ex 杯状细胞类癌肿瘤），因此标本应评估杯状细胞类癌肿瘤的其余成分以进行正确分类（图 12.126）。分级与结直肠腺癌相同，根据腺管形成的比例分为三级。

预后/分子改变

　　传统的阑尾腺癌的外观与传统的结直肠腺癌相似，治疗也是相似的。因此，采用的预后指标也是相似的。阑尾中高 MSI 的肿瘤不足所有阑尾癌的 3%，具有与 DNA 错配修复缺陷的结肠肿瘤相似的特征（图 12.127）。根据报道，所有阑尾高 MSI 肿瘤几乎都与 Lynch 或 Lynch 样综合征一致，没有明确的散发的阑尾高 MSI 肿瘤的报道。

低级别阑尾黏液性肿瘤（LAMN）和腹膜假黏液瘤

　　多年来，阑尾囊性的黏液性肿瘤与腹膜假黏液瘤之间的关系已经知晓。这些病变被认为是黏液性囊腺瘤、黏液性囊腺癌、黏液性囊性肿瘤和低级别阑尾肿瘤。为了反映其复发和扩散的不确定性（通常是腹腔

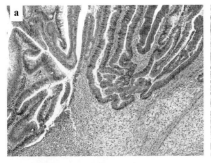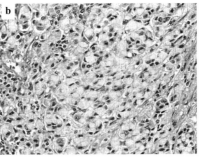

图 12.127　（a）起源于管状 - 绒毛状腺瘤的印戒细胞腺癌；（b）肿瘤的形态特征；该肿瘤 MLH1 和 PMS2 表达缺失，但没有 BRAF 突变或 MLH1 启动子甲基化，表明 MLH1 的胚系缺陷

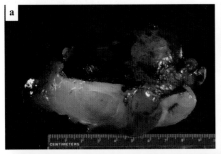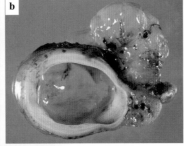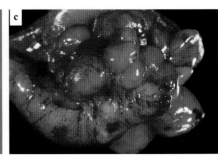

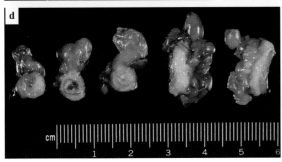

图 12.128　（a）低级别阑尾黏液性肿瘤（LAMN），纵向切口处有黏稠的黏液流出（切开前浆膜面涂蓝色墨汁）；（b）LAMN 的横截面，阑尾腔内有清亮的黏液，浆膜面有黏液种植；阑尾壁纤维化，右侧纤维化程度弱一点；（c）LAMN 没有阑尾壁的显著侵犯

和卵巢），诊断常伴有其他用词，包括"恶性潜能不确定""低复发风险"和"高复发风险"。在最近的消化系统肿瘤 WHO 分类中，Misdraji 等人提出的术语低级别阑尾黏液性肿瘤（LAMN）是这些阑尾病变的首选。根据定义，LAMN 是一组恶性潜能不确定的病变。

大体检查，阑尾通常是膨胀而紧张的。偶尔，阑尾的管径基本正常（图 12.128）。浆膜面可以是光滑且外观正常，可表现为颗粒状的小的红斑区域，可有多量黏液积聚、穿孔、渗出和 / 或粘连。腔充满黏稠的液体并不少见。阑尾壁通常变薄。在其他标本中，阑尾壁可因纤维化、腺体浸润或炎症而变厚。

组织学上，LAMN 的肿瘤上皮通常形态温和，仅具有轻度的细胞核非典型性和 / 或复层（细胞核改变类似于低级别肠型异型增生），胞浆内可见中等 - 丰富的黏液。细胞核极性存在。核分裂象不常见（图 12.129）。偶尔出现高级别细胞形态特点（核卵圆形、核染色质深染或细胞核透亮、出现核仁、核浆比增加、核极性丧失、顶端黏液丧失、核分裂增加、凋亡小体）和 / 或结构性（假乳头、筛状或其他复杂结构）的特征，后者特征的出现提示新近描述的高级别阑尾黏液性肿瘤或 HAMN（以前称为非浸润的黏液腺癌），尽管目前尚不清楚这些改变的重要性（图 12.130）。

肿瘤性上皮常常取代整个黏膜，并且固有层和 / 或更深的结构至少局部地衰减。某些肿瘤，整个阑尾壁纤维化，肿瘤上皮衬覆在纤维化结构上，仅与管状阑尾有模糊的相似之处。据推测，管壁纤维化可能继发于压力。可以看到阑尾壁营养不良性钙化，可能是

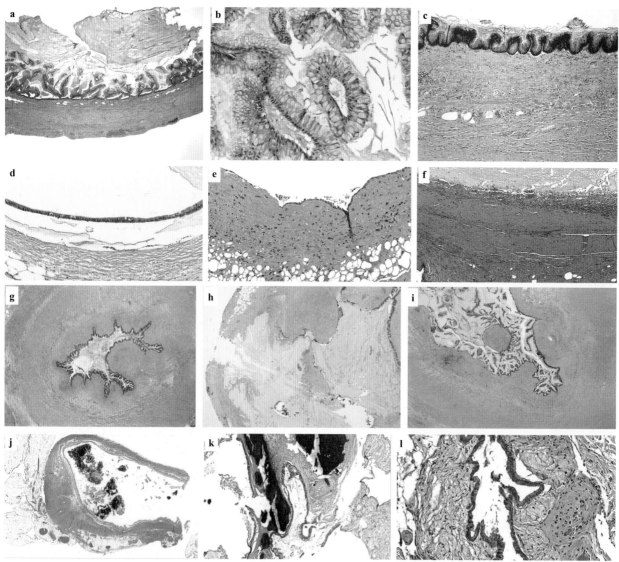

图 12.129　低级别阑尾黏液性肿瘤（LAMN）结构和细胞学特征具有多样性。（a）肿瘤呈绒毛状结构；（b）具有低级别核特征，胞浆内有黏液；（c）肿瘤呈锯齿状结构，细胞形态类似低级别异型增生，阑尾壁纤维化，固有层和黏膜下层萎缩，黏膜肌层缺失；（d）纤维性囊壁表面衬覆一层矮柱状细胞；（e）纤维性囊壁表面衬覆一层鳞状上皮化生细胞；（f）上皮完全缺失，黏液进入固有层并伴有异物巨细胞反应；（g）一些低级别阑尾黏液性肿瘤（LAMNs）管腔狭窄；（h）黏液湖穿透阑尾壁并延伸至浆膜面（已涂墨标记）；（i）肿瘤呈推挤式浸润；（j）黏液湖伴钙化；（k）黏液湖伴骨化；（l）浆膜下纤维脂肪组织中可见肿瘤细胞

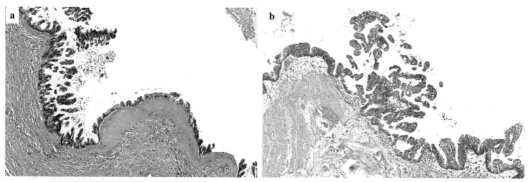

图 12.130　（a,b）高级阑尾黏液性肿瘤（HAMN），肿瘤增生具有结构复杂性和／或明显的细胞异型性，核浆比增加，核染色质深染和／或细胞核极性丧失

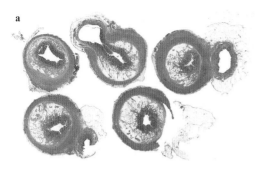
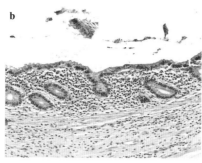

图 12.131　（a）在这些切片中可以看到外观正常的阑尾也有憩室；（b）憩室的黏膜通过壁上的裂口携带其固有层和肌层黏膜

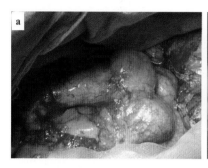
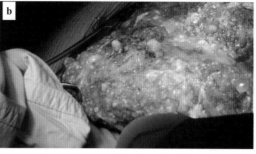

图 12.132　（a）腹膜假黏液瘤可在浆膜表面胶样肿瘤结节；（b）网膜饼和黏液性腹水（由 Richard Royal 博士提供）

由于纤维化和 / 或黏液湖累及，使阑尾在放射学上呈"瓷"样外观。肿瘤上皮通常具有绒毛状构型（低至高的绒状结构），但也可以是平坦的。憩室也很常见，尤其是在阑尾的尖端，穿透血管在其中形成阻力最小的路径。憩室也可能参与腔内肿瘤形成过程，其可能与浸润性（黏液性）腺癌或在这些肿瘤中不常见的"推挤型"浸润相混淆。憩室可能包括一些残留的固有层或黏膜肌层，有助于解释这些外突（图 12.131）。阑尾周围软组织和 / 或浆膜面可见黏液，黏液内见肿瘤细胞和 / 或肿瘤性上皮推挤性浸润。标本检查时阑尾腔内黏液外溢时很常见，人为引起的黏液外溢不会伴有浆膜反应（炎症细胞、反应性或增生性间皮细胞）。偶尔，当整个阑尾被肿瘤占据时，大体上，甚至显微镜下，阑尾都很难识别。

与近期或远期阑尾外浸润有关的特征（包括阑尾壁内或阑尾外黏液、阑尾周围软组织 / 浆膜的肿瘤细胞、穿孔、阑尾壁纤维化）是已知的腹膜假黏液瘤发展的唯一危险因素，在各种不同的分级系统中，被认为生物学行为是"不确定的，低度或高度恶性"。由于是回顾性研究和研究数量少，以及阑尾组织取材不完整 / 不规范，因此很难完全评价这些特征。一些

作者主张在电子表格中对许多变量进行前瞻性文档记录，以进一步评估相关变量及其预后意义。

LAMN 病变中的肿瘤细胞的扩散通常形成临床上的实性肿瘤，即腹膜假黏液瘤。尽管有很多术语在描述 LAMN 的播散性疾病（LAMN 的腹膜受累、播散性腹膜黏液腺病、腹膜黏液癌、转移性黏液腺癌），但不应将腹膜假黏液瘤用作病理诊断。最新的 WHO 肿瘤分类以及国际共识组织的建议均建议使用术语"腹膜黏液性腺癌"作为诊断，以与经典的浸润性（结肠型）黏液腺癌累及鉴别。

通常，腹膜黏液性腺癌累及的阑尾外部位包括脏层和壁层腹膜、大网膜和卵巢（图 12.132）。大多数情况下，肿瘤累及腹膜表面，不浸润组织深部（卵巢和大网膜除外），可以在细胞减灭术中剥离壁层腹膜。伴有明显腹膜受累的器官需要切除。偶尔腹膜黏液性腺癌仅浸润器官。偶尔推挤性浸润的同一方式以开挖型生长方式对正常结构进行广泛的破坏（图 12.133）。偶尔可见黏膜（输卵管和肠壁）表面和腹膜表面的定植。

很多研究都强调腹膜黏液性腺癌的组织学分级对预后的意义（在一定程度上具有预测性，因为低

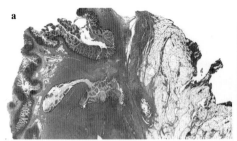 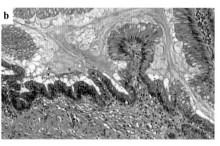

图 12.133　（a）低级别黏液性肿瘤（腹膜黏液性腺癌）的腹膜扩散侵入小肠；（b）肿瘤侵犯肠壁，无组织反应，延伸到黏膜表面，在该处定植小肠黏膜；腺癌（右）定植于小肠黏膜（左）

表 12.20　腹膜黏液腺癌的分级标准

	细胞学分级	整体肿瘤细胞	浸润	印戒细胞
低风险特征	病变平坦细条状；细胞核轻度增大；细胞极性没有缺失；无明显核分裂；核仁不显著	20× 放大倍数下黏液成分 < 20%	缺少后面描述的浸润特征	无
高风险特征	细胞核增大，泡状核极性缺失；筛状/微乳头状生长；核分裂增多；印戒细胞	20× 放大倍数下黏液成分 ≥ 20%	浸润的参差不齐的腺体或单个细胞伴有促纤维组织增生性反应膨胀/融合、筛状腺体生长；小的细胞巢，腺体，小的黏液湖中散在单个细胞	有 [a]

[a] 如果存在，记录下肿瘤中印戒细胞所占百分比

级别肿瘤通常对常规化疗无反应，而高级别肿瘤可能在广泛的减瘤手术后迅速复发，腹腔内热化疗常用于治疗腹膜假黏液瘤）。扩散后的肿瘤分级可能与原始病变有所不同（比如，低级别腹膜黏液腺癌可以出现在高级别阑尾黏液性肿瘤的患者）。根据 WHO 分类和国际腹膜表面肿瘤学小组（PSOGI），腹膜黏液性腺癌分为低级别病变和高级别病变。遗憾的是，这些标准具有主观性。使问题更为复杂的是，AJCC 分期手册使用三级系统对阑尾黏液性肿瘤进行分期（1 级 ~3 级）。最近，Davison 等建议用三级系统分类，对应着 PSOGI 组建议的两级分级系统（1 级：腹膜黏液性腺癌，低级别；2 级：腹膜黏液性腺癌，高级别；3 级：黏液性腹膜，高级别伴有印戒细胞）。Davison 标准取决于四个特征（细胞学非典型性、肿瘤细胞特点、"侵袭"和印戒细胞）（表 12.20）。原发灶为阑尾的腹膜黏液性腺癌，具有一种或多种高危特征，是 2 级，具有一种或多种高危特征，以及数量不等的浸润的印戒细胞，为 3 级（图 12.134~12.136）。局灶区域（小于肿瘤整体的 10%）的更高级别和"浸润"不会增加肿瘤级别；但是，可以备注"较高增殖活性"来反映其更具侵袭性的特征。"印戒细胞"的界定是有争议的，对

于某些作者来说，印戒细胞必须侵入组织而不是漂浮在黏液中（后者可能是退变细胞）才被认为是"印戒细胞"。

一小部分患者，与 LAMN 类似。通常，在这些标本中也可以看到没有肠道特征的子宫内膜异位症。其他切片或多水平切片会使这个过程更清晰。

肿瘤的级别也可能因部位而不同（肿瘤异质性）。一些作者建议报告最高级别。即使在其他部位的肿瘤可能具有较高等级的特征，卵巢受累也倾向于伴有低级别特征的肿瘤，尽管肿瘤其他部位可能有更高级别肿瘤的特征。如果取材准确，则腹膜/内脏"仅有黏液"受累的患者预后相当好。患者对黏液（无论其内是否有肿瘤细胞）反应不同（范围从轻度松散的间质，含有炎性细胞和轻度增生的间皮细胞的细胞异型性，至显著的炎性反应，类似低级别淋巴瘤，有或没有生发中心形成，非典型间皮增生）。将黏液、反应性间皮细胞和间质碎片同肿瘤细胞区分开很重要。遇到黏液钙化甚至骨化的情况并不少见。

LAMN/HAMN 的鉴别诊断包括锯齿状和腺瘤性息肉（与结肠发生的类似），"锯齿状息肉"（具有 LAMN 特征，但极少或没有发生阑尾外扩散的可能）和阑尾的反应性变化（在炎症或阻塞的情况下，

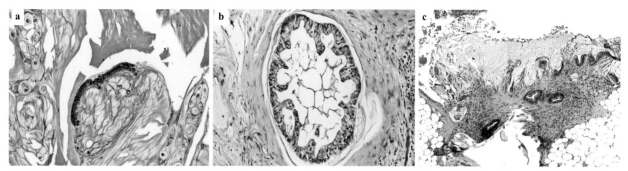

图 12.134　腹膜黏液腺癌应考虑到的高风险特征包括细胞学分级、肿瘤细胞特点、浸润方式和浸润的印戒细胞。(a)肿瘤细胞条索极性丧失；单细胞漂浮在黏液中，但出现退变；（b）筛状结构伴有微乳头；（c）可见间质反应

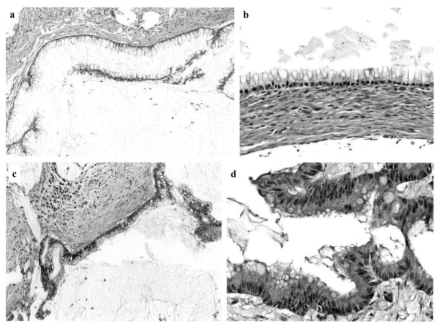

图 12.135　（a~d）腹膜低级别黏液性腺癌的特征包括温和的细胞条索而无极性丧失，无核仁或无明显核分裂

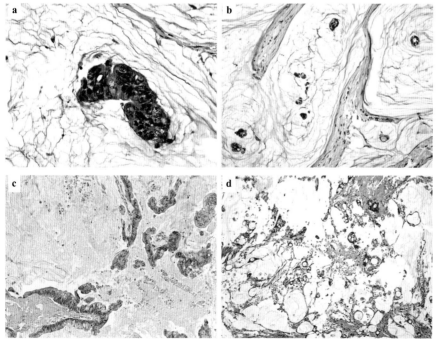

图 12.136　这些特征是腹膜黏液性腺癌 3 级的典型特征，细胞学异型性增加，细胞密度增加（a~d）

包括黏液囊肿）。其他考虑因素包括子宫内膜异位伴肠上皮化生和传统的（结肠型）黏液腺癌。

　　遗憾的是，阑尾的 LAMN/HAMN 和结肠型锯齿状息肉（有时为典型的结肠型腺瘤性息肉）形态学特征存在交叉，这些肿瘤鉴别困难（一个具有潜在恶性可能，其余的没有恶性潜能）。传统上，当阑尾看不到其他改变时，当非典型过程局限于阑尾上皮 / 黏膜时，其下的黏膜肌层丢失（不是由于神经元增生或淋巴样聚集）被认为特征性改变。支持 LAMN/HAMN 的另一个特征是肿瘤上皮的环周生长（不形成明显的"息肉"）。此外，根据最新的指南，发现阑尾外黏液或细胞、肿瘤破裂、黏膜下纤维化、推挤式浸润、上皮生长起伏或变平坦更支持是 LAMN/HAMN（表12.21）。尽管这些病变中的许多病例大体上可见腔内黏液（有时厚而坚韧，一些是稀薄水样）和管腔扩张，不需要这些发现，仅根据显微镜下的发现就能诊

断。如果一个锯齿状病变，不能归入锯齿状息肉里，结肠中常见的锯齿状息肉和/或显示环周生长模式（不是单独的息肉）而又无黏膜肌层缺失，没有 LAMN/HAMN 的其他特征，则可以使用"锯齿状息肉"（图12.137 和 12.138）。

　　一些 LAMN 可能表现出极低级别的细胞学特征和 / 或完全缺失，是反应性改变的可能性更大（包括在结肠的反应性 / 修复性疾病中常见的增生性改变）。识别以上 LAMNs 相关的特征很有帮助。有趣的是，当阑尾口周围出现腺瘤时，诊断困难（有两种可能性 – LAMN 生长到盲肠黏膜或盲肠腺瘤阻塞）。大多数阑尾肿瘤与急性阑尾炎有关，因此在评估炎症背景下的非典型性时必须谨慎。如以下建议，整条阑尾要全部取材并进行镜下观察，并仔细观察细微的病变。真正的阑尾黏液囊肿很少见（图 12.139）。黏液囊肿的黏膜虽然经常萎缩，但显示出正常的结肠型上皮以及杯

表 12.21　阑尾肿瘤的更新分类（不包括神经内分泌肿瘤和混合分化的肿瘤）

肿瘤	级别	特征
低级别阑尾黏液性肿瘤（LAMN） 高级别阑尾黏液性肿瘤（HAMN）	细胞低度异型：低级别 细胞重度异型：高级别	黏液性肿瘤没有渗透式浸润，但具有以下任何特征：黏膜肌缺失；黏膜下纤维化；"膨胀性浸润"（外周扩张或推土机样生长方式）；阑尾壁见细胞性黏液播散；波浪状或扁平上皮生长；阑尾破裂；阑尾外见黏液 / 细胞
锯齿状息肉有或无异型增生	低或高级别	肿瘤局限于黏膜层、黏膜肌层，有锯齿状特征，黏膜完整
管状，管状 - 绒毛状，或绒毛状腺瘤（低级别或高级别异型增生）	低级别或高级别异型增生	与结肠腺瘤类似，局限于黏膜层，黏膜肌完整
黏液腺癌	高分化、中分化、低分化	黏液性肿瘤伴有渗透式浸润
腺癌	高分化、中分化、低分化	非黏液腺癌，与普通的结肠腺癌类似
（黏液）腺癌伴印戒细胞	低分化	腺癌中见印戒细胞

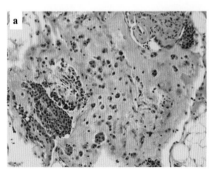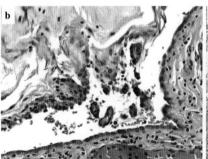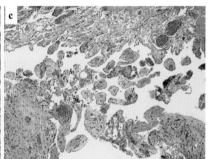

图 12.137　黏液引起的间皮反应可以类似肿瘤。（a）间皮会变得增生和单一，并且间皮细胞簇会分离并漂浮在黏液中；（b）间质碎片，有时被覆间皮，也可以分离；（c）间皮可呈乳头状，模仿诸如乳头间皮瘤的病变

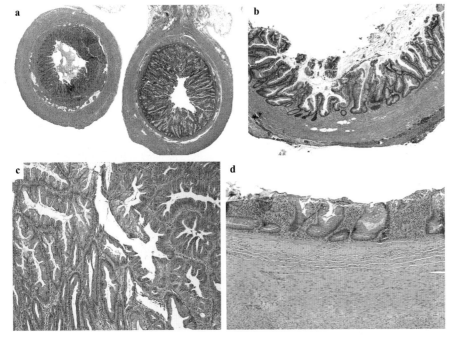

图12.138 （a,b）阑尾的锯齿状息肉。完全包埋后，未发现固有肌层丢失。没有发现低级别阑尾黏液性肿瘤（LAMN）的其他特征。（c）这个阑尾的锯齿状息肉可见细胞学异型性。（d）该病变是平坦的，具有完整的黏膜肌层，但在阑尾表面与浆膜反应相关的黏液湖，将其定义为LAMN

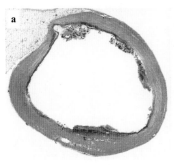
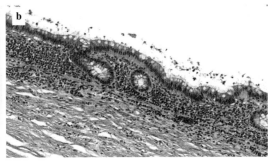

图12.139 真正的"黏液囊肿"很少见。（a）阑尾黏膜变薄，管腔扩张，整个阑尾都进行镜下观察；（b）尽管黏膜变薄，但管腔内没有肿瘤生长

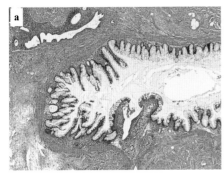
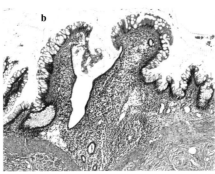

图12.140 子宫内膜异位症通常在阑尾中发现，偶尔在上皮内种植，类似肿瘤。（a）在伴有LAMN的阑尾的尖端部分中，子宫内膜异位症见于固有肌层（左上角），累及黏膜（下部中央）；（b）子宫内膜腺体，周围绕以子宫内膜间质，与LAMN肿瘤细胞连续。在某些研究中，子宫内膜异位症种植到阑尾黏膜并伴肠上皮化生，与LAMN类似

状细胞和肠上皮细胞。LAMNs的上皮通常是单一的，并且由相同的细胞组成，即使其细胞学特征是轻微的，甚至不表现出结肠低级别异型增生中常见的非典型性。同样，整条阑尾全部取材有助于诊断。

子宫内膜异位症常见于阑尾切除术标本中，并且可以延伸到黏膜并在其中种植（图12.140）。偶尔一小部分病例，子宫内膜异位症伴有肠型特征，

组织学改变与LAMN类似。通常，在这些标本中也可以看到没有肠道特征的子宫内膜异位症。其他切片或多水平切片会使这个过程更清晰。

在一些研究中，多达三分之一的原发性阑尾病变是黏液性上皮肿瘤。根据PSOGI标准，黏液腺癌的诊断要存在异型增生。在大多数情况下，阑尾黏液腺癌（由异型增生定义）具有传统上结肠黏液腺癌的

特征。阑尾的这种"结肠型"黏液性腺癌的治疗需要额外的手术，以进行适当的分期（淋巴结取材），因为这些肿瘤不少见扩散到淋巴结和其他内脏以及腹膜（癌变）。如果 LAMN 仅局限于阑尾或其他手术发现（不涉及右下腹部），则可能不需要进行右结肠切除术；但是，该数据基于少数患者。极少有 LAMNs 扩散到阑尾壁或更深，可能引起增生反应。在这些情况下，诊断为"起源于 LAMN（HAMN）的黏液腺癌"可能是最好的方法，但在描述和谨慎的措辞中，尚不清楚这些肿瘤如何发展（基于腹膜或血道扩散）。有趣的是，大多数肿瘤都有扩散为腹膜黏液腺癌的能力。

预后/分子

对于 LAMN，黏液和/或肿瘤细胞侵袭腹膜表面是腹膜假黏液瘤发展的最重要指标之一。同样的发现也可能适用于 HAMN。然而，将这些病变纳入 LAMN 和/或浸润性黏液腺癌并不能区分该肿瘤的预后因素，需要进行更多研究。大多数 LAMN 有 KRAS 突变（其频率高于结直肠腺癌），而 GNAS 突变并不罕见。具有低级别形态的转移性黏液性肿瘤通常不能从化疗中获益。

腹膜假黏液瘤患者，切除的完整性和肿瘤分级是无进展生存期和总生存期最重要的预后特征。仅在腹膜外部位（经过全面的病理学评估）有黏液的患者预后相当好。

肿瘤综合征性肿瘤/其他癌

偶尔，阑尾可能会同时发生两种肿瘤（例如 LAMN 和低级别神经内分泌肿瘤或 LAMN 和杯状类

癌肿瘤）（图 12.141）。罕见的腺鳞癌和鳞癌已有报道。被覆腺上皮的胃肠道发生纯的鳞状细胞癌，必须除外转移。

免疫组化

大多数阑尾肿瘤（包括 LAMN/HAMN）CK20 和 CDX2 阳性。CK7 可部分阳性。阑尾起源的肿瘤到 SAT-B2 阳性。阑尾癌 PAX-8 阴性。

大体标本评估

阑尾肿瘤通常表现为急性阑尾炎，影像学经常诊断"黏液囊肿"或黏液性病变或肿块性病变。对于大多数肿瘤，需要进行组织切片观察的最重要因素包括肿瘤类型、切缘（阑尾近端，阑尾中间）、浸润深度（包括浆膜面累及，是否存在前驱病变）以及用于分期和预后因素的因素。

急性阑尾炎时，阑尾可以与周围组织粘连（浆膜面模糊）、穿孔和/或破裂。尽管罕见且隐匿，阑尾切除术标本应按照有肿瘤的可能性取材，即可能发现肿瘤，包括评估切缘（如果可能），确定浆膜面（用不同的颜色涂墨）和阑尾病变连续切片，除了常见的病变，阑尾还可以发生任何病变。

阑尾黏液性肿瘤腹腔内播散（腹膜假黏液瘤临床综合征）的标本应进行评估，以检查是否有黏液黏附，胶样种植或明显的结节。由于在这些远处发现肿瘤细胞是主要的预后因素，因此必须进行足够的取材。在纤维区域附近进行切片是有帮助的，或者，如果收到一个病变不明显的腹膜切除术标本，组织卷（例如胎膜卷）可以增加表面积并更好地定向（图 12.142）。

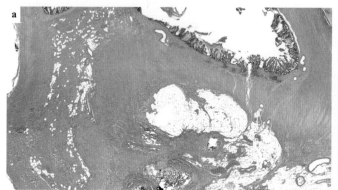
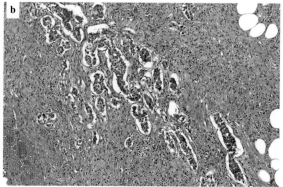

图 12.141　阑尾低级别黏液性肿瘤（LAMN）（图 a 的上部）和低级别神经内分泌瘤（图 a 的左下方；图 b 高倍图像）

器官广泛侵犯（而不仅仅是表面受累）应该予以关注，因为这一发现可能预示着更具侵袭性的过程。

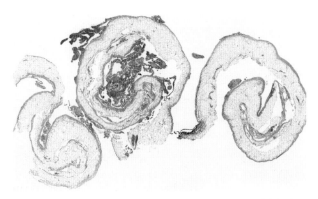

图 12.142　评估腹膜假黏液瘤患者的肿瘤细胞时，腹膜反转会使表面积增加

癌的分期

AJCC 癌症分期手册的第 7 版引入了与结直肠癌不同的分期标准。在第 8 版中，进行了一些更改，加入了一些特异发生在阑尾的肿瘤，例如 LAMNs。对于这种分期系统而言，黏液存在可能是某些 T 分期和 M 分期（而非 N 分期）的决定因素。

癌的分期指南适用于所有上皮性肿瘤，高分化神经内分泌瘤（G1、G2 和 G3）除外。AJCC 腺癌分期为：①腺癌，非特殊类型；②黏液腺癌；③印戒细胞腺癌；④低级别阑尾黏液性肿瘤（LAMN）；⑤高级别阑尾黏液性肿瘤（HAMN）；⑥杯状细胞类癌；⑦腺癌 ex 杯状细胞类癌 / 混合腺癌 - 杯状细胞类癌；⑧低分化高级别神经内分泌癌（大细胞和小细胞型）；⑨未分化癌。除 LAMN 局限于阑尾外，T 分期与结肠和直肠分期相似。如果肿瘤细胞局限于基底膜内，则使用高级别异型增生，不用分期。尽管 Tis 适用于穿透基底膜侵入固有层或黏膜肌层的癌，但对于阑尾（肿瘤 / 黏液局限于阑尾壁，即在黏膜下层或固有肌层内）时，Tis 类别的一个亚组 Tis（LAMN）专为 LAMN（而非 HAMN）设立。没有其他部位疾病的分类 Tis 或 Tis（LAMN）为 0 期。当 LAMN 的肿瘤细胞或黏液扩散到阑尾壁（阑尾周围软组织或浆膜）之外时，将其进行分期。阑尾癌肿瘤通过炎症反应在浆膜表面连续归入 T4a 期。

区域淋巴结受累的分类和肿瘤结节的定义与结肠和直肠的定义相似。与阑尾肿瘤分期中的 T 和 M 类不同，没有肿瘤细胞的黏液不认为是淋巴结转移。

M 分期被重新分类以体现腹膜疾病类型［只有黏液，其内无肿瘤细胞（pM1a）或有或无黏液的腹膜种植（pM1b）和非腹膜受累（pM1c）］。如果腹膜种植侵犯下面的组织，这种种植仍归为 pM1b。术语"腹膜假黏液瘤"已被删除，因为该术语反映了临床综合征，不应用作病理诊断。

与第六版一样，分级仍然是已扩散至腹腔或内脏器官的阑尾肿瘤分期系统的一个要素。由于其预后价值，使用三级分级系统（高分化，1 级；中分化，2 级；低分化，3 级）。AJCC 建议使用 Davison 或 Shetty 提出的标准对阑尾黏液性肿瘤进行分级。黏液性肿瘤 1 级大致相当于 WHO/PSOGI 低级别腹膜黏液性癌，黏液性肿瘤 2 级和 3 级伴有腹膜扩散对应于高级别腹膜黏液癌。遗憾的是，尽管起源于 LAMN/HAMN 的黏液性肿瘤和结肠型阑尾黏液腺癌（轻微浸润）的发病机制和可能的治疗方法有所不同，但阑尾黏液性肿瘤的分级方案没有差异。非黏液性肿瘤分级同结肠腺癌类似，根据腺管形成的比例进行分级。

转移性 / 腹膜肿瘤

阑尾的转移性肿瘤并不少见，特别是在癌变的情况下。最常见的是来源于浆膜的肿瘤，后者可累及阑尾周围的软组织和阑尾深部，很少甚至没有黏膜受累。有时，肿瘤可通过血行扩散到达阑尾。表面黏膜的种植可以模拟前驱病变。显微镜评估整个阑尾可能是必要的，以评估阑尾受累的全部程度，排除原发性肿瘤或掩盖前驱病变，尽管有些肿瘤比如杯状细胞类癌没有管腔内的前驱病变。复习临床病史，与原发部位肿瘤形态学比较以及进行免疫组化染色能帮助正确诊断。浆膜发生的肿瘤，必须考虑到间皮瘤和其他腹膜的恶性肿瘤（例如浆液性癌）。在这些情况下，免疫组化染色可以帮助正确地识别这些恶性肿瘤的特征。

间叶性肿瘤

神经瘤是阑尾最常见的间叶组织来源肿瘤，常与阑尾管腔纤维脂肪阻塞有关。另外，在这个部位胃肠道间质瘤也是相当常见的。发生在阑尾的其他的间叶源性肿瘤比如血管周上皮样细胞肿瘤（PEComa）、神经鞘瘤、神经纤维瘤、平滑肌肉瘤、炎性纤维性息肉。

阑尾也可以发生淋巴瘤，详细内容请参考淋巴造血恶性肿瘤章节。

第九节　肛门

肛门肿瘤：肛门解剖学

肛门是大肠最远端，由于其胚胎起源（后肠内皮与肛门外皮的交界处），由三种类型的被覆上皮组成，即柱状、移行区、鳞状。肛管的起始部因结构（外科、组织学或解剖）的定义不同而不同。这些定义大致基于被覆上皮、解剖和临床结构（图12.143）。在所有定义中，肛管以肛缘结束（从鳞状上皮黏膜过渡到带有附属器的皮肤），在放射学上处于临床上可触及的括约肌间沟或内括约肌最外侧的水平。组织学上的肛管通常始于肛门柱的近端，并且通常被覆移行区黏膜，就像尿路上皮。解剖型肛管始于鳞状上皮柱，大致与齿状线对应。鳞状化

生（移行区）可能发生在该区域，使最初的齿状线（果胶线，由肛门瓣和肛门柱组成）模糊。在齿状线区域，肛门腺位于黏膜深处（图12.144）。

肛门的上皮性肿瘤

在美国，肛门癌仅占新发癌症病例的0.5%，占所有胃肠道肿瘤比例高达2.6%。然而，自20世纪90年代初期新发病例呈上升趋势。在美国，基于人口统计登记处的信息，罹患肛门癌的终生风险为0.2%。

在美国，还有很多国家，最常见的肛门肿瘤是鳞状细胞癌。源自肛门的其他少见肿瘤包括腺癌、神经内分泌瘤/癌、恶性黑色素瘤、邻近部位（前列腺和周围皮肤）肿瘤的直接蔓延，还有转移性肿瘤（表12.22）。

鳞状细胞癌

流行病学

肛门的鳞状细胞癌发生于60~70岁，中位诊断年龄为61岁。HIV感染的患者，早在40岁就可以发病。总体来说，相对的5年生存率为68.7%。鳞状细胞癌更多见于女性。大多数肛门鳞状细胞癌是由HPV感染导致的。与鳞状细胞癌相关的HPV亚型是16型和18型。危险因素包括免疫抑制（HIV感染、器官移植）、肛门性交、吸烟、先前的宫颈癌或CIN、年老。

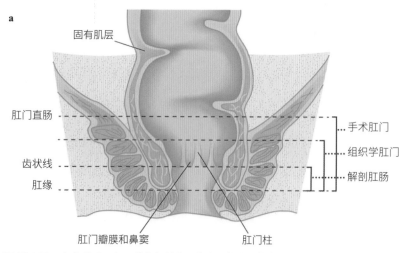
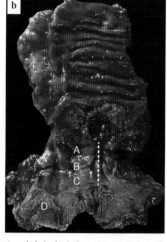

图12.143 （a）外科、组织学和解剖学肛管的示意图。外科肛门始于肛门直肠环的近端，可以触诊到，其中包含腺体、移行区上皮和鳞状上皮黏膜。组织学肛管始于肛门柱的近端，被覆移行区上皮黏膜（有或无鳞状上皮化生和鳞状上皮黏膜），解剖肛门始于大体检查的被覆鳞状上皮的齿状线。肛门终止于鳞状上皮交界处，其特征是存在皮肤附属器结构，并与肛门触诊中的括约肌间沟相对应；（b）直肠肿瘤的腹部切除标本。虚线标记外科肛门（A）对应被覆柱状上皮的部分；（B）对应移行区；（C）对应被覆鳞状上皮部分；（D）标记肛周皮肤

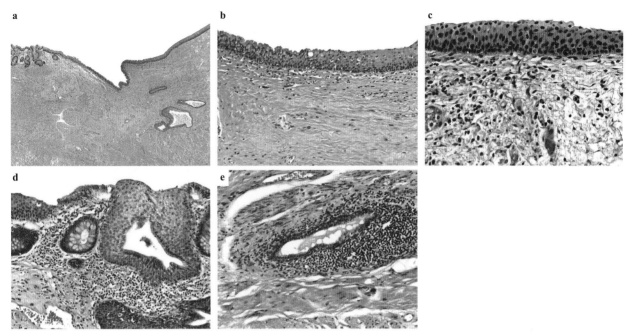

图 12.144　（a）外科肛管的上皮从腺体黏膜（左）经过移行区黏膜（中）向鳞状上皮黏膜（右）过渡。在齿状线的水平，可以看到肛周腺深达肛门鳞状上皮下。（b）在齿状线水平移行区黏膜与鳞状上皮黏膜融合。（c）移行区黏膜由小细胞组成，没有肿瘤；但是，没有异型性，并且细胞是均匀的并且不拥挤。有时，移行区黏膜可被误认为是高级别异型增生。（d）肛门较近端可发生鳞状化生。在此图像中，鳞状上皮化生延伸到腺体部分并破坏隐窝上皮。（e）齿状线上有肛周

表 12.22　肛门肿瘤 2010WHO 分类

肿瘤	病变	类型	疾病 / 特征
上皮性肿瘤	癌前病变（肛门）	肛门上皮内瘤变（异型增生）	低级别、高级别
	恶性前病变（肛周皮肤）	肛周鳞状上皮内瘤变、Bowen 病、Paget 病	
	癌	鳞状细胞癌、疣状癌、未分化癌、腺癌、黏液腺癌	
	神经内分泌瘤[a]	神经内分泌肿瘤（NET）	NET G1、NET G2
		神经内分泌癌（NEC）	大细胞 NEC、小细胞 NEC
		混合性腺神经内分泌癌	
间叶性肿瘤			
淋巴瘤			
继发性肿瘤			

[a] 参见相关章节的深入讨论

前驱病变

鳞状上皮异型增生被认为是浸润性鳞状细胞癌的前驱病变。鳞状上皮异型增生可以是角化型（病变表面存在无核的鳞状细胞）或非角化型。异型增生细胞通常较大，细胞 / 细胞核拥挤密集。非角化型鳞状上皮异型增生细胞异型性小，细胞较小，具有异常成熟现象。

目前有许多分级方案，然而，最常见的是使用下肛门生殖器鳞状术语学（LAST）项目提出的分级系统。该系统将多个部位的 HPV 感染引起的鳞状上皮前驱病变分为低级别和高级别鳞状上皮内病变［LSIL–AIN（肛门上皮内瘤变）和尖锐湿疣以及 HSIL–AIN2 和 AIN3 ］。世界卫生组织倾向于使用 AIN 术语。不鼓励使用其他术语，包括"白斑"和"轻度、中度和重度不典型增生"。有关肛周鳞状上皮内病变［肛周鳞状上皮内瘤变（PSIN）、鲍温病］的讨论，请参见皮肤肿瘤章节。

组织学特征

尖锐湿疣是一种外生性病变，由增生的鳞状上皮构成，伴有角化过度 / 不全，棘上皮增生，上皮钉突

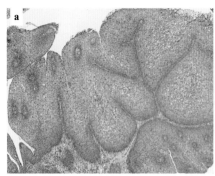
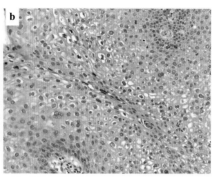

图 12.145　（a）尖锐湿疣：由乳头状增生的鳞状上皮组成，细胞全层异型；（b）细胞学表现为 HPV 感染的病理学改变：细胞核增大、不规则，可见挖空细胞，有时可见双核和多核细胞

延长，细胞有轻度异型性（图 12.145）。有些病变，细胞改变（细胞增大、染色质浓染、细胞核形不规则、胞浆透亮、偶尔双核）可以见到。病变通常但不仅仅与低危 HPV 感染相关（通常是 HPV6、11 型）。尽管被认为是低级别病变，有些尖锐湿疣可以显示更重的异型和伴有高危 HPV 感染，后者是发展为浸润癌的危险因素（图 12.146）。这些病变最好诊断为"乳头状鳞状上皮内瘤变伴有轻、中、重度异型增生合并高危 HPV 感染，与尖锐湿疣合并 HSIL 一致"，一项报告显示高危进程（HSIL 或浸润性鳞状细胞癌）合并高危 HPV。巨大尖锐湿疣（ofBuschke-Löwenstein）需要结合大小（临床信息或切除标本的大体检查）。巨大尖锐湿疣（of Buschke-Löwenstein）和疣状癌是不是同一种疾病有争议（请参阅后面的亚型讨论）。

平坦型上皮内瘤变的特征是细胞不典型性和细胞缺乏成熟现象。肿瘤性上皮层次可以增厚。肿瘤细胞核增大、染色质浓染、高核浆比、核分裂象增多（位于基底层以上）。肿瘤细胞拥挤、极性消失、细胞／细胞核上移。就像宫颈上皮内病变，AIN1，AIN2，和 AIN3 与累及的层次有关，AIN2 累及上皮层次大于1/3，小于 2/3。AIN1 小于 1/3，AIN3 大于 2/3。HSIL不是单纯靠组织学诊断的（包括观察者意见不一致的病例），P16（CDKN2A）免疫组化染色（细胞核／细胞核和细胞浆弥漫强阳性，基底部细胞＞上皮1/3，"块状染色"）是有帮助的。另外，Ki-67（增高，尤其在上皮）和低危 HPV 病毒的原位杂交有助于处理挑战性病例。在其他部位和尿路上皮，肿瘤性鳞状上皮细胞可以在上皮内派杰样播散。在这种情况下，HSIL

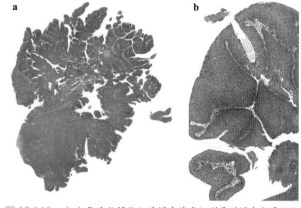

图 12.146　（a）乳头状鳞状细胞增生伴高级别异型增生和浸润性鳞状细胞癌(左下)，肿瘤细胞呈实性片状，并破坏鳞状上皮黏膜[尖锐湿疣、高级别鳞状上皮内瘤变（HSIL）和浸润性鳞状细胞癌]；（b）异型增生改变累及上皮全层，并局限于黏膜层（HSIL）

患者需要补充取材以除外浸润性鳞状细胞癌。

在多数病例，浸润性鳞状细胞癌不难诊断。浸润的特征是肿瘤巢团延伸入其下的间质。浸润的证据包括：不规则细胞巢、深部浸润、反向成熟（深部细胞巢过度成熟／角化）、上皮间质连接处不规则、细胞明显多形、炎细胞浸润。浸润的肿瘤细胞大小不一，可以是小的细胞，胞浆少（基底样），也可以是大细胞，胞浆嗜酸性，有或无角化珠（图 12.147）。基底样区域肿瘤细胞位于肿瘤细胞巢的周边，合并透明变间质（图 12.148）。核分裂象不定。坏死不常见，除非在更多基底细胞样区域。少见的情况，癌肉瘤（由鳞状细胞癌和间叶成分构成）已有报道。鳞状细胞癌伴有含有黏液的微囊一直到分化良好的腺体可以见到（以前被称为黏液表皮样癌）（图 12.149）。WHO 认为这可能是鳞状细胞癌的一种成分，高达 25% 的肛门癌有鳞状细胞分化；目前，拥有这些特征的肿瘤不再

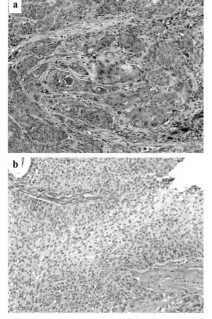

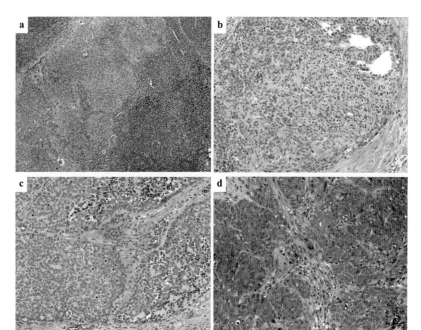

图12.147 浸润性鳞状细胞癌组织学特征多变，比如（a）角化增多（反向角化）；（b）胞浆透亮，基底细胞样形态

图12.148 鳞状细胞癌伴基底样特征。肿瘤细胞胞浆少，肿瘤细胞通常呈巢状。（a）鳞状细胞癌肿瘤细胞呈梭形，细胞呈合胞体样；尽管呈巢状，但浸润性鳞状细胞癌通常伴有淋巴样反应；（b）在这种情况下，肿瘤细胞质非常少，间质透明化；（c）在该肿瘤中，透明化的间质不是非常明显，肿瘤巢的周围细胞呈栅栏状（矮柱状形态）；（d）这些肿瘤性鳞状细胞核较大，胞质少，类似于高级别神经内分泌癌

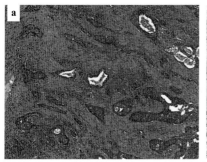

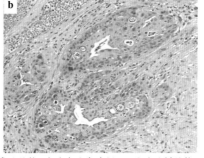

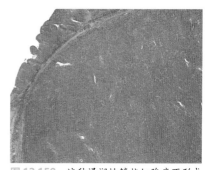

图12.149 （a）低倍镜下鳞状细胞癌中可见囊腔结构；（b）在这个病例，可见腺腔样结构，并见胞浆内黏液。这是另一例经典的鳞状细胞癌的局灶区域

图12.150 这种浸润性鳞状细胞癌不形成不规则的巢，而是呈大块片状实性推挤性浸润。在浸润性肿瘤表面可见到原位成分，在鳞状细胞癌中看到腺样分化，不需要将其作为单独的肿瘤实体（例如腺鳞癌或"黏液表皮样"癌；后面的术语现在已不使用）

作为独特的亚型。

　　偶尔的，浸润性鳞状细胞癌由细胞巢构成，更多呈卵圆和圆形的边界，间质反应局限。这些病例很难界定为浸润；然而，肿瘤细胞的广泛的深部浸润可能代表着膨胀性推挤式浸润（图12.150）。另外，鳞状上皮异型增生累及肛门直肠部的结肠型腺体与微小浸润型鳞状细胞癌类似。偶尔，需要深切蜡块或补充取材，来鉴别鳞状细胞原位癌和浸润性鳞状细胞癌。

　　鳞状上皮内瘤变的鉴别诊断包括：移行区黏膜、反应性上皮伴或不伴不典型改变、乳腺外派杰病、神经内分泌肿瘤。反应性鳞状上皮细胞核可以增大并出现核仁，但是细胞排列规则（可以有轻度不典型），细胞不拥挤。如果需要鉴别LSIL与反应性鳞状上皮，HPV原位杂交可能会有帮助。移行区黏膜最容易与

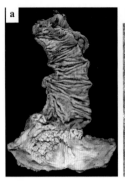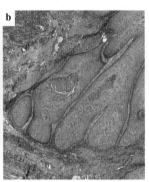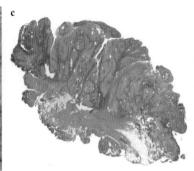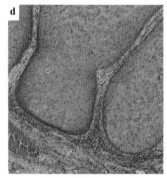

图12.151 （a）腹部手术切除标本，肛门远端左侧可见疣状癌；（b）肛门疣状癌病理切片：肿瘤呈乳头状增生，基底部呈宽大的杵状浸润；（c）肿瘤基底部杵状浸润，在这个倍数下，肿瘤边界清楚，细胞成熟度很高；（d）肿瘤细胞几乎无细胞学上异型性，但成熟不良，并见异常角化。可见细胞间桥

HSIL 混淆，但是前者通常是正常厚度，细胞排列有规律，有极性（不拥挤）。P16 免疫组化染色是有价值的。乳腺外派杰病（原发或继发）和鳞状上皮肿瘤（HSIL 或浸润性鳞状细胞癌）免疫组化可以鉴别，借助免疫组化 CK7、CK20、高分子量角蛋白比如 CK5/6，鳞状上皮标记（P63 和 P40），腺上皮/尿路上皮标记（CDX-2、GCDFP-15、GATA-3），黏液染色。伴有基底样特征的浸润性鳞状细胞癌可以模拟神经内分泌肿瘤（神经内分泌癌 - 小细胞癌）的形态。仔细评估并进一步切片会发现鳞状上皮分化的特征，比如局灶角化和细胞间桥。

一些肛门神经内分泌癌 P63 可以局灶阳性，高危 HPV 原位杂交弱阳性，但是神经内分泌标记 Syn 和 CgA 弥漫阳性。

亚型

WHO 分类中疣状癌与巨大尖锐湿疣（of Bus-chke-Löwenstein）是同义词；然而，最近的研究显示这是两种不同的肿瘤实体（前者是高分化的癌，后者是良性病变等同于尖锐湿疣）。引用最近的发生在其他部位比如头颈部、外阴疣状癌的文献，识别微妙的组织学改变，没有 HPV 感染的可识别证据，这些病变能够鉴别。相似的，这两种病变都需要完整切除。

疣状癌是由轻度异型性的鳞状上皮增生形成的外生性肿块（图 12.151）。组织学上，肿瘤的表面部分显示角化过度及角化不全，没有 HPV 感染的证据。特征性的发现是"增大的挖空细胞"，核分裂局限于

基底部。肿瘤延伸到深部，有推挤性边界。尽管疣状癌和巨大尖锐湿疣的大体和镜下是相似的，最有帮助的特点是疣状癌大的挖空细胞少，缺少角化细胞，巨大尖锐湿疣核分裂增多。总的来说，疣状癌被描述为更粗糙，并且与巨大的尖锐湿疣相比，表面角化程度更高，这是细微的差异，对于不熟悉的观察者来说可能并不明显。这两种病变，发现传统的鳞状细胞癌是一种重要的预后因素，利于恰当的分期。

以前描述的其他亚型比如移行细胞型、泄殖腔型、小细胞型、基底细胞样鳞状细胞癌不再使用，然而这些特征可以作为描述（比如浸润性鳞状细胞癌伴有基底样特征）。鳞状细胞癌的分级（高、中、低分化）是根据角化的数量来区分的。

免疫组化特征

鳞状细胞肿瘤及其相似病变的许多免疫组化研究已经在前面描述。值得注意的是，由于特异性不高，当怀疑病变是 HSIL（组织学特征不好诊断）或者 HSIL 是鉴别诊断时，P16 免疫组化染色是唯一有用的指标。HSIL 的免疫组化特点是 P16 弥漫的细胞核或细胞核和细胞浆弥漫着色，鳞状上皮的基底部并延伸到大于鳞状上皮的 1/3 厚度。良性病变 P16 斑片状阳性，偶尔 LSIL 可以弥漫（点状）阳性。所以，病变的分级主要依据组织学特征。Ki-67 阳性细胞数增高不特异（可见于反应性病变），它是免疫组化 P16 的补充，但不能代替。相对免疫组化 P16，高危 HPV 原位杂交特异，但不敏感。

分子特征

一项研究显示，二代测序评估癌通常发生基因突变。作者发现 PI3K/AKT/mTOR 通路表达性上调。

另外，二代测序发现一小部分肛门鳞状细胞癌 HPV 是阴性的。在这些肿瘤，与 HPV 阳性肿瘤相反，TP53 和 CDKN2A 的功能缺失突变显著增加。其他研究发现在 HPV 阴性 /P16 阴性鳞状细胞癌中，基因改变导致 P53 无功能或部分功能，提示肿瘤进展的另一途径。

预后特征

预后特征包括肿瘤形态、病变范围、临床特征、流行病学、分子通路。预后差与肿瘤分化低有关系，尽管小活检样本是一个混杂因素，但并不是所有的研究都支持分级和预后的关系。鳞状细胞癌伴小细胞形态（"间变性癌"，不是神经内分泌癌 - 小细胞型）被认为具有更差的预后。对于大多数肿瘤，T、N、M 的类别及相关的分期是具有预后意义的，并且是最重要的预后因素。

通常 P16 阴性肿瘤无复发生存期短，总体生存期短。与 HPV 阳性 /P16 阳性肿瘤相比，HPV 阴性 /P16 阴性肿瘤，其中一些有 TP53 突变，预后显著差（局部区域控制和总体生存状况恶化）。总体来说，男性拥有更短的无病生存期和总体生存期。另外，同一区域不同种族进行总体生存期的比较，黑人比白人预后差。

腺癌

在美国，肛门腺癌占所有肛门肿瘤的 5%~12%。肛门腺癌可以起源于黏膜（类似于结直肠腺癌），也可以在黏膜深处（起源于肛肠瘘或肛门腺 / 导管，也称为"黏膜外腺癌"）。乳房外 Paget 病可以发生在肛周皮肤，也可累及肛管的鳞状上皮黏膜。

大多数肛门腺癌起源于近端肛门的黏膜腺体表面，其形态学特征类似于大肠近端的肿瘤。这些肿瘤的免疫组化特征（CK20 和 CDX-2 阳性）与结直肠肿瘤相似，并且像远端肿瘤一样，可能会高表达 CK7。鉴别直肠远端发生的肿瘤，尤其是活检标本，可能需要临床和内镜医师的沟通。一小部分肿瘤可以检测到 HPV。肛门腺癌的治疗指南遵循直肠腺癌的治疗指南；然而，由于淋巴引流的不同（肛门起源的腹股沟淋巴结和股骨淋巴结以及直肠远端的内淋巴结），对于肛门原发癌的分期和治疗策略可能不同（图 12.152）。通常，肛门腺癌的预后要比肛门鳞状细胞癌差。

黏膜外腺癌是罕见的。肿块病变（尤其是那些起源于肛周腺的）通常位于黏膜下层，可与转移性肿瘤或邻近器官的直接浸润混淆。考虑原发性黏膜外腺癌时，表面的黏膜应该是正常的（但可以有溃疡）。由于这些肿瘤罕见，没有很好地被描述。在大多数肛周腺（管）型病例中，腺体小而呈管状伴有间质反应。在某些情况下，如果观察到肿瘤性腺体直接起源于肛周腺，就可以确认肿瘤是肛门腺起源。偶尔可见产

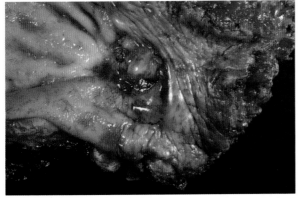

图 12.152　接受了新辅助放化疗的腺癌腹部手术切除标本。化疗后，标本检查时很难判断肿瘤起源于直肠远端还是肛门近端。谨慎的做法是，在进行新辅助治疗前结合临床对肿瘤进行定位并进行恰当的分期

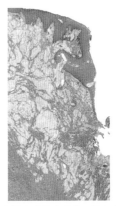

图 12.153　长期的克罗恩病患者，源自瘘管的黏液腺癌

黏液的肿瘤的报道。肛门腺腺癌 CK7 阳性。大多数 CK20 和 CDX2 阴性。来自其他部位的转移或邻近器官（例如前列腺或尿道）的直接蔓延是一个考虑因素。

　　源自长期存在瘘管的腺癌已有报道。常常与慢性瘘管或肛周脓肿有临床联系（图 12.153）。这些肿瘤通常具有肠型形态学和免疫表型特征，通常具有黏液分化。瘘管也可发生鳞状细胞癌。

　　乳腺外 Paget 病被认为是上皮内腺癌，可能会或不会扩散到下面的间质中。大多数 Paget 疾病是原发性的，来源于皮肤。继发性 Paget 疾病可以是原发症状，是内脏恶性肿瘤的表皮内 / 上皮内扩散（结直肠是常见原发部位）。直到后来（也许甚至几年）才识别出原发灶。原发性和继发性 Paget 病在形态学上是无法区分的，肿瘤细胞浸润上皮呈单细胞或细胞簇，偶有印戒细胞的细胞学特征（图 12.154）。然而，原发性和继发性 Paget 病免疫组化表达有差异，原发性病变 GCDFP-15 阳性，而 CK20 和 CDX2 阴性，而继发性 Paget 疾病（尤其是起源于结直肠的）通常免疫组化表达相反。两种情况 CK7 均阳性。鉴别诊断包括鳞状上皮派杰样播散或恶性黑色素瘤。免疫过氧化物酶研究通常可以正确地表征这些肿瘤。

神经内分泌肿瘤

　　世界卫生组织采用与胃肠道其他部位和胰腺相同的标准来识别肛门神经内分泌肿瘤和神经内分泌癌（见胃肠道章节导言部分）；然而，肛门神经内分泌肿瘤很少见，而且鉴别肿瘤来源于肛门或直肠是困难的，因为许多研究包括这两个部位。和结直肠发生的神经内分泌癌一样，肛门的神经内分泌癌预后很差。其组织学表现与结直肠其他区域的相应肿瘤相似。根据世界卫生组织的标准，小细胞型和大细胞型神经内分泌癌可以发生；但是，在肛门，小细胞癌更多见。罕见情况，已有报道，CK20 阳性的高级神经内分泌肿瘤被认为是原发性 Merkel 细胞癌。偶尔，肛门肿瘤可以表现出不同的分化（神经内分泌、腺和 / 或鳞分化）。充分的取材将决定主要的肿瘤类型，谨慎的做法是注明肿瘤的次要成分。

其他肿瘤

　　在评估肛门肿瘤时，一些罕见的肿瘤也应该

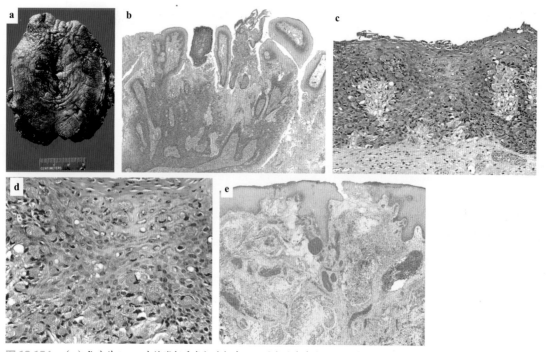

图 12.154　（a）乳房外 Paget 病的腹部手术切除标本，肛周皮肤有多发大小不等的结节；（b）受累皮肤 / 鳞状黏膜可能显示乳头状增生，肿瘤细胞轻度着色、鳞状上皮间有细胞外黏液；（b, c）在该区域，黏膜平坦但角化过度；上皮间可见印戒细胞特征的单个肿瘤细胞浸润；（d, e）肿瘤浸润固有层

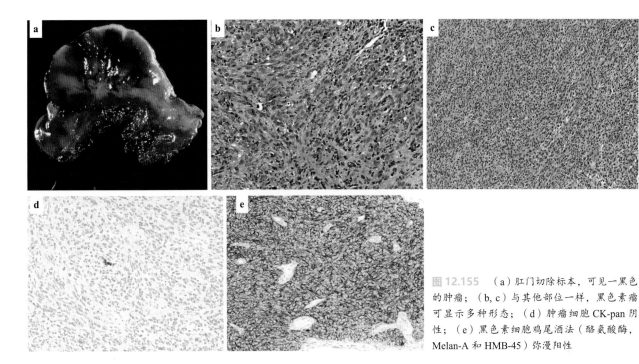

图 12.155　（a）肛门切除标本，可见一黑色的肿瘤；（b，c）与其他部位一样，黑色素瘤可显示多种形态；（d）肿瘤细胞 CK-pan 阴性；（e）黑色素细胞鸡尾酒法（酪氨酸酶，Melan-A 和 HMB-45）弥漫阳性

考虑到。黑色素瘤有很好的记录，约占所有肛管和肛周肿瘤的 1%~4%，占所有黑色素瘤的 0.3%（图12.155）。肛周皮肤也可发生基底细胞癌。肛门生殖器部位乳腺样腺体来源的叶状肿瘤已有文献报道。从邻近器官直接蔓延或远端转移也必须考虑。通常需要仔细评估形态学特征，了解临床病史和病变的确切位置，并进行免疫组化分析。潜在的诊断陷阱包括邻近器官（尿道、前列腺、宫颈）的肿瘤伴有异常肠型表型表达。据文献报道，发生于肛门的良性和恶性间叶源性肿瘤包括胃肠道间质瘤、平滑肌瘤 / 平滑肌肉瘤、淋巴管瘤、颗粒细胞瘤、血管瘤、脂肪瘤和横纹肌肉瘤。

其他形成肿块的病变

其他形成肿块的病变包括鳞状细胞乳头状瘤、纤维上皮性息肉（纤维息肉、肛管息肉）、炎症性（泄殖腔性）息肉、子宫内膜异位症、异位前列腺组织和软斑病。淋巴瘤也可发生（见淋巴造血系统恶性肿瘤章节）。

大体标本检查和取材

上皮内病变（鳞状上皮和腺上皮）应全部进行显微镜检查，以排除浸润性病变，并确定病变大小（分期）。鳞状上皮病变通常采用放疗或化疗治疗，只有对放化疗无反应或复发的患者接受手术治疗，手术方式包括经肛门切除或经腹切除，而腺上皮肿瘤不管有无新辅助化疗 / 放疗均需手术治疗。

经肛门切除标本应根据定位（如果临床提供的话）充分取材。经腹会阴切除标本通常需要了解近期或新辅助化疗的情况。如果经过预处理且没有明确的肿瘤残留，则可能需要将瘤床完全取材包埋，并记录瘤床与最近切缘的距离（涂墨或其他技术）。否则，如果肿瘤非常明显，则需要取材记录肿瘤大小（分期所需）、肿瘤消退分级 / 评估、与切缘的关系，以及识别与预后相关的因素（神经侵犯、淋巴管血管侵犯、分级等）。

分期

最近 AJCC 有了更新。肛门及肛周起源的癌（鳞状细胞癌、腺癌和神经内分泌癌）均采用肛管肿瘤章节中癌的分期标准。最新版本中肛门癌分期的变化包括解剖标志和区域淋巴结位置的界定和淋巴结转移类别的重新分类。

对于会阴病变的分期和治疗，肿瘤定位为外阴、肛门或肛周是很重要的。发生于外阴并延伸至肛门的癌应归类为外阴癌，发生于肛门黏膜远端并延伸至会阴的癌应归类为肛周癌。会阴病变无明确边界的应根据临床表现进行分类。术语"会阴偏向外阴"和"会阴偏向肛周"是可以接受的。在区分肛管和肛周肿瘤时，需要结合临床医师提供的信息。对臀部轻轻牵引不能完全看到的肿瘤（任何肛管上皮类型）应解释为"肛管癌"，而那些来自鳞状上皮黏膜或皮肤且完全可见（或位于肛门 5 cm 范围内）的肿瘤

被视为"肛周癌"。T 分期包括 HSIL 等同于 Tis，侵袭性肿瘤根据大小（小于 2 cm 为 T1，2~5 cm 之间为 T2，大于 5 cm 为 T3）。无论肿瘤大小，侵犯邻近器官的肿瘤被归为 T4。N 分期因肿瘤涉及部位不同而不同［腹股沟、肠系膜或髂内淋巴结（N1a）、髂外淋巴结（N1b）、髂外淋巴结和任何 N1a 淋巴结］分开。与大多数部位一样，M 分期根据有无远处转移而定。

第十三章　肝脏肿瘤

Tumors of the Live

原著　Jorge Albores-Saavedra　Donald E. Henson　David S. Klimstra
译者　刘　倩
审校　周伟洵　周　星

第一节　肝脏肿瘤

肝脏组织学

根据 Rappaport 的定义，肝脏的解剖学和功能单元是肝小叶或肝腺泡。后者是规则的三维结构，其中血液从中轴部（由汇管区的终末小静脉和小动脉组成）流出，进入肝血窦，并排入末梢周围的数条终末小静脉。相比之下，肝小叶由中央小静脉和肝细胞索放射延伸到周边的数个汇管区组成。因此，从二维水平来看，肝腺泡包括了数个毗邻肝小叶的区域。肝小叶分为三个区域，即小叶中央区、中间带和汇管边缘区，仍被认为是比较方便的定位方法。肝腺泡分为 1 区、2 区和 3 区，这些区域的血氧含量依次降低，而对局部缺血、毒性或药物性损伤的敏感性逐渐增加。1 区的肝细胞最接近汇管区，相当于经典小叶的汇管边缘区；2 区对应于小叶的中间带；3 区对应于数个肝小叶的中央区。

肝细胞排列呈板状，成人肝板厚度为一层细胞，并被肝血窦分隔开，肝血窦使血液从门脉流向终末肝小静脉。围绕终末肝小静脉，肝细胞呈现更规则的放射状。毗邻汇管区的肝细胞结合在一起，形成一个明确的边缘，称为界板。

在 5~6 岁的儿童中，肝细胞是均匀的，排列呈两层细胞厚度。单个肝细胞是一个边界清楚的胞膜明显的多边形上皮细胞，可分为三个特化区域：底外侧面（占总表面积的 70%），朝向肝血窦；胆小管面（占总表面积的 15%），与构成胆小管的细胞间隙相接触的部分；外侧面（15%）朝向细胞间隙的其余部分。每个区域具有不同的分子、化学和抗原组成和功能。肝细胞的细胞核位于中央且呈圆形，并包含一个或两个核仁。由于线粒体丰富，肝细胞的胞浆呈嗜酸性。细胞浆中也存在丰富的糖原。汇管区周围肝细胞核内糖原聚集，故胞核呈空泡状，这在青少年和年轻人中很常见。在成年人中，这种现象可能很明显，比如糖尿病、葡萄糖耐受不良、Wilson 病（肝豆状核变性）和胰腺癌。

窦壁细胞包括内皮细胞和 Kupffer 细胞。Kupffer 细胞具有豆形核和具有星形延伸的肥胖的胞体。星形细胞很难与窦壁细胞区分开。它们是特化的静止期成纤维细胞，可以储存脂肪和维生素 A，并产生肝细胞生长因子和胶原蛋白。肝星形细胞是肝脏受损时主要的纤维化细胞类型。

多年来，pit 细胞被光学显微镜忽略了。在电子显微镜下，它们具有神经内分泌样电子致密颗粒和核心囊泡，提示内分泌分化。然而，最近的研究表明，pit 细胞含有许多溶酶体，因此不是内分泌细胞，而是大颗粒淋巴细胞，具有自然杀伤细胞活性。pit 细胞附着在内皮上，有时它们与 Kupffer 细胞接触。

汇管区

每个汇管区包含一个胆管、数个胆小管、一个肝动脉分支、一个门静脉分支和嵌入结缔组织的淋巴管。汇管区通常包含一些淋巴细胞、巨噬细胞和肥大细胞，但没有中性粒细胞和浆细胞。

第二节　胆管良性肿瘤和瘤样病变

Von Meyenburg 复合体

VonMeyenburg 复合体是一种先天性异常，通常是偶然发现的。为多发小结节（小于 5 mm），位于肝组织内靠近汇管区的部位，并由不同数量的胆管样结构伴玻璃样变性间质构成。胆管成分通常扩张或呈囊性，其腔内可含有胆汁（图 13.1）。Von Meyenburg 复合体可能与成人多囊性肾疾病和 Caroli's 病相关。可借助 MRI 进行术前诊断，但明确诊断需要组织学检查。基于分子异常，最近有报道称 VonMeyenburg 复合体具有恶性潜能，我们不同意这种观点。

孤立性胆管囊肿

与多结节性囊腺瘤相比，孤立性胆管囊肿（SB-DCs）缺乏卵巢样间质，但两种病变均具有相似的被覆上皮。SBDCs 发生在各个年龄段，但儿童罕见。大多数患者无症状。黄疸是一种不常见的症状。囊肿扭转、破裂或出血均会导致急性腹痛。超声或 CT 检查可以确定诊断或高度怀疑该肿瘤。

大体特征

SBDCs 肝脏右叶比左叶更常见。罕见发生于镰状韧带。内壁光滑、粉红色。较大的囊肿可能含有大量透明液体，可以局灶黏液变性。如果囊肿与胆管连通，则可能是血性液体或表现为胆汁的颜色。

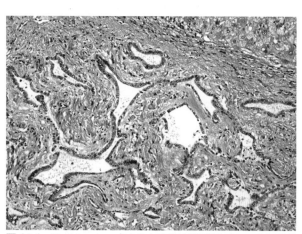

图 13.1　Von Meyenburg 复合体由不规则的胆管组成，一些胆管扩张并埋陷在纤维间质中

镜下特征

纤维性囊壁，被覆单层无异型性的扁平、立方形或柱状胆管型上皮，其下为基底膜。囊肿可继发恶性肿瘤，尤其是腺癌、鳞癌或类癌。

胆管腺瘤（胆管周腺体错构瘤）

定义

胆管腺瘤，也被称为胆管周腺体错构瘤，是一个小的边界清楚的病变，由类似肝内胆管的管状结构组成，表达 CK7 和 CK19（图 13.2 和 13.3）。它们通常是因结肠癌、胰腺癌或其他任何病理情况做腹部手术时的偶然发现。因此，它们可能与转移性腺癌混淆。根据我们的经验，当肝硬化背景上发生胆管腺瘤时，它们会更富于细胞，与高分化胆管癌极其相似（图 13.4）。大多数患者是成年男性，罕见于儿童。

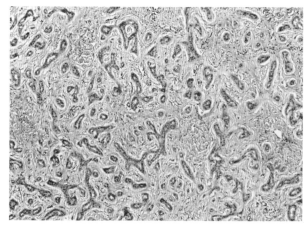

图 13.2　胆管腺瘤：肿瘤由与肝内胆管相似的众多结构组成，这些结构容易形成分支并被纤维组织分隔

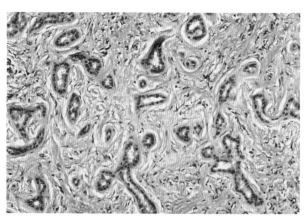

图 13.3　胆管腺瘤：图 13.2 肿瘤的高倍放大。管状结构被覆单层立方细胞，还可以看到少细胞的纤维性间质

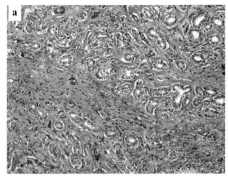
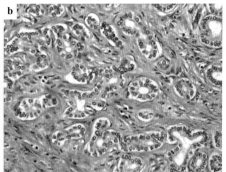

图 13.4　发生在肝硬化肝的胆管腺瘤。（a）与传统的胆管腺瘤相比，细胞更丰富，纤维间质更少；（b）图 13.4a 的高倍放大图像，该区域具有更多的细胞，内衬的上皮细胞显示轻微的细胞学异型性。由于这些特征，它可能与高分化胆管癌混淆。与图 13.37 作比较

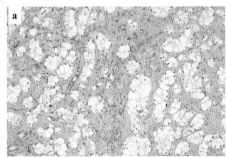
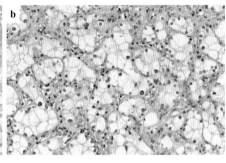

图 13.5　非典型透明细胞型胆管腺瘤。（a）管状结构界限不清，周围衬有透明细胞质的透明细胞，也可见到透明细胞巢，纤维间质分隔管状结构；（b）高倍放大图像，细胞核染色质深染，大小和形状不一

大体特征

超过 80% 的胆管腺瘤为孤立性结节性病变，近 16% 为多发性。大小 ≤ 10 mm，边界清楚，但没有包膜。结节为灰色或棕褐色，质韧。

镜下特征

胆管腺瘤由通常有分支的类似于肝内胆管的管状结构组成（图 13.2）。管腔内无胆汁，但可含有少量酸性黏蛋白（图 13.3）。小管衬有一层单层的立方形或柱状细胞，它们位于基底膜上。细胞核位于基底部，缺乏非典型性或核分裂。腺瘤的中央常见间质纤维化。腺瘤确实可以发生恶性转化，但需排除其他恶性肿瘤。

免疫组织化学

胆管腺瘤 CK7、CK19 和 CEA 阳性，还表达 MUC6（94%）、MUC5AC（90%）、TFF2（80%）、抗原 D10（67%）、IF6（61%）和不同程度的 MUC（100%）。最近，有人提出胆管腺瘤是一种局部修复性反应，相当于前肠幽门腺化生的功能。

非典型胆管腺瘤，透明细胞型

非典型胆管腺瘤，透明细胞型，是一种极为罕见的肝脏良性肿瘤。自 2001 年 Albores-Saavedra 等人对其进行描述以来，只有一例发生在弥漫性脂肪变性肝脏的病例报道。与传统的胆管腺瘤相似，透明细胞型胆管腺瘤发生在成人，是小囊状结节，直径 ≤ 10 mm。楔形活检后随访，患者没有出现复发或转移。

镜下特征

这种极为罕见的胆管腺瘤亚型无一例外的由边界清楚的透明细胞组成。肿瘤细胞排列呈小管状或形成小巢，后者有可能也是管状结构，其管腔被透明细胞的丰富胞浆掩盖（图 13.5）。小巢基底部基底膜 PAS 阳性，有时有小的中央管腔。内陷的胆管部分衬覆透明细胞。透明细胞的核呈圆形或卵圆形，染色质深染，核仁不明显。无核分裂。尽管肿瘤边界清，但偶尔肿瘤会侵犯邻近的肝实质。可能有轻微的硬化。Ki-67 增殖指数 0%~2%，为低增殖活性。肿瘤细胞表达 CK7、p53、EMA 和 CEA。

透明细胞型非典型胆管腺瘤应与肝内胆管癌透明细胞型和转移性的来自多个解剖部位（尤其是肾脏）的透明细胞癌鉴别。

与透明细胞型胆管腺瘤相比，透明细胞型胆管癌的细胞更大，细胞异型性更大，核分裂增多，通过免疫组化 Ki-67 标记的细胞增殖指数更高。此外，由于

切除范围有限，胆管癌可能会复发和转移。

与透明细胞型胆管腺瘤相比，转移性透明细胞型肾细胞癌肿瘤细胞更大，细胞异型性更明显，核分裂活性更高。此外，透明细胞型肾细胞癌与透明细胞型胆管腺瘤免疫组化表达不同。

第三节　良性肝细胞肿瘤和瘤样病变

肝细胞腺瘤（HCA）
定义

HCA 是一种罕见的良性肿瘤，发生于非硬化肝脏，由与正常肝细胞非常相似的细胞组成。当患者出现多个腺瘤（＞10 个）时，将使用术语肝腺瘤病。

HCA 常见于口服避孕药的年轻女性。流行病学病例对照研究发现，长期使用口服避孕药者年发病率为（3~4）/100 000，但非使用者或使用口服避孕药＜2年的妇女的年发病率仅为百万分之一。低剂量口服避孕药的使用已导致 HCA 发生率降低。HCA 也与其他类固醇激素，包括非避孕雌激素和合成代谢 / 雄激素类固醇的使用相关。男性、儿童和未使用口服避孕药的女性也有 HCA 的报道。

与 HCA 相关的其他疾病包括糖原贮积病，尤其是 1a、Ⅲ 和Ⅳ 型。具有这些遗传异常的患者可能会有多个腺瘤。患有常染色体显性遗传家族性糖尿病的患者，即年轻的 3 型或 MODY3 型糖尿病患者，也会出现多发腺瘤。已经发现这些患者具有 TCF1 基因的胚系突变，该基因编码肝细胞核因子 1a（HNF1a），后者是控制众多基因的转录因子。35%~50% 偶发性或与激素类避孕药相关的 HCA 中也发现了 HNF1a 失活的体细胞突变。缺乏 HNF1a 突变的腺瘤可能存在导致 β-catenin 活化的基因突变。

临床特征

大多数 HCA 发生在长期使用避孕药的 20~39 岁的年轻女性。偶尔，肿瘤也发生于儿童、男性和非育龄期女性。少数 HCA 是偶然发现的。其余是有症状的，包括腹部肿块、轻微腹痛和急性腹痛（30%~40% 病例），后者是由于肿瘤内出血或肿瘤破裂出血，血液进入腹腔导致的。怀孕是公认的肿瘤破裂的危险因素。

腹腔出血是 HCA 的最严重并发症，通常需要紧急手术，并可能导致20% 的患者出现循环衰竭和死亡。建议对所有 HCA 进行手术治疗。但是，如果患者停止服用激素，类固醇相关的腺瘤可能会消退，而与糖原贮积病相关的 HCA 可能会通过饮食疗法消退。患有不可切除的肿瘤或多发性肝腺瘤的患者已有成功进行肝移植治疗的报道。恶性转化很少发生，在组织学上，特别是针芯活检，很难或不可能做出诊断。

大体特征

HCA 通常是黄色至棕色的单发结节。与合成代谢雄激素治疗和糖原变性相关的腺瘤通常是多发的。大多数 HCA 边界清，但无包膜，大小 5~15 cm。罕见情况下，腺瘤占据整个肝叶，可达 25 cm。一些肿瘤由于出血或梗死呈红色，而产生胆汁的肿瘤可呈绿色（图 13.6a）。

镜下特征

HCA 由类似正常肝细胞的细胞组成，这些肿瘤细胞排列成带状和网状，网状纤维支架保留，没有腺泡结构和门间隙（图 13.6 b~d）。与使用类固醇避孕药相关的腺瘤通常表现为假腺腔形成，中央小管内充满胆汁。使用类固醇避孕药相关的腺瘤中可见多灶黑斑。与糖原贮积病相关的腺瘤与相邻肝组织相比，糖原较少。在一些腺瘤中，可以看到脂肪变性、胆色素沉积和局灶性炎症浸润（图 13.6e）。

分子分型

HCA 中检测到的分子异常揭示了肿瘤的异质性。根据诊断性免疫细胞化学标记制定了 HCA 的分子分型，这在世界范围内具有里程碑式的意义。根据此分类，HCA 分为四个主要亚型。

HNF1A 失活型 HCC（H-HCA）

该组分类是根据肿瘤细胞的突变机制使 HNF1A 基因发生体细胞失活而定义的，占 HCAs 的 30%，HNF1a 是控制肝细胞代谢的转录因子。大多数 H-HCA 有不同程度的巨泡性脂肪变性，并且没有与代谢综

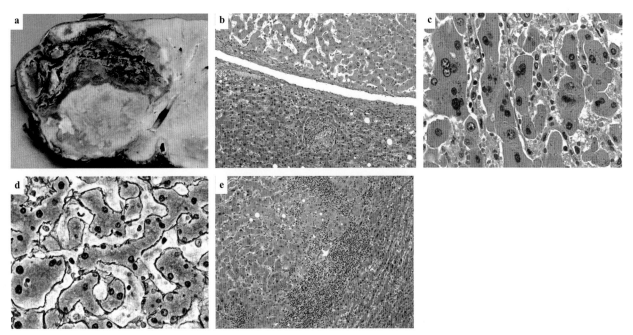

图 13.6　肝细胞腺瘤。（a）肿瘤边界清、绿色，并伴有大量出血。出血灶是由肿瘤出血引起的。（b）腺瘤（上半部分）可见肝窦扩张，与正常肝脏（下半部分）分隔开。（c）肿瘤的高倍镜。肝细胞呈条索状排列，有些细胞包含两个或三个核，可见胆色素。（d）网状纤维染色显示其轮廓。（e）在腺瘤与正常肝组织之间可见淋巴细胞聚集性浸润

合征相关的非典型肝细胞。在一个等位基因中带有胚系 HNF1 突变的患者中会出现一些肿瘤，这与成熟型 3 型糖尿病（MODY3）相关。在这种情况下，腺瘤会经历第二次体细胞突变，从而使肿瘤性肝细胞中的第二个等位基因失活。HNF1A 胚系突变的患者易发展成肝腺瘤病。由于 HNF1A 突变，通常在正常肝脏中表达的与脂质运输有关的肝脏脂肪酸结合蛋白（LFABP）的表达在 H-HCA 中有特定的下调（准确性为 100%），并作为识别 H-HCA 的关键指标。

炎症型 HCA（I-HCA）

这一组是炎症型腺瘤，占所有 HCAs 的 40%~50%。这些患者常有炎症综合征、肥胖和饮酒。这些 HCAs 形态多样性更明显。它们可能显示假胆管、导管上皮增生、肝窦扩张、动脉营养不良和炎细胞浸润。偶尔发生脂肪变性。这些肿瘤的主要特征是 JAK/stat 通路的激活。肿瘤还显示血清淀粉样蛋白 α（SAA）和 C 反应蛋白（CRP）的过表达，这是急性炎症中由 STAT3 诱导的炎性细胞因子和趋化因子驱动的两种蛋白。已经报道了五种不同的分子驱动器，即 IL6 诱导剂（编码 gp130，在 60% 的 I-HCA 中发

生突变）、FRK（10%）、STAT3（5%）、GNAS（5%）、JAK1（1%）。每个突变都是互斥的，80% 的 I-HCA 都涉及这 5 个突变基因。CRP 和 SAA 是识别这种特殊类型腺瘤的关键指标。

β-catenin 激活型 HCA（β-HCA）

第三组是 B-catenin 激活的 HCA（β-HCA），约占所有 HCAs 的 10%~15%。女性和男性发病比例相同，一些患者有先天性代谢性疾病。形态上，这些腺瘤具有结构和肝细胞的非典型性，但诊断肝癌证据不足。编码 β-catenin 的 CTNNB1 基因突变位于 3 号外显子的热点。β-catenin 突变不伴随 HNF1A 突变，但一半的 B-HCA 也具有炎症性，主要特征是 gp130 或 GNAS 突变。β-catenin 突变是腺瘤恶变为 HCC 的高风险。β-HCA 显示出 GLUL（编码 GS）的强表达，这是定量逆转录聚合酶链反应分析所揭示的靶基因。β-catenin 和 GS 免疫组化是 β-HCA 的诊断指标。

β-HCAs 的特征性表达是：GS 的均质非地图样胞浆强表达以及 β-catenin 的细胞核和细胞质表达。7 号、8 号外显子的 β-catenin 突变其他热点也已经报道。此类病例的免疫组织化学 GS 呈微弱且斑驳状的表达，

而 β-catenin 却没有核表达。作为 β-catenin 突变翻译的产物，β-catenin 核染色和 GS 过表达具有绝对的特异性，但敏感性欠佳（75%~85%）。

未分类型 HCA（U-HCA）

约占所有 HCA 的 10%。这类肿瘤的识别需要排除其他亚型的标准特征。其潜在发病机制仍不清楚。

病理学家在切除的标本或穿刺活检中使用分子分型。翻译产物如 LAFBP、β-catenin、GS、SAA 和 CRP 已被用作支持腺瘤亚型诊断并与 FNH 鉴别。

鉴别诊断

主要的鉴别诊断是高分化肝细胞性肝癌。实际上，HCA 与高分化肝细胞性肝癌鉴别很困难，甚至是不可能的，尤其是在针芯穿刺活检中。梁状生长模式、细胞异型性、偶见核分裂支持癌的诊断。在硬化肝中发生的 ≥ 5 cm 且细胞学上轻微异型的肿瘤应被视为高分化肝细胞性肝癌。但是，腺瘤偶尔会出现大细胞异型增生，不应将其视为恶性肿瘤的证据。腺瘤可能显示大泡和微泡脂肪变性以及含有透明小体的细胞。

肝腺瘤病

大多数肝腺瘤病患者有 4~10 个以上的腺瘤。这种病变在男性和女性中都发生，并且与口服避孕药无关。多数肝腺瘤病无症状，出血是常见并发症。

局灶性结节性增生（FNH）

定义

由增生肝细胞组成的瘤样病灶，被纤维组织分隔呈结节状，并可见中央或偏心的星状疤痕。纤维间隔中可见异常的厚壁血管，特别是动脉；瘢痕之间和肝细胞结节的周围可见小胆管。FNH 占所有肝肿瘤比例达 8%。

临床表现

FNH 最常见于成年女性，儿童罕见报道。大多数 FNH 病例是腹部手术时偶然发现。只有 20% 有症状，尤其是大的，可能会触诊到。与肝细胞腺瘤相比，FNH 与使用类固醇性避孕药无关。大多数作者认为异常血流是重要的发病机制。

如果肿瘤单发，FNH 可能与肝脏血管瘤或肝腺瘤有关。多发时，FNH 可与肝血管瘤、脑膜瘤、星形细胞瘤、脑毛细血管扩张、动脉瘤和门静脉扩张共存。一些作者提出，这代表了一种由潜在的系统性的血管发育异常引起的新的综合征。FNH 和 FNH 样病变也与其他血管异常有关，例如遗传性出血性毛细血管扩张症（Rendu-Osler-Weber 病）和先天性门静脉缺失。在 Budd-Chiari 综合征和较罕见的血管病变中，也有 FNH 和大的再生结节 /FNH 样病变的报道。

罕见情况下，FNH 患者伴有门静脉高压症。但是，肝功能检查是正常的。术前 FNH 常通过 CT、超声或 MRI 诊断。偶尔，在胆囊切除术中发现 FNH 病例。

大体特征

FNH 通常是单发结节性病变（80%），但也可以多发。它最常见于右叶而不是左叶。大多数 FNH 最大直径 ≤ 5 cm。约 15% 的病例病变大小 5~12 cm。大体检查，FNH 是边界清、无包膜的多结节性病变，表面有明显的血管（图 13.7）。但是，大约 8% 的 FNH 具有假包膜。结节大小不一，呈棕色至黄褐色，与相邻的肝实质不同。FNH 最典型的大体特征是中央或偏心的星状疤痕把肝脏实质分隔成多个小结节。

镜下特征

镜下，FNH 显示出厚度不一的纤维间隔，该间隔经常延伸进入星状疤痕。它包含许多血管，包括动脉和静脉，前者由于动脉内膜增生而壁厚不规则，平滑肌增生伴有弹力纤维破裂。静脉通常无组织学异常。在肝细胞增生结节的周围可见导管，而不是

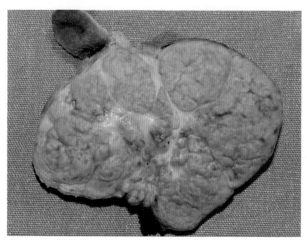

图 13.7 局灶性结节性增生：病灶界限清楚，并显示特征性中央疤痕和结节状外观

胆管（图 13.8~13.11）。邻近纤维间隔的肝细胞常见慢性胆汁淤积。

分子特征

FNH 是一种结节性多克隆瘤样病变，不会发生出血或恶性转化。使用 HUMARA 测试进行的克隆分析表明，在 50%~100% 的 FNH 病例中，肝细胞具有反应性多克隆性。与正常肝、硬化肝和其他肝肿瘤相比，血管生成素基因（ANGPT1 和 ANGPT2）的信使 RNA（mRNA）表达水平与 ANGPT1/ANGPT2 发生了改变。这些数据支持血管改变在 FNH 发病机制中的重要作用。已经证明，FNH 中发生无突变的 β-catenin 的非克隆激活，导致肝细胞增生和再生。β-catenin 似乎由于血管周围缺氧而被激活，调节细胞再生和增生。

异型增生结节（DNs）

与大细胞异型增生相反，异型增生结节被认为是大量肝细胞癌的前驱病变。DNs 发生在硬化肝中，显微镜下病变明显且比邻近的肝硬化结节体积大，并可通过影像学检查发现。

异型增生结节可以是单发或多发，最大直径 < 15 mm。组织学上，它们应与无异型增生的大的再生结节和早期肝细胞性肝癌鉴别。实际上，将高级别异型增生性结节从早期肝细胞癌中鉴别出来几乎是不可能的。高级别异型增生性结节由小细胞组成，核染色质深染核膜不规则。细胞板不超过四个细胞厚度。结节内通常存在门脉，并且经常看到 Mallory 小体。

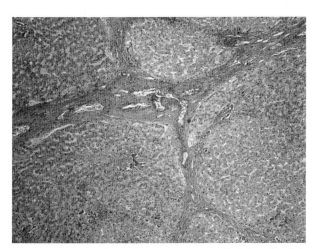

图 13.8　局灶性结节性增生：病变被纤维间隔分为多结节，其中包含异常血管

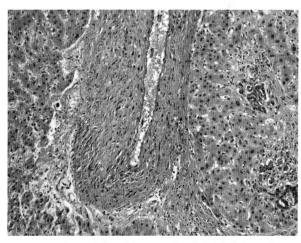

图 13.10　局灶性结节性增生：可以看到厚壁的中等大小血管

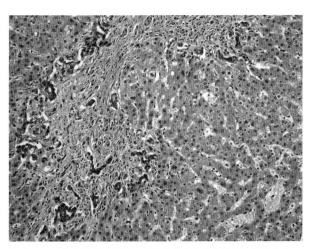

图 13.9　局灶性结节性增生：小胆管增生附着在结节和纤维条索内

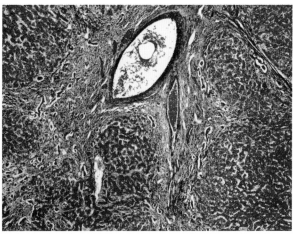

图 13.11　局灶性结节性增生：三色染色显示纤维化疤痕、异常血管和肝细胞增生结节

第四节　恶性肝细胞肿瘤

肝细胞癌

总体特征

肝细胞性肝癌（HCC）是世界上第六大常见的癌，并且是癌相关死亡的第二大主要原因。它也是成年人肝脏最常见的恶性肿瘤。但是，HCC 很少见于青少年和儿童。在所有年龄段中，男性发病率均高于女性，并且随着年龄的增长，发病率也会增加。在美国，由于丙型肝炎和与脂肪肝相关的肝硬化的发生率上升，从 1973 年到 2013 年，男女中 HCC 的发生率逐渐增加（图 13.12）。肝癌的发病率及其与病毒感染和接触化学药物的关系存在显著的地域差异。HCC 通常与慢性病毒性肝疾病（尤其是肝硬化）有关，很少与化学致癌物暴露和代谢紊乱相关。因此，肝硬化被认为是肝癌发展的主要危险因素。肝硬化患者发生肝癌的比率为每年 2%~4%。在早期阶段，这通常是一个偶然发现。例如，在肝硬化而移植的肝中，肝细胞癌通常 1~5 cm 或更小。同样，对慢性病毒性肝炎或肝硬化患者的监测已使许多肝细胞癌能够早期发现。然而，大多数处在肿瘤晚期和难以治疗的肝癌患者仍受到临床关注。

临床表现

由于肝癌早期通常无症状，因此其临床表现通常会延迟到成功干预时间之外。通常表现出潜在肝硬化的症状和体征。肝脏中明显的肿块可能无法触及。症状体征包括可触及或不可触及的肝脏肿块、腹痛、体重减轻、疲劳、黄疸和腹水。

大体特征

我们遇到的最小的肝细胞癌是在肝硬化而行移植的肝中偶然发现，或者慢性肝病患者进行监测发现肿物而切除的（图 13.13 和 13.14）。在这种情况下，HCC 表现为界限清晰的结节，大小 1.5~5 cm。通常会出现小的卫星结节。随着时间的推移，整个肝脏会出现多个结节，酷似转移癌（图 13.15）。HCC 也可能是单发大的肿块，灰白色或黄色。当肿瘤产生胆汁时，呈绿色（图 13.16）。门静脉和肝静脉可能含有癌栓。肝内胆管侵犯不常见，但可导致胆道梗阻。有包膜的 HCC 比无包膜的 HCC 生长慢，并且似乎具有更好的预后。

镜下特征

高分化肝细胞癌肿瘤细胞类似正常肝细胞，细胞异型性很小、分裂活性低。因此，与肝细胞腺瘤鉴别困难。看到明确的小梁结构、肝板数层细胞厚并有内

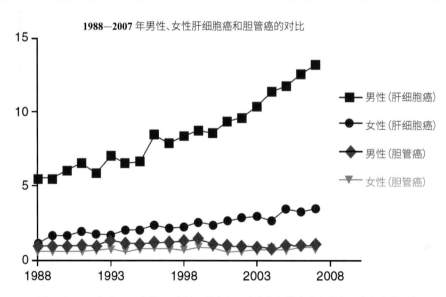

图 13.12 根据 SEER 项目，从 1988 年到 2007 年的 20 年间，男女肝细胞癌和胆管癌的发病率。发病率是指每 100 000 人口中的病例数。在男性和女性中，肝细胞癌均比胆管癌更为常见。另外，肝细胞癌的发病率男性比女性增长快，同时，男性和女性胆管癌的发病率并未增加

皮细胞衬覆，强烈支持 HCC（图 13.17 和 13.18）。其他 HCC 呈中分化，并呈假腺样结构（图 13.19）。腺样结构小至中等大小，内含嗜酸性物，由单层立方或矮柱状细胞构成。HCC 的肉瘤样变异型，低分化梭形细胞为主要成分（图 13.20 和 13.21）。当存在软骨、骨和骨骼肌等异源成分时，我们建议使用术语癌肉瘤（图 13.22~13.25）。HCC 的其他组织学亚型包括巨细胞亚型，以破骨巨细胞样细胞为主。该肿瘤应与含有破骨巨细胞（透明细胞型）的肿瘤分开，后者由于脂肪或糖原沉积而肿瘤细胞胞浆透亮（图 13.26 和 13.27）。这些肿瘤细胞中有大小不一的脂肪和糖原。HCC 中可能有其他胞浆结构包括胆汁、Mallory 体、α1- 抗胰蛋白酶小球、纤维蛋白体和 Dubin-Johnson 色素。HCC 伴有大量硬化性间质，被称为硬化型。混合成分的 HCC 很常见。血管浸润常见。纤维板层型癌是一种特殊类型的肝细胞癌，接下来描述。

肝活检

最准确的诊断方法是经皮肝穿刺活检，如果有肿块，近 90% 的病例可穿刺到 HCC。显然活检组织是否满意取决于肿瘤的位置。通常建议对肝硬化和非肝硬化但有实性肿块的患者进行活检。

免疫组化

免疫组化染色（例如 Hep-Par 1 和 AFP）无法鉴别肝细胞腺瘤或增生性结节与肝癌。Hep-Par 1 是一种单克隆抗体，可与肝线粒体的尿素循环酶氨基甲酸酯磷酸合成酶发生反应，大多数肝脏病例呈典型颗粒状着色。它也可与肾小管和肠上皮的线粒体反应。因此，Hep-Par 1 不是肝细胞的特异性标记。约 90% 的高 - 中分化肝细胞癌、40% 的胆管癌和转移性腺癌 Hep-Par 1 阳性。原发性胃的肝样癌和胆囊腺癌也表达 Hep-Par1。大多数 HCC 患者的血清 AFP 升高，但免疫组化 AFP 不是敏感的标志物。此外，生殖细胞肿瘤也表达 AFP，因此缺乏特异性。

遗传学异常

绝大多数 HCC 为非整倍体，并有不同的遗传异常，从整个染色体臂的获得或缺失到点突变。有趣的是，尽管慢性肝炎或肝硬化的改变与 HCC 中观察到的改变不同，但增生性结节的分布与高分化的

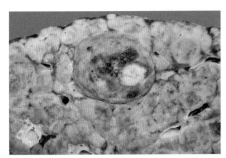

图 13.13　肝细胞癌。肿瘤发生在大结节性肝硬化基础上。比肝硬化结节大，边界清，呈绿色和白色，伴有局灶性出血

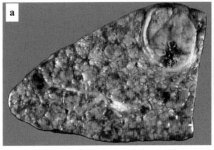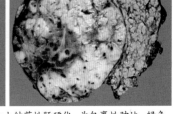

图 13.14　肝细胞癌。（a）肿瘤起源于大结节和小结节性肝硬化，为包裹性肿块，绿色，比肝硬化结节大；（b）癌组织边界清，多结节，浅黄色，伴有局灶性出血。肿瘤结节的颜色与大、小结节性肝硬化的颜色不同

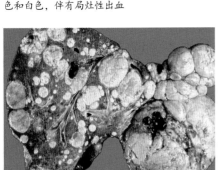

图 13.15　肝细胞癌：肿瘤呈多结节，累及两个肝叶；结节大小不一，有些呈绿色

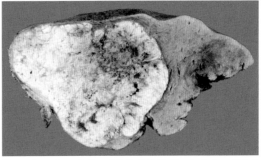

图 13.16　肝细胞癌：癌组织边界清楚，灰白色，发生在非硬化肝脏背景上

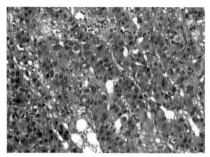

图 13.17　高分化肝细胞癌：肿瘤呈条索状和小梁状生长，由轻度核异型的肝细胞组成

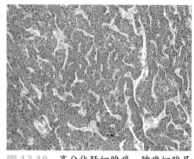

图 13.18　高分化肝细胞癌：肿瘤细胞呈梁状、正弦波样结构，细胞轻度异型

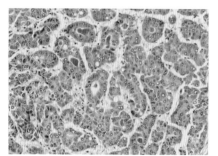

图 13.19　肝细胞癌：假腺样结构，在该肿瘤中可见含有胆色素的腺样结构

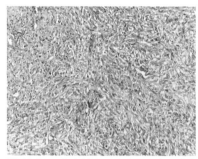

图 13.20　肉瘤样肝细胞癌：肿瘤细胞呈梭形并呈束状生长

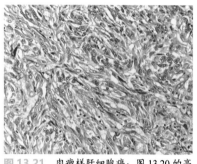

图 13.21　肉瘤样肝细胞癌：图 13.20 的高倍放大图像，肿瘤局灶呈席纹状结构

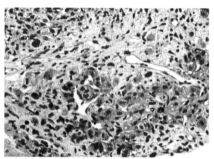

图 13.22　肝癌肉瘤：肝细胞癌和肉瘤成分均清晰可见

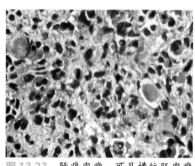

图 13.23　肝癌肉瘤：可见横纹肌肉瘤成分

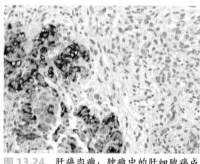

图 13.24　肝癌肉瘤：肿瘤中的肝细胞癌成分 Hep-Par 1 阳性

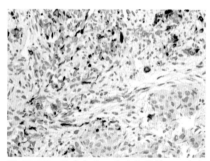

图 13.25　肝癌肉瘤：肿瘤中的横纹肌肉瘤成分 Desmin 阳性

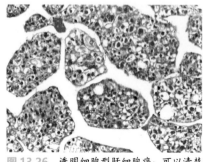

图 13.26　透明细胞型肝细胞癌：可以清楚地看到小梁和肝血窦样结构，许多肿瘤细胞胞浆含有空泡

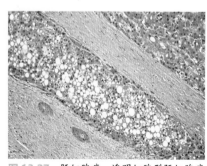

图 13.27　肝细胞癌：透明细胞型肝细胞癌显示血管浸润

HCC 非常相似。随着肿瘤的进展，大的低分化肿瘤会出现新的异常。常见 1p、4q、6q、8p、9p、13q、16p、16q 和 17p 缺失，1q、6p、8q 和 17q 扩增。这种遗传异质性可以反映出不同病因的作用。例如，在某些研究中，已显示 10q 与 HCV 阳性病例显著相关，而在大多数 HBV 分离的 HCC 病例中观察到 4q 和 16q 的缺失以及 11q 的扩增。但是，无论病因如何，在 HCC 中都观察到了大多数染色体异常。最近研究显示，RB1、p53 和 Wnt 通路通常在不同病因的 HCC 中受到影响。在充分发展的肝癌中，经常观察到 13q12~14 位点缺失，这些位点包含 RB1、LEU1 和 BRCA1，这些是众所周知的癌基因。总之，肝癌的发生是一个涉及不同分子路径的多步骤的过程。这些不同是由于病因和宿主的遗传环境不同造成的。

预防

肝癌是第一个可通过疫苗接种而进行预防的人类癌症，疫苗可预防 HBV 感染。1982 年安全有效的疫苗于问世，现已成为全球健康的标准政策。免疫接种始于 1984 年，1986 年已实现了全民免疫。在中国和香港等一些高发地区，肝癌的发病率一直在下降，部分与儿童接种乙肝疫苗有关。

预后和治疗

肝癌的预后不好，取决于肿瘤分期和并存的肝脏疾病。通常通过对慢性病毒性肝炎或肝硬化患者进行监测可发现 ≤ 5 cm 的小肿瘤，治愈率很高（60%~75%）。伴有肝硬化的大肿瘤预后很差。对于小肿瘤，可以进行节段性肝切除或肝叶切除术。化疗和放疗并未改善预后。经皮肿瘤消融术已成为早期但无法切除的肿瘤的首选治疗方法。

纤维板层型癌（FLC）

FLC 是肝细胞癌的一种亚型，其特征是丰富的纤维结缔组织性间质、肿瘤细胞胞浆嗜酸性颗粒状。该肿瘤具有独特的临床特征和自然病史，将其从传统肝细胞癌分离出来是合理的。

临床表现

患者平均年龄 23 岁，比普通肝细胞癌年轻。也可见于儿童和青少年。只有一小部分患者年龄超过 50 岁。该肿瘤在既往无肝病的男性中更常见。临床过程缓慢，症状包括恶心、呕吐、腹痛和体重减轻。黄疸并不常见，由于下腔静脉的侵犯而出现布加综合征的情况极为罕见。

大体特征

肿瘤边界清，但无包膜，左叶比右叶更常见。FLC 体积通常比传统肝细胞癌大。肿瘤具有中央纤维性瘢痕伴局灶钙化，类似于局灶性结节增生的小叶状或结节状外观（图 13.28a）。切面浅棕色或灰白色，但如果胆汁较多，则切面可呈绿色。非肿瘤性肝实质正常。据报道，少于 5% 的病例有肝硬化。

镜下特征

FLC 的独特的镜下特征是纤维性间质和多边形嗜酸性细胞（图 13.28b）。纤维间质厚薄不一，其中既有透明化的胶原束，也有较薄的胶原束和网状纤维，其内可见小细胞巢团和单个肿瘤细胞。肿瘤细胞也可排列成小梁状或片状。肿瘤细胞胞浆丰富，由于胞浆内有大量线粒体，故胞浆呈嗜酸性颗粒状。肿瘤性小管可含有胆汁。罕见 Mallory 小体。毛玻璃样包涵体对纤维蛋白原具有免疫活性。细胞核通常大、囊泡状，胞浆显著嗜酸性。多核细胞和核分裂不常见。免疫

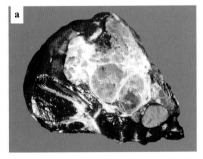

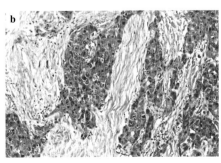

图 13.28　纤维板层型肝细胞癌。（a）发生于非肝硬化肝脏，肿瘤呈大的多结节，显示广泛的纤维条带；（b）肿瘤呈小梁状生长，小梁之间为丰富的纤维性间质。肿瘤细胞胞浆嗜酸

染色 Hep-Par 1 阳性，而 AFP 通常为阴性。FLC 表达 CK7、CK8、CK18 和 CK19。

分子病理学

与典型 HCC 相比，纤维板层型癌不显示 TP53、Wnt/β-catenin 或 survivin 的突变。最近，二代全转录组测序和全基因组测序（WGS）使 FL-HCC 发病机理有了重大突破。Honeyman 及其同事报道，在 15 个 FL-HCC 病例中，有 15 个在 19 号染色体上有一个单拷贝 400 kB 缺失，导致热激蛋白 40（DNAJB1）基因外显子 1 符合读框融合，并融合到大多数编码蛋白激酶 A 催化亚基的基因（PKA，PRKACA）。此突变已在其他几个 FL-HCC 队列中得到证实。

超微结构

最显著的超微结构特征是肿瘤细胞胞浆中存在大量"背靠背"的线粒体。线粒体显示出与 Reye 综合征相似的变化。

预后和治疗

FLC 的预后优于普通 HCC。5 年相对生存率为 56%。肿瘤分期是生存的最重要因素。特定的 FLC 患者肝移植后预后良好。

肝母细胞瘤

肝母细胞瘤是最常见的儿童肝肿瘤，它类似发育中胎儿或胚胎时期的肝，并且可能含有异源成分，例如软骨、骨和鳞状上皮。

临床表现

绝大多数肝母细胞瘤（90%）发病年龄 0~5 年。该肿瘤占 2 岁以下儿童所有肝肿瘤的 40% 以上。肝母细胞瘤在出生时超低体重儿中发病率升高。男女比例为 2∶1。儿童的肝母细胞瘤通常表现为腹部膨大、体重减轻、厌食、恶心、呕吐和腹痛，右上腹部可触及肿块。大多数患者的血清 AFP 升高。大约 5% 的肝母细胞瘤与多种先天性异常有关，包括腭裂、马蹄肾、异位肺组织、脐疝、Beckwith- Wiedemann 综合征、偏身肥大、性腺母细胞瘤、Wilm 瘤、家族性腺瘤病、Gardner 综合征等。细胞遗传学研究和比较基因组杂交表明，肿瘤细胞通常具有某些染色体异常。最常见的遗传改变涉及 2、20、1、8 和 X 号染色体。最近

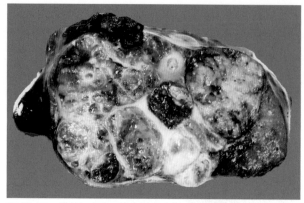

图 13.29　肝母细胞瘤：肿瘤界限清楚，由纤维分隔的结节组成。结节发白，有些伴有局灶出血（由 Sadowinsky 博士提供）

的研究表明，β-catenin 基因在大部分肝母细胞瘤中有突变。同样，偶发性肝母细胞瘤也存在错配修复缺陷和 p53 突变。

大体特征

肝母细胞瘤通常表现为大的结节性肿块，可占据整个肝叶（图 13.29）。切面可呈黄色、棕色、绿色或混合色的。

组织学特征

镜下，肝母细胞瘤可分为六种类型，四种为纯上皮型，两种为上皮和间质混合型。超过一半的肿瘤是纯上皮型的，而 44% 是的上皮和间叶混合型。纯上皮类型显示四种类型：胎儿型、胚胎型和胎儿型、小梁型和小细胞未分化型。胎儿型是由均匀一致的类似胎儿肝细胞的圆形或立方形细胞组成（图 13.30~13.32）。细胞边界清，胞浆透亮或呈颗粒状，细胞核小圆形，核染色质细腻，并见小核仁。胎儿型上皮细胞胞浆内糖原和脂质含量变化形成肿瘤"明暗相间"的模式。肿瘤呈 1~3 个细胞厚度的小梁状排列。几乎总能见到髓外造血。

胚胎型由胎儿型上皮样细胞和小的成角的细胞混合组成，形成腺泡样、腺样或假菊形团样结构。小细胞未分化型与其他儿童的小蓝细胞肿瘤类似，由非黏附性的小细胞片状排列组成。巨梁型是指胎儿型或胎儿/胚胎型上皮样肝母细胞瘤的病例，其中包含许多小梁，厚度超过 10 个细胞。

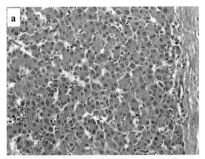

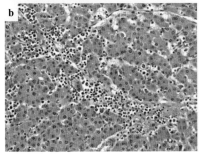

图 13.30　（a）胎儿型和胚胎型上皮样肝母细胞瘤，肿瘤细胞立方形，呈小梁状生长模式；（b）胎儿型上皮样肝母细胞瘤，可见局灶髓外造血

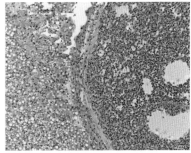

图 13.31　胎儿和胚胎型上皮样肝母细胞瘤：肿瘤细胞小圆形，可见胶样物

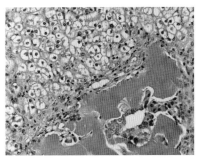

图 13.33　上皮和间叶混合型肝母细胞瘤：上皮成分由透明细胞组成，而间叶成分以骨样成分为特征，周围包绕立方型上皮细胞

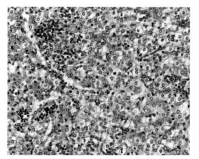

图 13.32　胎儿型上皮样透明细胞型肝母细胞瘤：大多数肿瘤细胞胞浆透亮，可见局灶髓外造血

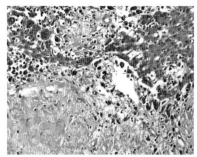

图 13.34　胎儿型上皮样肝母细胞瘤化疗后改变：可见广泛纤维化，陈旧性出血和明显的细胞核非典型性

上皮和间叶混合型肝母细胞瘤包含上皮细胞区域以及表达上皮标记的间叶成分（例如软骨和骨）区域，表明它们是化生来源，而不是真正的间叶组织（图 13.33）。其他混合型肝母细胞瘤被认为是畸胎瘤，包含骨骼肌、鳞状上皮和黏液上皮。化疗后的肿瘤通常表现出广泛的纤维化、陈旧性出血和细胞核增大（图 13.34）。

免疫组化

大多数肝母细胞瘤表达 Hep-Par 1 和 AFP。

治疗与预后

手术是治疗的选择，完全切除是治愈的唯一机会。术前化疗可提高切除的概率，并将 5 年总生存率提高到 75%。肿瘤的分期似乎是决定生存期的关键预后因素。

第五节　恶性胆管肿瘤

胆管癌

胆管癌是第二大常见的原发性肝脏恶性肿瘤。它占所有肝脏恶性肿瘤的 10%~15%。肿瘤的发生率明显低于肝细胞癌（HCC）。尽管调查表明胆管癌的发病率一直在增加，但 SEER 数据并不支持这一观点（图 13.12）。全世界范围内胆管癌的发病率似乎都在增加，尤其是在 1985 年以后。胆管癌是起源于肝内胆管的恶性上皮性肿瘤。与 HCC 相比，仅 5% 的胆管癌起源于硬化的肝脏，较少发生于丙型肝炎的肝脏。临床上，胆管癌与 HCC 和转移性腺癌类似。由于多种原因，我们不建议将胆管癌一词用于胆囊或肝外胆管中发生的恶性上皮性肿瘤。胆管癌和肝细胞癌均预后不良。

临床表现

胆管癌对男性和女性的影响相同（美国国家癌症研究所的 SEER 项目）（监测，流行病学和最终结果）。

中位发病年龄为 70~80 岁。患者年龄范围 30~81 岁。儿童极为罕见。胆管癌呈散发性，且发病隐匿。症状包括上腹部疼痛、体重减轻、腹水、疲劳、厌食和呕吐。不常见的表现包括明显的肿块和肿块破裂。胆管癌的危险因素有很多，比如 Caroli 病、孤立性胆管囊肿、成人多囊性肾病、遗传性血色素沉着病、肝外胆道闭锁、原发性硬化性胆管炎、炎症性肠病、肝结石症、原发性胆汁性肝硬化、胆结石、华支睾吸虫病、viverrini 型吸虫病，以及乙型和丙型肝炎。

大体特征

胆管癌可呈结节状或弥漫性且质硬（图 13.35 和 13.36）。肿瘤呈多结节时，与转移癌非常类似。

在胆管周围生长的胆管癌被称为胆管周围癌（图 13.35b）。当肿瘤在肝被膜下生长时，可形成脐样凹陷。坏死和出血不常见。

镜下特征

由于大多数癌与肝外腺癌类似，由管状和腺样结构构成，并且缺乏特异性的免疫组化标记物，因此它们常与转移性腺癌相混淆，胆管癌的诊断必须排除其他部位癌转移（图 13.37~13.44）。

胆管癌有很多不常见的形态学变异型，包括乳头型、透明细胞型、黏液型、鳞状型、黏液表皮样型、梭形细胞型、淋巴上皮瘤样型（图 13.45）和甲状腺样胆管癌（图 13.45~13.49）。传统的高 - 中分化胆管

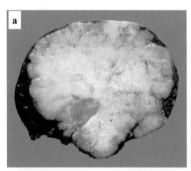
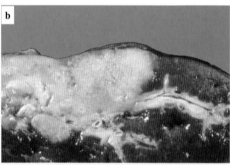

图 13.35　胆管癌。（a）肿瘤表现为边界清楚的白色结节。（b）周围型，肿瘤好像源自肝内胆管

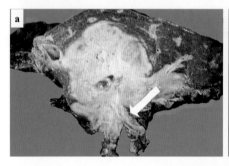
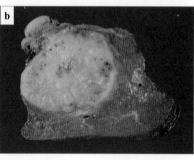

图 13.36　胆管癌。（a）肿瘤由大的灰白色至黄色结节组成，延伸到左右肝管（箭头所示）。（b）淋巴上皮瘤样型，肿瘤表现为界限清楚的白色结节

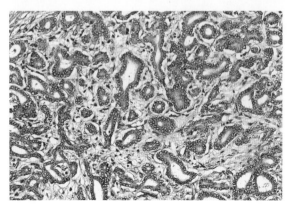

图 13.37　高分化胆管癌：肿瘤由大小不等的管状结构组成，这些结构非常类似于肝内胆管，其内纤维性间质稀少

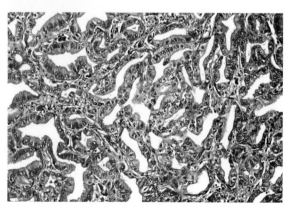

图 13.38　高分化胆管癌：肿瘤细胞密集排列，肿瘤细胞呈立方和柱状，其内纤维性间质少

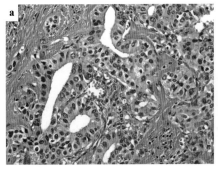

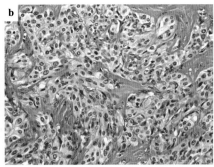

图 13.39　中分化胆管癌。（a）由中度异型的立方型细胞组成。（b）肿瘤呈巢状和实性条索结构，与图 a 所示为同一肿瘤

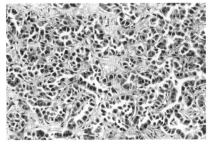

图 13.40　中分化胆管癌：肿瘤细胞边界不清，呈立方或柱状，细胞异型性明显

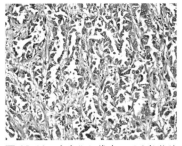

图 13.41　中分化胆管癌：可见拉长的肿瘤性腺管，并形成分支，腺管被覆立方或柱状上皮细胞，细胞重度异型

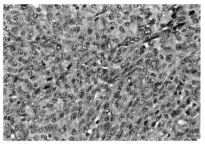

图 13.42　低分化胆管癌：实性区为小的上皮细胞，细胞明显异型

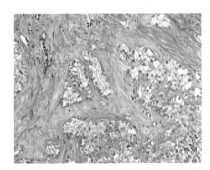

图 13.43　胆管癌，透明细胞类型。肿瘤被丰富的纤维间质分隔成腺管和巢状结构，衬覆有异型性的立方或柱状细胞，胞浆透亮。与图 13.5b 中所示的非典型透明细胞腺瘤比较

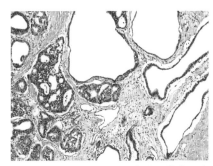

图 13.44　起源于 Caroli's 病的胆管癌：肿瘤呈筛状结构，囊性扩张的腺体衬覆良性立方或柱状上皮

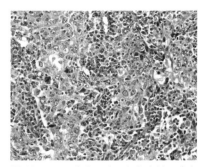

图 13.45　胆管癌，淋巴上皮瘤样。肿瘤由低分化的上皮细胞巢组成，其间为丰富的淋巴样间质

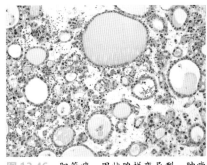

图 13.46　胆管癌，甲状腺样变异型。肿瘤性滤泡大小不一，内见多量胶质样物，其中可见一些泡沫样巨噬细胞

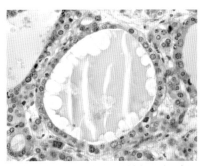

图 13.47　胆管癌，甲状腺样变异型。滤泡内衬低立方细胞，有些细胞核清晰。滤泡内胶质周围可见空泡，类似于甲状腺滤泡

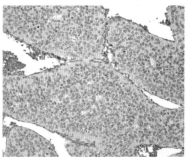

图 13.48　胆管癌，甲状腺样变异型。岛状区域类似于在甲状腺乳头状癌和滤泡癌中看到的区域

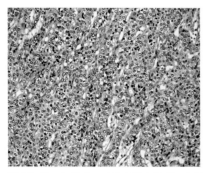

图 13.49　胆管癌，甲状腺样变异型。小梁区域细胞核清晰，有些具有类似于甲状腺乳头状癌中可见的核沟

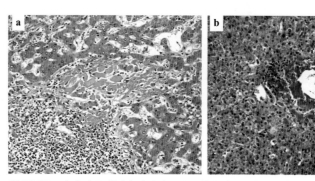

图 13.50　（a）与胆管癌相关的球状淀粉样变（此处未显示）；（b）与胆管癌相邻的刚果红淀粉样蛋白沉积物（此处未显示）

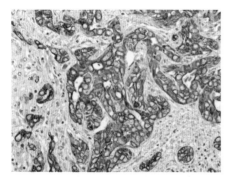

图 13.51　中分化胆管癌 CK19 弥漫阳性

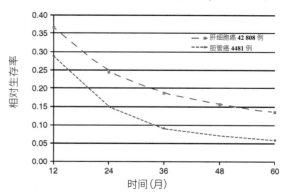

肝细胞癌和胆管癌的 5 年相对生存率（**SEER, 1992—2008**）

图 13.52　肝细胞癌和胆管癌患者的 5 年相对生存率分别为 13% 和 6%

癌可与球状淀粉样变性共存（图 13.50）。

免疫组织化学特征

胆管癌的免疫组化缺乏特异性。肿瘤细胞表达 CK7、CK19（图 13.51）、EMA、CEA 和 CA19-9。

预后因素

预后因素包括肿瘤大小、血管浸润、淋巴结转移、肝外胆管侵犯和切缘状态。无法手术的其他因素是癌性腹水、广泛血管浸润和 / 或多发性肝内转移。浅表扩散和导管内亚型似乎预后最好。

预后

由于大多数肿瘤发现时已无法切除，因此预后很差。在两个大型研究中，中位生存期为 7 个月。如果胆管癌为单结节，无转移，则预后较好。化疗和放疗不会改善预后。

生存

五年生存率预后差。通常 < 10%（图 13.52）。用于复发性肝内胆管癌患者术后预测的方法已有报道。一个预后列线图整合了十个临床病理参数，用于评估肝内胆管癌患者肝切除术后的生存率。

第六节　导管内乳头状肿瘤和囊腺瘤

导管内乳头状肿瘤

肝内胆管的乳头状瘤见于两种不同的情况：①与肝外胆管、胆囊和偶发胰管的多种乳头状瘤并存。这种罕见的临床病理学实体被称为胆道乳头状瘤病，此种情况在肝外胆管腺瘤部分进行了详细讨论。②散发性，通常单发。肝脏散发性导管内乳头状肿瘤，男性比女性更容易发生。患者年龄 35~80 岁，平均 64 岁。可以通过 MRI 和胰胆管造影来实现肿瘤的导管内定位。

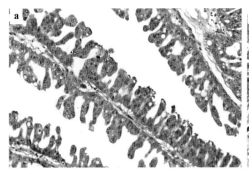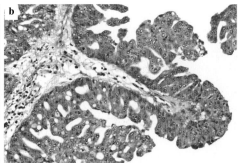

图 13.53　导管内乳头状癌，嗜酸型。（a）肿瘤细胞呈立方和柱状，可见纤细的纤维血管轴心，胞浆丰富嗜酸性；（b）该乳头状结构衬覆假复层嗜酸性细胞，这些细胞局灶呈筛状结构

大体特征

总体而言，57.5% 的肿瘤位于左叶，而 29.5% 位于右叶。偶发的导管内乳头状瘤表现为明确的囊性和结节性肿块，大小 7~21 cm。证明肿瘤在导管内的位置并非易事，而且有时需要多张切片才能显示胆管壁和肿块在胆管内位置。

镜下特征

当肿瘤局限于胆管腔而没有侵袭肝实质的证据时，应将其视为导管内乳头状癌。当肿瘤浸润胆管腔并延伸至导管壁外并进入相邻的肝实质时，应将其归类为浸润性导管内乳头状癌。肿瘤主要呈外生性生长进入囊腔内，并表现出不同程度的结构组合。

需要鉴别丝状和宽乳头状结构（图 13.53a）。还可以见到腺样结构和低分化的筛状区域。一些肿瘤可能显示出不同程度的实性区域。肿瘤细胞的表型分为胆管型、肠型或嗜酸细胞型（图 13.53b）。胆管型细胞呈立方或柱状，肠型细胞为吸收性柱状细胞与杯状细胞混合，嗜酸细胞型细胞呈柱状，胞浆丰富嗜酸性。细胞核位于中央，并有突出的核仁。核分裂多少不一。胆管型和嗜酸型导管内乳头状癌 CK7 和 CK19 阳性，CK20 阴性。肠型导管内乳头状癌 MUC2 和 CDX2 阳性。遗传学测试表明，从低级别导管内乳头状异型增生到浸润性腺癌是逐步发展的过程。KRAS 突变、TP53 的过表达和 p16 的缺失最常参与此过程。

预后

完全切除的非浸润性乳头状癌可长期生存。相反，浸润性乳头状癌的预后很差，与传统的胆管癌相似。

囊腺瘤

囊腺瘤是罕见肿瘤，肝脏比肝外胆管更常见，其术语存在争议。我们认为，肝外胆管和肝脏囊腺瘤主要表型为胆管型或肠型。

肝脏和肝外胆管囊腺瘤通常是良性的多发性肿瘤。根据它们的细胞表型，囊腺瘤可分为胆管型为主型（90%）和肠型为主型（10%）。我们认为，WHO 建议的将"黏液性囊性肿瘤"一词用于所有肝脏和肝外胆管的囊腺瘤是不恰当的。上皮下间质致密，富于细胞，类似于卵巢间质。这种罕见但独立的肿瘤属于黏液性囊性肿瘤家族，可发生在肝脏、肝外胆道树、胰腺甚至未附着任何器官的腹膜后。尽管胰腺的黏液性囊性肿瘤与胆管树的囊性肿瘤有一些相似之处，但仍存在主要差异。在 52 例胆道囊腺瘤中，43 例发生在肝脏，8 例发生在肝外胆管，1 例发生在胆囊。一些患者可同时发生肝脏和胰腺的囊腺瘤。同样，肝脏的囊腺瘤可延伸至肝外胆管，肝外胆管的囊腺瘤也可延伸至肝脏。

临床表现

囊腺瘤几乎只发生于中年女性（平均年龄 36.5 岁）。肝脏比在肝外胆管多见。囊腺瘤通常比非囊腺瘤大，通常是有症状的。许多人在体检时能感觉到肿物，可能会疼痛。其他特殊之处是，肝外胆管发生的囊腺瘤可引起阻塞性黄疸，甚至类似于胆总管囊肿。据报道，患者血清 CA19-9 水平升高。很少的情况是在尸检时偶然发现。

大体特征

囊腺瘤是多结节或单结节、界限清楚的囊性肿块，

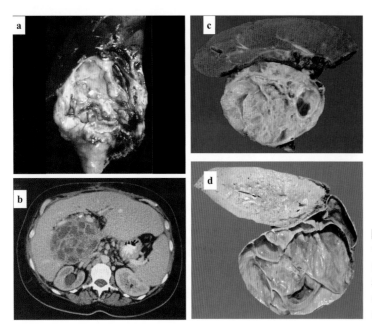

图 13.54　（a）右肝管的囊腺瘤，延伸到肝总管。大结节内表面基本光滑，有一些黏液状结节。（b）肝外胆管囊腺瘤。伴有肠型和胆管表型的囊腺瘤 CT 影像表现为多结节。（c）肠型囊腺瘤的切面。大多数结节小，其中一些含有黏液。（d）肝囊腺瘤。肿瘤大且呈多结节，结节内表面光滑且有光泽

当衬覆肠型上皮时，囊内含有黏液并且富含 CEA，而被覆胆道上皮为主要或次要成分时则含有浆液、透明或血性液体而缺乏 CEA（图 13.54a）。大小 1.5~9 cm（平均 11 cm）。纤维性囊壁光滑且厚度不一。内表面可以是光滑的、细颗粒状的或小梁状的。在某些囊腺瘤中，囊腔内可见小的息肉状结构。我们遇到过一例胆道囊腺瘤，为息肉状、微囊性、黄色肿块，似乎从肝脏发生并延伸到肝总管。从我们收集的四例病例中，有一个胆道囊腺瘤发生左、右肝管，由小的囊性结构组成，其中一些含有黏液（图 13.54b~d）。

镜下特征

大多数囊腺瘤均具有特征性的三层结构（图 13.55a）。表面为被覆上皮、其下为富于细胞性卵巢样间质、最外层为透明化纤维性组织（图 13.55b~d）。这些囊性肿瘤的内衬上皮有异质性，可为胆管型、肠型或两者兼有。胆管表型通常占优势（90%）。在一些胆管型囊腺瘤中可见局灶性嗜酸细胞分化。肠型表型为主的囊性肿瘤也表现出局灶性胆管表型（图 13.55e~h）。此外，一些囊腺瘤的内衬上皮可表现为小凹上皮表型。胆管型成分由单层无异型性的立方形胆管细胞组成；肠型细胞成分由具有低或高级别异型增生的吸收性柱状细胞组成，并混合有杯状细胞、潘氏细胞和内分泌细胞。在内衬上皮的下方，有一条由梭形细胞组成的细胞带，很像卵巢间质，外层由透明变纤维组织支撑。在某些病例会发生炎症变化，可见泡沫状组织细胞、多核巨细胞、含铁血黄素的巨噬细胞、出血区域和胆固醇裂隙，卵巢样间质和特征性的三层结构不明显。我们有两个肠型的病例包含高级别异型增生，后者进展为浸润性腺癌。其中一个起源于肝脏，而另一个起源于肝外胆管。

免疫组化特征

由于囊腺瘤的细胞异质性，同一肿瘤的不同部位会有不同的免疫组化反应。胆管成分 CK7、CK19 和 MUC1 以及 CAM5.2，EMA 和 CA19-9 阳性。肠型成分 MUC2、CDX2、CEA 和 CK20 阳性（图 13.56a, b）。约 50% 肿瘤上皮细胞溶菌酶局灶或弥漫阳性。约 33% 的囊腺瘤，特别是具有肠型表型的囊腺瘤，含有嗜铬蛋白和 / 或 Syn 阳性细胞，其中一些血清素阳性（图 13.56c）。类似卵巢样间质的梭形细胞 Vimentin 和 SMA 阳性。33% 肿瘤细胞 Desmin 局灶阳性，而大多数囊腺瘤的梭形细胞 inhibin 局灶阳性。这种免疫组化特征与成纤维细胞和肌纤维细胞分化一致。类似卵巢样间质的梭形细胞表达 α-inhibin，ER 和 PR（图 13.56d）。我们通过电子显微镜观察了两例囊腺瘤。

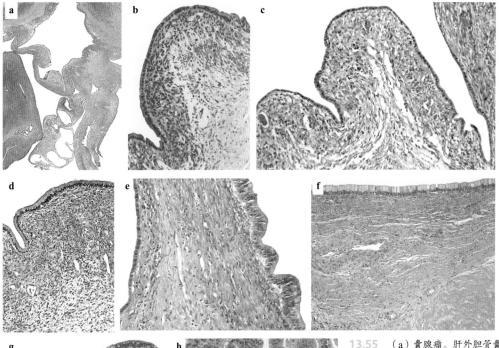

13.55　（a）囊腺瘤。肝外胆管囊腺瘤的低倍视野，显示了多个大小不等的结节。（b）肝总管囊腺瘤。内衬无异型性的胆管型上皮，不含黏液。胆管型上皮下可见富于细胞的卵巢样间质。（c）左、右肝管的囊腺瘤。肿瘤呈广泛的乳头状结构，衬覆无异型性的矮立方形胆管型上皮。（d）左、右肝管的囊腺瘤。表面上皮呈柱状并产生黏液。（e）肝总管囊腺瘤。结缔组织分隔的一侧衬覆肠型柱状上皮，另一侧衬覆无异型性的矮立方胆管型上皮。（f）左、右肝管的囊腺瘤。内衬上皮主要为杯状细胞。还可见到上皮下卵巢样间质和致密的透明化结缔组织。（g）肝总管的囊腺瘤。乳头状结构，主要衬覆杯状细胞。（h）囊腺瘤的异型增生。胆管表型囊腺瘤，局灶肠型分化伴高级别异型增生。

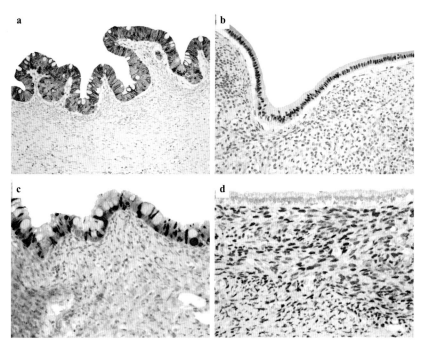

图**13.56**　囊腺瘤的免疫组化。（a）肠型上皮 MUC2 阳性；（b）CDX2 阳性；（c）嗜铬粒蛋白阳性细胞与杯状细胞混合；（d）囊腺瘤 PR 表达。几乎所有卵巢样间质的梭形细胞核 PR 均阳性。胆管型上皮阴性

间质有三种细胞类型：未分化的间充质细胞、纤维细胞和肌纤维细胞。内衬上皮细胞呈柱状，并有桥粒连接。在许多上皮细胞中存在不同大小的短的顶端微绒毛和黏蛋白液滴。

鉴别诊断

囊腺瘤应与胆总管囊肿鉴别，后者是肝外胆管树最常见的先天性异常。但是，胆总管囊肿并不是多发性病变。囊壁由致密的纤维组织组成，内衬正常的胆管型上皮或无上皮衬覆。囊腺瘤有特征性卵巢样间质，胆总管囊肿、浆液性囊腺瘤和导管内乳头状黏液性肿瘤均无卵巢样间质。导管周围腺体残留性囊肿可与囊腺瘤混淆。这些残留性囊肿通常多发、无症状，并且比囊腺瘤小。它们的囊壁没有卵巢样间质，可含有炎细胞。

治疗和预后

肝或肝外胆管的囊腺瘤切除不完全后通常复发。尽管16%的囊腺瘤中存在局灶异型增生区域，其中一些肿瘤（10%）尤其是肠型分化的肿瘤可能发生恶变。根据我们的经验，有2位肠型腺癌且缺乏囊壁浸润患者手术后3~11年内无症状。因此，如果完全切除，这些肿瘤的预后极好。胆囊和肝脏中已有胆道囊腺癌的报道。

第七节　脉管肿瘤

淋巴管瘤

淋巴管瘤是良性肿瘤，由大小不等的淋巴管组成，内衬淋巴管内皮。它们通常多发，很少单发。肝的淋巴管瘤可与脾脏、骨骼和其他器官的淋巴管瘤并存。

临床表现

肝脏、脾脏、其他内脏器官和骨骼的弥漫性淋巴管瘤病多见于儿童和年轻人。男女发病率为2：1，体征和症状包括肝脾肿大、胸腔积液、腹部肿胀、多发骨折、腹水和肝功能衰竭。弥漫性淋巴管瘤病的预后不良。

大体特征

肝脏肿大并弥漫性受累，表现为多个大小不一的囊性病变。多数很小。有些囊状扩张，含有乳状或牛奶样液体。很少表现为单个囊性肿块。

镜下特征

淋巴管被覆单层内皮细胞，有的局灶形成乳头状结构。管腔内通常有淋巴液。内皮细胞CD31、CD34、Ⅷ因子阳性。在淋巴管之间，可见致密纤维组织的条索。有些病例可见淋巴细胞聚集。

血管瘤

临床表现

血管瘤是最常见的肝脏良性间叶性肿瘤。尽管最常在成人中被诊断，但它们在各个年龄段都有发生。女性比男性更易发生。这些肿瘤的发病机制似乎与类固醇激素无关。小于5 cm的小血管瘤通常是无症状的，通常是剖腹手术或尸检时偶然发现。约有一半以上的肝血管瘤（＞5 cm）有症状，并产生疼痛或腹部不适、肝肿大或肿块。极少的血管瘤可破裂并导致腹腔内出血。肝血管瘤的另外两种罕见并发症是：与卡萨巴赫-梅里特综合征（消耗性凝结病）有关；由于肿瘤分泌促红细胞生成素引起红细胞增多。据报道，肝血管瘤与肝脏和胰腺囊肿、Meyenburg复合体、结节性硬化症和局灶性结节性增生有关。血管瘤的术前诊断可通过CT、超声检查或动脉造影完成。最敏感的方法似乎是MRI。严禁使用针芯活检诊断肝血管瘤，因为可能导致严重出血。

大体特征

肝血管瘤通常单发，10%多发，少于1%的肿瘤是弥漫性的（肝血管瘤病）。它们通常很小，＜5 cm。但是，有些较大，长径20~30 cm，可以占据整个肝叶。它们边界清但无包膜、海绵状、深色。

镜下特征

海绵状血管瘤是最常见的组织学类型，由大小不等的充血或空的血管通道组成，内衬扁平或低立方的内皮细胞（图13.57a）。血管瘤可发生血栓、硬化或钙化。在肿瘤的某些区域可见到广泛纤维化伴玻璃样变性（图13.57b）。毛细血管瘤极少见，与皮肤和黏

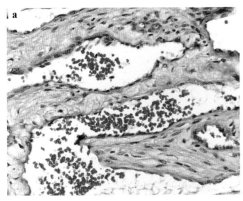
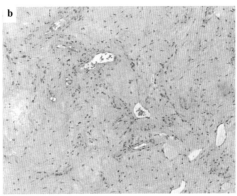

图13.57　海绵状血管瘤。(a)血管内衬扁平的内皮细胞，血管腔内可见红细胞；(b)肿瘤广泛玻璃样变性。

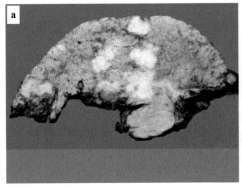
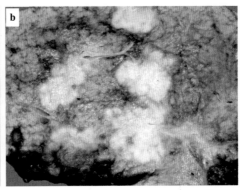

图13.58　上皮样血管内皮瘤。(a)肝脏切面可见多个界限清楚的结节；(b)图a肿瘤结节放大

膜发生的血管瘤相似。

上皮样血管内皮瘤

最早由 Leebow 在肺中描述了这种不常见的恶性血管肿瘤，现已在包括肝脏在内的其他许多器官中被认识。肿瘤细胞呈上皮样外观，小管状结构以及某些肿瘤局部表达 CK，这些特征使其易与胆管癌或转移癌混淆。但是，免疫组化表达内皮标记物，超微结构已经证实了肿瘤的血管源性本质。

临床表现

绝大多数上皮样血管内皮瘤发生在成人，在儿童中很少报道。在发表的最大宗系列文章中，年龄12~86岁，平均60岁。三分之二患者是女性。体征和症状包括肝脾肿大、无力、厌食、恶心、呕吐、上腹痛和黄疸。肿瘤很少破裂并产生腹腔内出血。Bud-Chiari 综合征和门脉高压症也是罕见的临床表现。超声检查、CT、MRI 和动脉造影是有用的诊断手段，但明确诊断需要病理活检。

大体特征

上皮样血管内皮瘤通常是多结节性肿瘤性疾病。

它由多个大小不一的结节组成，经常累及两个肝叶。结节大小从几毫米到几厘米不等，边界清，灰白色，质韧（图13.58）。当结节融合时，它们会形成大的弥漫性肿块。在大多数情况下，邻近肿瘤的肝实质是正常的。

镜下特征

上皮样血管内皮细胞瘤的组织学表现富有特征性（图13.58~13.63）。在肿瘤结节的周围，肿瘤浸润周围肝窦、终末肝小静脉和门静脉分支，从而保留了腺泡的结构。在肝窦内生长的肿瘤细胞通常为上皮样，并可能形成小巢或乳头状结构（图13.60a）。小管结构可类似肿瘤性腺体（图13.60b）。间质丰富、黏液样或玻璃样变，含有梭形或树突状细胞，具有多个分化过程（图13.62和13.63）。许多肿瘤细胞显示胞浆内空泡，它们可能是含有红细胞的血管腔。这些空泡可以使细胞核挤向一边，类似于印戒细胞。有时会看到多核巨细胞。

免疫组化

肿瘤细胞表达内皮标记物 CD31 和 CD34（图

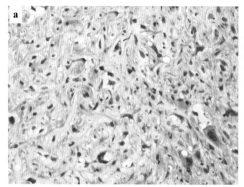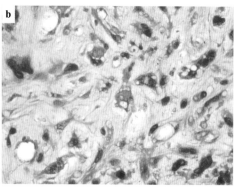

图 13.59　上皮样血管内皮瘤。（a）肿瘤细胞呈树突状和梭形。一些大细胞含有胞浆内空泡；（b）图 a 放大。许多肿瘤细胞含有胞浆内空泡。

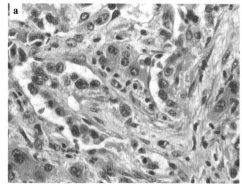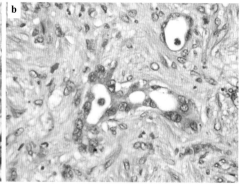

图 13.60　上皮样血管内皮瘤。（a）肿瘤浸润周围肝窦并呈乳头状结构；（b）可见管状结构，类似肿瘤性胆管

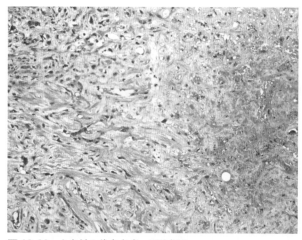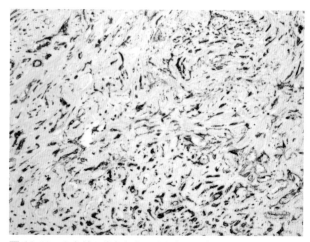

图 13.61　上皮样血管内皮瘤：可见坏死

图 13.63　上皮样血管内皮瘤：绝大多数肿瘤细胞 CD34 阳性

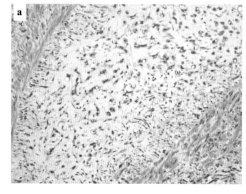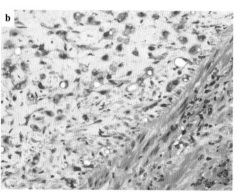

图 13.62　上皮样血管内皮瘤。（a）肿瘤血栓闭塞了中型静脉。肿瘤细胞位于黏液样基质中，呈梭形或树突状；（b）图 a 放大，肿瘤细胞位于黏液样基质中，呈梭形或树突状，可见胞浆内空泡

13.63）。很少情况下，肿瘤细胞可 CK 阳性。

超微结构特征

上皮样血管内皮瘤细胞的超微结构特征与正常内皮细胞相似。可见胞吞小泡和 Weibel-Palade 体。细胞质内空泡代表血管内空腔，细胞质富含中间丝。

血管肉瘤

血管肉瘤是一种高度恶性的血管源性肿瘤，已在皮肤、乳腺、软组织和内脏器官（包括肝脏）中报道。它是肝脏最常见的恶性间叶性肿瘤，占肝原发性肉瘤的三分之一，占所有肝恶性肿瘤的 1.8%。全世界每年诊断出超过 200 例病例。据估计，美国每年发生 10~20 例。血管肉瘤与多种危险因素有关，包括慢性接触氯乙烯、无机砷化合物和类固醇。在暴露于氯乙烯的实验动物中已诱导出血管肉瘤，从而进一步增强了这种联系。注射胸腔镜可能会发展为血管肉瘤，放射线造影剂可在肝脏中堆积。然而，在过去的 20 年中，胸腔镜诱发的肝血管肉瘤已经大大减少。

临床表现

肝血管肉瘤发生在年龄较大的个体，中位年龄为 63 岁，男女之比为 3 : 1。体征和症状是非特异性的，包括肝大、腹水、腹痛、恶心、厌食、呕吐、体重减轻和发热。在某些情况下会因肿瘤破裂而导致腹膜炎。罕见脾肿大伴或不伴全血细胞减少。2/3 的患者肝功能检查异常。

影像学特征

胸部 X 线通常显示膈肌抬高。CT 扫描和 MRI 成像是有用的诊断程序。血管造影研究可以显示血管形态异常，周围有肿瘤染色，中央的射线透亮区可高度提示血管肉瘤。

大体特征

绝大多数血管肉瘤呈实性结节性和多中心性（图 13.64）。仅见一例肝脏囊性血管肉瘤的报道。累及两个肝叶，最大直径可达 20 cm。肿瘤结节的最大直径从几毫米到 7 或 8 cm 不等。血管肉瘤很少是单个结节。肿瘤切面呈红色、黑色、棕色或出血性。

血管肉瘤的前驱病变

肝血管肉瘤的前驱病变表现为肝窦内孤立细胞，细胞核大、深染、不规则（图 13.65a）。

镜下特征

肿瘤由自由吻合的血管通道组成，内衬梭形或上皮样细胞，CD31 和 CD34 阳性（图 13.65b~e）。少数细胞内有胞浆内空泡，代表血管腔。核染色质深染或呈囊泡状，并含有突出的核仁。核分裂多少不等。有时可见多核巨细胞。一些上皮样血管肉瘤表现出间变特征，可见许多多核巨细胞和一些梭形细胞（图 13.66）。

肿瘤细胞通常沿肝血窦、终末肝小静脉和门静脉分支生长。它们也可呈巢状或实性片状生长。仅由上皮样细胞组成的血管肉瘤可能会与癌混淆，可能需要借助免疫组化 CD31 和 CD34 来明确诊断。当梭形细胞呈束状或实性片状生长时，可类似纤维肉瘤。仅在报道的一例囊性血管肉瘤中描述了广泛的间质硬化（图 13.67）。灶性髓外造血相对常见。据报道，儿童中通常有类似于 Kaposi 肉瘤的 Kaposi 样区域，后者仅见于获得性免疫缺陷综合征（AIDS）患者。

预后

大多数肝血管肉瘤患者诊断后 1~2 年死于肝衰竭、腹腔出血或转移。单结节的可完全切除的血管肉瘤可长期生存。

Kaposi 肉瘤

我们对于肝脏 Kaposi 肉瘤的经验来源于 6 例患有 AIDS 的成年人尸检的偶然发现。少见情况，Kaposi 肉瘤发生在免疫抑制的个体，比如肝移植。其中两名 AIDS 患者胆囊、肝外胆管和胃肠道也有病变。肝脏的 Kaposi 肉瘤表现为多个小的不规则的红棕色、界限清楚的结节，结节大小从几毫米到 1.8 cm 不等。

Kaposi 肉瘤局限于扩张的门脉空间。但是，肿瘤可能会局部浸润邻近肝实质。Kaposi 肉瘤由短束状梭形细胞和血管缝隙组成（图 13.68~13.70）。一些肿瘤包含细胞内和细胞外透明玻璃小球，可以用 PAS 和 Masson 三色染色突出显示。这些小球很可能代表红细胞分解产物。肿瘤细胞表达 CD31 和 CD34。免疫组化和分子分析表明，大多数 Kaposi 肉瘤 HHV8 呈阳性，后者可能在肿瘤发展中起作用。

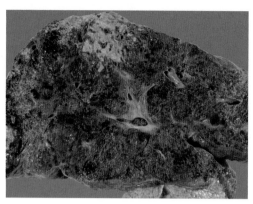

图 13.64　肝血管肉瘤：肿瘤呈深红棕色，可见不规则的坏死区域（顶部）

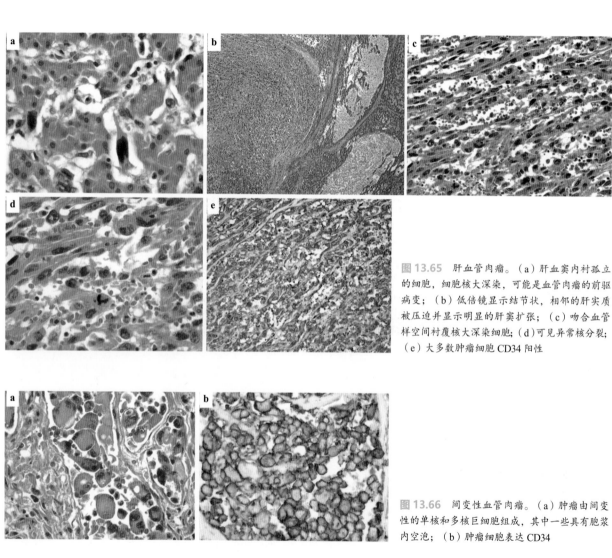

图 13.65　肝血管肉瘤。（a）肝血窦内衬孤立的细胞，细胞核大深染，可能是血管肉瘤的前驱病变；（b）低倍镜显示结节状，相邻的肝实质被压迫并显示明显的肝窦扩张；（c）吻合血管样空间衬覆核大深染细胞；（d）可见异常核分裂；（e）大多数肿瘤细胞 CD34 阳性

图 13.66　间变性血管肉瘤。（a）肿瘤由间变性的单核和多核巨细胞组成，其中一些具有胞浆内空泡；（b）肿瘤细胞表达 CD34

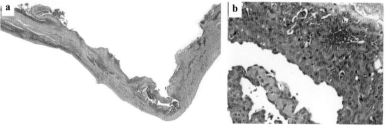

图 13.67　肝囊性血管肉瘤。（a）囊壁厚薄不一；（b）高倍镜显示上皮样肿瘤细胞

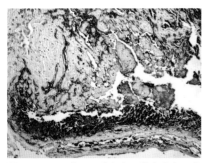

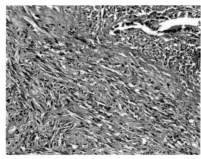

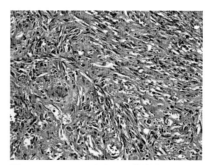

图 13.68　肝囊性血管肉瘤：许多肿瘤细胞表达 CD34

图 13.69　Kaposi 肉瘤：存在狭缝状血管空间，内皮细胞呈梭形，可见肝内胆管的一部分

图 13.70　Kaposi 肉瘤：血管裂隙被纤维组织分隔。内皮细胞呈梭形

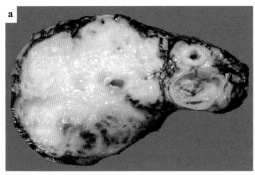

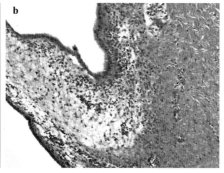

图 13.71　间叶性错构瘤。（a）肿瘤边界清、囊实性，实性区呈灰白色；（b）黏液变性区域可见梭形及星芒状细胞，囊腔内衬无异型的胆管型上皮，并见纤维组织束状增生

第八节　其他良性肿瘤

间叶性错构瘤

间叶性错构瘤是一种良性瘤样增生性病变，由大小不等的囊腔、疏松的间质、小胆管和肝细胞索构成。主要发生于 2 岁以下儿童。大于 90% 的间叶性错构瘤发生在 5 岁以内。曾有报道间叶性错构瘤有染色体异常，有些作者认为这是真性肿瘤，我们并不认同这个观点。此肿瘤很少发生于青少年和老人。男性略多见。

临床特点

多数患者表现为腹部增大，并且有可能迅速增大。不常见的临床症状包括黄疸、发热和 DIC。罕见的情况，先天性异常常伴有间叶性错构瘤，如胎盘绒毛增生、肾上腺巨细胞增大、心内膜弹性纤维增生和弥漫性内翻病。

影像学特征

超声用来诊断间叶性错构瘤，包括儿童和成人。CT 可以显示间叶性错构瘤的实性和囊性区域。MRI 对于诊断间叶性错构瘤也有帮助。

大体特征

间叶性错构瘤右半肝（75%）多于左半肝。20% 的病例是有蒂的。肿瘤大小从几厘米到 30 cm 或更大，重量可达 4 kg。绝大多数由多发的囊腔构成，囊腔直径从几厘米到 15 cm。腔内充满清亮 - 黄色液体或胶冻样物（图 13.71）。囊内壁光滑、灰白色。

镜下特征

大多数囊腔缺少内衬上皮：有一些内衬胆管型上皮。间叶组织杂乱分布，黏液性间质中可见梭形或星芒状细胞，有些可发生囊性变。环绕间叶组织的是不规则胆管和肝细胞索。髓外造血和淋巴浆细胞浸润是常见的。

预后

完全切除，不会复发。有一个病例转变成胚胎性肉瘤。

血管平滑肌脂肪瘤

经典的血管平滑肌脂肪瘤由三种成分混杂构成（脂肪组织、平滑肌组织、异常的血管）。肾脏比肝脏更常见，绝大多数病例临床经过为良性。然而，恶性亚型已有报道，另外上皮样和非典型血管平滑肌脂肪瘤已有描述。

临床特征

血管平滑肌脂肪瘤女性略多见。发病年龄10~72岁（平均50岁）。儿童罕见，少数的病例合并结节性硬化。超声、CT和MRI是有用的诊断工具。

大体特点

肿瘤发生部位右半肝（占60%）多于左半肝。大小从几厘米至35 cm。绝大多数肿瘤单发，很少多发。肿瘤与周围组织边界清。肿瘤的颜色、质地与其内脂肪组织、平滑肌组织比例有关。当脂肪成分占优势时，呈黄色、斑驳黄色或棕褐色、质软。当平滑肌成分占优势时，呈灰白色或质硬。有些肿瘤可见灶性出血和坏死。

镜下特征

当肿瘤的三种成分（脂肪组织、平滑肌组织、异常的血管）都出现时，诊断简单（图13.72a~g）。然而，当肿瘤由奇异大细胞、多核巨细胞、较少梭形细胞和上皮样细胞组成，缺乏异常血管和脂肪，诊断就比较困难，需要借助免疫组化HMB45和MelanA明确诊断。肿瘤主要成分为平滑肌时，容易与平滑肌瘤和平滑肌肉瘤混淆。上皮样平滑肌细胞可以有清晰的胞浆。当

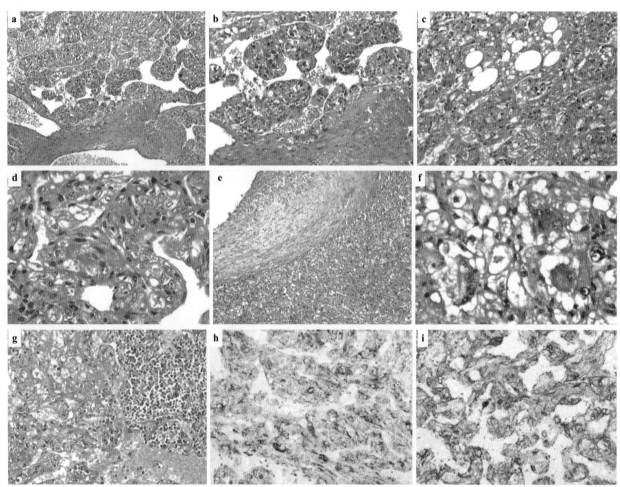

图13.72　血管平滑肌脂肪瘤。（a）图示小梁状生长模式，常与肝细胞性肝癌混淆。可见一条异常的血管；（b）图a高倍放大，显示肝窦和小梁生长模式；（c）可见看起来正常的脂肪组织；（d）高倍显示梭形平滑肌细胞和小血管；（e）一条不正常的血管，血管平滑肌脂肪瘤似乎起源于此；（f）可见多核巨细胞和胞浆透亮的上皮样平滑肌细胞；（g）上皮样平滑肌细胞胞浆透亮，伴有嗜酸性粒细胞浸润，相邻区域见T淋巴细胞浸润；（h）HMB45弥漫颗粒状阳性；（i）SMA弥漫阳性

肿瘤显示小梁形态时，可以与肝细胞癌混淆。但后者Heppar-1阴性。混在肿瘤细胞间的T淋巴细胞已经被描述。有些肿瘤可见灶性髓外造血，可能会被误诊为髓脂肪瘤。

免疫组化

梭形和上皮样细胞包括那些胞浆清楚的细胞表达SMA，少数表达Desmin。梭形和上皮样平滑肌细胞和奇异大细胞、多核巨细胞表达HMB45和MelanA（图13.72h，i）。

平滑肌瘤

肝脏原发的平滑肌瘤非常罕见，可散发，或/和免疫抑制相关，后者比前者通常较小（<1 cm），常常与结肠、胆囊、胰腺、脾脏、淋巴结和肺的平滑肌瘤伴发。平均发病年龄43岁，女性略多见（55.6%）。这两种类型的平滑肌瘤均为边界清楚的灰白质韧结节。散发性平滑肌瘤的最大直径可达12 cm。两种组织学类型的平滑肌瘤均表现为边界清楚的质韧结节。①传统型由梭形平滑肌纤维构成，无细胞异型性和核分裂；②上皮样型由上皮样胞浆透亮细胞和梭形平滑肌细胞构成（图13.73和13.74）。透亮细胞和梭形细胞表达HMB45和MelanA（图13.75和13.76）。这种变异型被称为透明细胞肌黑色素瘤，梭形和上皮样细胞表达Desmin、SMA和H-caldesmin。

囊性间皮瘤

肝脏良性囊性间皮瘤已有多例报道。大多发生于成年女性，多数肿瘤是尸检偶然发现。然而，11例肝脏恶性间皮瘤已有报道，包括最近报道的巨大原发性间皮瘤。大体上良性间皮瘤呈黄褐色，边界清，最大直径0.5~2 cm，恶性通常较大，最大直径4.4~15 cm，平均11.2 cm。镜下，良性间皮瘤由多发囊性扩张的管腔构成，管腔被覆柱状或扁平的CR阳性的间皮细胞。偶尔可见到乳头状成分。恶性间皮瘤分为上皮样型（63.6%）、双向分化型（27.3%）、肉瘤样型（9.1%）。超过50%的病例可以转移。

神经鞘肿瘤

良性和恶性神经鞘瘤已经被描述，有或无神经纤维瘤病。神经鞘瘤和神经纤维瘤是常见类型，恶性常与血管肉瘤混合存在。

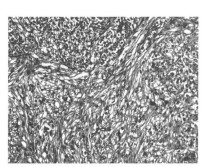

图13.73　上皮样透明细胞平滑肌瘤：可见梭形细胞束状排列及上皮样平滑肌细胞结节样排列

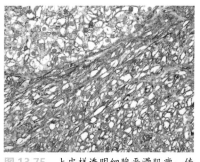

图13.75　上皮样透明细胞平滑肌瘤：传统梭形细胞SMA阳性强度强于上皮样透明平滑肌细胞

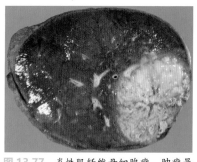

图13.77　炎性肌纤维母细胞瘤：肿瘤最大直径11 cm，无包膜，但边界清，中央可见坏死

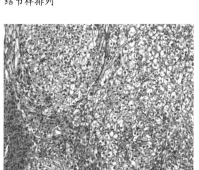

图13.74　上皮样透明细胞平滑肌瘤：主要成分为胞浆透亮的上皮样平滑肌细胞

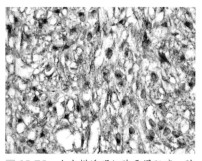

图13.76　上皮样透明细胞平滑肌瘤：肿瘤中的上皮成分HMB45弥漫颗粒状阳性

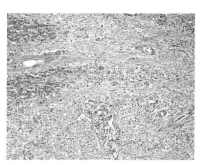

图13.78　炎性肌纤维母细胞瘤：梭形肌纤维母细胞呈束状排列，浸润肝实质

炎性肌纤维母细胞瘤

炎性肌纤维母细胞瘤在很多解剖部位包括肝脏均可发生。多发生于成年男性（平均 56 岁）。大小 1~20 cm。肝脏的炎性肌纤维母细胞瘤由于有大量急性炎细胞浸润和中央坏死，容易与脓肿混淆（图 13.77）。据报道肿瘤局部复发率 25%，转移率 < 5%。一些炎性肌纤维母细胞瘤与自身免疫性胰腺炎、原发性硬化性胆管炎有关。有一些病例，炎性肌纤维母细胞瘤与 EB 病毒感染有关。显微镜下肿瘤由束状梭形肌纤维母细胞构成（图 13.78~13.80）。肿瘤细胞与大量白细胞、淋巴细胞和浆细胞混合。肿瘤的中心部分可坏死并伴有大量泡沫状巨噬细胞浸润。细胞学上非典型性极小，分裂活性缺乏。炎性肌纤维母细胞瘤表达 SMA（图 13.81）。

孤立性纤维性肿瘤

孤立性纤维性肿瘤是罕见肝脏肿瘤，与胸膜和其他解剖部位的肿瘤类似。通常是良性临床经过，但是恶性转化已有报道。

临床特点

孤立性纤维性肿瘤主要发生在成人，年龄 32~83 岁（平均年龄 57 岁）。女性更多见。临床症状包括上腹部包块、上腹部不适或疼痛。有些患者没有症状，而有些患者由于产生了类胰岛素生长因子而发生低血糖。

大体特征

肿瘤大小 2~20 cm 不等，重量可超过 3kg。肿瘤界清、质硬，很少有蒂。表面光滑，切面灰白编织状。

镜下特征

具有特征性，肿瘤有高度富于细胞的区域，纤维性间质中有大量血管，形成血管外皮瘤样结构。肿瘤主要呈梭形，排列呈短束状。席纹状和鱼骨刺样结构相对常见。

恶性孤立性纤维性肿瘤表现为细胞密度更高、细胞有异型性、可见核分裂。良性孤立性纤维性肿瘤总是表达 CD34 和 Bcl-2；而恶性孤立性纤维性肿瘤经常不表达这些指标。

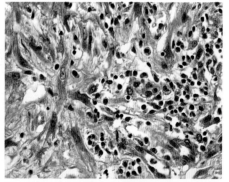

图 13.79　炎性肌纤维母细胞瘤：肿瘤细胞与大量白细胞、淋巴细胞和浆细胞混合

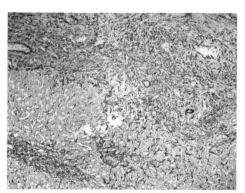

图 13.80　炎性肌纤维母细胞瘤：肌纤维母细胞 SMA 弥漫强阳性

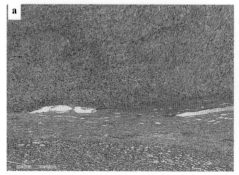

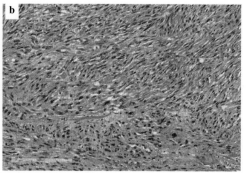

图 13.81　肝脏平滑肌肉瘤，中分化。（a）边界清楚的肿瘤结节压迫肝实质；（b）图 a 高倍放大，可见束状平滑肌细胞，一些肿瘤细胞多形性明显

第九节　其他恶性肿瘤

平滑肌肉瘤

肝脏原发性平滑肌肉瘤有两种类型。最常见的类型与免疫抑制相关，发生在 HIV 感染或肝脏移植的儿童和成人，常起源于静脉管壁。散发性肝脏平滑肌肉瘤是一种发生在成人的肿瘤，男女发病率均等，常起源于小静脉壁比如肝静脉。目前散发性肝脏平滑肌肉瘤的平均年龄是 52 岁。症状和体征包括上腹部包块、上腹部疼痛、体重减轻。有一例 Budd-Chiari 综合征合并肝脏平滑肌肉瘤的报道，肿瘤起源于肝静脉或下腔静脉。

大体特征

肝脏原发性平滑肌肉瘤常常单发，肿瘤可以很大。肿瘤呈结节状、质硬、褐色。切面灰白，可有局灶坏死及出血。

镜下和免疫组化特征

肿瘤细胞呈短梭形（图 13.81），细胞核深染、拉长，末端呈钝圆形。核分裂多少不定。多数肿瘤表达 SMA，少数表达 Desmin 和 H-caldesmon。一些肿瘤表达 CK 和 EMA（图 13.82）。AIDS 患者发生的平滑肌肉瘤细胞中可检测到 EB 病毒。

超微结构

平滑肌肉瘤的肿瘤细胞有细肌纤维、致密体和胞饮小泡。

胚胎性肉瘤

胚胎性肉瘤是一种罕见但独特的肝脏原发性恶性肿瘤，主要发生在儿童和青少年，年轻人和老年人少见。占 20 岁以内肝脏原发肿瘤的 15%。

临床特征

一半以上的患者年龄在 5~10 岁。症状和体征包括迅速增长的腹部肿块、疼痛和体重减轻。超声及 CT 显示实性及囊性肿块。动脉造影显示血供丰富。

大体特征

胚胎性肉瘤通常较大，最大径 10~20 cm，平均重 1300 g。大部分位于肝右叶，肿瘤与周围组织界清，有时还有一部分是有包膜的。切面实性、亮白色，并有不同比例的出血、坏死、囊性变。

镜下特征

肿瘤细胞呈星状或梭形，细胞轮廓不清（图 13.83 a~c）。单核细胞中混有大量奇异的多核巨细胞，细胞核大而深染。部分巨细胞含有大小不等的透明球（图 13.83d）。这些球状物抗淀粉酶 -PAS 阳性，看起来是巨大的溶酶体。核分裂多见。间质为富含黏多糖的黏液性间质和纤维性间质。大多数肿瘤中可见囊性扩张的胆管。常见广泛的肿瘤性坏死。

免疫组化

绝大部分胚胎性肉瘤表达 vimentin 和 a1- 抗糜蛋白酶，但只有少部分表达 CK。AFP 阴性。免疫组化表达缺乏特异性。

预后和治疗

年来，由于化疗和外科手术治疗，胚胎性肉瘤的预后有了改善。

胚胎性横纹肌肉瘤

肝脏原发性胚胎性横纹肌肉瘤通常位于肝内胆管。肝外胆道系统少见，是儿童胆管树最常发生的肿瘤。

临床特征

多见于 5 岁以内的儿童，偶尔发生于成人。常见症状包括阻塞性间歇性黄疸伴发热、肝脾肿大。超声、CT、MRI 可以显示肿块。

大体和镜下特征

肿瘤可以呈多结节状、胶冻状、息肉状或葡萄状。葡萄状结构可以延伸到增厚的胆管壁（肉瘤样结构）。

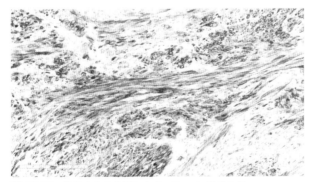

图 13.82　肝脏中分化平滑肌肉瘤。Desmin 弥漫阳性

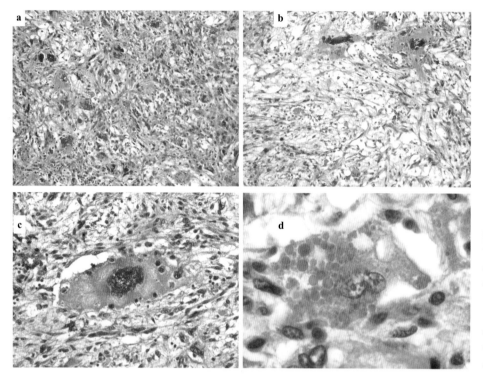

图 13.83 胚胎性肉瘤。（a）可见多核巨细胞及梭形细胞，核染色质深染；（b）梭形细胞位于黏液样基质中，可见多核巨细胞（顶部），核染色质深染；（c）一个巨大的多核巨细胞，核染色质深染，淋巴细胞被异型梭形细胞包绕；（d）大核细胞内的球状玻璃样变

显微镜下息肉样结构被覆正常的胆管上皮，有些可以局灶糜烂。胆管上皮下有密集的肿瘤细胞（形成层）。细胞可呈圆形、梭形、网状或者网球拍状，核染色质深染，细胞核伸长。核分裂多见。有些肿瘤细胞可见横纹。间质黏液样，富含酸性黏多糖。细胞间可见少量胶原纤维。超微结构研究显示一些细胞粗肌丝和细肌丝有时均可见到 Z 带。

免疫组化特征

根据我们的经验，Desmin 和 Myo-D1 是所有解剖部位（包括肝脏）胚胎性横纹肌肉瘤诊断的特异性免疫组化指标。肿瘤细胞也表达 myosin、myo-globin 和 MSA。

预后和治疗

手术治疗后应进行多药化疗和放疗。治疗后，胚胎性横纹肌肉瘤的预后有了显著改善。

卵黄囊瘤

该肿瘤最初报道发生在睾丸和卵巢，随后在生殖系统之外有了陆续报道，比如发生在肝脏、胆囊、纵隔等。在肝脏，卵黄囊瘤可以单纯发生，也可以是肝细胞癌和肝母细胞瘤的组成成分。

临床特征

发病年龄 8 个月至 62 岁。最常见的临床症状是迅速增大的肝脏包块和腹痛。

大体和镜下特征

肿瘤切面多样。显微镜下肝脏卵黄囊瘤与最常见的性腺肿瘤类似。肿瘤常呈网状、乳头状、片状排列。典型结构是 S-D 小体，包括中央的薄壁血管，周围环绕原始柱状细胞，可见钉突样细胞。大多数肿瘤表达 AFP。

第十节   白血病和淋巴瘤

原发性肝脾 T 细胞淋巴瘤（HSTL）

全身性恶性淋巴瘤通常累及肝脏。另外，原发性肝脾 T 细胞淋巴瘤是一种极为罕见的淋巴系统肿瘤，由细胞毒性 T 细胞组成，通常为 g/dT 细胞受体型。HSTL 与染色体 7q 相关。肿瘤细胞小或中等大小，有明显的肝、脾和骨髓的窦状浸润。HSTL 占比不足非霍奇金淋巴瘤的 1%。发病高峰为青少年和年轻人，中位年龄 35 岁。

发病机制

大约 20% 发生在之前接受过实性器官移植或长期免疫抑制的慢性免疫抑制患者。HSTL 也常发生于患有克罗恩病接受硫唑嘌呤和英夫利西单抗治疗的儿童。

临床特征

患者表现为肝脾肿大，但无外周淋巴结肿大。骨髓几乎总是受累。通常会出现全身症状。常见贫血、白细胞减少和血小板减少。

大体特征

虽然肝脾肿大，但无肉眼可见的病变。

镜下特征

肿瘤性淋巴细胞有显著的肝脏和脾脏的窦性浸润（图 13.84）。脾索和脾窦内充满肿瘤细胞，导致白髓萎缩。骨髓内可见明显的窦性浸润。细胞呈圆形或卵圆形，核仁不明显，胞浆苍白。偶尔见到大的纤维性细胞被认为和疾病进展相关。

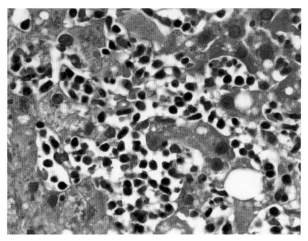

图 13.84　*肝脾淋巴瘤：肿瘤性 T 淋巴细胞浸润肝窦*

免疫组化

肿瘤细胞表达 CD3，通常表达 TCRb1，不表达 CD4、CD8 和 CD5。

预后

预后差，中位生存期 < 2 年。

浆液性囊腺瘤

肝脏浆液性囊腺瘤极为罕见，与通常发生在胰腺的肿瘤类似，偶尔伴有 VHL 综合征。由许多小囊结构构成，小囊内衬富含糖原的单层立方透明细胞。肿瘤细胞表达 CK7、CK8、CK19 和 a- inhibin。临床过程通常良性。

转移性肿瘤

转移性肿瘤最常发生于非硬化性肝脏，在硬化性肝脏极为罕见。尽管很多恶性上皮性和间叶性肿瘤可以转移到肝脏，但最常见的是来源于肺癌、结肠癌、乳腺癌、胰腺癌和胃癌转移。转移性肿瘤常发生在原发肿瘤已知正在进行肿瘤分期的患者。转移性肿瘤发生时临床进展通常很快。临床症状包括肝脏肿大、体重减轻、右上腹疼痛。有肝脏转移性肿瘤的患者，大约 10% 会触及肝脏包块。胃肠胰功能性神经内分泌肿瘤转移到肝常有不同的临床症状，比如类癌综合征、胰岛素瘤、胰高血糖素瘤、生长抑素瘤、胃泌素瘤和 VIPoma 转移性嗜铬细胞瘤会引起血压增高。

4

第四部分
乳　腺

Breast

第十四章 乳腺病理学

Breast Pathology

原著 Savitri Krishnamurthy Alejandro Contreras Constance T. Albarracin Michael Z. Gilcrease Lei Huo Yun Wu

译者 郭晓静 杨壹羚 蒋成英 李伟东 谷 峰 李崖青

审校 乔海芝 陈 雪

第一节 正常乳腺组织学

在妊娠第 5 周，人类乳房的发育开始于双侧外胚层增厚，称为乳腺嵴或乳线。这些嵴线从腋窝延伸到腹股沟和大腿内侧。最终，胸前的一个区域成为乳腺发育的乳腺始基，其他区域消失。若其他区域的嵴线不能消退，可导致异位乳腺组织。乳腺始基陷入其下真皮，开始乳腺导管和小叶的形成过程。乳腺始基内陷的部位在出生后几周最终变成乳腺凹，接着是乳头外翻和乳晕形成。

乳腺导管的生长和分枝从乳腺始基开始，在生命早期发生，形成一个复杂的分支结构，随后形成末梢或终末导管小叶单位（terminal duct lobular units, TDLUs），具有葡萄状外观。TDLU 连同终止于小叶单位内的小导管和导管，形成具有中空的枝和干的菜花样结构。小导管和导管随后汇入较大的集合导管，在开口到乳头表面之前，这些集合导管在切口下方扩张形成乳窦。从功能上讲，存在 5~10 个起源于乳头的导管系统。

正常乳腺导管结构的管腔由两种细胞构成：最内层的上皮细胞和最外层的肌上皮细胞。形态学上，正常的管腔上皮细胞呈立方或柱状，细胞核均匀，胞浆嗜酸性或透明。然而，在良性增生过程中，这些细胞的形状和大小可能有所不同，如常见的导管增生和顶浆化生。肌上皮 / 基底细胞层由具有收缩

特性的细胞组成，它们分别表达上皮和间充质标记物，如细胞角蛋白（cytokeratins, CK）和平滑肌肌球蛋白重链（smooth muscle myosin heavy chain, SM-MHC）。在组织学上，肌上皮细胞可以呈扁平、立方形或圆形，胞浆透明或嗜酸性。肌上皮细胞层位于由 IV 型胶原和层粘连蛋白组成的基底膜上。抗 IV 型胶原和层粘连蛋白的抗体可用于免疫组织化学检测，以确定基底膜的存在。肌上皮细胞和基底膜的丢失是乳腺浸润性癌发生的必要条件。

早期的免疫组化研究表明，正常乳腺上皮细胞能表达多种细胞角蛋白。最近的研究尝试根据包括激素受体和维生素 D 表达等因素的标记分析，将乳腺上皮分型。其他研究人员使用流式细胞术显示基于成熟和分化的不同正常上皮细胞有着不同的表型。从这些研究中得到的信息是，虽然正常的乳腺上皮在显微镜下看起来是均匀一致的，但它是多种细胞类型的动态集合，可能在肿瘤发生中起作用。

最后，虽然乳腺大多数恶性肿瘤起源于上皮细胞和肌上皮细胞，但乳腺组织还包括大量间质成分。TDLUs 内的特化性间质称为小叶内间质，由免疫细胞、纤维脂肪组织和对乳腺特异性激素有反应的纤维母细胞样细胞组成。成年乳腺的其余间质由密度更高、细胞稀少的纤维化和脂肪组织组成，称为小叶间间质。虽然乳腺癌起源于乳腺上皮成分，但越来越多的证据表明间质与上皮相互作用在肿瘤发生中的重要作用。

第二节 增生性导管病变

概述

虽然增生性乳腺导管病变是良性的，但它们增加了随后发生癌症的风险。普通型增生性病变进一步发展为癌症的相对风险为 1.3~1.9，不典型增生的相对风险为 4.2~5.3。普通型增生与不典型导管增生性改变和导管原位癌的鉴别是一个挑战。

组织学和细胞病理学特征

结构、细胞学特征以及病变范围常用来鉴别以上病变。普通型增生的结构特点缺乏复杂性（图14.1）。这些间隙不规则，呈狭缝状，通常与腺体长轴平行。导管上皮细胞增殖是异质性的，表现为细胞核大小、形状和位置的变化。增生的混合细胞群呈流水样分布。不典型导管增生（atypical ductal hyperplasia, ADH）通常被定义为具有导管原位癌（ductal carcinoma in situ, DCIS）的部分但并非全部特征的导管内增生性病变。通过低倍镜评估结构、高倍镜下评估细胞学（图14.2）。低倍镜下，腺体形成次级管腔或微乳头更复杂的结构。这些空间是光滑的和几何图形样的，通常被描述为筛孔状、曲奇切割、穿凿样。微乳头增生形成无纤维脉管轴心的球状突起，常见于柱状细胞变的背景（图14.3）。高倍镜下，细胞呈圆形且均匀，具有低级别核的特征，核可深染（图14.4）。这些结构和细胞学改变可以部分累及小叶，大小不应超过 2.0 mm，或累及两个以上的小管小叶单位。

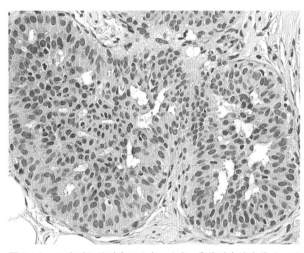

图14.1 无异型性的增生性改变：上皮-导管增生填充管腔，形成不规则的空间结构。上皮细胞大小、形态不一

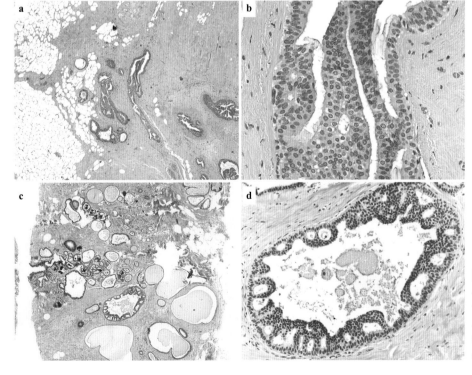

图14.2 导管上皮不典型增生。在（a,c）中，低倍镜显示腺体局部受累。（a）中可以看到复杂的筛网结构，（c）中更为突出。（b, d）示高倍下，增生区域形成筛孔和拱桥

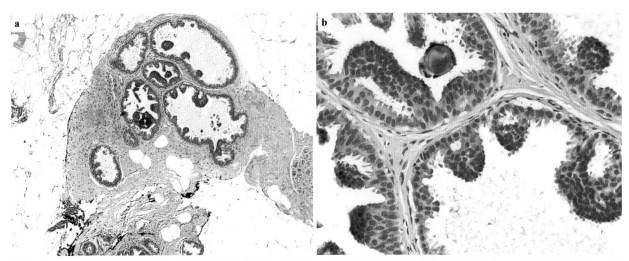

图 14.3 导管微乳头状不典型增生。（a）球茎样上皮增生，常脱落；（b）高倍镜显示增生的上皮细胞形态单一，缺乏纤维血管轴心、柱状细胞变背景

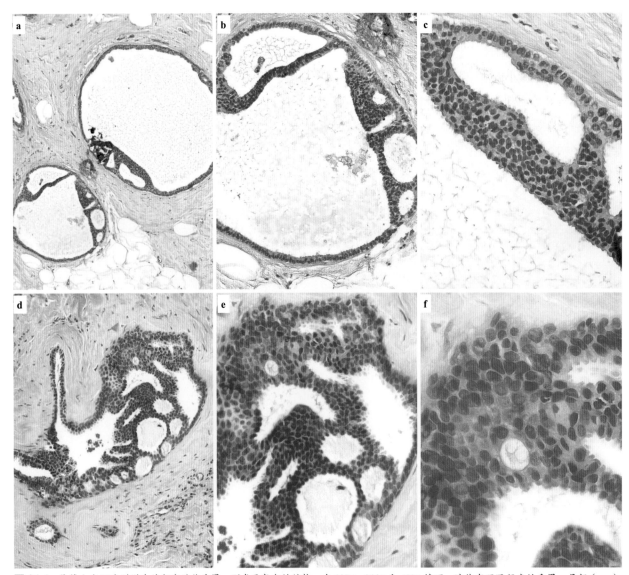

图 14.4 导管上皮不典型增生伴部分腺体受累，形成更复杂的结构。在 100×、200× 和 400× 镜下，腺体有不同程度的受累：局部（a~c）及几乎完全（d~f）受累

尽管有这些标准，ADH 的诊断仍然具有挑战性，即使是高年资的病理医生，也存在观察者之间的差异。此外，在有限的组织标本（如空心针活检）中，区别普通型导管上皮增生（usual ductal hyperplasia, UDH）、ADH 和 DCIS 可能是困难的。一般来说，标准化诊断的使用已被证明可以提高不同诊断者间诊断结果的一致性。当 ADH 和 DCIS 的诊断存在疑问时，建议使用良性诊断。

临床管理

在穿刺活检中发现的 ADH，大约有 10%~30% 的女性可能发展为癌。因此手术切除仍然是处理标准。在笔者的临床实践中发现，临床、放射和病理的多学科协作可降低手术的比例。研究表明，在没有肿块病变的情况下，与钙化相关的 ADH 可分为最小风险组（< 3% 癌变率）和高风险组（13% 癌变率）。最小风险组的特征是微小或低级别的细胞学异型性，累及 ≤ 2 个末端导管小叶单位（TDLUs）（图 14.5）。高危组的特征是更广泛的累及 > 2 个 TDLU，出现坏死

和/或更明显的异型性（图 14.6）。多学科会诊讨论的病例随访显示，观察组和切除组的乳腺癌发生没有差异。因此，粗针活检诊断 ADH 的女性可以观察随诊的条件是：①无肿块；②根据临床和放射学相关检查确定已切除足够样本（> 50% 钙化去除）；③有限的 ADH（≤ 2 TDLUs）；④没有更高的核级或明显的异型性和/或坏死。

免疫组织化学

普通型增生性乳腺病变与不典型导管增生、低级别导管癌的鉴别是有困难的。尽管使用了上述组织病理学标准，但在一些研究中，观察者之间可能存在显著的差异。免疫组织化学染色作为一种辅助手段已被推广使用。目前，基底细胞角蛋白 5/6（CK5/6）和高分子量细胞角蛋白（抗 CK-34βE12 和 CK903）在鉴别 UDH 和 ADH 中发挥作用。一般来说，UDH 中 CK5/6 和 CK-34βE12 呈强、弥漫性阳性。相反，大多数 ADH 和 DCIS 则呈阴性或低表达。CK903 在良性乳腺组织以及大多数原位癌和浸润性癌中均可着

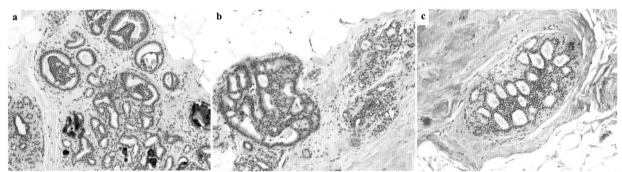

图 14.5　导管上皮不典型增生，切除术后发生癌的风险小（举例说明）。图示 ADH 累及 ≤ 2 TDLUs（a）、大导管（b）和/或表现出较小的细胞异型性（c）

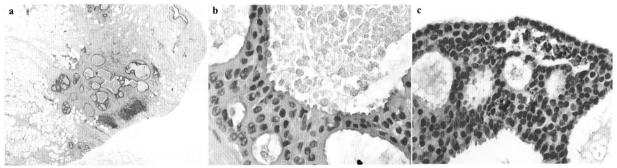

图 14.6　导管上皮不典型增生与切除术后发生癌的高风险相关（举例说明）。虽然部分累及腺体和小叶，但细胞学的不典型性疑为中等级别的癌，可出现局灶性坏死。在（a）中，一个小叶部分受累，导管上皮增生形成筛孔状结构（100×）。（b）和（c）放大示明显的细胞异型性及局灶性坏死（400×）

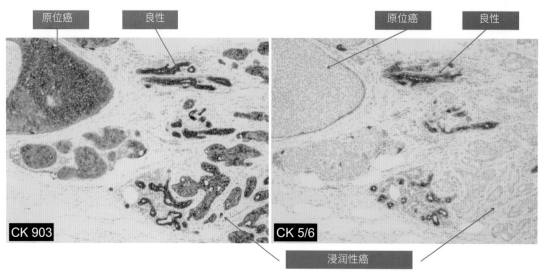

图 14.7   CK903 和 CK5/6 免疫组化染色。左图，CK903 显示良性导管、原位癌和浸润性癌的染色变化。右图，CK5/6 显示良性导管的异质性染色，原位癌、浸润性癌染色缺失。CK5/6 也是基底细胞标志物，同时能够标记 DCIS 外周的肌上皮细胞

色。CK5/6 在良性乳腺小叶中表达阳性，但染色不均匀，在 DCIS 中弱表达，但在浸润性癌中不表达（图 14.7）。

而在某些特定的乳腺良性病变中，角蛋白免疫组化染色是阴性的。例如，柱状细胞病变和大汗腺化生 CK5/6 不显色，CK-34βE12 的免疫染色均较弱。个别 ADH 和 DCIS 病例对这些角蛋白也有很强的阳性反应。

鉴于我们在实践中获得的结果与已发表的报告相比存在差异，我们建议在使用这些抗体行免疫组化染色帮助诊断之前，应设置内对照。许多情况下，免疫组化染色不是一成不变的，必须强调的是，这些抗体的免疫组化检测结果必须始终结合组织形态学来判断。

分子生物学特征

在 ADH 的病例中，一些研究显示 16q 和 17p 染色体的杂合子丢失，类似于在低级别导管原位癌和低级别浸润性癌中所见的情况。UDH 很可能跟低级别导管原位癌和低级别浸润性癌不相关，也不是 ADH 的前兆。

第三节   纤维上皮病变

概述

纤维上皮病变（Fibroepithelial lesions, FEL）的特点是间质和导管上皮都有增生或改变，包括从良性纤维腺瘤到叶状肿瘤的一组异质性病变。间质和上皮成分生长模式的变化对应不同的病理改变（即管状腺瘤、黏液样纤维腺瘤）。一个诊断上的难题是如何区分纤维腺瘤和叶状肿瘤，因为这会影响治疗。叶状肿瘤代表纤维上皮细胞谱的另一端，分为良性、交界性和恶性。迄今为止，FEL 的界定方法和叶状肿瘤的分类包括肿瘤边界、间质细胞数量、间质细胞异型性、有丝分裂活动和间质过度生长。在许多研究中，应用各种蛋白的免疫组织化学染色来区分这些病变。

临床上，FEL 通常表现为肿块性病变，可触及或通过 X 线检查发现。细针穿刺和粗针活检可造成诊断困难，特别是在存在细胞间质的情况下。在这一章中，我们将描述纤维腺瘤和其他具有间质和上皮增生的病变的临床和组织病理学特征。

纤维上皮病变的诊断包括临床检查、影像学检查和细针穿刺或空芯针活检组织的诊断。在没有确定

FEL 的确切分类的情况下，可能需要在多学科会议上进行评估后进行手术切除。

标本处理

对在立体定向或超声引导下的空芯针活检标本进行评估。在以钙化为靶点的病例中，放射科医生通常会在核心部位涂墨标记。对标本进行 X 光检查，以记录是否存在钙化（图 14.8）。这些将会与后续的标本解剖剖面相关联对应。

我们的研究所对纤维上皮病变的切检标本或区段切除术标本进行了大体和影像学评估。这样做是为了评估切缘，并确保目标区域已经被切除。摄片对整个标本进行 X 射线检查，以定位活检夹、标记物、粒子或定位针以及可疑钙化区域。

用不同颜色的墨水来显示不同方位的切缘。将标本连续切成 3~5 mm 的片，这些组织片排好顺序后进行仔细的大体检查，并进行 X 光检查。大体和影像学表现与包括病理医生、放射科医生和外科医生的术中讨论相关。识别靶向病灶，包括钙化点和定位标记物，并评估其与边缘的距离。上覆皮肤或下附筋膜 / 肌肉的标本需要注意表面和深面的切缘充分性。

冰冻切片

若切除是为了做出诊断，特别是在没有明确的恶性肿瘤诊断和 / 或临床病理有其他担心的情况下，通常不推荐纤维上皮病变冰冻切片的快速诊断。在大多数情况下，切缘的充分性是根据术中大体和影像学表现来评估的。在纤维上皮病变术前诊断不明确的情况下，我们的外科医生认识到，通过评估石蜡切片来进行准确的病理诊断是最好的。这些病变可能是异质性的，对整个病灶进行适当的取样是必要的。有时，患者有困难进行第二次手术清理切缘，那么冷冻切片也是必要的。

特定疾病实体

纤维腺瘤

临床表现

纤维腺瘤是最常见的乳腺良性病变之一，占女性良性乳腺活检标本的 23%~50%。发病年龄范围广，平均年龄 45.8~50.2 岁，发病高峰在 20~30 岁。它们也常见于儿童年龄组和青少年，占该年龄组乳腺肿块的 68%。纤维腺瘤常表现为查体可以发现的明显的肿块。通常是边界清楚、可移动的病变，其大小稳定，

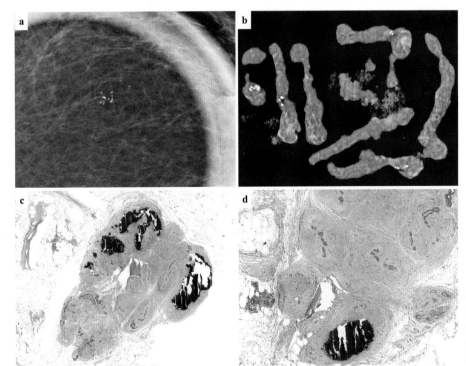

图 14.8　纤维腺瘤的空芯针活检组织中含有钙化。（a，b）活检组织条行 X 线照射发现钙化标本并用墨汁标记；（c，d）含钙化标本的 HE 染色展示

很少或没有增大。

大体特征

纤维腺瘤是一种边界清楚、可移动、质地硬韧的肿块。切面呈淡黄色至灰白的分叶状外观，紧致至饱满（图14.9a）。可出现微细钙化和致密钙化区域。病变与周围乳腺实质清晰可见。虽然没有真正的包膜，但有一些边界清楚的纤维腺瘤，可有"脱出"表现（图14.9b）。

组织学特征

上皮和间质增生的差异赋予了纤维腺瘤不同的生长模式和组织学特点。大体上来说，纤维腺瘤有两种不同的生长模式：管内型和管周型。这两种生长模式在同一个标本中甚至在同一区域都能看到。区分这两种模式在预后或临床上没有意义。然而，认识到这两种模式是很重要的，因为这将有助于区分纤维腺瘤和其他乳腺纤维上皮病变。

管周生长模式。在管周生长模式中，尽管基质细胞环绕导管和腺体周围增殖，但管腔仍然开放（图14.10a，b）。导管和腺体无压缩或变形。

管内生长模式。导管内生长模式的特点是间质增生，将乳腺导管和腺管压缩成狭长的狭缝状间隙或管腔（图14.10c，d）。尽管变形，上皮保留了良性乳腺双层上皮的特征性，即管腔上皮层和基底肌上皮层。突出的管内生长模式组织学上可以类似叶状肿瘤。

纤维腺瘤中的间质变异包括黏液样改变、玻璃样变、硬化和纤维化（图14.11）。间质细胞增多、多核间质巨细胞和假血管瘤样间质增生（PASH）可见于纤维腺瘤。根据上皮和间质的显而易见的改变，纤维腺瘤分为以下变异型。

黏液样纤维腺瘤。黏液样纤维腺瘤的特征是大量黏液样物质积聚的少细胞间质（图14.12）。发生癌的风险没有增加，但是当黏液样改变明显时，很难区

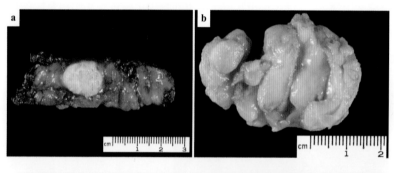

图14.9　纤维腺瘤的大体特征：通常是卵圆形或圆形肿块。（a）切面显示纤维腺瘤典型的分叶状表现，轮廓清晰，可从周围的乳腺组织中"脱出"；（b）示导管内生长型

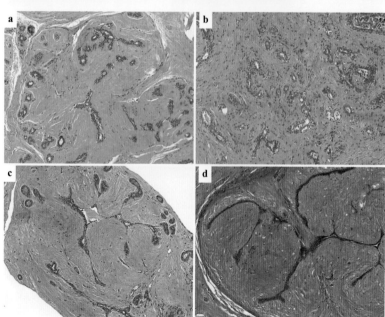

图14.10　纤维腺瘤的两种生长模式。（a，b）示管周型，间质细胞环绕导管周围增生，导管开放而不受压；（c，d）示管内型，间质增生将导管挤压成狭长的间隙

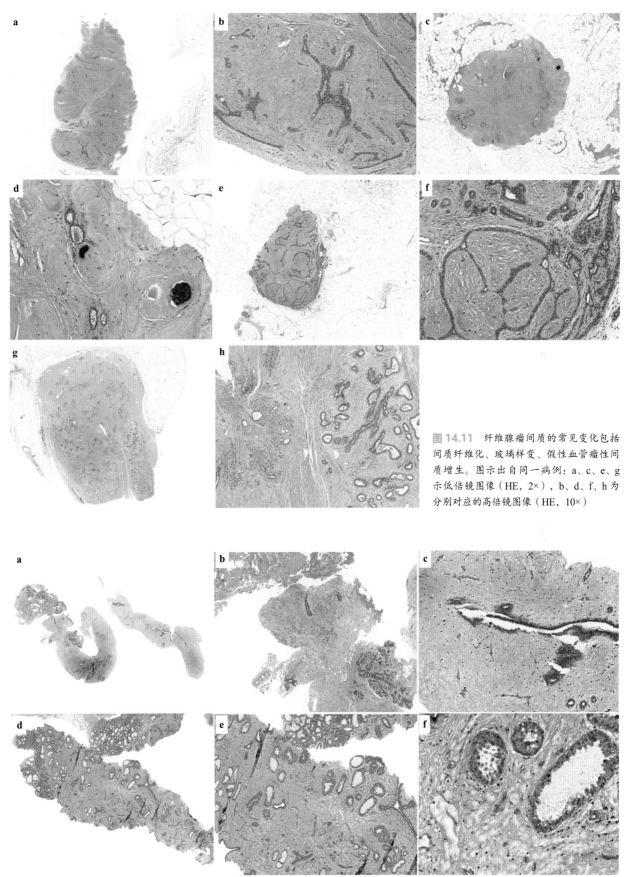

图 14.11 纤维腺瘤间质的常见变化包括间质纤维化、玻璃样变、假性血管瘤性间质增生。图示出自同一病例：a、c、e、g 示低倍镜图像（HE，2×），b、d、f、h 为分别对应的高倍镜图像（HE，10×）

图 14.12 常规纤维腺瘤间质黏液样改变：间质疏松，少细胞，黏液样物质积聚。腺体是良性的，不应与黏液性癌混淆。两例黏液样改变病例：1×（a、d），4×（b、e）和 10×（c、f）

分纤维腺瘤和黏液癌，特别是在细针穿刺标本中。大多数黏液样纤维腺瘤是偶发性的；然而，有高达 20% 的卡尼（Carney）综合征患者患有黏液样纤维腺瘤。卡尼综合征包括斑点状皮肤色素沉着，内分泌过度活跃，以及皮肤、心脏和乳房的黏液瘤。在这种情况下，黏液样纤维腺瘤通常是双侧和多发的。在这些患者中没有恶性转化的报道。PRKAR1A 基因的种系突变在卡尼综合征患者中有报道，但在散发性黏液样纤维腺瘤中没有发现该基因的突变。

复杂型纤维腺瘤。复杂型纤维腺瘤是具有以下一种或多种上皮改变的纤维腺瘤：大于 3 mm 的囊肿、硬化性腺病、上皮钙化和 / 或乳头状大汗腺化生（图 14.13）。复杂型纤维腺瘤不是增加癌症风险的独立危险因素，而且恶性肿瘤的发病率很低。

富细胞性纤维腺瘤。富细胞性纤维腺瘤是基质细胞增多的纤维腺瘤。幼年纤维腺瘤。幼年纤维腺瘤被认为是一种细胞性纤维腺瘤。这通常见于青少年，但"青少年"型生长模式也可见于成人。这些病变可以快速生长，并且可以长到非常大的尺寸（14~22 cm；平均 5 cm）（图 14.14）。组织学上，可见明显的上皮增生，腺体和胶原间质分布增加但分布均匀，无腺

体周围间质富集（图 14.15）。临床上，快速生长和相对较大的体积是令人担忧的特征。再加上间质细胞增多，需与叶状肿瘤相鉴别。然而，与传统的纤维腺瘤一样，它们不太可能复发，也与恶性肿瘤的发生无关。将富细胞性纤维腺瘤与良性叶状肿瘤区分开来，会影响临床治疗。

巨大纤维腺瘤。巨大纤维腺瘤是一个术语，通常用于描述幼年型或常规成人型纤维腺瘤，其大小大于 5 cm，重量超过 500 g 或至少取代乳房的 4/5。然而，尽管这些肿瘤生长迅速，但未见细胞异型性，仅观察到少量有丝分裂。因为这些病变范围较大且不对称，扩大局部切除的保守手术治疗是有挑战性的。

纤维腺瘤的上皮增生

纤维腺瘤中的良性上皮改变与乳腺其余部分相似。

纤维腺瘤不典型增生

纤维腺瘤中的不典型增生（导管和小叶）在纤维腺瘤中已被发现，并根据通常的标准进行诊断（图 14.16 和 14.17）。然而，在纤维腺瘤内发现的上皮异型性与发生浸润性癌的风险增加无关。在我们的实践中，不典型的程度和严重程度在出现时会被注意到。临床和放射学需要联合评估经充分抽样的目标区域并

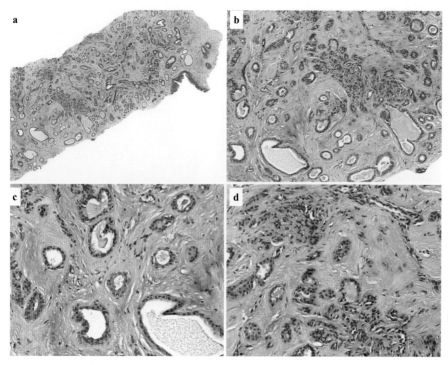

图 14.13 （a，b）低倍镜、中倍镜下增生性改变明显；（c，d）高倍镜下示囊肿和硬化性腺病

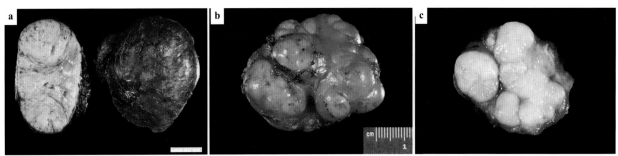

图 14.14　幼年纤维腺瘤的大体特征：可以长到非常大，但仍保持良好的边界，并显示为"包裹"样，切面可呈饱满清晰的分叶状

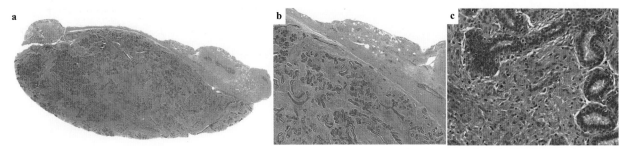

图 14.15　青少年纤维腺瘤的组织学特征：（a,b）间质细胞增多，但细胞缺乏异型性，有丝分裂活性低；（c）高倍镜下，间质细胞与小叶内 / 周和小叶外间质区混合，并见腺上皮增生

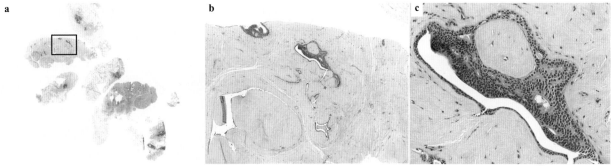

图 14.16　纤维腺瘤内的导管上皮不典型增生（ADH）。（a,b）低倍镜下显示受累导管；（c）高倍视野下示相关导管内圆形、均匀一致的细胞，其间有僵硬的管腔形成

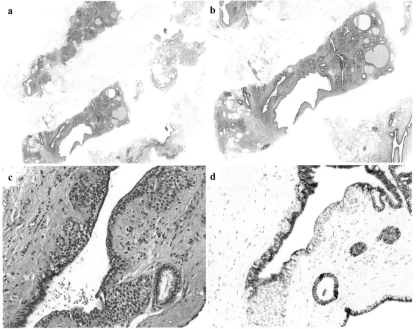

图 14.17　（a, b）纤维腺瘤内不典型小叶增生（ALH）的空芯针活检标本；（c）高倍镜下观察受累导管可见圆形、一致的细胞，胞浆内偶有空泡，派杰样播散亦可见到；（d）E-cadherin 染色阴性

决定最终治疗策略。当充分取样时，如果没有高危因素（如 < 2 个小叶单位，< 2.0 mm 大小，缺乏重度的细胞学不典型性），可以观察而不需要进一步手术。

纤维腺瘤中的癌

纤维腺瘤中的小叶原位癌（LCIS）和导管原位癌（DCIS）均有报道。在这些病例中，原位癌可以出现在邻近组织中。浸润性导管癌和浸润性小叶癌很少发生在纤维腺瘤内。

鉴别诊断：腺瘤与腺病

管状腺瘤（或所谓的单纯腺瘤）被认为是一种具有丰富的小管和导管增生，间质较少的纤维腺瘤。这些管状结构由上皮细胞和肌上皮细胞排列，类似于良性乳腺小叶。管腔小而空，但可能含有很少的嗜酸性蛋白物质。

结节性硬化性腺病或腺瘤是以小叶为中心增生的硬化性腺病，可形成临床或影像学可检测的病变。

病理报告与临床管理的实践思考

对这些变异的识别对于区分它们与恶性肿瘤是很重要的。然而，这些变异具有良性的临床过程，它们的分类在我们的实践中是不必要的。报告纤维腺瘤的大小有助于与临床和放射学检查结果相关联。

叶状肿瘤

临床表现

乳腺叶状肿瘤（phyllodes tumors, PT）是相对罕见的双相肿瘤，占所有原发乳腺肿瘤的 0.3%~1%，占所有乳腺纤维上皮肿瘤的 2.5%。PT 在临床和放射学上通常与 FA 难以区分。与临床特征的相关性往往是区分纤维腺瘤和 PT 的重要组成部分。在中年妇女（37~52 岁）中，PT 往往比 FA 晚 10~20 年。与 FA 一样，PT 最常表现为可触及的肿块，但可长到非常大，大小从 3~8 cm 不等。

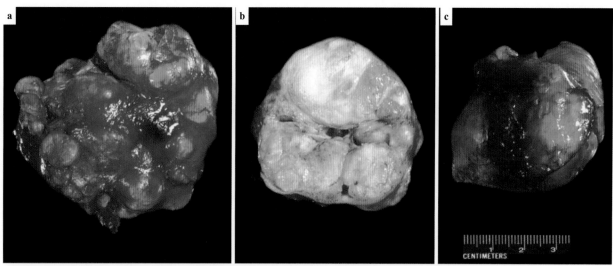

图 14.18 叶状肿瘤的大体特征：常常与纤维腺瘤无法区分。即使在良性叶状肿瘤中，也可能出现裂隙状间隙和出血坏死区域

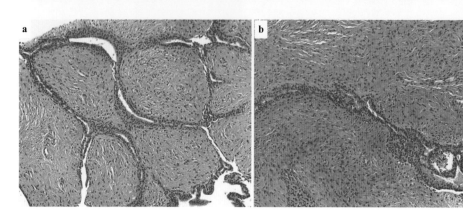

图 14.19 良性叶状肿瘤的组织学特征。（a）可见管内明显的分叶状结构；（b）腺体周围间质细胞密度增高

总体特征

PT 通常与纤维腺瘤大体上无法区分，尤其是当它们呈现清晰的肿块性病变时。然而，与 FA 相比，PT 往往边界不清。切面可以显示裂隙状的间隙和结节状的肉质外观（图 14.18）。出血和坏死的区域出现在较大的肿瘤中，很可能是由于快速生长造成的。

组织学特征

在低倍镜下，PT 的边界不太清晰，卫星结节超出了主要肿块。上皮和间质成分的双相组织学是可辨别的。管内有明显的叶状裂隙和叶状突起（图 14.19）。间质成分由纤维母细胞和肌纤维母细胞组成，常表现为不均一性，有松散水肿区，以及密度更高的细胞区。导管和裂隙周围有细胞富集和高度的细胞增生（导管周围间质密度增高）。异源性成分的存在以及间质过度生长也可以在低倍镜下进行评估。在高倍镜下，可以评估间质异型性和有丝分裂活性。

许多研究单独或结合使用一些参数，并产生了目前的分类方法。根据对不同组织学标准的评估，PT 被分为良性、交界性和恶性，这些组织学标准证明了对 PT 的临床行为和预后有影响。Ward 和 Evans 确定只有间质过度生长与转移和较差的生存率相关。霍金斯等人证明了有丝分裂活跃、明显的核多形性和浸润边缘以及间质过度生长的价值。

目前世界卫生组织的标准是结合组织学特征，包括肿瘤边界、间质细胞数量、间质异型性和多形性、有丝分裂计数和间质过度生长。无论其他组织学特征如何，恶性异源成分的存在足以诊断恶性 PT。

根据这些标准，良性 PT 的特征是边界清晰或边界清楚，轻度间质细胞增生，无或轻度间质异型性，有丝分裂计数小于 5/10HPF，无间质过度生长（图 14.20）。交界性 PT 边界一般边界清楚，但可能是局部浸润性的，可能有中度间质细胞增多，轻度或中度核异型性，有丝分裂计数为 5~9/10HPF，无或局部间质过度生长（图 14.21~14.23）。恶性肿瘤有浸润性边界，明显的间质细胞增生和异型性，有丝分裂计数大于 10/10HPF，间质过度生长（图 14.24~14.26）。

纤维上皮病变的诊断需评估以下组织学特征：间质过度生长（一个高倍视野下没有腺体结构），边界呈浸润性生长，明显的间质多形性或异型性，有丝分裂计数 > 4 个 /10 个 HPF。与世界卫生组织的分类不同，间质细胞数不是评估的一个参数。流程图显示了我们如何利用不同的组织学特征来对 PT 进行分类（图 14.27）。良性 PT 没有这四个特征，交界性 PT 有除间质过度生长以外的一个或多个特征。恶性 PT 有间质过度生长，其他三种中的一种或多种存在，或四种都存在。明显的核异型性和核分裂计数 > 10/10HPF 也足以诊断恶性 PT。

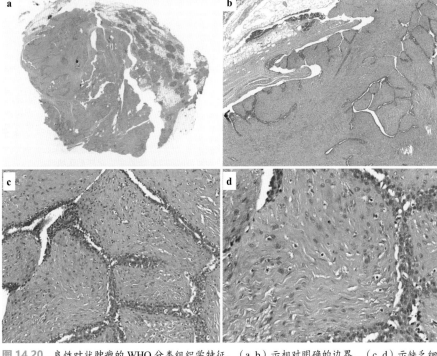

图 14.20　良性叶状肿瘤的 WHO 分类组织学特征。（a, b）示相对明确的边界。（c, d）示缺乏细胞异型性，有丝分裂计数 < 5/10HPF，无过度生长

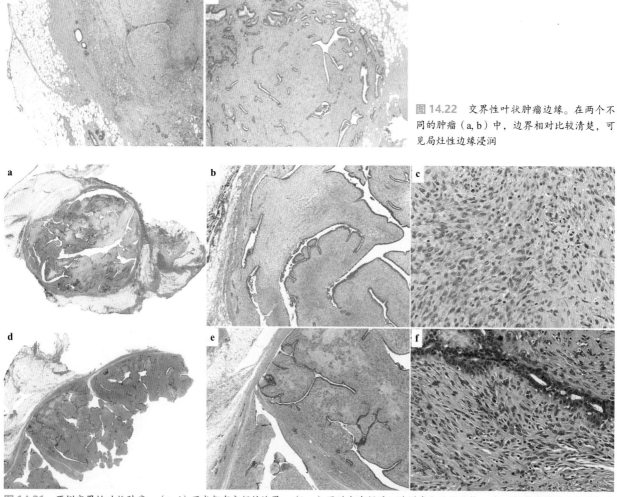

图 14.22 交界性叶状肿瘤边缘。在两个不同的肿瘤（a，b）中，边界相对比较清楚，可见局灶性边缘浸润

图 14.21 两例交界性叶状肿瘤。（a，d）两者都有良好的边界；（b，e）同时也有间质细胞增多和叶状结构；（c，f）高倍镜显示间质细胞异型性和有丝分裂增加

PT 有复发的可能。良性、交界性和恶性 PT 的总复发率分别为 10%~21%、14%~46% 和 23%~65%。在广泛切除术后，良性、交界性和恶性 PT 患者的总复发率分别下降到 8%、29% 和 36%；然而，亚组之间复发率的差异仍然很明显。远处转移在 2%~20% 的 PT 中已被发现，大多数病例之前有一个原发性恶性诊断，其中一些患者也死于转移性疾病。这就强调了对肿瘤进行正确分类的必要性。

临床管理

以下临床特征应引起临床的重视：年龄较大，体积较大（＞ 2 cm），有快速生长史。在我们中心，这样的病例会进行细针穿刺和空芯针活检。由于有较大的复发潜能，确诊为 PT 的病例需行扩大切除而无须

腋窝分期。良性或交界性的 PT 病例可不进一步治疗。对于恶性 PT 患者，需要切缘阴性，并考虑放射治疗或转诊到肉瘤科室。

叶状肿瘤的免疫组化及其分子机制

使用增殖标记物如 Ki-67 和拓扑异构酶 Ⅱ 来分类纤维上皮病变已经在一些研究中得到了应用。然而，到目前为止，免疫组化指标在鉴别叶状肿瘤和纤维腺瘤中的作用并没有定论。

纤维上皮病变空芯针活检的探讨及临床处理

纤维上皮病变的空芯针活检标本的评估可能很困难，因为它们受到样本量小的限制，并且由于 PT 可能是不均匀的，样本可能不能完全代表整个病变。此外，还没有发现临床、放射和组织学上足以预测空

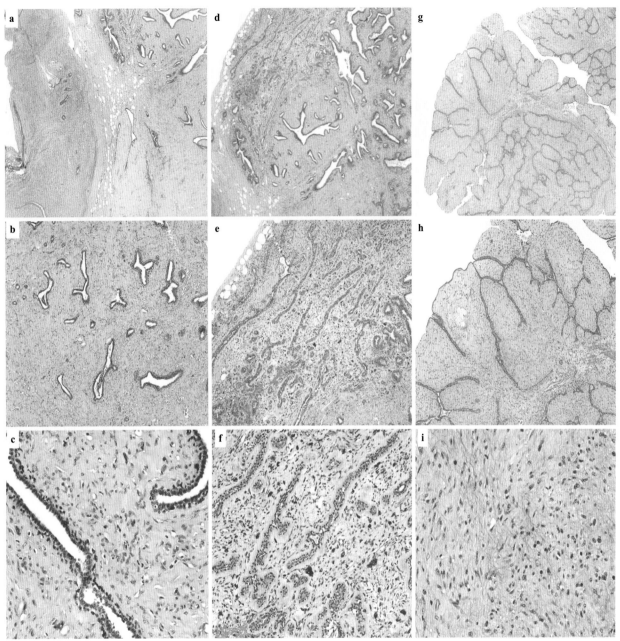

图 14.23 交界性叶状肿瘤的异质性。（a~c）显示更像纤维腺瘤的区域；（d~f）显示间质细胞增多和散在巨细胞的区域；（g~i）显示间质细胞增多、轻度异型性和有丝分裂数目增加的区域

芯针活检标本上不明确的纤维上皮病变的最终分类。因此，最好不要依赖于单个特性，而是综合考虑。

　　在我们的研究机构中，对纤维上皮病变的四个关键组织学特征（浸润，有丝分裂计数 > 4 个 /10HPF，广泛的间质过度生长，明显的间质异型性 / 多形性）进行评估（图 14.27）。其他标准包括间质增生或间质的异质性。在缺乏全部特征的情况下，诊断为纤维腺瘤。纤维腺瘤可以通过定期的临床和放射学评估来监测，或者简单的切除治疗，不需要很宽的切缘。

　　在诊断为细胞性纤维上皮病变或病理学上不确定的患者中，病例将在多学科会议上进行回顾。具有高危因素（年龄组大、生长迅速、体积大）或与放射学诊断缺乏一致性的病例会建议切检。如果这些特征中有任何一个存在，这将提高诊断 PT 的可能性。临床处理如上一节所述。

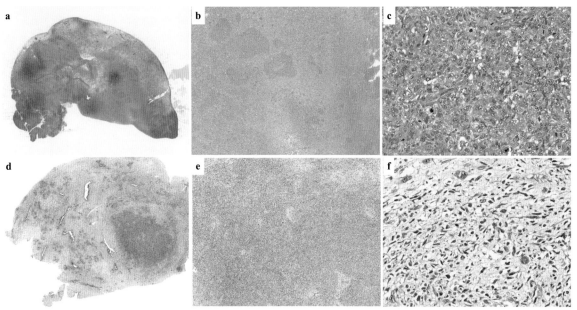

图 14.24 恶性叶状肿瘤。两例恶性叶状肿瘤的浸润性边界（a, d）。低倍镜下均有广泛的间质过度生长（b, e）。高倍镜显示明显不典型的间质细胞，有丝分裂增加（c, f）

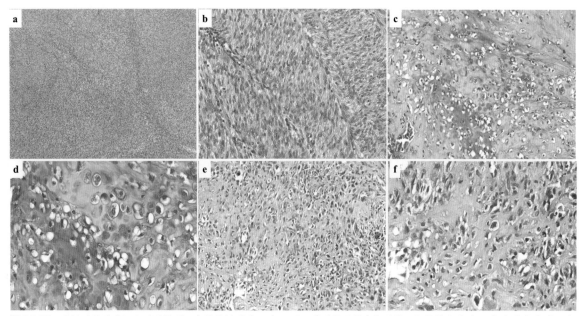

图 14.25 恶性叶状肿瘤。细胞呈梭形、束簇状排列（a, b）。可以看到异源性分化区域，如软骨肉瘤（c, d）和骨肉瘤（e, f）分化

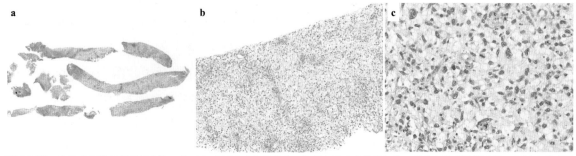

图 14.26 恶性叶状肿瘤的穿刺活检。（a, b）中不存在表皮成分。此标本显示多形性细胞，有些细胞有胞浆空泡，可见大量有丝分裂（c）

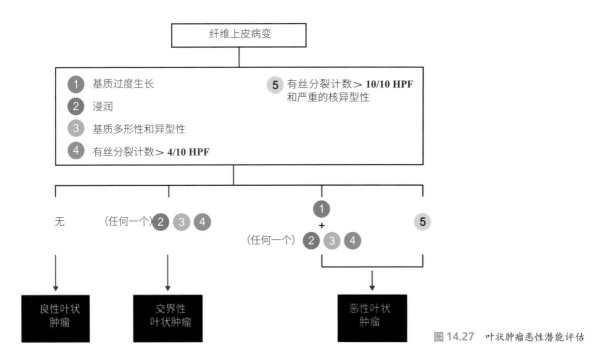

图 14.27 叶状肿瘤恶性潜能评估

第四节 导管原位癌

　　导管原位癌（Ductal Carcinoma In Situ, DCIS）是一种非侵袭性乳腺癌，是一种局限于乳腺实质导管 - 小叶系统内的肿瘤性病变，其特征是导管上皮细胞的肿瘤性增生。当前，由于乳腺 X 线检查的普及，DCIS 的检出率大大增加，约占美国所有新诊断乳腺癌的 20%~25%。与浸润性癌相关的流行病学危险因素，例如年龄、家族史、胎次、激素和乳腺 X 线摄影密度高，也适用于 DCIS。与一般人群相比，携带 BRCA1 和 BRCA2 基因突变的人群发生浸润性癌的风险增加，同样，携带 BRCA1 和 BRCA2 基因突变的人群更容易发生 DCIS，发病年龄也比一般人群早。DCIS 有发展为浸润性乳腺癌的倾向，但不是一定会进展为浸润性乳腺癌。DCIS 患者的乳腺癌相关死亡率很低，只有 1.0%~2.6% 的患者死于 8~10 年后发生的浸润性乳腺癌。DCIS 患者死于乳腺癌的原因主要是最初诊断 DCIS 时没有检测到浸润癌或在诊断 DCIS 后再次发生浸润性癌。众所周知，为了预防浸润性癌，尽管大多数 DCIS 应该治疗，但仍有相当一部分患者可能

不会发生浸润性癌。最近的一项荟萃分析显示，仅通过手术治疗的乳腺 DCIS，15 年浸润性癌的发生率为 28%，乳腺癌特异性死亡率为 18%。DCIS 低风险患者只需单纯手术治疗，而高风险患者需要手术治疗同时加辅助放射治疗以防止 DCIS 或浸润性癌复发，如何鉴别两者是目前研究的重点领域。大约 80%~85% 的 DCIS 通常是在乳腺 X 线检查后被发现的。一小部分 DCIS 患者可扪及肿块，并伴有乳头溢液或乳头 Paget 病。5% 的 DCIS 是因其他原因进行空心针活检时被偶然发现。在筛查出的癌症中，大约有 20%~25% 是 DCIS。大约 8% 的穿刺活检被诊断为 DCIS，大约 74% 的患者在手术切除后被确诊为 DCIS。最近的一项荟萃分析表明，穿刺活检时诊断为 DCIS，在手术切除标本中升级为浸润性癌，与肿瘤体积大、乳房 X 线摄影 / 可触及肿块和乳腺 X 线摄影密度高有关。DCIS 最常见的乳房 X 线表现为簇状钙化，通常呈多形性或无定形，呈线性或节段分布。低级别和中级别 DCIS 常伴有颗粒状和节段性钙化，而高级别 DCIS 常伴有多形性和线状钙化。虽然有些簇状钙化（连续的分枝状或所谓的"铸型"）高度提示 DCIS 的可能，但大部分很难判断，无法与多数良性病变区分。因此，

大部分伴有簇状或可疑钙化的患者需要进行粗针穿刺活检以明确诊断。活检一般用 8~11G 的空心穿刺针在立体定位引导下进行。在磁共振成像（MRI）中，DCIS 常表现为延迟高峰增强曲线的非肿块样强化。这种成像方式对于检测 DCIS 帮助不大。超声检查对少数表现为肿块的 DCIS 有帮助，但对于表现为不确定和异常钙化的 DCIS 通常是无效的。

肉眼和镜下检查

绝大多数 DCIS 都不易检见。乳房手术切除标本的 X 线摄影片可用于鉴别异常钙化，可辅助标本取材。形成肿块的高级别 DCIS 可表现为界限不清的棕褐色区域。在手术切除标本中，伴有广泛粉刺样坏死的 DCIS 可以看到局限的黄色区域。建议对乳房保乳手术和乳房切除手术标本准确取材，以绘制病变范围，确定病变的大小并记录切缘状态。取材应包含异常钙化的区域及标本切缘。标本 X 线摄影可用于定位钙化或密度异常的区域，并可用于切缘评估。美国外科肿瘤学学会、美国放射肿瘤学学会和美国临床肿瘤学学会关于乳腺保乳手术（BCS）的共识指南报告称，在接受全乳放疗的 DCIS 患者，把 2 mm 的切缘作为足够切缘的标准。该指南指出，满足 2 mm 的切缘可降低同侧乳腺癌复发率，并且有可能降低再次切除率，改善美容效果并降低医疗成本。然而，对于阴性边缘小于 2 mm 的患者，需要临床判断来确定是否需要进一步手术治疗。

显微镜下，DCIS 由乳腺导管 - 小叶系统内的肿瘤性导管细胞组成，没有突破基底膜。图 14.28 显示肿瘤细胞局限于基底膜内，有完整的肌上皮。在 DCIS 累及的导管和小叶中，都有肌上皮细胞，尽管可能会减少，尤其是在高级别 DCIS 中。

DCIS 的分级是基于细胞核特征而不是 DCIS 的类型。DCIS 分类主要依据核分级，以及坏死和细胞极向等其他特征。几次国际共识会议建议，在其他与预后相关的病理变量确定之前，应根据核特征对 DCIS 进行分级。组织学上，DCIS 分为低、中、高三个级别。DCIS 的级别是由核的大小、细胞极向、有无核仁和核仁大小以及核分裂象的多少等核特征决定的。同一

病例甚至同一管腔内常有不同核级的肿瘤细胞混合存在。当标本中出现一个以上级别的 DCIS 时，建议病理报告应注明并报告标本中存在不同级别的 DCIS。对于穿刺活检或手术切除标本的常规组织学检查，除了报告细胞核级，还应提供其他一些信息，包括有无坏死及其类型（点状、粉刺样）、组织结构、有无微钙化、病变大小以及距手术切缘的距离等。粉刺样坏死与高级别及更差的乳腺癌特异性生存率相关，但与复发没有相关性。乳腺 DCIS 常见的类型有筛状型、实性型、微乳头状和乳头状型。少数 DCIS 由大汗腺细胞、印戒细胞、神经内分泌细胞、梭形细胞、鳞状细胞或透明细胞构成。这些组织结构的预后价值尚待研究。这些少见类型通常按照常见类型分级标准进行分级。

低、中、高级别导管原位癌的组织病理学特征总结如下。

低级别 DCIS

低级别 DCIS 由核大小一致的、小的单一性细胞组成，这些细胞核染色质均匀细腻，核仁不明显，罕见或无核分裂象。图 14.29 显示的是低级别 DCIS。尽管坏死在低级别 DCIS 中并不常见，但只要具有相应的核特征，在低级别 DCIS 中也可以有点状或粉刺样坏死。低级别 DCIS 可以表现为不同的组织学结构，包括筛状，实性，乳头状和微乳头状。与其他类型相比，微乳头状 DCIS 在乳腺实质内更倾向于广泛分布。

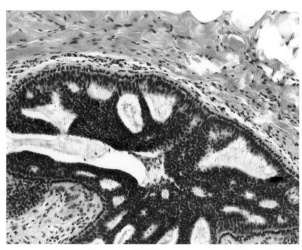

图 14.28　低级别导管原位癌（DCIS）：显示肿瘤细胞局限于导管基底膜内，并有完整的肌上皮细胞

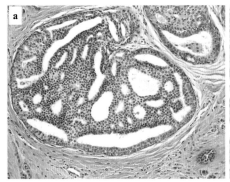

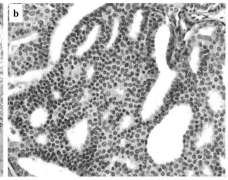

图14.29 乳腺低级别导管原位癌。(a)肿瘤细胞呈筛状排列,无坏死或钙化;(b)肿瘤细胞单一,小而圆,核间距均匀,核仁不明显,无核分裂象

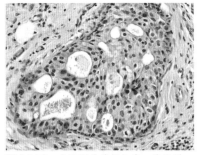

图14.30 中级别导管原位癌,筛状型,伴点状坏死:肿瘤细胞的细胞核轻度增大

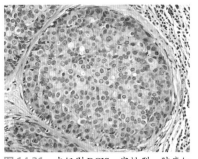

图14.31 中级别DCIS,实性型:肿瘤细胞轻度增大,呈实性排列,罕见核分裂象

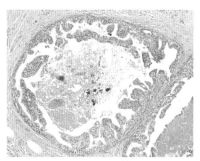

图14.32 中级别DCIS:肿瘤细胞呈微乳头状排列

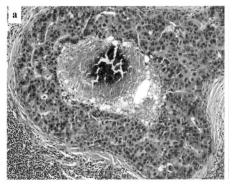

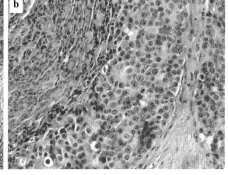

图14.33 (a)伴中央坏死和钙化的高级别导管原位癌。(b)肿瘤细胞的细胞核有明显异型性,细胞核增大,核仁明显,有核分裂象

在实性型DCIS中,肿瘤细胞可以围绕形成小腔,像玫瑰花结排列。在同一肿瘤中经常可以观察到多种结构,因此,基于结构的组织学类型作为预后指标的研究,其结论一致性较低。组织学结构的预后价值是有限的。

中级别DCIS

中级别DCIS的核特征介于低级别和高级别之间。肿瘤细胞通常在大小和形状上表现出轻度至中度的异型,一些肿瘤细胞可以看见明显的核仁,核染色质较粗糙。可见核分裂象,并且可以存在点状或粉刺样坏死。细胞极向并不像低级别DCIS细胞核那么明显。

图14.30和14.31显示的是筛状型和实性型中级别DCIS。图14.32显示的是中级别微乳头状型DCIS。

高级别DCIS

高级别DCIS的肿瘤细胞核大且多形性,核染色质粗,核不规则,核仁明显,核增殖活性增高,核极向差。高级别DCIS常见粉刺样坏死。诊断高级别DCIS,核分裂象或粉刺样坏死并不是必须存在的。图14.33显示的是高级别DCIS。即使没有核分裂象或粉刺样坏死,只要具备高级别核特征就可以诊断高级别DCIS。高级别DCIS导管周围还可出现明显的纤维化(图14.34)。无定形钙化常见,通常伴有管腔内坏

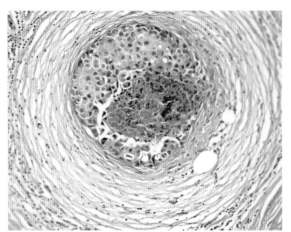

14.34 乳腺高级别导管原位癌伴粉刺样坏死和明显的导管周围纤维化

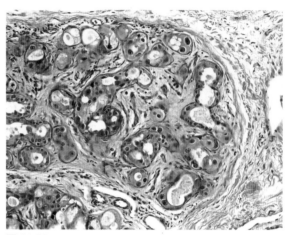

图 14.35 乳腺高级别导管原位癌累及小叶

死碎屑。需要注意的是，即使是单个导管，只要肿瘤细胞具备高级别特征，也可以诊断高级别 DCIS，不需要满足 2 mm 大小或累及两个导管区域的标准。同样，即使管腔内只被覆单层附壁样生长的高度异型细胞也足以诊断为高级别 DCIS。

鉴别诊断

一些良性和恶性病变可模拟 DCIS。旺炽性导管上皮增生可误认为是低级别 DCIS。与低级别 DCIS 不同，旺炽性导管上皮增生的细胞并非等间距、单形性细胞。此外，旺炽性导管上皮增生形成的是不规则裂隙状开窗，而导管内癌形成的是筛状的刚性空隙，被称为"曲奇刀状"的空隙。另外，旺炽性增生的导管上皮细胞 CK5/6 阳性，并且雌激素受体（ER）有阳性细胞，但不是全部阳性，这与低级别 DCIS 不同，低级别 DCIS CK5/6 阴性并且 ER 均匀强阳性。鉴别不典型导管增生（atypical ductal hyperplasia, ADH）与低级别 DCIS 是不满足诊断 DCIS 所需的定量标准，包括 2 mm 范围或累及两个导管。ADH 和低级别 DCIS 的形态特征相同。实性型低级别或高级别 DCIS 可以模拟经典型或多形性小叶原位癌（lobular carcinoma in situ, LCIS）。小叶原位癌肿瘤细胞排列松散，并且 E- 钙黏蛋白（E-cadherin）表达缺失，与 DCIS 中 E-cadherin 阳性，肿瘤细胞的聚集性排列形成对比。某些类型的浸润性癌可误认为 DCIS。浸润性筛状癌，肿瘤细胞呈筛状排列，类似于筛状型中低级别

DCIS。肿瘤细胞呈筛状排列并且呈浸润性生长方式，癌巢周围不存在肌上皮细胞有助于鉴别。低级别或高级别 DCIS 累及硬化性腺病需与浸润性癌鉴别。这种情况下，免疫组化染色显示有肌上皮存在，从而避免误诊。高级别 DCIS 累及小叶时，常伴有炎症和纤维化，模仿浸润性癌。肌上皮标记物有助于诊断，但是高级别 DCIS 可显示肌上皮细胞数目减少。图 14.35 显示高级别 DCIS 累及小叶。

DCIS 生物标志物的评估

对于确诊为乳腺 DCIS 的患者，已经有几种分子生物标记物用于评估预后和预测治疗反应，包括手术、激素治疗和放疗。但是，除激素受体的状态外，目前没有任何其他生物标记物用于指导这些患者的临床治疗。近年来已经报道了几种有前景的生物标志物，包括 HER2、COX2、Ki67（＞ 10% 阳性细胞）和 p16。浸润性癌中表达的几乎所有生物标志物通常也都在 DCIS 中表达，尽管表达程度可能不同。同样，浸润性癌中的所有分子亚型也可以在 DCIS 中看到，尽管这些亚型的频率可以不同。目前，可通过使用市售的 Oncotype DX 芯片检测 mRNA 表达，以评估保乳手术后是否需要辅助放疗，以及预测 DCIS 复发的风险。这种基于 12 个基因定量 PCR 的检测方法（7 个测试基因和 5 个对照基因）已显示出预后价值。接受保乳手术和放疗的患者，10 年局部复发风险包括 DCIS 或浸润性癌，低风险组为 9.4%，中等风险组为 13.6%，

高风险组为 20%。单独接受保乳手术治疗的 DCIS 患者的复发风险分别为低风险组 10%~16%，中等风险组 27%~33% 和高风险组 26%~33%。与高风险组相比，低风险组并没有从放疗中受益。

DCIS 中雌激素受体（ER）和孕酮受体（PR）的评估

基于一些随机临床试验的结果，DCIS 患者可以在辅助激素治疗中受益，ER 被用作预测激素治疗是否获益的生物标志物。对 DCIS 或浸润性癌 ER 阳性患者，已证实他莫昔芬辅助治疗可以显著降低手术和放疗后同侧和对侧复发风险。PR 的结果相似，只是不及 ER 显著。ER 阳性 DCIS 辅助激素治疗的潜在益处已得到公认，目前，所有 DCIS 都行常规 ER 检测以确定肿瘤细胞 ER 表达的状态。按照浸润性乳腺癌免疫组化染色方法，对 DCIS 标本进行免疫组化检测。ER 和 PR 的阳性结果定义为 > 1% 的肿瘤细胞核着色。图 14.36 显示了 DCIS ER 阳性着色。DCIS ER 表达情况与浸润性癌相似，75%~80% 的病例显示阳性表达。PR 表达率略低。应当指出，对辅助激素治疗的反应是否与 DCIS 中受体表达水平有关尚不清楚。

DCIS 的基因组分析

对同时伴发的 DCIS 分析发现，尽管 DCIS 局限于导管系统，但其遗传和表达谱与浸润性癌相似，使用的技术包括杂合性缺失（LOH）、全基因组拷贝数分析、外显子组分析和单细胞测序。尽管它们是克隆相关的，但也有一些差异，提示后续浸润性癌发生的潜在进展途径。与 DCIS 和浸润性癌混合癌相比，单纯 DCIS 显示出许多遗传事件，但是，拷贝数的变

化和突变较低。DCIS 和浸润性癌之间的关键分子差异之一是 ERBB2 扩增的普遍性。据报道，DCIS 中 ERBB2 扩增比例为 18%~56%，而浸润性癌的比例约为 14%。DCIS 中，ER 阳性与 PIK3CA 和 GATA3 突变相关。高级别 DCIS 与 TP53 突变和 ERBB2 阳性以及更高水平的拷贝数改变有关。全基因组拷贝数改变和 LOH 在高级 DCIS 中更为常见，特别是 17p 的缺失以及 ERBB2 和 MYC 的扩增。低级别 DCIS 检测结果类似于 ER 阳性低级别浸润性癌，包括 1q 扩增和 16q 缺失。ER 阴性 DCIS 拷贝数改变更常见。与浸润癌相比，尽管 DCIS 中 HER2 阳性的比例更高，三阴性表型更低，但是浸润性癌的所有分子亚型在 DCIS 中也都可以看到。

DCIS 的治疗，预后和预测因素

DCIS 的治疗包括保乳手术加放疗，激素治疗和乳房切除术。治疗方法可以根据患者的意愿、外科医生和疾病的程度进行调整。与单纯手术相比，保乳手术后进行放疗，10 年同侧肿瘤复发率降低了 4~5 倍。ER 阳性肿瘤的内分泌治疗可将同侧和对侧复发风险降低到相似的程度。

年龄小，病变大，级别高，粉刺样坏死和切缘阳性等因素与局部复发以及进展为浸润性癌的风险增加有关。已经开发了线型图和评分工具来评估复发风险。从临床、病理以及分子研究中收集的数据表明，DCIS 是浸润性癌的前趋病变，尽管并非必不可少。目前正在进行研究以确定哪些患者可以避免放射治疗是安全的。也有一些临床试验评估穿刺活检诊断为低级别 DCIS 仅观察的安全性。几项研究表明，DCIS 肿瘤体

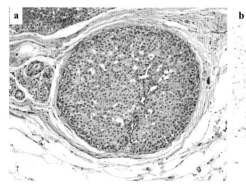
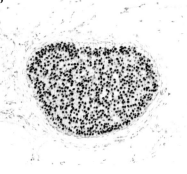

图 14.36　（a）乳腺中级别筛状型导管原位癌；（b）免疫组织化学染色显示雌激素受体呈弥漫性强阳性

积小的女性可以单独接受保乳手术治疗，并且如果有足够的切缘，可以避免放疗。DCIS 的病理报告应包括核分级、坏死和类型（点状、粉刺）、组织类型、病变的大小、钙化的位置（无论是单纯在 DCIS 中还是同时在 DCIS 和良性组织中）以及手术切缘的状态。

第五节　导管内乳头状肿瘤

乳腺乳头状病变是包括增生性和肿瘤性病变在内的一组异质性病变。乳头状病变的特征是有被上皮细胞包绕的纤维脉管轴心所形成的分支乳头状结构。上皮细胞本质上可以是增生性或肿瘤性的。本章概述了不同类型的导管内乳头状肿瘤的临床表现、组织病理学特征以及相关的免疫组织化学和分子特征。

导管内乳头状瘤

导管内乳头状瘤是一种良性病变，其特征是存在内层的肌上皮细胞和外层的上皮细胞包绕形成的纤维脉管轴心，外层的上皮细胞可表现出不同程度的增生。根据乳头状瘤在乳腺的位置，当乳头状瘤发生在中央区，主要累及乳晕区大导管，当它累及末梢导管小叶单位时，乳头状瘤可发生在乳腺实质的任何位置。前者通常是单发，常被称为大导管乳头状瘤，而后者是多发，也被称为显微镜下乳头状瘤。乳头状瘤好发年龄通常是 30~50 岁。中央型乳头状瘤通常表现为单侧乳头溢血，其次表现为乳晕下肿块。大导管乳头状瘤在乳房 X 线摄影片上表现为局限的乳晕后肿块或单发扩张导管，可能伴有局灶性实性区和微小钙化。超声检查显示边界清楚的、光滑的实性低回声结节或囊实性结节。乳管造影常用于定位大导管内可疑的乳头状病变，显示导管扩张伴管腔内充盈缺损。周围型乳头状瘤的乳腺 X 线可表现为钙化，明显的导管以及肿块。周围型乳头状瘤通常无临床表现，仅少数表现为乳头溢液。导管内乳头状瘤的术前诊断可通过影像引导下的空心针穿刺活检（CNB）或细针穿刺（FNA）进行。

大体检查乳头状瘤为边界清楚的肿块，呈分支乳头状，最大径从小于 1 cm 到大于 5 cm。可见局灶坏死和出血。乳头状瘤的显微镜检查显示分支状纤维脉管轴心，被覆基底层肌上皮细胞和管腔层上皮细胞。肌上皮细胞可能不明显，可能需要借助肌上皮标记物进行免疫组化染色，例如 p63、calponin 和平滑肌肌球蛋白重链（SMMHC）。图 14.37 示导管内乳头状瘤。

有些病例肌上皮细胞明显，偶尔伴有肌上皮增生。

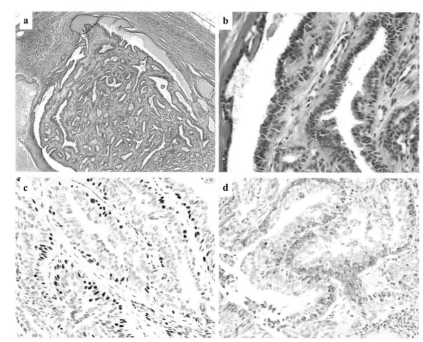

图 14.37　导管内乳头状瘤。（a）纤维血管轴心被覆上皮细胞，呈明显的乳头状，充满扩张导管；（b）纤维血管轴心被覆内层一层肌上皮细胞和外层一层上皮细胞；（c）p63 免疫组化染色显示乳腺导管内乳头状瘤中的肌上皮细胞，p63 是一种肌上皮标记物，肌上皮细胞的细胞核着色；（d）Calponin 免疫组化染色显示导管内乳头状瘤的肌上皮细胞，紧邻纤维血管轴心周围的肌上皮细胞的细胞质着色

乳头状病变的导管周围也被覆肌上皮细胞。上皮细胞呈立方或柱状，并出现不同程度的增生，无异型性。在乳头状瘤的良性上皮增生中，常见大汗腺化生，鳞状上皮化生最常见于梗死区。胶原小体病也可累及乳头状瘤，少数情况下可见黏液性、透明细胞和皮脂腺化生。出血或梗死可继发于穿刺活检（包括 FNA 或 CNB）或纤维血管轴扭转。常见间质纤维化，广泛者可遮盖乳头状结构。当上皮细胞巢埋陷在纤维化间质中，酷似浸润癌。伴有广泛纤维化的乳头状瘤称为硬化性乳头状瘤。通过免疫组化染色证实肌上皮细胞的存在，可以避免误诊为浸润性癌。部分接受过穿刺活检的病例，穿刺活检针道区域可出现上皮移位，有可能误诊为浸润性癌。伴有出血和含铁血黄素色素沉着以及证实肌上皮细胞的存在，可避免将乳头状瘤移位的上皮细胞误诊为浸润性癌。

不典型乳头状瘤

不典型乳头状瘤的特征在于乳头状瘤部分区域出现不典型上皮细胞，具有低级别 DCIS 的细胞和结构特征。不典型导管增生（ADH）和 DCIS 在周围型乳头状瘤中比在中央型乳头状瘤中更常见。根据乳头状瘤中异型细胞累及程度，可诊断为乳头状瘤伴不典型导管增生或导管原位癌。通常保留肌上皮，但可能很少或缺失。不典型上皮细胞通常高分子量细胞角蛋白阴性，ER 呈均匀强阳性。鉴别乳头状瘤伴不典型导管增生与原位癌的标准不太统一。Page 等和 Lewis 等建议将不典型单形细胞病灶 < 3 mm 诊断为乳头状瘤伴不典型导管增生，≥ 3 mm 诊断为乳头状瘤伴导管原位癌。Tavassoli 等将不典型低级别单一形态细胞病灶所占比例不足 30% 诊断为伴不典型导管增生，超过 30% 为伴原位癌。Putti 等和 Schmitt、Collins 提出，在乳腺实质中任何符合导管原位癌诊断标准的单一形态细胞病灶都应诊断为导管原位癌。WHO 工作组认为，应使用大小 / 范围为标准，不推荐使用比例为标准。然而，利用 3 mm 大小来诊断乳头状瘤内低级别导管原位癌是缺少科学依据的。图 14.38 示乳腺的不典型乳头状瘤。当增生上皮具有中 - 高核级时，不需要考虑病灶大小即可诊断乳头状瘤内导管原位癌。

乳头状瘤伴导管原位癌需要与乳头状导管原位癌 / 导管内乳头状癌鉴别。与乳头状瘤伴导管原位癌不同，乳头状导管原位癌是直接发生的原位恶性乳头状病变，看不到良性乳头状瘤向恶性上皮的转化。

乳头状瘤可有 PIK3CA，AKT1 和 RAS 的点突变，以及 16p 和 16q 染色体杂合性缺失（LOH），类似于 ADH 和 DCIS。在没有其他不典型性病变的情况下，良性中央型乳头状瘤发展为浸润性癌的风险增加 2 倍，而周围型乳头状瘤则增加 3 倍。不典型中央型乳头状瘤的相对风险增加到 5 倍，周围型增加到 7 倍。

乳头状瘤伴 ADH 和 DCIS 需要手术切除。但是，在穿刺活检中诊断为良性乳头状瘤，并不是所有患者都需要手术切除。无异型性的单发乳头状瘤与并发和继发癌的低风险相关。穿刺活检诊断为不典型孤立性乳头状瘤，切除标本诊断的升级率很低，而且升级的恶性肿瘤大多数是 DCIS，而非浸润性癌。当仅取一小部分病变活检（包括更少病变进行评估）时，可以发现更高的升级率。如果出现病变大（> 1 cm），年龄超过 50 岁，距乳头距离超过 3 cm，有相关钙化以及病变取样较小等因素，可能需要真空辅助空芯针活检或手术切除，以免漏检更高级别病变。穿刺活检诊断为良性乳头状瘤，应当考虑病变取样的范围，患者年龄以及症状如乳头血性溢液等，以选择需要接受手术切除的患者。

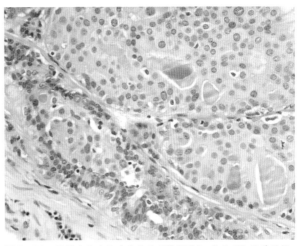

图14.38　导管内乳头状瘤伴非典型导管增生：非典型细胞单形性，低核级，呈筛状排列

导管内乳头状癌

导管内乳头状癌是恶性、肿瘤性上皮增生，具有乳头状结构特征，局限于导管管腔内。也称为乳头状导管原位癌或非浸润性乳头状癌。导管内乳头状癌的组织发生尚不确定。有两种说法，一种说法认为是直接形成的恶性肿瘤性乳头状增生；另一种说法认为来自先前存在的乳头状瘤，经过逐渐转变，由肿瘤细胞完全取代而成。导管内乳头状癌的特征与 DCIS 相似。通常是进行乳房 X 线检查时出现与导管内癌类似的可疑钙化被发现。有时表现为乳头清亮或血性溢液或肿块。

导管内乳头状癌大体检查时没有明显的特征。镜下显示，导管内充满纤细、分支状纤维脉管轴心，被覆单一性肿瘤性上皮细胞。肿瘤细胞为单层或复层柱状细胞，直接有序覆盖于纤维血管轴上，缺少肌上皮细胞。肿瘤细胞通常为低或中级核。肿瘤细胞在大部分病灶中呈乳头状，为几层深染的柱状细胞直接被覆在纤维脉管轴心上。肿瘤细胞也可形成微乳头、筛状、实性结构，填充了乳头之间的空隙。导管周围存在肌上皮细胞，乳头状分枝间没有肌上皮细胞。与纤维脉管轴心相邻的肿瘤细胞可显示清晰的细胞质，酷似肌上皮细胞。然而，通过免疫组织化学染色，这些细胞肌上皮标记物是阴性的。肿瘤细胞 CK5/6 和 CK14 阴性，ER、PR 呈弥漫性强阳性。

免疫组织化学可用于乳头状癌的诊断，并可与乳头状瘤和包裹性乳头状癌（EPC）进行鉴别。与 EPC 不同，免疫组化染色显示导管内乳头状癌导管周围有肌上皮细胞的存在，并且沿着乳头状分枝结构没有肌上皮细胞，可以与乳头状瘤区分开。图 14.39 显示的是导管内乳头状癌。

与良性乳头状瘤类似，导管内乳头状癌可出现 PIK3CA、AKT1 和 RAS 基因的点突变，但频率较低。研究表明，16q23 染色体区杂合性缺失仅见于乳头状癌，而良性乳头状瘤和乳头状癌均可出现 16p13 染色体区杂合性缺失。导管内乳头状癌的预后和预测因素与非乳头状 DCIS 相同。

包裹性乳头状癌

包裹性乳头状癌（EPC）的特征是乳头状增生的肿瘤细胞被纤维包膜包绕，形成膨胀性的孤立性肿块，也称为囊内乳头状癌和被囊型乳头状癌。包裹性乳头状癌通常发生于老年妇女，平均年龄 65 岁。发病部位通常位于中央，少数病例可位于周围。患者可表现为乳头溢液或可触及的肿块伴乳房疼痛。在乳房 X 线照片和超声检查中，表现为边界清楚的圆形肿块。乳房 X 线照片上可有不确定的钙化。超声检查可显示复杂的囊实性低回声区。在临床和影像学特征上，包裹性乳头状癌与乳头状瘤非常相似，但包裹性乳头状癌通常较大。

大体检查包裹性乳头状癌为界限清楚的囊性包块，囊内充满深褐色的脆性组织。显微镜检查显示有明显的纤维性厚包膜。包裹的结节由纤维血管形成的细乳头构成，乳头表面衬覆低 - 中核级的单一型肿瘤性上皮细胞。肿瘤细胞可以排列成实性，筛状或乳头状。偶尔，肿瘤细胞可呈梭形。肿瘤细胞 ER 呈弥漫性阳性，高分子量细胞角蛋白阴性。免疫组化染色肌上皮标记物在包裹性乳头状癌的纤维血管乳头内及病变周围均为阴性。Ki67 通常较低。图 14.40 是包裹性乳头状癌的示意图。包裹性乳头状癌有时由不典型大汗腺细胞组成，可见核不典型性和核分裂。大汗腺包裹性乳头状癌的乳头内和病变周围的肌上皮细胞完全缺失。大汗腺包裹性乳头状癌必须与大汗腺乳头状瘤或乳头状增生进行鉴别。包裹性乳头状癌的大汗腺变异型 ER 和高分子量细胞角蛋白均呈阴性。

包裹性乳头状癌的纤维囊壁周围以及纤维脉管轴心内都没有肌上皮细胞。囊壁周围没有肌上皮细胞，这可能意味着包裹性乳头状癌不是原位癌，而是一种极低限度的、低级别、惰性浸润性癌。包裹性乳头状癌也可能是原位癌和浸润癌之间过渡型。不管这些假设如何，只有当肿瘤细胞浸润纤维性包膜之外的间质中时，才应诊断浸润性癌。然而，真正的浸润应与肿瘤性上皮细胞嵌入纤维性包膜鉴别，也应与穿刺活检引起的上皮移位进行鉴别。肌上皮细胞的免疫组化染色必须与形态学特征相结合，避免将移位的肿瘤细胞误诊为浸润性癌。肿瘤细胞也可以移位到淋巴管和腋窝淋巴结中。

包裹性乳头状癌必须与乳头状瘤进行鉴别，乳头状瘤的上皮细胞没有异型性，被覆于纤维脉管轴心，内层衬覆肌上皮细胞。实性乳头状 DCIS 不表现为单发包裹性肿块，而是多结节性病变，累及多个导管，肿瘤细胞在纤维脉管轴心周围呈实性增生。乳头状 DCIS 累及多个小、中和大导管，呈乳头状结构，其中立方和柱状细胞呈假复层排列，围绕纤维脉管轴心周围。导管周围有肌上皮细胞，乳头结构没有肌上皮细胞。

荧光原位杂交显示 EPC 中有 3、7、17 和 X 染色体的改变。比较基因组杂交（CGH）显示，许多 EPC 中出现 16p 扩增、16q 缺失和 1q 扩增，并且在某些 EPC 中出现复杂的拷贝数变化，提示从原位向浸润性表型的进展。基于微阵列的 CGH 分析显示，包裹性乳头状癌的基因拷贝数改变以及 PIK3CA 突变，与相应级别的 ER 阳性的非特殊型浸润癌相似。

EPC 的生物学行为通常类似于低级别 DCIS。如果周围乳腺组织中没有导管原位癌或浸润性癌，经局部切除治疗，包裹性乳头状癌的预后非常好。病变周围组织中存在相关的 DCIS 会增加局部复发的风险。建议对病变和周围组织进行广泛取材，以评估病变周围组织的状况，以估计局部复发的风险。EPC 推荐的治疗方法是局部乳房切除术。如果 EPC 伴有浸润性癌成分或肿瘤大于 2.0 cm，则建议进行前哨淋巴结活检。淋巴结转移很少见，但偶尔会遇到，特别是在肿瘤大于 2.0 cm 的 EPC 中。转移通常出现乳头状特征。局部乳房切除术后复发，可能是原位复发、浸润性癌复发或两者兼有。在单纯的 EPC 中，放射治疗的作用尚存争议。对于 EPC 伴浸润性癌的患者，根据目前确定的有全身扩散和复发风险的患者是否需要进行辅助化疗的标准，给予辅助化疗。单纯 EPC 的预后非常好，10 年生存率大于 95%。

包裹性乳头状癌的分期仍存在争议，因为考虑到病变周围缺乏肌上皮细胞，提示这些肿瘤可能为浸润性癌。WHO 工作组的共识是将包裹性乳头状癌作为原位癌进行分期，在没有浸润性癌的情况下将其作为

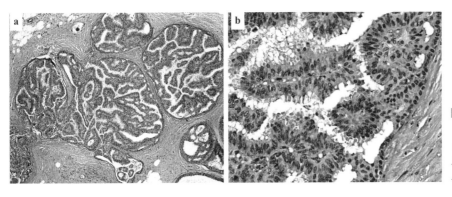

图14.39　乳头状导管原位癌（DCIS）。（a）肿瘤细胞排列呈明显的乳头状，占据导管腔；（b）乳头显示肿瘤细胞直接位于纤维血管轴心，中间没有肌上皮细胞

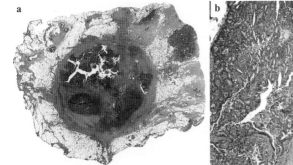
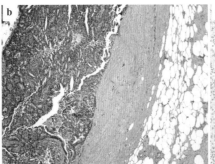
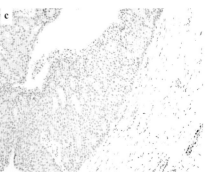

图14.40　包裹性乳头状癌。（a）肿瘤边界清晰，被厚的纤维包膜包绕；（b）肿瘤细胞呈乳头状增生，核为中等级别，周围有厚的纤维包膜；（c）肌上皮标记物 p63 免疫组化染色显示无阳性细胞，表明肿瘤内部及周围无肌上皮细胞

Tis 进行管理。如果存在浸润性癌，则应根据浸润成分的大小进行分期。

实性乳头状癌

实性乳头状癌（SPC）是一种特殊类型的乳头状癌，其特征是实性生长、膨胀性的肿瘤结节，纤维脉管轴心不明显。常见伴神经内分泌分化。肿瘤细胞可呈梭形，也称为神经内分泌导管原位癌和梭形细胞导管原位癌。实性乳头状癌主要发生在绝经后的老年妇女。肿块通常是在影像学检查中被发现，包括乳房 X 线照片或超声检查。患者很少出现乳血性头溢液或明显肿块。

大体检查为边界相对清楚的黄褐色结节状肿块，大小从几毫米到几厘米不等。显微镜检查，肿瘤由多个界限清楚的富于细胞的结节构成，细胞排列紧密，膨胀性生长，形成实性圆形导管样结构，包埋在致密纤维间质中。充满肿瘤细胞的导管样结构通常彼此排列紧密。肿瘤细胞有黏附性，呈多边形或梭形，并以实性排列。细胞核小而圆，核仁不明显，胞浆中等量，呈细颗粒状。梭形肿瘤细胞表现为水流样外观，模仿旺炽性导管上皮增生。可存在细胞外黏液。可见散在核分裂。图 14.41 是实性乳头状癌的图示。SPC 相关的浸润性癌，可呈导管或小叶分化。SPC 相关的浸润性癌常伴黏液或神经内分泌特征。

至少 50% 的病例通过神经内分泌标记物（如嗜铬素和突触素）免疫组织化学染色，可见神经内分泌分化证据。肿瘤细胞 ER 和 PR 呈强而弥漫阳性，并且还表达低分子量细胞角蛋白。在充满肿瘤细胞的导管样结构周围，可看到肌上皮细胞，也可能看不到。缺乏肌上皮细胞的肿瘤结节，分类是原位还是浸润是有争议的。但是，如果无法确定是原位还是浸润，建议应该按原位癌进行分期。如果呈现地图状、不规则状边缘，并且缺乏肌上皮细胞，一些作者会将其视为浸润性癌。

基因表达分析显示这些肿瘤与黏液性肿瘤聚类（即是同一类肿瘤）。

少数没有明显浸润的病例偶尔也可发生转移。

鉴别诊断包括旺炽性导管上皮增生和导管内乳头状瘤。均匀一致的细胞增生、核分裂增多、伴神经内分泌分化、有细胞外黏液以及 CK5/6 染色阴性是其特征，这些特征有助于与旺炽性导管上皮增生鉴别。导管内乳头状瘤纤维血管轴以及导管周围可见肌上皮细胞，上皮细胞可见 CK5/6 阳性细胞。

基因表达谱分析证实这些病变具有管腔表型，在转录组水平上与黏液癌聚类（即是同一类癌）。

实性乳头状癌在手术切除治疗后预后良好。没有浸润性生长方式很少发生转移。当伴有非特殊型浸润性癌时，浸润性癌的分期将决定其预后。

第六节　肌上皮病变

概述

肌上皮细胞位于导管和小叶的腺上皮细胞和基

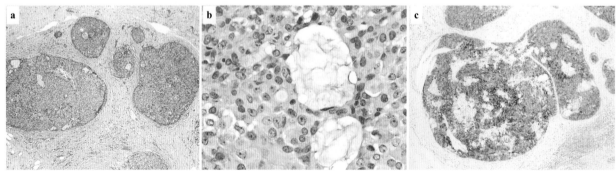

图 14.41　实性乳头状癌。（a）导管腔内充满肿瘤细胞，呈实性排列，纤维血管轴非常不明显；（b）肿瘤细胞表现为中等级别的细胞核，有小核仁和中等量的颗粒状胞质。可见细胞外黏液；（c）肿瘤细胞表现出神经内分泌分化，神经内分泌标记物突触素的细胞质染色呈阳性

底膜之间，可能看起来不明显。有时它们是相距很远的小圆形细胞，胞质很少，而有时候它们形成梭形连续细胞层，具有透明或嗜酸性的细胞质。组织学外观取决于多种变量，包括月经周期的改变、妊娠和哺乳、绝经状态以及外源激素。细胞质中的肌动蛋白和肌球蛋白丝使肌上皮细胞发生收缩，从而有助于分泌物在管腔内移动。

在乳腺小叶中，肌上皮细胞分支形成的放射状网络在腺上皮细胞和基底膜之间形成类似网状的分界，并具有许多大的间隙，这些间隙使腺上皮细胞和基底膜之间直接接触。增生过程中小叶扩张，可能会肌上皮网络伸展使间隙扩大，而在组织学切片观察横截面时，肌上皮细胞层存在更大的不连续性。由于病理医师通常依靠肌上皮的存在来确认导管内癌是否存在浸润，因此认识到肌上皮细胞层中的不连续并不一定表示间质浸润尤为重要。

很多情况会导致肌上皮细胞化生或增生性改变，从而导致各种良性和恶性的肌上皮细胞病变。良性非肿瘤性肌上皮病变很常见，通常在乳腺中偶然发现，包括肌上皮增生、硬化性腺病和胶原小体病。良性肌上皮肿瘤并不常见，包括肌上皮瘤和腺肌上皮瘤。来源于肌上皮细胞或主要由肌上皮细胞组成的恶性肿瘤很少见，包括恶性腺肌上皮瘤和肌上皮癌。具有明显的肌上皮成分的唾液腺型肿瘤在浸润性乳腺癌的特殊亚型这一章中讨论。

肌样化生和鳞状化生

肌样化生是指肌上皮细胞偶尔获得的肌肉样外观，通常与正常的末梢小叶单位有关。它本身并不构成病变，但代表了肌上皮细胞的双重上皮-肌样表型（图14.42）。一些增生性病变，如腺病和硬化性腺病，似乎具有平滑肌细胞成分。这种病变被称为肌样错构瘤，但电子显微镜显示，明显的平滑肌细胞成分很可能源自肌上皮细胞的肌样化生。因此，此类病变并不代表真正的错构瘤。

化生性鳞状上皮细胞似乎也是起源于肌上皮细胞。鳞状上皮化生通常发生在乳腺组织中活检部位或手术腔周围，取代了正常的导管和小叶上皮（图14.43）。有时观察到鳞状上皮化生与肌上皮增生相邻，其中观察到鳞状细胞化生（肌上皮细胞的p63和高分子量角蛋白表达）表达肌源性特异性肌动蛋白和波形蛋白，与它们衍生自邻近的肌上皮细胞一致。

肌上皮增生

肌上皮增生可伴有其他乳腺良恶性病变。当单独存在时，肌上皮增生有时被称为肌上皮病。它有时会产生小的结节性病变，但通常没有明显的临床或病理特征。没有已知的罹患乳腺癌的风险。它最常发生在乳腺的周边腺体，与终末导管小叶单位有关，增殖的肌上皮细胞围绕一个或多个导管（图14.44）。相关的导管可扩张或闭塞。肌上皮细胞的增生程度可以从肌上皮轻度增生到形成实性片状区。有时观察到乳头状生长模式，其中增殖的肌上皮细胞扩展了显微镜下乳头状肿瘤的纤维脉管轴心。单个肌上皮细胞可表现为立方形，浆细胞样或梭形，具有透明到嗜酸性的细胞质。缺乏核分裂和细胞的不典型性。

硬化性腺病

硬化性腺病是小的腺泡或导管的小叶中心性增

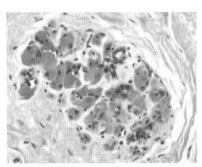
图14.42　肌样化生：肌上皮细胞显示嗜酸性细胞质增多

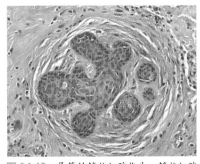
图14.43　导管的鳞状细胞化生：鳞状细胞通常起源于肌上皮细胞层

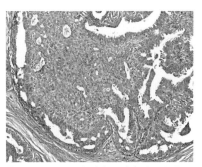
图14.44　肌上皮增生：增生的肌上皮细胞从管腔层下方延伸到相邻的间质

生，每个腺泡或导管均保留着上皮、肌上皮和基底膜成分。通常观察到它与其他纤维囊性病变有关。与腺病（在疏松的结缔组织间质中包埋有腺泡或小管）相比，硬化性腺病具有致密的纤维化间质，挤压和扭曲腺泡或小管。产生的细长的上皮结构通常有退化的管腔上皮和明显的或增生的肌上皮细胞（图14.45）。

当硬化性腺病是纤维囊性病变的一部分时，可能会形成肿块性病变，但通常是孤立的。其往往是偶发性病变，但经常与微钙化有关，因此，如果乳腺 X 线检查发现不确定的钙化，可能需要进行立体定向活检。当构成明显的肿块或影像学上可见的肿块时。这种病变被称为腺瘤性肿瘤或结节性硬化性腺病。患有硬化性腺病的患者，其随后发生乳腺癌的风险度小但是有意义，类似于普通的导管增生。

在组织学上，硬化性腺病中的管腔上皮细胞经常变薄，而肌上皮细胞表现为上皮样细胞的短线性排列，类似于浸润性癌。当肌上皮细胞的胞质很少时，肌上皮细胞的线性排列易被误认为是浸润性小叶癌。

罕见情况下，硬化性腺病会侵犯神经（图14.46）。不典型小叶增生（ALH）、小叶原位癌（LCIS）或导管原位癌（DCIS）可能会伴随硬化性腺病，这增加了与浸润性癌鉴别的难度（图14.47）。在低倍镜下识别小叶中心性排列和在高倍镜下识别肌上皮细胞有助于将此类病变与浸润性癌区分开。当原位癌伴随硬化性腺病时，通常可以在周围组织中看到其他未硬化性腺病区域。在有疑问的病例，肌上皮标记物（如肌上皮特异性肌动蛋白，p63 或 calponin）的免疫组织化学染色可揭示肌上皮细胞的存在并排除浸润性癌。

胶原小体病

胶原小体病是良性导管内病变，通常偶发。但是，它可能伴有微钙化，因此可能会在因不确定或可疑钙化而进行的立体定向活检标本中被观察到。有时与乳头状瘤相关，或与导管增生和腺瘤相关。

从组织学上看，胶原小体病具有被上皮和肌上皮增生所围绕形成的圆形筛孔样结构（图14.48）。这

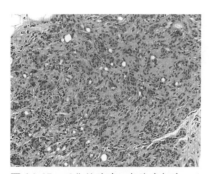

图14.45　硬化性腺病：与腺病相反，硬化性腺病中的小腺管管腔受压

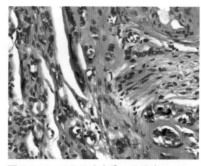

图14.46　硬化性腺病累及周围神经：当小腺管挤压神经时，可能两层细胞看不清楚

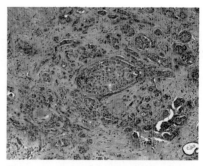

图14.47　DCIS 累及硬化性腺病：癌细胞看上去像浸润性生长，但有肌上皮细胞层

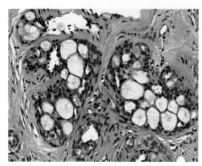

图14.48　胶原小体病：筛状结构不是真正的腺腔，而是内含细胞外黏液样或嗜酸性物质的假腺腔

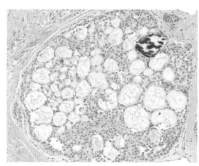

图14.49　LCIS 累及胶原小体病：假性腺腔旁边的增生性小叶细胞可模拟 DCIS

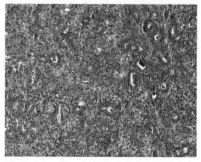

图14.50　腺肌上皮瘤：病变由小圆形或椭圆形腺体组成，内衬温和的立方上皮细胞，周围有增生的肌上皮细胞

些筛孔样区域从表面上类似于筛状型 DCIS，但它们并不是实际的空间结构。它们含有嗜碱性黏液样物质或嗜酸性基底膜样物质，并与胶原蛋白、弹性蛋白和酸性黏蛋白混合，形成假腺腔或胞外基质球，类似于在腺样囊性癌中观察到的假腺腔或胞外基的内陷。小体被基底膜围绕，该基底膜将小体内的细胞外物质与相邻的肌上皮细胞分开，可能是肌上皮细胞产生了形成小体的物质。因此，腺腔由管腔上皮细胞排列并且顶端形成管腔，与真正的腺腔形成对比，在胶原小体病中的假性管腔在腺上皮细胞的基底部被基底膜和邻近的肌上皮细胞层包围。

这种病变具有独特的外观，当人们熟悉它时很容易识别，但是当 ALH 或 LCIS 伴随胶原小体病时，所表现的病变很容易与低级别筛状型 DCIS 混淆（图 14.49）。

腺肌上皮瘤

腺肌上皮瘤是由腺上皮细胞和肌上皮细胞组成的罕见良性肿瘤。它在临床上可表现为无触痛、可触及的肿块。或者在常规的乳腺影像中可呈边界欠清的不规则的肿块。它可位于乳房的中央或周边，通常表现为孤立性病变。最大直径达 8 cm，平均为 2~3 cm。平均发病年龄为 59 岁。

从组织学上讲，腺肌上皮瘤由数目不等的圆形或椭圆形小腺管组成，周围排列着温和的立方上皮细胞，周围有增生的肌上皮细胞（图 14.50）。肌上皮细胞可以是多边形或梭形。通常有乳头状成分，有时很明显（图 14.51）。实际上，一些作者认为

腺肌上皮瘤是导管内乳头状瘤的变异体。当病变以肌上皮细胞增生为主时，即可诊断腺肌上皮瘤。肌上皮细胞标志物的免疫组织化学染色可有助于显示肌上皮细胞的增生程度（图 14.52）。根据细胞的整体结构和细胞学形态，腺肌上皮瘤可分为管状型、分叶状型或梭形细胞亚型。

管状亚型由一系列小圆形导管组成，表面上看起来类似于管状腺瘤，但围绕小导管的肌上皮细胞更为明显（图 14.53）。增生性肌上皮细胞可以被挤压，有时会阻塞相邻的导管。在病变的边界处常呈局限性不规则区域，由肌上皮细胞包绕的导管伸入周围的乳腺组织中（图 14.54）。

分叶状亚型包含实性区域，增生肌上皮细胞分散在被挤压的小管周围（图 14.55）。肌上皮的实性区域通常被散布的纤维成分分隔成小叶。病变通常被纤维囊壁包裹，但是增生的肌上皮细胞可以延伸到囊壁之外。这些病变中央有时会梗塞，或者可能具有透明变性区域，有时会与钙化伴发。

在梭形细胞亚型中，梭形肌上皮细胞通常是主要的细胞类型，仅偶尔穿插着导管（图 14.56）。纺锤形细胞压缩导管形成片状，有时使穿插的导管难以看见。梭形细胞可以具有透明或嗜酸性的细胞质，有时具有浆细胞样外观。腺肌上皮瘤的梭形细胞亚型可以模仿平滑肌瘤，这在乳腺中非常罕见，但是这种梭性细胞亚型腺肌上皮瘤的梭形细胞 S100 呈强阳性，并且细胞角蛋白的染色较弱。

腺肌上皮瘤的上皮成分可出现大汗腺、黏液样或

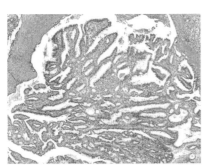

图 14.51　腺肌上皮瘤：经常出现局灶性或大范围的乳头状结构，肌上皮细胞在纤维血管轴心内增殖

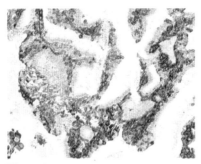

图 14.52　腺肌上皮瘤：通过 CK5/6 的免疫组织化学染色显示了增生的肌上皮细胞

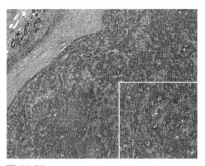

图 14.53　腺肌上皮瘤，管状亚型：小圆形导管聚集看上去类似于管状腺瘤，但肌上皮细胞更为突出

鳞状细胞化生。有时能看到皮脂腺样细胞。当存在鳞状细胞化生时，它有时具有不典型的外观，但如果不是恶性的，则没有明显的临床意义（图 14.57）。一些腺肌上皮瘤是硬化性的，在肌上皮细胞减少的区域，腺上皮成分可模拟浸润性癌。

在腺肌上皮瘤中，每 10 个高倍视野最多可观察到 3 个核分裂象。还可以观察到细胞学上的不典型性增生和 / 或坏死。这些发现的孤立性病灶与恶性行为无关。尽管如此，腺肌上皮瘤仍易于局部复发，可能是因为它们经常具有小卫星灶，与主要病变相邻但又分开（图 14.58）。这些小的卫星病灶通常类似于主要病变，但进展不充分。一般建议采用以正常组织切缘为阴性的局部手术切除方式降低复发风险。

恶性腺肌上皮瘤

腺肌上皮细胞瘤可发生恶性转化。腺上皮成分和肌上皮成分或两者都可能变为恶性。有时，观察到恶性成分仅在腺肌上皮瘤中局部出现。尽管尚未明确定义恶性肿瘤的最低标准，但恶性肿瘤成分通常表现出明显的细胞异型性，有丝分裂活性增高（通常每 10 个高倍视野有 4 个或更多有丝分裂象），伴有坏死及浸润性生长方式（图 14.59 和 14.60）。

重要的是要认识到，在良性腺肌上皮瘤中，经常观察到浸润性生长方式，同样可以观察到囊性变和坏死。因此，诊断恶性腺肌上皮瘤，还必须存在明显的细胞异型性和 / 或高有丝分裂活性。恶性病变与良性病变一样，通常在主要肿瘤周围有微小的病灶（图 14.61）。应进行广泛切除以包括大体正常组织的切缘，以最大程度地减少局部复发的风险。恶性腺肌上皮瘤可发生远处转移，一旦发生转移，类似乳腺的化生性癌和基底细胞样癌，常转移到脑和肺。

肌上皮癌

纯的肌上皮癌非常罕见。根据定义，它们由纯的恶性肌上皮细胞组成。由于恶性腺肌上皮瘤的恶性成分通常是肌上皮，有时是肿瘤的主要组成部分，因此肌上皮癌可能被视为恶性腺肌上皮瘤谱系的一

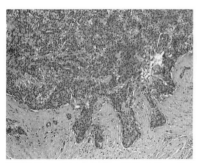

图 14.54　腺肌上皮瘤，管状亚型：可以看到局灶性不规则边界，小部分病变区域突出到周围的乳腺组织中

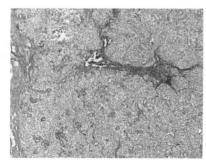

图 14.55　腺肌上皮瘤，叶状亚型：大部分病变包含增生肌上皮细胞的近实性区域

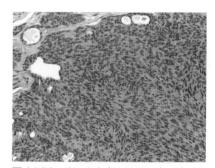

图 14.56　腺肌上皮瘤，梭形细胞亚型：梭形细胞区域占优势时，可能类似于平滑肌瘤，并伴有导管

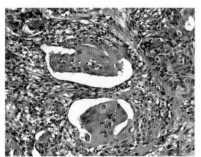

图 14.57　腺肌上皮腺瘤伴鳞状细胞化生：某些区域的腺体成分可以部分或全部被化生的鳞状细胞取代

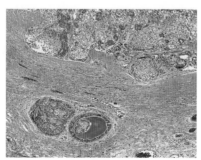

图 14.58　肌上皮瘤的卫星病灶：与邻近的腺肌上皮瘤相似，但尚未完全发育，可能会导致局部复发

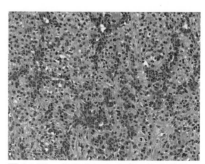

图 14.59　恶性腺肌上皮瘤：该病变的肌上皮成分显示核异型性且核分裂增多

端。它几乎总是表现为肿块性病变。平均肿瘤直径为 2.6 cm，发病时的平均年龄为 69.5 岁。

在组织学上，肌上皮癌最常由梭形细胞组成，但它们也可能有圆形，卵圆形或上皮样细胞。细胞质可能不明显、嗜酸性、透明或空泡状（图 14.62 和14.63）。肿瘤细胞通常似乎是从包裹的良性导管的肌上皮层发生的。有丝分裂多少不一（据报道，每 10 个高倍视野中最多有 9 个核分裂象），可发生坏死，但不常见。

当肌上皮癌的细胞完全呈梭形时，根据梭形细胞的形态，可将梭形细胞化生性癌与肌上皮癌区别开来，例如肌上皮癌有胞质透明的圆胖的梭形细胞以及肌上皮分化标记物。然而，梭形细胞化生癌可具有不同程度的肌上皮分化，包括 p63、S100 和肌源性特异性肌动蛋白表达，因此有时二者不易鉴别。

梭形细胞化生性癌和肌上皮癌均可表现出侵袭性，并通过血行转移到脑和肺（图 14.64）。世界卫生组织最新的《乳腺肿瘤分类》指出，目前尚无明确标准可区分这些病变。它们似乎也没有明显的临床表现。因此，按照当前的 WHO 分类，肌上皮癌和梭形细胞化生性癌被分在一起。

恶性腺肌上皮瘤、肌上皮癌和梭形细胞化生性癌通常是三阴性癌，其治疗方法与其他三阴性乳腺癌一样。但是，越来越多的证据表明，乳腺化生性癌有特征性的分子改变，例如 PIK3CA 突变的激活和 PI3K 途径的其他异常，已引导靶向该途径的治疗用于化生性癌，这种疗法可能也对恶性腺肌上皮瘤和肌上皮癌有效。一项针对 PI3K 通路在化生性癌中的临床试验纳入了一名患有恶性腺肌上皮瘤的患者，而患有恶性腺肌上皮瘤的患者确实获得了部分缓解。需要进一步的研究来确定这种疗法对恶性腺肌上皮瘤和肌上皮癌患者的疗效。

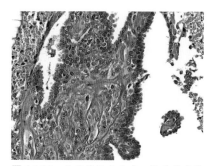

图 14.60　恶性腺肌上皮瘤：该病变有更高的核异型性，有丝分裂活性和坏死

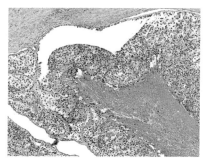

图 14.61　恶性腺肌上皮瘤：与主病灶紧邻的镜下病灶也显示出核异型性增加，有丝分裂活性和坏死

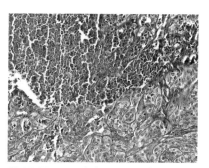

图 14.62　肌上皮癌：这些细胞类似于肌上皮细胞，看不到透明的细胞质，但异型性增加，有丝分裂活性和坏死增多

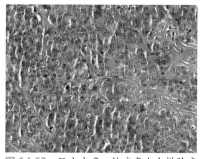

图 14.63　肌上皮癌：该病变上皮样肿瘤细胞具有嗜酸性细胞质和有丝分裂活性

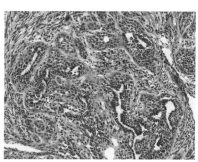

图 14.64　肌上皮癌转移到肺。转移性病变包含非典型上皮样细胞和浆细胞样细胞，嗜酸性细胞质

第七节 小叶性肿瘤

概述

小叶性肿瘤由不典型上皮细胞增生组成，该细胞形态类似于乳腺浸润性小叶癌的肿瘤细胞，但仍局限于导管和小叶内。虽然首先由 Ewing 等人于 20 年前认识，但是 Foote 和 Stewart 在 1941 年就提出了小叶原位癌一词，指的是一类无浸润的小叶病变的谱系。Haagensen 等人认为当将术语"癌"用于此类病变时，可能会导致过度治疗。1978 年建议将无浸润小叶病变的整个范围称为小叶肿瘤。这是一个不太精确的术语，因为肿瘤通常包括浸润性肿瘤。一些病理学家更倾向于使用术语小叶上皮内瘤变，但是在非浸润性病变中，小叶性肿瘤仍是该组中比较流行的名称。

小叶性肿瘤的不典型细胞最常累及末梢导管小叶单位（TDLU），但它们通常从小叶和末梢导管延伸至远端导管系统，有时甚至远至乳腺输乳管。根据所涉及的腺泡的扩张和变形程度，小叶性肿瘤可分为不典型性小叶增生（ALH）或小叶原位癌（LCIS）。LCIS 最常见的是经典型，但是具有坏死的旺炽型 LCIS 和多形性 LCIS 的是特殊亚型，具有独特的组织学特征和临床特征。

尽管术语小叶性肿瘤用于描述从 ALH 到多形性 LCIS 的病变范围，但病理医生应在可能的情况下对特定病变进行分类，因为 LCIS 继发浸润性癌的风险比 ALH 高，变异型的 LCIS 可能风险更大。

临床表现

ALH 和经典型 LCIS 通常都是在活检和手术切除标本中的偶然发现的。它们本身没有任何临床特征，但大多数小叶肿瘤的患者是绝经前的女性。ALH 和经典型 LCIS 临床上并不明显。它们也没有任何特定的影像学特征，但可以伴随在具有明显影像学或临床特征的其他病变上。例如，在通过乳腺 X 线摄影获得的可疑钙化的活检标本中，可能会观察到 ALH 和经典型 LCIS，但即使它们看起来与微钙化相邻，其关联也纯属偶然。当对可疑钙化进行活检时，应检查 ALH 或经典型 LCIS 以外的地方，以识别与目标钙化相关的潜在病变。

LCIS 多种亚型通常伴有钙化。与 ALH 和经典型 LCIS 可能伴随在已有钙化的病变相反，在具有坏死的 LCIS 和多形性 LCIS 中观察到的钙化并非偶然。这些病变本身会有钙化，通常在中央坏死区域。因此，当在为可疑钙化而获得的活检标本中观察到多形性 LCIS 和中心坏死的 LCIS 时，LCIS 的变异型很可能就是目标病变。

大体表现

小叶性肿瘤没有特征性的大体表现。虽然 ALH 和 LCIS 在组织学上可以在有其他大体异常的标本中观察到，但小叶性肿瘤和肉眼可见的病变之间的任何关联似乎都是偶然的。例如，小叶肿瘤不产生肿块性病变，但可以伴发在另一个肿块性病变内，例如纤维腺瘤。

如果在从具有肿块性病变的患者获得的活检标本中确诊 ALH 或 LCIS，而没有发现可以解释肿块的镜下病变，则可能并未对目标病变进行充分取材。在这种情况下，建议重复活检或肿块切除。毋庸置疑，只要是因影像或临床异常而进行活检时，与临床和影像学上的相关性是必须的。当确诊为 ALH 或 LCIS 时，患者患乳腺癌的风险增加（请参阅下文），因此确保肿块性病变已取样以排除浸润性癌尤为重要。

组织病理学特征

ALH 和经典型 LCIS 都是由小的不典型细胞组成，类似于乳腺浸润性小叶癌中的肿瘤细胞。尽管在已发表的小叶肿瘤研究中，区分 LCIS 与 ALH 的阈值有所不同，但 ALH 与经典型 LCIS 之间的区别取决于乳腺小叶受累的程度。Page 等发现当满足以下三个条件时，将病变定义为 LCIS：①小叶性肿瘤细胞累及一个或多个完整小叶；②所累及的小叶腺泡被完全充满，没有残留的管腔；③所累及的小叶至少一半的腺泡扩张和／或变形（图 14.65 和 14.66）。当小叶瘤细胞被鉴别时，如不满足这些标准中的一项或多项，则病变被视为 ALH（图 14.67 和 14.68）。

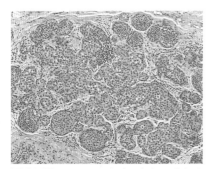

图 14.65 LCIS，经典型：类似于浸润性小叶癌的小的温和细胞弥漫性累及乳腺小叶，并且至少一半的腺泡受累，膨胀和扭曲

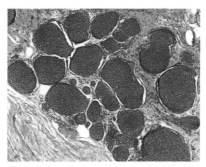

图 14.66 LCIS，经典型：小叶性肿瘤的细胞弥漫性累及小叶，受累的腺泡明显膨胀和变形

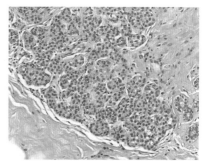

图 14.67 ALH：小叶性肿瘤细胞弥漫性累及乳腺小叶，细胞呈轻度分层，但受累的腺泡无膨胀或变形

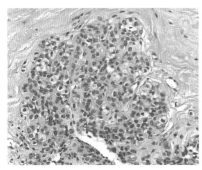

图 14.68 ALH：在不存在细胞分层的情况下，小叶内的小叶细胞可被识别。小叶细胞具有清晰的细胞质和温和的细胞核，许多细胞核偏位

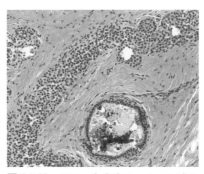

图 14.69 ALH：导管蔓延，小叶细胞沿导管延伸，但未达到 LCIS 的标准

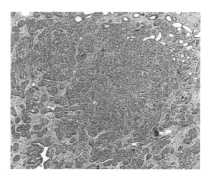

图 14.70 LCIS 累及硬化性腺病：小叶细胞累及整个病变，取代了腺上皮细胞

ALH 和经典型 LCIS 的细胞胞质稀少，细胞核呈圆形或椭圆形，并有温和的染色质。当核仁存在时，通常没有区别。尽管可以观察到核大小的一些变化，但是 ALH 和经典型 LCIS 中没有明显的多型性。细胞核通常偏位，类似浆细胞样外观（图 14.68）。细胞质通常是透明的或淡染的，但有时呈颗粒状和嗜酸性，呈顶浆样外观。有时可以在细胞质中观察到一个微小的液泡，液泡内有少量嗜酸性黏蛋白，形成靶标黏蛋白特征。还可以观察到更丰富的细胞质黏蛋白，产生印戒样细胞。

小叶性肿瘤细胞最常见于 TDLU 内，可累及一个或多个小叶。在单个小叶内，肿瘤细胞通常累及多个腺泡，在腺泡内肿瘤细胞通常间隔均匀且缺乏极性。小的温和细胞均匀分散排列，使细胞呈现单一性外观。细胞边界通常不是很清楚，并且相邻的细胞通常看起来有些松散，给人的印象是细胞之间略有分开。即使细胞看起来紧密，相邻的细胞通常没有明显的细胞膜。

当这种情况存在时，它们被称为具有马赛克样图案。

通常，小叶性肿瘤细胞与 TDLU 中的正常细胞以类似于 Paget 病的模式混合存在。小叶细胞通常被描述为在 TDLU 内或周围导管内 Paget 样分布。当在导管而不是小叶中发现小叶细胞时，该病变被称为 ALH 的导管延伸，除非一个或多个小叶中的相关病变符合 LCIS 标准（图 14.69）。因此，取决于小叶内累及的模式，小叶肿瘤累及导管可能代表 ALH 或 LCIS 的导管内播散。

小叶性肿瘤可伴随其他良性病变或累及到其他良性病变，例如硬化性腺病、放射状瘢痕、纤维腺瘤或胶原性小体病。当累及硬化性腺病时，需与浸润性癌鉴别（图 14.70 和 14.71）。低倍镜可用于识别累及硬化性腺病的小叶性肿瘤，但是如果诊断不明确，可以进行肌上皮细胞标记物的免疫组织化学染色。累及胶原小体病的小叶性肿瘤可以模拟低级别 DCIS，但是特征性小球和围绕小球的嗜酸性基底膜，可以识别累

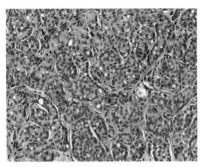

图 14.71　LCIS 累及硬化性腺病：高倍镜下显示小叶细胞具有温和的核和胞浆内的液泡

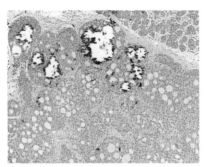

图 14.72　LCIS 累及胶原小体病：胶原小体病中可能存在钙化

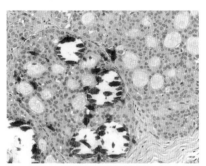

图 14.73　LCIS 累及胶原小体病：高倍镜显示小细胞围绕着嗜酸性基底膜和特征性小球

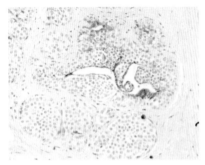

图 14.74　小叶肿瘤：E- 钙黏着蛋白表达的缺失，少量剩余的正常导管细胞中有 E- 钙黏着蛋白的局部染色

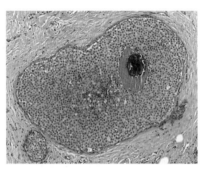

图 14.75　具有两种细胞类型的 LCIS：典型的小叶肿瘤 A 型细胞在左侧，大的 B 型细胞在右上方

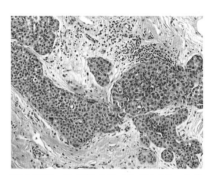

图 14.76　伴有坏死的旺炽型 LCIS：空亮的小叶细胞致使导管明显扩张，伴有坏死和钙化。在这种亚型中，常伴有钙化

及胶原小体病的小叶性肿瘤（图 14.72 和 14.73）。

免疫组织化学染色，小叶性肿瘤的细胞通常雌激素和孕激素受体呈阳性，HER2 呈阴性，通常 Ki-67 增殖指数较低。这些细胞还具有膜 E- 钙黏蛋白表达缺失（图 14.74），其细胞内配体 p120 从细胞膜位置到细胞质的重新分布的特征。E- 钙黏蛋白表达的缺失反映了体细胞 E- 钙黏蛋白高频率的突变。

尽管 LCIS 通常由类似于在经典型浸润性小叶癌中观察到的不典型小细胞组成，但有时肿瘤细胞更大一些，具有更丰富的细胞质。这些更大的细胞被 Haagensen 等人首次提出，在小叶性肿瘤的范围内。他们将较大的小叶肿瘤性细胞称为 B 型细胞，以将它们与更常见的 ALH 和 LCIS 的较小的 A 型细胞分开（图 14.75）。

除了 ALH 和经典型 LCIS，还发现了 LCIS 的不同亚型，它们具有独特的临床和病理特征。一种称为旺炽型 LCIS 的亚型，具有经典型 LCIS 的细胞学特征，但具有明显的导管内生长和扩张以及中央坏死的现象（图 14.76）。另一种称为多形性 LCIS 的亚型具有明显的核多形性，伴或不伴中央坏死（图 14.77）。核多形性的程度超过了 B 型细胞的经典型 LCIS。经典型 LCIS B 型细胞比 A 型细胞大，其核为中等核级，轻度至中度核多形性。相反，多形性 LCIS 的肿瘤细胞具有高级别核。尽管高级别核包括核大小不一、核形状不规则、不规则染色质团、深染和 / 或大核仁，但有一些高级别 LCIS 虽然核级别很高，但是形态单一。

在 DCIS 中更常观察到中央坏死和高核别级。实际上，过去认为这些特征与小叶性肿瘤的诊断不一致。然而，具有中央坏死的旺炽型 LCIS 现在被认为是 LCIS 的一种变异型，因为其肿瘤细胞保留 LCIS 的形态学和免疫组织化学特征。这些特征包括小叶性肿瘤的细胞学特征以及 E-cadherin 表达的缺失。

同样，除了高级别核的存在外，多形性 LCIS 已

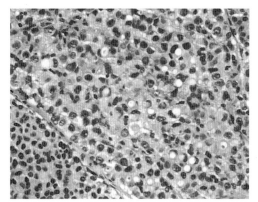

图 14.77　多形性 LCIS：小叶细胞增大并具有明显的核多形性，有些染色质深染或核仁明显。一些细胞内含有胞浆黏液和靶样黏蛋白

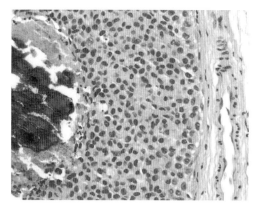

图 14.78　多形性 LCIS：此例中央坏死伴有钙化

显示出可保留 LCIS 的其他细胞学和免疫组化特征（图 14.78）。大多数情况下，雌激素受体阳性，而 HER2 阴性，并且 E- 钙黏蛋白表达下降。这些细胞通常具有一个呈浆细胞样外观的偏位核，并且经常存在核分裂。因此，多形性 LCIS 似乎是高级别 LCIS 的一个亚型，而不是 DCIS。其周围通常围绕经典型 LCIS，高级别细胞区域有时含有中级别细胞，即 B 型细胞的区域。

具有坏死性和高级别核的 DCIS 是 DCIS 更具侵袭性的一种形式，因此类推，认为伴有坏死的 LCIS 或多形性 LCIS 可能比经典型 LCIS 更具侵袭性。偶有多形性 LCIS 病例出现 HER2 扩增，尽管多形性 LCIS 与经典型 LCIS 有一些共同的遗传异常，包括 16q 缺失，1q 扩增以及染色体 1、8、11、14、16 的改变，多形性 LCIS 也具有与高级别 DCIS 相似的遗传变化。包括 c-myc 的扩增，8p+q 和 13q 的扩增以及 11p、8p、12p、14q、18q 和 19p+q 的缺失。因此，继发浸润性癌的风险可能比经典型 LCIS 高，但目前尚未明确。

临床管理

利用上述 ALH 和 LCIS 的标准，Page 等研究表明，LCIS 患者发生浸润性癌的风险明显高于 ALH 患者。与年龄匹配的对照组相比，ALH 患者发生浸润性乳腺癌的风险增加了 4 倍，LCIS 患者发生浸润性乳腺癌的风险增加了 9~12 倍。在无 LCIS 的情况下，有导管受累的 ALH 的相对风险介于无导管受累的 ALH 和 LCIS 之间。

一些病理学家认为腺泡扩张是 LCIS 的一个模糊标准，因为正常的腺泡可能有不同程度的扩张。另一些人在概念上不喜欢将小叶肿瘤分为两类，因为 ALH 和 LCIS 的增殖细胞是相同的。然而，诊断 ALH 或 LCIS 最重要的临床意义是发生浸润性癌的风险不同。临床医生会认为诊断 ALH 或 LCIS 将具有文献中报道的相应风险水平，所以重要的是，在任何新定义的与风险相关的小叶肿瘤分类提出之前，不要随意改变这些定义或使用不同的诊断术语。

当 ALH 或 LCIS 患者继发浸润性癌时，它可能出现在同侧或对侧乳房。当它出现在同侧乳房时，它通常不会出现在小叶性肿瘤组织活检的位置。当空芯针活检标本中发现小叶性肿瘤时，在手术切除的标本中并发浸润性癌可能性很小，只要进行仔细的 X 线摄影和临床相关检查，以确保目标病变已充分取样即可。由于 ALH 和经典型 LCIS 都是在空芯针活检标本中偶然发现的，所以评估空心针活检标本中的其他表现能否充分说明目标病变是很重要的。

例如，如果一个有小叶肿瘤的活检标本同时有硬化性腺病伴钙化，并且通过影像学定位的病变是钙化的区域，则硬化性腺病可能是目标病变。这种情况下，小叶肿瘤是偶然发现，不建议手术切除，特别是大部分的钙化已被活检取出时。然而，如果目标病变是一个肿块，而在空芯针活检标本中没有发现能充分解释肿块的病变，那么目标病变可能没有被充分取样。这种情况下，小叶肿瘤仍是偶然发现，但不能排除该部位的浸润性癌，需要重复活检或切除。

对于不同的 LCIS，适当的管理还不清楚。当在空芯针活检标本中仅观察到多形性 LCIS 时，没有充分的数据证明切除标本中浸润性癌的可能性增加。然而，从现有的数据来看，如果进行仔细的临床和影像学相关评估以通过活检充分取样，尚不清楚升级为浸润性癌的比率是多少。在空芯针活检中诊断为伴有坏死的 LCIS 或多形性 LCIS，手术切除能否降低患者继发浸润性癌的风险，目前还不清楚。

由于伴有坏死的 LCIS 和多形性 LCIS 在影像学上可能表现为局部病灶，因此认为局部切除可能降低进展为浸润性癌的风险。这与经典型 LCIS 形成对比，经典型 LCIS 是一种多中心的病变，在影像学上是隐匿的。在获得更多的数据之前，伴有坏死的和多形性 LCIS 的推荐治疗方法是手术切除，切缘阴性。然而，多形性 LCIS 的切缘状态评估并非易事，因为多形性 LCIS 周围经常围绕有 B 型细胞经典型 LCIS。有时病理医生需判断切缘中多形性病变代表的是多形性 LCIS 谱系的底端还是 B 型细胞经典型 LCIS 谱系的顶端。此外，多形性 LCIS 切缘阴性能否降低继发浸润性癌的风险还不完全清楚。

由于所有形式的小叶瘤变都增加了发生浸润性乳腺癌的风险，无论是否进行手术切除，患者都可以采用化学预防策略来降低风险。了解 ALH、ALH 伴导管受累、LCIS、LCIS 伴坏死或多形性 LCIS 所对应的相对风险的大小，可以帮助患者决定是否使用化学预防药物。

第八节　浸润性导管癌

全球范围内，浸润性乳腺癌在女性癌症中的比例超过 20%，而浸润性导管癌占浸润性乳腺癌的 75%。未经治疗的乳腺浸润性导管癌的典型大体表现为质硬肿块，切面灰白到黄褐色，沙砾感；肿块的质地和外观取决于促结缔组织反应性间质，只有轻微促结缔组织反应的浸润性导管癌大体上呈黄褐色，质地软。镜下，浸润性导管癌可以表现出一系列的组织学形态和细胞学特征，以及不同程度的核分裂活性。然而，如前所述，诊断浸润性癌的必要条件是病变内缺乏肌上皮细胞（MECs）（图 14.79）。由于在不同的癌中，肌上皮细胞标记物的灵敏度各不相同，在工作中，至少需要对两种不同的肌上皮标记物进行免疫组化染色来证实肌上皮的缺乏，例如定位于细胞核的肌上皮标记物 P63 和定位于细胞质的肌上皮标记物肌球蛋白重链 SMMHC 经常被组合运用。此外，在浸润性导管癌中，E-cadherin 和 p120 的免疫组化染色特征性表现为肿瘤细胞膜阳性（图 14.80），而在其他特殊类型乳腺癌中其表达模式有所不同，此内容将会在本章其他部分讨论。

浸润性癌的组织学分级反映肿瘤组织的分化程度，是独立的预后指标。组织学分级需要结合形态学和细胞学的特征，并综合评估肿瘤组织的异质性。目前使用最广泛的分级系统是 Nottingham 组织学分级系统。在此分级系统中，对腺管形成的比例、细胞核多形性和核分裂计数三个参数分别独立评分后，将三项

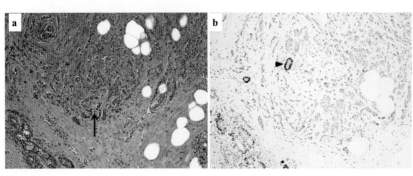

图 14.79　浸润性导管癌中肌上皮细胞缺失。（a）HE 染色显示浸润性导管癌浸润周边纤维脂肪组织(箭头)，周边有正常导管。（b）免疫组化染色 p63 阴性显示浸润性癌中肌上皮细胞缺失。正常的导管上皮周围有单层肌上皮细胞（箭头）

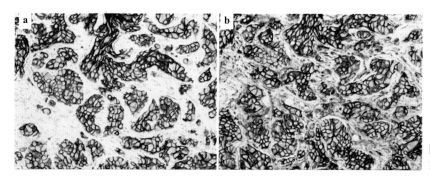

图 14.80 浸润性导管癌：E-Cadherin 阳性，P120 胞膜阳性

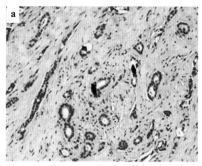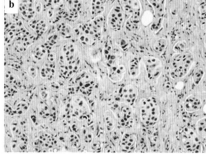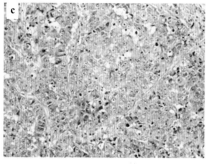

图 14.81 浸润性导管癌的组织学分级（诺丁汉组织分级系统）。（a）1 级：大量腺管形成，低核级和核分裂象计数低（总分 3）；（b）2 级：小管形成少，中核级，核分裂象计数低（总分 6）；（c）3 级：腺管形成少，高核级，核分裂象计数高（总分 9 分）

指标的得分累加（表 14.1），根据总分将组织学分级分为 1 级（高分化）、2 级（中分化）或 3 级（低分化）。总分 3~5 分为组织学 1 级，总分 6~7 分为组织学 2 级，总分 8~9 分为组织学 3 级（图 14.81）。值得注意的是，核分裂象计数需要计算连续 10 个高倍镜视野中核分裂象数目总和，但由于不同型号显微镜 40× 物镜的视野直径（mm）不同，所能观察到的实际面积也不同，因此不可能采用同一数值标准进行评分。最常见的核分裂象计数评分阈值表见 14.1。

表 14.1 Nottingham 组织学分级系统

变量	各项评分值		
	1	2	3
腺管形成的比例	> 75%	10%~75%	< 10%
细胞核的多形性 [a]	低 [a]	中等	高
核分裂象计数（视野直径 0.56）	0~7	9~17	≥ 18

[a] 低：肿瘤细胞核的大小与周围正常乳腺上皮细胞核相似，不超过正常细胞核的 1.5 倍（此指面积，折合直径约为 1.22 倍），多形性极其轻微，染色质均匀细腻，核仁不清晰或看不见；中：肿瘤细胞核较大，是正常乳腺上皮细胞核的 1.5~2 倍，具有轻 - 中度多形性，有小核仁；高：肿瘤细胞核显著多形，细胞核明显增大，是正常乳腺上皮细胞核的 2.0 倍以上，染色质呈泡状，核仁大

在穿刺活检标本中，除了组织学分级，如果存在脉管侵犯（lymphovascular invasion, LVI），也应被报告。LVI 是局部和远处复发的独立的预后指标。使用 D2-40 和 / 或 CD31 免疫组化染色可能有助于确定 LVI 的存在。但是，需要注意的是，D2-40 可在肌上皮中阳性表达，尽管其表达程度较弱，且多呈颗粒状染色模式。正如下面将要讨论的，所有浸润性乳腺癌的穿刺标本都应分析其雌激素受体、孕激素受体和表皮生长因子受体 2 的表达情况，因为这些受体蛋白都有预后和预测价值。最后，如果存在以下情况：①影像学检查或临床体检中肿瘤大小与穿刺标本中肿瘤组织含量密切相关，穿刺可能影像肿瘤分期；②广泛导管原位癌（DCIS）伴有小灶性浸润性癌，应该考虑记录穿刺活检标本中浸润性癌的大小。在第二种情况中，患者由于影像学上病变范围较大，可能适合接受新辅助治疗，而其中大部分病变可能是导管原位癌，其浸润性癌的范围和类型可能影响临床治疗方案的抉择。

对于肿瘤切除标本，美国病理学家学会（CAP）与美国联合癌症委员会（AJCC）发表了一项标准报

告病理结果的模板。除了组织学分级，另两个重要的独立预后因素包括肿瘤大小和腋窝淋巴结状态也应在病理报告中被体现。本章后面将讨论腋窝淋巴结的评估。根据发布于2018年的最新的AJCC第八版乳腺癌分期，为了能够更准确地进行肿瘤分期，更倾向于在显微镜下评估肿瘤大小，因为相较于大体肉眼评估，前者能够更好地区分纤维化、非浸润性癌和浸润性癌的成分。但是，如果浸润性癌成分不在一个蜡块中，则更倾向于大体肉眼评估。

生物标志物分析

美国临床肿瘤学会/美国病理学家学院（ASCO/CAP）国际专家小组建议测定所有原发性和复发性浸润性乳腺癌中雌激素受体（estrogen receptor, ER）、孕激素受体（progesterone receptor, PR）和人类表皮生长因子受体2（human epidermal growth factor receptor 2, HER2）的表达状态（图14.82）。尽管在没有内分泌治疗情况下，ER和PR的预后价值较弱，HER2是预后不良的预测指标。然而，这些标记物的临床效用在于它们能够指导靶向治疗用药。

ER和PR是血液中雌激素和孕激素的受体，是核转录因子，通过各种信号转导途径在正常乳腺发育中起关键作用。大约80%的浸润性乳腺癌表达ER，其可能会影响癌细胞的增殖。内分泌药物可以通过抑制ER的活性——直接结合ER（如他莫西芬），或抑制雌激素的生成（芳香化酶抑制剂）从而提高ER阳性患者的无病生存率和总生存率。PR的表达受ER调控，因此PR可能是一个反映ER功能的标记物。据此，

PR可以作为激素治疗效果的预测指标。到目前为止，临床上仍没有针对PR受体蛋白的药物被研制出来。然而，有一些ER阴性但PR阳性的肿瘤可能对针对ER的靶向治疗有反应。在这些肿瘤中，ER可能存在，但数量很少，不能被现有的技术检测到。

用免疫组化技术检测经福尔马林固定、石蜡包埋的乳腺癌组织中ER、PR的表达情况是目前最普遍应用的方法。依据最新的ASCO/CAP指南（2010），如果肿瘤组织中≥1%的肿瘤细胞着色，不论染色强度如何，则判定为ER或PR阳性；如果肿瘤组织中ER或PR染色阴性而且没有阳性的内对照，结果应该报告为"无法判读"；然而，在实际工作中，针吸标本中缺乏内对照而ER、PR检测结果为阴性时，应注释建议在切除肿瘤组织中复检ER和PR。而且，由于肿瘤异质性，即使针吸标本中存在阳性内对照，也应该在切除肿瘤组织中复检ER和PR。

HER2是一个跨膜的酪氨酸激酶生长因子受体，能够促进乳腺癌细胞的生长。尽管其存在于正常乳腺上皮细胞中，研究发现HER2在15%的原发性浸润性乳腺癌中高表达。HER2阳性的患者可以使用抗HER2的靶向药（如曲妥珠单抗）或者酪氨酸激酶抑制剂（拉帕替尼）。HER2表达水平可以通过免疫组化检测和原位杂交检测来确定。

根据最新的ASCO/CAP指南（2018），HER2的表达情况分为0，1+，2+，3+四个等级。0分或1分认定为阴性，3分认定为阳性，2分则认定为HER2表达不确定，需要借助原位杂交来确定。结果

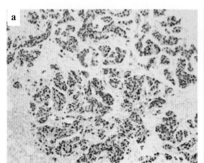
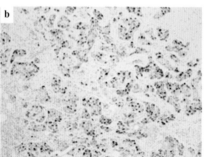
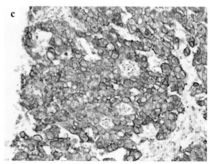

图14.82　新确诊的浸润性乳腺癌应该检测雌激素受体（a）、孕激素受体（b）和HER2受体（c）表达情况。根据最新的ASCO/CAP 2010年的评分指南，无论强度如何，浸润性癌中如果大于等于1%的肿瘤细胞着色则定义为激素受体阳性。HER2根据2013年ASCO/CAP评分指南，如果超过10%的肿瘤细胞存在强而完整的胞膜着色，则定义为HER2阳性

判读标准如下：

0：无着色或≤ 10% 的浸润癌细胞呈现不完整的、微弱的细胞膜染色；

1+：＞ 10% 的浸润癌细胞呈现不完整的、微弱的细胞膜染色；

2+：＞ 10% 的浸润癌细胞呈现弱 - 中等强度的完整细胞膜染色；或≤ 10% 的浸润癌细胞呈现强而完整的细胞膜染色；

3+：＞ 10% 的浸润癌细胞呈现强、完整且均匀的细胞膜染色。

HER2 的原位杂交分析可使用荧光或者显色双探针技术，首先应在低倍镜下观察整张 FISH 切片，并计数至少 20 个浸润癌细胞，也可以参照 IHC 切片先确定可能存在扩增的浸润性癌区域。需要强调的是，即使存在异质性，但只要扩增细胞连续、均质，且占浸润癌 10% 以上，就应明确报告为原位杂交阳性。结果可以分为 5 组：

第 1 组，HER2/CEP17 比值≥ 2.0，且平均 HER2 拷贝数 / 细胞≥ 4.0 → FISH 阳性；

第 2 组，HER2/CEP17 比值≥ 2.0，平均 HER2 拷贝数 / 细胞＜ 4.0 →不确定；

第 3 组，HER2/CEP17 比值＜ 2.0，平均 HER2 拷贝数 / 细胞≥ 6.0 →不确定；

第 4 组，HER2/CEP17 比值＜ 2.0，平均 HER2 拷贝数 / 细胞≥ 4.0 且＜ 6.0 →不确定；

第 5 组，HER2/CEP17 比值＜ 2.0，平均 HER2 拷贝数 / 细胞＜ 4.0 → HER2 阴性。

第 2 组：（i）HER2/CEP17 比值＞ 2，平均 HER2 拷贝数＜ 4 → HER2 阴性，加备注 *，或（ii）其他 ISH 结果→内部裁定程序。

第 3 组：（i）HER2/CEP17 比值＜ 2，平均 HER2 拷贝数＞ 6 → HER2 阳性，或（ii）其他 ISH 结果→内部裁定程序。

第 4 组：（i）HER2/CEP17 比值＜ 2，平均 HER2 拷贝数＞ 4 和＜ 6 → HER2 阴性，加备注 * 或（ii）其他 ISH 结果→内部裁定程序。

最后，专家小组建议如果针吸标本中 HER2 阴性，以下几种情况需要在切除肿瘤组织中复检 HER2 的表达情况：①肿瘤组织学分级为 3 级；②针吸标本中肿瘤组织量少；③切除肿瘤组织中存在比穿刺标本中级别更高的癌组织；④ HER2 的免疫组化和原位杂交检测结果均为不确定；⑤肿瘤组织标本预处理存在问题。

第九节　浸润性小叶癌

浸润性小叶癌患者的年龄分布范围广。尽管与浸润性导管癌患者的中位发病年龄无显著差别，75 岁以上乳腺癌患者中 11% 为浸润性小叶癌，而 35 岁以下乳腺癌患者中仅有 2% 为浸润性小叶癌。大多数患者表现为明显的乳房肿块，还有一些是通过影像学检查发现的。浸润性小叶癌常被诊断在乳腺 X 线筛查的间隔期。乳腺影像学检查有时并不能准确识别或者会低估肿瘤的大小。

浸润性小叶癌的影像学表现通常为密度不均一、不对称。钙化偶见于混杂在浸润性癌中的正常乳腺组织或良性增生性病变中。超声检测可以识别钼靶未能识别的肿瘤，但是核磁在识别浸润性小叶癌时比超声和钼靶更敏感。

大体检查和组织病理学特征

浸润性小叶癌的肿瘤大小各异，可以非常小，表现为显微镜下的病变，也可以特别大，甚至弥漫整个乳腺。总体来讲，浸润性小叶癌的肿瘤大小比浸润性导管癌要大。他们通常不表现为质硬肿块。浸润性小叶癌通常不伴坏死。有些肿瘤肉眼上不易识别，但大多数质硬，且与周围组织边界不清。通过大体观察到的肿瘤边界通常不够准确，浸润性小叶癌的肿瘤细胞的浸润范围往往超出肉眼所见的界限。

浸润性小叶癌细胞有典型的细胞学特征，并且以特殊的方式浸润间质。经典型浸润性小叶癌细胞约占浸润性乳腺癌的 5%，癌细胞以单行或者广泛分布的单个细胞形式浸润间质（图 14.83）。肿瘤细胞浸润正常导管和腺泡、脂肪小叶并浸润脂肪细胞之间。经典型浸润性小叶癌细胞小，比炎细胞稍大，所以在低倍镜下很容易被误诊为炎症细胞，尤其是在冰冻切片中。

经典型浸润性小叶癌细胞常常围绕乳腺导管和小叶呈同心圆或靶环状排列（图 14.84）。经典型浸润性小叶癌细胞黏附松散，当肿瘤细胞排列成线状结构时，细胞之间就好像是被单纯的排列在一起而并没有真正的细胞间的相互"连接"。肿瘤细胞的细胞核小、圆形、大小一致。肿瘤细胞的核染色质淡染，核仁不明显。细胞核常常偏于细胞一侧，呈浆细胞样外观。胞浆少，可为嗜酸性或透明样胞浆。细胞浆内常有黏液，其典型表现为胞质内小空泡，内涵嗜酸性小球，也被称为靶标样黏液。

除经典型浸润性小叶癌外，还有几种变异型浸润性小叶癌，他们表现为细胞多形性和（或）不同于经典型小叶癌的组织结构模式。浸润性小叶癌，包括经典型和变异型，占浸润性乳腺癌的 15% 以上。有些变异型浸润性小叶癌细胞大，胞浆丰富、胞核大，就像小叶原位癌中的 B 型细胞。有些小叶癌细胞具有组织细胞样形态。另外有些细胞具有显著的多形性细胞核（图 14.85）。多形性浸润性小叶癌细胞的细胞核具有显著多形性。这种变异型通常有大汗腺分化。另外一种变异型有丰富的印戒样细胞（图 14.86）。

变异型小叶癌可排列呈小梁状、腺泡状和实性型。一种或多种变异型浸润性小叶癌与经典型混合存在的现象并不常见。小梁状与经典型的排列模式不同之处在于前者中小梁的宽度常常是 2 个或 2 个以上细胞的宽度（图 14.87）。腺泡型浸润性小叶癌的特征是肿瘤细胞聚集呈巢团状（图 14.88）。巢团通常含有至少 20 个肿瘤细胞。实性型浸润性小叶癌肿瘤细胞融合成片，其细胞学特征同经典型浸润性小叶癌相同（图 14.89）。

免疫组化和分子生物学特征

浸润性小叶癌多为激素受体阳性和 HER2 阴性。

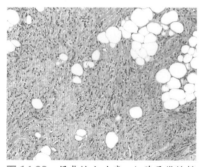

图 14.83 侵袭性小叶癌：细胞呈线性排列或单个肿瘤细胞浸润间质，并浸润脂肪组织

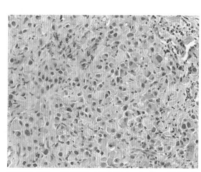

图 14.85 浸润性多形性小叶癌：核呈显著多形性，常有大汗腺分泌特征

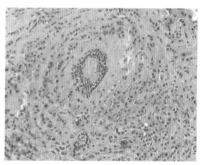

图 14.84 肿瘤细胞呈同心圆状围绕导管或呈靶环状模式排列

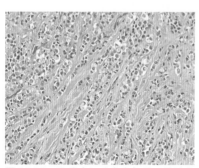

图 14.86 该肿瘤细胞内有数量不等的黏蛋白，胞质中有小泡，有的融合成大泡，并形成印戒细胞样形态

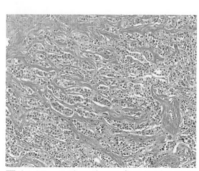

图 14.87 小梁状型可见成行排列的肿瘤细胞，小梁宽度为 2~3 个细胞

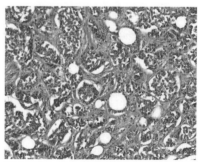

图 14.88 腺泡型浸润性小叶癌：细胞排列呈松散黏附的细胞巢

美国国家癌症研究所数据库中的一项报道显示 99% 的经典型浸润性小叶癌 ER 阳性，90% 的经典型浸润性小叶癌 PR 阳性，而 HER2 阳性的经典型浸润性小叶癌少于 2%。把经典型浸润性小叶癌和变异型浸润性小叶癌都包含进来算，94% 的浸润性小叶癌 ER 阳性，77% 的浸润性小叶癌 PR 阳性，还有 7% 的浸润性小叶癌 HER2 阳性。

浸润性小叶癌最特征性的免疫组化表现是 E-cadherin 表达缺失，这种现象同样表现在小叶不典型增生和小叶原位癌中（图 14.90）。E-Cadherin 是一个介导细胞间黏附的上皮蛋白。在多种肿瘤中，E-cadherin 表达缺失与 E-cadherin 基因——CDH1 突变相关。尽管 E-cadherin 失表达导致浸润性小叶癌细胞失黏附，但是并不是所有的浸润性小叶癌均为 E-cadherin 失表达。高达 16% 的浸润性小叶癌仍然表达 E-cadherin，但是在其中大部分病例中存在一种或多种 cadherin-catenin 细胞黏附复合体蛋白分子的异常表达。通常 p120 从细胞膜异位到细胞浆。在这些病例中，我们可以观察到 p120 的弥漫的细胞浆着色（图 14.91）。

绝大多数的浸润性小叶癌是管腔 A 型或者管腔 B 型。尽管不同的报道显示管腔 A 型和管腔 B 型的比例不尽相同，但较为一致的是，基底样型和 HER2 过表达型的比例是非常低的。与经典性浸润性小叶癌相比，变异型浸润性小叶癌中管腔 B 型的比例更高。一项大宗的包含经典型浸润性小叶癌和变异性浸润性小叶癌的研究发现，43% 的经典性浸润性小叶癌为管腔 B 型，而 68% 的腺泡型浸润性小叶癌和 84% 的实性型浸润性小叶癌为管腔 B 型。

转录分析发现，除了 E-cadherin 降表达，与浸润性导管癌相比，浸润性小叶癌常常具有很多与细胞骨架蛋白重组、蛋白质泛素化、DNA 修复、细胞黏附、TGF-beta 信号通路等相关的基因的降表达。浸润性小叶癌常常有转录因子上调。而经典型浸润性小叶癌和多形性浸润性小叶癌有非常相似的转录信息谱。通过比较基因组杂交检测技术发现多形性浸润性小叶癌的基因拷贝数变化更接近于浸润性小叶癌而非浸润性导管癌。

浸润性小叶癌中 CDH1 的突变发生率约为 50%~65%。突变主要是截短突变并分别在基因的整个编码序列上。CDH1 的杂合性缺失发生在其余的大部分病例中。尽管表观遗传调控可以解释有些缺乏基因突变或杂合性缺失的病例仍然表现为 E-cadherin 表达缺失，癌症基因组图谱小组并没有发现 CDH1 启动子的高甲基化和转录水平之间的相关性。

除了 CDH1，浸润性小叶癌中最常发生改变的基因是 PIK3CA。PIK3CA 突变发生在 45% 的病例中，同时蛋白组学分析发现 PI3K/AKT 信号通路活化发生在 45% 病例中。编码 ER 蛋白的 ESR1 基因拷贝数被发现在近 1/4 的浸润性小叶癌病例中，与 ESR1 基因表达升高有关。9% 的病例和 5% 的病例中分别存在 FOX1 和 GATA3 基因的突变，这两者对于 ER 下游靶基因的表达是非常重要的。

临床表现和治疗

与浸润性导管癌患者相比，浸润性小叶癌更易出

图 14.89　实性型浸润性癌：细胞融合呈片状，细胞维持小叶细胞癌的特征

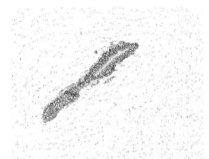

图 14.90　浸润性小叶癌 E-Cadherin 表达缺失。阳性对照中，正常导管周围腺上皮细胞表达 E- 钙黏蛋白

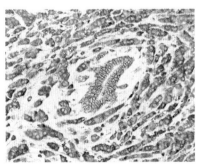

图 14.91　E- 钙黏蛋白表达缺失，p120 在细胞质中异常表达。中央的导管 p120 呈细胞膜染色

现淋巴结转移。远处转移的方式也不尽相同。浸润性小叶癌更多的转移到骨，其次是肺、卵巢、腹膜和胃肠道。

根据有无淋巴结转移情况，浸润性小叶癌患者与浸润性导管癌患者的预后也不尽相同。在淋巴结阴性的患者中，浸润性小叶癌患者的短期和长期预后均优于浸润性导管癌患者。尽管淋巴结阳性的浸润性小叶癌患者的短期预后要优于淋巴结阳性的浸润性导管癌，他们的长期预后要差于浸润性导管癌，因为淋巴结阳性的浸润性小叶癌患者较晚发生复发。

某些变异型浸润性小叶癌患者的临床转归比经典型浸润性小叶癌患者差，实性型浸润性小叶癌患者的无病生存和总生存差，且多形性细胞、印戒细胞、组织细胞和浆细胞成分超过 50% 提示患者的总生存率比经典型患者更差。

变异型浸润性小叶癌的预后比经典型差。浸润性小叶癌大体多为非肿块型病变，但可以借助核磁检查确定手术的范围。浸润性小叶癌常常为多灶性或多中心性，并且他们与其他类型的浸润性乳腺癌相比，双侧乳腺发生率较高。尽管可以用核磁帮助发现病变并确定手术切除的病变范围，其并不能显著降低 15 年局部复发率。

ACOSOG Z0011 的临床试验结果显示，临床分期为 T1-2，N0 的浸润性小叶癌患者保乳术后如果仅有

1~2 枚淋巴结转移可以通过放疗而免于腋窝淋巴结清扫。术后的全身治疗和浸润性导管癌是一样的，都要依据肿瘤分期和生物标志物的状态。因为大多数经典型浸润性小叶癌患者是管腔 A 型，很多患者可以接受内分泌治疗而不需要化疗。

第十节　浸润性小管癌和浸润性筛状癌

浸润性小管癌和浸润性筛状癌是分化良好的浸润性乳腺癌的亚型。在所有乳腺癌中他们的比例占到 1%~4%，而在影像学可检测到的所有乳腺癌中他们占到 30%。他们通常是在 50 岁和 60 岁左右的女性患者中通过乳腺钼靶检查被发现。他们的影像学表现通常为小的不规则团块和无定形或多形性钙化。大部分患者表现为不可触及的小肿块且临床触诊无淋巴结转移。20%~50% 的患者可表现为多中心癌。

在大体检查中，肿瘤多呈棕褐色 - 灰白色的不规则小肿块。在显微镜下，小管癌为分化良好的腺体浸润间质。浸润性筛状癌中，肿瘤细胞形成筛状癌巢，并浸润间质，类似于筛状型导管内癌。这些细胞巢周边没有肌上皮，借此可以帮助与导管内癌区分。肿瘤细胞的细胞核与小管癌相似。超过 90% 的肿瘤组织呈现典型的小管癌或筛状癌形态时定义为小管癌或筛状癌。小管癌中肿瘤性腺体是由单层的肿瘤细胞围成，没有肌上皮细胞。小管成角伴末端变细，管腔变细，管腔中常见分泌物和钙化（图 14.92）。肿瘤细胞的细胞核低 - 中级别，有小核仁和顶泌胞质突起。有丝分裂活性低，核分裂象少见。淋巴脉管侵犯少见。这些肿瘤常常有促结缔组织反应性间质。筛状型或微乳头状型低级别导管内癌常常与小管癌和筛状癌并存。另外，柱状细胞平坦型上皮不典型性和小叶内瘤变常常可以见到（图 14.93）。小管癌有促结缔组织反应性间质，并且常常有明显的弹力纤维增生。小管癌和筛状癌的 ER 和 PR 是阳性的，

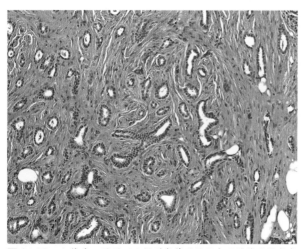

图 14.92　小管癌：圆形以及排列成单层的具有开放管腔的成角小管，低核级，伴有纤维性间质

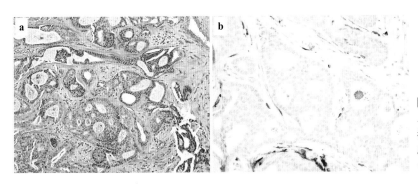

图 14.93　浸润性筛状癌。（a）显示肿瘤细胞呈明显的筛状排列模式。肿瘤细胞群中有筛状模式，与圆形的筛状型导管原位癌不同。（b）肌上皮标志物免疫组化染色 p63 阴性，表明病变中的肌上皮细胞缺失，从而确定诊断浸润性癌

并且表达水平高。通常 HER2 阴性，Ki67 增殖指数低。

有几种良性病变和很少的浸润性癌可以模仿小管癌和筛状癌。复杂硬化性病变中心的导管与小管癌的肿瘤性小管相似。而且，其影像学表现和大体表现与小管癌也非常相近。复杂硬化性病变中的小管局限于中心，并不能浸润到周围间质中，并且其周边存在肌上皮。微腺型腺病是由与小管癌相似的腺管构成，且腺管外周无肌上皮细胞，然而，微腺型腺病的小管是一致的小圆腺腔内含嗜酸性分泌物，而小管癌的腺体是成角的。另外，微腺型腺病 ER 和 PR 阴性，弥漫强阳性表达 S100，而小管癌 ER 和 PR 是阳性的。

高分化的浸润性癌也要与小管癌区分。小管癌的严格的定义包括超过 90% 的浸润性癌呈小管癌的特征性形态学表现。高分化的浸润性导管癌有较少的管状结构形成，并且多见细胞核多形性和核分裂活性。筛状型导管内癌与浸润性筛状癌相似。浸润性筛状癌浸润周围正常结构，且其癌巢的边界不规则，周边没有肌上皮；而筛状型导管内癌边界多为圆形，且周边存在肌上皮。腺样囊性癌和筛状癌都是肿瘤细胞排列成筛状结构的浸润性癌。腺样囊性癌的肿瘤细胞包括围绕腺腔的腺上皮细胞和肌上皮细胞，而筛状癌仅有腺上皮细胞。腺样囊性癌的筛孔中存在基底膜样物质，而浸润性筛状癌的筛孔中是空的。另外，腺样囊性癌 ER 和 PR 是阴性的，而浸润性筛状癌弥漫强阳性表达 ER 和 PR。

通过杂合性缺失和基因组学研究发现小管癌和浸润性筛状癌有 16q 缺失和 1q 扩增。非特殊类型乳腺癌中的染色体的改变，如 17p 缺失并不发生于小管癌。小管癌和筛状癌也可发生 16p 扩增和 8p,3p 和 11q 缺失。

分子研究发现平坦型上皮不典型性和低级别导管内癌显示相似的遗传学改变，包括 16q 的缺失和 1q 增益，同时也为说明平坦型上皮不典型性和低级别导管内癌可能是小管癌的前驱病变提供证据。基因表达谱显示小管癌和筛状癌属于管腔 A 型乳腺癌。

小管癌和筛状癌预后极好，绝大部分患者淋巴结阴性。其 10 年生存率在 90%~100% 之间。转移性淋巴结可能出现在 10%~20% 的多灶性乳腺癌患者或肿瘤体积较大的患者中。

第十一节　黏液癌

黏液癌，有时也称胶样癌，是预后较好的一个乳腺癌亚型，但是，纯型黏液癌仅占浸润性乳腺癌的 2% 左右。黏液腺癌经常发生于老年女性，其平均年龄是 71 岁，比浸润性导管癌要高 20 年。其常表现为一个可触及的肿块，质地较软。其在乳腺中的分布与浸润性导管癌相似。影像学上，黏液癌通常表现为一个界限清楚的分叶状肿块，钼靶检查可以发现乳腺癌中的微钙化，尤其是当肿瘤中含有导管内癌的成分时，虽然黏液癌中缺乏导管内癌成分，但是仍可以辨认其中的微钙化成分。

大体检查和组织病理学特征

纯型黏液癌通常比混合型黏液癌大。黏液癌的直径从 2 cm 至 20 cm 不等。黏液癌的切面常常表现为胶冻样，有黏液样光泽。当间质成分较少时，肿瘤质地软，当纤维间质含量增多时，肿瘤质地硬。丰富的细胞外黏液甚至可以黏在手术刀上。

黏液癌细胞不直接浸润到间质中，它们漂浮在细胞外黏液湖中（图 14.94）。肿瘤细胞随着黏液成分浸润间质。在有些病例中，黏液中的肿瘤细胞成分很少，甚至在针吸标本中只能观察到细胞外黏液。相反，有些病例中细胞成分能占到肿瘤总体积的 50% 以上（图 14.95）。

细胞外黏液可以通过特殊染色来检测，例如黏液染色，然而在实际工作中，黏液成分很容易在 HE 切片中识别。胶原纤维将细胞外黏液分隔成黏液湖，其内充满蓝紫色半透明黏液。

肿瘤细胞可呈小簇状漂浮在黏液湖中，也可以由大巢状或片状细胞构成实性型、小梁状、筛状结构。有时会见到微乳头状结构。沙砾体样钙化存在通常提示浸润成分。肿瘤细胞的细胞核通常为低级别或中级别，但少数情况下可见高级别核。肿瘤细胞内含有细胞内黏液，有时细胞呈印戒样，与印戒细胞癌不同，黏液癌中的印戒样细胞局限于细胞外黏液湖中，而前者印戒细胞浸润间质，仅部分存在细胞外黏液。

黏液癌的肿瘤细胞胞浆中可出现细颗粒，细胞内黏液和颗粒样物常常出现在具有明显的肿瘤细胞巢和片状结构的富于细胞型黏液癌中，常提示神经内分泌分化（见下文）。经典的黏液癌也被称作 A 型黏液癌，而具有神经内分泌分化特征的富于细胞型黏液癌常被称作 B 型黏液癌。

黏液癌中出现非黏液性癌成分（常常呈浸润性导管癌的形态）时应被定义为混合性黏液性癌（图 14.96）。区分纯型黏液癌和混合性黏液癌很重要，因为后者的临床预后与纯型黏液癌相比要差。临床上，如果 10% 以上的肿瘤成分为非黏液性癌则不适合将肿瘤归为"纯型黏液癌"的范畴。

黏液癌外周常伴有原位癌成分，有时伴黏液分泌的导管内癌呈微乳头状、乳头状、筛状型等多种结构形态。其浸润性成分只有完全符合黏液癌的标准才能定义为黏液性癌。

在无浸润性癌存在时，良性导管或与不典型增生、导管原位癌相关的扩张导管内黏液可能穿透管壁溢入间质，此病变为黏液囊肿样病变，是黏液癌重要的鉴别诊断病变。黏液囊肿样病变的细胞外黏液含量较少，在黏液中缺乏上皮成分（图 14.97）。另外一个有助于识别黏液囊肿样病变的线索是病变旁存在内含黏液的导管，相关的淋巴细胞或组织细胞反应，脱落的上皮呈线状排列（类似于导管内衬上皮），有时可见到肌上皮。

免疫组化和分子生物学特征

大多数黏液癌是激素受体阳性和 HER2 阴性。超过 90% 是 ER 阳性，约 75% 为 PR 阳性，HER2 阳性比例小于 5%。富于细胞型（B 型黏液癌）需要染色神经内分泌标记物，包括突触素和嗜铬粒蛋白（图

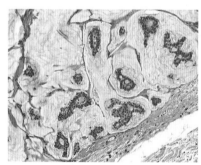

图 14.94 成簇癌细胞漂浮在细胞外黏液中

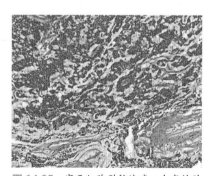

图 14.95 富于细胞型黏液癌：丰富的肿瘤细胞排列呈片状和小梁状，被相对较少的细胞外黏液包绕

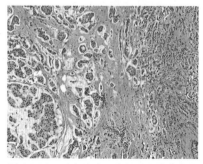

图 14.96 混合性癌：左侧的黏液癌成分与右侧的无黏液分泌的浸润性癌混合存在

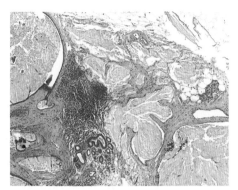

图14.97　黏液囊肿样病变：扩张的导管内含有黏蛋白和微钙化灶，囊肿局部破裂，黏液进入邻近的间质中

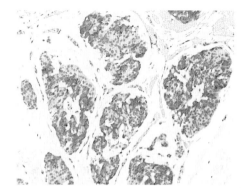

图14.98　B型黏液癌：突触素免疫组化染色呈阳性

14.98）。这种类型常常 S100 和 CEA 阳性，而经典型（A 型黏液癌）在 S100 和 CEA 中常为阴性。相比大多数浸润性导管癌的 MUC1 染色阳性而言，黏液癌的 MUC1 表达降低，而 MUC2 和 MUC6 表达升高。

大多数乳腺黏液癌缺乏 p53 基因突变，同时，与其他部位的黏液癌相比，乳腺原发的黏液癌微卫星的不稳定性低。通过比较基因组杂交，黏液癌缺少低级别导管癌的特征，即染色体 1q 扩增和 16q 丢失。转录分析表现为 A 型和 B 型黏液癌均属于管腔 A 型，但与黏液 A 型相反，B 型黏液癌转录谱类似于神经内分泌癌。

临床表现和治疗

与浸润性导管癌患者相比，黏液癌患者临床预后较好；而纯型黏液癌患者的预后要好于混合型黏液癌患者。然而，长期随访数据显示，黏液癌确实有晚期复发的倾向。来自 SEER（监测、流行病学和结局）的数据结果显示，纯型黏液癌的 5 年疾病相关生存率为 94%，20 年疾病相关生存率为 81%。尽管这样，与浸润性导管癌患者相比，黏液癌患者的 20 年疾病相关生存率仍然较高。然而，由于黏液癌往往发生在老年妇女，其长期总体生存率与浸润性导管癌相比并没有显著优势，因为由其他原因导致的患者死亡增加。

淋巴结受累是一个重要的预后因素。大多数纯型黏液癌的患者淋巴结阴性，这些患者的预后良好。远处转移往往发生于阳性淋巴结患者。推荐进行前哨淋巴结活检，对于那些低级别及前哨淋巴结阴性的患者，推荐保乳手术及术后放疗。内分泌治疗可以用于激素受体阳性的患者，淋巴结阳性、混合性黏液癌或高级别纯型黏液癌患者可以化疗。

第十二节　化生性癌

化生性癌是由一小组但组织学各异的浸润性乳腺癌组成，其形态学表现具有异质性：有些甚至全部肿瘤细胞向另一种非腺形上皮细胞或间叶细胞类型转化。虽然定义为化生性癌，成熟的肿瘤细胞可能并没有上皮化生，相反，转化的祖细胞可能在疾病进展过程中发生不同的分化。

化生性癌（较少见）占比不超过浸润性乳腺癌的 5%。在谱系一端，低级别病变肿瘤细胞异型性小，形态温和，而在另一端，则是高级别病变在形态上无法与高级别的软组织肉瘤区分。尽管他们由一组异质性肿瘤构成，除去少见的低级别肿瘤外，化生型癌往往有一些共同的临床特征。与浸润性导管癌相比，它们往往体积更大，而淋巴结转移较少。

许多化生性癌患者都有肉瘤样的临床表现，他们表现为肿瘤快速生长，而且许多肿瘤在乳房 X 线摄影上相当局限。尤其以梭形细胞肉瘤样组织结构为主的化生性癌。其他化生性癌患者的影像学部分肿瘤呈局限性，部分呈毛刺样。对于那些产生异源基质的化生性癌，骨和软骨成分也可以有特征性的影像学特征。

大体检查和组织病理学特征

化生性癌肿瘤大小范围大，总体而言，化生性癌比非特殊类型的浸润性乳腺癌大。化生性癌的大体形态各异，因为其是由一组异质性的肿瘤构成。特殊的类型具有特殊的大体特征。例如纤维瘤病样化生性癌和低级别腺鳞癌多呈实性，边界不清。纤维瘤病样化生性癌比低级别腺鳞癌体积大，后者体积常较小。鳞状细胞癌倾向于位于乳腺内部，起源于乳腺分泌导管，可见囊性坏死区域。其他类型的化生性癌多呈实性、质地硬、相对局限，尤其是梭形细胞肉瘤形态的化生性癌。

所有类型的化生性癌必须包括至少一个区域呈现由典型的腺癌向鳞状细胞或间叶成分分化。现行的WHO分类中，化生性癌包括纤维瘤病样化生性癌、鳞状细胞癌、梭形细胞癌和伴间叶分化的化生性癌。由于化生性癌的非腺癌成分可能很局限，而针吸标本组织较少，所以有时不能在针吸标本中给出化生性癌的诊断。

纤维瘤病样化生性癌是梭形细胞化生性肿瘤谱系的最低端。事实上，当它第一次被报道时，作者甚至不愿意使用癌这个词，因为肿瘤并没有表现出恶性生物学行为。其组织学表现与纤维瘤非常相似。它由纤维母细胞样梭形细胞及胶原纤维间质构成（图14.99）。不同于纤维瘤病，前者常常弥漫阳性表达角蛋白和P63（图14.100）。

梭形细胞形态温和，呈束状浸润到周围脂肪组织中。有些病例可出现小腺管状或鳞状上皮巢成分（＜5%），这些并不能排除纤维瘤病样化生性癌的诊断。但当细胞数目、核分裂活性和细胞异型性明显升高时并不适合诊断为纤维瘤病样化生性癌。

低级别腺鳞癌是一种极少见的化生性癌，由形态良好的腺体和鳞状分化细胞浸润胶原间质构成。腺体常常较小，拉长，管腔挤压，可见充满角化物的微囊，肿瘤边缘常可见淋巴细胞反应（图14.101）。小部分病例有骨软骨或梭形细胞分化。与小管癌不同的是，腺鳞癌中浸润性腺管中常可见到肌上皮细胞层（图14.102）。

诊断乳腺鳞状细胞癌要求90%以上的肿瘤细胞有鳞状细胞分化。这些肿瘤在组织学上无法与其他部位的鳞状细胞癌区分（图14.103）。肿瘤组织学表现多样，从富含嗜酸性细胞质和角蛋白的高分化肿瘤（图14.104）到低分化肿瘤，如果不小心或由于穿刺标本组织有限，很容易被误诊为高级别浸润性导管癌。大多数报告的病例是高级别。鳞状细胞分化和导管分化并存的肿瘤通常被称为腺鳞癌。目前尚不清楚鳞状细胞分化成分所占比例要达到多少才能定义为化生癌，但典型的浸润性导管癌中局灶性鳞状上皮化生没有任何明显的临床意义。

乳腺鳞状细胞癌周边常常存在导管内或囊内的原位鳞癌。当有被覆的皮肤受累时，对于没有原位成分的皮肤鳞状细胞癌，在很大程度上是临床上的鉴别，即基于皮肤受累前是否有乳腺肿块。棘细胞化生常与鳞状细胞分化有关。有时，梭形细胞中有一种类似血

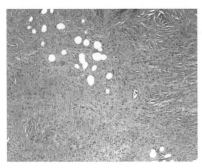

图14.99　纤维瘤病样化生性癌：成纤维细胞样梭形细胞浸润间质

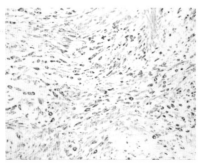

图14.100　纤维瘤病样化生性癌：肿瘤细胞角蛋白弥漫阳性

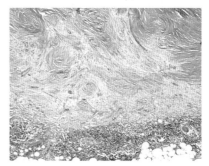

图14.101　低级别腺鳞癌：肿瘤细胞分散在胶原、层状基质中，周围有明显的淋巴细胞浸润

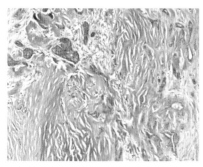

图 14.102　低级别腺鳞癌：肿瘤形成扁平的小腺腔，腺腔包含两层细胞，并具有鳞状上皮化生特征

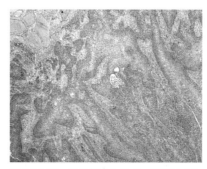

图 14.103　乳腺鳞状细胞癌：浸润性癌细胞在组织学上呈鳞状细胞癌分化，组织学上与其他部位的鳞状细胞癌无法区分

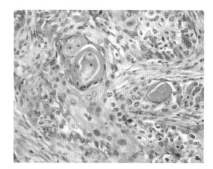

图 14.104　乳腺鳞状细胞癌：高分化性鳞状细胞癌有局灶性角化珠形成

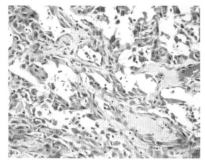

图 14.105　乳腺鳞状细胞癌：一些肿瘤有梭形细胞化生区域

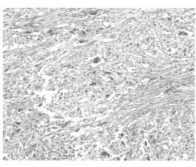

图 14.106　梭形细胞化生性癌：有多形性梭形细胞和多核肿瘤巨细胞

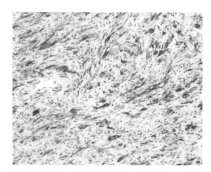

图 14.107　梭形细胞化生性癌：同图 14.106 所示。肿瘤细胞角蛋白呈阳性

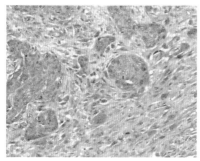

图 14.108　梭形细胞化生性癌：这例中有明显的癌成分和邻近的梭形细胞组成的成分

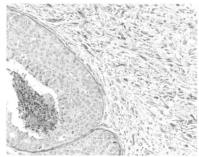

图 14.109　梭形细胞化生性癌：恶性梭形细胞与相邻的 DCIS 存在支持化生癌的诊断，梭形细胞型

管肉瘤的所谓的棘细胞松解成分（图 14.105）。

　　梭形细胞癌是最常见的化生的癌。虽然有时在 HE 染色上无法识别癌成分（图 14.106），多数情况下梭形细胞与明显的癌成分混合（图 14.107）。过去有些被称为癌肉瘤，现在将具有梭形细胞成分和癌成分的肿瘤分类为梭形细胞癌。梭形细胞形态从轻度不典型性（纤维瘤病样化生性癌）到高级别（类似于梭形细胞肉瘤）。目前并没有明确规定梭形细胞成分达到多少比例才能诊断梭形细胞癌，报道中从非常

局限到基本全部由梭形细胞肉瘤形态的肿瘤细胞构成。当肿瘤全部由肉瘤样梭形细胞构成时，其 HE 染色很难与软组织肉瘤区分，其诊断主要依靠细胞角蛋白和 p63 的表达（图 14.108）或者导管内癌成分（图 14.109）。当依靠免疫组化进行诊断时，局灶阳性并不能准确定义。

　　伴间叶分化的化生性癌中至少有局灶性软骨、骨的化生，或其他异源性间叶成分的化生。其中包括一组肿瘤称为产生基质的癌。产生基质的癌是一

种有软骨（图 14.110）或骨（图 14.111）化生的浸润性癌，无梭形细胞成分。通常是高级别癌，基质成分通常是软骨性的，从软骨黏液样基质到透明软骨的离散结节。肿瘤边界常较清楚或具有推挤性边缘。许多肿瘤有中央坏死，有时坏死范围广泛。除了产生基质的癌，化生性癌伴间叶分化也包括梭形细胞癌伴软骨或骨分化，以及至少有局灶性异源性的间叶成分分化，包括横纹肌肉瘤、脂肪肉瘤或血管肉瘤区。

免疫组化和分子生物学特征

大多数化生性癌为三阴性（ER、PR 和 HER2 阴性），在梭形细胞成分中波形蛋白大都阳性，有时在癌成分中，vimentin 也为阳性。梭形细胞部分通常至少局部表达细胞角蛋白，特别是高分子量的细胞角蛋白，也有的表达平滑肌肌动蛋白和 S100。化生性癌通常 p63 GATA3 和 SOX10 阳性，许多病例 p53 阳性。

化生癌的分子特征与乳腺癌的 claudin-low 亚型相似，其特征是低表达 GATA3 调控的基因和细胞黏附相关的基因，而富集与干细胞功能和上皮 - 间质转化（epithelial-mesenchymal transition, EMT）相关的基因。该基因表达模式类似于 CD44+/CD24- 乳腺肿瘤起始干细胞样细胞的特征，表示其可能来自更早的，更有耐药性的前体细胞。化生性癌经常有 p53

突变，与其他三阴性乳腺癌相比，它们有更高频率的 PIK3CA 突变。47% 的化生性癌具有 PIK3CA 突变，而基底样癌中只有 8% 存在 PIK3CA 突变。此外，通过反相蛋白阵列，PI3K/AKT 通路中的分子在化生癌中磷酸化程度更高，与化生性癌中 PI3K/AKT 信号通路激活一致。这在梭形细胞癌中比在软骨样化生的化生性癌中更常见。

临床表现和治疗

现有临床资料表明纤维瘤病样化生性癌和低级别腺鳞癌两种亚型的生物学行为都比较惰性。大多数纤维瘤病样化生瘤与乳腺纤维瘤病很难区分。他们有局部复发倾向，但转移非常罕见，那些已经转移的肿瘤通常较大（大于 4 cm），有局灶性棘层松解的生长模式（一种很少见的组织学特征）。因此，它似乎严格遵守形态学标准，排除具有不寻常形态特征的肿瘤，如甲状旁腺瘤局灶性生长模式，排除肿瘤大于 4 cm，可能是重要的。角蛋白阳性肿瘤应该被排除在纤维瘤病的诊断之外。

低级别腺鳞癌也有局部复发的倾向，但转移罕见。有人建议将之前诊断的低级别腺鳞癌认定为癌前病变，只有伴有相关的 DCIS、骨软骨化生或没有肌上皮细胞层的浸润性腺管病变才被认为是恶性病变。

与浸润性导管癌相比，伴少量鳞状分化而无梭

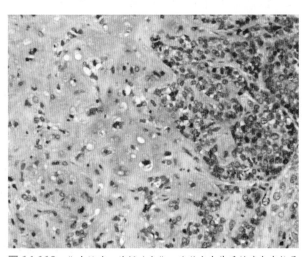

图 14.110   化生性癌，伴间叶分化。这种产生基质的癌含有软骨样基质

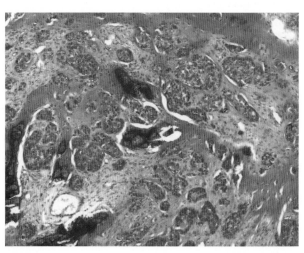

图 14.111   化生性癌，伴间叶分化。这种产生基质的癌具有骨样基质

形细胞成分的乳腺癌的组织学分期和分级并没有显著差别。最好不要将这些肿瘤诊断为化生性癌。对由较多的鳞状细胞分化的癌的预后分析结果并不一致。有报道称，与典型的浸润性导管癌相比，鳞状细胞癌的侵袭性更差；也有些报道认为两者无显著不同；同时，也有报道认为鳞状细胞癌更具有侵袭性。这在一定程度上可能是由于肿瘤具有高级别的梭形肿瘤细胞。

梭形细胞癌和化生癌伴发间叶分化，包括产生基质的癌在临床上表现为侵袭性肿瘤。他们一起构成了化生性癌的大部分。它们有血行转移的倾向，特别是肺和大脑，纯型的或接近纯型的具有梭形细胞肉瘤形态的肿瘤很少有腋窝淋巴结转移。虽然公布的数据不一致，大量的回顾性研究表明，梭形细胞癌和伴有间叶分化的化生性癌比其他的三阴性癌更具侵袭性。

虽然一些回顾性研究报道称化生性癌保乳术后局部复发率高，但数据有限，大多数化生性癌患者术后进行辅助放疗，和浸润性导管癌患者治疗方法相同。在大多数类型的化生性癌中都要进行前哨淋巴结活检，尽管其作用尚未明确。对于少数类型的化生性癌，腋窝淋巴结转移的可能性似乎非常低。包括低级别纤维瘤病样化生性癌、低级别腺鳞癌和纯的无明显癌成分的梭形细胞癌。对于这些不寻常的亚型，腋窝淋巴结清扫可能是不必要的，除非患者有原发性肉瘤，且临床可疑淋巴结转移。

一般而言，由于低级别腺鳞癌和纤维瘤病样化生性癌具有较为惰性的生物学行为和较好的预后，系统性化疗并不常规推荐，除非肿瘤较大或具有不典型特征。有限的报道称鳞状细胞癌患者可能对含铂化疗方案更为敏感。梭形细胞癌和化生性癌伴间叶分化似乎更有耐药性，对主要呈肉瘤样组织类型的化生性癌推荐使用肉瘤相关的化疗方案。最近的数据也表明，mTOR 抑制剂联合全身化疗对于化生性癌可能有效。

第十三节　浸润性微乳头状癌

浸润性微乳头状癌的细胞排列方式类似导管内癌的微乳头状型。在 1980 年首次描述时被认为是浸润性乳头状癌的一个变异型，随后被认为是浸润性导管癌的独立亚型，因为其具有独特的形态、淋巴管侵犯倾向和局部淋巴结转移。除了乳房，具有微乳头结构的浸润性癌在多个器官中被描述，包括卵巢、泌尿膀胱、结肠、肺和唾液腺。纯型浸润性微乳头状癌占浸润性乳腺癌的比例不足 2%，但在乳腺癌中，约 6% 伴有微乳头状成分。

浸润性微乳头状癌患者的年龄与浸润性导管癌患者没有显著差异。尽管大部分患者有淋巴结转移，其原发肿瘤的影像学表现与浸润性导管癌没有显著差异。浸润性微乳头状癌常常表现为可触及的肿块，乳房 X 线摄影显示为高密度肿块。肿瘤大小中位数小于 2 cm。大多数病例伴有不确定或可疑的微钙化。通过 PET-CT，较高的标准摄取值被报道，其可能反映了淋巴结转移的高发，因为有腋窝淋巴结转移的原发肿瘤的 SUVmax 值高于无淋巴结转移的肿瘤。

大体检查和组织病理学特征

浸润性微乳头状癌大体特征没有明显不同。组织学上，浸润性微乳头状癌的肿瘤细胞从立方形到柱状，排列成球形。细胞球排列成小的微乳头状结构，但它们缺乏纤维脉管轴心。它们通常有锯齿状的外缘（图 14.112）。这些微乳头状球体可以是实体的或空心状（图 14.113）。肿瘤细胞有时会含有丰富的细胞质，通常是嗜酸性或颗粒状，核通常为中或高级别。与典型的浸润性导管癌的肿瘤细胞巢不同，浸润性微乳头状癌表现为极向倒转，其腺腔面朝向周围间质。电镜下，肿瘤细胞的外表面有微绒毛，而在腺体的腺腔面可以观察到微绒毛的存在。

可能是由于极性颠倒的存在，肿瘤细胞簇被一个类似淋巴管的透亮区域包绕，但是其周围没有内皮细胞层并且呈现组织退缩结构。与在其他形式的浸润性

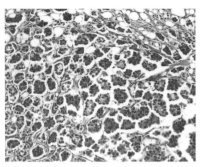

图 14.112 浸润性微乳头状癌：小乳头状细胞呈极性倒转，使其腔面面向间质。有时细胞外表面呈鞋钉的外观。周围的透明空间不是淋巴管

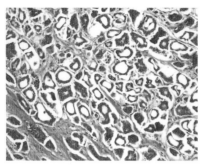

图 14.113 浸润性微乳头状癌：肿瘤细胞巢球体可为实心或空心状，可以观察到许多空心球形肿瘤细胞巢

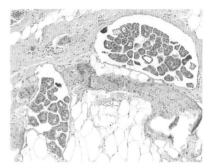

图 14.114 虽然浸润性肿瘤周围有清晰的间隙，但其并不代表淋巴管，浸润性微乳头状癌常伴有瘤周淋巴血管侵犯，扩张的淋巴管内常有大量微乳头状结构

癌中观察到的退缩不同，浸润性微乳头状癌的退缩空间中常包含多个肿瘤细胞团簇，而其他浸润性癌中组织退缩常具有与肿瘤细胞巢相同的形状。浸润性微乳头状癌的退缩空间常常是透明的，有时肿瘤细胞周围可见黏液样物质。

　　虽然这些透明的空间不是淋巴管，大多数浸润性微乳头状癌确实存在淋巴管侵犯。某些情况下，扩张的淋巴管内存在大量的微乳头状结构（图 14.114）。有时可见淋巴细胞浸润。微钙化是常见于 DCIS 成分和浸润性肿瘤中，后者中常表现为沙粒体型。大多数病例都与 DCIS 相关。在纯型浸润性微乳头状癌中，DCIS 成分为通常为高级别微乳头状类型。对于没有DCIS 成分的浸润性微乳头状癌，重要的是排除转移癌，尤其是转移性卵巢癌。

免疫组化和分子生物学特征

　　在没有相关乳腺导管原位癌的情况下，免疫组化染色可能有助于鉴别浸润性微乳头状癌的起源部位。乳腺原发性浸润性微乳头状癌往往 GATA3 和 Mammaglobin 阳性，而 TTF-1 和 uroplakin 阴性。大汗腺分化有时见于浸润性微乳头状癌，GCDFP15 免疫组化对识别乳腺来源也有帮助。

　　大多数浸润性微乳头状癌是激素受体阳性的。癌症研究所的流行病学监测结果数据库显示 85% 的浸润性微乳头状癌 ER 阳性，75% PR 阳性。大约 1/3 浸润性微乳头状癌为 HER2 阳性。这种特殊亚型的 HER2 有独特的染色模式。高达 42% 的浸润性微乳头

状癌 HER2 染色较强但膜染色不完整。2013 年 CAP/ASCO 指南建议即使这些病例的膜染色不是完整，免疫组化也认为是可疑阳性，因为 FISH 中它们可能有 HER2 扩增。

　　另一种不同寻常的免疫组化染色是，细胞膜朝向间质的一侧经常表达 MUC1，MUC1 是一种通常在上皮细胞表面或腺腔面表达的糖蛋白。因为 MUC1 参与管腔的形成，并被认为抑制细胞与间质的相互作用，这可能部分解释了微乳头团簇周围组织退缩的形成，且促进肿瘤细胞浸润间质。尽管肿瘤周围经常有淋巴管侵犯，免疫组织化学染色内皮细胞标记物在微乳头状结构周围的间隙中没有表达，证实了这些间隙中的肿瘤细胞簇不是淋巴管癌栓。

　　通过比较基因组杂交，浸润性微乳头状癌显示出 1q、8q、17q 和 20q 扩增，而 1p、8p、13q、16q 和 22q 缺失。绝大多数肿瘤，无论级别高低，都有 8q 染色体全臂增益。突变分析显示了一系列与管腔 B 型乳腺癌相似的突变，包括 TP53、PIK3CA、CSMD2、MAP3K1、ATRX、HMCN1、MLL2、SPEN 和 ZFHX4。此外，丝裂原活化蛋白激酶家族基因和 NBPF10 也已经被识别。

临床表现和治疗

　　浸润性微乳头状癌有淋巴管侵犯和腋窝淋巴结转移的倾向，因此被认为是乳腺癌的侵袭性亚型。浸润性微乳头状癌患者比浸润性导管癌患者有更多的局部复发。然而，对于相同的肿瘤分期患者，浸润性微乳

头状癌和浸润性导管癌的疾病相关生存率和总生存率
没有显著差异。然而，在针吸标本中诊断浸润性微乳
头状癌提示肿瘤外周淋巴管侵犯和淋巴结转移的可能
性增加，而这两者均是不利的预后因素。淋巴结阳性
患者通常至少有几个阳性淋巴结。

浸润性微乳头状成分的比例似乎不会影响患者
的结局。仅有灶性浸润性微乳头状癌的患者与主要
由浸润性微乳头状癌成分组成的乳腺癌患者具有相
同的淋巴结阳性的可能。尽管一些人质疑对腋窝的
管理应该不同，目前对这些患者的管理与浸润性导
管癌患者相同。

继美国肿瘤外科学会病理学组 Z0011 临床试验之
后，许多 T1 或 T2 未触及腋窝淋巴结的患者进行乳房
肿瘤切除术而不进行腋窝淋巴结清扫，即使他们有一
个或两个阳性前哨淋巴结。但因为浸润性微乳头癌患
者常有更多的转移淋巴结，4 个以上阳性淋巴结提示
不良预后，所以建议对这些患者进行腋窝淋巴结清扫，
无论他们是否符合 Z0011 标准。

第十四节　大汗腺癌

浸润性大汗腺癌（IAC）是乳腺浸润性癌的一个
亚型，由大汗腺细胞构成，其特征表现为具有丰富
的嗜酸性细胞质，泡沫状到颗粒状，这种典型的大
汗腺细胞要占到肿瘤细胞的 90% 以上才能定义为大
汗腺癌。浸润性大汗腺癌占乳腺癌的 1%~4%。没有

特定的发病年龄。大汗腺分化可见于非特殊类型的
浸润性癌，以及特殊类型的浸润性癌，如小管癌、
小叶癌、微乳头状癌和髓样癌。浸润性大汗腺癌的
流行病学、临床和影像学特征与其他类型的乳腺癌
没有什么不同。

浸润性大汗腺癌的大体表现与非特殊类型浸润
性导管癌相似。镜下，肿瘤细胞胞核大，圆形，具
有泡状染色质和多个核仁。肿瘤细胞边界清楚，具
有丰富的嗜酸性细颗粒状的胞质。一些肿瘤细胞的
胞质呈透明空泡状。图 14.115 展示了一例乳腺浸润
性大汗腺癌。具有局灶大汗腺分化的癌不应该归类
为浸润性大汗腺癌。肿瘤细胞一般无腺腔形成。某
些低分化的多形性小叶癌，E- 钙黏蛋白阴性，且具
有大量的嗜酸性细颗粒的细胞质的特征时，被称为
组织细胞样小叶癌。肿瘤细胞胞浆 PAS 染色呈阳性，
淀粉酶消化呈阳性。胞浆内脂质也在大汗腺肿瘤中
被证实。

大汗腺癌 BCL2 一般呈阴性，GCDFP-15 阳性，
雌激素受体（ER）和孕激素受体（PR）表达一般为
阴性。一个新的 ER 亚型（ER-alpha 36）已被证明为
阳性。免疫组化染色显示大部分肿瘤细胞雄激素受体
（AR）阳性。一般来说，三阴性和 HER2 阳性病例
各占 50%。ER 和 PR 阴性、HER2 阳性通常会表现出
大汗腺特征，这与大汗腺分子特征相关。

浸润性大汗腺癌必须与大汗腺化生及大汗腺型
导管原位癌广泛累及硬化腺病并形成肿块病变相鉴
别。硬化性腺病伴有大汗腺上皮化生时，细胞核无
异型性，而大汗腺型导管内癌中，细胞核具有异型

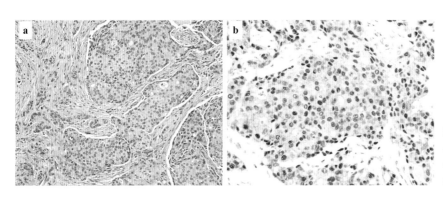

图 14.115 浸润性大汗腺癌。（a）细胞
具有顶浆分泌特征，细胞核位于中央，有
丰富的嗜酸性胞浆；（b）免疫组化染色
显示肿瘤细胞的细胞核雄激素受体阳性。

性，包括细胞核增大，核仁明显，有核分裂象，伴或不伴坏死。对肌上皮标志物的免疫组化染色有助于显示硬化性腺病中肌上皮细胞的存在，浸润性大汗腺癌肿瘤细胞周围肌上皮细胞应该为阴性。并且，腺病的边缘通常是边界分明或分叶状，而大汗腺癌边界通常不规则。颗粒细胞瘤（GCT）具有丰富的嗜酸性颗粒的细胞质，需与浸润性大汗腺癌鉴别，然而后者中肿瘤细胞核异型大。免疫组化染色显示 GCT 细胞角蛋白阴性，S100 阳性；IAC 细胞角蛋白阳性，S100 可为阳性或阴性。其他特殊型浸润性乳腺癌也可具有丰富的细颗粒状细胞质。嗜酸细胞癌的肿瘤细胞因富含线粒体呈现出丰富的颗粒状嗜酸性胞浆，组织细胞样癌因胞浆中出现分泌空泡而呈透明泡沫状，皮脂腺样癌和富脂质癌具有丰富的泡沫或透明的细胞质。这些癌的治疗和预后是基于标准的预后和预测标记。皮肤汗腺癌与乳房的浸润性大汗腺癌在形态学和免疫组化指标上无法区分。唯一区别的特征包括皮肤汗腺癌的发病部位在真皮，而浸润性大汗腺癌的发病部位在乳腺实质。此外，导管内癌存在可支持乳腺浸润性大汗腺癌的诊断。

IAC 基因表达阵列分析揭示了该类肿瘤的分子特征，包括雄激素信号增加，并与 HER2 组肿瘤重叠。这种分子特征并不能严格地与传统的大汗腺分化的组织病理学对应。只有一半大汗腺分化的乳腺癌显示大汗腺分子特征。现在认为 IAC 可能不是一个截然不同的实体，因为大汗腺分化可见于许多浸润性癌亚型。分析表明 IAC 可能代表由雄激素受体（AR）的表达驱动的一个乳腺癌亚型。尽管 IAC 为三阴性，其并不与基底样乳腺癌组聚类。AR 在肿瘤细胞中的表达可以帮助区分。雄激素代谢改变可能在 IAC 的发病机制和肿瘤进展中起作用。大约一半的 IAC 是 HER2 阳性，基因表达数据显示 HER2 信号和大汗腺分子表型之间的关联。

目前 IAC 的治疗类似于非特殊类型浸润性导管癌。浸润性大汗腺癌与同样级别和分期的浸润性导管癌有相同的预后。然而，有研究表明，与后者相比，大汗腺癌预后可能更好，也有研究称其预后可能更差。

在临床试验中改变雄激素代谢水平可能有利于发挥抗雄激素治疗疗效。

第十五节　神经内分泌肿瘤

乳腺神经内分泌癌（Neuroendocrine breast carcinoma, NEBC）是浸润性乳腺癌的一种亚型，包括具有神经内分泌分化的乳腺癌；WHO 分类包括 3 类神经内分泌乳腺癌：①神经内分泌瘤、分化好（neuroendocrine tumor, well differentiated, NTWD）；②神经内分泌癌/小细胞癌、分化差（neuroendocrine carcinoma, poorly differentiated/small cell carcinoma, NCPD）；③浸润性癌伴神经内分泌分化。乳腺的神经内分泌癌具有与肺和胃肠道神经内分泌肿瘤类似的形态学特征。当超过 50% 的肿瘤细胞表达至少一种神经内分泌标记物的时候，乳腺的浸润性癌能够被归类为神经内分泌癌。神经内分泌癌占所有乳腺癌的 2%~5%，它是一组异质性的肿瘤。乳腺神经内分泌癌的中位发病年龄是 61 岁，与浸润性癌、非特殊型类似。它们表现为可触及的包块或钼靶上的致密。非常罕见的情况下，这类肿瘤能产生异源的激素，如人绒毛膜促性腺激素（human chorionic gonadotrophin, HCG）、甲状旁腺激素、促肾上腺皮质激素和降钙素。这些激素所致的临床症状非常罕见。浸润性乳腺癌的治疗不会因为神经内分泌标记物的出现而改变。这类肿瘤没有特定的影像学发现。对乳腺神经内分泌癌患者的预后的了解由于患者数目的有限和肿瘤的定义不同而很有限。

乳腺神经内分泌癌没有特定的大体表现。在神经内分泌瘤中，肿瘤是分叶状和边界相对清楚的单发或多发的肿物。肿瘤细胞巢团被纤细的纤维脉管轴心所分割，部分呈实性乳头状生长。肿瘤细胞呈梭形或浆细胞样。外周的细胞呈栅栏样和玫瑰花结样排列。25% 的病例有灶性细胞外或细胞内黏液分泌。肺或胃肠道的神经内分泌肿瘤的经典特征包括缎带样、绳索样和玫瑰花结样排列，都不出现在乳腺的神经内分泌肿瘤中。绝大多数的乳腺神经内分泌癌是低-中级别的。图 14.116 是一例乳腺的神经内分泌癌。乳腺神经内分泌癌的亚型——分化差的神经内分泌癌是非常罕见的，它的形态学表现与其他部位的类似肿瘤一样。低分化的神经内分泌癌的肿瘤细胞胞浆少，核深染。发现相似的原位癌成分有助于除外来自其他部位的小细胞癌转移到乳腺。脉管癌栓在这些肿瘤经常能够遇到。神经内分泌分化能够在多达 30% 的浸润性癌非特殊型中遇到，特别是黏液癌。黏液癌代表了至少 1/4 神经内分泌分化的乳腺癌，这类肿瘤通常是低级别的。实性乳头状癌是其他伴神经内分泌分化的乳腺癌亚型。

超过 90% 的分化好的神经内分泌瘤表达雌激素受体和孕激素受体。分化差的神经内分泌癌只有 50%~60% 表达激素受体。在非常罕见的情况下，神经内分泌乳腺癌的任意一种亚型都会出现 HER2 的表达。通过定义可知，浸润性乳腺癌表达神经内分泌标记物。神经内分泌标记物包括嗜铬蛋白 A、嗜铬蛋白 B、突触素以及其他一些特异性差一些的标记物，如神经元特异性烯醇化酶、CD56、CD57、蛙皮素、神经丝三联蛋白。大约 50% 的低-中级别的神经内分泌瘤表达嗜铬蛋白，少于该比例的表达突触素。50% 的神经内分泌癌表达嗜铬蛋白和突触素。

需要与其他在形态上与之类似的肿瘤相鉴别。浸润性小叶癌的腺泡样排列方式能够模拟乳腺神经内分泌癌。ECD 表达缺失与神经内分泌标记物阴性支持浸润性小叶癌的诊断。小细胞乳腺癌难与转移性小细胞癌相区分。小细胞癌在乳腺通常是 CK7 阳性，在肺是 CK7 阴性。乳腺和肺的小细胞癌 TTF1 都可以是阳性。乳腺的转移性类癌能够模拟乳腺神经内分泌癌。在大约 50% 的患者，乳腺肿块可以是隐匿性类癌的临床表现。乳腺组织中发现原位成分是很有帮助的。与神经内分泌癌相比，类癌嗜铬蛋白的表达更强，而乳腺来源的标记物如 GATA3 的表达是阴性的。乳腺神经内分泌癌通常表达 ER 和 PR，而类癌的 ER 和 PR 表达可以是阴性或阳性。

使用基因组单核苷酸微阵列获得的乳腺神经内分泌癌的基因表达谱数据显示：它们属于腺腔 A 型。在转录模式上类似于具有神经内分泌分化的黏液癌和实性乳头状癌。标准的组织学分级和临床分期相匹配的乳腺神经内分泌癌的生物学行为与浸润性导管癌的非特殊型相类似。

第十六节 分泌性癌

分泌性癌是非常罕见的浸润性癌亚型，占所有乳腺癌的比例低于 0.015%。这些（这类）肿瘤发生的年龄范围很广，从小于 5 岁到大于 80 岁，中位年龄是 25 岁。这些肿瘤也被称为幼年型乳腺癌。它们通常发生于年轻人，并且肿块常位于乳晕下。

大体表现和镜下特征

分泌性癌是灰白色肿块，肿块最大径从小于 1 cm 到 12 cm 不等。肿瘤是分叶状的，境界相对清楚。显

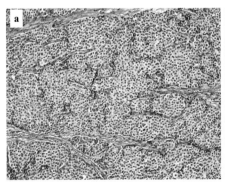
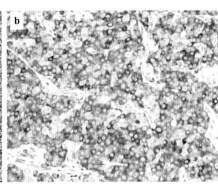

图 14.116 （a）神经内分泌癌病例图示显示肿瘤细胞巢，中级别，有显著的纤维血管间隔；（b）浸润性癌中支持神经内分泌特征的突触素呈一致阳性

微镜下，肿瘤排列为被厚的纤维束分隔的细胞巢，从而产生了分叶状的外观。它们也可以浸润到邻近的乳腺实质从而产生浸润性的边界。有三种主要的生长方式：实性、微囊和管状。微囊由小囊构成，类似于甲状腺滤泡。管状由含有分泌物的腺腔构成。绝大多数的肿瘤都由这三种生长方式以不同比例构成。肿瘤细胞呈多边形，含有颗粒样嗜酸性胞浆或泡沫样胞浆。圆形的细胞核较一致，异型少，核仁小。无核分裂象或核分裂象不常见。胞浆中由于含有分泌物而呈泡沫状和空泡状。图 14.117 和 14.118 是分泌性癌的例子。细胞内和细胞外分泌物的 PAS 或阿辛蓝染色阳性是分泌性癌的特征。浸润性癌可能会伴有导管原位癌成分，原位癌为伴有分泌物的乳头状型或筛状型，类似于浸润性癌。

分泌性癌的 S-100、EMA 强阳性，ER、PR 和 HER2 阴性。腺癌的标记物例如 CK8/18 和 ECD 以及基底样癌的标记物 CK5/6、CK14 和 EGFR 也是阳性表达。它们的 CD117 阳性。尽管分泌性癌的标记物表达与基底样癌类似，但它们与后者的分子生物学关系是不清楚的。

分泌性癌表现为特征性的平衡易位 t（12;15）（p13;q25），导致 ETV6-NTRK3 基因融合。同样的易位发生在先天性纤维肉瘤、先天性细胞系母细胞肾

瘤和成人急性髓系白血病。这种易位在其他类型的乳腺癌中还没有报道。

其他类型的浸润性癌，如大汗腺癌和腺泡细胞癌可有颗粒状的嗜酸性空泡状细胞质，需要与分泌性癌鉴别。独特的形态学、免疫表型特征以及该肿瘤特征性的细胞遗传学改变可用于区分和避免误诊。

分泌性癌有很好的预后，特别是儿童和年轻患者。然而，在老年患者中，分泌性癌可能会发生晚期复发以及局部和远处转移，从而表现得更具侵袭性。腋窝淋巴结转移一般罕见，即使发生，也很少累及三个以上淋巴结。

髓样癌

髓样癌（Medullary carcinoma, MC）占所有乳腺癌的 1%~7%。不同研究中发病率的差异与诊断标准的严格性有关。髓样癌患者的平均发病年龄为 45~52 岁。临床表现上，绝大多数患者的表现类似于腺纤维瘤，呈软的、可活动的、可触及的肿块。髓样一词是指肿瘤与骨髓相似的软的质地。它们也被称为脑样肿瘤，因为肿瘤软的质地类似于大脑。缺乏促纤维结缔组织增生的间质，使得这种癌与其他类型的质地硬的乳腺癌相区分开。患者也常出现淋巴结肿大，这往往由增生引起而不是转移癌所致。在粗针穿刺标本中，在丰富淋巴浆细胞浸润的背景中可见分化差的肿瘤细

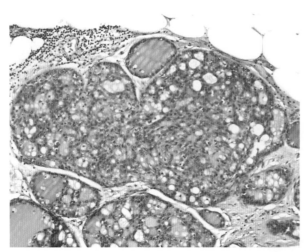

图 14.117　一例分泌性癌显示肿瘤细胞的分叶状排列，包括大小不等的境界相对清楚的细胞巢，并伴有明显的细胞外和细胞内分泌物

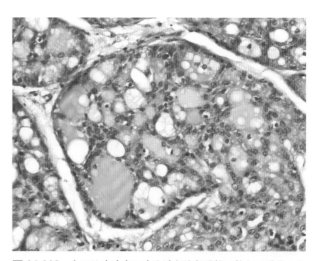

图 14.118　分泌性癌肿瘤细胞呈增大的卵圆核，核仁不明显，无核分裂象。注意薄的嗜酸性细胞外分泌物以及肿瘤细胞的泡状细胞质

胞呈合体样生长方式排列，提示 MC 的诊断。然而，肿物切除可以证实该诊断。影像学上可呈椭圆形、圆形和分叶状肿块，但无明确特征将髓样癌和其他边界清楚的癌或纤维腺瘤相鉴别。超声检查显示有厚的低回声晕的圆形、椭圆形或分叶状低回声肿块。

肿瘤形成边界清楚的灰白色、质软肿块。可见出血和局灶的坏死区。这些肿瘤的大体外观可以模仿纤维腺瘤。镜下，髓样癌呈现推挤性边界。经典的髓样癌不应出现癌细胞以单个细胞或小簇状浸润肿瘤的外周。浸润性癌表现出很少的胶原化间质。至少 75% 的肿瘤细胞表现出合体样的排列方式，并与肿瘤的外周明显的淋巴浆细胞浸润有关。肿瘤细胞核级高，核分裂常见，包括不典型的核分裂象，有多个核仁的大的泡状核。图 14.119 是一例乳腺髓样癌的例子。当以下一个或多个标准不满足时，使用不典型髓样癌和具有髓样特征的浸润性乳腺癌的诊断：①至少 75% 肿瘤细胞呈合体样排列；②边界清楚，组织学上呈推挤性边界；③缺乏腺管结构；④间质的明显而弥漫的淋巴浆细胞浸润；⑤含丰富胞质以及一个或多个核仁的多形性高级别泡状核的圆形肿瘤细胞。浸润性癌可能伴有或不伴有 DCIS。DCIS 的存在并不排除髓样癌的诊断。瘤内可见出血、地图样坏死的区域。淋巴血管侵犯少见。区域淋巴结增大和增生。淋巴结转移不常见，当存在转移时通常仅累犯 1~2 个淋巴结。

免疫组织化学染色显示髓样癌缺乏雌激素受体、孕激素受体和 HER2 蛋白的表达。低分子量和高分子量细胞角蛋白和 p53 在髓样癌中的表达是常见的。髓样癌与乳腺内淋巴结转移癌的鉴别比较困难。淋巴结被膜、被膜下窦和乳腺其他部位的原发肿瘤的存在将支持乳腺内淋巴结转移癌的诊断。一些具有广泛淋巴浆细胞浸润的髓样癌可以模拟非霍奇金淋巴瘤。细胞角蛋白和淋巴标记的免疫组化染色可以显示出细胞角蛋白阳性癌细胞。有 BRCA1 突变的女性浸润性乳腺癌中：13% 是典型髓样癌和 60% 是不典型髓样癌。

基因表达谱显示髓样癌属于基底细胞样乳腺癌，与其他基底细胞样癌相比，髓样癌具有更高的 CK5/6 表达水平以及 DNA 增益和丢失。此外，髓样癌和其他基底细胞样乳腺癌相比有更好的预后。在髓样癌中，BRAC1 的下调是常见的。经典 MC 占 BRCA1 突变携带者乳腺癌的 13%；BRCA1 突变携带者中 30%~60% 的癌具有髓样特征。许多髓样癌的 BRCA1 的表达下调。约 25% 的散发性髓样癌有 BRCA1 突变。大约 2/3 的没有 BRCA1 突变的髓样癌显示由启动子甲基化所致基因表达下调。髓样癌的合体样生长方式与包括钙粘连蛋白和 β-catenin 在内的细胞黏附蛋白的表达增加有关。

细胞紧密连接的存在可以限制肿瘤细胞的播散，这可能与该肿瘤较少出现淋巴结和远处转移有关。

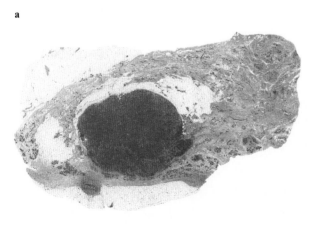
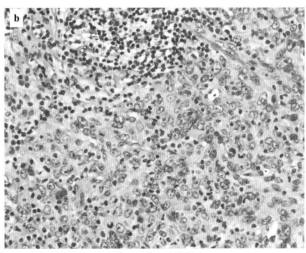

图14.119 （a）一例边界清楚的乳腺髓样癌；（b）髓样癌具有高核级和合胞体样排列及明显的淋巴浆细胞浸润

符合严格组织学标准的经典髓样癌具有相对好的预后。目前尚不完全清楚具有BRAC1突变的髓样癌患者是否有良好的预后。病理医生对髓样癌的诊断缺乏一致性，导致了具有"髓样特征"的浸润性乳腺癌的诊断增加，这些肿瘤的治疗按照基底细胞样三阴性乳腺癌来进行。良好的预后可能与宿主免疫反应、合胞体样生长方式和大量的核分裂象导致了该肿瘤对化疗的高敏感性有关。淋巴结转移不常见，当存在时，通常累及不到4枚淋巴结。超过3cm的肿块伴有≥4枚淋巴结转移的预后可能不好。

第十七节　腺样囊性癌

乳腺腺样囊性癌（Adenoid cystic carcinoma）是一种罕见的低度恶性肿瘤，占所有乳腺癌的0.1%以下。这些肿瘤大多发生在乳晕下区域。虽然大多数病例表现为乳头下方可触及的边界清楚的或分叶状肿块，但偶尔也表现为不可触及的肿块，可通过乳房X线检查发现。它们一般发生在50~65岁的妇女。

腺样囊性癌通常表现为一个境界清楚或不清楚的实性灰白色肿块，中位大小约3cm。腺样囊性癌的形态特征与发生在腮腺、肺和皮肤的同类型肿瘤类似。肿瘤由肌上皮样和腺上皮样细胞组成，可见三种基本排列方式：筛状、管状和实性。实性型显示肿瘤细胞的基底样特征。肿瘤细胞围绕真腺腔或假腺腔周围极

化。真腺腔被覆腺上皮细胞，可以含有PAS染色阳性物质。假腺腔是由间质向腺腔内陷形成的，周围有肌上皮细胞。筛状型起源于这些假腺腔。在外观上，筛孔呈圆形的，充满胶原化、黏液样或黏液基底膜样的物质。图14.120是乳腺腺样囊性癌的一个例子。肿瘤的实性型由不规则的细胞巢组成，主要是由肌上皮细胞与少数腺上皮细胞混合而成。浸润性癌根据实性成分的范围分级。1级肿瘤不显示任何实性区域；2级显示低于30%的实性区域；三级显示超过30%的实性区域。

腺上皮样细胞表达CK7、CK8/18和CAM5.2。其中一些细胞CD117也可呈阳性。雌激素受体（ER）、孕激素受体（PR）和HER2通常是不表达。肌上皮样细胞通常表达p63、calponin、平滑肌肌动蛋白和细胞角蛋白5/6。在65%的病例中，可出现EGFR的过度表达。

腺样囊性癌表现为特征性的t（6;9）（q22-23;p23-24）易位，该易位导致MYB与NFIB转录因子的融合。

腺样囊性癌必须与其他具有筛状排列方式的肿瘤进行鉴别。浸润性筛状癌的肿瘤细胞表现出类似于腺样囊性癌的筛状排列模式。浸润性筛状癌的筛孔是空的或充满与腺样囊性癌不一样的非基底膜样分泌物。此外，肿瘤细胞的肌上皮标记物阴性，雌激素和孕激素受体弥漫强阳性表达。筛状型导管原位癌（DCIS）具有筛状形态，可以模拟腺样囊性癌。DCIS的筛孔是空的或充满分泌物或坏死物。在DCIS中，肌上皮

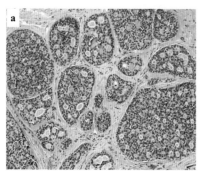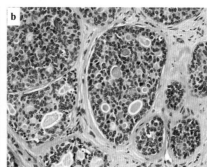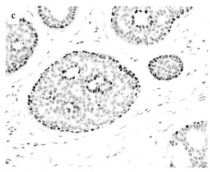

图14.120　（a）一例乳腺腺样囊性癌显示肿瘤细胞排列呈筛状；（b）腺样囊性癌的癌巢呈筛状排列包括含基底膜样物的筛孔（这在很大程度上是产生筛状排列的原因）；（c）肌上皮标记物p63的免疫组化染色显示了浸润性肌上皮样细胞，肌上皮样细胞围在癌巢外周和筛孔。而巢内的腺腔上皮细胞完全缺乏p63的表达。

细胞仅仅位于充满肿瘤细胞的导管腔隙的外周，在腺样囊性癌中，肌上皮细胞样的肿瘤细胞包绕着每个充满基底膜样物的筛孔。筛状型 DCIS 的肿瘤细胞的 ER 和 PR 一般呈阳性表达。胶原小球病也有充满基底膜样物、内衬肌上皮细胞的筛孔，需与腺样囊性癌鉴别。然而，胶原小球病是一种偶然的镜下发现，不像腺样囊性癌可以形成肿块。此外，胶原小球病的细胞没有不典型性，不表达 CD117。腺样囊性癌也可类似圆柱瘤。圆柱瘤是一种良性肿瘤，由厚的基底膜样物围绕肿瘤细胞巢构成。瘤细胞巢像拼图一样接合在一起。与腺样囊性癌类似，圆柱瘤由腺上皮和肌上皮细胞组成。然而，与腺样囊性癌不同的是，圆柱瘤的肿瘤细胞没有不典型性或核分裂。

腺样囊性癌预后良好，10 年生存率为 90%~100%。局部复发的患者占 6%，局部转移的患者占 3%，远处转移的患者占 3%。肺是最常见的远处转移部位，尽管其他部位如骨、肝、脑和肾也会发生转移。具有基底样特征的实性型腺样囊性癌可能比经典的腺样囊性癌更容易发生腋窝的转移。肿瘤能够通过切缘阴性的区段切除手术治愈，而局部复发往往与肿物未能被完整切除有关。

第十八节　乳腺转移性肿瘤和淋巴瘤

乳腺的转移性肿瘤罕见，大约占所有乳腺恶性肿瘤的不到 2%。其中大多数为来自对侧乳腺的转移或淋巴瘤累及乳腺。来自其他实体器官的转移性肿瘤占所有乳腺恶性肿瘤的不到 1%，包括来自各个器官的恶性黑色素瘤、癌和肉瘤。

患者通常表现为通过自我触诊或常规乳房 X 线筛查发现的肿块性病变。与原发性乳腺癌相比，往往是境界清楚的圆形或椭圆形的肿块，原发性乳腺癌往往表现出不规则的边缘伴从主瘤灶发出的毛刺状突起。与原发性乳腺癌相似，

转移性肿瘤常表现为孤立的单发病灶。很大一部分转移到乳房的患者同时伴有同侧腋窝淋巴结受累。因此，乳腺转移性肿瘤的临床表现往往类似于原发性乳腺癌。由于它们的罕见性，以及它们与原发性乳腺癌相似的临床表现，乳腺转移病灶经常被误诊为原发性乳腺癌，导致患者被给予不恰当的治疗。

淋巴瘤是最常见的累及乳腺的乳腺外肿瘤。继发性乳腺淋巴瘤往往与双侧乳腺和腋窝淋巴结受累有关。弥漫性大 B 细胞淋巴瘤是最常见的累及乳腺的继发性淋巴瘤，这可能会造成诊断挑战，因为它可以模拟高级别的三阴性乳腺癌。

对于累及乳腺实质的低级别淋巴瘤，有时可被忽略为非特异性小叶炎或其他炎症。对乳腺或腋窝淋巴结的淋巴样浸润的免疫表型评估将有助于正确诊断。

第二个最常见的乳腺转移性肿瘤是黑色素瘤，其次是妇科浆液性癌和神经内分泌癌（NEC）。恶性黑色素瘤能够类似于癌和大细胞淋巴瘤。浆液性癌可被误认为是乳腺浸润性乳头状癌，NEC 被误认为原发性浸润性导管癌伴神经内分泌分化。

出于以上原因，浆液性癌和 NEC 是两种最常被误诊的乳腺转移癌。图 14.121~14.123 显示了一例乳腺转移性黑色素瘤、浆液性癌和 NEC。

如果诊断仅基于形态学特征，转移性肿瘤可能被误认为原发性乳腺浸润性癌。然而，仔细了解每个患者的临床病史，一组相关的免疫组织化学染色的标记物的使用对于获得正确的诊断非常有用，例如细胞角蛋白、白细胞共同抗原、SOX10、部分黑色素瘤标记物用于排除淋巴瘤和黑色素瘤、组织特异性标记 PAX8 和 WT1 用于苗勒氏管瘤、TTF1 用于肺、CDX2 用于胃肠道和 GATA3 用于乳腺。

乳腺原发性淋巴瘤

乳腺原发性淋巴瘤被定义为在没有淋巴瘤既往史的患者中，一种仅限于乳腺和区域淋巴结的肿瘤。淋巴瘤应位于乳腺实质，而不限于乳腺内淋巴结。与其他部位结外淋巴瘤的定义相似，在没有淋巴瘤病史的患者中，以乳腺肿块为主要表现表现的可视为原发性淋巴瘤，即使在分期时发现了远处的受累。

乳腺原发性淋巴瘤罕见，占所有原发性乳腺肿瘤

图 14.121　一例乳腺转移性黑色素瘤。（a）高级别肿瘤细胞巢可被误认为是低分化浸润性导管癌；（b,c）肿瘤细胞表达 S100 和 MART1，支持转移性黑色素瘤的诊断

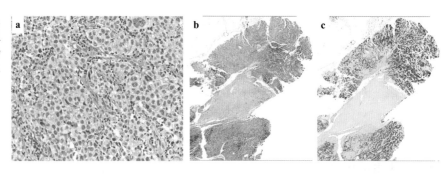

图 14.122　小的具有橘皮样外观的皮肤结节的皮肤活检最初被误诊为炎性乳腺癌。真皮淋巴管癌栓和具有微乳头特征的真皮浸润性癌很容易被观察到（a,b）。注意，浸润性癌的 PAX8 和 WT1 弥漫阳性，支持卵巢浆液性癌转移至乳腺的诊断（c,d）

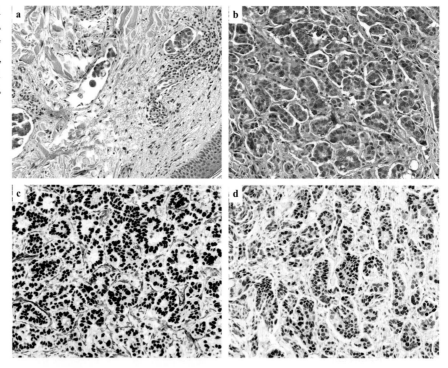

图 14.123　回肠末端转移的 NEC 病例。空芯针活检显示肿瘤细胞呈浸润条索和巢团形成实性 / 筛状结构（a），可被误认为是高分化浸润性导管癌。肿瘤细胞表达 CDX2（b）、神经内分泌标记物突触素（c）和嗜铬蛋白（d），支持胃肠原发转移性神经内分泌肿瘤

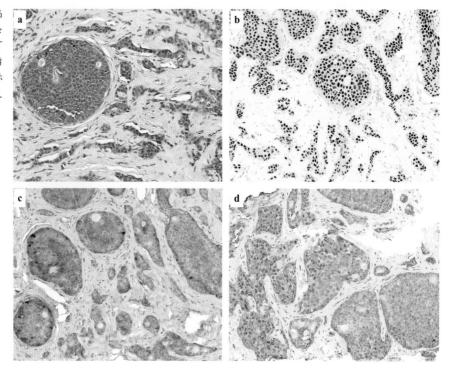

的不到 0.5%。大多数患者表现为可触及的乳房肿块。约 10% 的患者可出现双侧乳房受累。由于受累腋窝淋巴结的淋巴管堵塞，乳房可出现水肿和增大。这种乳腺原发性淋巴瘤患者的临床表现可以类似于炎性乳腺癌。乳腺淋巴瘤的发病年龄从 12 岁到 90 岁不等，在 35 岁和 65 岁会出现发病的双高峰。少见病例在乳房 X 线上表现为边界清楚或不规则边界的致密影。没有特定的影像学发现来确定该肿块为淋巴瘤。钙化在没有肿瘤坏死的患者中不常见。乳腺淋巴瘤大体观为境界清楚的肉样灰白色肿块。

在高级别的肿瘤中可以看到出血和坏死的区域。浸润至邻近乳腺小叶和间质是常见的。大多数乳腺淋巴瘤属于弥漫性大 B 细胞淋巴瘤（diffuse large B-cell lymphoma, DLBCL），非特殊型。其余肿瘤包括黏膜相关淋巴组织（extranodal marginal zone lym- phoma of mucosa associated llymphoid tissue, MALT）型结外边缘区淋巴瘤和滤泡性淋巴瘤。罕见的伯基特淋巴瘤、T 型或 B 型淋巴母细胞淋巴瘤和外周 T 细胞淋巴瘤，包括间变性大细胞淋巴瘤（anaplastic large cell lymphoma, ALCL）和与乳房植入物相关的间变性淋巴瘤激酶阴性肿瘤。许多乳腺淋巴瘤病例是通过粗针穿刺活检诊断的。如果经活检证实了淋巴瘤的诊断，一般不进行手术切除。治疗和预后取决于淋巴瘤的组织学类型。乳腺各类淋巴瘤的复发一般为结外。

弥漫性大 B 细胞淋巴瘤

弥漫性大 B 细胞淋巴瘤（DLBCL）是最常见的乳腺原发性淋巴瘤，占所有淋巴瘤的 50%~65%。绝大多数患者单侧乳房受累，但对侧的乳房和结外部位也有复发风险。中枢神经系统复发可见于 5%~10% 的患者。

大的淋巴样细胞弥漫性浸润乳腺。图 14.124 是乳腺 DLBCL 病例的说明。小叶结构可能优先受累，表现为结节或假滤泡状。肿块附近的乳腺小叶可表现为小淋巴样细胞的浸润，具有淋巴细胞性乳腺病的特征。肿瘤细胞具有成熟的 B 细胞表型，CD29、CD79A 和 PAX5 均阳性表达。较大比例的病例具有活化的 B 细胞表型，而不是生发中心表型。弥漫大 B 细胞淋巴瘤仅根据形态学特征可被误诊为三阴性乳腺癌。肿瘤细胞的免疫表型，包括基本的标记物如广谱的细胞角蛋白和白细胞共同抗原的使用，可以避免将大细胞淋巴瘤误诊为是高级别低分化的导管癌。

滤泡性淋巴瘤

滤泡性淋巴瘤占所有乳腺的非霍奇金淋巴瘤的 5%~46%。原发性滤泡性淋巴瘤与乳腺继发性受累的比例在不同研究中有所不同。滤泡性淋巴瘤可作为原发性疾病存在于乳腺，伴或不伴腋窝淋巴结的受累。肿瘤细胞通常为组织学 1 级或 2 级，较少为 3A 或 3B。类似于淋巴结或结外部位的滤泡性淋巴瘤，原发性乳腺滤泡性淋巴瘤可以表现出滤泡和弥漫性生长模式，根据肿瘤的级别不同，由中心细胞和不同比例的中心母细胞组成。

淋巴上皮样病变一般不存在。肿瘤滤泡呈 CD20、CD79a、CD10、BCL6 和 BCL2 阳性。滤泡树突状网络可以通过 CD21 或 CD23 突出显示，它们保

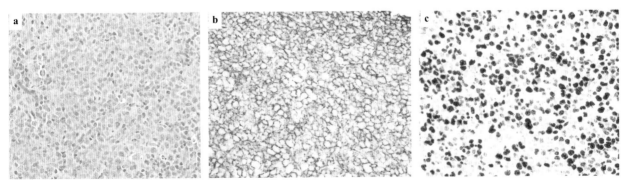

图 14.124　一例弥漫性大 B 细胞淋巴瘤（DLBCL）。（a）表现为核仁突出、胞质稀少的大淋巴样细胞；（b）肿瘤细胞为 CD20 阳性，支持肿瘤细胞的 B 细胞起源；（c）Ki67 高表达，表明高增殖指数，从而支持高级别肿瘤的诊断

留在肿瘤滤泡中，但在弥漫性浸润模式中缺失。

乳腺滤泡性淋巴瘤的鉴别诊断包括其他低级别B细胞肿瘤，例如慢性乳腺炎伴反应性滤泡增生和MALT淋巴瘤。滤泡性淋巴瘤中的淋巴细胞可能以印度列兵样模式分布在密集的胶原组织中，可以被误认为小叶癌，特别是在核空心针活检中。乳腺原发性滤泡性淋巴瘤的一些病例可能代表原发性皮肤滤泡中心细胞淋巴瘤，它表现为大细胞、弥漫性浸润模式和BCL2表达缺失。临床行为、播散方式和复发率与淋巴结滤泡性淋巴瘤相似。

T细胞淋巴瘤

乳腺原发性T细胞淋巴瘤很少见。作为T细胞淋巴瘤全身扩散的一部分，乳腺继发性受累更为常见。最常见的涉及乳腺的T细胞淋巴瘤类型包括间变性大细胞淋巴瘤（ALCL），在有全身或皮肤ALCL病史的患者中，间变性淋巴瘤激酶（ALK）阳性或阴性，外周T细胞淋巴瘤和T淋巴细胞白血病/淋巴瘤。隆胸患者会出现ALK阴性的ALCL。无论植入硅胶还是生理盐水假体均可发生ALCL，而发生淋巴瘤的患者中硅胶植入者多于盐水假体植入者。图14.125是一例乳腺植入物相关的ALCL。假体植入后形成ALCL的中位时间为8年。乳腺植入物相关的ALCL患者最常出现血清肿。这些肿瘤也被称为血清肿相关的ALCL。它们也可以表现为植入物周围的乳腺包膜肿物或植入物周围的纤维囊挛缩。肿瘤细胞通常局限于假体的纤维囊内和渗出的浆膜液中，而不侵犯临近的乳腺组织。浆膜液的细胞学检查有助于肿瘤细胞的评估。镜检肿瘤细胞体积大，异型性明显，胞质嗜碱性。免疫组化显示CD30、EMA和clusterin呈阳性，CD15和CD20呈阴性。CD3、CD2等T细胞相关标志物也呈阳性，其他T细胞标志物则表达不一。图14.125是一例植入物相关的乳腺ALCL的示意图。它们显示了T细胞受体基因的克隆性重排。原位杂交显示肿瘤细胞对EB病毒编码的RNA（EBER）呈阴性。乳腺植入物相关的ALCL患者局部治疗（包括植入物取出）的效果良好。

伯基特淋巴瘤

与散发性BL和免疫缺陷相关性BL相比，累及乳腺的Burkitt淋巴瘤（BL）是最常见的地域性BL。患者通常在妊娠或哺乳期出现双侧乳房的巨大肿胀。Epstein-Barr病毒序列的阳性率在地域性BL中最常见，高达95%以上，而散发性BL的阳性率仅为15~25%。乳腺BL的显微特征与其他部位的Burkitt淋巴瘤相似，包括肿瘤由形态一致、中等大小的淋巴细胞组成，细胞核呈圆形，多个核仁，染色质粗糙，胞质嗜碱性。肿瘤细胞内可见胞质空泡。肿瘤细胞也表现出高核分裂象。"星空"现象常见，这是巨噬细胞吞噬凋亡的肿瘤细胞所致。肿瘤细胞表达B细胞相关抗原，如CD20、CD79a、PAX5、CD10和BCL6阳性。Bcl2和TdT呈阴性。Ki67高表达。EBV编码RNA（EBER）原位杂交检测ebstein-Barr病毒序列。这些肿瘤还表现出MYC基因和免疫球蛋白基因的易位。

结外边缘区淋巴瘤

黏膜相关淋巴组织结外边缘区淋巴瘤（MALT淋

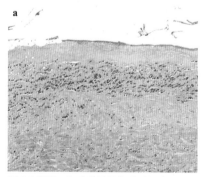
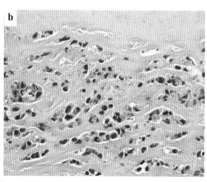
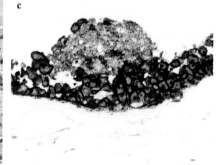

图14.125 乳腺种植物相关的间变性大细胞淋巴瘤（ALCL）病例的示意图，显示乳腺包膜（a）中分布的较大的不典型淋巴细胞。肿瘤细胞体积大，异型性明显，核深染，胞质少至中等。（b）肿瘤细胞CD30呈弥漫性强阳性，符合乳腺植入物相关的ALCL（c）的诊断

巴瘤）很少见，不足所有乳腺恶性肿瘤的 0.5%。大多数为乳腺原发，但也可见继发性病例。通常好发于六七十岁的老年女性。MALT 淋巴瘤可以表现为单个明显的肿块，或更常见的是通过乳腺 X 光筛查发现。25% 的患者可出现区域淋巴结受累。

肿瘤由中等大小的淋巴细胞组成，细胞核不规则，染色质散在分布，核仁不明显，胞质淡而丰富。这些细胞也被称为单核细胞样或中心细胞样，并可见核仁明显的散在免疫母细胞。在 75% 的病例中可以看到血浆细胞与 Dutcher 小体的分化。肿瘤浸润与增生的 B 细胞滤泡有关，并占据套区 B 细胞滤泡边缘区，形成所谓的淋巴上皮病变。MALT 淋巴瘤的肿瘤细胞可以像滤泡性淋巴瘤一样侵入 B 细胞滤泡，并可转化为大细胞淋巴瘤。

肿瘤细胞呈正常边缘区 / 记忆 B 细胞表型，表达 CD20、CD79a、PAX5、BCL2，有时异常表达 CD43，CD5、CD10、CD23、BCL6、cyclin D1 呈阴性。这些淋巴瘤可表现免疫球蛋白基因的克隆性重排。荧光原位杂交（FISH）可显示 3、12 和 18 号染色体的三体性。MALT 淋巴瘤具有惰性的病变过程，5 年生存率大于 90%。大多数病例采用手术切除或放射治疗。

第十九节　乳腺的良恶性间叶肿瘤

良性病变和肿瘤
结节性筋膜炎

结节性筋膜炎是一种克隆性纤维母细胞 / 肌纤维母细胞增生症，在乳腺少见。它常见于任何年龄的成年女性。病变可以在短期内快速生长，伴有疼痛或压痛，并在 1~2 个月内自行消退。

结节性筋膜炎表现为一个界限清楚的结节，通常位于乳腺区皮下组织，较少累及乳腺实质。病变直径 1~5 cm。显微镜下，病灶边界清楚，由肥胖的梭形细胞组成，呈短束状排列。这些梭形细胞以及淋巴细胞、

红细胞和薄壁的毛细血管均分布在黏液基质中。有丝分裂活跃，病灶内见散在的有丝分裂。图 14.126 是一例乳腺结节性筋膜炎的示意图。梭形细胞呈纤维母细胞 / 肌纤维母细胞表型，通常 SMA 阳性，desmin 阴性。CK、S100 和 CD34 也阴性。

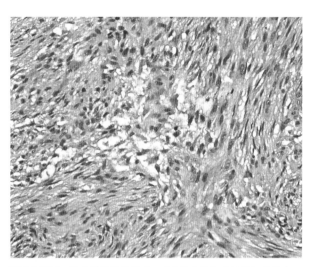

图 14.126　乳腺结节性筋膜炎：可见短束状肌成纤维细胞增生，梭形细胞中可见小灶性黏液样间质

结节性筋膜炎应与乳腺中的其他梭形细胞病变鉴别，包括纤维瘤病、纤维瘤病样化生癌和以前活检部位的反应性改变。据报道，它们显示克隆细胞遗传异常，包括 MYH9-USP6 基因融合。这些病变可自然消退。

假血管瘤样间质增生

假血管瘤样间质增生（PASH）是一种肌纤维母细胞增生性良性病变，其由梭形细胞排列形成裂隙样假血管间隙。据报道，PASH 的发生可能与肌纤维母细胞对内源性或外源性激素的异常反应有关。这种病变最常见于绝经前女性，其中激素失衡是病变发展的一个重要因素。它也可以发生在有口服避孕药和激素替代治疗史的绝经后女性中。病变常见于乳腺实质内小面积的散在分布的肌纤维母细胞增生。在极少数情况下，它呈现为一个局部乳腺肿块，被称为结节性或肿瘤性 PASH。后一种类型的 PASH 可在磁共振成像（MRI）检查中呈非肿块样增强，或在超声检查中表现为明确的低回声结节。

大多数 PASH 不能在乳腺大体检查时观察到，仅

是显微镜下的偶然发现。结节性或肿瘤性 PASH 常表现为质地硬的灰白色肿块。镜下，PASH 表现为围绕着乳腺导管和小叶的肥大的梭形细胞增生，其形成复杂的相互吻合的间隙，分布在致密的胶原基质中。这些假血管样间隙内附梭形内皮样细胞。图 14.127 是 PASH 的示意图。梭形细胞既不浸润脂肪，也不破坏正常的乳腺实质。PASH 中的肌纤维母细胞增殖有时可以是细胞性的束状增生，称为束状 PASH。

PASH 中的肌成纤维母细胞呈 Vimentin、CD34、SMA、Desmin、Calponin 和 PR 均呈阳性，内皮标志物阴性。由于该疾病的形态改变与血管肉瘤十分相似，因此需要加以鉴别。PASH 中的腔隙内无内容物，仅由肌纤维母细胞排列而成，而血管肉瘤的血管腔隙则被覆内皮细胞且含有红细胞。

13%~26% 的假血管瘤样间质增生可复发，常见原因是切除不净。罕有报道 PASH 发展成肉瘤。

肌纤维母细胞瘤

肌纤维母细胞瘤是一种良性的间叶性肿瘤，由纤维母细胞 / 肌纤维母细胞分化的梭形细胞构成。患者年龄 25~87 岁，无性别差异。通常表现为单个缓慢生长的肿块。影像学表现为孤立的界限清楚的实体肿瘤，缺乏微钙化。

肌纤维母细胞瘤通常界限清楚，病变范围为 0.9~11 cm。显微镜下，肿瘤由肥大的梭形至椭圆形细胞构成，呈短束状排列，间质内含有粗大的胶原纤维条带。某些情况下，肿瘤可能伴有数量不等的脂肪组织，类似于梭形细胞脂肪瘤。一般，肿瘤内缺乏乳腺导管和小叶，肿瘤细胞胞质丰富且呈不同程度嗜酸性，细胞核呈圆形至椭圆形，核染色质细腻，无异型性，罕见核分裂，无坏死。图 14.128 是一例乳腺肌纤维母细胞瘤的示意图。平滑肌、软骨或骨样化生罕见。肿瘤的形态特征包括广泛的黏液样或纤维间质改变，以及上皮样或蜕膜样的肿瘤细胞，可模拟浸润性癌形态。细胞核异型明显的富于细胞亚型少见。

肌纤维母细胞瘤中的梭形细胞不同程度表达 desmin、CD34、SMA、BCL2、CD99 和 CD10。ER、PR 和 AR 也呈阳性。

肌纤维母细胞瘤应与乳腺其他良性梭形细胞病变（包括结节性筋膜炎、纤维瘤病和平滑肌瘤）和恶性梭形细胞瘤（如化生癌）进行区分。此外，肌纤维母细胞瘤的上皮样细胞可以模拟浸润性小叶癌形态，二者亦应鉴别。

肌纤维母细胞瘤被认为与梭形细胞脂肪瘤属于同一谱系，并表现出与后者相同的细胞遗传学异常，包括染色体 13q 的单体性。肌纤维母细胞瘤是一种完全良性肿瘤，手术切除预后良好。

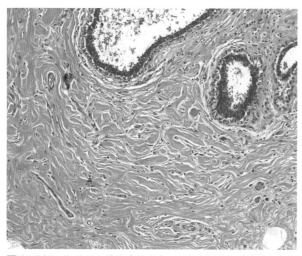

图 14.127 乳腺假血管瘤基质增生：可见起源于肌成纤维细胞的梭形细胞分裂基质中的胶原，形成吻合的裂隙状空间，类似于血管通道

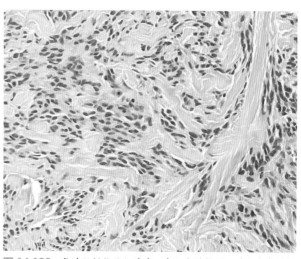

图 14.128 乳腺肌纤维母细胞瘤：由肥大的梭形细胞和分散的粗大胶原纤维条带组成。梭形细胞的细胞核呈圆形到椭圆形，核仁不明显，无明显异型性

纤维瘤病

纤维瘤病是一种纤维母细胞或肌纤维母细胞增生性病变，具有浸润性和局部侵袭性，通常起源于胸肌筋膜，延伸至乳腺，很少发生在乳腺实质内。乳腺纤维瘤病罕见，可能与乳腺外伤有关。病变可发生于任何年龄，女性多见。

临床表现为单个无法触及的肿块。影像学上与恶性肿瘤难以区分。相比乳腺 X 线检查，乳腺超声或核磁共振更有助于发现该病变。

乳腺纤维瘤病多为界限不清的灰白色质硬肿块，最大径 1~15 cm。镜下由良性梭形细胞组成，交叉排列成长而宽广的束状。梭形细胞常无异型性，核分裂象通常少见。偶见细胞轻度异型伴核分裂象。梭形细胞与胶原沉积有关。病变边缘可见淋巴细胞浸润，形成淋巴滤泡。图 14.129 是一例乳腺纤维瘤病的示意图。

乳腺纤维瘤病的梭形细胞免疫组化染色显示 Vimentin、SMA 阳性，CK 阴性，ER 局灶弱阳性，CD34 阴性，80% 的病例 β-catenin 核阳性。乳腺纤维瘤病需要与其他由梭形细胞构成的病变区分开来，包括瘢痕、结节性筋膜炎、纤维肉瘤和化生性癌。当病变中存在反应性改变，包括异物巨细胞、泡沫巨噬细胞和含铁血黄素的沉积，倾向于瘢痕。纤维瘤病样化生性癌中变异的梭形细胞与 CK 阳性的上皮样肿瘤细胞混合在一起，需要寻找原位导管癌成分。结节性筋膜炎表现为皮肤下迅速增大的肿块，与纤维瘤病不同，其核分裂多见。纤维肉瘤在乳腺罕见，其细胞异型性明显和核分裂象多见。在粗针穿刺活检标本中，良性叶状肿瘤的间质与纤维瘤病相似，但通过影像学表现、良性上皮成分的存在以及 CD34 染色可鉴别二者。此外，脂肪瘤样肌纤维母细胞瘤在小活检中也类似纤维瘤病，前者的梭形细胞 CD34 表达阳性。

在 45% 的病例中，乳腺纤维瘤病可显示 β 连环蛋白基因激活突变。家族性腺瘤性大肠息肉病患者的大肠腺瘤性息肉病基因突变。20%~30% 的患者由于手术切除不完全可造成局部复发。

脂肪瘤

脂肪瘤是由成熟脂肪组织构成的良性肿瘤，通常位于覆盖乳房的皮下组织中，很少位于乳腺实质内。可发生于任何年龄。通常表现为孤立的、柔软的、可移动的、无痛性肿块。

脂肪瘤是一种边界清楚的结节，最大径 2~10 cm。肿瘤由成熟的脂肪细胞和薄的包膜构成。其诊断需要影像学支持和确认包膜的存在。脂肪瘤包括血管脂肪瘤、纤维脂肪瘤、梭形细胞脂肪瘤，冬眠瘤和软骨脂肪瘤很少发生在乳房中。脂肪瘤显示 13q14 内一个有限区域的缺失。梭形细胞脂肪瘤显示 13q 和 16q 染色体重排。治疗手段建议手术切除。

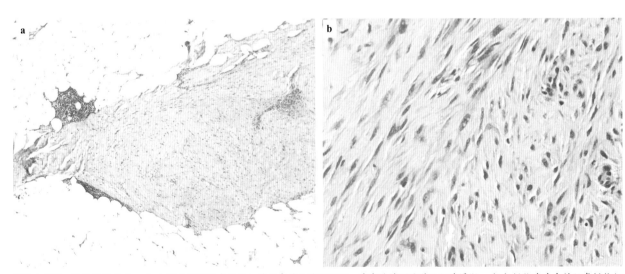

图 14.129　乳腺纤维瘤病。（a）显示梭形肌成纤维细胞长束伸入脂肪组织，病变边缘可见淋巴细胞浸润；（b）纤维瘤病中的肌成纤维细胞无核异型性或核分裂象，与梭形细胞间丰富的胶原沉积有关

颗粒细胞瘤

颗粒细胞瘤（GCT）是一种良性肿瘤，来源于周围神经的雪旺细胞。肿瘤细胞胞质丰富嗜酸性。好发于任何年龄的女性。它们通常是可触及/不可触及的孤立性病变。在影像学检查中，它们可以表现为边界清晰或不规则的星芒状肿块。

颗粒细胞瘤在大体检查中可表现为棕褐色的边界清楚或边界不清的肿块。显微镜下，GCT 显示肿瘤细胞呈片状或成群，细胞边界清晰，细胞核圆形至椭圆形，核仁不明显，胞浆嗜酸性。肿瘤边缘呈浸润性生长。肿瘤细胞分散在硬化的间质中。颗粒呈抗淀粉酶 PAS 阳性。核分裂象罕见。少数肿瘤为恶性，呈核多形性，核分裂象增多和坏死。GCT 中肿瘤细胞呈强而弥漫的 S100 和 CD68 阳性，而 CK、溶菌酶、GFAP 和肌红蛋白呈阴性。Ki67 的增殖指数很低。在活检标本中，GCT 的肿瘤细胞类似组织细胞或顶浆分泌细胞，免疫组化有助于鉴别诊断。建议手术完全切除。

周围神经鞘瘤

良性周围神经鞘肿瘤，如神经纤维瘤和神经鞘瘤，可发生在乳房皮肤或极少发生在乳腺实质内。它们常好发于任何年龄的女性。一般为明显的无痛性肿块。大多数病变是良性的，但在神经纤维瘤病患者中报告了罕见的恶性周围神经鞘肿瘤病例。影像学研究显示其为单个边界清晰的肿块，类似纤维腺瘤。

乳腺良性周围神经鞘肿瘤的大小不等，最大者可达 10 cm。病理学特点与身体其他部位者相同。神经纤维瘤病和 NF-1 可导致多发性病变。NF-1 患者可发生良性周围神经鞘肿瘤的恶性转化。手术切除病灶可治愈。

血管瘤

血管瘤是一种良性的血管增殖性病变，可发生在乳腺实质中。好发于任何年龄。大多数病变不可触及，仅在影像学检查后发现。血管瘤在乳腺 X 光片上表现为边界呈分叶状的肿块，密度与乳腺实质相似。

血管瘤大体呈海绵状，切面深棕色，边界较清，大小 1~3 cm。显微镜下，血管瘤显示不同大小的血管增生累及乳腺实质。血管内壁的内皮细胞无异型性，不见核分裂象。构成病变的血管可能是相连的，但不显示血管肉瘤中所见的吻合模式。病变内部或附近通常可见大的供血血管。小叶周围型血管瘤通常是小叶内间质的偶发性微小病变，其由小叶薄壁血管组成。发生在其他部位的海绵状、毛细血管或静脉性血管瘤也可出现在乳腺中。

当在乳腺粗针穿刺活检中发现血管瘤特征的血管病变时，应进一步进行靶向成像检查，然后进行手术切除，以免漏诊分化良好的血管肉瘤。

不典型血管病变

接受乳腺癌保乳手术和放疗的女性，乳房皮肤可发生不典型血管病变。这些病变可能是血管肉瘤的前兆。病变通常在放疗后 6 年形成，表现为乳房皮肤上出现红斑或棕色的斑点、斑块和丘疹。皮损的大小 1~6 cm。

这些皮肤上的红斑或棕色的斑点、斑块和丘疹是真皮浅层的大小不一的扩张的血管造成的。这些血管可以表现出吻合和复杂的分支模式。血管内皮细胞轻度扩张，伴轻度异型性。不典型血管病变可为淋巴管型或血管型。前者包括吻合扩张的淋巴管，通常位于真皮浅层。后者包括真皮浅层或深层的血管扩张，伴有红细胞外渗和含铁血黄素色素沉积。

据报道，不典型血管病变具有良性临床过程。但也有患者在切除术后进展为其他血管病变。罕见病理进展为血管肉瘤。但在最初诊断为不典型血管病变后，发生血管肉瘤的概率以及发生血管肉瘤的确切概率仍不明确。因此，患者应密切随诊，以便早期发现病变。

恶性肿瘤

血管肉瘤

乳腺血管肉瘤可原发于乳腺实质，也可在乳腺癌手术和术后放疗后继发于皮肤、胸壁或乳腺实质。乳腺原发性血管肉瘤是一种罕见的肿瘤，占所有乳腺恶性肿瘤的 0.05%。它是继恶性叶状肿瘤之后第二常见的乳腺肉瘤。继发性血管肉瘤是乳腺最常见的放射相关肉瘤。

血管肉瘤发生于 20~90 岁的女性，平均发病年龄为 34 岁。男性血管肉瘤罕见。原发性乳腺血管肉瘤的典型表现是迅速增长的乳腺肿块，当肿瘤体积较大的或位置浅表时，其被覆皮肤通常表现为蓝色或紫色。放疗后继发的血管肉瘤中，最初的皮肤只表现为轻微的紫色变色，常当做是因放疗而造成的皮肤变化，从而被忽视。

乳腺血管肉瘤的影像学表现在超声和钼靶摄影上基本上是非特异性的。大肿瘤在超声波上可显示高回声区或低回声区。磁共振成像（MRI）可能有助于发现这些肿瘤明显强化的病变。MRI可用于对侧乳腺转移瘤的早期诊断。术前诊断可建议细针穿刺活检（FNA）或更明确的空芯针活检。值得注意的是，虽然空芯针活检标本可以明确诊断为血管肉瘤，但由于肿瘤分化的不均一性，如果空芯针活检仅显示低级别肿瘤，则肿瘤分级可能不准确。

血管肉瘤大体上表现各异，可表现为易碎、坚硬或海绵状出血性肿块，或不形成明显肿块，仅表现为边界不清的增厚或质硬区。仅凭肉眼检查很难确定病变的范围。高级别肿瘤通常表现为出血性坏死。显微镜下，这些肿瘤通常也不一致，在肿瘤的不同区域表现为不同程度的分化，因此需要对肿瘤进行广泛取材以进行准确的分级。根据分化程度的差异，血管肉瘤可分为低、中、高三个级别。分化良好的血管肉瘤显示血管通道可穿过乳腺间质和脂肪组织。肿瘤血管扩张，管腔成角。血管内皮细胞深染和增大，但不表现出明显的异型性。通常没有核分裂象或者内皮细胞的多层结构。图14.130所示为放射后乳腺皮肤的血管肉瘤。低分化血管肉瘤显示与实性区域相关的吻合血管

通道，这些实性区域由梭形或上皮样肿瘤细胞组成，核分裂象多见，通常与坏死区和血湖有关。图14.131是一例乳腺高级别血管肉瘤的示意图。中级别的血管肉瘤表现为内皮细胞的多层结构和乳头的存在，核分裂象增多，但通常不会出现实性区域，这一点与低分化肿瘤不同。

在小活检中，分化差的肿瘤表现为恶性的梭形细胞，免疫组化标记物如CD31、CD34、ERG和D2-40有助于辅助诊断。继发性血管肉瘤的形态学特征与原发性血管肉瘤无明显差异，后者更常见皮肤受累，且较常见分化差的高级别，上皮样血管肉瘤比例更高。

血管肉瘤应该通过形态学和免疫组化染色与其他类似肿瘤区分开来，从而确定肿瘤的内皮起源。高分化血管肉瘤应与假血管瘤样间质增生、血管瘤、血管脂肪瘤和导管上皮乳头状增生进行鉴别。上皮样和低分化肿瘤可能被误认为是其他肉瘤和癌（包括乳腺化生性癌）。值得注意的是，那些具有上皮样特征的血管肉瘤对细胞角蛋白的阳性反应可能是不同的。结合免疫组化染色对肿瘤的形态学特征进行评价，有助于避免误诊。

放疗后血管肉瘤存在高水平的MYC基因扩增。有报道，一些原发性和继发性血管肉瘤显示受体酪氨酸激酶基因KDR的激活突变。血管肉瘤侵袭性强，预后差。乳腺血管肉瘤的无病生存期不足3年，总生存期不足6年。无论肿瘤分级高低，患者均可发生远处转移至肺、皮肤、骨骼和肝脏等部位。腋窝淋巴结转移罕见。过去的研究认为肿瘤分级是一个预后指标，

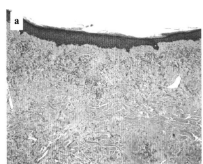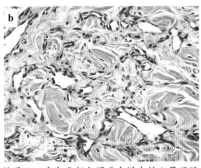

图14.130　（a）乳腺皮肤放射后血管肉瘤的图示，真皮浅部和深层中增生的血管不规则且相互吻合。（b）真皮内异常增生的内皮细胞深染，表现出轻到中度的核异型性

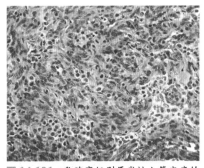

图14.131　乳腺高级别原发性血管肉瘤的图示，梭形细胞表现出明显的核异型性，核分裂活性增强

但最近研究表明，肿瘤分级无预后价值，即使分化良好的肿瘤也可发生远处转移。

脂肪肉瘤

原发性乳腺脂肪肉瘤是一种非常罕见的乳腺肿瘤，起源于乳腺实质小叶间质的脂肪组织。在恶性叶状肿瘤中，异源性脂肪肉瘤分化更为常见。因此，原发性脂肪肉瘤的诊断必须先排除以脂肪肉瘤为肉瘤成分的恶性叶状肿瘤。脂肪肉瘤占所有乳腺肉瘤的5%~10%。患者表现为乳房内缓慢增长的疼痛肿块。这些肿瘤可发生于19~76岁的女性。

脂肪肉瘤呈多结节状，可能表现出边界清晰或有浸润性边缘，肿瘤直径2~40 cm，平均最大径约8.0 cm。乳腺脂肪肉瘤与其他部位的脂肪肉瘤的镜下表现相似。在原发性肿瘤中，高分化脂肪肉瘤/不典型性脂肪瘤性肿瘤常见，而多形性或高分化变异型可作为恶性叶状瘤的脂肪肉瘤成分。如果乳腺中出现黏液性脂肪肉瘤，那么转移的可能性大于原发。

分化良好的脂肪肉瘤/不典型性脂肪瘤性肿瘤与其他部位发生的肿瘤表现出异常的细胞遗传学特征相似。研究显示超环状染色体和巨型标记染色体，其内含有扩增的12q14~15区域，包含MDM2、CDK4和HMGA2基因。多形性脂肪肉瘤与其他部分的肿瘤都存在复杂的核型。黏液性脂肪肉瘤具有典型的细胞遗传学表现，包括t（12;22）（q13;p11）。

分化良好的脂肪肉瘤/不典型性脂肪瘤性肿瘤可通过手术完整切除肿瘤即可治愈。然而，在20%~30%的患者中在不完全切除的情况下可复发。30%~50%的多形性脂肪肉瘤可发生远处转移。值得注意的是，与原发性脂肪肉瘤不同，恶性叶状肿瘤的治疗和预后不受脂肪肉瘤分化的影响。

横纹肌肉瘤

乳腺原发性横纹肌肉瘤（RMS）是一种非常罕见的肿瘤，最常见于儿童。在恶性叶状肿瘤或与化生性癌的病例中，RMS作为肉瘤成分更为常见。此外，转移性RMS通常为腺泡型，源于其他部位的原发RMS，在成人和儿童中均可出现。

原发性RMS或转移性RMS常表现为单个、边界尚清或不清的棕褐色肿块。镜下，乳腺的RMS通常为腺泡状，由浆细胞样肿瘤细胞组成，细胞核深染，核分裂象多见。肿瘤细胞可以类似浸润性小叶癌。免疫组化标记物，如CK、Desmin、myoglobin和myogenin可辅助诊断。RMS的细胞遗传学表现应与发生在软组织部位的肿瘤相似，包括腺泡状RMS中2号和13号染色体的相互易位和胚胎性RMS中染色体11p的杂合性丢失。无论是原发性肿瘤还是转移性肿瘤，乳腺RMS的预后都很差。

骨肉瘤

原发性骨肉瘤约占所有乳腺肉瘤的12%。乳腺原发性骨肉瘤极罕见，只有当排除化生性癌、具有骨样分化的异源肉瘤成分或由骨肉瘤组成的恶性叶状肿瘤时，才能诊断。乳房切除术或放疗后可复发，罕见情况下可在胸壁发生。乳腺原发性骨肉瘤发生于29~89岁的女性。肿瘤表现为一个可触及的疼痛肿块。乳房X光片显示肿瘤边界清楚，伴有广泛钙化，类似良性肿瘤。

乳腺原发性骨肉瘤表现为边界清楚的质硬或坚硬的肿块，最大径1~13 cm。镜下，与其他部位的骨肉瘤组织学特征相似。几乎所有组织学类型的骨肉瘤，包括纤维母细胞型、富含破骨细胞型、成骨细胞型和毛细血管扩张型均可发生在乳腺。肿瘤细胞呈梭形或卵圆形，具有不同程度的多形性，与骨样或软骨沉积有关。

原发性骨肉瘤显示复杂的基因改变。肿瘤显示多种细胞信号配体和受体的表达，包括MAPK、PDGF、VEGF、EGF、AKT和IGF。乳腺原发性骨肉瘤预后差，5年生存率为38%。外科切除或乳房切除术后易局部复发，远处转移常到肺。

平滑肌肉瘤

乳腺平滑肌肉瘤是一种罕见的肿瘤，不足所有乳腺肿瘤的1%。大多数乳腺平滑肌肿瘤发生在乳头乳晕复合体周围的皮肤上，男性和女性均可发生。深层实质肿瘤极为罕见，且仅发生于女性。平滑肌肉瘤发生在成人的4~70岁。通常表现为一个缓慢生长的，疼痛的，可触及的肿块。

皮肤平滑肌肉瘤通常较小，边界不清，而发生在乳腺的平滑肌肉瘤通常体积较大，边界较清晰。发生在皮肤的肿瘤最大径为 0.5~1.5 cm，而发生在乳腺实质的肿瘤的最大径为 1~14 cm。平滑肌肉瘤由梭形细胞组成，交织成束。细胞核表现出不同程度的异型性和核分裂象。可出现肿瘤性坏死。肿瘤细胞通常 SMA 和 Desmin 阳性，阳性程度和强度各异。CK 和 / 或 EMA 局灶表达。使用免疫组化标记物有助于鉴别平滑肌肉瘤与乳腺其他恶性梭形细胞瘤（如化生性癌和其他肉瘤）。

平滑肌肉瘤显示分子异质性，存在 16q 和 1p52 的缺失。

皮肤平滑肌肉瘤通常采用局部扩切术治疗，而乳腺实质内平滑肌肉瘤则建议采用乳房切除术。无淋巴结转移。皮肤平滑肌肉瘤不发生远处转移，但乳腺实质内的平滑肌肉瘤可转移至肺部等部位。

第二十节　乳腺癌腋窝淋巴结的评价

乳腺腋窝淋巴结的病理评估有助于确定淋巴结是否存在转移癌，从而有助于患者的准确分期，并将患者分为不同的预后组。淋巴结转移癌可以通过全身治疗以及局部和腋窝淋巴结放射治疗。腋窝淋巴结状态是乳腺癌的一个重要预后指标，依据乳腺癌淋巴结的病理评价，可以指导患者的系统治疗和放疗，且在近年有很大的发展。

腋窝淋巴结转移癌的测量、分类和分期

标准化的测量和报告腋窝淋巴结转移癌情况对于患者准确分期非常重要，这对乳腺癌患者的治疗具有重要的临床意义。自 Huvos 等人提出宏转移和微转移的概念以来，乳腺癌淋巴结转移癌的测量和分类发生了重大变化。这些研究者发现腋窝淋巴结转移 ≤ 2.0 mm 的乳腺癌患者与淋巴结阴性患者的生存率相似。本研究为我们对宏转移和微转移的认识奠定了基础，并确定了乳腺癌淋巴结转移的临界值

为 2 mm，以区分腋窝淋巴结转移癌的这两种类型的肿瘤负荷。这一结论已被纳入癌症分期手册。最新的美国癌症联合委员会（AJCC）分期手册第 8 版和国际癌症控制联盟（UICC）为 TNM 分期提供了淋巴结转移癌的测量方法，以确保患者病理报告中分期的一致性。测量任何一处包括融合的或相互连接的肿瘤细胞团最大径以报告淋巴结中转移癌的大小。癌细胞团是指从组织切片的二维图像中确定的肿瘤细胞相互融合的区域，且排除间质反应导致的细胞分离。当在淋巴结的组织学切片中有多个转移灶时，应以最大灶的长径作为转移癌的测量依据。当转移癌发生间质反应时，需评估肿瘤和间质反应来作为转移癌灶的大小。

在 2003 年版的 AJCC/UICC 分期手册中定义了一种新的转移类型，即孤立肿瘤细胞（ITCs），以适应在前哨淋巴结（SLNs）中检测到的微转移，并避免分期偏差，从而有利于对淋巴结进行更全面的病理评估。

ITCs 和微转移的定义最早是在 AJCC 第六版报告中提出的。微转移定义为大于 0.2 mm 但不大于 2.0 mm 的转移灶，ITCs 定义为 ≤ 0.2 mm 的癌细胞簇或单个细胞。ITCs 和微转移的阈值代表了肿瘤转移体积的 1000 倍差异。对于具有多个小团簇或单个肿瘤细胞团转移的前哨淋巴结（SLNs）的分类存在争议，因为按照大小标准，它们将被称为 ITCs，分期为 pN0（i+），但按照转移瘤负荷的体积标准，它们将被称为微转移，分期为 pN1（mi）。这些类型的病例在不同病理医师的解读中缺乏一致性。为了区别在这些病例中孤立肿瘤细胞和微转移的区别，第七版 AJCC 增加了 ITCs 的定义标准，因此，pN0（i+）定义为在一个淋巴结中，用常规病理和免疫组织化学方法检测到的一小簇细胞的最大径不超过 0.2 mm，或单个非融合或邻近的细胞团不超过 200 个细胞。在 AJCC 第七版中对 ITCs 和微转移的定义延用于 AJCC 第八版中。图 14.132 为细胞角蛋白免疫染色显示的小叶癌含 ITCs 的 SLN，每个簇小于 0.2 mm，肿瘤细胞总数小于 200 个。

微转移定义为转移癌大于 0.2 mm，但最大径不

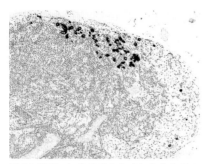

图 14.132　细胞角蛋白免疫组化染色显示小叶癌的 SLN 中孤立肿瘤细胞（ITCs）。值得注意的是，肿瘤细胞团 < 0.2 mm，肿瘤细胞总数 < 200 个，因此可以将 SLN 中的转移瘤负荷归类为 ITCs

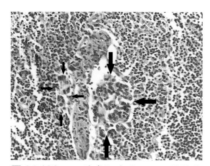

图 14.133　HE 染色切片显示 SLN 的微转移。转移灶 ≤ 2 mm，但 > 0.2 mm，符合转移灶微转移。值得注意的是有两簇肿瘤细胞被纤维结缔组织和淋巴细胞分开。选择大簇（大箭头）的大小进行测量

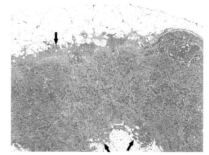

图 14.134　HE 染色的 SLN 几乎完全被转移癌替代。转移灶明显超过 2 mm，同时还突破包膜向结外侵犯，超出淋巴结范围（长箭头所示）

大于 2.0 mm；在单个组织学切片中，200 个细胞认为是单个分散的肿瘤细胞团或接近融合的肿瘤细胞团。图 14.133 显示了最大径为 1 mm 的微转移 SLN。单个横断面 200 个细胞的阈值基本上是用来指导病理医师在病例中界定是微转移还是 ITCs。病理报告中转移性淋巴结的准确数量是判断淋巴结分期的基础：pN1 为 1~3 个淋巴结转移，pN2 为 4~9 个淋巴结转移，pN3 为 10 个或 10 个以上淋巴结转移。淋巴结转移癌的最终报告应包括转移癌的大小，是否存在结外浸润。图 14.134 显示一个有宏转移的 SLN 几乎覆盖了整个淋巴结并向结外浸润。

淋巴系统的状态和 SLN 活检是早期乳腺癌分期的依据。患者 SLNs 的病理状态对于其是否存在转移癌是一个非常敏感和特异的预测因子。由于前哨淋巴结首先接受乳腺的淋巴回流，因此其发生转移癌的可能性最大。有针对性的、详尽的病理检查是评估 SLNs 状态的必要条件。前哨淋巴结活检可以提供准确的分期，指导患者的治疗乳腺癌和肠道外科辅助治疗项目（NSABP 美国）B-32 随机前瞻性试验认为 SLN 活检是一种腋窝淋巴结分期的安全有效的方法，针对 T1 和 T2 期的临床不可触及肿块的浸润性乳腺癌患者的 SLN 活检相当于腋窝淋巴结清扫（ALND）。通过对 69 篇已发表的 SLN 活检的研究，证实了 96% 患者的 SLNs 假阴性率为 7.3%。在临床腋窝淋巴结阳性和接受新辅助化疗的妇女中，SLN

活检的应用研究仍在继续。最近的一个综述概括了 15 项试验，涉及 2471 名接受新辅助化疗的患者，结果显示 SLN 总体一致率为 89%，假阴性率为 14%。如美国大学外科肿瘤学会（ACOSOG）Z1071（联盟）临床试验，淋巴结阳性乳腺癌患者（SN-FNAC）新辅助前标记（SENTINA），新辅助化疗后行 SLN 活检证明随着 SLN 的检出数量减少，假阴性率增加。这些试验为术前完全缓解的患者避免腋窝淋巴结清扫（ALND）提供了可能，但仍需要患者的选择和 SLN 程序的优化。目前有两个正在进行的关于新辅助治疗后腋窝处理的临床试验。Alliance A11202 试验探讨的是术前新辅助治疗后有残留癌的患者腋窝放疗能否替代淋巴结清扫治疗，而 NRG 9353 试验探讨的是对于有治疗反应的患者，是否可以降低治疗的级别并避免局部淋巴结放疗。

前哨淋巴结的病理检查

前哨淋巴结的病理冷冻切片检测技术，首先需要对新鲜接收的前哨淋巴结进行大体描述，记录淋巴结的相关细节。大体检查包括：去除多余的脂肪组织，记录前哨淋巴结的准确数量、大体尺寸，并注意它们是否标记为蓝色。病理医师可以在病理申请单上获得手术室记录的体内和离体后含有放射性核素的前哨淋巴结计数，并记录在标本的大体描述中。根据美国病理学会（CAP）和美国临床肿瘤学会（ASCO）的协议，将前哨淋巴结切成薄片，最好沿长轴以 1~2 mm

的间隔切开。建议沿长轴切取淋巴结，因为输入淋巴管直接进入淋巴结长轴中心区域，因此在该区域发现转移的可能性很高。图 14.135 显示了以 1~2 mm 间隔连续切片的 SLN。然而，沿短轴切取淋巴结只要每隔 2 mm 切片也可能有助于实现检测大部分宏转移。沿短轴取材得到的淋巴结切片较小。对 SLN 切片进行全面取材，为确定是否存在转移癌，可将切片全部进行组织病理学检查。我们应该认识到淋巴结切片的重要性，尽可能以 1~2 mm 的间隔取材，以利于发现宏转移。

术中 SLNs 的评价

如果患者的 SLNs 诊断为阳性淋巴结，术中进行 SLNs 的评估可以使外科医师在乳房肿块切除手术同时完成 ALND。近年来，选择早期乳腺癌保乳手术的患者进行术中 SLNs 评估的需求量显著增加。临床试验，如 ACOSOG Z0011、IBCSG 23-01、EORTC 10981-22023 的结果认为，临床诊断腋窝淋巴结阴性且在前哨淋巴结活检中发现仅有一个或两个阳性淋巴结可以安全地避免腋窝淋巴结清扫或腋窝放疗。术中 SLNs 评估现在也被推荐给以下三种患者，他们并不包括在之前的临床试验中。这些患者包括雌激素受体阴性和三阴性的全乳房切除术及区段乳房切除术的患者，以及浸润性小叶癌患者。在接受新辅助化疗的患者中，也推荐行术中 SLNs 评估。术中评估可以

使用不同的技术，如印片细胞学（TIC）、冰冻切片（FS）分析、刮片细胞学（SC）或这些技术的结合。对 SLNs 进行术中评估的可行性取决于各自病理科的情况，快速 SLNs 评估技术的首选方法由各中心外科与病理团队共同决定。一些机构只对某些患者进行术中评估，如外科医生在触诊时发现 SLN 质硬，或在大体检查中发现有可疑区域，或对原发肿瘤较大的患者进行前哨淋巴结评估。

通过将淋巴结切片轻触到玻片上，并将玻片风干后用 Wright Giemsa 染色（如 Diff-Quik 染色）或将其固定在含 95% 乙醇的苏木精和伊红（HE）染色中，对 SLNs 进行印片细胞学检查（TIC）。与 FS 分析不同的是，TIC 可以让病理医师评估 SLN 切片的两个面，更重要的是，TIC 可以使淋巴结得到最佳的保存，以便之后进行永久性（石蜡切片）的病理组织学检查。淋巴结 TIC 的质量在很大程度上依赖于其制备过程，而制备过程会产生碾碎组织的伪影或风干的伪影，这些伪影都会对准确判断产生不良影响。虽然制备 TIC 切片所花费的时间比制备 FS 的时间要短，但是对 TIC 切片进行阅片所花费的时间要比 FS 长得多。图 14.136 示淋巴结 TIC 检查中转移癌。TIC 能检测大部分宏转移灶，但对微转移的检测效果不理想。TIC 的低灵敏度主要是由于它不便检测小的转移灶，而不是判读错误。

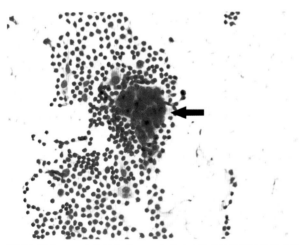

图 14.135　HE 染色制备的 SLN 印片显示转移性浸润性导管癌的癌巢。在这种切片中，癌细胞巢在小淋巴细胞背景中非常突出，且细胞均匀分布、没有变形或挤压是最理想的

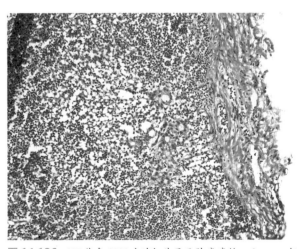

图 14.136　HE 染色 SLN 冰冻切片显示肿瘤癌灶 < 2 mm，但 > 0.2 mm。注意，FS 可以准确测量转移癌的大小

Tew 等对电子数据库进行了系统搜索，检索了 2005 年以前发表的有关乳腺癌术中前哨淋巴结的评估的文章，并使用随机效应统计模型评估 TIC 敏感性和特异性。他们发现 31 项 TIC 研究的总体敏感性为 63.0%（95% CI，57.0%~97.0%），总体特异性为 99.0%（95% CI，98.0%~99.0%）。宏转移和微转移的总体敏感性分别为 81% 和 22%。后续的研究也相继独立得出了类似的结论。Cox 等人报道了一项关于 TIC 对术中 SLN 评估的最大规模回顾性分析的结果，其中包括 2078 例 T1 至 T2 期浸润性乳腺癌患者，这些患者都进行 SLN 活检。该研究中 TIC 的总体灵敏度和特异性分别为 53.3% 和 99.5%；浸润性导管癌的诊断敏感性高于浸润性小叶癌，分别为 55.5% 和 38.7%。相比之下，Creager 等使用 TIC 检测这两种类型的乳腺癌没有发现任何差异。

冷冻切片分析也是术中评价 SLNs 的常用方法。该技术是快速评估组织的常规方法，任何病理实验室一般都有 FS 的技术支持和专业知识。与 TIC 不同的是，FS 分析可以通过一个完整的淋巴结结构来评估，更容易进行淋巴结的阅片和转移癌的识别。图 14.137 显示了 FS 中 SLN 的微小转移癌的癌灶。然而，对于有明显脂肪化的前哨淋巴结，切取和制备高质量的 FS 是困难的。此外，在制备 FS 的过程中，在切开组织块时，淋巴组织中任何小的转移都可能丢失。另一方面，与 TIC 相比，FS 分析可以准确测量转移灶的大小，这可能有助于术中腋窝探查的判断。在不同研究中，FS 分析的总体敏感性为 44%~100%，特异性为 98%~100%。一项 47 例关于 FS 研究的 meta 分析显示，中位敏感性为 73%，对宏转移的敏感性高于对微转移的敏感性，分别是 94% 和 40%。不同报道对关于 FS 分析检测大多数宏转移癌的意见一致。大多数研究报道的 FS 分析假阴性率与 TIC 相比要低，FS 分析有利于检测小范围的转移。由于 T1 期肿瘤的微转移率高于 T2 期肿瘤，FS 分析的 T1 期整体假阴性率高于 T2 期肿瘤。

自动化的分子检测平台已经开发，可用于乳腺癌术中 SLNs 的评估。乳腺癌一步核酸扩增（OSNA）（Sysmex，神户，日本）是目前可用的自动分子检测平台，用于实时检测 SLNs 的转移。该检测使用逆转录和环介导恒温扩增（RT-LAMP），以及检测 CK19 mRNA 的标准试剂盒，作为检测淋巴结中转移癌的靶标志物。与其他基于 RT-PCR 的检测方法相比，OSNA 检测不需要提取或纯化 mRNA 进行检测。该系统包括一个基因扩增检测器 RD-100i，用于测量扩增过程中副产物焦磷酸镁引起的浑浊。该检测还提供了一种淋巴结切割装置，使淋巴结可以在 1 mm 或 2 mm 的间隔被切成薄片。OSNA 检测转移灶大于 0.2 mm 的 SLN，半定量的表达结果是"–"阴性，"++"

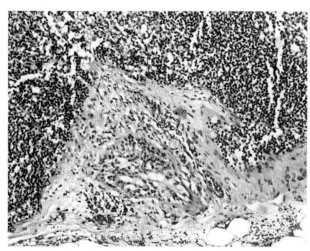
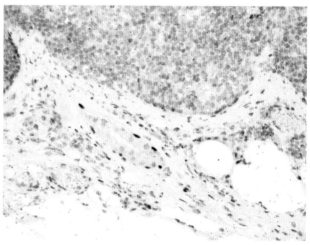

图 14.137   HE 染色的 SLN 切片包膜中的良性上皮。值得注意的是上皮细胞染色相对温和。p63 的免疫组化染色在同一 SLN 该部位存在肌上皮细胞

宏转移，和"+"微转移，基于 CK19mRNA 的拷贝数，小于 250 μL、250~5000 μL 和大于 5000 μL 分别定义为阴性，微转移和宏转移。OSNA 乳腺癌系统可以最多同时评估 4 个 SLN 样本，据报道完成的平均时间和中位时间分别为 32 分钟和 62 分钟。在验证研究中，利用组织学检测的金标准替代淋巴结 OSNA 进行复检，发现这个平台的整体敏感性为 91.7%，特异性 97%，准确性 96.1%，阳性预测值 85.8%，阴性预测值 98.3%，假阴性率 8.3% 和假再保证率 1.7%。最近的一项 meta 分析发现，检测宏转移的综合阳性预测值为 0.79，这表明在多达 21% 的患者中，对 OSNA 检测到的宏转移可以使用 ALND，但这可能无法被随后的组织学检查证实。有人认为 OSNA 不能用于乳腺癌患者腋窝淋巴结的分期，因为它不是一个公认的预测指标，非同质的 SLN 组织可能会对评估肿瘤的重要形态特征有限制，如转移灶大小和有无结外侵犯。在手术中评估淋巴结转移的传统方法如 TIC 和 FS 的分析，来评估宏转移具有很好的优势，而且利用分子测试平台检测极小转移也是不确定的。

SLN 的最终病理检查需要在组织处理盒中以 2 mm 的间隔仔细放置 SLN 切片的两个不相邻的切面。淋巴结组织切片用福尔马林固定，常规处理，石蜡包埋，显微镜下观察 5 μm 厚的正面组织切片。建议对每个组织块进行苏木精和伊红染色切片，每个 SLN 切片包括包膜下窦和 SLN 完整包膜。细胞角蛋白免疫组织化学可以用于在 HE 切片中通过形态学观察到可能发生转移的选定区域的评估，但不推荐常规用于早期雌激素受体阳性乳腺癌的保留乳房手术的患者。最后报告应包括检出的前哨淋巴结总数、阳性淋巴结个数、最大转移灶的大小。AJCC 癌症分期手册第 8 版指出，病理评估应优先对宏转移癌进行检测，单片 2 mm 厚的 SLNs 组织学切片应该对宏转移有很高的检出率。不推荐常规使用细胞角蛋白免疫组化结合 HE 染色进行最终的前哨淋巴结转移组织病理学检查和报告。绝大多数的宏转移可以通过每隔 2 mm 的淋巴结切片检测出来。多个附加切片和细胞角蛋白免疫染色可发现并帮助检测小范围转移，

包括 ITCs 和微转移。第一个 HE 切片以外的小范围转移的检测水平和 CK 免疫组化染色与未检查组织的厚度有关。一般的做法是在 2 mm 的组织中只检测 0.5 mm 的切片，并不能确保检出切片中所有小范围的转移。前哨淋巴结的细胞角蛋白染色有助于减少筛选淋巴结的时间和增加淋巴结转移检出的特异性，从而对淋巴结状态进行组织学报告。细胞角蛋白免疫组化染色在检测转移性小叶癌方面具有一定作用。然而，细胞角蛋白免疫组化染色对检出的微小转移癌的价值，特别是当患者将接受辅助激素和放射治疗时，是有争议的，因此，对于所有患者进行细胞角蛋白免疫组化染色这种额外的成本花费和努力的价值不高。一项研究隐匿性转移癌的 NSABP B-32 临床试验的结果表明，进行辅助 CK 染色的好处是可以忽略的。辅助细胞角蛋白免疫染色被推荐用于评估接受新辅助化疗和非美国外科肿瘤协会 Z11 型患者的前哨淋巴结。

全腋窝淋巴结清扫标本的病理检查

从全腋窝淋巴结清扫术（cALND）中获得的腋窝标本必须经过彻底和仔细的检测以取出所有的淋巴结，然后进行组织病理学检查。如果手术确定腋窝清扫的水平，则应记录从每一水平检出的淋巴结，并分别报告。在新鲜腋窝脂肪组织进行大体检查，有利于淋巴结的检出。许多淋巴结在脂肪中为褐色结节，可以很容易地从脂肪中剥离出来。一旦从腋窝脂肪中取出肉眼可见的淋巴结，应仔细触诊整个纤维脂肪组织标本，并在拇指和食指或中指之间逐一进行挤压，以取出剩余的淋巴结。淋巴结在这个过程中被识别出来，因为与脂肪组织不同，淋巴结更坚固，但不能被挤压。含酒精的固定剂可增加淋巴结的硬度，使其呈现白色，这些都有助于淋巴结的取出。然而，相对于新鲜解剖腋窝标本的过程，使用固定剂并没有显出实质性的优势，在病理实践中也没有常规使用。Johnson 等人最近报道了利用 X 线（淋巴图谱）对腋窝标本进行成像以确定 cALND 标本中的淋巴结数量。他们认为这种技术可以作为腋窝淋巴结清扫的指导方法，他们称之为"GPS"或"可

以引导病理取样"。他们发现，在 68.8% 的样本中，腋窝淋巴图显示的淋巴结数量多于病理解剖的淋巴结数量。这一技术可以应用于腋窝标本中找不到足够可检出淋巴结的情况中。

所有检出的大体上不能确定是否有转移癌的淋巴结都应进行组织病理学检查。大于 0.5 cm 的淋巴结应被分成两份。大的淋巴结如果大体上不能确定是否有转移癌，应每隔 3~4 mm 进行切片并进行病理检查。对于转移癌明显阳性的淋巴结，应对大致阳性淋巴结的代表性切片，包括一定量的淋巴结周围脂肪组织进行评估。每个组织盒中的淋巴结数量应清楚记录，以获得最准确的淋巴结计数，以便最终进行报告。

对Ⅰ水平和Ⅱ水平的腋窝淋巴结进行清扫来进行分期和后期治疗，至少应检出 10 枚淋巴结。在接受术前新辅助化疗的患者中，从腋窝淋巴结清扫中获得的腋窝标本中提取的淋巴结数目可能较少。

淋巴结中的微转移癌

腋窝淋巴结出现上皮细胞并不总是转移癌。有效识别淋巴结中可能存在的转移癌可以避免假阳性诊断，对乳腺癌的分期、治疗和解释临床试验结果非常重要。良性异位乳腺也被称为良性上皮包涵体，在前哨淋巴结和非前哨淋巴结中，可认为是假阳性。异位乳腺组织可以是单纯的腺样结构，鳞状结构，或者是腺上皮和鳞状上皮的结合。良性腺体包涵体通常位于包膜或包膜下区域，常表现为囊性外观。图 14.137 示前哨淋巴结中良性上皮包涵体。淋巴结实质中还可见鳞状包涵体囊肿和腺状 - 鳞状混合型包涵体。这些包涵体出现在淋巴结中非常罕见，其发病机制尚不清楚。它们可能是来自乳房的良性上皮的包埋，也可能来自胚胎形成中的其他上皮。诊断为良性上皮包涵体的标准包括没有细胞异型性、有肌上皮细胞、包涵物周围无纤维组织增生性基质反应。这些上皮成分的形态特征不同于原发肿瘤，这是一个重要的特征，可以识别包涵体并与转移癌区别开。良性的子宫内膜包涵体，如子宫内膜异位症和输卵管内膜异位症在腋窝淋巴结中很少见，易被

误诊为转移癌。比较包涵体与原发肿瘤的形态，利用 PAX8 和 GATA3 等标记物进行免疫组化染色，可能有助于避免误诊为转移癌。子宫内膜包涵体 PAX8 阳性，GATA3 阴性，而转移性乳腺癌 PAX8 阴性，GATA3 阳性。腋窝淋巴结中囊内痣很少见，可能类似转移癌。识别痣细胞的形态学特征，利用细胞角蛋白、黑色素瘤标记物和 SOX10 等标记物进行免疫组化评价，可以对其进行准确识别。

由于良性上皮细胞的医源性移位，前哨淋巴结也可能在穿刺活检过程中呈假阳性。活检过程中如粗针活检、细针穿刺和针状物的定位等都会导致上皮细胞脱离正常环境。绝大多数病例是在影像学引导下进行活检。良性和 / 或恶性细胞在此过程中可移位，且组织学上在活检部位及其周围的血管淋巴管中形成肉芽组织，会在这两个位置有明显的移位。经穿刺移位的活检部位的上皮细胞可以通过淋巴管引流至前哨淋巴结。淋巴结窦中发现的含铁血黄素的巨噬细胞和红细胞，极为类似淋巴结中移位的上皮细胞。乳房良性或恶性乳头状病变更容易发生移位，因为这些病变非常容易碎裂和移位。图 14.138 是乳腺囊内乳头状癌患者的前哨淋巴结内乳头状肿瘤细胞簇可能发生移位的例子。即使不经穿刺，良性和恶性上皮细胞也可到达至淋巴结，称为上皮细胞良性运输。

与原发肿瘤相比，由于良性细胞学特征的识别和肌上皮细胞的存在，良性上皮细胞因医源性移位或自体运输的鉴别相对容易。免疫组化染色显示肌上皮细胞的存在和预测标记的显色也是有用的。然而，当恶性上皮细胞在医源性移位并怀疑转移到淋巴结时，它们与真正的转移是不能区别的。在没有标记物可以明确指明肿瘤细胞为"转移性"的情况下，如果在活检部位没有组织学上的移位证据，则淋巴结中的恶性细胞通常认为是转移的。然而，一些淋巴结中肿瘤细胞负荷较小的病例，包括微转移和孤立肿瘤细胞的病例，可能并不代表真正的转移，而是原发肿瘤移位的肿瘤细胞。

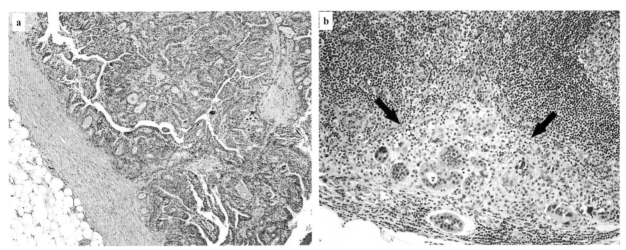

图 14.138　HE 染色显示前哨淋巴结切片中肿瘤细胞簇（b）位于淋巴结包膜下窦，在囊内乳头状癌患者的大量组织细胞中没有任何间质反应（a）。这些簇很可能代表移位的肿瘤细胞

第二十一节　乳腺标本的病理检查

　　在此介绍乳腺和淋巴结标本的病理检查，重点是肉眼检查和大体取样，基于我们机构的经验，并修改了以前的版本。参考文献中列出了其他关于乳腺标本病理检查的建议。检查切除活检标本的目的是为病理诊断提供足够的标本。由于目前大多数患者在术前通过图像引导下的穿刺活检对其乳腺病灶进行明确诊断，因此切除活检并不常见。大多数乳房切除手术标本的目的是对患者准确地进行分期和确保足够的阴性切缘。此外，在接受新辅助治疗的患者中，需要适当的取样来评估治疗反应。标本的钼靶检查可以帮助识别放射活检标记夹和不可触及的病变，如钙化。通过查阅临床和影像学结果，或与影像学医师和外科医师沟通，了解病变的预期数量、大小、位置和性质，可以为准确的病理检查和有效的取样提供有价值的信息。此外，对前哨淋巴结活检和腋窝淋巴结清扫的标本应常规进行病理检查。

空芯针活检

　　分析活检组织时，应指出活检组织的数量、颜色和大小范围（长度、直径），并注意是否存在其他碎片。

　　当标本送到病理室时，如果从影像学可以得到关于标本条数的信息，则应注意使标本条数与所收到的标本条数相匹配。如果不一致不能归因于组织碎片，与影像医师沟通，并在大体描述中注明以提醒病理医师。

　　对于立体定向活检标本，影像医师可以在不同的容器中放置有钙化或无钙化的标本。另一种方法是影像医师可以将墨水涂在有钙化的标本上（图14.139），在这种情况下，应记录有墨和无墨条数的数量。钙化标本应放在一个特定的组织盒中。

　　为了便于正确包埋，在每个盒中放置两个组织。如果一个标本组织条数为奇数，如果标本相对较小（例

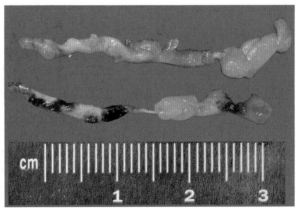

图14.139　立体定向穿刺活检：一条有墨水（下），一条无墨水（上）

如，超声引导的穿刺活检使用 14G 或更小的针头），则可以在最后一盒中放置 3 条组织。立体定向穿刺通常会产生较大的组织条，因此，最好是把少于三个组织条的标本放在一个盒中。

可以用海绵或小标本袋固定样品。

指出每个盒的条数，以及它们是否有钙化或墨水。

样本大体描述（立体定向活检）

（A）右乳房，穿刺活检 10 个黄白色组织条（长度 1.5~2.5 cm，直径 0.3 cm），使用福尔马林固定。5 个穿刺标本已经被涂成黑色。标本全部取出。

标本代码：A1，两条油墨标本；A2，两条墨水标本；A3，一条墨水标本；A4，两条无墨水标本；A5，两条无墨水标本；A6，一条无墨水标本。

放射标记夹，金属丝定位，放射性粒子

在乳腺标本中可以看到放射性标记夹、金属丝定位针和放射性粒子。

放射性标记夹

放射学标记夹通常在进行穿刺活检后放置在活检部位，也可以放置在以前穿刺过的腋窝淋巴结，特别是在转移癌呈阳性的淋巴结中。标本中放置夹子以确保目标病变的切除，这是病理检查中至关重要的一步。

放射性标记夹有各种形状。大多数尺寸为 2~3 mm，偶尔使用稍大一些的（图 14.140a）。虽然通过肉眼检查可以识别这些夹子，特别是当活检部位发生改变如纤维化、出血或脂肪坏死时（图 14.140b），标本 X 线片可以将其定位到一个有限的区域，从而极大的方便其识别（图 14.140c）。偶尔会出现与标记夹周围的涂层材料反应形成结节，模拟肿瘤的外观（图 14.140d, e）。标记夹也可以被圆柱形微纤维结构包围（图 14.141）。

金属丝定位

部分乳房切除术标本采用金属丝定位。在手术前，影像医生会将它们放置在患者体内，以帮助外科医生定位和确定切除区域。如果要拍摄整个标本，通常要在拍摄时使用导丝定位，以显示导丝与病灶的关系。最好在取材之前将导丝从标本上取下，这样它们就不会挡住刀片。金属丝通常有一个钩状的端嵌入标本中，因此，从游离端将其拉出必然会撕裂组织（图 14.142a, b）。需要将其从游离端推入组织中，以便钩端首先从组织中取出。

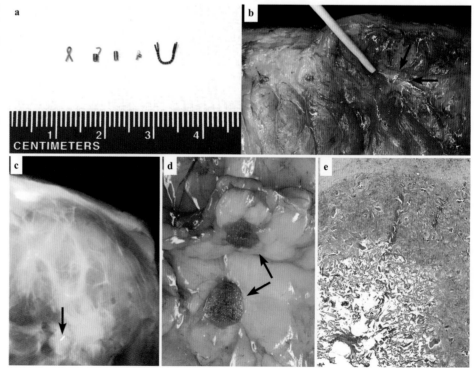

图14.140 放射性标记夹。（a）放射性标记夹的示例；（b）夹子所在的纤维化区（箭头）；（c）在标本 X 线片上识别出一个标记夹（箭头）；（d）在一个标记夹周围涂层材料产生的结节状区域（被分割的，如箭头，标记夹从这个区域移除）；（e）d 所示区域镜检呈现胶原化（从原文修改而来）

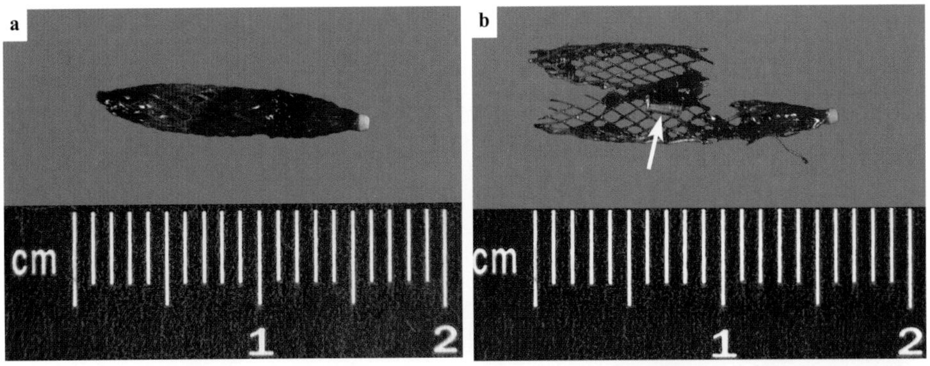

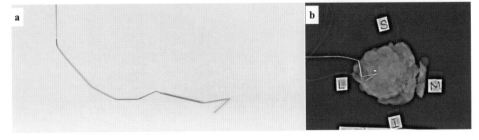

图 14.141　（a）活检腔的圆柱形微纤维结构；（b）结构中有一个夹子（箭头）（原出版物修改）

图 14.142　（a）金属丝定位示例；（b）如 X 线片所示，嵌入组织的针尖如果从游离端拔出，会导致组织撕裂

放射性粒子

在乳房部分切除术标本中，用 ^{125}I 标记的放射性粒子可以放置在病灶附近以便定位。需要进行标本 X 光检查，以确认从患者体内取出了放射性粒子（图 14.143）。这种粒子是一根长度约为 5 mm 的细金属丝，附着在类似大小可透过辐射的塑料垫片上（图 14.143）。垫片有助于将金属粒子固定在组织中。在组织切片时，可以将垫片与金属粒子分离。虽然用强力刀片切碎放射性粒子是极其罕见的，但当感觉到坚硬的物体时，尤其在已知的粒子附近，应注意不要用力使用刀片。

有时这种放射性粒子是用于定位一个以前活检的腋窝淋巴结，通常病理证实为转移癌是阳性的淋巴结（图 14.143c, d）。根据标本 X 光照片的位置，粒子可以容易被移除，有时需要借助 γ 探测器的帮助，并存储在铅容器中。

切检术

部分乳腺切除术

部分乳腺切除术包括切除活检和乳腺区段切除术。这些手术可以使用或不使用金属夹或标记物进行影像学定位。大多数部分乳腺切除术标本是由外科医

生定位的，这通常是通过在标本上放置两条垂直的缝线（例如短线，上切缘；长线，外侧切缘）（图 14.144 和 14.145）。应该首先检查标本的定位。如果对标本定位有任何疑问，应在处理标本之前与外科医师联系。

检查标本的表面。虽然通常乳腺标本的表面由于出现脂肪颗粒而凹凸不平，但深裂隙或皮瓣不常见，这可能会提出标本应该如何放置以及何处是真实的切缘的问题。当出现这样的问题时，应在处理标本之前联系外科医师明确定位。

为了进行大体和镜下检查，应用颜料对切缘进行标记。如果没有提供方向，可以用一种颜色对标本表面染色。如果方向已知，则使用多种颜色对标本染色。如果要在外侧到内侧方向连续切片取材，则可以采用以下五色系统：前面，黄色；后面（深），黑色；上切缘，蓝色；下切缘，绿色；内侧缘和外侧缘，红色（图 14.144 和 14.145）。标本的上下轴是长轴是不常见的。如果决定沿上下轴对标本进行连续切片取材，则可以应用以下染色系统：前面，黄色；后面（深），黑色；内侧缘，蓝色；外侧缘，绿色；上切缘和下切缘，红色。如果有另一种不同的颜色（大体和镜下）可用，无论

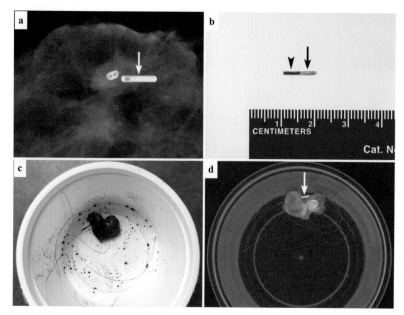

图14.143　放射性粒子。（a）X线标本上的放射性粒子（箭头）。在粒子附近有一个盘状的活检夹。（b）放射性粒子（箭头）和附着的塑料垫片（箭头）。（c,d）带有放射性粒子（d中的箭头）和U形夹子的腋窝淋巴结

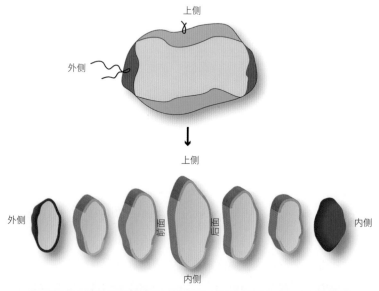

图14.144　右乳区段切除术标本染色和切片图解，可以用两条丝线定位并用五种颜色染色［前面，黄色；后面（深），黑色；上切缘，蓝色；下切缘，绿色；内侧缘和外侧缘，红色］。然后从外侧到内侧进行连续切片取材（由原出版物修改）。

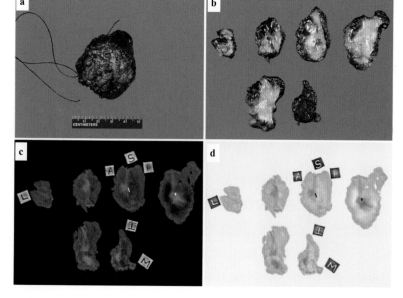

图14.145　（a）右乳区段切除术标本定位，用单短线标记上切缘，双长线标记外侧切缘，用五种颜色染色。注意在这种情况下墨水颜色有点被用于前哨淋巴结映射的蓝色染料遮挡。这种蓝色染料在组织处理后会溶解。（b,c）切片放置在一个塑料板上，用于拍影像学片，方向标记为c。X光片上显示了标记物和金属活检夹。（d）生成反转图像以产生切面图［L，外侧；M，内侧；S，上缘；I，下缘；A，前侧；P，基底侧（深）］

标本是如何切片的，六个表面可以用六种颜色涂抹。

对于典型的部分乳房切除标本，在进行取材之前，可以遵循以下步骤：

（1）需要拍摄一张带有定位的完整标本的X光片。

（2）对标本进行三维直径（长、宽、高）测量。测量附着的皮肤（如果存在）的长和宽。

（3）在标本上涂色。

（4）如果有定位金属夹，将其移除。

（5）沿着外侧-内侧轴连续切片（如果合适）。注意组织片的顺序和组织片的数量。虽然薄组织片是可取的，但应注意不要影响每个组织片中所有切缘的存在（大多数组织片，除了朝向内侧和外侧两端的组织片外，每个组织片在组织边缘都应该有四种颜色）。此外，应始终以相同的间隔对标本进行切片取材，以使得到的组织片具有相同的厚度。这对于评估病变的大小很重要，特别是当外侧-内侧轴是长轴的时候。实际上，小的和纤维化的标本可以以5mm的间隔进行切片，但为了防止大的、脂肪多的标本变得支离破碎，更厚的切片是必要的。

（6）如果要获得组织片标本的X光片，请将组织片按顺序放在塑料板上，并使用金属夹标记方向（图14.145）。

（7）识别大体病变，并记录每个病变的位置（涉及哪些组织片）、大小和距每个切缘的距离。如果有多个病变，请描述病变的相对位置。重要的是要指出哪些组织片是肿瘤的主要累及部位，以便如果显微镜检查显示与肉眼描述不一致，可以相应地调整肿瘤的大小。

（8）请注意由放射科医生在标本X光片上注明的钙化和其他放射学可疑区域。记录每个区域的位置、估计大小和距每个切缘的距离。

（9）与病理医生讨论大体所见和放射学结果，并在必要时进行冰冻切片。

对于取材（石蜡切片检查），需按照病理医生的指示取材。原则上，小标本可以全部取材。大标本可以有选择性地取材，以包括肿瘤、放射学上可疑的区域和相关的切缘。

（1）当肿瘤较小（小于2cm）时，取整个肿瘤。如果可能，尽量在一个组织块中取完整的肿瘤横断面，以便在镜下测量浸润性癌的大小。对于大的肿瘤，从一个组织片取最大的横截面（可能在多个组织片中），并且每个额外涉及的组织片至少取一个切面。包括肿瘤累及组织片中相邻的正常组织，以便可以镜下评估癌旁淋巴管的侵犯情况。同时，至少从与肿瘤相邻的两个完全不累及的组织片（一个位于肿瘤的外侧，一个位于肿瘤内侧）各取一个组织块，以在镜下确认无疾病（图14.146）。

（2）如果组织片较厚，则可以将一个厚组织片一分为二，并将其作为两个镜像取材。当小肿瘤或钙化区域是切除的目标时，镜像特别有用，可以确保病变完全取到。

（3）所有放射学上可疑的区域都应该取材。如果预计会有非肿块形成的病变，如导管原位癌，也应该对放射学标注区域周围的组织进行取材，以便在镜下评估病变的范围。

（4）如果两个肿瘤或两个病变相隔不远，取至少一个介于其间的组织块。如果可以建立镜下联系，大体上不同但相邻的病变可能是同一个病变。

（5）应从六个切缘中各取至少一个部分。始终取垂直切缘部分。如有必要，可以取闭合切缘的多个部分。如果病变靠近外侧或内侧切缘，则应取整个组织片。如果病变距切缘足够近能够被包括，则在取切缘组织块时最好包括病变的一部分，以便可以用显微镜测量距离（图14.146）。

（6）在新辅助化疗后，可以对患者进行乳房区段切除术。如果残留癌很难从大体上观察到，则标本X光片可能有助于识别组织变形/密度、可能与瘤床相关的残余钙化和/或活检标记夹，所有这些都可以指导取材。如果标本太大而不能完整取材，可以根据肉眼/X光片表现和肿瘤的原始大小进行取材，以绘制瘤床。在这种情况下，通常需要取多个切缘进行显微镜检查。

（7）取剩余乳房组织的代表性组织块，特别是纤维化组织。

（8）取有代表性的皮肤部分（如果有）。

在组织块代码中，指明组织块的内容（肿瘤、钙化区域、未见明显异常的乳腺组织）、其来源位置（组织片编号和组织片内的位置），以及是否包括边缘，指出构成病变完整横截面的组织块和代表同一区域镜像的组织块。另外，指出当整个样本具有选择性地取材时，是否完整地取了任何特定组织片。

如果在组织片标本上拍摄X光片，则可以在胶片上做标记，或者如果图像是电子图像，可以在打印的反转图像上标记这些组织块（图14.145d）。否则，可以用模式图来标记这些组织块（图14.146）。当标记图像或模式图上的组织块时，尽量在位置和比例上准确地标记它们，以获得最佳的大体-镜下相关性。

标本大体描述（乳腺区段切除术）（图14.146）

右乳腺针定位乳房区段切除术——穿刺针定位乳房区段切除术标本（6.0 cm外侧至内侧×5.0 cm上缘至下缘×4.0 cm前侧至基底侧），用两根线定位，短线表示上缘，长线表示外侧缘。标本从外侧缘至内侧缘切成8个组织片。标本拍X光片，显示一个质硬的灰白色肿物（2.8 cm×1.9 cm×1.5 cm），在组织片3~7内边界不规则，距前侧0.3 cm，距基底0.7 cm，距下缘1.3 cm，距上缘2.0 cm。组织片6肿物内有金属活检夹，X光片上组织片5~7距最近的下缘0.3 cm处可

见散在的钙化。剩下的切面主要是黄色的脂肪组织，夹杂着灰白色的纤维化组织。

墨水代码：蓝色，上缘；绿色，下缘；黄色，前侧；黑色，基底侧（深色）；红色，内侧和外侧。

组织块代码：

A1，组织片6下缘钙化，送冰冻切片诊断；

A2，组织片7下缘钙化，送冰冻切片诊断；

A3，组织片4前侧肿物，送冰冻切片诊断；

A4，组织片1（内侧缘）的选择性组织块，垂直切片；

A5，组织片2的选择性组织块，与肿物相邻；

A6，组织片3肿物；

A7，组织片4肿物；

A8、A9，组织片5肿物前侧，由上到下；

A10，组织片5上切缘；

A11，组织片5下切缘；

A12，组织片5基底侧的肿物；

A13，组织片6带有金属夹的肿物（去掉金属夹）；

A14，组织片7肿物；

A15~A17，组织片8（外侧缘），垂直切片。

全乳切除术

乳腺切除标本包括全乳切除标本和改良根治的乳腺切除标本。这些标本可以是保留皮肤的，也可以是不保留皮肤的。少数情况下还会遇到保留乳头乳晕的乳腺切除标本。

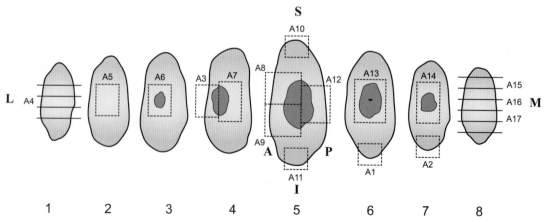

图14.146　带有肿瘤的乳腺区段切除术标本。■代表肿瘤，⊤代表定位夹（定位夹位于第6号切片）。组织块用矩形表示［L，外侧；M，内侧；S，上侧；I，下侧；A，前侧；P，后侧（深面）］

乳腺切除标本的方位可依据外科医生系标的两条相互垂直的缝线（短线标记上切缘，长线标记外侧切缘）或一条缝线（短线标记12点钟位置）确定；如果遇到改良根治术的标本，可通过标本外上方附带的腋窝组织确定标本的体表定位。在标本进一步处理前，遇到任何疑问都需与外科医生进行及时沟通。

测量标本的长宽高。测量附带皮肤、乳晕和乳头的面积。描述乳头（有无回缩、内翻、表面的不规则）及皮肤（有无橘皮样改变、溃疡、可触及的肿块及其他病变）的任何异常。

检查标本的表面。标本的基底面常覆有胸筋膜。还可能附带有部分的骨骼肌组织，应准确测量其大小并记录。若因存在较深的裂隙或附带皮瓣组织，无法确定正确的组织切缘，在墨染标记切缘前应与外科医生进行沟通以明确定位。

全乳切除标本的全标本X线影像摄片并不常见。若有，则常出于一些特殊的目的，如通过核对标本X线摄片中所有预置金属夹的位置来确保多灶性病变的全部切除。

以下是典型的全乳切除术标本进行石蜡切片检查取材前的标准步骤：

（1）如有需要，获取全标本的影像学资料。

（2）使用如下彩色墨染系统对除皮肤外的标本表面进行标记：上表面，蓝色；下表面，橘色；背面（深面），黑色（图14.147和图14.148）。对于保留皮肤的乳腺切除术标本，可由经乳头的一条水平线分界上下表面（图14.147）。对于不保留皮肤的乳腺切除术标本，上下表面的分界由所带皮瓣的类椭圆尖端确定（图14.148a）。无须对改良根治乳腺切除标本的附带腋窝组织进行墨染。

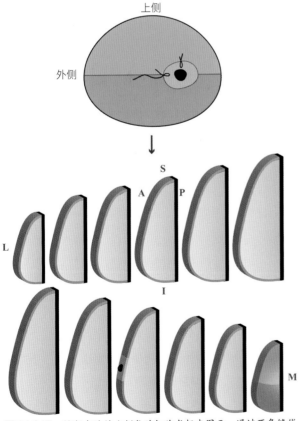

图14.147　保留皮肤的右侧乳腺切除术标本图示，通过两条缝线进行定位（短线，上；长线，外侧），3种颜色的彩墨染色［上表面，蓝色；下表面，橘色；背面（深面），黑色］，从标本的外侧向内侧进行连续切片（L，外；M，内；S，上；I，下；A，前；P，后）（图片调整自原出版物）

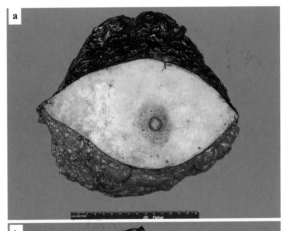

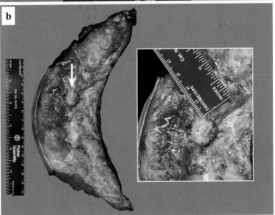

图14.148　不保留皮肤的右侧乳腺切除术标本。（a）用3种颜色的彩墨进行染色［上表面，蓝色；下表面，橘色；背面（深面），黑色］。（b）一片包含肿瘤组织（箭头所指处）的标本切片。肿瘤到邻近切缘的距离可在外科手术中进行评估（插图所示）

（3）若标本附带腋窝软组织，在切开取材前需将其与标本的其余部分分离。

（4）由外侧向内侧对标本进行连续的切开取材。记录下总的标本切片的数量及乳头所在的位置。通常从标本表面朝上，便于切开浅表面，以避免切到底面。虽推荐薄切标本，但每片标本切片切开时都要加倍小心，注意不要破坏完整的标本切缘（使尽可能多的切片带有 3 种颜色的标本切缘，最内、最外侧的两片组织除外）。此外，应将标本尽可能地等间距切开，使每片标本的厚度一致。这对于评估病灶的大小至关重要，尤其是当病灶最大径与标本内外径吻合时。对于体积较小的、纤维化的标本，推荐间隔 1cm 切开；对于体积较大的、脂肪化的标本，间距可适当增大。

（5）若需对标本切片进行影像摄图，需按一定次序将其平放在塑料托盘上，并用金属夹子／金属标记物定位。

（6）辨认出肉眼可见的病变，记录下病变的位置（钟点方向或所在象限，包含病变区域的切片数量及病变在这些切片中的具体位置）、大小、每处病灶距各个切缘的垂直距离（图14.148b）。若存在多处病灶，需描述临近病灶间的位置关系。明确记录肉眼检查中肿瘤累及的切片序号，这对于在镜检与肉眼检查中出现不符情况时界定浸润性癌的范围至关重要。

（7）记录下钙化及其他影像科医生标注的标本摄片中可疑区域。记录位置，预估的大小及距各组织切缘的垂直距离。

（8）记录下任何的其他异常，评估非肿瘤区域乳腺软组织中纤维组织与脂肪组织的比率。

（9）与病理医生探讨肉眼检查、影像学检查中的异常发现，有必要的话进行冰冻切片检查。

对标本进行石蜡切片检查、取材需遵循病理医生的指导。常规的操作指南如下：

（1）切除乳头，垂直乳头基底面进行连续切片，全部取材。选取乳头基底的一个水平面取材（图14.149）。

（2）当肿物较小（小于2 cm）时，对肿物进行全部取材。尽可能在一个包埋盒中装入完整的肿物切

面，以便在镜下对浸润性癌的范围进行评估。当肿物较大时，对肿物最大切面所在切片进行重点取材，对其他存在肿瘤受累的切片每张切片至少选取一处含肿瘤的区域取材。选择同时包含肿瘤及瘤旁正常组织的区域取材，以便在镜下评估瘤旁淋巴管血管的侵犯情况。此外，还需提交（取材）肿瘤内、外侧至少各 1 块邻近但不含肿瘤的组织，以便在镜下确认这些区域无肿瘤受累。

（3）镜像图像（影像摄片）对于较小肿物或钙化部位的重点取材尤为重要，以确保病变的全部取材。

（4）对所有影像学提示可疑的区域进行取材。若存在非肿块可疑恶性区域，如导管内癌，需对影像学摄片中提示的肿瘤周围区域进行取材，以便在镜下评估病变的性质。

（5）如果两个肿瘤或两处病变相隔不远，则至少取材一块瘤间组织。若在镜下发现瘤间存在相互连接的证据，可将肉眼观察中两处独立的邻近病灶判定为一处病变。

（6）垂直标本切缘取材。如果病变距所有切缘都较远，选取一块含最近上表面切缘的组织和一块含最近深部切缘的组织包埋。若病灶距标本最内侧或最外侧的切片很近，则应于该切片的邻近病灶区域垂直墨染表面取材。若存在肉眼可见或影像学报告提示的可疑切缘时，可对这个区域进行多片取材。当病灶距离任一切缘的距离小于 1 cm 时，推荐在取材组织中附带部分病变组织，以便在镜下评估病灶到切缘的垂直距离。

（7）对于新辅助化疗后的标本，若残存癌灶肉眼检查难以评估，标本的影像摄片可能有助于分辨组织扭曲／密度，残存的钙化或活检标记的金属夹都可能与瘤床相关，指导取材。基于肉眼检查的结果及影像摄片中提示的原始肿瘤的位置、大小，尝试还原出瘤床的位置进行取材（图 14.150 和 14.151）。

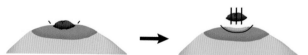

图14.149 横断乳头，垂直乳头基底面进行连续切片，全部取材。选取乳头基底的一个横断面取材

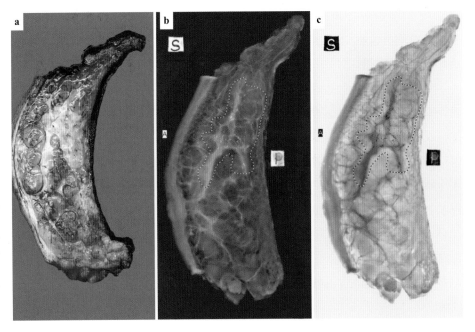

图 14.150　新辅助化疗后乳腺切除术标本的一个组织片。（a）残存的瘤床类似可疑病变的纤维化区域；（b）图中标注出了标本影像摄片中因钙化而形变的区域；（c）借助镜像图像可以描绘出取材区域的轮廓。[S，上；A，前；P，后（深）]

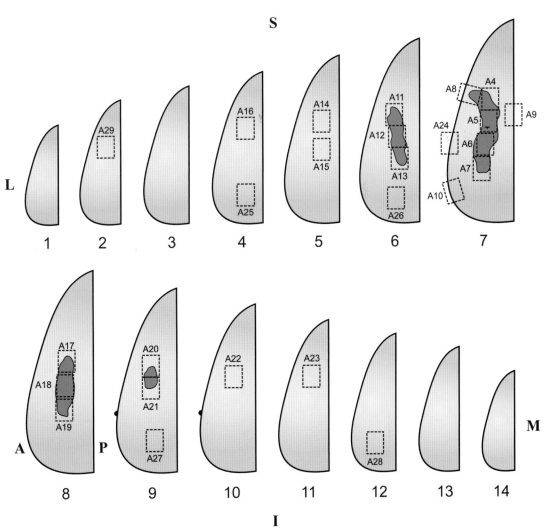

图 14.151　新辅助化疗后乳腺切除术标本（符合瘤床纤维化，不包含腋窝内容物）的取材示意图。分别对瘤床、瘤旁组织、相关切缘进行了取材。▇：纤维化区域，┳：金属夹（位于切片 7）。取材组织块用矩形方框表示（L，外；M，内；S，上；I，下；A，前；P，后）（图片转自原始出版物）

（8）对检查中发现的所有异常区域进行取材。

（9）对肿瘤阴性的象限取材，确保每个象限有 2 块有代表性的组织。

（10）对于邻近肿瘤或肿瘤受累的皮肤进行有代表性的取材。若该区域邻近皮肤切缘，则对皮肤切缘进行取材。针对炎性乳癌的标本，对可疑区域的皮肤进行取材以评估皮肤上是否存在残存肿物。选取有代表性的皮肤切缘取材供进一步评估。但在这类病例中，标本皮肤切缘的完整评估并不是取材的目的。

（11）若存在邻近肿瘤的深面骨骼肌组织，需进行取材。

（12）检查标本的最外侧，辨别、包埋任何可能的淋巴结。

在取材组织的记录中，标注好取材的内容（肿物，钙化的区域，影像学检测提示的可疑区域，正常的乳腺组织），取材的来源（所在的切片序号及其在切片中的具体位置）以及是否包含标本切缘。当描述某处病变时，需将取材记录与肉眼观察的大体描述相对应（例：若之前已在大体检查中将其描述为"肿物"，不应将病变描述为"结节"）。标注包含病变完整切面的组织块和注明镜像图像（影像摄片）中同一区域的组织块。

如果对切开后的标本切片进行了影像摄片，可在影像胶片中对取材信息进行标注，若为电子图像，可将摄片的镜像图像打印出来，在纸质图像上标注取材位置（图 14.150c）。此外，也可借助示意图对取材信息进行标注（图 14.151）。在影像图像或示意图中记录取材信息时，取材部位的标注应尽可能准确，以便于肉眼 - 镜下肿物的核对与评估。

样本总体描述（改良根治乳腺切除术标本，治疗后）（图 14.151）

（A）右乳腺切除术标本，附带右腋窝内容物，短缝线：上方，长缝线：外侧。一个乳腺切除术标本（内外径 21.0 cm× 上下径 20.0 cm×4.0 cm），由外科医生系线定位，短缝线：上方，长缝线：外侧。标本上覆有浅褐色椭圆形皮瓣（10.0 cm×6.0 cm）。皮瓣上见一外翻乳头，乳晕内径 1.0 cm、外径 4.0 cm。标

本附带的腋窝内容物大小：13.0 cm×8.0 cm×2.5 cm。从外侧向内侧对标本进行连续切片，共 14 片。乳头位于切片 9 和切片 10。在标本 9~12 点钟方向，切片 6 至切片 9 中发现一可疑病变的纤维化区域（上下径 6.0 cm × 内外径 5.0 cm×2.0 cm），内见散在粗颗粒样物，与瘤床的位置对应。在切片 7 纤维化区域内发现一个金属夹。该区域距离标本上表面切缘 0.7 cm，深部切缘 1.5 cm，下表面切缘 3.0 cm。切片 2 中发现一枚可能的淋巴结（0.4 cm×0.4 cm×0.3 cm）。其余切片切面见 60% 黄色透亮的脂肪组织和 40% 灰白色纤维组织。在腋窝软组织中分离出 20 枚可能的淋巴结（大小从 0.2 cm×0.2 cm×0.2 cm 到 2.0 cm×1.5 cm×0.8 cm）。最大的两枚淋巴结肉眼评估阳性，切面白色，质硬。

彩色墨染标记：蓝色，上表面；橙色，下表面；黑色，背面（深部）。

取材组织块编号：

A1 和 A2，乳头，位于切片 9 和切片 10；

A3，乳头基底；

A4~A7，切片 7 中的纤维化区域，自上而下编号（A5：金属夹标记的区域，取材组织中已去除金属夹）；

A8，含纤维化区域最近的上表面切缘，位于切片 7；

A9，含纤维化区域最近的深部切缘，位于切片 7；

A10，含纤维化区域最近的下表面切缘，位于切片 7；

A11~A13，切片 6 中的纤维化区域，自上而下编号；

A14 和 A15，纤维化区域外侧组织，位于切片 5；

A16，在纤维化区域外侧组织，位于切片 4；

A17~A19，切片 8 中的纤维化区域，自上而下编号；

A20 和 A21，切片 9 中的纤维化区域，自上而下编号；

A22，纤维化区域内侧组织，位于切片 10；

A23，纤维化区域内侧组织，位于切片 11；

A24，覆盖在纤维化区域浅表的皮肤组织，位于切片 7；

A25 和 A26，外下象限组织，位于切片 4 和切片 6；

A27 和 A28，内下象限组织，位于切片 9 和切片 12；

A29，可能的淋巴结，位于切片 2；

A30~A34，每块中含三枚可能的腋窝淋巴结；

A35，两枚可能的淋巴结；

A36，一枚可能的淋巴结，连续切片；

A37 和 A38，一枚肉眼评估阳性的淋巴结，连续切片；

A39 和 A40，一枚肉眼评估阳性的淋巴结，连续切片。

保留乳头的乳腺切除术

在保留乳头的乳腺切除术标本中评估乳晕后切缘，明确是否存在肿瘤的乳头浸润。关于如何评估这一切缘尚无统一共识。

评估乳晕后组织的方法之一是对标本的前表面切缘（乳晕后切缘）进行平行切缘取材。在常规缝线定位的乳腺切除术标本中，外科医生用缝线和 / 或金属夹标记出了乳头乳晕复合体的位置及乳晕区 12 点钟、3 点钟、6 点钟、9 点钟方向。用绿色墨水标染上述五个区域，用黄色墨水描圈标染各区域周围，并切取下标本的前表面切缘（图 14.152）。随后，对切取后的区域进行再次的绿色墨染标注。标本的其余部分常规墨染标记、切片后，对绿色墨染标记的五个区域，每区域选取一块有代表性的组织（垂直标本切缘）取材。若在上述任何部位发现了肿瘤组织，应在最终的病理报告中有所体现，并由外科医生决定是否需要切除乳头 - 乳晕复合体的残余组织。需注意：垂直切缘取材的组织块中，绿色标染的切缘位于标本真实前表切缘的下方；因此，标染的切缘并不代表标本的实际切缘。但若在任何垂直切缘取材的组织块中发现肿瘤组织，则肿瘤距绿色标染切缘的距离可作为肿瘤距标本真实切缘距离的参考。

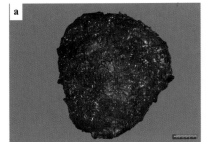 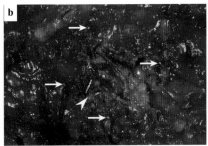 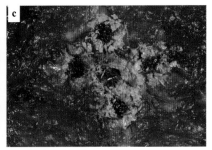

图 14.152 （a）一个保留乳头的乳腺切除术标本；（b）两个金属夹标记乳头的位置（箭头），一个金属夹分别标记乳晕区 12 点钟、3 点钟、6 点钟、9 点钟方向（箭头）；（c）用绿色墨水印染五个标记区域，黄色墨水在各区域周围描圈（图片摘自原始出版物，并经作者和出版者许可）

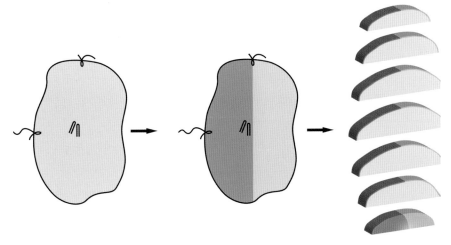

图 14.153 A 追加切缘标本，手术缝线短线示上切缘，长线示后切缘，金属夹表示真正的切缘（左图）。真实切缘的前侧和后侧用两种颜色染色（中间插图）。将标本连续切片，并从上到下取材（右图）（从原始出版物修改）

或者，也可对整个做了标记的乳头 - 乳晕复合体区域进行墨染并垂直切缘取材。后一种方法的优点在于：若发现肿瘤，可在显微镜下测量肿瘤据标本切缘的真实距离。但这种方法无法在镜下评估完整的真实切缘，当标记的区域范围较大时，取材的组织块也较多。

阳性切缘的追加标本

对于作为乳房区段切除术标本的追加切除标本，可以像常规的乳房区段切除术标本一样进行大体检查和取材，特别注意检查前切除腔周围的组织是否有可能代表残留肿瘤的质硬区，并在前一个腔周围取材以评估新的切缘。当追加切除的标本代表与先前腔壁的一部分相关的特定边缘时，可以采取以下步骤。

（1）测量标本的大小。测量皮肤的大小（如果有）。

（2）根据外科医生提供的信息确定标本的方向。通常，使用缝线或金属夹来指示真正的切缘。应注意用一种颜色涂抹整个真实边缘（包括外围边缘）。如果未提供方向，则应联系外科医生进行确定。如果确认样品没有方向，则可以将整个表面涂成一种颜色。

如果标本代表一个特定的切缘并且除真实切缘外还具有方向，则可以用两种（或更多，如有必要）颜色标记方向（图 14.153）。

（3）按照垂直切缘的方向将标本切块并连续提交。除非病理医生另有指示，否则请始终取垂直截面。如果标本两端的组织块从正面取材，请在组织块代码中注明。

（4）如果整个标本很小，则将其全部取材。如果标本较大，请遵循病理医生的指示提交组织块。

前哨淋巴结

首先，通过影像学照片明确标本中是否带有活检标记夹或放射性标记物，如发现检标记夹或者放射性标记物，去除样本中的金属夹。

为了确定淋巴结的数目，触摸组织并且去除多余的脂肪组织。如果有多于一个以上的淋巴结，在去除每个淋巴结周围的脂肪之前，先将淋巴结分开。再去除淋巴结周围脂肪组织。最好用手指触摸和按压脂肪组织，而不是用刀片。每个淋巴结要留有少量脂肪以便评估结外受累的情况。

垂直于淋巴结长轴以 2 mm 间隔连续切片（图

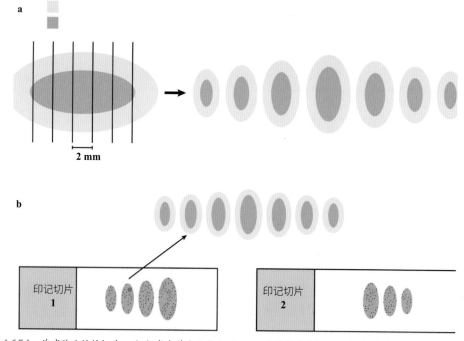

图 14.154 前哨淋巴结的切片。（a）每个节点沿长轴以 2 mm 的间隔连续切开；（b）前哨淋巴结印片。一枚前哨淋巴结的平分为 7 个组织片，每个剖面依次进行印片，生成两张印片。在印片 1 上识别出一处可疑细胞团（用红点表示）。相应组织片的可疑剖面可以通过冰冻病理诊断进一步分析明确（修改自原始出版物）

14.154a），≤ 0.5 cm可以对剖。仔细观察切面的硬度，颜色可能提示存在转移的区域。如果需要进行术中评估，告知冰冻切片人员和病理医生这些区域，以便优先检查相应的部分。

如果要术中印片，将标本放好，用载玻片印片标本的一个剖面，然后翻转标本印另一个剖面。整个过程中保持载玻片的顺序，以便于如果镜下发现可疑的细胞，并可以选择相应的切片进行进一步冰冻评估（图14.154b）。

不管术中冰冻切片还是石蜡切片都应该提交整个淋巴结，除非有其他指示。每个组织盒或印片中放的淋巴结切片不要多于一个。

如果组织中没有检见淋巴结，整个样本都应该在镜下评估。

大体描述中指出淋巴结的数目，大小和切面的情况。在切片编码中，应包括每个盒中淋巴结的数目，每个淋巴结是连续切片还是对剖。

腋窝清扫术

通过影像学照片明确标本中是否带有活检标记夹或放射性标记物，如发现检标记夹或者放射性标记物，去除样本中的金属夹。在淋巴结清扫术标本中，如果影像学照片上发现标本中的标记物，需要先取出。

仔细地从腋窝处分离所有包含淋巴结的软组织标本。大部分腋窝淋巴结清扫应至少找出10枚淋巴结。有时低腋窝淋巴结清扫术标本内可能包含淋巴结的数目较少。

所有大体观察阴性的淋巴结以及小的阳性淋巴结均需要完整取材。每个组织盒只能装一枚淋巴结，不要把一个以上的淋巴结切片放在一个盒子里。淋巴结周围需要保留少量的结外软组织（数毫米），以便镜下评估淋巴结外受累的情况。

肉眼所见大的、阳性淋巴结，可以代表性取材，但是残留淋巴结组织应先予以保存。如果存在多个这样的淋巴结，则每个淋巴结的残余组织应分别存放。

大体描述时，记录淋巴结的数目和大小范围。描述有无肉眼可见的阳性淋巴结和融合淋巴结。如果有淋巴结融合，则应估计受累淋巴结的数目。

记录每个组织盒中的淋巴结数目，以及这些淋巴结是全部取材还是有代表性的部分取材。